高位胆管狭窄
病例解析

主　编　吴金术

科 学 出 版 社
北　京

内 容 简 介

本书作者从肝胆外科临床工作积累的大量病例中精选出高位胆管狭窄病例150余例，加以解析。每例病例皆阐述发病经过、临床各项检查、诊断、手术过程、预后情况及病例点评。手术过程部分图文结合，手术照片图结合线条图讲解手术具体过程；术后讨论部分总结该病例解除狭窄的难点、方法及相关外科手术技术，引发读者思考。

本书资料翔实、丰富，实用性强，可供临床外科医师、研究生参考阅读。

图书在版编目（CIP）数据

高位胆管狭窄病例解析/ 吴金术主编. —北京：科学出版社，2021.3
ISBN 978-7-03-068298-7

Ⅰ.①高… Ⅱ.①吴… Ⅲ.①胆道疾病—胆管—狭窄（病理）—病案—分析 Ⅳ.①R657.4

中国版本图书馆CIP数据核字（2021）第043216号

策划编辑：于 哲 / 责任校对：张 娟
责任印制：赵 博 / 封面设计：龙 岩

科学出版社 出版
北京东黄城根北街16号
邮政编码：100717
http://www.sciencep.com
三河市春园印刷有限公司 印刷
科学出版社发行 各地新华书店经销
*
2021年3月第 一 版 开本：889×1194 1/16
2021年3月第一次印刷 印张：27 1/2
字数：838 000

定价：285.00 元

（如有印装质量问题，我社负责调换）

主编简介

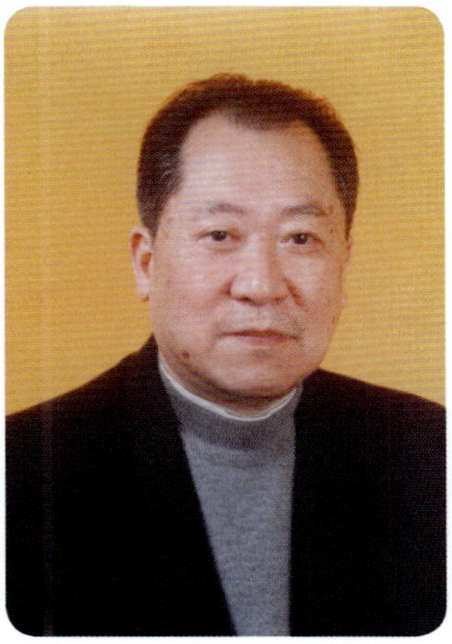

吴金术，主任医师、教授、博士后导师。湖南省人民医院首席专家，美国弗吉尼亚大学荣誉教授。曾任湖南省医学会副会长、湖南省人民医院副院长、湖南省人民医院肝胆医院院长、湖南省医学会肝胆外科学专业委员会主任委员。

从事外科临床工作 63 年，施行各种手术约 4 万台次。1983 年组建湖南省人民医院肝胆外科小组，从 3 名医生、3 张床位开始，经过 30 多年的奋斗、拼搏，现在已达床位 830 张、医护人员 375 名，2014 年手术量达 10 000 余台次。与同道们开创了治疗肝胆管结石的“肝胆管盆式内引流”、肝胆管结石外科手术治疗“24 字原则”、入肝 14 条途径。收治医源性近段胆管损伤 804 例，并提出了医源性近段胆管损伤的分类与治疗原则，主张解剖性肝切除，所著《解剖性肝切除手术操作病例精选》2012 年由人民卫生出版社出版。

获国家发明专利 8 项、省部级科研成果 8 项，发表论文 400 余篇，著有《临床胆石病学》《吴金术肝胆胰外科》《医源性胆道损伤诊治与防范》《医用创面胶在肝胆外科的应用》《肝胆胰外科手术疑难病例精选》《复杂肝胆胰疾病诊治难点与创新》等 15 部著作，文字 1200 万，收集相关专业图片 7 万张，录制肝胆胰手术录像 1000 部，在国内及美国、日本等 500 多家医院讲学、手术。

先后荣获“全国卫生文明建设先进工作者”“湖南省劳动模范”“湖南省优秀专家”“全国百佳医师”“中国医师奖”等称号，2019 年被中华医学会、中国医师协会授予“中国胆道外科终身成就奖”。

编者名单

主　编　吴金术

编　者　（按姓氏笔画排序）

王　俊　王永刚　毛先海　尹新民　田秉璋
成　伟　刘苏来　刘昌军　李　佳　汪新天
沈贤波　陈梅福　陈博滔　易为民　胡脉涛
段小辉　段文斌　梁　刚　彭　创　蒋　超
舒先友　曾欣欣

绘　图　吴金术

校　对　刘曼君

前　言

汽车在高速公路上飞驰，夕阳映照着远处青山，一幢幢农民的新房散落在金黄的稻田周边，美不胜收。转瞬间，笔者已走过八十个春秋。

1957 年笔者进入湖南医学院，步入医学殿堂，从事外科临床 63 年，荣获了中华医学会授予的“中国胆道外科终身成就奖”。在这些年中，笔者诊治并施行各种肝胆胰手术 2 万多例，其中，肝胆管结石特别是解除高位胆管狭窄是最大的挑战，也是毕生最大的收获，从中积累了一些解除高位胆管狭窄的难能可贵的经验、教训。笔者将最近 2 年收治的数百例肝胆疾病病例整理成册，撰写了《高位胆管狭窄病例解析》一书，推陈出新，承上启下，送给我的同行们、送给年轻的医护朋友们。

本书共收集病例 151 例，分成 9 章讲述，绘图 300 余幅，手术彩色照片 900 余幅。每个病例包括术前诊断、手术过程及高位胆管狭窄解除方法的讨论，毫无保留地介绍了笔者的点滴经验。成就在于执着，聪明在于克难，大医在于视、触、叩、听。

由于时间仓促，经验有限，书中不足之处，恳请同道们指正！

吴金术

2020 年 5 月 28 日

目　录

第1章 概　述

高位胆管狭窄指一级肝门以上的胆管狭窄，临床上多见，外科手术处理十分困难，是外科手术的核心，也是同行们长期关注的重点和热门的研究课题。以下对高位胆管狭窄的原因、分类、诊断方法，以及解除高位胆管狭窄的入肝途径、手术方式等展开讨论。

一、高位胆管狭窄的原因

引起高位胆管狭窄的原因很多，包括以下几方面。

1. *肝胆管结石*　胆石导致胆管的反复炎症、梗阻，并发胆管狭窄。湖南省人民医院 2017—2018 年共收治各类肝内胆管结石 1312 例，高位胆管狭窄的发生率占 56%。

2. *医源性近段胆管损伤*　胆囊切除导致医源性胆管损伤，其发生率为 1% ～ 2%。1990—2018 年，湖南省人民医院共收治各类医源性近段胆管损伤患者 604 例，而高位胆管狭窄患者占 513 例。

3. *肿瘤*　肝、胆管肿瘤是导致高位胆管狭窄的又一常见原因，如肝门胆管癌、肝内胆管癌、肝细胞癌、胆管黏液腺癌的“黏液冻”，常导致高位胆管狭窄、梗阻。

4. *胆管变异*　胆管变异的发生率为 46.7%，如肝左管及肝右管缺如、胆管异位开口、尾状叶左右胆管共干异位开口于肝左管或肝右管、肝右后叶胆管开口汇入尾状叶胆管等，均是高位胆管狭窄的原因。

5. *胆管囊状扩张症*　胆管囊状扩张症如先天性肝内胆管扩张症（Caroli 病），常导致高位胆管狭窄。2018 年，湖南省人民医院收治胆管囊状扩张症并施行胆肠鲁氏 Y 形吻合术（Roux-en-Y 吻合术），术后出现吻合口狭窄患者 21 例。

6. *胆肠内引流术后吻合口狭窄*　2018 年湖南省人民医院收治该类病例达 47 例。

7. *先天性胆道闭锁*　其种类繁多，而其中一些病例如肝管闭锁，为高位胆管“狭窄”。

8. *寄生虫病*　蛔虫与胆石关系密切，50% 以上胆石以蛔虫残体为核心形成。在 20 世纪 80 年代，肝胆管结石患者术中常见胆石与蛔虫并存，华支睾吸虫常导致胆管炎性狭窄，肝棘球蚴病可致胆石形成而使胆管狭窄、梗阻。

9. *胆道外伤*　如外伤性肝破裂、胆道损伤及狭窄。

10. *原发性硬化性胆管炎*　病理学改变为胆管壁明显增厚、纤维化，胆管腔变狭窄，约 80% 为肝内、外胆管狭窄。

11. *结石性胆囊炎并发 Mirizzi 综合征*　导致一级肝门狭窄。

二、高位胆管狭窄的分类

既往对胆管狭窄有一些分类方法，分类的目的是便于发现狭窄的原因、指导治疗。由于高位胆管狭窄的原因繁多，所以分类的方法也较多。

1. *根据胆管狭窄的内径分类*　分为真性狭窄、相对狭窄（图 1-0-1）。当狭窄以上扩张胆管的内径与狭窄胆管内径的比例＞ 2 时，称为真性狭窄；若其比例＜ 2，称为相对狭窄。

2. *根据胆管狭窄的形态分类*　分为环状狭窄与管状狭窄（图 1-0-2）。临床上环状狭窄多见于胆石导致的胆管口狭窄，而管状狭窄多见于胆管癌。

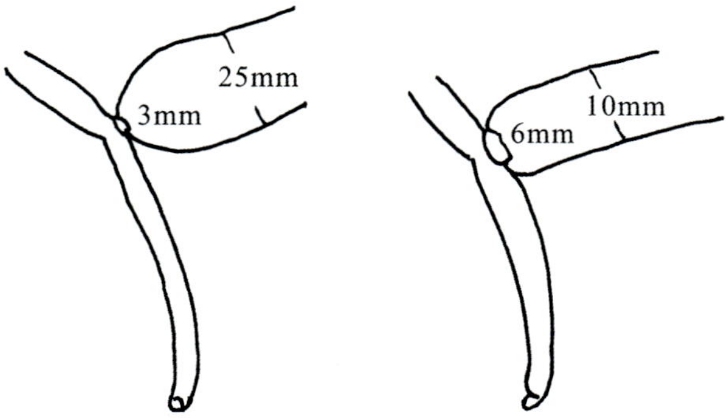

Ⅰ　　Ⅱ

图 1-0-1　**胆管狭窄的内径分类**

Ⅰ．真性狭窄（25∶3）≈ 8.33＞2；Ⅱ．相对狭窄（10∶6）≈ 1.67＜2

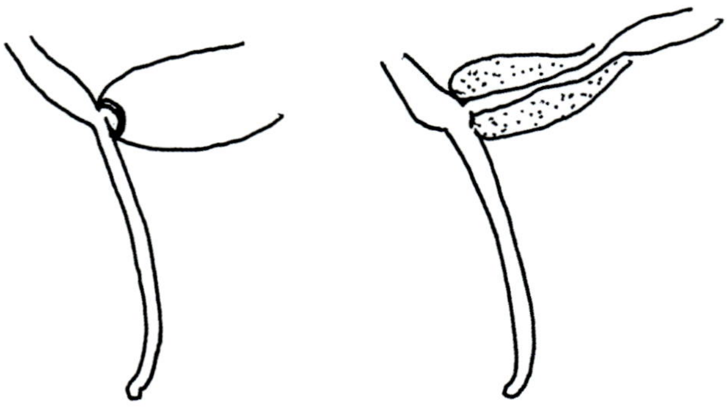

Ⅰ　　Ⅱ

图 1-0-2　**胆管狭窄的形态分类**

Ⅰ．环状狭窄；Ⅱ．管状狭窄

3. *根据胆管狭窄的部位分类*　分为一级肝门狭窄、二级肝门狭窄及三级肝门狭窄（图 1-0-3）。

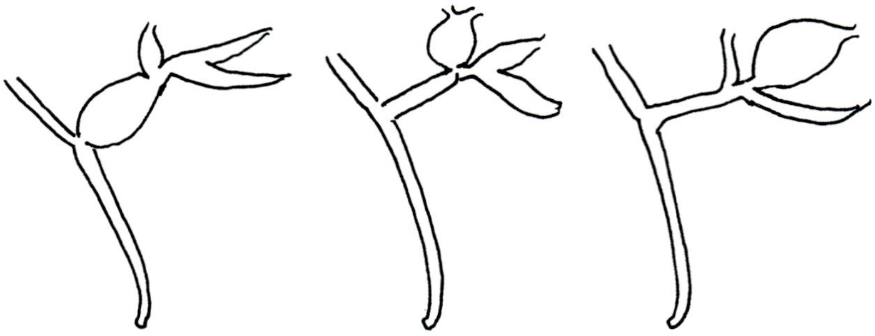

Ⅰ　　Ⅱ　　Ⅲ

图 1-0-3　**胆管狭窄的部位分类**

Ⅰ．一级肝门狭窄；Ⅱ．二级肝门狭窄；Ⅲ．三级肝门狭窄

4. *根据胆管狭窄的病理性质分类*　分为良性狭窄与恶性狭窄。胆管结石、医源性胆管损伤、胆道外伤所致胆管狭窄，均为良性胆管狭窄；而胆管癌等所致胆管狭窄，为恶性狭窄。

5. *根据胆管狭窄的来源分类*　分为胆管壁源性狭窄、胆管内源性狭窄和胆管外源性狭窄（图 1-0-4）。胆管癌所致胆管狭窄为胆管壁源性狭窄；胆管外肿瘤压迫、脓肿压迫所致胆管狭窄为胆管外源性狭窄；胆管腔内癌栓所致胆管狭窄为胆管内源性狭窄。

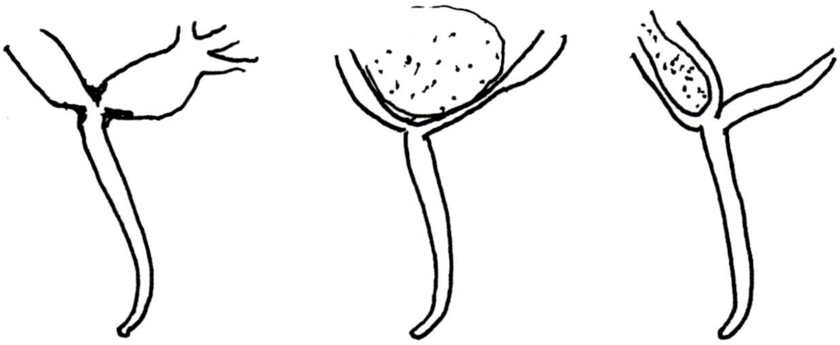

Ⅰ　　Ⅱ　　Ⅲ

图 1-0-4　**胆管狭窄的来源分类**

Ⅰ．胆管壁源性狭窄；Ⅱ．胆管外源性狭窄；Ⅲ．胆管内源性狭窄

6. 根据胆管狭窄的数量分类 分为单发性和多发性胆管狭窄（图 1-0-5）。医源性近段胆管损伤所致狭窄多为单发性狭窄，而胆石所致胆管狭窄常为多发性狭窄。

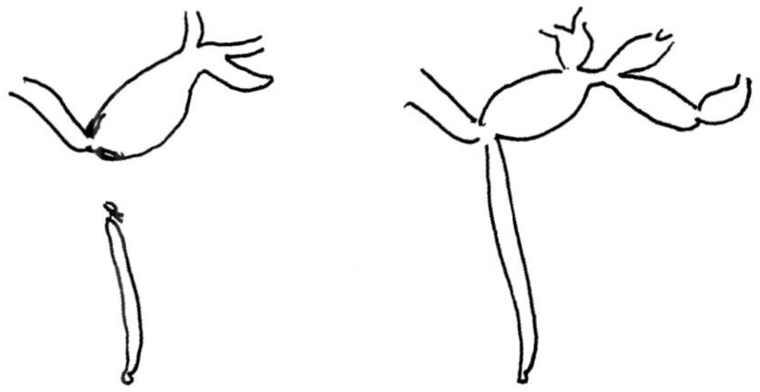

图 1-0-5 胆管狭窄的数量分类
Ⅰ. 单发性狭窄；Ⅱ. 多发性狭窄

三、高位胆管狭窄的诊断

由于引起胆管狭窄的原因很多，同时涉及高位胆管狭窄的治疗，因此，诊断方面除了要查清引起狭窄的疾病、胆管狭窄的特点外，还要明确狭窄胆管相邻的血管、器官。诊断的方法很多，主要包括病史、体格检查，以及血清生化检测、影像学检查，诊断越清晰，治疗效果越好。

1. 病史、体格检查 “望、闻、问、切”“视、触、叩、听”是正确诊断、治疗之源，是诊断的基础，是治疗之本。长期反复右上腹痛、寒战、发热、黄疸，甚至多次胆道手术，是胆石症导致高位胆管狭窄的特点。胆囊切除术后梗阻性黄疸，应首先考虑医源性近段胆管损伤；无痛性、进行性加深的黄疸，以及胆囊萎缩、白陶土样便，提示肝门胆管癌；婴幼儿腹痛、黄疸、右上腹胀，应优先考虑胆管囊状扩张症；胆肠内引流术后反复心窝部疼痛、寒热、黄疸，可能是吻合口狭窄或原发高位胆管狭窄；结石性慢性胆囊炎并发梗阻性黄疸，应考虑 Mirizzi 综合征。

2. 血清生化检测 包括血常规、尿常规、粪常规及肝肾功能、吲哚菁绿（ICG）、血糖等检测，以及乙肝全套、乙型肝炎病毒（HBV）、脱氧核糖核酸（DNA）检测。

3. 影像学检查 常用的有 B 型超声波（B 超）、计算机断层扫描（CT）[CT 动脉造影（CTA）、CT 静脉造影（CTV）]、磁共振成像（MRI）、经皮穿刺肝胆道成像（PTC）、内镜逆行胰胆管造影（ERCP）、经 T 形管胆管造影、经瘘胆管造影、3D 肝胆管成像等。

四、解除高位胆管狭窄的 14 条入肝途径

（一）胆总管途径

经胆管达肝门的路径称为胆总管途径，这是一条进达一级肝门的常用途径，已有 100 多年历史。临床应用时，宜注意以下几个问题。

1. 肝十二指肠韧带静脉曲张 引起肝十二指肠韧带静脉曲张的原因较多，如肝胆管结石、胆汁性肝硬化、门静脉高压症、门静脉海绵样变、V 型医源性胆道损伤、外伤性胆道损伤、门静脉炎、门静脉栓塞等，此类患者胆管壁内静脉曲张，切开胆管易导致大出血。文献报道，切开 1cm 胆总管，失血量高达 3000ml。因此，为此类患者切开胆管时应注意：①胆总管扩张内径达 1.5cm 左右，而且胆管内有胆石存在；②术前仔细观察 CT 片，寻找胆管壁上血管间隙或血管“峡谷”；③以胆石为切开指标，“围堰法”切开胆管壁血管间隙或血管“峡谷”处，切记不能把曲张静脉全部结扎或缝扎；④安置好普林格尔（Pringle）止血带，或临时夹持肝固有动脉。从 1990 年至今，笔者先后收治该类患者 60 余例，均未出现大出血。

2. 胆管黏膜分离 为胆管结石、胆管炎患者做胆管壁切开时，常出现胆管黏膜与胆管壁层分离，显示胆管黏膜膨出，以致切开胆管壁层后不能进达胆管腔，遇此宜注意：①用“四边法（边穿刺、边缝、边扎、边牵）”缝扎胆管口，应做胆管壁全层缝扎；②切开胆管壁层后，如见绿色透明胆管粘连，宜用尖刀片戳破，流出绿色或无色清水样胆汁后，再加做胆管全层缝扎，并以胆道扩张器插入探查，如顺利进达肝内、外胆管，予以证实无误。

3. 胆管变异（图 1-0-6） 临床上常见的是肝左、右管低位汇合，甚至胆囊管及肝左、右管“三重组合”。遇此，胆囊切除后，经胆囊管残端插入胆道扩张器，看是否能进达肝右管、肝左管或十二指肠内。

（二）胆道瘘管途径

经各种胆道瘘管路径到达一级肝门的路径，称为胆道瘘管途径。临床应用时，应注意以下几点。

1. *种类*　常见的胆道瘘多种多样，如胆总管十二指肠瘘、胆囊十二指肠瘘、胆囊结肠瘘、胃肝左管瘘、胆道心包瘘、胆道胸膜瘘、支气管胆瘘、胆道腹膜瘘、胆道皮肤瘘、胆道肾盂瘘等，以胆道十二指肠瘘、肝切除后胆瘘为多。

2. *病因*　引起胆道瘘的原因多种多样，如外伤性肝破裂，合并胆管瘘；肝叶（段）切除，合并肝断面胆瘘；胆源性肝脓肿破裂，合并胆瘘；肝门胆管癌，经皮肝穿刺胆道引流（PTCD）后合并胆瘘；肝胆管结石，施行胆肠 Roux-en-Y 术后；胆总管探查，不正确的 T 形管放置等。

3. *治疗*　对各种胆瘘应酌情施治，解除致瘘的胆管梗阻是治疗各种胆瘘的原则。通过各种胆道瘘管，寻找引起胆瘘的胆管梗阻狭窄处，亦可经此配合使用各种入达肝门的途径，解除狭窄，去除病灶（图 1-0-7）。术前正确应用高压氧舱及预防性抗生素治疗，术野、创面使用“三合一液（生理盐水 450ml+ 络合碘 50ml+ 去甲肾上腺素 1 支）”。

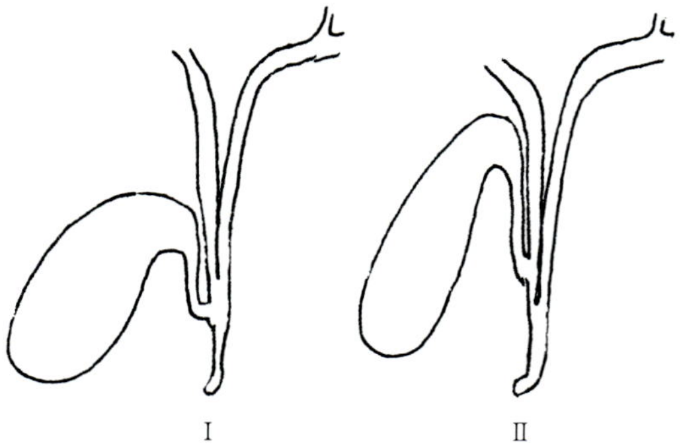

图 1-0-6　胆管变异示意图

Ⅰ. 肝左、右管低位汇合；Ⅱ. 肝左管、肝右管、胆囊管“三重组合”

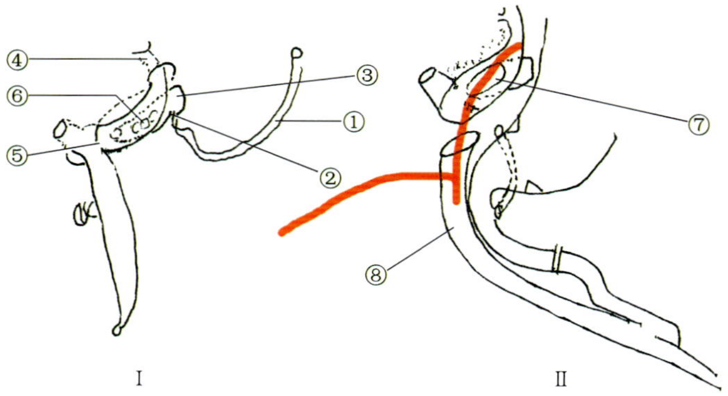

图 1-0-7　手术示意图

Ⅰ. 术前；Ⅱ. 术后

①胆道瘘管；②肝左外叶胆管瘘口；③肝左外叶胆管；④肝左内叶胆管；⑤肝左管口狭窄；⑥胆石；⑦左肝内、外胆管内吻合；⑧桥袢空肠

（三）左肝内叶 4-b 段（S_{4-b}）胆管途径

经 S_{4-b} 胆管切开，顺行到达一级肝门的路径，称为 S_{4-b} 胆管（肝左内叶胆管下段，S_4 为肝左内叶胆管）途径（图 1-0-8）。临床应用时，宜注意以下几点。

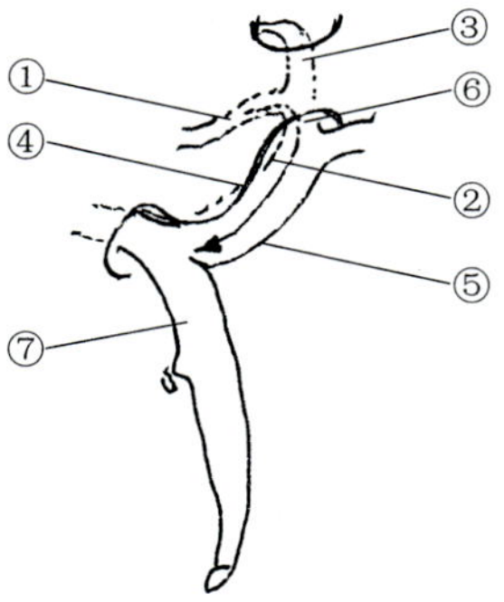

图 1-0-8　S_{4-b} 胆管途径示意图

① S_{4-b} 胆管；② S_{4-b} 胆管途径；③肝桥；④肝方叶；⑤肝左管；⑥肝左内叶胆管；⑦肝总管

1. 放置 Pringle 止血带，离断肝桥，显现 S_{4-b} 胆管。

2. 穿刺 S_{4-b} 胆管获得胆汁，用“四边法”沿胆管纵轴切开胆管，经由肝左内叶胆管、肝左管达一级肝门。

3. 本路径适用于一级肝门、肝左管因各种原因粘连、结构紊乱、显示不清患者。

4. S_{4-b} 胆管一般纤细，胆管壁薄如膜，内径 0.2cm 左右，寻找胆管腔应根据胆汁液柱辨清胆管腔及胆管壁，用 5-0 或 6-0 薇乔线缝扎、牵引胆管断端壁 2 ～ 3 针，再以蚊式钳或胆道扩张器插入胆管腔引导，逐渐切开、延长胆管壁。

（四）肝方叶胆管途径

经肥大肝方叶胆管进达一级肝门路径，称为肝方叶胆管途径（图 1-0-9）。临床应用时，应注意以下几点。

1. 本途径适用于肝方叶显著肥大，其内胆管重度扩张、充填胆石患者，是笔者 2015 年在湖南雪峰山下溆浦县人民医院与该院舒先友医师共同发现。当时患者

（男，65 岁）全肝内结石，多级胆管狭窄，肝方叶重 250g，其胆管内径达 2.5cm，充满胆石。切开结石感明显处胆管，解除 $S_{4\text{-}b}$ 胆管狭窄，组成内径达 6cm 的肝胆管盆，复查无胆石残留。此后经该路径处理类似病例 18 例，均获得良好效果，故称此入肝途径为肝方叶胆管途径。

2. 安置 Pringle 止血带，阻抗入肝血流。

3. 离断肝桥。游离肝方叶基部，经肝方叶结石感明显处切开肝方叶胆管，顺肝方叶胆管延长达 $S_{4\text{-}b}$ 胆管、肝左内叶胆管、肝左管达一级肝门，矫治 $S_{4\text{-}b}$ 胆管等狭窄，组成肝胆管盆。

（五）肝圆韧带途径

经肝圆韧带顺行或逆行切开肝左管、肝左内叶胆管的路径，称为肝圆韧带途径（图 1-0-10）。临床应用时注意以下几点。

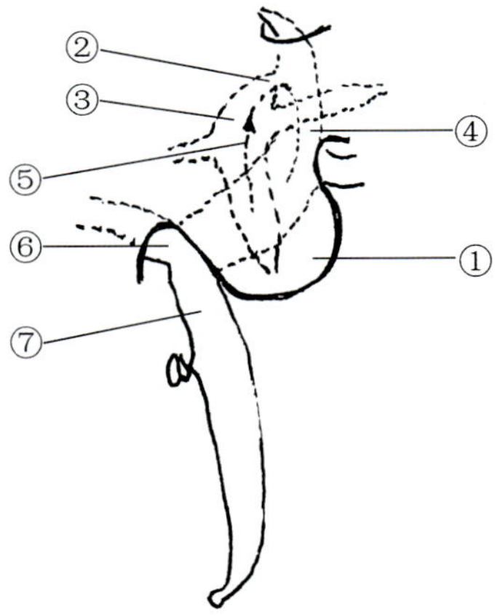

图 1-0-9 肝方叶胆管途径示意图

①肝方叶；② $S_{4\text{-}b}$ 胆管；③肝方叶胆管；④肝左内叶胆管；⑤肝方叶胆管途径；⑥肝右管；⑦肝总管

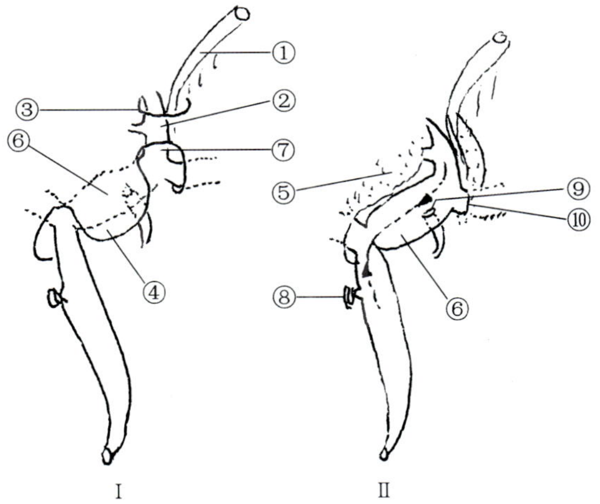

图 1-0-10 肝圆韧带途径示意图

Ⅰ. 术前；Ⅱ. 术后

①肝圆韧带；②肝桥；③左肝前纵沟；④肝方叶；⑤肝方叶残端；⑥肝左管；⑦肝左内叶胆管；⑧胆囊管残端；⑨尾状叶左管管口；⑩肝左外叶胆管口

1. 肝圆韧带途径的使用率已占全部入肝途径的 87.5%。这种途径是在 1983 年 6 月 22 日为一例肝胆管结石患者手术时发现的。患者，男，38 岁，既往由于肝胆管结石已先后 3 次施行胆总管探查术，症状仍未改善。为患者施行肝胆管盆式 Roux-en-Y 术，术中切断肝桥，切除肥大肝方叶，于肝圆韧带右侧、左肝前纵沟右侧切开肝左管口狭窄处及肝左管达肝左内叶胆管，清除左肝内胆石 165g。术后复查，未见胆石残留，恢复平顺。从此产生了肝圆韧带途径，至今用该路径处理类似病例已达 1 万多例。

2. 肝圆韧带途径位于肝桥下、左肝前纵沟右侧，其左侧与肝圆韧带、肝门静脉左支的矢状部及囊部相伴，其下方与肝方叶基部相邻，有时被肝方叶盖被或盖埋，因此，经肝圆韧带途径常须切断肝桥、移除肝方叶，方能显现肝左管、肝左内叶胆管、尾状叶左管管口、肝左外叶胆管口、肝右管口及 $S_{4\text{-}b}$ 胆管口，肝圆韧带途径是进入左肝甚至右肝的最为常用的途径。

3. 肝圆韧带途径的变异很大，必须认真识别、应用。

（1）肝桥可大可小，临床上肝桥可无，亦可像一片纤维薄膜，或肥大到直径达 8cm。

（2）左肝前纵沟可宽可窄、可深可浅，临床上左肝前纵沟可深达 10cm、宽达 3cm。

（3）肝方叶是指左肝前方的肝左内叶舌状部分，可大可小，其小到基本上看不见，大可达到 250g。

（4）肝左管可缺如，尾状叶胆管共干开口于肝左管，肝左内叶胆管与肝左外叶胆管平行，肝右前叶胆管异位开口于肝左管（图 1-0-11）。

（5）肝门静脉左支 99% 位于肝左管后下方，但亦有 1% 的病例肝门静脉位于肝左管左前方。肝左管前方一般无静脉曲张，但门静脉海绵样变时，肝左管前方可被曲张静脉占据。

（6）经肝圆韧带途径时，宜做宽大的腹部切口，游离左肝、安置 Pringle 止血带后进行，并充分运用“四边法”。

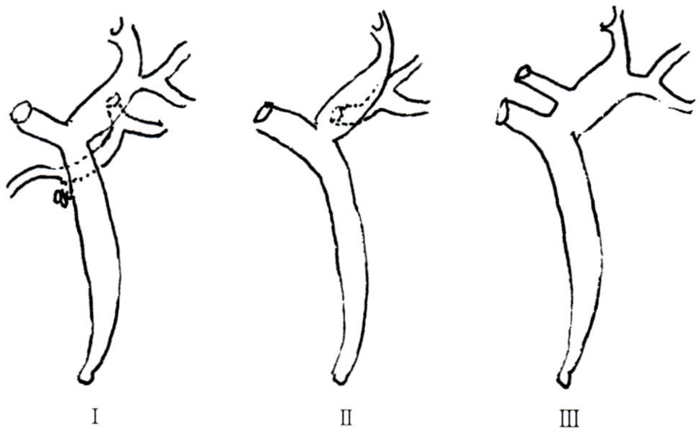

图 1-0-11　常见肝左管变异示意图

Ⅰ．尾状叶胆管开口于肝左管；Ⅱ．肝左管缺如，肝左内叶胆管、肝左管伴行；Ⅲ．肝右前叶胆管开口于肝左管

（六）肝左外叶胆管途径及不保留肝门静脉左矢状部肝左外叶胆管途径

经过肝左外叶胆管路径者，称为肝左外叶胆管途径；经过不保留肝门静脉左内支切开肝左外叶胆管者，称为不保留肝门静脉左矢状部肝左外叶胆管途径（图 1-0-12）。临床应用时注意以下几点。

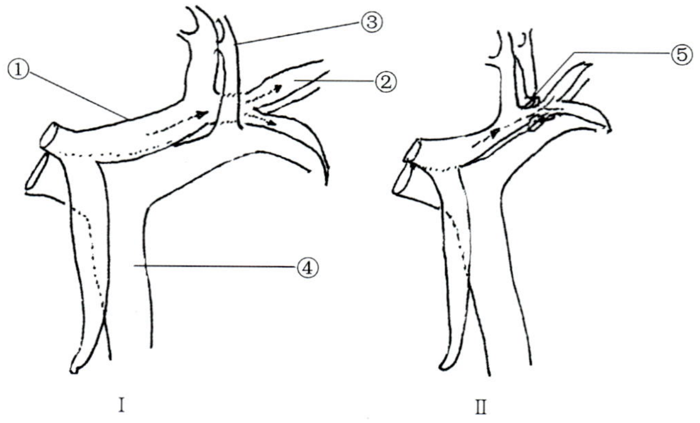

图 1-0-12　保留或不保留肝门静脉矢状部肝左外叶胆管途径示意图

Ⅰ．保留肝门静脉矢状部肝左外叶胆管途径；Ⅱ．不保留肝门静脉矢状部肝左外叶胆管途径

①肝左管；②肝左外叶胆管；③肝门静脉左支矢状部；④肝门静脉；⑤肝门静脉矢状部结扎、切断

1. 保留与不保留肝门静脉矢状部途径是笔者与谌忠友、周海兰在 1983 年发现，此后逐渐广泛应用于临床，未出现过左肝坏死的病例。

2. 应用肝左外叶胆管途径时，宜充分游离左肝，显现肝圆韧带途径，使左肝前纵沟、肝左外叶胆管及肝门静脉矢状部展现术野，肝左外叶充分舒展，并安置 Pringle 止血带。

3. 一般来说，左肝肥大宜用保留肝门静脉矢状部肝左外叶胆管途径；而左肝萎缩，试夹闭肝门静脉矢状部，左肝无缺血分界线，可用不保留肝门静脉矢状部肝左外叶胆管途径。

4. 经保留肝门静脉矢状部肝左外叶胆管途径时，用“四边法”切开结石感明显处胆管，或经已切开的肝左管插入弯血管钳达肝左外叶胆管做引导，切开肝左外叶胆管，用“四边法”逐渐延长切开胆管。

5. 经不保留肝门静脉矢状部肝左外叶胆管途径时，宜用“四边法”逐渐延长切开肝左外叶胆管及肝门静脉矢状部，全程敞开肝左管、肝左外叶胆管。

（七）胆囊床途径

经过胆囊床切开肝右管、肝右前叶、肝右前叶下段胆管的路径，称为胆囊床途径（图 1-0-13）。临床应用时应注意以下几点。

1. 胆囊床途径是 1984 年 1 月 1 日发现的。当时笔者和谌忠友被邀去湘西花垣县人民医院做肝胆管盆式 Roux-en-Y 术，患者（男，32 岁）患有肝内胆管结石 20 年，肝右管充满胆石，肝右管口狭窄。当时给予连续硬膜外麻醉、右上腹“反 L”形切口入腹，分离粘连、切除胆囊后，用一把长弯钳伸入肝右管，正拟切开肝右管口时，突然停电，肝右管出血，立即紧捏肝十二指肠韧带止血，10 分钟后重新来电，安置 Pringle 止血带，吸净腹内积血，发现肝右前叶胆管穿通出血，紧急之下切开肝右管、肝右前叶胆管、肝右前叶下段胆管，缝扎肝右前叶胆管壁出血点，清除肝右前叶胆管内结石，拼合组成肝胆管盆，内径达 6cm。此后，称此为胆囊床途径，并大量应用于临床，成为进入右肝内的常用途径。

2. 安置肝十二指肠韧带止血带（Pringle 止血带），切除胆囊，必要时移除肝中静脉左下方及肝右管、肝右前叶胆管前壁前的肝组织，显现肝右管、肝右前叶胆管。“右鱼钩”形肋缘下切口，游离右肝膈粘连及韧带，右膈下填塞纱布垫托出右肝，更有助于显现肝右前叶胆管。

3. 直角弯钳插入肝右管、肝右前叶胆管及肝右前叶下段胆管做引导，用“四边法”切开胆管，有利于肝右前叶胆管、肝右前叶下段胆管的切开。

4. 如果肝右前叶胆管、肝右前叶下段胆管结石感明显，亦可阻断入肝血流，直接切开结石感明显处胆管，顺胆管走向用“四边法”延长切开胆管，顺行到达一级肝门。

（八）肝右后叶胆管途径

经肝右后叶胆管结石感处切开肝右后叶胆管的路径，称为肝右后叶胆管途径（Rouviere 沟途径），由于此路径正处于 Rouviere 沟，故又称 Rouviere 沟途径（图 1-0-14）。

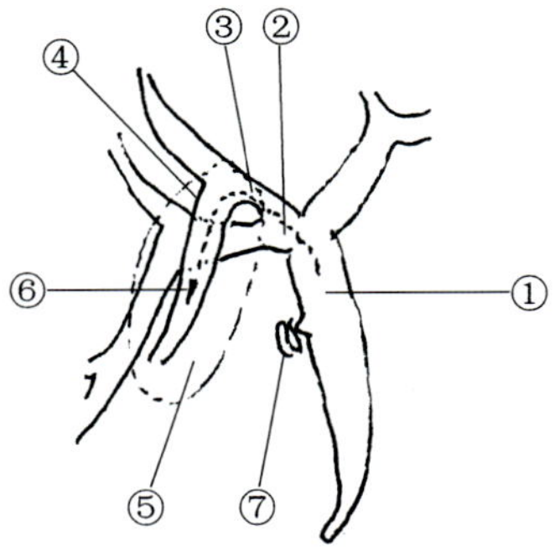

图 1-0-13 胆囊床途径示意图

①肝总管；②肝右管；③肝右前叶胆管；④肝右前叶下段胆管；⑤胆囊床；⑥胆囊床途径；⑦胆囊管残端

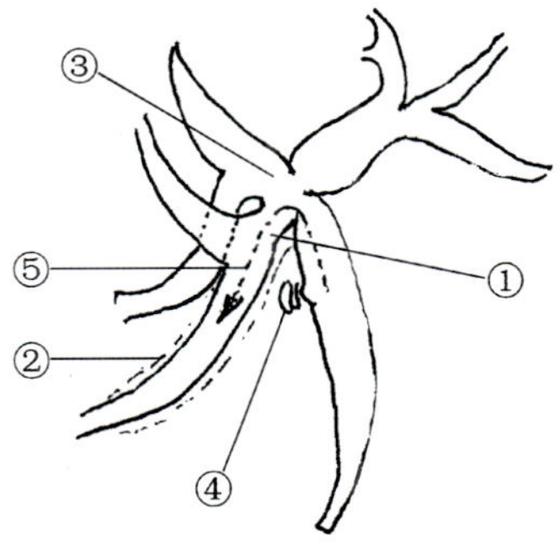

图 1-0-14 肝右后叶胆管途径示意图

①肝右后叶胆管；② Rouviere 沟；③肝右前叶胆管；④胆囊管残端；⑤肝右后叶胆管途径

1. 肝右后叶胆管途径是 2000 年为一例肝右后叶肥大、胆管重度扩张、充填大量胆石患者手术时发现的。患者 Rouviere 沟宽大、结石感明显，经结石感明显处切开，用“四边法”逐渐延长切口，全程切开，清除胆石，完成盆式 Roux-en-Y 术，术后复查无胆石残留，恢复平顺，此后该途径逐渐用于临床。

2. 临床使用该途径时应注意以下几点

（1）腹部切口宜用“鱼钩”样右上腹“反 L”形切口。

（2）充分游离右肝，右膈下填塞纱布垫，托出右肝。

（3）肝右后叶肥大，Rouviere 沟宽大，结石感明显，可用“四边法”切开肝右后叶下段胆管，逐渐向一级肝门延长切开，亦可经肝右后叶插入长弯血管钳达肝右后叶胆管，逆行“四边法”逐渐延长切开胆管。

（4）安置 Pringle 止血带，察看或试夹肝右管前壁有无跨越的肝右前叶肝门静脉支或动脉支，右肝是否出现缺血分界线。如果出现分界线，应做保留肝右前叶肝门静脉支的胆管切开，临床上出现此种情况的患者约占 43%。

（九）尾状叶胆管途径

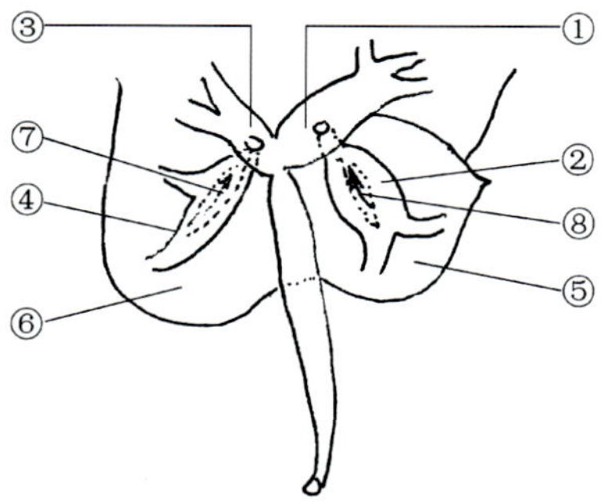

图 1-0-15　尾状叶胆管途径示意图

①肝左管；②尾状叶左管；③肝右管；④尾状叶右管；⑤尾状叶左段；⑥尾状叶右段；⑦尾状叶右管途径；⑧尾状叶左管途径

经尾状叶胆管直接切开的路径为尾状叶胆管途径，分尾状叶左管途径和尾状叶右管途径（图 1-0-15）。临床应用时，注意以下几点。

1. 腹部切口足够宽大，使术野得以充分显露，为此宜充分切断肝的三角韧带、冠状韧带、肝肾韧带，配合翻转左肝或右肝，显现尾状叶左段或尾状叶右段。

2. 安置好 Pringle 止血带。

3. 充分配合肝圆韧带途径、胆囊床途径，显现切开肝左管或肝右管，显露尾状叶左管或尾状叶右管。

4. 扪触结石感明显处或穿刺获得胆汁处，用“四边法”予以切开，进达一级肝门。

5. 注意尾状叶胆管变异，常见的尾状叶胆管变异见图 1-0-16。

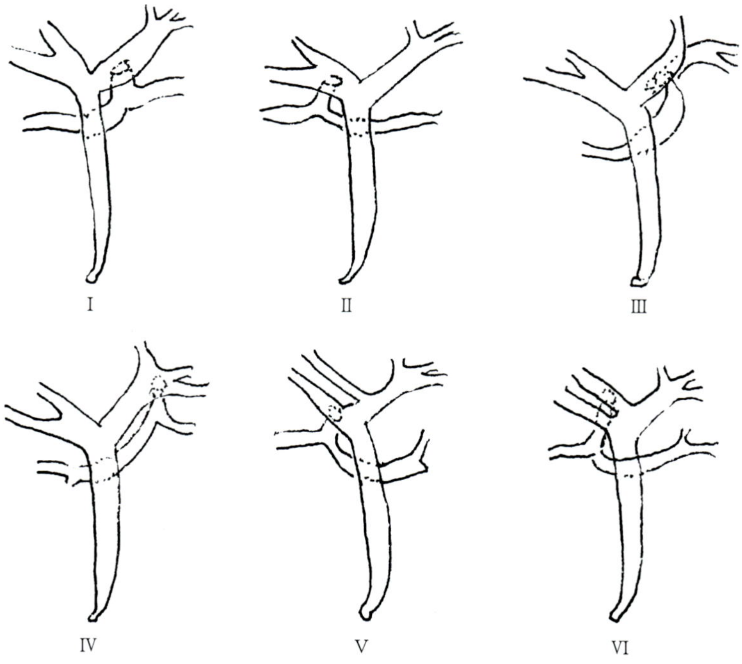

图 1-0-16　常见尾状叶胆管变异示意图

Ⅰ. 尾状叶左段、尾状叶右段共干，开口于肝左管；Ⅱ. 尾状叶左段、尾状叶右段共干，开口于肝右管；Ⅲ. 肝左管缺如，尾状叶胆管开口于肝左外叶胆管；Ⅳ. 尾状叶胆管共干，开口于左二级肝门；Ⅴ. 肝右管缺如，尾状叶共干，开口于肝右后叶胆管；Ⅵ. 肝右管缺如，尾状叶共干，开口于肝右前叶胆管

（十）桥袢空肠途径

经桥袢空肠到达一级肝门的路径称为桥袢空肠途径。临床使用时宜注意以下几点。

1. 常见的桥袢空肠、胆道吻合术，见图 1-0-17。

2. 施行胆肠内引流术后腹内常广泛粘连，利用桥袢空肠途径时要辨清胆肠吻合口；辨清胃、十二指肠、横结肠；辨清桥袢空肠近端及远端，即“来龙去脉”。

3. 离断胆管空肠桥袢吻合时，注意移除胆肠吻合口纤维瘢痕组织，显现吻合口；心耳钳钳夹吻合口桥袢空肠；沿胆肠吻合口离断，显现一级肝门，辨清肝左、右管及肝总管。

4. 充分利用入肝的肝圆韧带途径、胆囊床途径等进达一级肝门，解除胆管狭窄，去除病灶，再据情处理桥袢空肠。

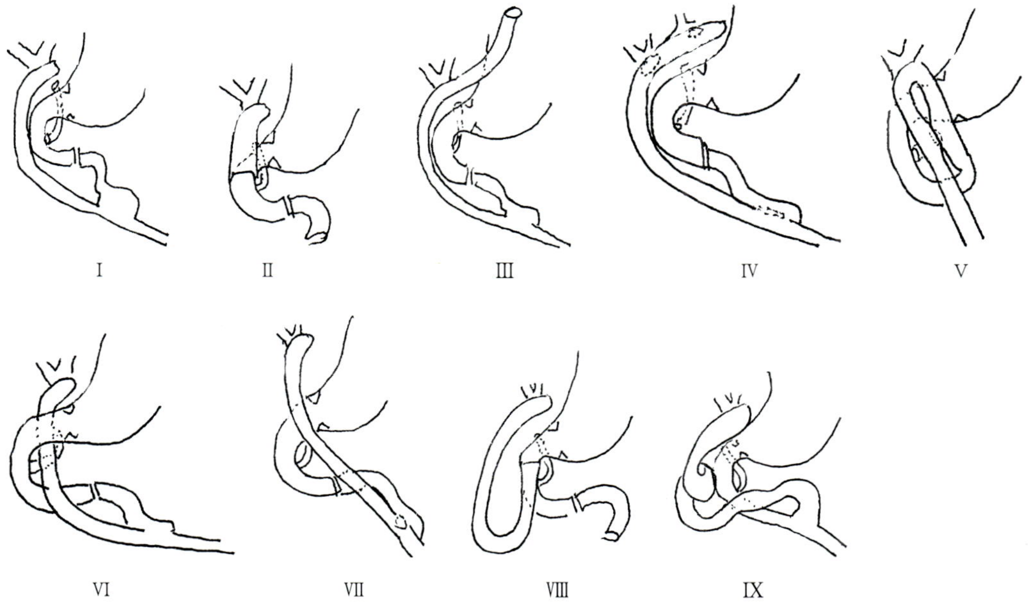

图 1-0-17　**常见桥袢空肠胆道吻合术示意图**

Ⅰ. 胆肠 Roux-en-Y 术，空肠、桥袢空肠端 - 侧吻合；Ⅱ. 胆肠空肠间置术；Ⅲ. 胆肠 Roux-en-Y 术，桥袢皮下盲袢置入；Ⅳ. 双口胆肠 Roux-en-Y 术；Ⅴ. 布朗式胆肠吻合术；Ⅵ. 桥袢空肠经十二指肠后，胆肠 Roux-en-Y 术；Ⅶ. 胆肠 Roux-en-Y 术，桥袢空肠经十二指肠跨越；Ⅷ. 桥袢过长，胆肠间置术；Ⅸ. 桥袢过长，胆肠 Roux-en-Y 术

（十一）结石感途径

经过肝内外胆管结石感明显处切开胆管的路径为结石感途径（图 1-0-18）。临床使用时注意以下几点。

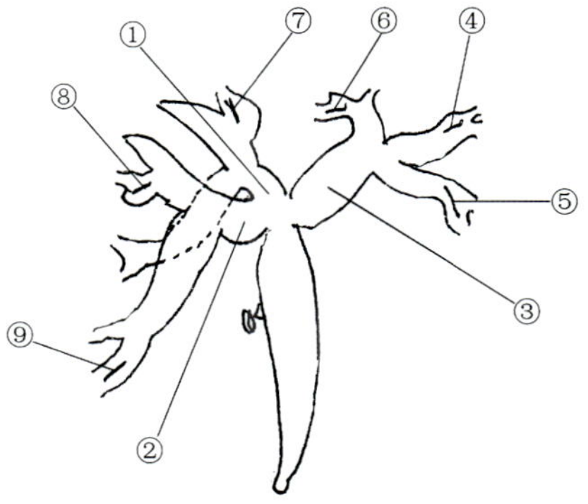

图 1-0-18　**结石感途径示意图**

①肝右前叶胆管；②肝右后叶胆管；③肝左管；④肝左外叶上段胆管结石感途径；⑤肝左外叶下段胆管结石感途径；⑥肝左内叶胆管结石感途径；⑦肝右前叶上段胆管结石感途径；⑧肝右后叶上段胆管结石感途径；⑨肝右后叶下段胆管结石感途径

1. 足够宽大的腹壁手术切口，游离左、右肝。安置 Pringle 止血带，充分利用肝圆韧带途径、胆囊床途径等，显现一级肝门。

2. 于结石感明显处或胆管内，以弯钳指引、顶推，用“四边法”予以切开，顺胆管延长切开，敞开胆管狭窄，与一级肝门沟通，清除胆石。

3. 缝合胆管切口时，用 4-0 Prolene 线做胆管壁连续缝合。注水测试无胆漏、出血。

4. 一个病例可做多条结石感途径，笔者最多给一个病例做了 21 条结石感途径切开。

（十二）T 形管瘘管途径

经胆总管 T 形管瘘管到达一级肝门的路径为 T 形管瘘管途径。临床应用时注意以下几点。

1. 胆管 T 形管的放置一般分两种，即 T 形管直臂经胆总管切口引出和经胆总管右侧壁另戳孔引出（图 1-0-19）。前者已有 100 多年历史，缺点是胆漏发生率约为 11.2%，且易并发 T 形管导致的胆总管十二指肠瘘。对此，从 1990 年起，笔者将 T 形管直臂经胆总管右侧壁另戳孔引出，获得较好的临床效果。

2. 由于 T 形管位置的改变，形成瘘管的组织不一样，T 形管直臂经胆总管前壁引出，其瘘管壁由十二指肠、小肠、大网膜组成，而经胆总管右侧壁另戳孔引出，其瘘管壁可能由肝脏面、后腹膜、横结肠等组成，分离瘘管时应予以注意。

3. 瘘管成熟时间一般为 3 个月左右，因此，择期经 T 形管瘘管途径进入一级肝门再手术，时间宜在 3 个月以后，应做好充分的术前准备，如高压氧舱治疗 7 ～ 14 天、预防性应用抗生素等。

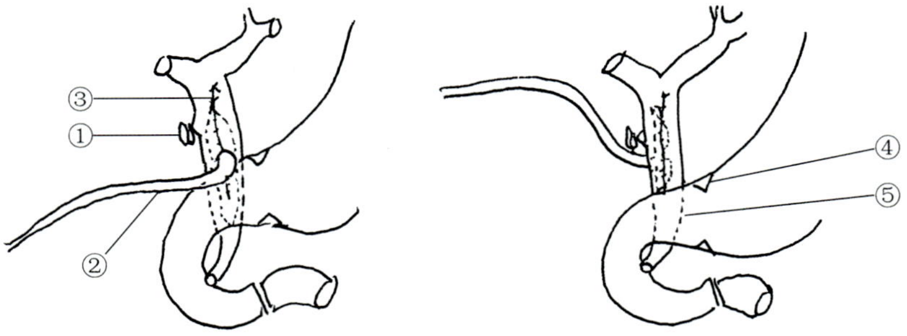

图 1-0-19　T 形管放置示意图

Ⅰ .T 形管直臂经胆总管切口引出；Ⅱ .T 形管直臂经胆总管右侧壁另戳孔引出

①胆囊管残端；② T 形管直臂；③胆管切口；④十二指肠球部；⑤幽门环

（十三）肝叶（段）切除途径

利用肝叶（段）的切除显现、进达一级肝门的路径，称为肝叶（段）切除途径。临床应用时注意以下几点。

1. 肝叶（段）切除是治疗肝脏疾病（如肝肿瘤、外伤、结石等）的有效手术，已为共识。

2. 肝切除的指征仅限于肝肿瘤、肝胆管纤维化囊性变、肝脓肿，一定要严格把握，任意放宽切除肝的指征都是不当之举。

3. 任何肝叶（段）都可以切除，切除的范围可大可小，甚至可以全肝切除、肝移植，而临床上用于肝叶（段）切除途径去显现一级肝门的是肝方叶切除、肝左外叶切除、肝右前叶切除等。

4. 切除肝叶（段）时注意以下几点。①止血：正确使用入肝血流阻断方法，如 Pringle 止血带、Glisson 鞘外阻断或鞘内阻断、腔静脉阻断；②尽量做到解剖性肝切除，必要时局部肝组织剔除，亦是有效的手段；③正确、有效地使用分离、解剖肝的器械、方法，如电凝、电刀、超声刀、“微榨法”等；④配合其他入肝途径解除狭窄，通畅引流。

总之，在临床中肝圆韧带途径、胆囊床途径、胆总管途径使用率最高；进达一级肝门有的病例只需一条途径便可满意到达，而有的病例常需要几条途径联合应用，如有的复杂肝胆管结石病例常需要 6 条以上途径配合。

五、高位胆管狭窄的治疗

造成高位胆管狭窄的原因很多，因此，其治疗应辨证论治、精准治疗、符合快速康复外科（ERAS）原则，总的来说，分非手术治疗和手术治疗两类。

1. *非手术治疗*　临床经验严峻地提醒我们，高位胆管狭窄患者的治疗失败，甚至死亡常缘于非手术治疗。作为外科医师，治疗时应很好地掌握、运用以下几个方面。

（1）维持水电解质平衡：对于每个患者一定要明确是否存在脱水、酸中毒，术后患者的输液量应由生理需要量、累计损失量和额外损失量 3 部分组成。晶体液：等渗液、葡萄糖溶液的基本比例为 1 ∶ 4，胆汁的比例为 2 ∶ 1 液，即 2 份生理盐水、1 份 1/6 mol/L 的乳酸钠。脱水程度分轻、中、重度 3 类，失水量分别为体重的 2%、4%、6%。

（2）预防性应用抗生素：指术前 30 分钟至 1 小时给予患者必要的、有效的抗生素，术后 6 小时再追加一次。目前对于肝胆管结石长期应用抗生素患者，一般使用“亚胺培南”效果较好。

（3）高压氧舱治疗：对于多次胆道手术、长期留置 T 形管、长期使用抗生素的病例，术前宜先行高压氧舱治疗 7 ～ 14 天，对于防止二重感染效果肯定。

（4）PTCD：对于重度黄疸先做 PTCD，1 个月后再行手术治疗，一般来说可增加手术的安全性。另外，如果 PTCD 后每日引流胆汁 350 ～ 500ml，且黄疸不降，说明手术价值不大。

2. *手术治疗* 高位胆管狭窄的手术治疗方式很多，宜酌情施治。常用的手术方式有改良盆式 Roux-en-Y 术、肝叶切除等。

注：S_1. 肝尾叶左管；S_2. 肝左外叶上段胆管；S_3. 肝左外叶下段胆管；S_4. 肝左内叶胆管；S_5. 肝右前叶下段胆管；S_6. 肝右后叶下段胆管；S_7. 肝右后叶上段胆管；S_8. 肝右前叶上段胆管；S_9. 尾状叶右管；LHD. 肝左管；RHD. 肝右管；LLBD. 肝左外叶胆管；LIBD. 肝左内叶胆管；RABD. 肝右前叶胆管；RPBD. 肝右后叶胆管；CBD. 胆总管；CHD. 肝总管

第 2 章 肝胆管结石致高位胆管狭窄

肝胆管结石仍然常见，湖南省人民医院 2016 年收治的肝胆管结石患者占胆石症患者的 36.6%。由于胆石导致胆道梗阻、反复炎症，常并发肝内胆管狭窄。肝内胆管狭窄的发生率高，2017—2018 年，湖南省人民医院收治的肝胆管结石患者中，高位胆管狭窄患者的比例占 56.5%。

肝内胆管结石所并发的胆管狭窄可出现在肝内各级肝门，而最常见的是一级肝门。肝内胆管狭窄虽多为炎性狭窄，但亦有 4.6% 为胆管癌形成的恶性狭窄，肝胆管结石所致胆管狭窄多为环状狭窄。

狭窄梗阻以上胆管扩张，根据胆管扩张内径的大小，分成轻度扩张（内径 1 ～ 1.5cm）、中度扩张（内径 1.5 ～ 2cm）、重度扩张（内径＞ 2cm）。胆管扩张为外科手术治疗提供了方便。

肝胆管结石所致高位胆管狭窄常合并肝形态、比例失衡及胆汁性肝硬化、胆管变异、门静脉海绵样变，增加了外科手术的难度和危险性。肝胆管结石外科治疗的“24 字原则”，即清除结石、解除狭窄、切除病肝、矫治畸形、通畅引流、保肝护胆。

1983—2018 年，湖南省人民医院肝胆外科先后共收治肝胆管结石患者 2 万例，并根据病情实施了各类手术 2 万例，积累了许多解除高位胆管狭窄的经验与体会，现与同行们分享。

典型病例

病例 1：全肝结石合并肝左外叶胆管、肝右管口狭窄，施行内吻合改良盆式 Roux-en-Y 术

【病史】患者，女，65 岁。反复右上腹痛 50 年，复发加重 2 天。患者幼时常呕吐蛔虫。30 年前在当地医院诊为“肝内胆管结石”，拒绝手术。体温（T）36℃，呼吸（R）20 次 / 分，脉搏（P）63 次 / 分，血压（BP）150/78mmHg。神清合作，无黄疸，心、肺正常。腹平，无浅静脉曲张，无胃肠型；右侧腹肌稍紧张，压痛、反跳痛以右上腹为显著，叩击右肝区示心窝部不适，肝在剑突下 3cm，未触及胆囊、脾，无胃振水音，腹水征可疑。双下肢无水肿。

白细胞（WBC）14.3×10^9/L，中性粒细胞（N）0.88，血小板（PLT）97×10^9/L，总胆红素（TBIL）31.8μmol/L，结合胆红素（DBIL）18.3μmol/L，总蛋白（TP）54.6g/L，白蛋白（ALB）32.4g/L，前白蛋白（PA）47mg/L，血清胆碱酯酶（ChE）6997U/L，谷草转氨酶（AST）51U/L，谷丙转氨酶（ALT）47.7U/L，碱性磷酸酶（ALP）270U/L，谷氨酰转肽酶（γ-Gt）181U/L。

CT（2020-04-28，湖南省人民医院）：肝轮廓清，表面光整，左肝肥大、右肝萎缩。肝内胆管重度扩张，充满胆石，以肝左外叶、右肝为显著（图 2-1-1）。肝外胆管纤细，胆囊约 1.5cm × 1cm，无胆石。脾大 8 个肋单元。增强扫描（动脉期）显示肝内多个斑片状明显强化灶（图 2-1-2）；增强扫描（静脉期）显示胆囊萎小，呈直径 1cm 的小囊泡（图 2-1-3），无门静脉海绵样变（图 2-1-4）。

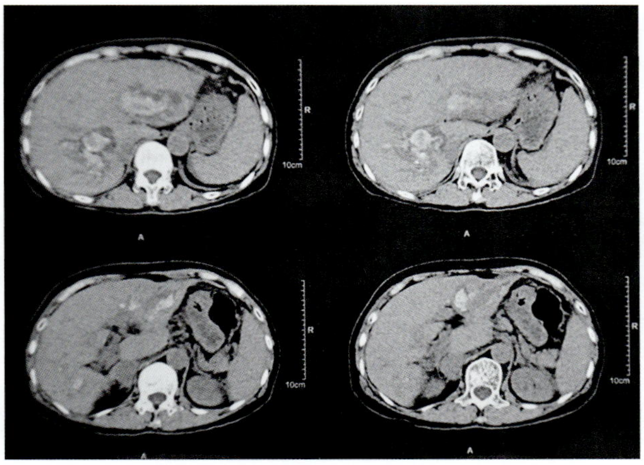

图 2-1-1　CT：显示肝内胆管重度扩张，充填胆石

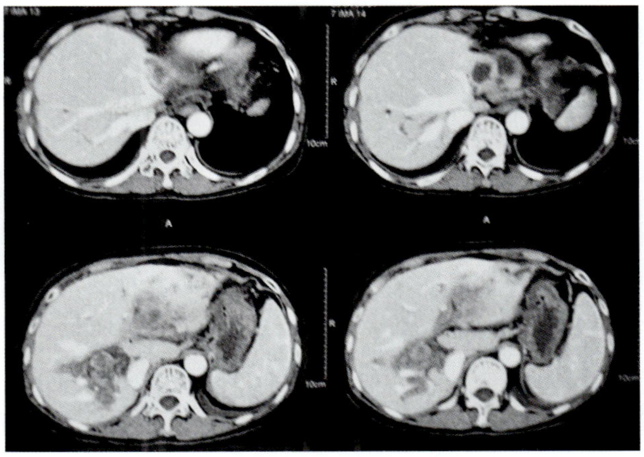

图 2-1-2　CT 增强扫描（动脉期）：显示肝内多个斑片状强化灶

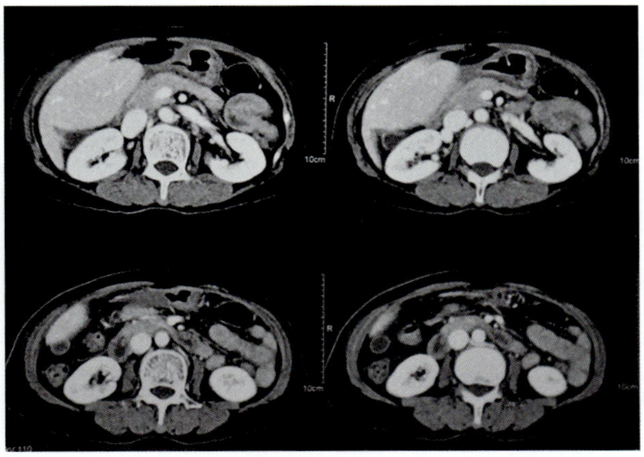

图 2-1-3　CT 增强扫描（静脉期）：左下图显示胆囊呈小囊泡样，直径 1cm

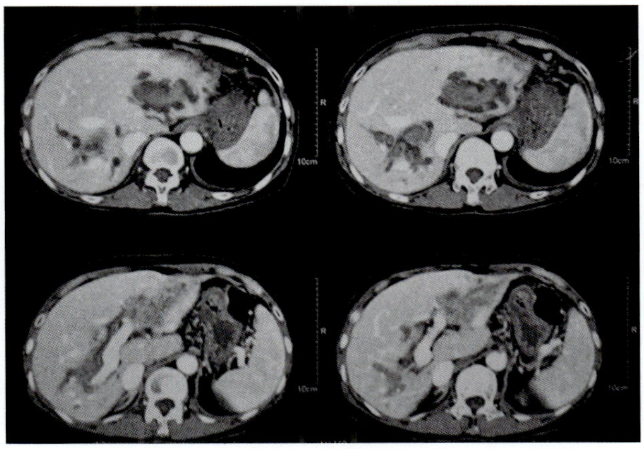

图 2-1-4　CT 增强扫描（静脉期）：无门静脉海绵样变

【术前诊断】 肝胆管结石。结石（S）：肝左外叶上段胆管（S_2）、肝左外叶下段胆管（S_3）、肝右前叶下段胆管（S_5）、肝右后叶下段胆管（S_6）、肝右后叶上段胆管（S_7）、肝右前叶上段胆管（S_8）；胆管狭窄（St）：肝左外叶胆管（LLBD）、肝右管（RHD）；胆管变异（A）：无；并发症（C）：胆汁性肝硬化、门静脉高压症、肝肥大 - 萎缩征（左肝肥大、右肝萎缩）。

【手术过程】

1. 择期，平仰卧位，气管内全身麻醉，胸背部垫枕，取“屋顶”形切口（图 2-1-5，图 2-1-6）入腹。见：黄色浑浊腹水，以左上腹、右肝周围明显。大网膜上无静脉曲张，腹膜无癌性结节。肝呈棕红色，肝左外叶肥大，前缘于剑突下 3cm；肝左外叶上段穿孔，内径约 1cm，与胃、膈相粘连，溢出脓性胆汁，并显现其内胆石；肝左外叶见多处纤维索状物；肝方叶肥大。S_2、S_3 明显结石感，部位与术前 CT 所示相符。右肝质硬，各叶明显结石感。肝外胆管外径约 1cm，无结石感。胆囊约 1.5cm × 4cm，底部呈透明囊泡样，无胆石。脾大，下极平齐左肋缘。胰质软。

2. 吸出腹腔液约 500ml，用“三合一液”冲洗。

3. 切除胆囊，安置 Pringle 止血带，离断肝周粘连韧带，托出左肝。先后切开 S_2、S_3，清除肝左外叶胆管内结石，并反复用“三合一液”冲洗胆管。经胆管切口插入取石钳，与肝左管沟通。

4. 切除肝方叶，显现肝左管、肝左内叶胆管，用“四边法”切开肝外胆管、肝左管口、肝左管、肝左内叶胆管，内径分别为 1cm、0.4cm、1.2cm、0.7cm，其内无胆石。但显现肝右管口内径约 0.2cm，示肝

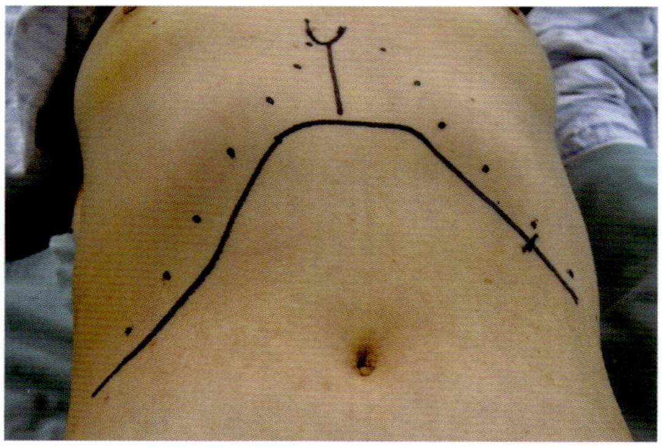

图 2-1-5 切口画线

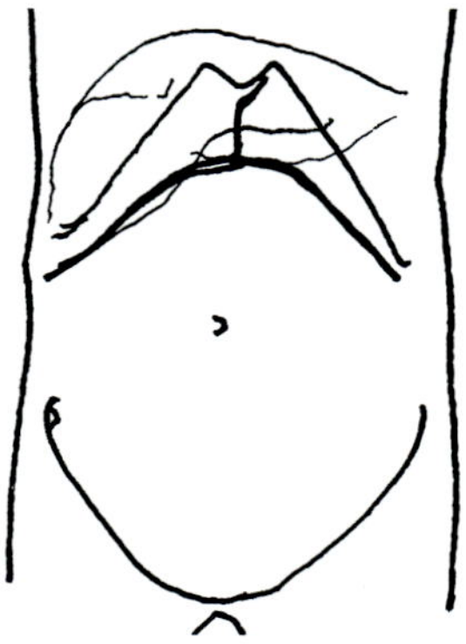

图 2-1-6 手术切口示意图

右管内胆石；肝左外叶胆管口内径约 0.6cm。做肝左外叶胆管、肝右管内吻合，使其内径达 1cm，并与肝左外叶上、下段胆管顺畅相通。

5. 经胆囊床途径做肝右管、肝总管内吻合，使内径从 0.2cm 达 1.3cm（图 2-1-7），直视下清除右肝内各胆管结石，反复以“三合一液”冲洗胆道。

6. 先后缝闭 S_2、S_3 切口，放置 14 号长臂 T 形管，注水测试无胆漏。

7. 横断肝总管，组成肝胆管盆，内径达 4cm（图 2-1-8）。

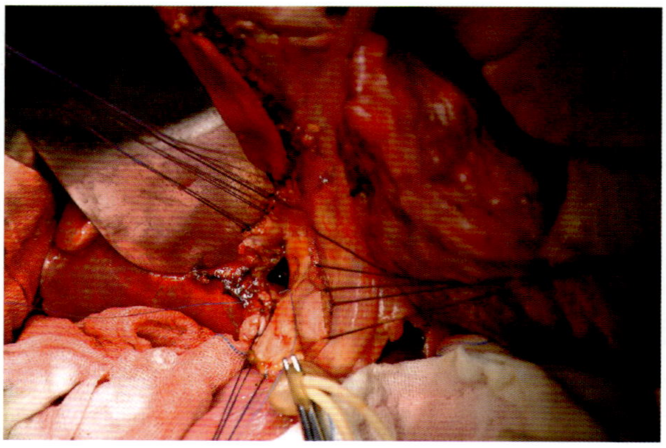

图 2-1-7 中心线牵拉处小孔为肝右管、肝总管内吻合口

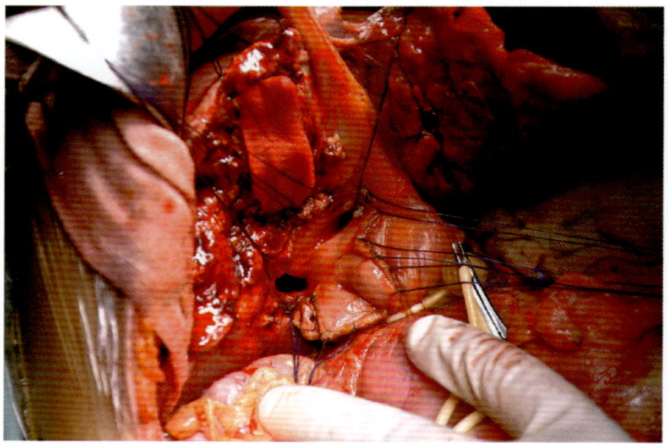

图 2-1-8 线牵引处为肝胆管盆

8. 提取桥袢空肠，施行内吻合改良盆式 Roux-en-Y 术，再次注水测试无胆漏。

9. 逐层关腹。手术历时 4 小时，失血量约 500ml，取出胆石 80g（图 2-1-9）。

10. 本例手术绘图见 2-1-10。

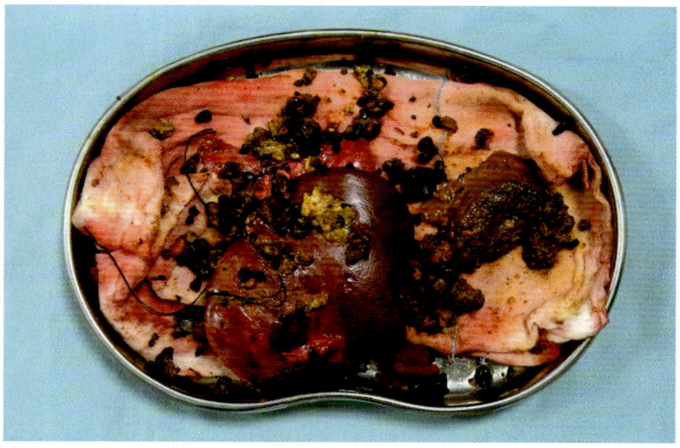

图 2-1-9 胆石

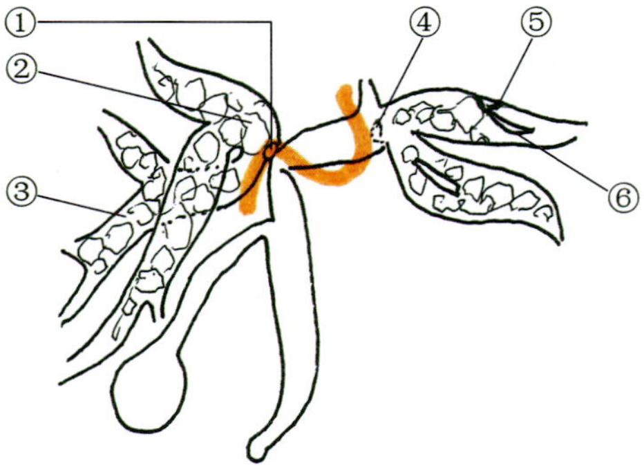

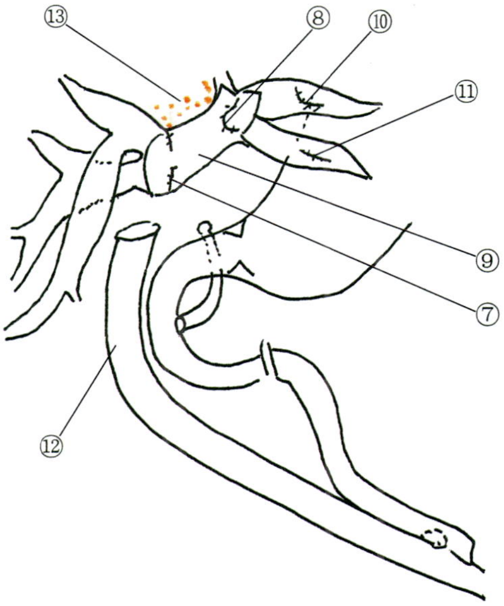

图 2-1-10　**手术示意图**

I. 术前；II. 术后

①肝右管口；②肝右前叶胆管；③肝右后叶下段胆管；④肝左外叶胆管口；⑤肝左外叶上段胆管穿孔；⑥ S_2 结石感途径切口；⑦肝右管、肝总管内吻合口；⑧肝左外叶胆管、肝左管内吻合；⑨肝胆管盆；⑩ S_2 切口缝闭；⑪ S_3 切口缝闭；⑫桥袢空肠；⑬肝方叶

【术后诊断】肝胆管结石。S：S_2、S_3、S_5、S_6、S_7、S_8；St：LLBD、RHD（真性）；A：无；C：肝左外叶上段胆管穿孔、胆汁性腹膜炎、胆汁性肝硬化、门静脉高压症、肝肥大 - 萎缩征（左肝肥大、右肝萎缩）。

【实施的手术】经肝左外叶结石感途径、肝圆韧带途径、胆囊床途径，施行内吻合改良盆式 Roux-en-Y 术。

【术后】无胆漏、出血、腹腔脓肿、肝功能不全等并发症；复查 CT 无胆石残留，恢复平顺。

【讨论】

（一）胆管狭窄

本例胆管狭窄表现为肝左外叶胆管及肝右管口的环状、炎性、壁源性、真性、良性狭窄，以及肝左管、肝外胆管的管状、壁源性、相对、良性狭窄。

（二）解除狭窄的难点

1. 全肝结石合并肝左外叶胆管口、肝右管口狭窄，以及肝外胆管纤细，入肝困难。

2. 肝胆管结石合并肝肥大 - 萎缩征、胆汁性肝硬化，左肝肥大，不能承受切除。

3. 肝胆管结石并发肝左外叶胆管穿破，导致弥散性胆汁性腹膜炎、左膈下脓肿及肝内胆管炎症、充血、水肿，易出血。

（三）解除狭窄的方法

1. 足够宽大的腹壁切口。本例为“屋顶”形切口，并配合胸背垫枕及全方位自动牵开器，用“三合一液”清创腹膜腔。

2. 安置 Pringle 止血带。

3. 经 S_2、S_3 结石感途径，清除肝左外叶胆石，并施行肝左外叶胆管、肝左管内吻合。

4. 经肝圆韧带途径、胆囊床途径，配合肝右管、肝总管内吻合，解除肝右管口狭窄，清除胆石。

5. 施行内吻合肝胆管盆式 Roux-en-Y 术。

（四）相关外科手术技术

1. 在安置 Pringle 止血带后，清除胆石，配合“三合一液”冲洗清洁胆管。经过笔者在临床应用 10 000 余例的情况看来，其优点是减少胆道出血，减少细菌及毒素吸收，降低胆道败血症的发生。

2. 针对本例的具体情况，处理策略宜注意以下几点。

（1）先处理肝左外叶胆管穿孔、膈下脓肿及胆石。其目的在于：①清创腹膜腔；②针对胆汁性腹膜炎的原发灶；③由于肝方叶肥大，肝左管内径未增大，先经肝左外叶胆管切开插入止血钳，寻找、确定肝左管及处理肝左外叶胆管口狭窄的方法、途径，尽量保住肥大的肝左外叶。

（2）肝右管狭窄的处理十分困难，处理时宜注意：①经肝圆韧带途径显现狭窄、深藏的肝右管口；②经胆囊床途径切开肝右管口；③做肝右管与肝总管内吻合。

病例 2：全肝结石，经肝左外叶切除及肝圆韧带途径、胆囊床途径，施行改良盆式 Roux-en-Y 术

【病史】患者，女，64 岁。间断发作右上腹痛 50 年，复发加重伴发热 20 天。患者幼时常呕吐蛔虫。10 年前诊为“肝胆管结石”，近 4 年先后 4 次行“肝胆道手术”，效果欠佳。

T 36.7℃，R 20 次 / 分，P 72 次 / 分，BP 130/74mmHg。神清合作，皮肤、巩膜轻度黄染，心、肺正常。腹平，见右上腹有多条手术切口瘢痕，无浅静脉曲张，无切口可复性肿块。腹壁软，未触及肝、胆囊、脾，剑突右下方压痛，叩击右肝区示心窝部不适，无胃振水音，腹水征（−）。双下肢无水肿。

WBC 8.4×10^9/L，N 0.81，PLT 141×10^9/L，TBIL 35μmol/L，DBIL 11μmol/L，TP 61g/L，ALB 40g/L，PA 153mg/L，ChE 7043U/L，ALP 330U/L，γ-Gt 166U/L，AST 29.9U/L，ALT 18.3U/L，糖类抗原 19-9（CA19-9）98.7U/ml。

CT（2020-04-10，湖南省人民医院）：肝轮廓清，表面光整，肝叶形态、比例无失衡。肝内、外胆管重度至中度扩张，均充填胆石，尤以肝左外叶、肝右后叶胆管显著（图 2-2-1）。胆囊未见，无门静脉海绵样变，脾大 6 个肋单元，无腹水。

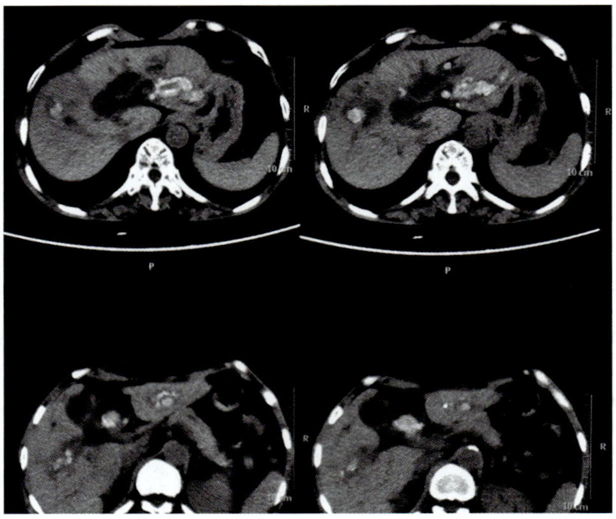

图 2-2-1　CT：显示肝内、外胆管重度扩张，充填胆石

【术前诊断】肝胆管结石。S：S_2、S_3、S_5、S_6、S_7、S_8、胆总管（CBD）；St：LLBD、RHD、肝右前叶胆管（RABD）；A：无；C：胆汁性肝硬化。

【手术过程】

1. 择期，平仰卧位，气管内全身麻醉，取右上腹“反 L”形切口（图 2-2-2）入腹。见：无腹水，腹

膜无癌性结节，大网膜静脉无明显曲张，肝周广泛粘连。右肝呈暗棕红色，表面光整，稍肥大，质地较硬，可触及结石感；肝左外叶不大，表面满布纤维瘢痕，呈囊性感、明显大量结石感。胆囊未见。肝外胆管外径约 2cm，明显结石感。肝十二指肠韧带无门静脉海绵样变。胰头不大，质较硬。脾大小正常。

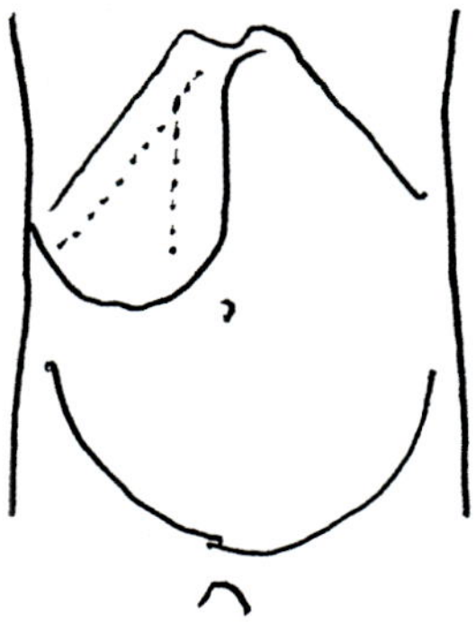

图 2-2-2　手术切口示意图

2. 离断肝周粘连，安置 Pringle 止血带，用“四边法”切开肝外胆管，清除胆石，钳夹、切除肝左外叶。

3. 经肝圆韧带途径切开肝左管，显现肝右管口，内径约 1.0cm。经胆囊床途径切开肝右管、肝右前叶胆管，使其口径达 2cm（图 2-2-3）。

4. 横断肝总管，拼合组成肝胆管盆，内径达 4cm（图 2-2-4）。配合胆道镜进一步检查，并清除少许残石。

5. 提取桥袢空肠，施行改良盆式 Roux-en-Y 术。

6. 逐层关腹。手术历时 3.5 小时，失血量约 100ml，取出胆石 112g。

7. 本例手术绘图见图 2-2-5。

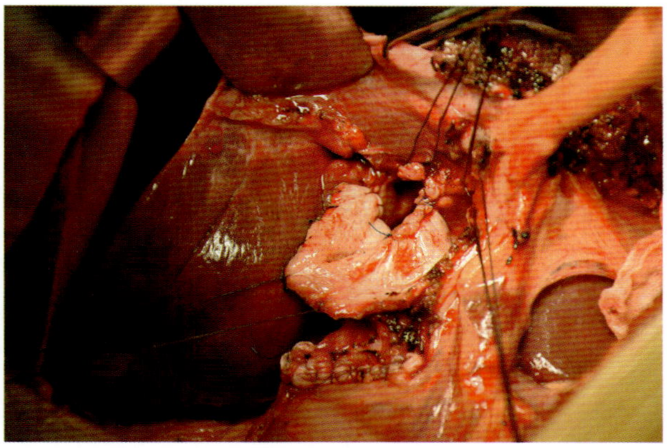

图 2-2-3　图中心已切开的胆管中央线牵拉处为肝右管、肝右前叶胆管内吻合口

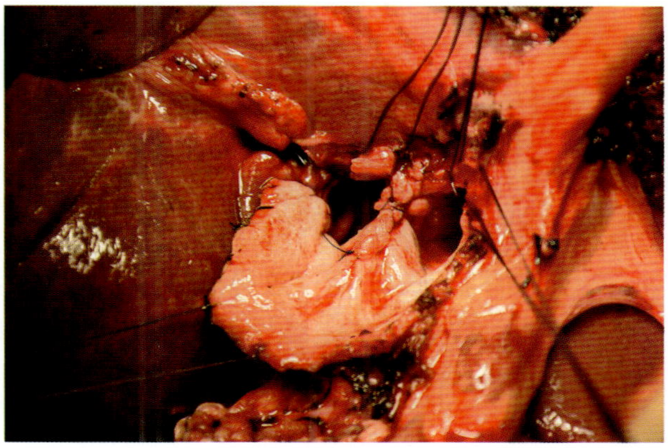

图 2-2-4　线牵引处为肝胆管盆边缘

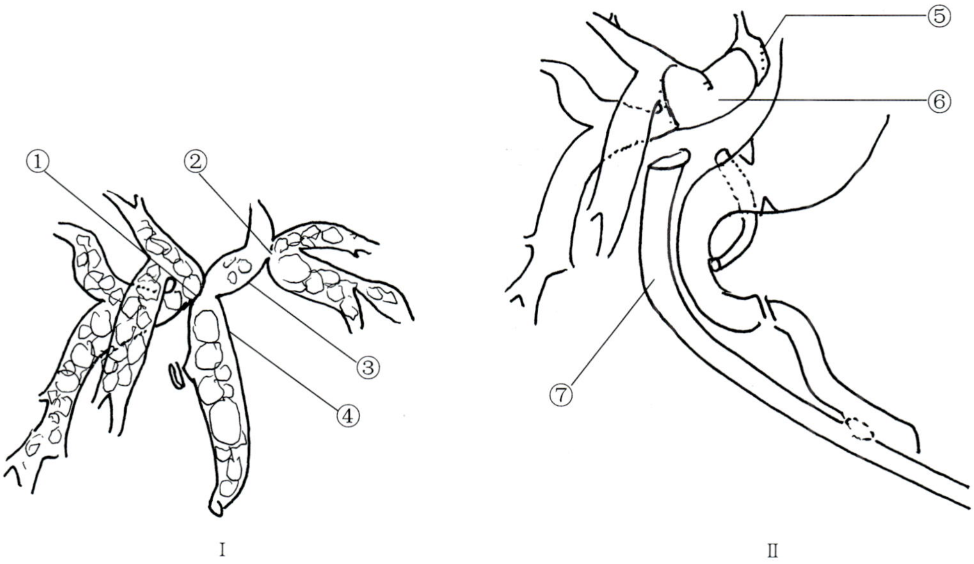

图 2-2-5　手术示意图

Ⅰ. 术前；Ⅱ. 术后

①肝右管口；②肝左外叶胆管口；③肝左管；④肝总管；⑤肝左外叶残端；⑥肝胆管盆；⑦桥袢空肠

【术后诊断】肝胆管结石。S：S_2、S_3、S_5、S_6、S_7、S_8、CBD；St：LLBD、RHD、RABD；A：无；C：胆汁性肝硬化。

【实施的手术】施行肝左外叶切除及改良盆式 Roux-en-Y 术。

【术后】无胆漏、出血、膈下脓肿等并发症；恢复平顺，无胆石残留。

【讨论】

（一）胆管狭窄

本例胆管狭窄表现为肝左外叶胆管口的环状、炎性、壁源性、良性、真性狭窄，并有肝左外叶纤维萎缩；肝右管口为环状、炎性、壁源性、良性、真性狭窄。

（二）解除狭窄的难点

1. 既往因肝内胆管手术达 4 次之多，致使肝周广泛粘连。
2. 肝右管口狭窄解除较为困难。
3. 全肝结石，并有胆汁性肝硬化、肝左外叶纤维萎缩，右肝不能切除，必须保存。

（三）解除狭窄的方法

1. 安置 Pringle 止血带，阻断入肝血流，切除肝左外叶。
2. 经肝圆韧带途径、胆囊床途径，切开肝右管口、肝右前叶胆管，使其内径从 1.0cm 扩大至 2.0cm。
3. 施行改良盆式 Roux-en-Y 术。

（四）相关外科手术技术

1. 肝胆管结石的肝切除必须严格掌握手术指征，本例切除肝左外叶指征明确，即肝左外叶充满胆石，并有肝纤维囊样变。

2. 肝胆管盆一定要用邻近胆管切缘拼合组成，需要注意的是：胆管修复胆管是最好的材料和方法；缝线宜用可吸收的 PDS 线，最近连续发现 Prolene 线可形成线结石；胆管壁修复时要黏膜外翻，内壁光整；可间断缝合，亦可连续缝合。

病例 3：肝胆管结石合并支气管胆瘘 7 年，经肝圆韧带途径、胆囊床途径，施行内吻合改良盆式 Roux-en-Y 术

【病史】患者，女，52 岁。间断发作右上腹痛 40 多年，伴咳黄色苦味痰 7 年，加重不能平卧 4 个月。患者幼时（6 ～ 8 岁）经常呕吐蛔虫。10 年前诊为“肝胆管结石”，在当地医院施行“肝左外叶切除、T 形管引流术”，术后症状无改善。7 年前经常“感冒”，伴咳吐黄色苦味痰，最近 4 个月，常因咳嗽不能平卧，多处就诊，诊为“支气管胆瘘”，因手术风险大，未能手术。为进一步诊治而来我院。

T 36.4℃，R 24 次 / 分，P 76 次 / 分，BP 126/74mmHg。神清合作，无黄疸，端坐呼吸，持续咳黄色痰液。心律齐，无杂音。双肺背部可闻及气过水泡音。腹平，浅静脉无曲张，见右肋缘下切口瘢痕长 15cm；剑突右下方深压痛，叩击右肝区示心窝部不适，未触及肝、胆囊、脾，无胃振水音，腹水征（－）。脊柱、四肢无畸形。

WBC 7.3×10^9/L，N 0.693，PLT 179×10^9/L，Hb 120g/L，TP 66g/L，ALB 40.1g/L，TBIL 8.8μmol/L，DBIL 3.6μmol/L，PA 182mg/L，ChE 8974U/L，γ-Gt 189U/L，ALP 193U/L，AST 30U/L，ALT 24U/L。

CT（2020-03，湖南省人民医院）：肝轮廓清，表面光整，肝左外叶已切除。肝右前叶上、下段胆管重度扩张，可见大量胆石（图 2-3-1）。肝方叶不大，胆囊未见。增强扫描（静脉期）显示无门静脉海绵样变，肝内胆管积气，右膈下近 S_8 处局部积液，并与支气管相连通（图 2-3-2）。

【术前诊断】肝胆管结石，肝左外叶切除后。S：S_5、S_8；St：RHD、肝左管（LHD）；A：无；C：支气管胆瘘、胆汁性肝硬化、肝肥大 - 萎缩征（肝右前叶肥大、肝右后叶萎缩）。

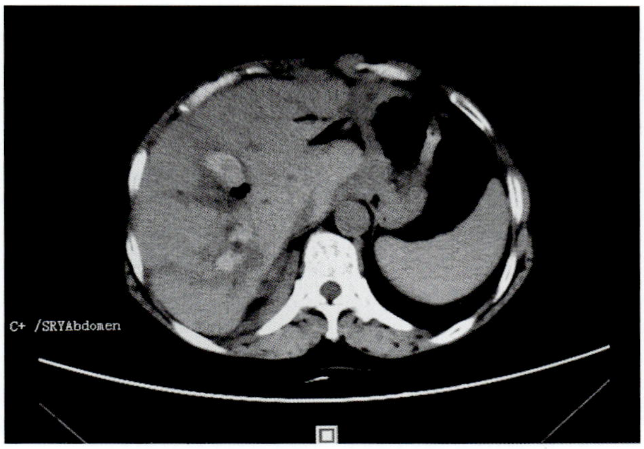

图 2-3-1　CT：显示肝右前叶上、下段胆管扩张，充填胆石

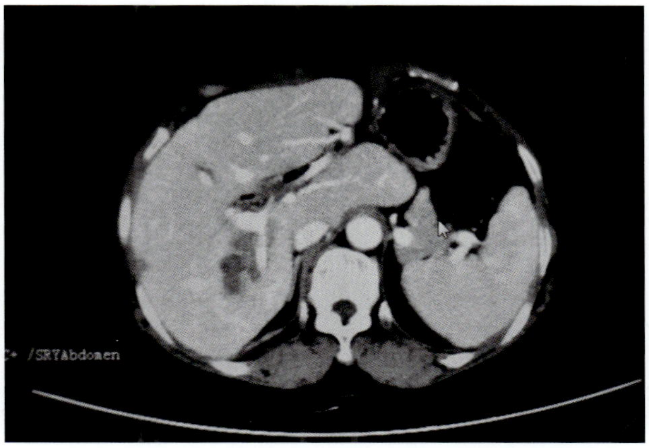

图 2-3-2　CT 增强扫描（静脉期）：无门静脉海绵样变

【手术过程】

1. 择期，平仰卧位，全身麻醉，取原右肋缘下切口延长（图 2-3-3）入腹。所见：无腹水，腹膜无癌性结节，肝周广泛致密粘连。肝呈暗棕色，肝质地硬。肝右前叶可触及结石感，肝左外叶已切除。肝圆韧带未见，左肝前纵沟不清。肝方叶肥大，覆盖、包埋肝左管。肝总管外径约 1.3cm，胆囊未见。网膜孔（又称温斯洛孔）被瘢痕组织粘连封闭，无门静脉海绵样变。左肝断面与胃小弯致密粘连、融合。胰头不大，脾下极未达左肋缘。

2. 安置 Pringle 止血带。离断肝周粘连带，显现肝十二指肠韧带及被粘连封闭的网膜孔。先横断胆总管，显现肝门静脉，沟通其后壁，放置 Pringle 止血带。

3. 用“四边法”切开肝总管，见肝左管口纤细，内径约 0.3cm（图 2-3-4），未见肝左管内有胆石，肝右管口未见。

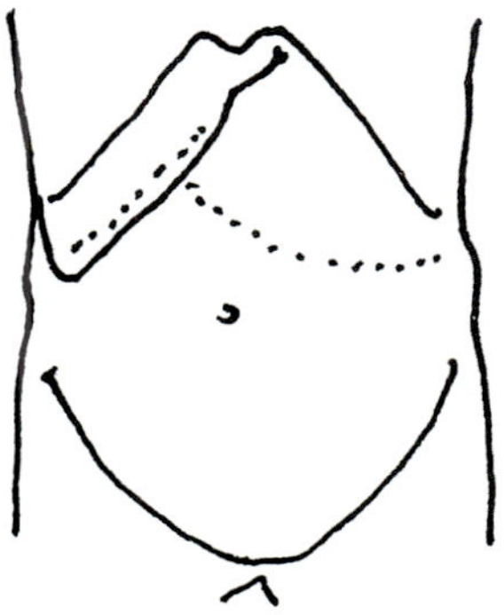

图 2-3-3　手术切口示意图

4. 经肝圆韧带途径切开肝左管。应用 Pringle 止血带阻断入肝血流，横断肝桥，钳夹、切除肝方叶，敞开左肝前纵沟，显现肝左管。用“四边法”切开肝左管口、肝左管，显现肝左管内径达 1.5cm，其内无胆石；肝右管内径仅 0.3cm，其内有胆泥（图 2-3-5）。

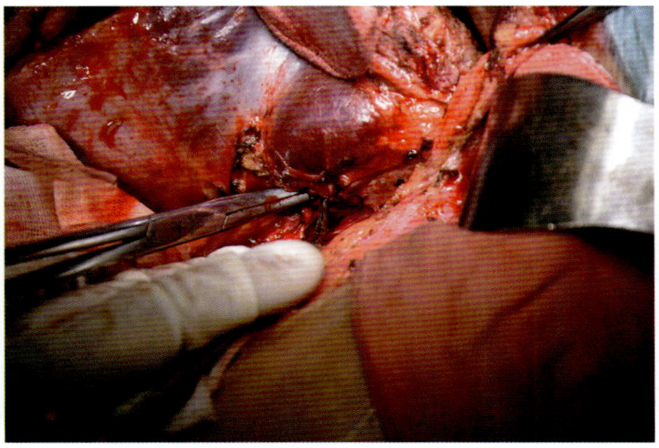

图 2-3-4　钳尖伸入肝左管

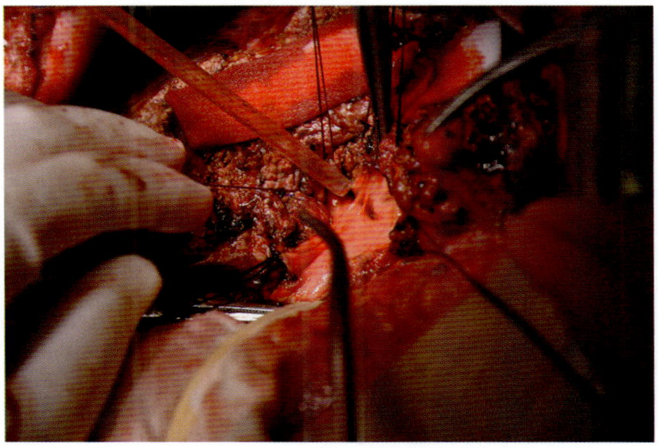

图 2-3-5　钳尖处为肝右管内胆泥

5. 经胆囊床途径切开肝右管、肝右前叶胆管及肝右前叶下段胆管，胆管腔内径达 2.5cm（图 2-3-6），直视下逐一清除其内胆石，并由此进达肝右前叶下段胆管，内径约 1.3cm，逐一清除其内胆石（图 2-3-7）。

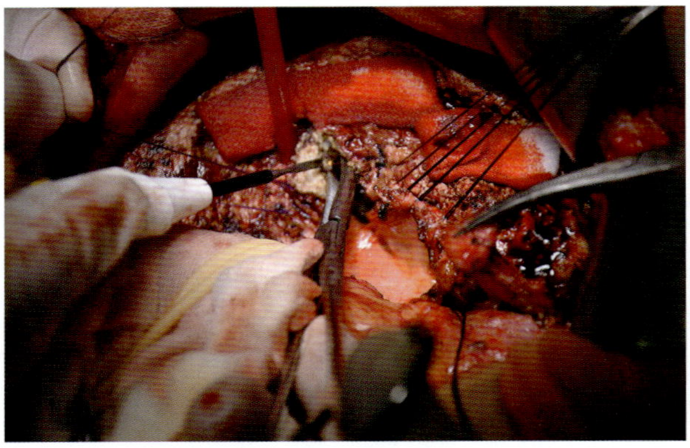

图 2-3-6 钳尖伸入肝右前叶下段胆管

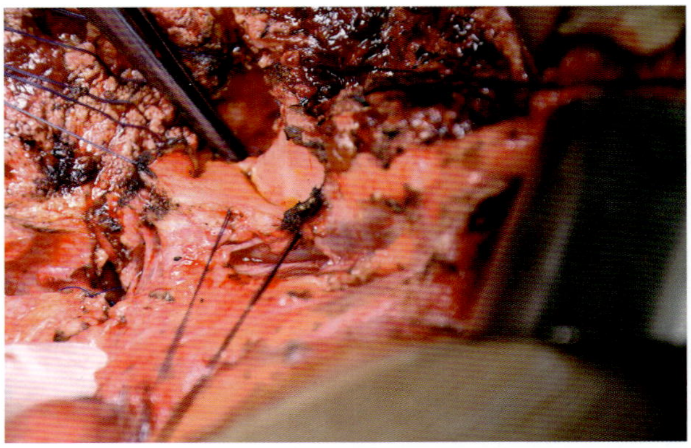

图 2-3-7 镊子尖处为肝右前叶胆管取石后

6. 做邻近胆管切缘内吻合（图 2-3-8），组成肝胆管盆，内径达 6cm（图 2-3-9）。

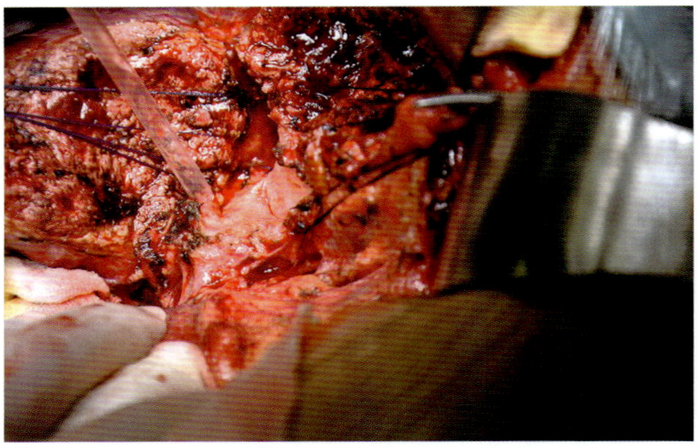

图 2-3-8 肝胆管盆内线牵引处为胆管切缘拼合

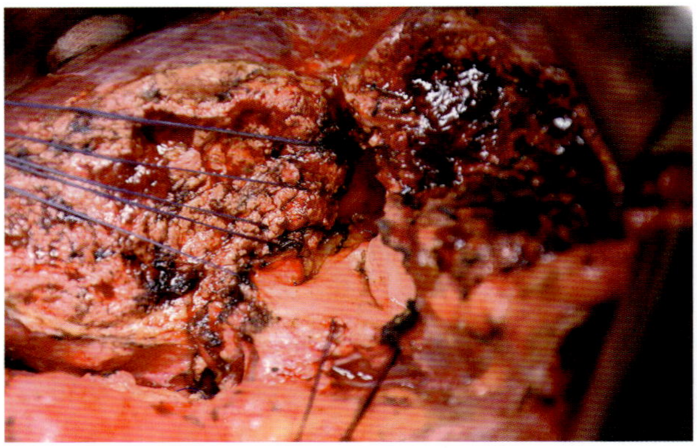

图 2-3-9 线牵引处为肝胆管盆

7. 配合使用胆道镜逐一清除支气管胆瘘口处胆石 4 颗，外径为 0.3 ～ 0.5cm。由此注水，经纤维支气管镜流出冲洗液约 20ml。

8. 提取桥袢空肠，完成内吻合改良盆式 Roux-en-Y 术。

9. 引流导管放入肝胆管盆，逐层关腹。手术历时 6 小时，失血量约 200ml，取出胆石 35g，安返 ICU，未拔气管导管。

10. 本例手术绘图见图 2-3-10。

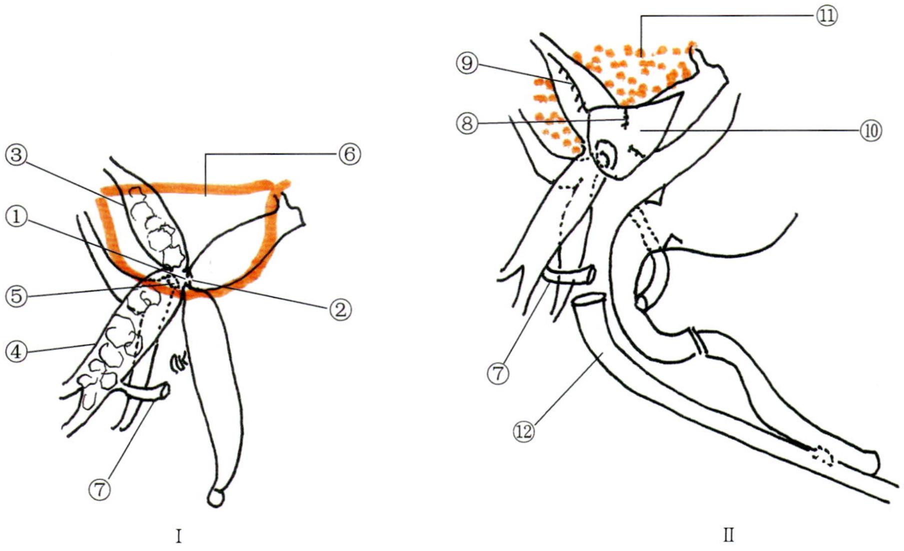

图 2-3-10 手术示意图

Ⅰ. 术前；Ⅱ. 术后

①肝右管口；②肝左管口；③肝右前叶上段胆管；④肝右前叶下段胆管；⑤肝右后叶胆管口；⑥肝方叶；⑦支气管胆瘘；⑧肝右前叶、肝左管内吻合；⑨沿胆囊床途径肝右前叶及前叶下段胆管切开；⑩肝胆管盆；⑪肝方叶残断；⑫桥袢空肠

【术后诊断】肝胆管结石，肝左外叶切除后。S：S_5、S_8；St：RHD、LHD；A：无；C：支气管胆瘘、胆汁性肝硬化、肝肥大 - 萎缩征（肝右前叶肥大、肝右后叶萎缩）。

【实施的手术】经肝圆韧带途径、胆囊床途径，施行内吻合改良盆式 Roux-en-Y 术。

【术后】无胆漏、胆道出血、坠积性肺炎、肝功能不全等并发症，恢复平顺。经气管导管吸引、清洁气道，术后前 3 天每日吸出胆汁性痰液分别为 30ml、20ml、15ml，至无胆汁性痰液，第 4 天肛门排气、排便，能平卧，无咳嗽，于术后第 4 天拔除气管导管，返回普通病房。

【讨论】

（一）胆管狭窄

本例胆管狭窄主要在肝右前叶胆管口，属于壁源性、炎性、环状、良性、真性狭窄；左、右胆管狭窄同样为类似情况。

（二）解除狭窄的难点

1. 既往因肝内胆管结石曾施行肝左外叶切除、胆道 T 形管引流术，可能并发了胆瘘，导致肝周广泛致密粘连，使 Pringle 止血带放置困难。

2. 患者肝右前叶胆管严重真性狭窄，并发高位胆管梗阻、支气管胆瘘，而且病情长达 7 年。

3. 由于肝胆管结石病史长及胆管狭窄、梗阻，反复出现胆管炎，并发胆汁性肝硬化、肝肥大 - 萎缩征，患者因肝右后叶萎缩、肝左外叶已切除，造成肝右后叶不能切除。

4. 由于并发支气管胆瘘，患者不停咳嗽、不能平卧，而术后腹壁切口疼痛，患者不敢咳嗽，可因气道被胆汁、胆沙堵塞，使感染加重，引起呼吸功能不全而夺去患者生命。

（三）解除狭窄的方法

1. 胸背部垫纱垫，并有足够宽大的切口。

2. 安置 Pringle 止血带。

3. 经肝圆韧带途径、胆囊床途径，施行内吻合改良盆式 Roux-en-Y 术。

4. 放置气管导管，3 天后拔除。

（四）相关外科手术技术

1. 放置 Pringle 止血带时，需注意：①先离断肝脏面粘连，显现胆总管；②直视下横断胆总管，显现肝门静脉；③游离肝门静脉、肝固有动脉，然后放置 Pringle 止血带。

2. 经胆囊床途径切开肝右管口、肝右前叶胆管。

（1）经肝圆韧带途径切断肝桥，切除肝方叶，切开肝左管口、肝左管，显现肝右管口、肝右前叶胆管口。

（2）用“四边法”切开肝右管口、肝右前叶胆管口、肝右前叶胆管及肝右前叶下段胆管，彻底解除肝右前叶胆管口狭窄。

3. 配合使用胆道镜、纤维支气管镜。

4. 胆瘘。胆瘘是肝胆管结石的常见并发症之一，胆瘘的形式多种多样，如胆管腹膜腔瘘、胆管胸膜腔瘘、支气管胆瘘、胆管胃瘘、胆管十二指肠瘘、胆管结肠瘘、胆管心包瘘、胆管肾盂瘘等。支气管胆瘘不多见，其发生率约 0.5%，治疗十分棘手，原则是解除致瘘的胆道梗阻，绝不仅是取出胆石。至于由此而产生的相关肺叶切除、肝切除，宜酌情严格掌握。笔者从事肝胆外科疾病治疗 40 年，曾收治各类支气管胆瘘 18 例，其中 1 例每日最多由瘘流出液量达 3500ml，经解除病灶肝的胆管狭窄，建立盆式 Roux-en-Y 术，患者治愈，随访 25 年仍健康。本例采取内吻合改良盆式 Roux-en-Y 术，配合纤维支气管镜获得成功，是一种可取的方式。

病例 4：肝胆管结石合并左肝肥大、肝左管及肝右外叶胆管缺如、胆汁性肝硬化，施行内吻合改良盆式 Roux-en-Y 术

【病史】患者，女，62 岁。间断发作右上腹痛 40 年，伴黄疸 3 个月。患者 12 年前（2008 年），诊为“胆

石症"，行"胆囊切除术"。2019 年 11 月 22 日 CT 检查发现"肝胆管结石"。2019 年 11 月 28 日诊为"肝胆管结石、梗阻性黄疸"。2020 年 3 月 4 日就诊本院，诊为"肝胆管结石、梗阻性胆管炎"，行经皮肝穿刺胆道引流（PTCD）。

T 36.7℃，R 20 次 / 分，P 81 次 / 分，BP 120/70mmHg。神清合作，皮肤、巩膜重度黄染。心律齐、无杂音，双肺呼吸音清。腹平，浅静脉无曲张，右肋缘下可见陈旧性切口瘢痕，长约 13cm；腹壁软，剑突下 3 横指处可触及肝下缘，质硬，无触痛，剑突右下方深压痛，叩击右肝区示心窝部不适。脾未触及，无胃振水音，腹水征（－）。双下肢无水肿。

WBC 4.86×10^9/L，N 0.688，PLT 139×10^9/L，Hb 100g/L，TBIL 217μmol/L，DBIL 168μmol/L，TP 66.2g/L，ALB 32.3g/L，ALP 380U/L，γ-Gt 376U/L，AST 81U/L，ALT 45U/L，PA 83mg/L，ChE 3032U/L，甲胎蛋白（AFP）5ng/ml，CA19-9 8.92U/ml。

CT（2020-03-06，湖南省人民医院）：肝轮廓清，表面光整，肝左外叶肥大、肝左内叶萎缩；肝左外叶上、下段胆管及肝左内叶胆管中度扩张，充填胆石，无积气；胆管梗阻平面在一级肝门隆突，肝左外叶见 PTCD 导管；脾大 10 个肋单元，全胰管不扩张，无腹水；见图 2-4-1。

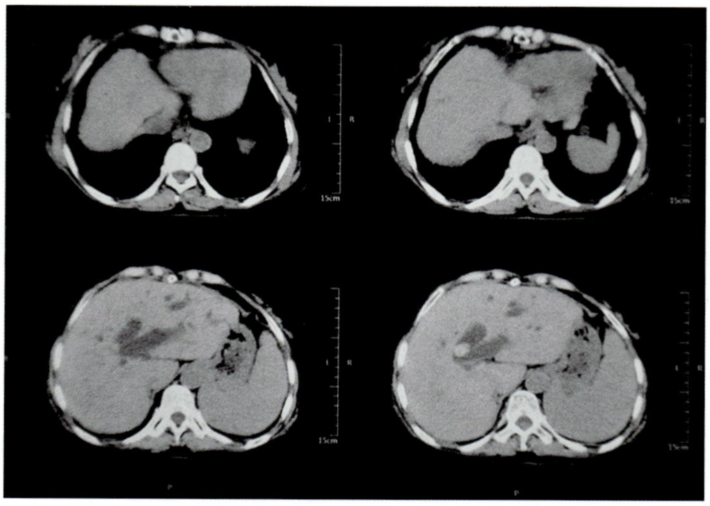

图 2-4-1　CT：显示肝左外叶肥大、肝左外叶胆管扩张，充填胆石，脾大

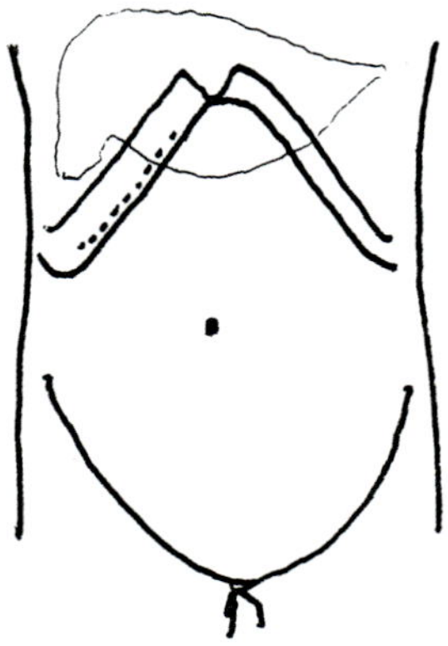

图 2-4-2　手术切口示意图

【术前诊断】肝胆管结石，PTCD 后。S：S_2、S_3、肝左内叶胆管（S_4）、LHD；St：肝总管（CHD）、LHD、S_2、S_3（胆管口）；A：肝左管缺如，S_2、S_3 汇入肝左内叶胆管口；C：胆汁性肝硬化、门静脉高压症、急性梗阻性化脓性胆管炎（AOSC）、肝肥大 - 萎缩征（肝左外叶肥大及肝左内叶、右肝萎缩）。

【手术过程】

1. 择期，平仰卧位，胸背部垫枕，全身麻醉，取"屋顶"形切口（图 2-4-2）入腹。见：无腹水，腹膜上无癌性结节。肝呈墨绿色，肝左外叶显著肥大，肝表面尚光整（图 2-4-3），质地硬，未触及结石感；左肝桥肥大，覆盖左肝前纵沟；肝方叶增大，完全掩盖肝左管。肝外胆管外径约 1.0cm，未见胆囊。胰头不大，质地软。肝下极平左肋缘。

2. 离断肝周粘连带，放置 Pringle 止血带，阻断入肝血流，横断肝桥，切除肝方叶（重约 50g，见图 2-4-4），显现肝左内叶 4-b 段（S_{4-b}）胆管断端、肝左内叶胆管及"肝左管"。不能经肝总管切口入达肝左管，于是阻断入肝血流，经 S_{4-b} 胆管插入止血钳，切开肝左内叶胆管及"肝左管口"，达肝总管。肝左管口内径约 0.3cm，"肝左管"内径约 1.8cm，其内胆石甚多，直视下予以清除（图 2-4-5，图 2-4-6）。经过探查，此为肝左内叶胆管，其后为肝左外叶下段胆管，其胆管口约 0.5cm，胆管内大量胆石。

做肝左内叶胆管、“肝左外叶胆管”内吻合，使其内径达 2.5cm，清除其内胆石，发现此为肝左外叶下段胆管。进一步探查，见肝左外叶上段胆管位于其后上方，胆管口内径约 0.6cm，直视下清除其内胆石（图 2-4-7），发现肝左外叶上段胆管内右侧有一溃疡，面积约 0.5cm × 0.3cm（图 2-4-8）。

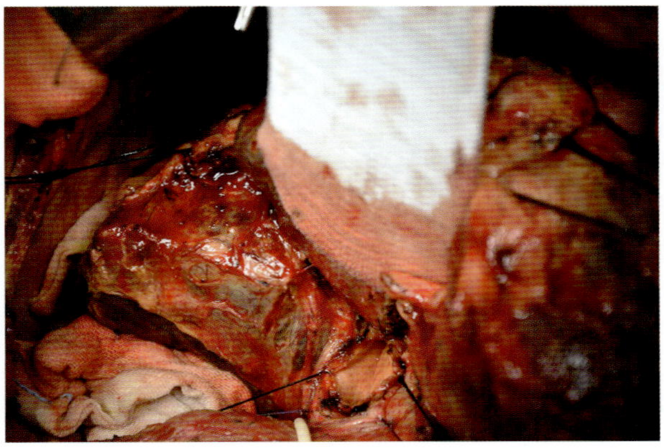

图 2-4-3　肝左外叶肥大

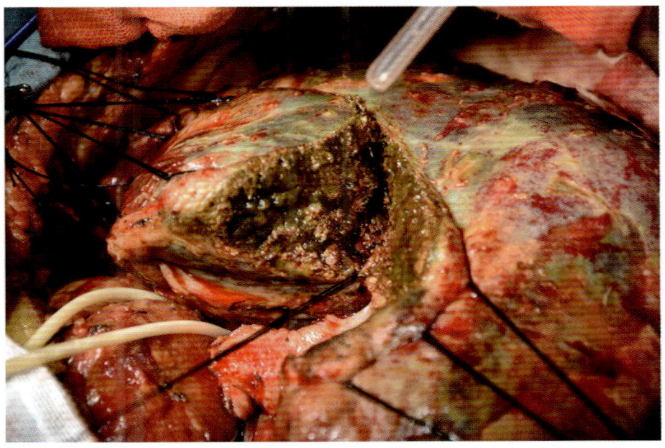

图 2-4-4　吸引器头处为肝方叶

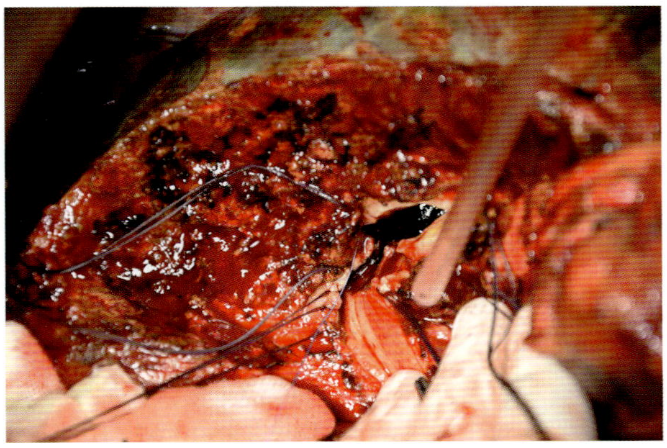

图 2-4-5　吸引器头左上方为已切开的肝左管

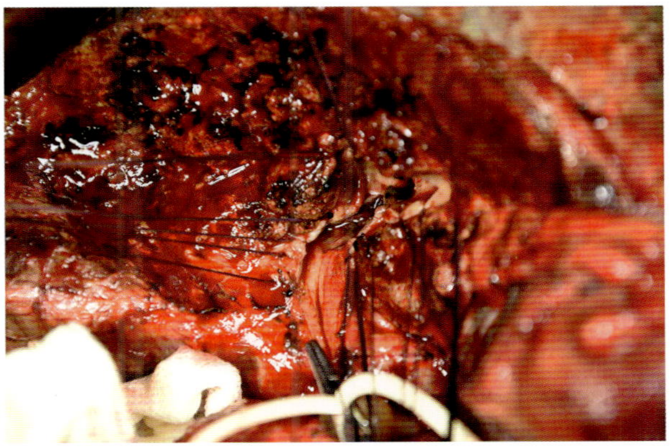

图 2-4-6　止血带上方为已切开的肝总管、肝左管

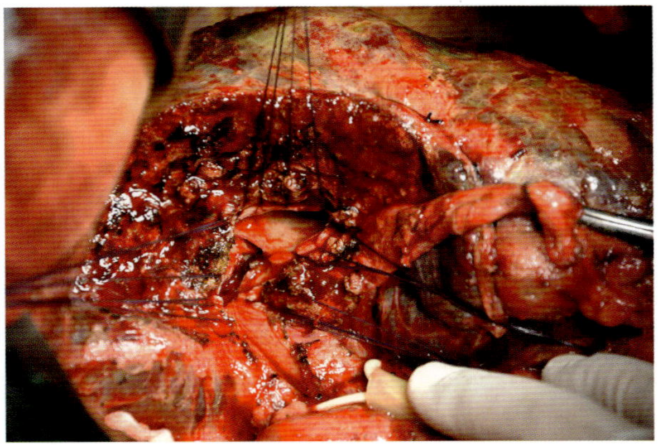

图 2-4-7　线牵引处为肝左管

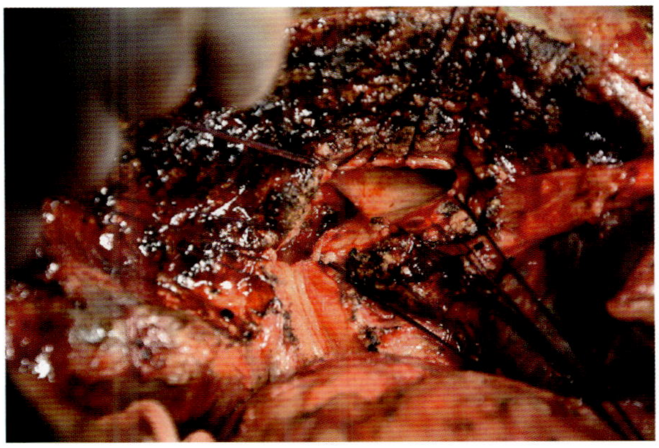

图 2-4-8　线牵引处为肝左外叶上段胆管内右侧溃疡

3. 肝右管口内径约 0.6cm，肝右管内无胆石、胆泥。
4. 横断胆总管，组成肝胆管盆，内径达 4cm（图 2-4-9）。
5. 提取桥袢空肠，施行内吻合盆式 Roux-en-Y 术，把 14 号 T 形管放入肝胆管盆，测试无胆漏、出血。
6. 逐层关腹。手术历时 4 小时，失血量 200ml，取出胆石约 40g。
7. 本例手术绘图见图 2-4-10。

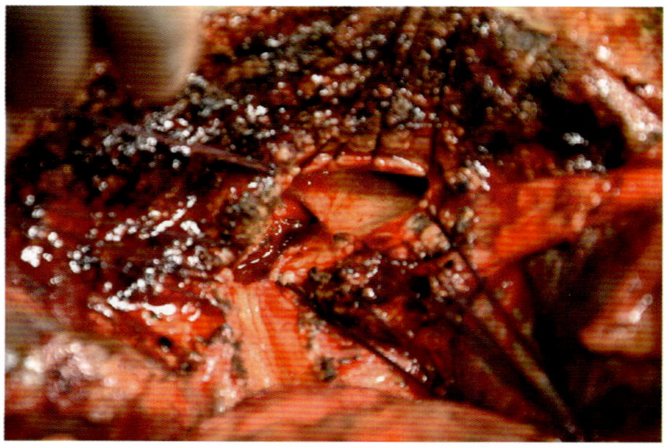

图 2-4-9　线牵引处为肝胆管盆

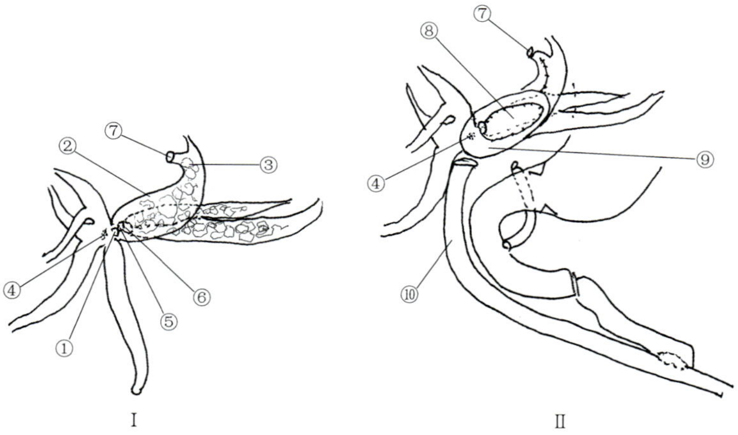

图 2-4-10　手术示意图

Ⅰ. 术前；Ⅱ. 术后

①"肝左管口"；②肝左内叶胆管；③胆石；④肝右管口后壁溃疡；⑤肝左外叶上段胆管口；⑥肝左外叶下段胆管口；⑦ $S_{4\text{-}b}$ 胆管口；⑧肝左内叶胆管、外叶下段胆管口内吻合；⑨肝胆管盆；⑩桥袢空肠

【术后诊断】肝胆管结石，PTCD 后。S：S_2、S_3、肝左内叶胆管（S_4）；St：S_2、S_3、S_4（胆管口）；A：肝左管缺如；C：肝肥大 - 萎缩征（肝左外叶肥大，肝左内叶、右肝萎缩）、胆汁性肝硬化、门静脉高压症、高位 AOSC、肝右管口后壁溃疡。

【实施的手术】经 $S_{4\text{-}b}$ 胆管途径、顺行肝圆韧带途径，施行内吻合改良盆式 Roux-en-Y 术。

【术后】无胆漏、出血、肝功能不全等并发症，复查无胆石残留。

【讨论】

（一）胆管狭窄

本例肝胆管狭窄，表现为肝左内叶胆管口、肝左外叶上段及下段胆管口的壁源性、环状、炎性、真性、良性狭窄。

（二）解除狭窄的难点

1. 本例多处胆管狭窄，并有罕见的胆管变异，无肝左管。
2. 合并胆汁性肝硬化、门静脉高压症、肝肥大 - 萎缩征、肝右管溃疡。
3. 由于肝内胆管结石、胆管变异及并发症，致使不能逆行肝圆韧带途径，而顺行肝圆韧带途径不便。

（三）解除狭窄的方法

1. 宽大的腹壁切口，胸背部垫枕，右膈下填塞纱布垫，托出肝。
2. 安置 Pringle 止血带。

3. 横断肝桥，切除肝方叶，经 S_{4-b} 胆管途径、顺行肝圆韧带途径切开肝左内叶胆管。

4. 做肝左外叶下段胆管、肝左内叶胆管内吻合。

5. 施行内吻合改良盆式 Roux-en-Y 术。

（四）相关外科手术技术

1. 本例肝胆管结石，并有狭窄、胆管变异、肝肥大 - 萎缩征、胆管壁溃疡，以前从未见过，其处理方法新奇，并一举获得手术成功，为世界首例。本例的肝内胆管结石分布于肝左内叶、肝左外叶，且肝左内叶、肝左外叶上段及下段胆管狭窄，纠合在一起，同时无肝左管及肝左外叶胆管，并有肝肥大 - 萎缩征、胆汁性肝硬化、门静脉高压症、肝右管溃疡，经 S_{4-b} 胆管途径、顺行肝圆韧带途径，以及胆囊床途径、胆总管途径，行内吻合，吻合口长达 2.5cm。

2. “肝左管口”狭窄的解除，是本例手术的难点，也是要害所在。术中注意：经肝总管，如经“肝左管口”困难，不要强行进行；切除肝方叶，横断肝桥，显现“肝左管”；经 S_{4-b} 胆管途径、顺行肝圆韧带途径，敞开“肝左管”。

病例 5：全肝结石、多处胆管狭窄、肝肥大 - 萎缩征，经由 S_{4-b} 胆管等 5 条途径，施行肝左外叶切除、改良盆式 Roux-en-Y 术

【病史】 患者，女，31 岁。反复右上腹痛 26 年，复发伴发热、寒战 18 天。26 年前诊为“先天性胆管囊状扩张症 I 型”，在外院施行“胆囊、胆管囊状切除及胆肠 Roux-en-Y 术”。

T 36.7℃，R 20 次 / 分，P 81 次 / 分，BP 98/54mmHg。神清合作，皮肤、巩膜无黄染，心、肺正常。腹平，浅静脉无曲张，见上腹部横行切口瘢痕，长约 13cm。腹壁软，未触及肝、胆囊、脾，剑突右下方压痛，叩击右肝区示右上腹疼痛不适，无胃振水音，腹水征（-）。双下肢无水肿。

WBC 12.6×10^9/L，N 0.815，PLT 130×10^9/L，TBIL 19.9μmol/L，DBIL 11.4μmol/L，TP 61g/L，ALB 37.3g/L，AST 34U/L，ALT 44.4U/L，PA 97mg/L，ChE 3699U/L，ALP 262U/L，γ-Gt 562U/L，CA19-9 2625U/ml。

CT（2020-03-02，湖南省人民医院）：肝轮廓清，表面光整，肝左外叶肥大，肝左内叶萎缩，肝右后叶、尾状叶肥大。肝内胆管重度扩张，充填大量胆石（图 2-5-1）。肝外胆管未见，胆囊亦未见显示，脾大 10 个肋单元，无腹水。增强扫描（静脉期）显示肝方叶缩小，肝左外叶肥大，无门静脉海绵样变（图 2-5-2）。

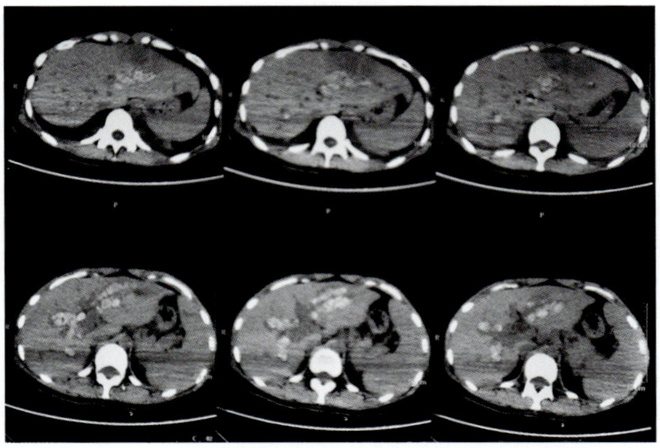

图 2-5-1　CT：显示肝内胆管扩张、充填胆石

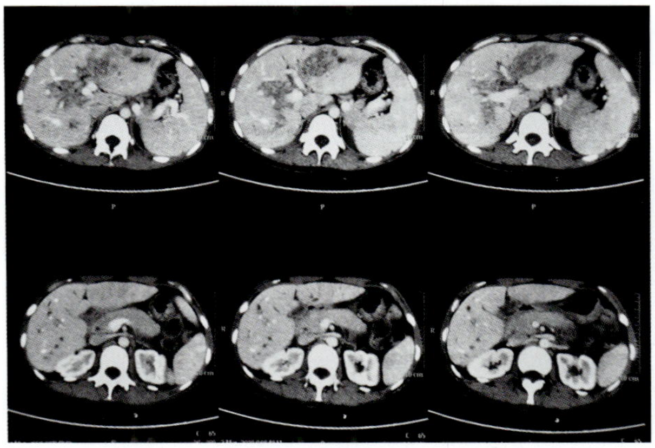

图 2-5-2　CT 增强扫描（静脉期）：显示无门静脉海绵样变

【术前诊断】 肝胆管结石，胆肠内引流术后。S：全肝；St：胆肠吻合口、肝左外叶胆管、肝左管口、肝右管口、肝右前叶胆管口；A：无；C：胆源性肝硬化、门静脉高压症、高位 AOSC、胆管恶性变、胆管癌?

【手术过程】

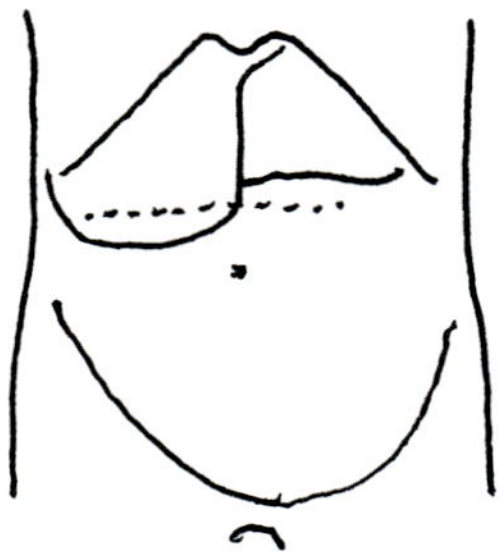

图 2-5-3　手术切口示意图

1. 择期，平仰卧位，全身麻醉，取右上腹“⺁”形切口（图 2-5-3）入腹。见：无腹水，腹膜上未见癌性结节，大网膜无静脉曲张。肝色泽棕红，右肝表面光整，肝左外叶凹凸不平，肝右后叶、尾状叶左段肥大，肝左内叶、肝右前叶萎缩，肝质地硬，各肝叶明显结石感，肝桥稍大；肝方叶无增大，但将肝左管完全包埋。原为肝总管、空肠端 - 端吻合，吻合口外径约 1cm，桥袢空肠长约 60cm，经由结肠前有明显的空肠桥袢吻合口反流“小胃”，约 10cm × 6cm。肝十二指肠韧带无门静脉海绵样变，胰头不大，脾下极接近左肋缘下。

2. 离断肝周粘连，沟通网膜孔，放置 Pringle 止血带，阻断入肝血流 30 分钟，移除肝左外叶，肝断面胆管内径约 1.5cm，但与肝左管不能沟通。离断原胆肠吻合口，显现肝总管残端内径约 0.2cm，经此无法入肝。

3. 横断肝桥，切除肝方叶，经 S_{4-b} 胆管断端插入止血钳达肝左管口，经由肝圆韧带途径顺行切开肝左内叶胆管、肝左管及肝左管口，胆管壁厚约 0.2cm，其胆管内径分别为 1.5cm、2.8cm、0.5cm，直视下清除其内胆石，与左肝断面肝左外叶胆管沟通。

4. 显现肝右管口约 0.3cm，直视下沿胆囊床途径切开肝右管、肝右前叶胆管及肝右前叶下段胆管、肝右后叶胆管口，其胆管壁为 0.1 ～ 0.3cm，各胆管内径分别为 1.5cm、3cm、2cm、1.5cm，直视下逐一清除右肝各胆管结石、脓性胆汁，至内外结石感消失（图 2-5-4）。

5. 经由尾状叶胆管途径用“四边法”切开尾状叶左管，壁厚约 0.05cm，内径约 1cm，直视下清除其内胆石（图 2-5-5），且与肝左管沟通（图 2-5-6）。

6. 拼合组成肝胆管盆，内径约 5cm（图 2-5-7）。

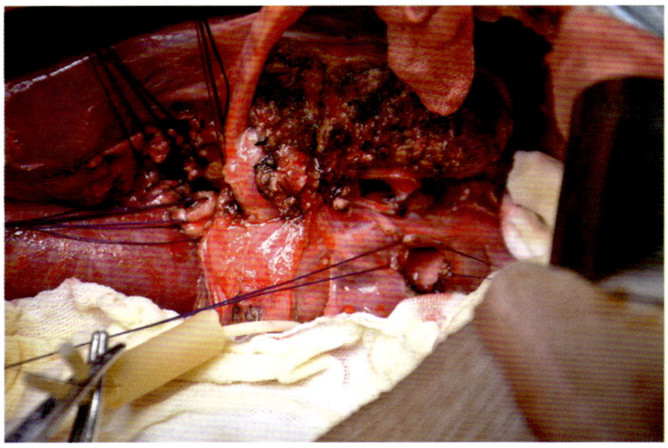

图 2-5-4　图左上方线牵引处为肝右前叶胆管

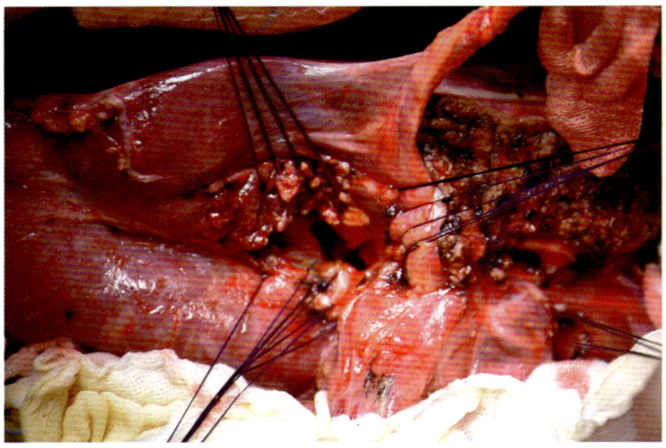

图 2-5-5　线牵引处为尾状叶左管

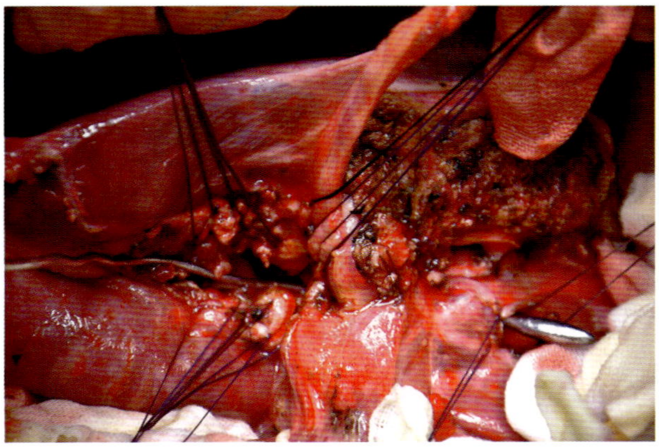

图 2-5-6　胆道扩张器头经肝左管达尾状叶胆管

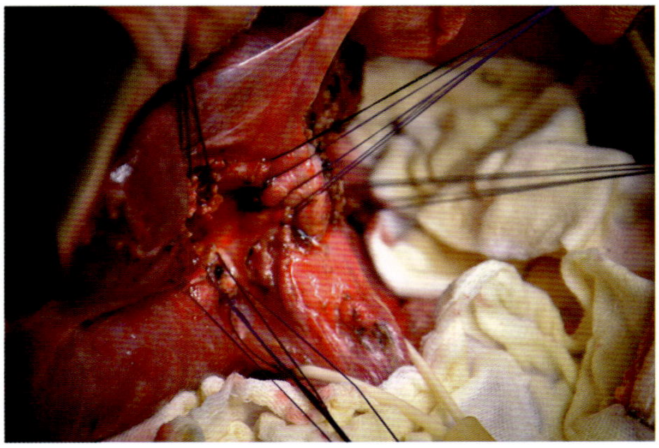

图 2-5-7　线牵引处为肝胆管盆

7. 游离原桥袢空肠，切除近端破损部分长约 5cm，经横结肠右曲系膜戳孔，经此引桥袢空肠达肝胆管盆，切除反流“小胃”，另做空肠、桥袢空肠侧 - 侧吻合。施行改良肝胆管盆式 Roux-en-Y 术，把 14 号 T 形管置入肝胆管盆，测试无胆漏、出血。

8. 逐层关腹。手术历时 3.5 小时，失血量约 50ml，取出胆石 66g，切除肝左外叶（重 334g）。切开肝标本，可见各胆管积胆石、肝内多个脓肿，未见癌灶（图 2-5-8）。

9. 本例手术绘图见图 2-5-9。

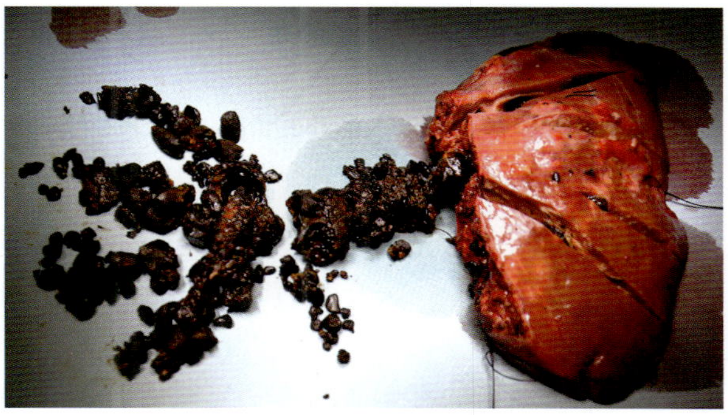

图 2-5-8　切除的肝左外叶、胆石

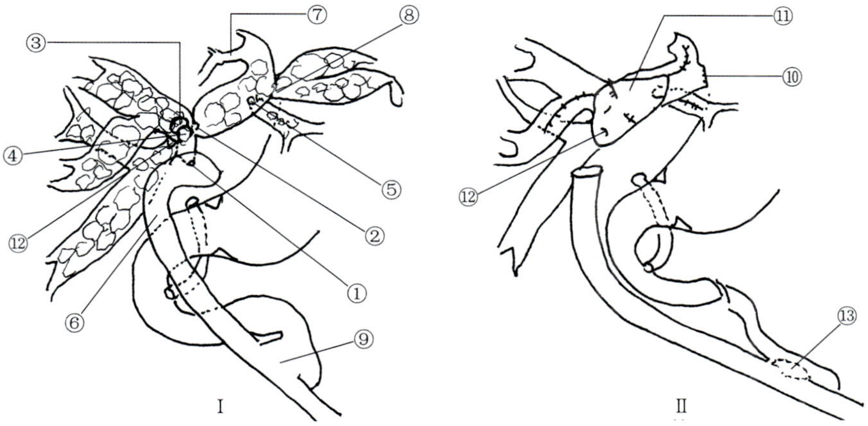

图 2-5-9　手术示意图

Ⅰ . 术前；Ⅱ . 术后

①胆肠吻合口；②肝左管口；③肝右前叶胆管口；④肝右管口；⑤尾状叶左管口；⑥桥袢空肠；⑦ $S_{4\text{-b}}$ 胆管；⑧肝左外叶胆管；⑨反流“小胃”；⑩肝左外叶残端；⑪ 肝胆管盆；⑫ 肝右后叶胆管口；⑬ 空肠、桥袢空肠吻合口

【术后诊断】肝胆管结石，胆肠内引流术后。

S：全肝；St：胆肠吻合口、肝左外叶胆管、肝左管、肝右管口、肝右前叶胆管口；A：无；C：胆源性肝硬化、门静脉高压症、高位 AOSC、多发性肝脓肿、肝肥大 - 萎缩征（肝左外叶、肝右后叶肥大，肝左内叶、肝右前叶萎缩）、反流性胆管炎。

【实施手术】肝左外叶切除，经由 $S_{4\text{-b}}$ 胆管途径、肝圆韧带途径、胆囊床途径、尾状叶胆管途径、桥袢空肠途径，施行改良盆式 Roux-en-Y 术。

【术后】无胆漏、出血、肝功能不全等并发症；恢复平顺，复查 CT 无胆石残留。

【讨论】

（一）胆管狭窄

本例胆管狭窄表现在多处胆管，如原胆肠吻合口、肝左管口、肝右管口为壁源性、环状、炎性、真性、良性狭窄；尾状叶左管口亦为壁源性、环状、炎性、真性、良性狭窄；肝左外叶胆管为壁源性、管状、炎性、真性、良性狭窄。

（二）解除狭窄的难点

1. 曾经因 I 型胆管囊状扩张症施行根治性切除、胆肠 Roux-en-Y 术。
2. 胆肠内引流术后 26 年，反复胆道梗阻、炎症。
3. 全肝弥漫性胆石，并有多处胆管狭窄。
4. 并发肝左外叶肥大、多发脓肿、肝左内叶和肝右前叶萎缩及肝右后叶、尾状叶左段肥大。
5. 常用的入肝途径被毁，如胆总管途径已无、肝圆韧带途径难以应用等。

（三）解除狭窄的方法

1. 取宽大的腹壁切口，既方便左肝的切除，又便于处理右肝。

2. 放置 Pringle 止血带，切除肥大的肝左外叶，离断原胆肠吻合口。

3. 切除肝方叶，经由 $S_{4\text{-}b}$ 胆管途径、顺行肝圆韧带途径切开 $S_{4\text{-}b}$ 胆管、肝左内叶胆管、肝左管、肝左管口、肝总管及原胆肠吻合口，清除其胆管内结石，显现肝右管口、尾状叶左管口。

4. 经胆囊床途径切开肝右管口、肝右管、肝右前叶胆管及肝右前叶下段胆管，先后清除右肝内各胆管结石。

5. 经尾状叶左管途径，清除尾状叶左管内胆石。

6. 施行改良肝胆管盆式 Roux-en-Y 术。

（四）相关外科手术技术

1. 总的来说，本例手术十分困难复杂，运用了 $S_{4\text{-}b}$ 胆管途径、顺行肝圆韧带途径、胆囊床途径、尾状叶胆管途径、桥袢空肠途径等 5 条途径。

2. 不能轻易施行肝切除，一定要按《中国肝胆管结石病诊断治疗指南》（中华医学会外科学分会胆道外科学组，2011）（以下简称《指南》）进行。本例肝左外叶肥大（334g），但其内多发肝脓肿，肝左外叶胆管真性狭窄，左肝内各胆管多发结石，而且肝右后叶肥大，可以承受肝左外叶切除，也必须切除。

3. 本病例是胆肠 Roux-en-Y 术后，胆肠吻合口狭窄、全肝内胆管结石（66g）。术后追询病史，26 年前诊为 I 型胆管囊状扩张症，所以胆管囊状扩张切除，还是以“上不留喇叭口，下不留小酒杯”为妥；发现肝内胆管结石、吻合口狭窄后，宜早期手术。

病例 6：肝右前叶胆管结石及肝右管延长、狭窄，经肝圆韧带途径、胆囊床途径，施行改良盆式 Roux-en-Y 术

【病史】患者，男，46 岁。间断出现右上腹痛 10 年。患者曾就诊于当地医院，诊为“肝胆管结石”，但手术困难。

T 36.5℃，R 20 次 / 分，P 83 次 / 分，BP 133/86mmHg。神清合作，皮肤、巩膜无黄染。心律齐，双肺呼吸音清。腹平、软，未触及肝、胆囊、脾，剑突右下方压痛，墨菲征（Murphy 征）（–），叩击右肝区示心窝部不适，无胃振水音，腹水征（–）。双侧腰背部无抬举痛，双下肢无水肿。

WBC 9.71 × 10^9/L，N 0.726，PLT 300 × 10^9/L，TBIL 10.3μmol/L，DBIL 4.3μmol/L，TP 65.2g/L，ALB 39.6g/L，AST 41U/L，ALT 28.3U/L，ALP 163U/L，γ-Gt 314U/L，PA 93mg/L，ChE 8136U/L，CA19-9 31.5U/ml。

CT（2020-02-26，湖南省人民医院）：肝轮廓清，表面光整。肝右前叶胆管狭窄，充填胆石，其以上胆管中度扩张（图 2-6-1），余肝内胆管不扩张。胆囊不大，无结石、无积气。肝周无积液。

磁共振胰胆管成像（MRCP）（2020-02-27，湖南省人民医院）：肝右前叶胆管狭窄，其以上胆管中度扩张，狭窄处胆管积石，余肝内胆管不扩张，无积气、无胆石（图 2-6-2）。

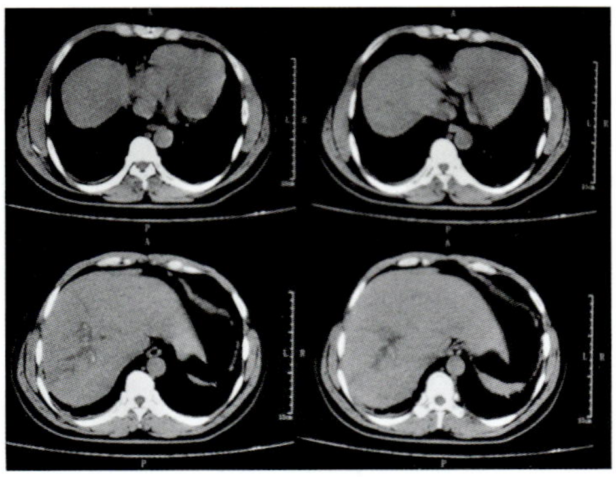

图 2-6-1　CT：显示肝右前叶胆管扩张

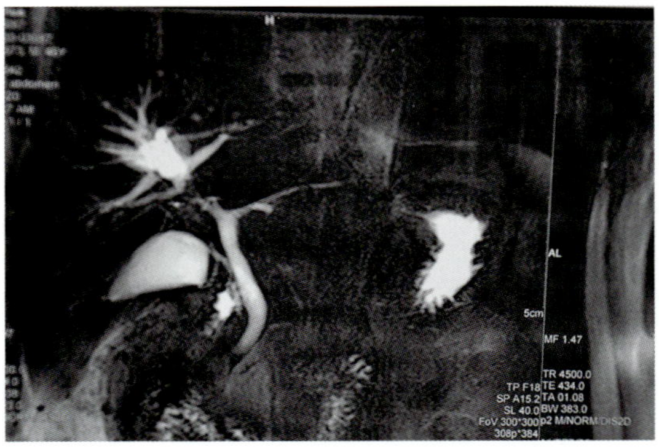

图 2-6-2　MRCP：显示肝右管延长、狭窄

【术前诊断】肝胆管结石。S：S_5、S_8、S_6、S_7；St：肝右前叶胆管（RABD）；A：无；C：高位 AOSC。

【手术过程】

1. 择期，平仰卧位，全身麻醉，腹腔镜手术中转取右上腹“反 L 鱼钩”形切口（图 2-6-3）入腹。见：无腹水，腹膜上无癌性结节。肝呈棕红色，表面光整，形态、比例无明显失衡，肝质地软，无结石感；肝方叶肥大，一级肝门深陷，肝左管未见，肝十二指肠韧带无静脉曲张。胆囊三角不清，胆囊约 6cm×3.5cm；胆总管外径约 1.5cm，无结石感。脾不大，胰头质地稍硬。

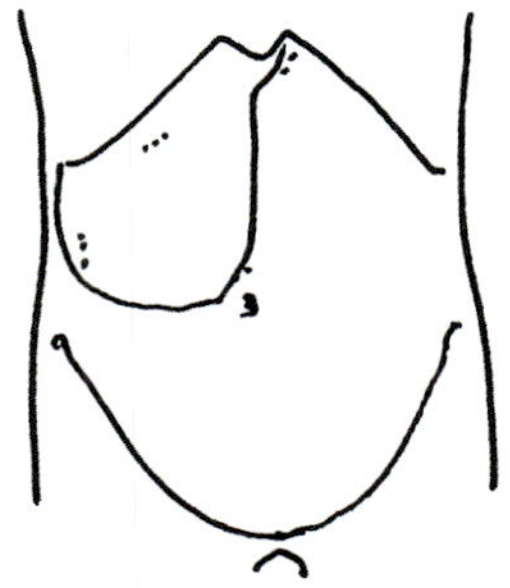

图 2-6-3 手术切口示意图

2. 腹腔镜所见情况不适宜做肝右前叶切除或盆式内引流而中转开腹。

（1）切除胆囊，安置 Pringle 止血带，切除部分肝方叶及部分肝右前叶（图 2-6-4），显现肝左管、肝右管及肝右前叶胆管（图 2-6-5）。

（2）用“四边法”经胆囊床途径切开肝总管、肝左管及肝右前叶胆管，显示胆管壁厚约 0.2cm，肝右前叶胆管腔内径约 0.7cm，直视下清除肝右前叶与后叶胆管内胆石及脓肿性胆汁约 20g，并以“三合一液”冲洗胆道（图 2-6-6）。

（3）横断肝总管，组成肝胆管盆，内径约 2.5cm。

（4）施行改良盆式 Roux-en-Y 术。

（5）逐层关腹。手术历时 4 小时，失血量约 100ml，取出胆石约 20g。

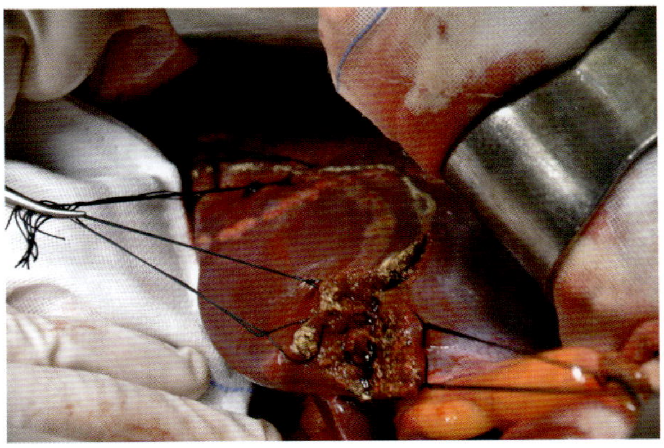

图 2-6-4 图中央为肝方叶

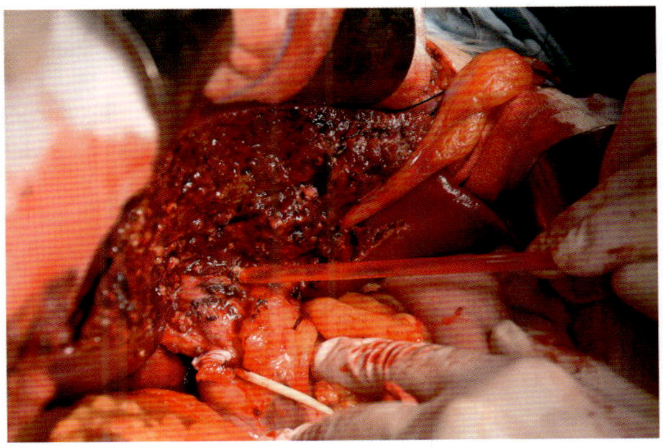

图 2-6-5 肝方叶及肝右前叶部分切除后的肝断面

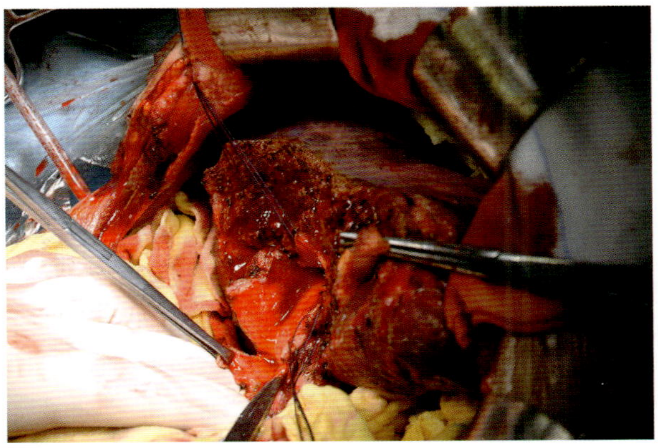

图 2-6-6 图左上方线牵引处为肝右前叶下段胆管

3. 本例手术绘图见图 2-6-7。

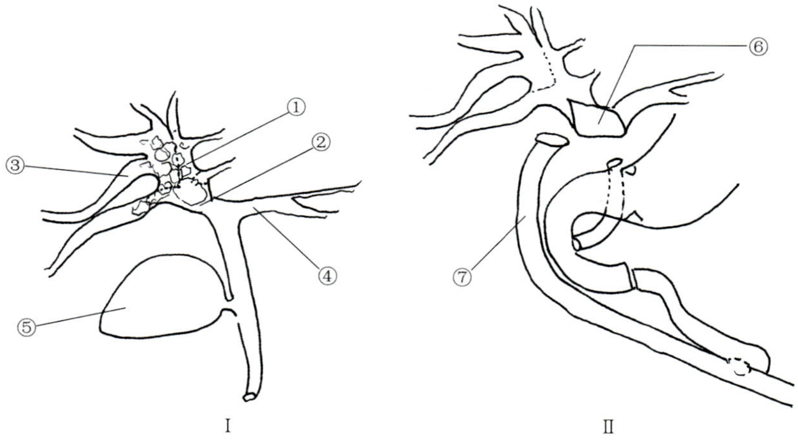

图 2-6-7　手术示意图

Ⅰ. 术前；Ⅱ. 术后

①肝右前叶胆管；②肝右后叶胆管；③肝右管；④肝左管；⑤胆囊；⑥肝胆管盆；⑦桥袢空肠

【术后诊断】肝胆管结石。S：S_5、S_8、S_6、S_7，St：RABD；A：无；C：高位 AOSC。

【实施的手术】经胆囊床途径施行改良盆式 Roux-en-Y 术。

【术后】无胆漏、出血等并发症；复查 CT 无残石，恢复平顺。

【讨论】

（一）胆管狭窄

本例显示肝右管延长，肝右管末端为壁源性、环状、炎性、良性、真性狭窄。

（二）解除狭窄的难点

1. 肝右管延长，其胆管狭窄的位置深在，藏于肝右前叶肝实质内。

2. 右肝肥大，肝质地肿胀，致使难以在电视腹腔镜下施行肝右前叶切除术。

（三）解除狭窄的方法

1. 取用右上腹“反 L 鱼钩”形切口，右膈下填塞纱布垫托出右肝。

2. 放置 Pringle 止血带，在阻断入肝血流下施行手术。

3. 经胆囊床途径、肝圆韧带途径切除肝方叶及肝右前叶部分肝组织，显现肝左管、肝右管及肝右前叶下段胆管。

4. 用“四边法”切开肝总管、肝右管及肝右前叶胆管，充分解除胆管狭窄，清除右肝内各胆管结石、脓性胆汁。

5. 组成肝胆管盆，施行改良盆式 Roux-en-Y 术。

（四）相关外科手术技术

解除本例胆管狭窄的关键在于肝右管末段、肝右前叶胆管狭窄的解除。从术前 MRCP 及术中所见，手术的关键是把长约 1.5cm 的肝右管、肝右前叶胆管从肝组织里显现出来。对此宜注意：①适当的腹部手术切口；②托出右肝；③切除肝方叶及部分肝右前叶肝组织，显现肝右管及肝右前叶胆管；④用“四边法”切开，显现狭窄的病灶胆管。

病例 7：肝胆管结石合并肝右后叶胆管狭窄及右肝肥大、左肝萎缩、一级肝门左移，施行内吻合改良盆式 Roux-en-Y 术

【病史】患者，女，54 岁。间断发作右上腹痛 30 年，复发伴黄疸 30 天。1 年前诊为“肝胆管结石”，

在当地医院施行“电视腹腔镜胆囊切除、胆总管探查取石术”。

T 36.6℃，R 20 次 / 分，P 76 次 / 分，BP 100/61mmHg。神清合作，皮肤、巩膜轻度黄染。心律齐、无杂音，双肺呼吸音清。腹平，浅静脉无曲张，见右上腹有 4 个陈旧性腹腔镜港口瘢痕；腹壁软，未触及肝、胆囊、脾，剑突右下方压痛，叩击右肝区示心窝部不适，无胃振水音，腹水征（–）。双侧腰背部无抬举痛，双下肢无水肿。

WBC 2.34×10^9/L，N 0.45，PLT 103×10^9/L，TBIL 76.4μmol/L，DBIL 55.7μmol/L，TP 63.4g/L，ALB 35.4g/L，AST 56U/L，ALT 49.6U/L，PA 156mg/L，ChE 5610U/L，ALP 514U/L，γ-Gt 241U/L。

CT（2020-02-20，湖南省人民医院）：肝轮廓清，表面光整，右肝肥大、肝左外叶萎缩。肝右后叶、肝左外叶胆管中度扩张，充填高密度结石（图 2-7-1）。胆囊未见，脾大 10 个肋单元，无腹水。增强扫描（静脉期）未见门静脉海绵样变，一级肝门移位于胸骨后近第二肝门（图 2-7-2）。冠状面显示一级肝门接近第二肝门，肝右后叶胆管贴近膈（图 2-7-3）。

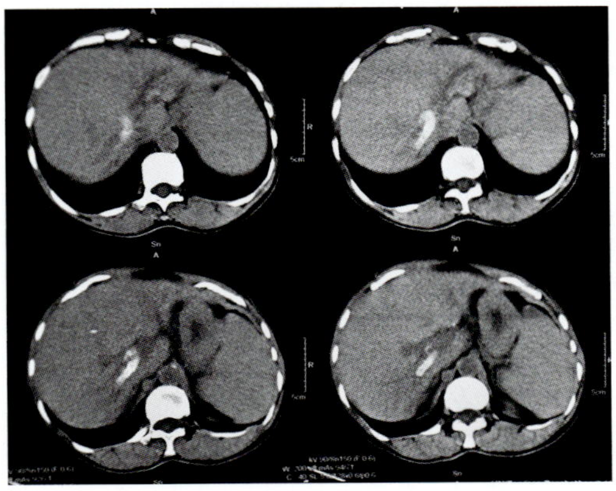

图 2-7-1　CT：显示肝右后叶、肝左外叶胆管扩张、结石

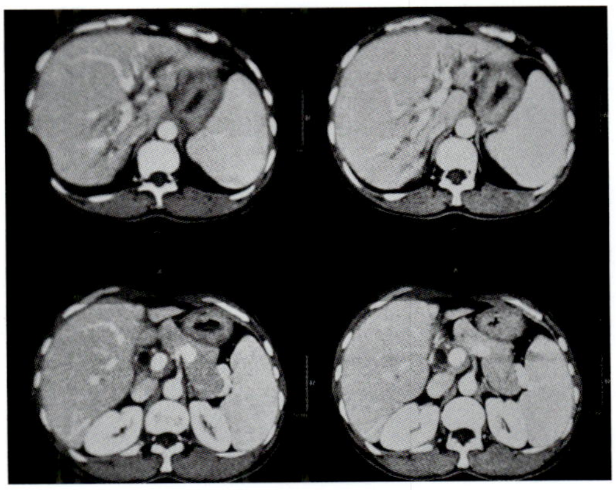

图 2-7-2　CT 增强扫描（静脉期）：未见门静脉海绵样变

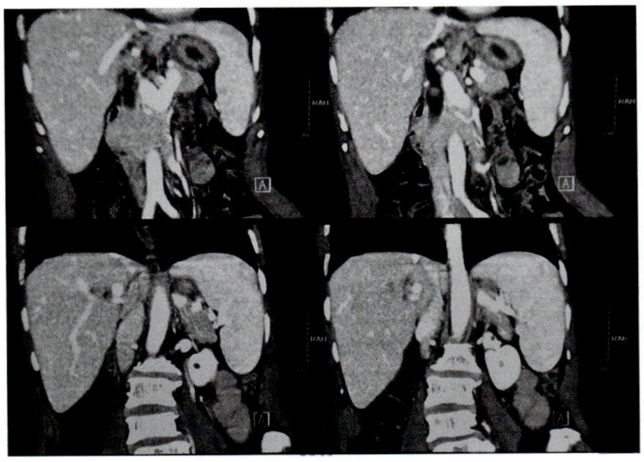

图 2-7-3　CT（冠状面）：显示一级肝门接近第二肝门

【术前诊断】肝胆管结石。S：S_6、S_7、S_2、S_3、CBD；St：肝右后叶胆管（RPBD）、LLBD；A：肝右管缺如；C：胆汁性肝硬化、门静脉高压症、肝肥大 - 萎缩征（右肝肥大、左肝萎缩）。

【手术过程】

1. 择期，平仰卧位，全身麻醉，右上腹“反 L”形切口（图 2-7-4）入腹。见：无腹水，腹膜上无癌性结节。肝呈棕红色，右肝表面光整，左肝纤维萎缩呈薄片，右肝脏面近腔静脉处可扪及结石感，肝左外叶清楚扪及细小结石感；胆囊未见，肝外胆管外径约 1.5cm，可触及结石感；肝方叶肥大，包盖肝左管，所以仅显示

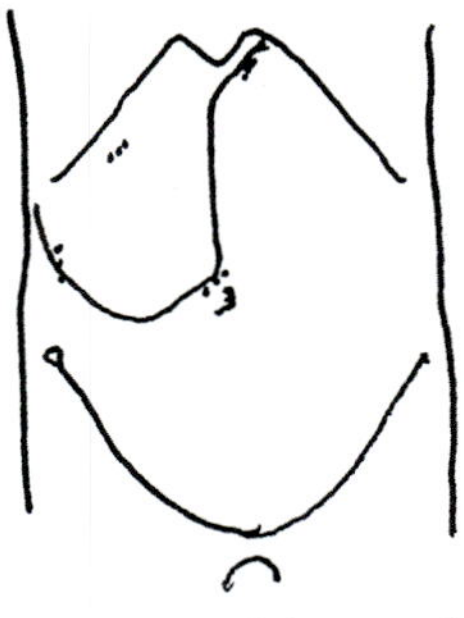

图 2-7-4　手术切口示意图

胆总管上段。胰头无增大，胃十二指肠无明显病变。脾大，下极平左肋缘。

2. 离断肝周粘连，游离肝左外叶，安置 Pringle 止血带。

3. 断肝桥，于肝左管前壁离断肝方叶，显现肝左管。阻断入肝血流，沿肝圆韧带途径切开肝总管、肝左管达肝左外叶胆管，取出肝外胆管结石一枚，约 1cm×1.3cm×1cm。显现肝右后叶胆管口、肝右前叶胆管口及肝左外叶胆管口，其胆管口内径分别为 0.2cm、0.5cm、0.6cm，并见肝右后叶胆管口内大量胆石，由于其位置太深，取石困难。

4. 阻断入肝血流，切除肝左外叶，肝左外叶胆管残端约 1cm，与肝左管沟通。

5. 游离肝总管与肝粘连，直达肝右前叶胆管右侧，用“四边法”切开肝左外叶胆管及肝右前叶胆管，做肝右后叶胆管与肝左外叶胆管内吻合、肝右后叶胆管与肝右前叶胆管口内吻合，使其口径达 1.5cm，直视下清除肝右后叶胆管内胆石，至原结石感消失。

6. 横断胆总管，组成肝胆管盆，内径约 3.5cm。

7. 提取桥袢空肠，施行改良盆式 Roux-en-Y 术，放置 14 号 T 形管入肝胆管盆，测试无胆漏、出血。

8. 逐层关腹。手术历时 4 小时，失血量 50ml，取出胆石 20g。

9. 本例手术绘图见图 2-7-5。

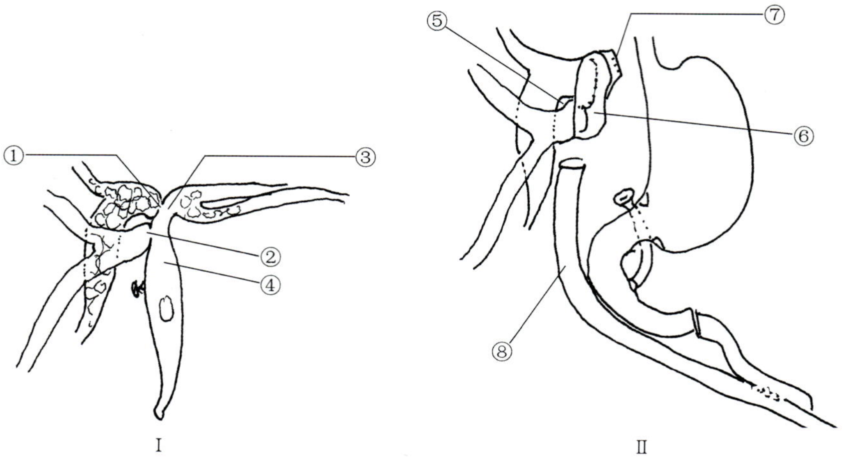

图 2-7-5 手术示意图

Ⅰ. 术前；Ⅱ. 术后

①肝右后叶胆管口；②肝右前叶胆管口；③肝左外叶胆管口；④肝总管；⑤肝右后叶胆管、肝右前叶胆管内吻合；⑥肝胆管盆；⑦肝左外叶残端；⑧桥袢空肠

【术后诊断】肝胆管结石。S：S_6、S_7、S_2、S_3、CBD；St：RPBD、LLBD；A：肝右管缺如；C：胆汁性肝硬化、门静脉高压症、肝肥大 - 萎缩征（右肝肥大、左肝萎缩）。

【实施的手术】肝左外叶切除，经肝圆韧带途径施行内吻合改良盆式 Roux-en-Y 术。

【术后】无胆漏、出血、肝功能不全等并发症，复查无胆石残留。

【讨论】

（一）胆管狭窄

本例胆管狭窄为肝右后叶胆管壁源性、环状、炎性、良性、真性狭窄，而肝左外叶胆管为壁源性、炎性、管状、良性、相对狭窄。

（二）解除狭窄的难点

1. 既往施行过肝胆道手术。

2. 一级肝门位置移位于近二级肝门，术野位置深在。

3. 胆管狭窄合并胆管变异、肝肥大 - 萎缩征。

（三）解除狭窄的方法

1. 足够宽大的腹壁切口，安置 Pringle 止血带。

2. 切除肝左外叶。

3. 经肝圆韧带途径切开肝总管、肝左管达肝左外叶胆管，显现肝右后叶胆管口、肝右前叶胆管口。

4. 做肝右后叶胆管与肝右前叶胆管、肝左外叶胆管内吻合。

5. 施行内吻合改良盆式 Roux-en-Y 术。

（四）相关外科手术技术

本例应用肝圆韧带途径时，应注意以下几点。

1. 本例肝左外叶、肝左内叶萎缩，致使第一肝门左移，上移至第二肝门，使术野位置十分深在、狭窄，难以外科手术处理。

2. 切除肝左外叶，对处理肝右后叶胆管狭窄有益。

3. 经肝圆韧带途径切开肝左管，至肝左外叶胆管起始处。

4. 游离肝总管右侧壁与肝的粘连，显现肝右前叶胆管，并切开肝右前叶胆管。

5. 肝右后叶胆管先后与肝左外叶胆管及肝右前叶胆管口内吻合，使其吻合口从 0.2cm 达到 1.5cm，肝右后叶胆管狭窄得以充分解除。

6. 本例手术绘图见图 2-7-6。

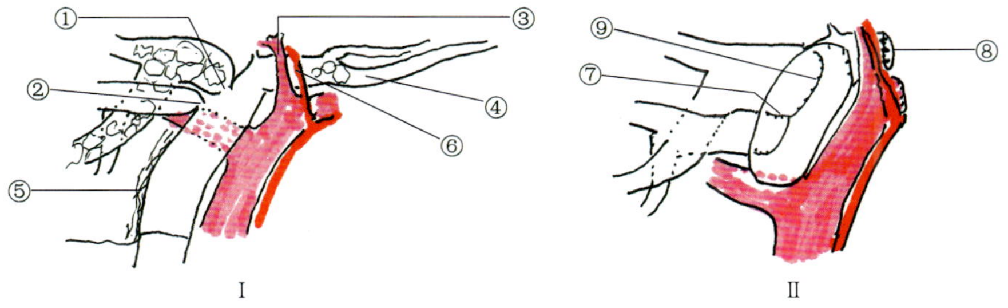

图 2-7-6　手术示意图

Ⅰ．术前；Ⅱ．术后

①肝右后叶胆管口；②肝右前叶胆管口；③门静脉右支矢状部；④左肝内动脉；⑤肝总管与右肝粘连；⑥肝左外叶下段胆管；⑦肝右后叶胆管与肝右前叶胆管吻合；⑧肝左外叶胆管残端；⑨肝右后叶胆管与肝左外叶胆管吻合

病例 8：肝胆管结石合并胆总管、肝右前叶胆管狭窄，经胆囊床途径、肝圆韧带途径，施行内吻合改良盆式 Roux-en-Y 术

【病史】患者，女，68 岁。间断发作右上腹痛 30 年，复发伴发热 10 天。30 年前诊为“胆囊结石”，在外院施行“开腹胆囊切除术（OC）”。术后经常复发右上腹痛，就诊多家医院，诊为“肝胆管结石”，患者拒绝手术。10 天前再次复发，诊为 AOSC，施内镜鼻胆管引流术（ENBD），效果欠佳。

T 36.8℃，R 20 次 / 分，P 25 次 / 分，BP 106/60mmHg。神清合作，皮肤、巩膜轻度黄染，心、肺正常。腹平，浅静脉无曲张，见右肋缘下切口瘢痕长约 13cm。腹壁软，未触及肝、胆囊、脾，剑突右下方压痛，叩击右肝区示心窝部疼痛，无胃振水音，腹水征（－）。双侧腰背部无抬举痛，双下肢无水肿。

WBC 11.68×10^9/L，N 0.918，PLT 33×10^9/L，TBIL 69μmol/L，DBIL 45.7μmol/L，TP 53.5g/L，ALB 31.2g/L，AST 33U/L，ALT 37U/L，ALP 119U/L，γ-Gt 79U/L，PA 35mg/L，ChE 4948U/L。

MRCP（2020-02-10，湖南省人民医院）：可见胆总管下段纤细，内径约 0.4cm（图 2-8-1）；胆总管中、上段及肝总管扩张，内径约 1.5cm，充填胆石。肝右前叶胆管口稍狭小，其以上胆管中度扩张，其内充填胆石。肝左管口尖细狭小，肝左管无扩张，显示有胆石。胰管无扩张，脾不大，无腹水。

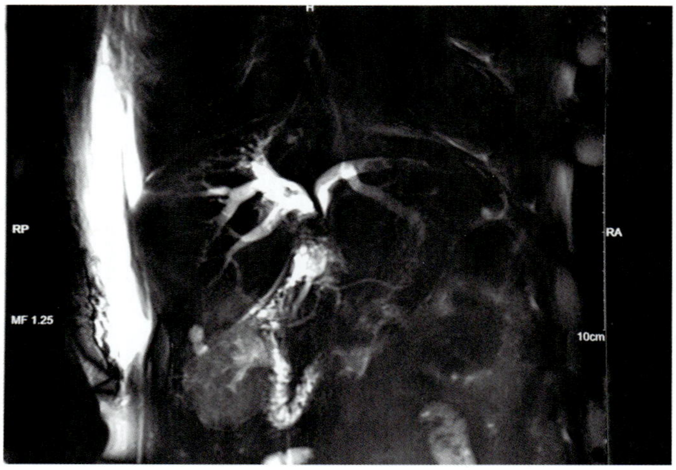

图 2-8-1　MRCP：显示胆总管纤细

【术前诊断】肝胆管结石，ENBD 后。S：RABD 及肝右前叶上、下段胆管、RPBD、S_2、尾状叶左管（S_1）、肝总管（CHD）、CBD；St：CBD（中段）、RABD；A：无；C：AOSC。

【手术过程】

1. 择期，平仰卧位，全身麻醉，取“反 L”形切口（图 2-8-2）入腹。见：无腹水，腹膜上无癌性结节。肝色泽暗棕红色，表面光整，大网膜、十二指肠球与一级肝门粘连，肝形态、比例无失衡，质地稍硬，肝右前叶、一级肝门明显结石感。胆总管、肝总管外径达 1.5cm，明显结石感。肝左管深在，可扪及 ENBD 导管。肝方叶约 1.5cm × 2cm × 1cm，覆盖于肝左管上。胆囊已切除，胰头质软，脾不大。

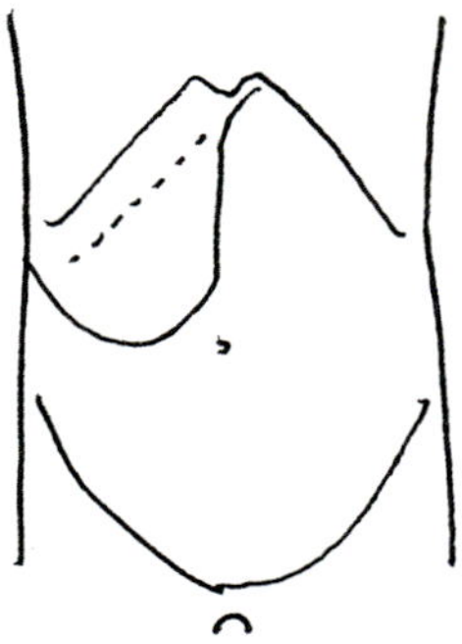

图 2-8-2　手术切口示意图

2. 离断肝周粘连及右肝周韧带（图 2-8-3），右膈下填塞纱布垫，托出右肝，安置 Pringle 止血带，切断肝桥，切除肝方叶，显现肝左管及肝十二指肠韧带（图 2-8-4）。

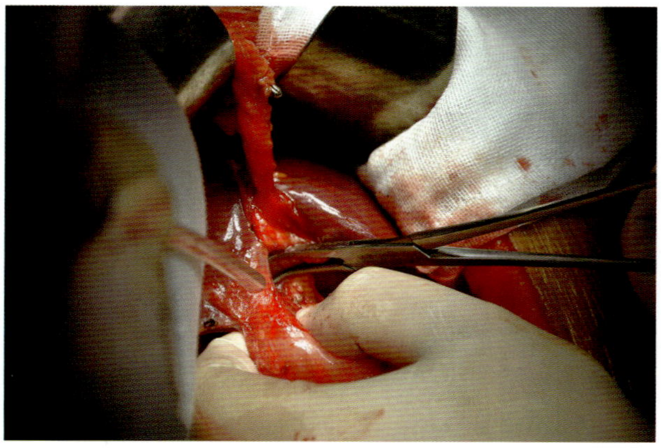

图 2-8-3　钳尖处为肝周粘连

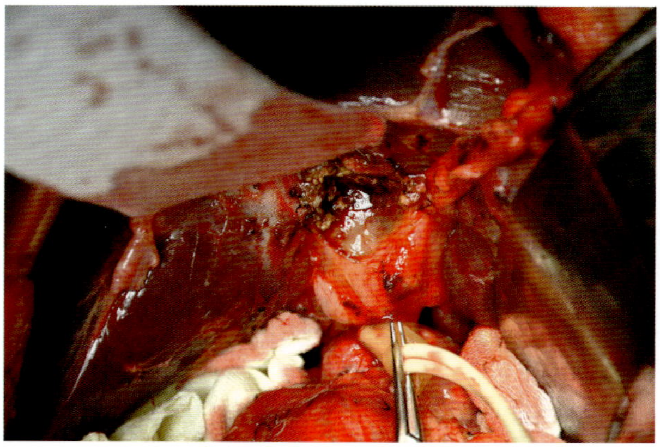

图 2-8-4　拉钩处为肝方叶切除后的肝断面

3. 经肝总管途径、肝圆韧带途径用“四边法”切开肝总管、胆总管及肝左管，清除其内胆石，显现胆管内 ENBD 导管（图 2-8-5），拔除 ENBD 导管（图 2-8-6）。显示肝右前叶胆管口、尾状叶右管口及肝左管，肝右前叶胆管口内径约 0.5cm，其内有大量胆石。

4. 经胆囊床途径用“四边法”切开肝右前叶胆管口、肝右前叶胆管及肝右前叶下段胆管，直视下清除其内胆石，至原结石感消失（图 2-8-7）。直视下逐一清除肝右前叶胆管、尾状叶右管、肝左外叶胆管结石（图 2-8-8）。

5. 横断胆总管，组成肝胆管盆，内径达 5cm（图 2-8-9）。

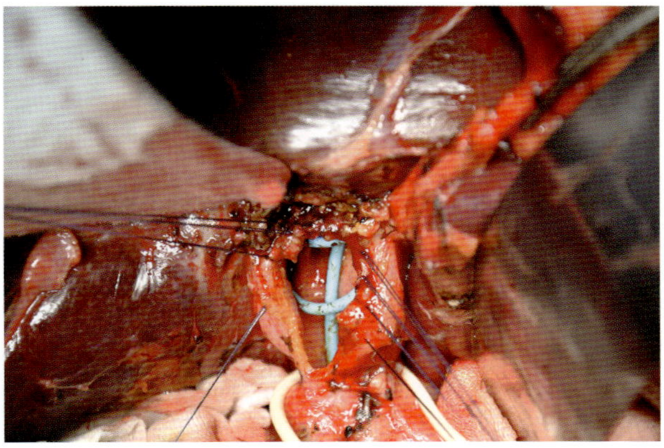
图 2-8-5　白色导管为 ENBD 导管

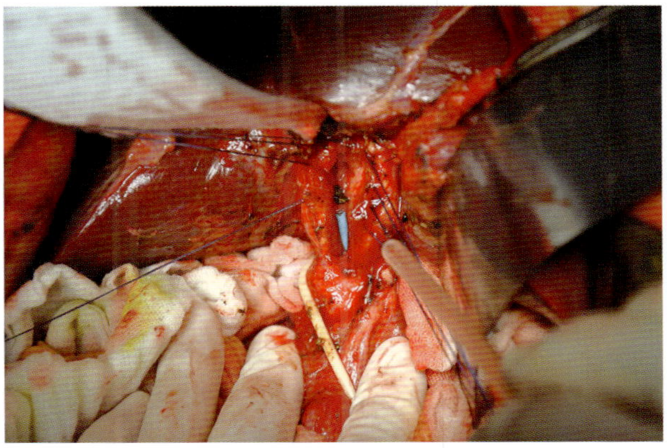
图 2-8-6　导管为 ENBD 导管

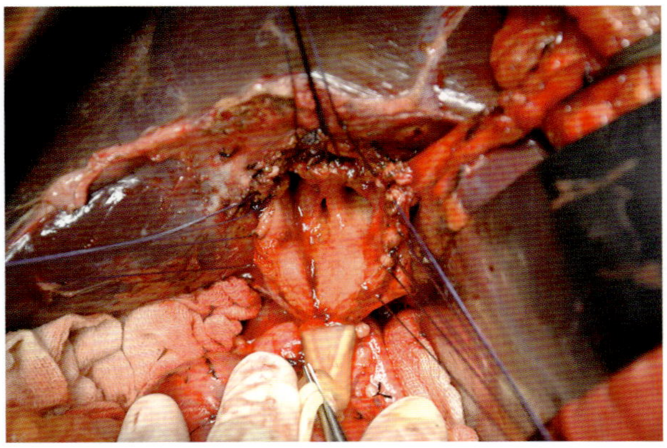
图 2-8-7　图正中牵开处为肝右前叶胆管

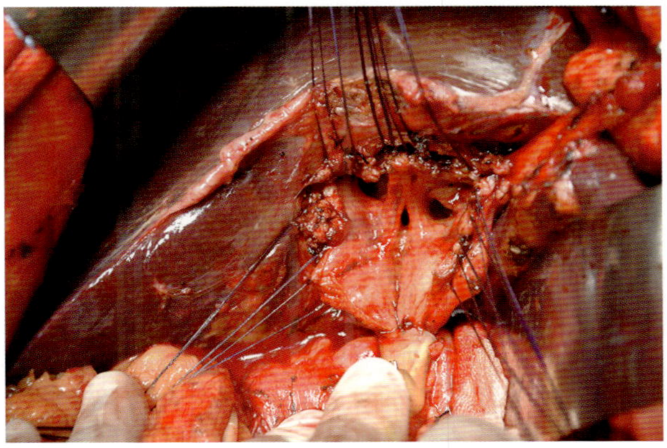
图 2-8-8　线牵开处为已切开的胆管

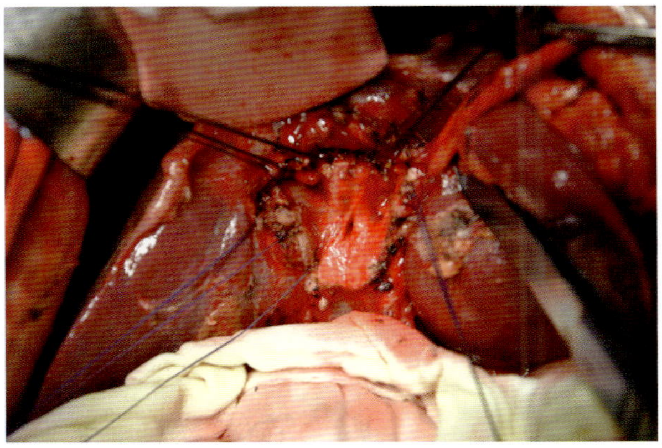
图 2-8-9　线牵引处为肝胆管盆

6. 提取桥袢空肠，完成改良盆式 Roux-en-Y 术。

7. 逐层关腹。手术历时 3 小时，失血量约 50ml，取出胆石 25g，安返病房。

8. 本例手术绘图见图 2-8-10。

【术后诊断】肝胆管结石，ENBD 后。S：RABD、肝右前叶上段及下段胆管、RPBD、S_2、S_1、CHD、CBD；St：CBD（中段），RABD；A：无；C：AOSC。

【实施的手术】经肝圆韧带途径、胆囊床途径施行改良盆式 Roux-en-Y 术。

【术后】无胆漏、出血、肝功能不全等并发症，无胆石残留。

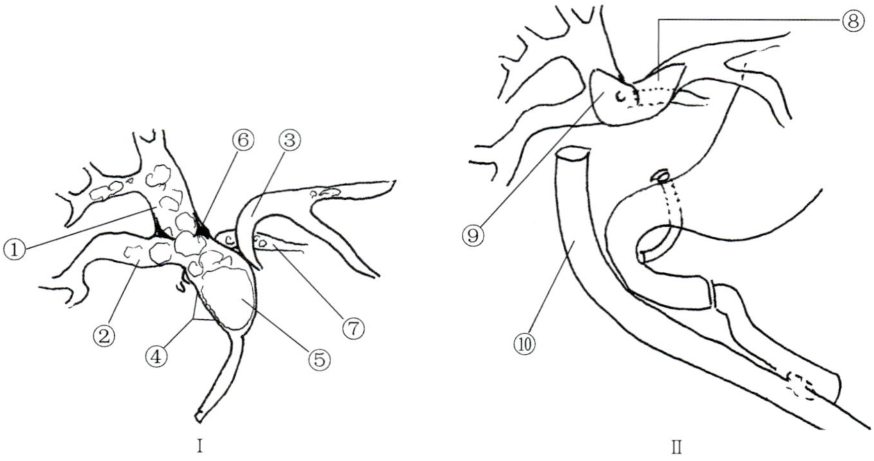

图 2-8-10　手术示意图

Ⅰ．术前；Ⅱ．术后

①肝右前叶胆管；②肝右后叶胆管；③肝左管；④胆总管上段、中段；⑤胆石；⑥肝右前叶胆管口狭窄；⑦尾状叶左管；⑧肝胆管盆；⑨肝右前叶胆管及下段胆管切开；⑩桥袢空肠

【讨论】

（一）胆管狭窄

本例胆管狭窄表现为胆总管中段壁源性、环状、炎性、真性、良性狭窄；肝右前叶胆管口为壁源性、环状、炎性、真性、继发性、良性狭窄。

（二）解除狭窄的难点

1. 既往曾做过胆囊切除、胆道探查术，致使大网膜、十二指肠球部与一级肝门粘连。

2. 本病例正处于 AOSC 的胆管壁炎性、充血阶段。

3. 肝方叶虽细小，但覆盖包被肝左管，经肝圆韧带途径困难。

4. 肝右前叶胆管口为真性狭窄。

（三）解除狭窄的方法

1. 腹壁切口足够宽大，托出右肝，使术野变浅。

2. 安置 Pringle 止血带，胆管内、外用“三合一液”湿敷、冲洗。

3. 经肝圆韧带途径、胆囊床途径及胆总管途径，施行改良盆式 Roux-en-Y 术。

（四）相关外科手术技术

1. 本例从技术途径上说，先经胆总管途径、肝圆韧带途径切开肝外胆管及肝左管，再经胆囊床途径较为方便。

2. 经胆囊床途径时，宜注意以下几点。

（1）适当、足够宽大的腹部切口，右膈下填塞纱布垫，托出右肝。

（2）安置 Pringle 止血带，阻断入肝血流。

（3）先切开肝左管，充分显现肝右前叶胆管口。

（4）止血钳伸入肝右前叶胆管引导、指引，用“四边法”切开。

（5）肝内胆管结石宜在直视下清除，配合“三合一液”冲洗。

病例 9：肝右后叶胆管结石合并肝右管缺如、肝右后叶胆管口真性狭窄，经 Rouviere 沟途径等完成内吻合改良盆式 Roux-en-Y 术

【病史】患者，男，52 岁。间断发作右上腹痛 40 年，复发伴恶心、呕吐、发热 15 天。

T 36.7℃，R 20 次 / 分，P 92 次 / 分，BP 106/65mmHg。神清合作，皮肤、巩膜轻度黄染，心、肺无明显异常。腹平，浅静脉无曲张；腹壁软，未触及肝、胆囊、脾，剑突右下方压痛，叩击右肝区示心窝部疼痛，墨菲征（Murphy 征）（－），无胃振水音，腹水征（－）。双下肢无水肿。

WBC 21.4×10^9/L，N 0.932，PLT 243×10^9/L，TBIL 71.5μmol/L，DBIL 49μmol/L，TP 62.3g/L，ALB 38.5g/L，AST 103.5U/L，ALT 314.7U/L，PA 147mg/L，ChE 4756U/L，ALP 384U/L，γ-Gt 1460U/L，CA19-9 125.29U/ml。

CT（2020-02-10，湖南省人民医院）：肝轮廓清，表面光整，形态、比例无明显失衡。肝右后叶胆管重度扩张，充填胆石（图 2-9-1）。增强扫描动脉期显示肝右动脉跨越肝右前叶胆管（图 2-9-2）；静脉期显示无门静脉海绵样变（图 2-9-3）。脾不大，全胰管无扩张，无腹水。

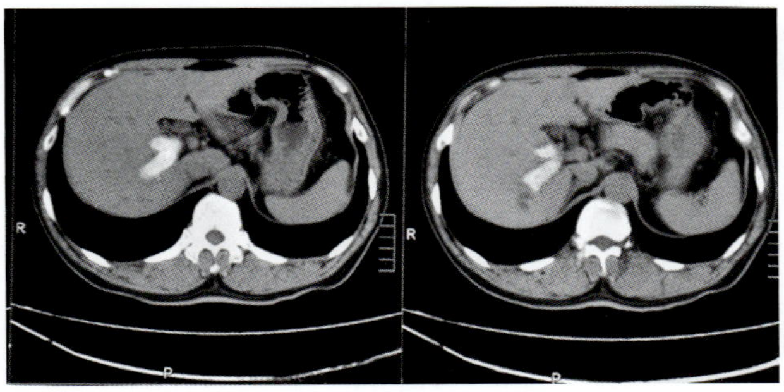

图 2-9-1　CT：显示肝右后叶胆管结石

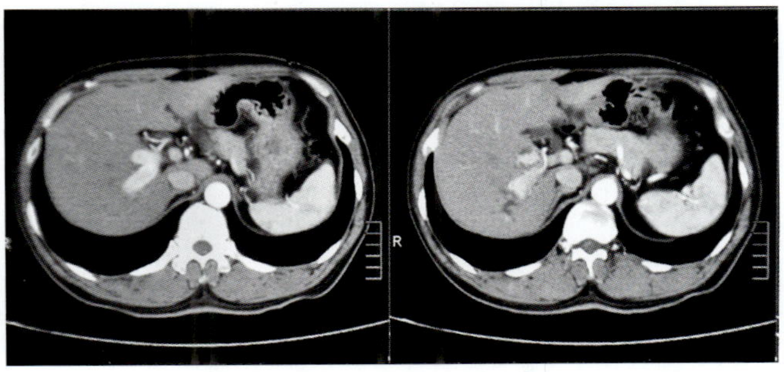

图 2-9-2　CT 增强扫描（动脉期）：显示肝右动脉跨越肝右前叶胆管

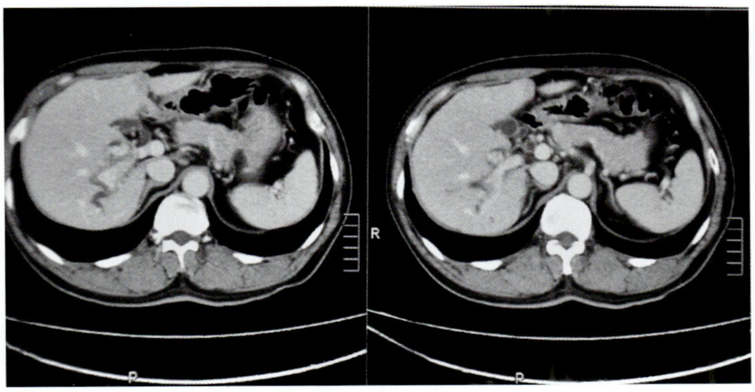

图 2-9-3　CT 增强扫描（静脉期）：无门静脉海绵样变

【术前诊断】肝胆管结石。S：RPBD；St：RPBD；A：肝右管缺如，RPBD 汇入 LHD；C：高位 AOSC。

【手术过程】

1. 择期，平仰卧位，全身麻醉，取右上腹“反 L”形切口（图 2-9-4）入腹。见：无腹水，腹膜上无癌性结节、无静脉曲张。肝呈棕红色，左肝色较暗，表面光整，肝质地稍硬；肝右后叶明显结石感，一级肝门左侧可扪及胆石。胆囊不大，肝外胆管外径约 1.3cm，无结石感。Rouviere 沟深大，明显结石感。无门静脉海绵样变，脾不大，胰质地软。

2. 切除胆囊，切开肝外胆管，未探及肝外胆管及肝左管、肝右管结石。

3. 安置 Pringle 止血带，切除肝方叶（重约 10g），显现肝左管，敞开左肝前纵沟（图 2-9-5）。

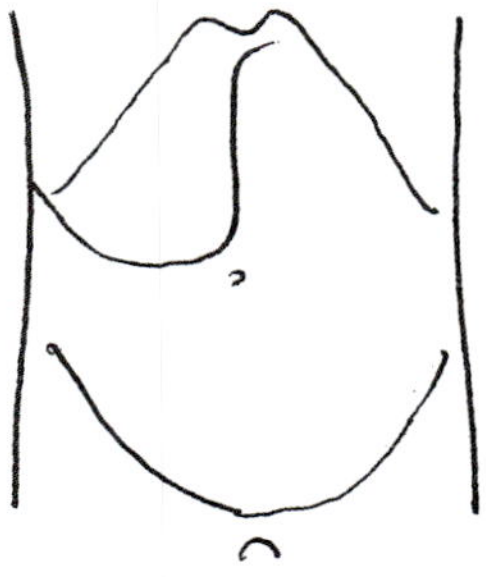

图 2-9-4　手术切口示意图

4. 经肝圆韧带途径切开肝左管，显现肝右后叶胆管口内径为 0.3cm，开口于肝左管中段后壁，显示其内胆石。肝右前叶胆管口内径为 0.5cm，其内无胆石（图 2-9-6）。

5. 做肝右后叶胆管口与肝左管、肝右前叶胆管口内吻合，使其口径扩大至 1.3cm（图 2-9-7），直视下清除部分胆石，肝右后叶胆管结石感仍存在，并仔细扪诊肝右动脉跨越肝右后叶胆管。

6. 用“四边法”切开肝右后叶胆管口径长达 2.5cm（图 2-9-8），直视下清除其内胆石，至原结石感消失。再以胆道扩张器头自由出入肝右后叶胆管（图 2-9-9）。

7. 缝闭肝右后叶胆管切口，测试无胆漏、出血（图 2-9-10）。

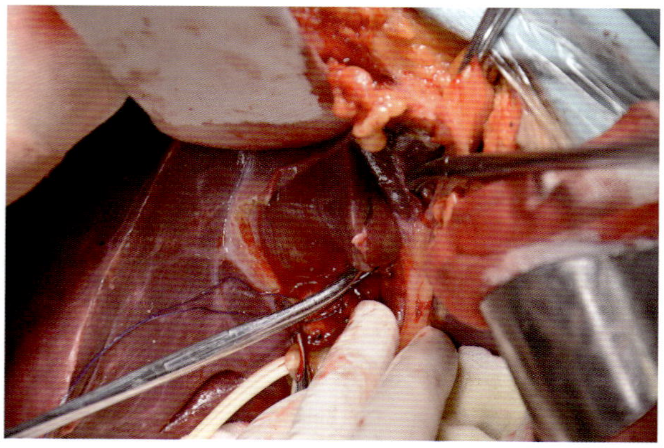

图 2-9-5　镊子夹的管是 Pringle 止血带

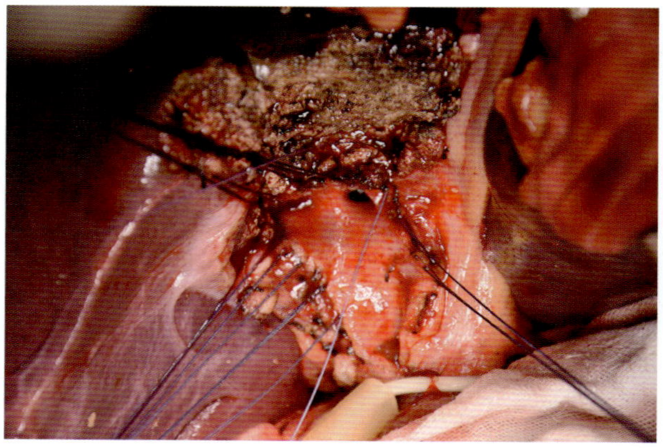

图 2-9-6　图中央线牵引处右侧为肝右前叶胆管

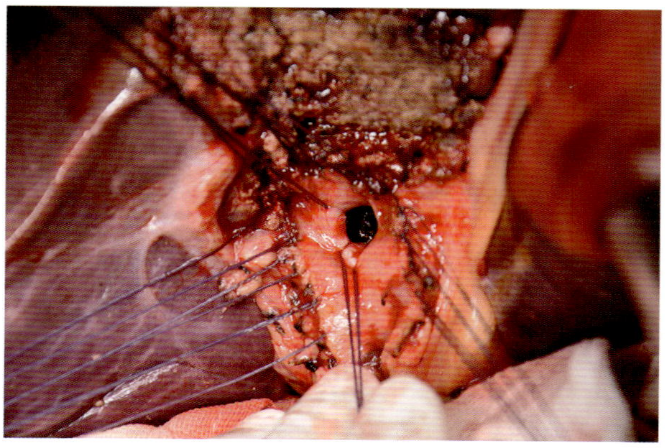

图 2-9-7　图中央线牵引处为肝左管、肝右后叶胆管内吻合口

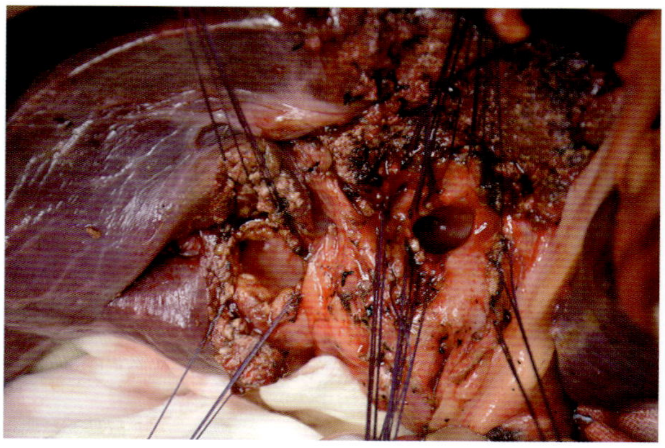

图 2-9-8　线牵引处为已切开的肝右后叶胆管

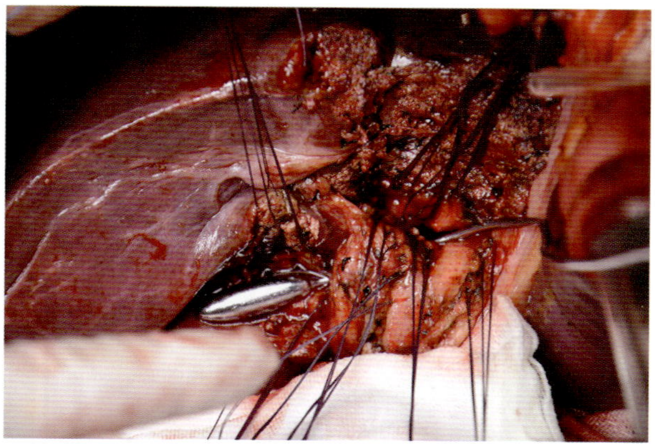

图 2-9-9　图中金属圆头为胆道扩张器头

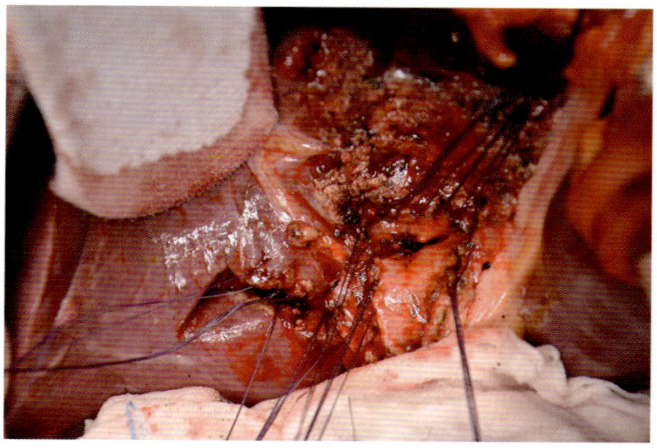

图 2-9-10　拉钩右侧为已缝闭的肝右后叶胆管

8. 横断胆总管，组成肝胆管盆，内径约 4cm。
9. 提取桥袢空肠，完成内吻合改良盆式 Roux-en-Y 术。
10. 逐层关腹。手术历时 4 小时，失血量约 20ml，取出胆石约 40g。
11. 本例手术绘图见图 2-9-11。

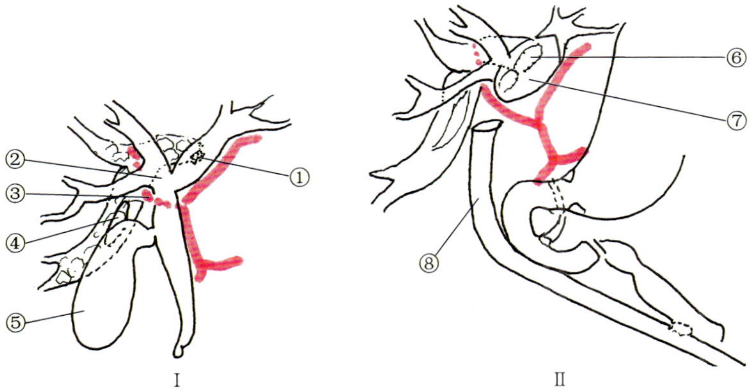

图 2-9-11　**手术示意图**

Ⅰ. 术前；Ⅱ. 术后

①肝右后叶胆管口；②肝右前叶胆管口；③肝右动脉前支；④肝右后叶胆管切开；⑤胆囊；⑥肝右后叶胆管、肝左管内吻合；⑦肝胆管盆；⑧桥袢空肠

【术后诊断】肝胆管结石。S：RPBD、尾状叶右管（S_9）；St：RPBD；A：肝右管缺如，RPBD 汇入 LHD，肝右动脉跨越肝右后叶胆管；C：高位 AOSC。

【实施的手术】经肝圆韧带途径、Rouviere 沟途径、胆总管途径、胆囊床途径，施行内吻合改良盆式 Roux-en-Y 术。

【术后】无胆漏、出血、肝功能不全等并发症，复查无胆石残留。

【讨论】

（一）胆管狭窄

本例胆管狭窄表现为肝右后叶胆管口的环状、炎性、壁源性、真性、良性狭窄。

（二）解除狭窄的难点

1. 肝右后叶胆管口狭窄并存肝右动脉跨越肝右后叶胆管前方。
2. 肝右后叶胆管口狭窄并存肝右管缺如。
3. 肝右后叶胆管异位开口在肝左管。
4. 肝外胆管、肝左管较为纤细。

（三）解除狭窄的方法

1. 切除胆囊，放置 Pringle 止血带。
2. 利用胆总管途径、肝圆韧带途径及胆囊床途径充分敞开一级肝门，同时进一步利用 Rouviere 沟途径充分切开肝右后叶胆管。
3. 做肝右后叶胆管、肝左管、肝右前叶胆管内吻合，充分解除胆管口狭窄。
4. 施行内吻合改良盆式 Roux-en-Y 术。

（四）相关外科手术技术

本例使用了 Rouviere 沟途径，这条途径是笔者在肝胆管结石治疗过程中发现的，使用时宜注意以下几点。

1. 术前应充分阅读影像片，明确诊断。本例术前 CT 片清楚提示可能使用 Rouviere 沟途径，而且肝右后叶胆管前方有肝右动脉跨越。

2. 术中应仔细扪触一级肝门右侧，特别是肝右后叶胆管前壁有无肝右动脉搏动，本例这点是清楚的。

3. 经过已做内吻合的肝右后叶胆管，插止血钳进入肝右后叶胆管做引导，然后用“四边法”予以切开。

4. 切开肝右后叶胆管前宜先游离右肝，并放置 Pringle 止血带。

病例 10：全肝结石及胆总管出口、肝右管口、肝左外叶胆管口狭窄，施行胆总管横断、改良盆式 Roux-en-Y 术

【病史】患者，女，51 岁。右上腹痛 10 余天，无寒战、发热。2004 年诊为“肝胆管结石”，在当地医院施行“OC”。2014 年诊为“肝胆管结石”，施行“胆总管探查、T 形管引流术”。

T 37.3℃，R 20 次 / 分，P 78 次 / 分，BP 124/70mmHg。神清合作，皮肤、巩膜轻度黄染，心、肺正常。腹平，可见右肋缘下陈旧性切口瘢痕，长约 13cm，无浅静脉曲张。腹壁软，未触及肝、胆囊、脾，剑突右下方压痛，叩击右肝区示心窝部疼痛，无胃振水音，腹水征（－）。双下肢无水肿。

WBC 5.36×10^9/L，N 0.819，PLT 199×10^9/L，Hb 78g/L，TP 74g/L，ALB 36.5g/L，TBIL 85.6μmol/L，DBIL 70μmol/L，AST 105U/L，ALT 39.6U/L，PA 95mg/L，ChE 5260U/L，ALP 792U/L，γ-Gt 407U/L。

CT（2020-01-22，湖南省人民医院）：肝轮廓清，表面光整，右肝及尾状叶左段肥大，肝左外叶萎缩；除尾状叶左段外，其余肝内胆管重度扩张，肝内、外胆管均充填大量胆石（图 2-10-1）。增强扫描无门静脉海绵样变（图 2-10-2）。脾大 10 个肋单元，全胰管无扩张，无腹水。

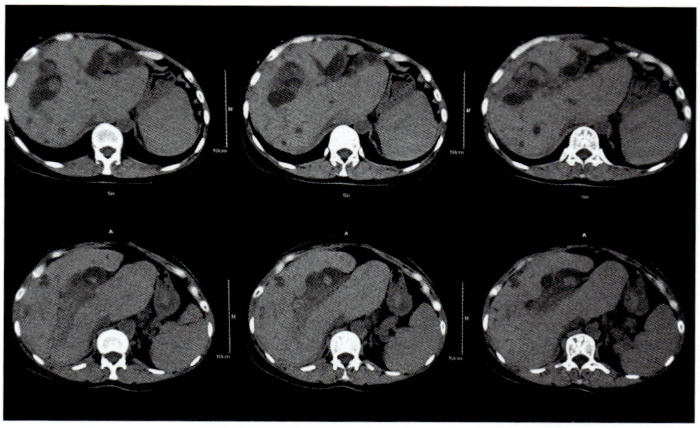

图 2-10-1　CT：显示尾状叶左段肥大，肝内胆管重度扩张、充填胆石

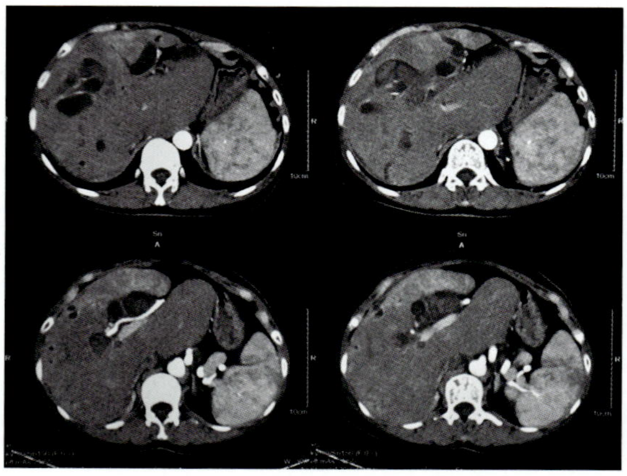

图 2-10-2　CT 增强扫描（静脉期）：无门静脉海绵样变

【术前诊断】残留肝胆管结石。S：S_5、S_8、S_6、S_7、S_2、S_3、CHD、CBD，残留胆囊管；St：CBD、RHD、LLBD；A：无；C：肝肥大 - 萎缩征（右肝、尾状叶左段肥大及肝左外叶萎缩）、胆汁性肝硬化、门静脉高压症。

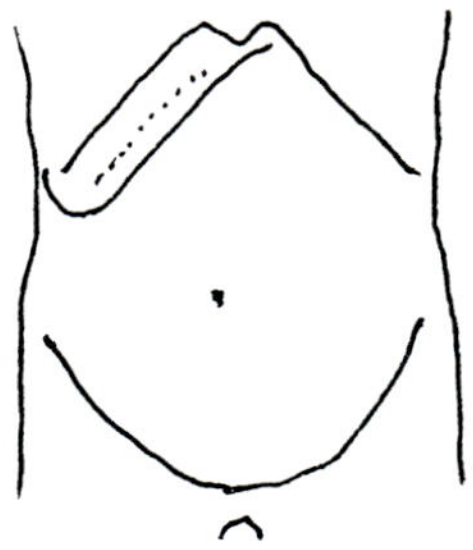

图 2-10-3　手术切口示意图

【手术过程】

1. 择期，平仰卧位，全身麻醉，从延长原右肋缘下切口（图 2-10-3）入腹。见：无腹水，大网膜与肝脏面紧密粘连，没有曲张静脉。肝呈暗棕红色，表面尚光整，右肝及尾状叶左段肥大，肝左外叶纤维萎缩，肝质地较硬，肝膈面可清楚扪及结石感。肝外胆管外径约 3cm，明显结石感；胆囊管残株约 1.8cm × 2.5cm，其内亦有结石感；肝十二指肠韧带外径约 6cm，无门静脉海绵样变。肝方叶稍大，覆盖在肝左管前方。胰头不大，脾下极近左肋缘。

2. 离断肝周粘连，辨清十二指肠球上缘，从肝十二指肠韧带左侧沟通网膜孔（图 2-10-4），安放 Pringle 止血带。

3. 用“四边法”切开肝外胆管，清除其内胆石（图 2-10-5，图 2-10-6）。胆总管远端通过 5 号胆道扩张器，肝左管口内径约 1cm，未见肝右管口。

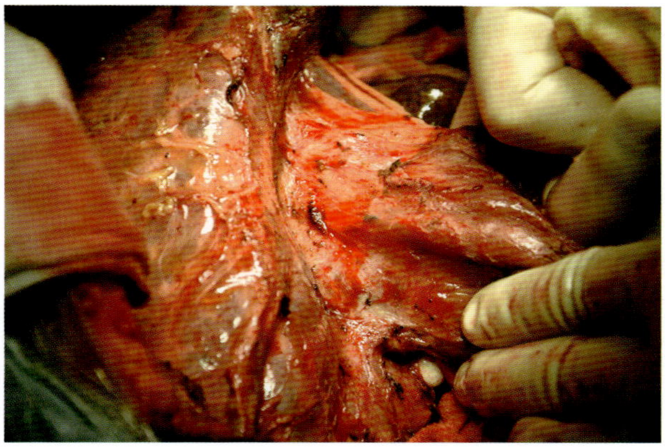

图 2-10-4　**术者示指从肝十二指肠韧带左侧沟通网膜孔**

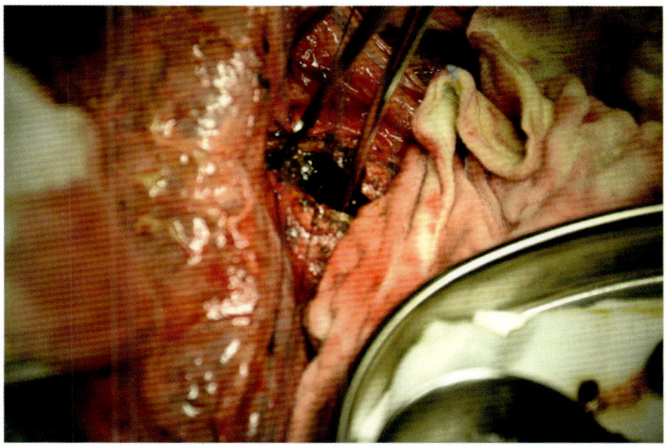

图 2-10-5　**止血钳插入处为已切开的胆总管**

4. 阻断入肝血流，切除肝方叶，沿肝圆韧带途径切开肝左管口、肝左管，并见肝右管口内径约 1.8cm，见肝右管充填大量胆石，直视下循右肝内胆管逐一清除胆石，直至结石感消失。

5. 残株胆囊管约 1.5cm × 3cm，其内存胆石，予以清除。

6. 横断胆总管，组成肝胆管盆，内径约 6cm。

7. 配合纤维胆道镜逐一检查，清除胆石碎片，其量＜ 1g。

8. 切除桥袢空肠，完成改良盆式 Roux-en-Y 术。

9. 逐层关腹。手术历时 3.5 小时，失血量约 50ml，取出胆石 127g，术中配合胆道镜取出胆石＜ 1g（图 2-10-7），安返病房。

10. 本例手术绘图见图 2-10-8。

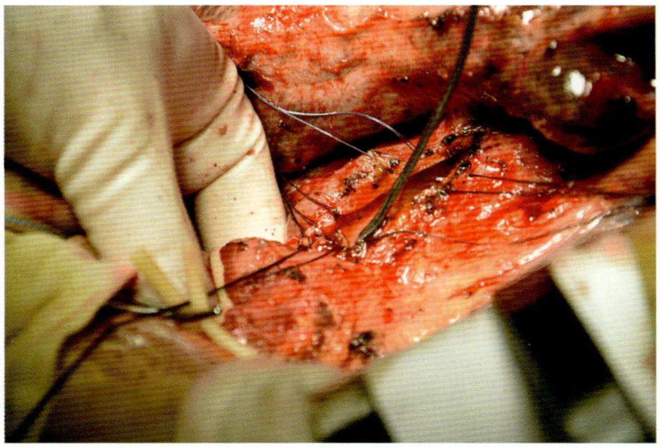

图 2-10-6　**刮匙插入处为胆总管**

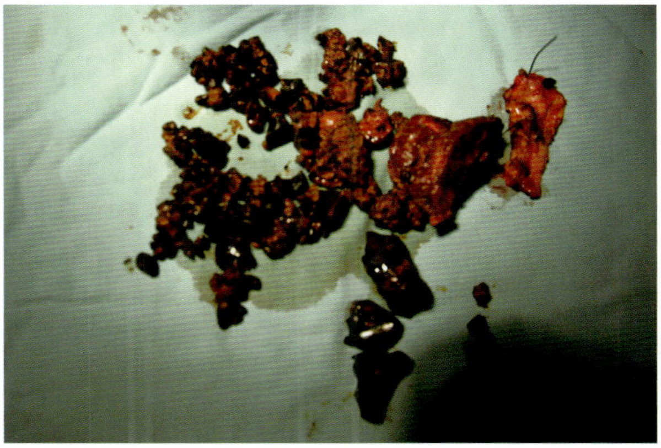

图 2-10-7　**胆石**

【术后诊断】残留肝胆管结石。S：S_5、S_8、S_6、S_7、S_2、S_3、CHD、CBD，残留胆囊管；St：CBD、RHD、LLBD；A：无；C：肝肥大 - 萎缩征（右肝、尾状叶左段肥大及肝左外叶萎缩）、胆汁性肝硬化、门静脉高压症。

【实施手术】横断胆总管，经肝圆韧带途径施行改良盆式 Roux-en-Y 术。

【术后】无胆漏、出血、肝功能不全等并发症；复查 CT 无胆石残留，恢复平顺。

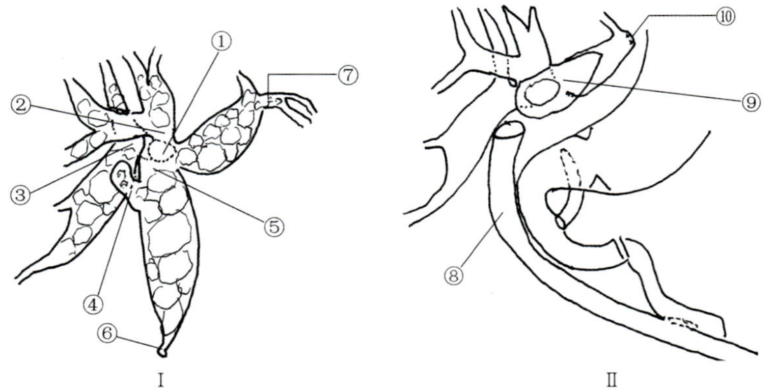

图 2-10-8 **手术示意图**

Ⅰ. 术前；Ⅱ. 术后

①肝右管口；②肝右前叶胆管；③肝右后叶胆管；④残株胆囊管；⑤肝总管；⑥肝总管出口；⑦肝左外叶；⑧桥袢空肠；⑨肝胆管盆；⑩肝左外叶残端

【讨论】

（一）胆管狭窄

1. 本例胆管狭窄的关键是胆总管出口的壁源性、炎性、环状、良性、真性狭窄，而肝右管口为继发性、壁源性、炎性、环状、良性、相对狭窄。

2. 本例肝左外叶胆管的狭窄为壁源性、炎性、环状、良性、真性狭窄，并存在肝左外叶纤维萎缩囊样变。

（二）解除狭窄的难点

1. 胆总管出口位于十二指肠、胰、胆汇合口，本例不适合也无须做 Whipple 术。另外胆总管腔大、壁厚、病程长，由于长期反复胆石梗阻，新生的曲张微小血管多，易出血。

2. 肝方叶肥大，掩盖肝左管及肝右管口，而且肝左管右侧残株胆囊管与肝右管致密粘连。

3. 由于肝肥大 - 萎缩征，右肝肥大，不能切除。

4. 肝十二指肠韧带粗大，直径约 6cm，放置 Pringle 止血带困难。

（三）解除狭窄的方法

1. 离断肝周粘连，显现肝十二指肠韧带，网膜孔左、右分离，安置 Pringle 止血带。

2. 切断肝方叶，经肝圆韧带途径切开肝外胆管、肝左管，清除其内胆石，显现肝右管口及残留胆囊管，直视下逐一清除右肝内各级胆管结石，至结石感消失。切除残株胆囊管，切除肝左外叶。

3. 横断胆总管，拼合组成肝胆管盆，内径达 5cm，肝右管口内径达 2cm。

4. 配合纤维胆道镜，施行改良盆式 Roux-en-Y 术。

（四）相关外科手术技术

1. 胆管狭窄的原因很多，但不同原因所致狭窄的处理方法不一样。就本例而言，肝左外叶胆管真性狭窄合并肝左外叶纤维萎缩囊性变，采取肝左外叶切除；胆总管出口真性狭窄，殃及全肝，采取横断胆总管，建立其上的胆肠 Roux-en-Y 术；而肝右管口相对狭窄，清除右肝内胆管结石，维持原状。

2. 胆总管粗大，大量胆石充填，使用 Pringle 止血带效果不佳，宜先排空胆总管结石后，再安置 Pringle 止血带，止血效果才好。

3. 本例胆总管粗大、壁厚、微小血管多，横断胆总管一定注意在拟横断处先注射去甲肾上腺素盐水（生理盐水 100ml+ 去甲肾上腺素 3 滴）后，再做横断。

病例 11：肝胆管结石、左肝二级肝门狭窄，合并左肝肥大、右肝萎缩、肝方叶肥大，经肝圆韧带途径，施行内吻合改良盆式 Roux-en-Y 术

【病史】患者，女，50 岁。体检发现肝胆管结石 4 天。幼时曾有驱蛔虫史。25 年前，曾在当地医院施行“胆囊切除、胆总管探查术”。

T 36.7℃，R 20 次 / 分，P 71 次 / 分，BP 120/70mmHg。神清合作，无黄疸。心律齐、无杂音，双肺呼吸音清。腹平，浅静脉无曲张，右肋下可见陈旧性切口瘢痕，长 15cm。腹壁软，未触及肝、胆囊、脾，剑突右下方压痛，叩击右肝区示心窝部不适，无胃振水音，腹水征（－）。双下肢无水肿。

WBC 3.54×10^9/L，N 0.61，PLT 47×10^9/L，TBIL 25.7μmol/L，DBIL 13μmol/L，TP 64.8g/L，ALB 36g/L，AST 80U/L，ALT 131U/L，PA 146mg/L，ChE 5832U/L，γ-Gt 683U/L，ALP 647U/L。

MRI（2020-01-01，湖南省人民医院）：肝轮廓清，表面光整，左肝肥大，右肝萎缩；左肝胆管与尾状叶左管中度扩张，多发结石（图 2-11-1）。脾大 10 个肋单元，全胰管无扩张，无腹水。

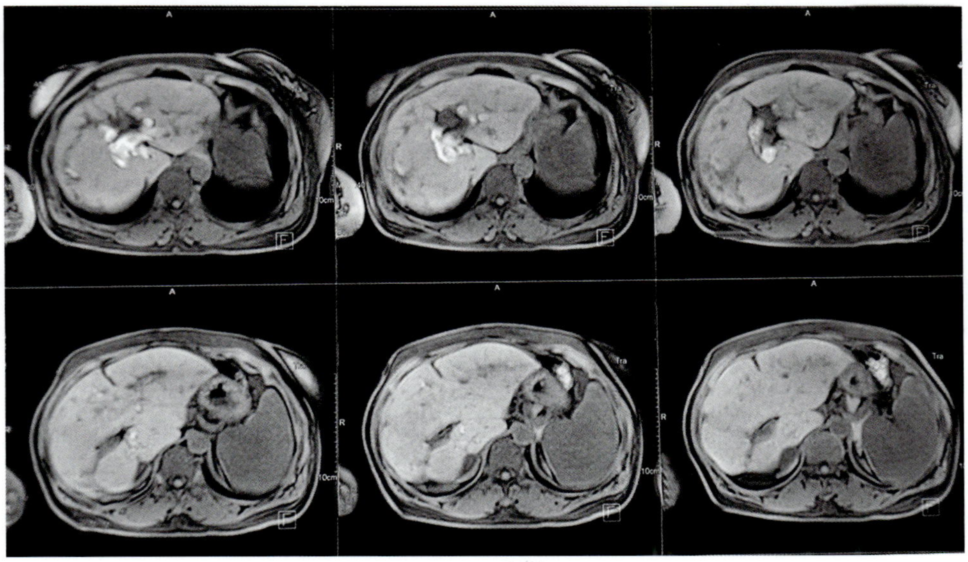

图 2-11-1　MRI：显示左肝内多发胆石

【术前诊断】肝胆管结石。S：S_3、S_4、S_1、S_6、S_7；St：S_4、S_1、LLBD、LHD、CHD；A：无；C：肝肥大 - 萎缩征（左肝肥大、右肝萎缩、肝方叶肥大）、胆汁性肝硬化、门静脉高压症（巨脾、脾功能亢进）。

【手术过程】

1. 择期，平仰卧位，垫高胸背部 8cm，全身麻醉，取延长原切口（图 2-11-2）入腹。见：无腹水，腹膜无癌性结节，大网膜上无静脉曲张。肝色泽棕红，表面光整，左肝肥大，右肝萎缩；肝方叶肥大，约 5cm × 4cm × 4cm，肝质地硬，结石感不明显。胆囊未见。肝外胆管纤细，外径约 1cm，无结石感。胰头不大，质地稍硬。脾大，下极于左肋缘下 3cm。

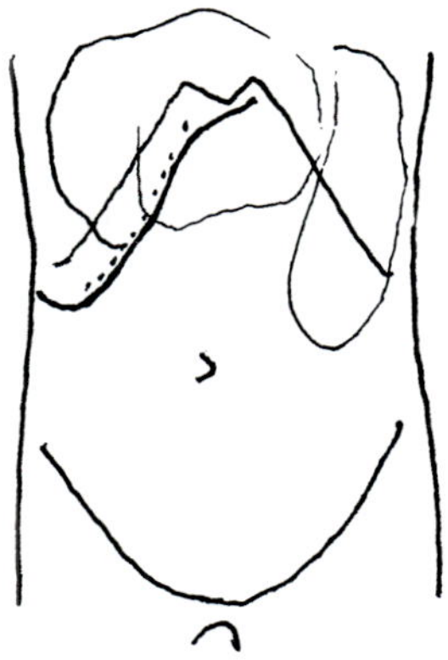

图 2-11-2　手术切口示意图

2. 安置 Pringle 止血带，离断肝周粘连韧带，用“四边法”切开肝外胆管，未见胆石。肝左管完全被肥大的肝方叶覆盖。离断肝桥（图 2-11-3），切除肝方叶（图 2-11-4），显现肝左管、肝左内叶胆管，敞开左肝前纵沟（图 2-11-5）。沿肝圆韧带途径切开肝左管口、肝左管达肝左内叶胆管口，其内径约 1cm（图 2-11-6），并见尾状叶左管管口狭小，内径约 0.5cm。

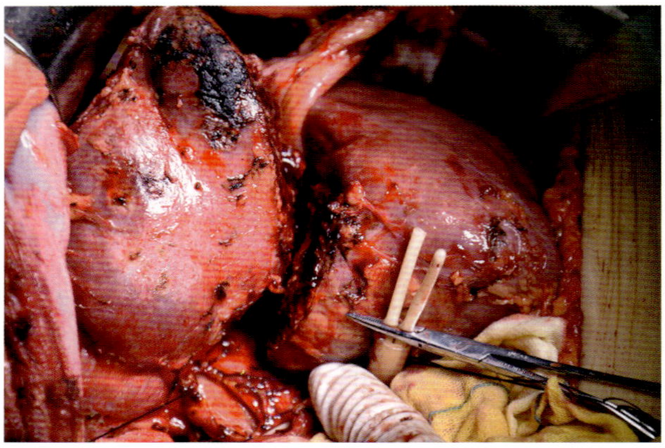

图 2-11-3　钳尖处左侧为已离断肝桥

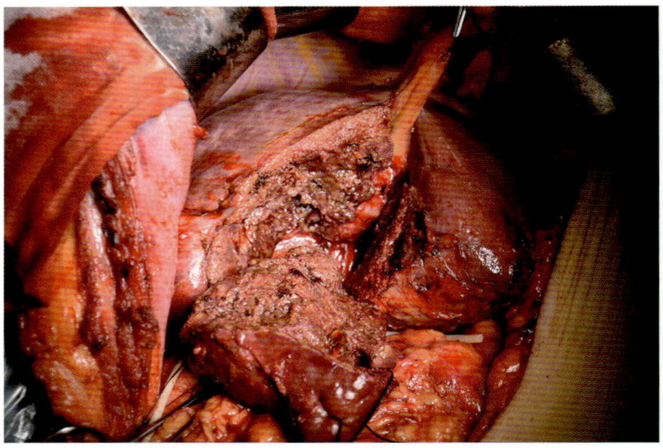

图 2-11-4　肝方叶已近离断

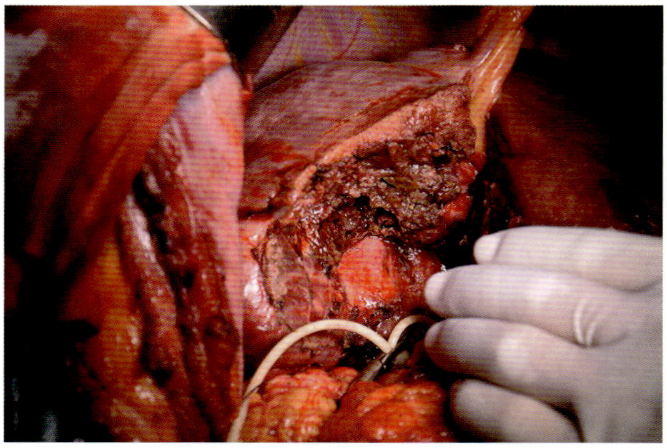

图 2-11-5　橡皮管上方为肝左管及左前纵沟

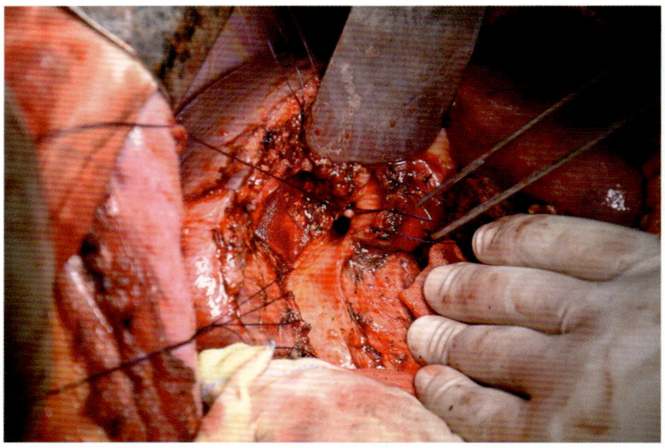

图 2-11-6　线牵拉处为肝总管、肝左管

3. 用“四边法”进一步切开肝左内叶胆管、肝左外叶胆管，并做肝左管、尾状叶左管内吻合（图 2-11-7），使其吻合口达 1.2cm，直视下逐一清除肝左外叶胆管及肝左外叶上、下段胆管，以及肝左内叶胆管、尾状叶胆管和肝右后叶胆管结石。配合胆道镜进一步检查，无胆石残留。

4. 离断肝总管，拼合组成肝胆管盆，内径达 4.5cm（图 2-11-8）。

5. 提取桥袢空肠，完成内吻合口改良盆式 Roux-en-Y 术。

6. 逐层关腹。手术历时 5 小时，失血量约 100ml，取出胆石 40g，切除肝方叶重量约 65g（图 2-11-9），安返病房。

7. 本例手术绘图见图 2-11-10。

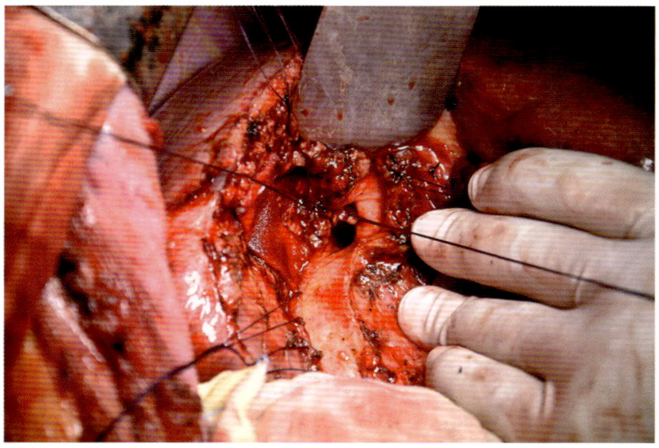

图 2-11-7　术者中指尖处为肝左管、尾状叶左管内吻合口

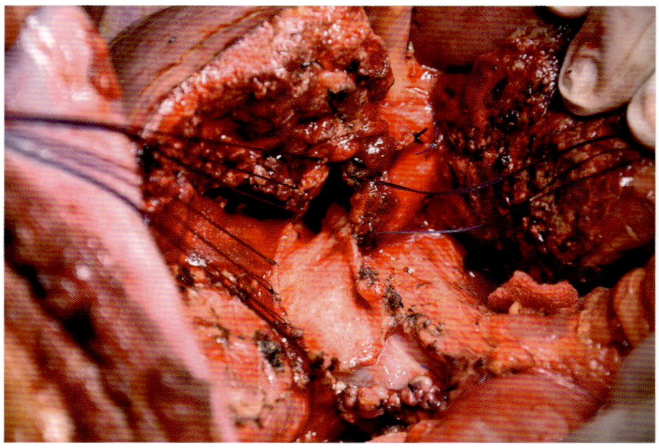

图 2-11-8　线牵拉处为肝胆管盆

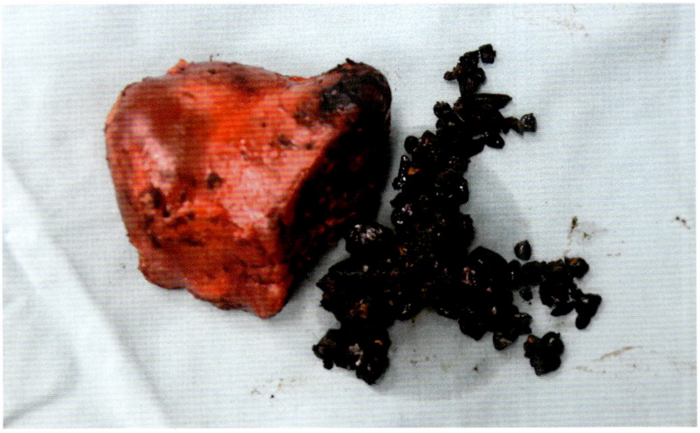

图 2-11-9　切除的肝方叶及取出的胆石

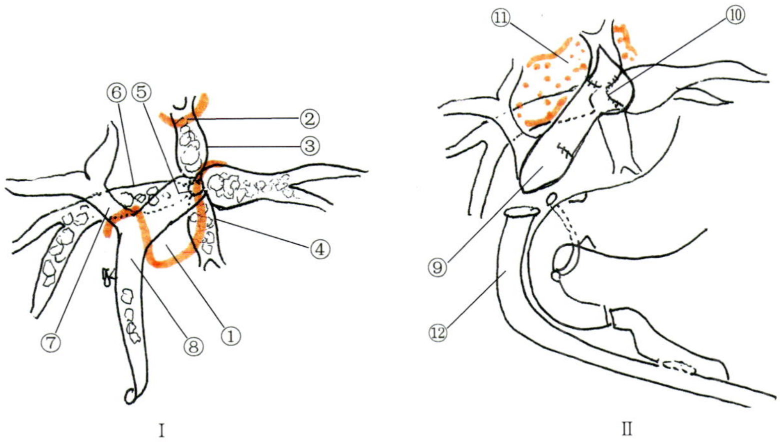

图 2-11-10　手术示意图

Ⅰ. 术前；Ⅱ. 术后

①肝方叶；②肝桥；③肝左内叶胆管；④尾状叶左管管口；⑤肝右后叶胆管口；⑥肝右后叶胆管；⑦肝右前叶胆管；⑧肝总管；⑨肝胆管盆；⑩肝左管、肝左外叶胆管内吻合口；⑪肝方叶断面；⑫桥袢空肠

【术后诊断】肝胆管结石，胆囊切除、胆道探查术后。S：S_3、S_4、S_1、S_6、S_7、CBD、LLBD；St：S_4、S_1、LLBD、RPBD、LHD、CHD；A：RHD，RPBD 缺如汇入 S_1；C：肝肥大 - 萎缩征（左肝肥大、肝方叶肥大、右肝萎缩）、胆汁性肝硬化、门静脉高压症（巨脾、脾功能亢进）。

【实施的手术】施行肝方叶切除；经肝圆韧带途径，施行尾状叶左管、肝左外叶胆管内吻合及内吻合改良盆式 Roux-en-Y 术，配合术中胆道镜。

【术后】无胆漏、出血、肝功能不全、腹膜腔脓肿等并发症；复查 CT 无胆石残留，恢复平顺。

【讨论】

（一）胆管狭窄

本例胆管狭窄主要表现在左侧二级肝门狭窄，即尾状叶左管口、肝左内叶胆管口、肝左外叶胆管口、肝右后叶胆管口的环状、壁源性、炎性、良性、真性狭窄，似呈“一级肝门狭窄移位”。

（二）解除狭窄的难点

1. 近全肝内外胆管结石，即胆石弥散。

2. 并发左肝二级肝门狭窄，即“一级肝门左移至二级肝门”。

3. 合并肝肥大 - 萎缩征，即左肝肥大、右肝萎缩、肝方叶肥大，致使左肝二级肝门隐匿、深在。

4. 并发胆管变异，即肝右管缺如、肝右后叶胆管异位汇合于肝左管。

（三）解除狭窄的方法

1. 足够宽大的腹部切口，右膈下填塞纱布垫，托出右肝。

2. 安置 Pringle 止血带，离断肝桥，切除巨大肝方叶，敞开肝圆韧带途径，经此途径切开肝左管口、肝左管、肝左内叶胆管口、肝左外叶胆管口，并做肝左管、尾状叶左管内吻合，充分解除左肝二级肝门狭窄，组成肝胆管盆。

3. 完成内吻合改良盆式 Roux-en-Y 术。

（四）相关外科手术技术

1. 本例左肝肥大、肝方叶特别肥大（约 5cm × 4cm × 4cm），处理十分困难。经肝圆韧带途径手术中宜注意：①安置 Pringle 止血带；②以肝圆韧带为标志，横断肝桥，敞开左肝前纵沟；③以肝左管上缘为切除肝方叶的基线，钳夹、切除肝方叶，显现肝左管；④用“四边法”切开肝左管、肝左内叶胆管。

2. 肝左管、肝左外叶胆管内吻合时注意：①在左肝二级肝门，本例胆管口较多，如尾状叶左管口、肝左内叶胆管口、肝左外叶胆管口及肝右后叶胆管口，内吻合前一定要用止血钳仔细探查，寻找胆管薄而宽的部位，即内吻合处；②用“四边法”做肝左管、肝左外叶胆管内吻合，使此处胆管口从 0.5cm 达 1.2cm；③内吻合切缘用 4-0 薇乔线间断缝合。

病例 12：肝胆管结石合并肝左外叶胆管狭窄、异位开口及肝右后叶胆管狭窄，经由肝圆韧带途径、胆囊床途径，施行内吻合改良盆式 Roux-en-Y 术

【病史】患者，女，43 岁。间断右上腹痛 40 年，复发 20 天。

T 36.4℃，R 84 次 / 分，P 19 次 / 分，BP 120/78mmHg。神清合作，无黄疸。心律齐、无杂音，双肺呼吸音清。腹平，浅静脉无曲张。腹壁软，剑突右下方压痛，右肝区叩击示心窝部不适，未触及肝、胆囊、脾，胃振水音（－），腹水征（－）。双下肢无水肿。

WBC 8.5 × 10^9/L，N 0.962，PLT 201 × 10^9/L，TBIL 16.1μmol/L，DBIL 4.9μmol/L，TP 57g/L，ALB 35g/L，AST 32.3U/L，ALT 28U/L，ALP 70U/L，γ-Gt 19U/L，PA 84.8mg/L，ChE 4666U/L。

MRCP（2020-01-02，湖南省人民医院）：肝外胆管纤细，胆囊不大，无胆石。肝左管、肝右后叶胆管中度扩张，充填胆石（图 2-12-1）。

CT（2020-01-03，湖南省人民医院）：肝轮廓清，表面光整，肝形态、比例无明显失衡；肝右后叶、左肝肥大，肝右前叶萎缩，其内胆管中度扩张，充填胆石（图 2-12-2）。胆囊无增大，肝外胆管内径约 0.7cm，无胆石。增强扫描显示无门静脉海绵样变。

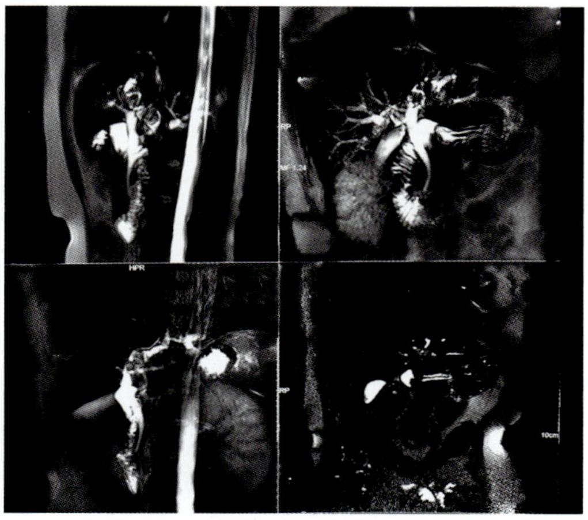

图 2-12-1　MRCP：显示肝左管、肝右后叶胆管中度扩张，充填胆石

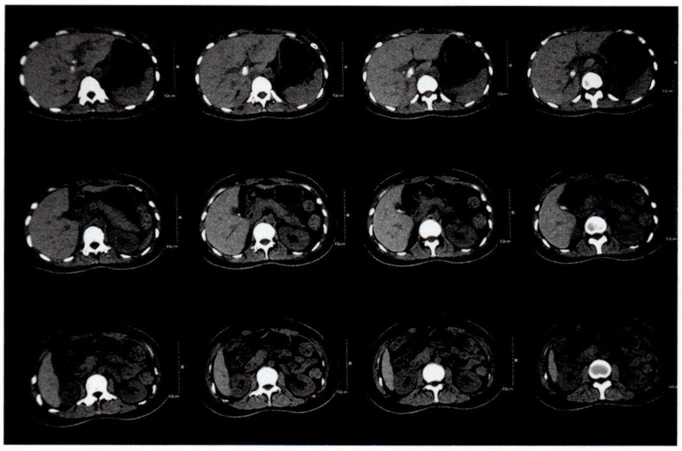

图 2-12-2　CT：显示肝右后叶胆管、左肝内胆管中度扩张，充填胆石

【术前诊断】 肝胆管结石。S：S_2、S_3、S_4、S_6、S_7、LHD；St：肝右后叶胆管（RPBD）、LHD；A：无；C：胆汁性肝硬化、高位 AOSC。

【手术过程】

1. 择期，平仰卧位，全身麻醉，取右上腹“反 L”形切口（图 2-12-3）入腹。见：无腹水，腹膜上无癌性结节，大网膜上无静脉曲张。肝色泽棕红，表面光整，肝形态、比例如常，质地稍硬，肝右后叶、左肝具有结石感；肝外胆管外径约 0.8cm，无结石感。胆囊不大、无胆石。肝十二指肠韧带无门静脉海绵样变，胰、脾不大。

2. 用“四边法”切开肝总管，未见胆石。移除胆囊，安置 Pringle 止血带，切除肝方叶，显现肝左管及肝右后叶胆管口，其内径分别为 1.3cm、0.3cm。肝左管后壁显现肝左外叶胆管口，内径约 0.3cm，其内无胆石。肝右后叶胆管口内见胆石。

3. 先后做肝左内叶胆管、肝左外叶胆管内吻合，其口径 1.3cm（图 2-12-4）；肝右后叶胆管与尾状叶右管内吻合，口径达 1.4cm（图 2-12-5），直视下清除其内胆石。

4. 横断肝总管，组成肝胆管盆，内径达 4cm（图 2-12-6）。

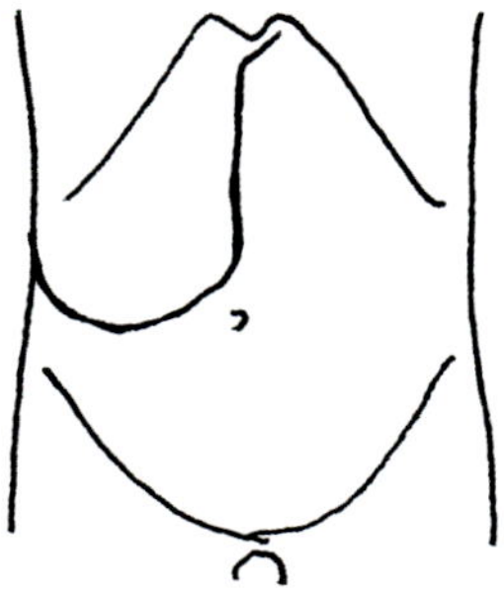

图 2-12-3　手术切口示意图

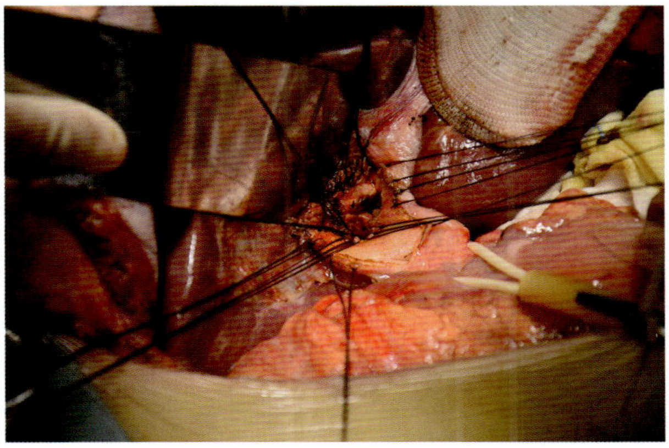

图 2-12-4　线牵处为肝左内叶、肝左外叶胆管内吻合口

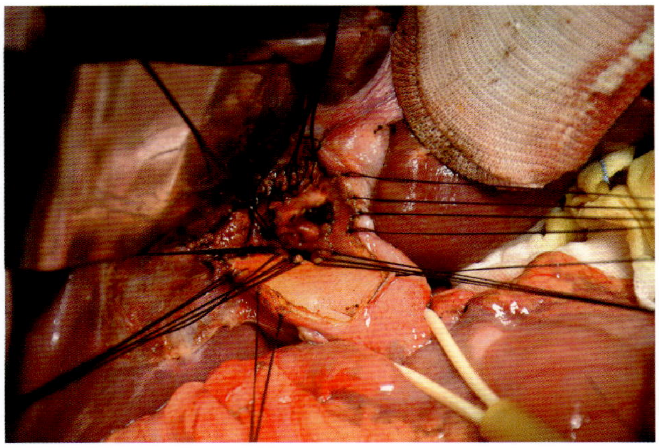

图 2-12-5　左侧线牵处为肝右后叶、尾状叶胆管内吻合口

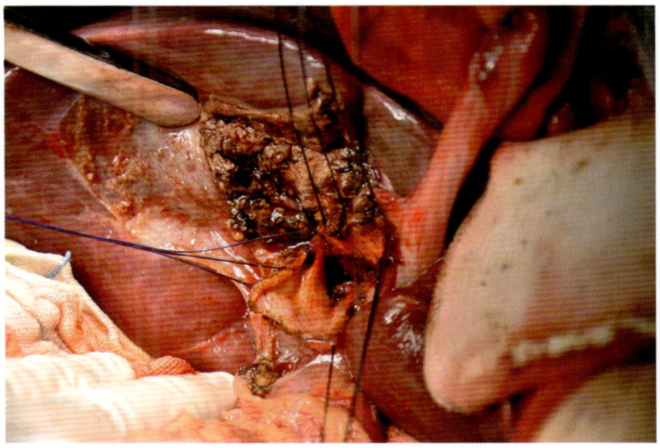

图 2-12-6　线牵处为肝胆管盆

5. 提取桥袢空肠，完成内吻合改良盆式 Roux-en-Y 术。

6. 逐层关腹。手术历时 4 小时，失血量约 50ml，取出胆石 35g，安返病房。

7. 本例手术绘图见图 2-12-7。

【术后诊断】 肝胆管结石。S：S_2、S_3、S_4、S_6、S_1、S_9、S_8、LHD；St：LHD、LIBD、RPBD、S_1、CHD；A：肝左管缺如；C：胆汁性肝硬化、高位 AOSC。

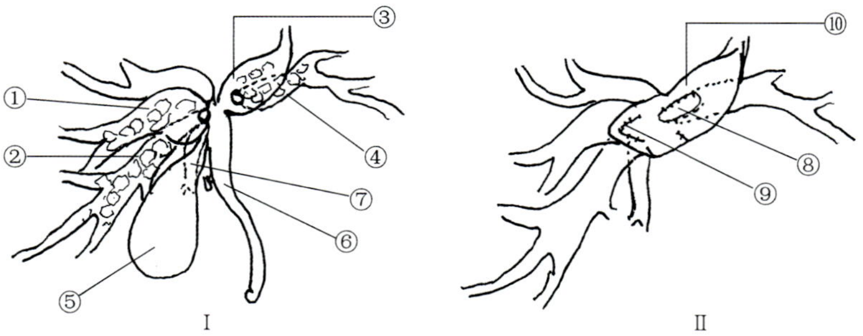

图 2-12-7　手术示意图

Ⅰ．术前；Ⅱ．术后

①肝右后叶上段胆管；②肝右后叶下段胆管；③肝左内叶胆管；④肝左外叶胆管口；⑤胆囊；⑥胆总管；⑦尾状叶右管；⑧肝左内叶、肝左外叶胆管内吻合；⑨肝右后叶胆管、尾状叶右管内吻合；⑩肝胆管盆

【实施的手术】经肝圆韧带途径、胆囊床途径，施行肝左外叶胆管、肝左内叶胆管内吻合及肝右后叶胆管、尾状叶右管内吻合，完成内吻合改良盆式 Roux-en-Y 术。

【术后】无胆漏、出血等并发症；复查无胆石残留，恢复平顺。

【讨论】

（一）胆管狭窄

本例胆管狭窄表现在肝左外叶胆管口、肝右后叶胆管口的壁源性、炎性、环状、真性、良性狭窄。

（二）解除狭窄的难点

1. 胆石弥散于肝右后叶胆管及肝左内叶、外叶胆管。

2. 胆管狭窄表现在肝右后叶胆管及肝左外叶胆管。

3. 合并胆管变异。

4. 肝外胆管相对狭窄。

（三）解除狭窄的方法

1. 足够宽大的腹部切口，托出肝。

2. 经肝圆韧带途径、胆囊床途径，施行肝右后叶、尾状叶右管内吻合及肝左内叶、外叶胆管内吻合，组成肝胆管盆。

3. 完成内吻合改良盆式 Roux-en-Y 术。

（四）相关外科手术技术

1. 本例肝较小、女性、中年，皮下脂肪丰富，术野必须充分显露，宜注意腹部切口充分延长，右膈下填塞纱布垫托出肝，胸背部垫纱布垫厚约 10cm；充分利用肝圆韧带途径、胆囊床途径切除肝方叶。

2. 本例肝左管缺如，肝左外叶胆管异位开口在肝左内叶胆管后壁，宜做肝左内叶、外叶胆管内吻合，肝右后叶胆管宜做尾状叶右管内吻合。

病例 13：复杂肝胆管结石、多处胆管真性狭窄，采用难度极高的多条反向入肝途径，完成内吻合改良盆式 Roux-en-Y 术

【病史】患者，女，51 岁。间断发作右上腹痛伴寒战、发热 40 年，复发 1 天。

T 36.6℃，R 19 次 / 分，P 70 次 / 分，BP 141/75mmHg。神清合作，无黄疸。心律齐、无杂音，双肺呼吸音清。腹平，浅静脉无曲张；腹壁软，剑突右下方压痛，未触及肝、胆囊、脾，叩击右肝区示心窝部疼痛，Murphy 征（－），无胃振水音，腹水征（－）。双下肢无水肿。

WBC 12.5×10^9/L，N 0.911，PLT 195×10^9/L，TBIL 16.4μmol/L，DBIL 10.7μmol/L，TP 68.9g/L，ALB 41.1g/L，AST 45U/L，ALT 39U/L，ALP 132U/L，γ-Gt 203U/L。

CT(2019-12-27，外院)：肝轮廓清，表面光整，肝叶比例无明显失衡。肝左外叶、肝右前叶胆管重度扩张，充填大量胆石；肝外胆管外径约 0.7cm，无胆石（图 2-13-1）。胆囊 8cm × 4cm，无胆石。脾不大，全胰管无扩张。增强扫描显示无门静脉海绵样变（图 2-13-2）。

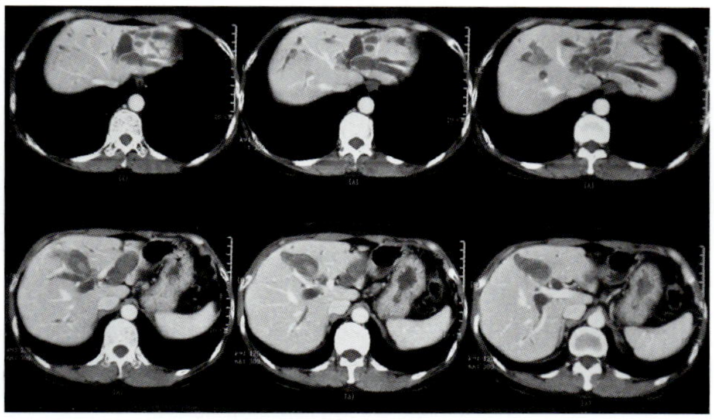

图 2-13-1　CT：显示肝左外叶、肝右前叶胆管重度扩张、充填胆石，肝总管狭窄

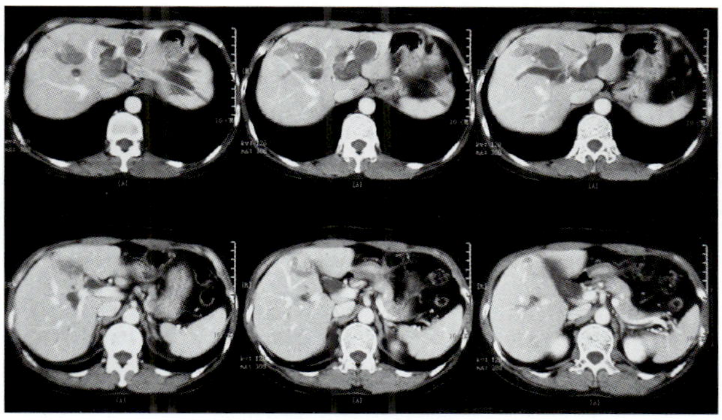

图 2-13-2　CT 增强扫描（静脉期）：无门静脉海绵样变

【术前诊断】肝胆管结石。S：S_2、S_3、S_5、S_6；St：RABD、LHD；A：肝右管缺如，RPBD 汇入 LHD；C：肝硬化、门静脉高压症、肝肥大 - 萎缩征（肝左外叶肥大、内叶萎缩，肝右前叶肥大、后叶萎缩）。

【手术过程】

1. 择期，平仰卧位，全身麻醉，取上腹“大奔”形切口（图 2-13-3）入腹。见：无腹水，腹膜上无癌性结节。肝色泽棕红，除肝左外叶下段显示胆管扩张（图 2-13-4）、局部纤维化外（图 2-13-5），其余肝表面平整；肝左外叶、肝右前叶明显结石感，肝左内叶萎缩，肝桥肥大（图 2-13-6）。

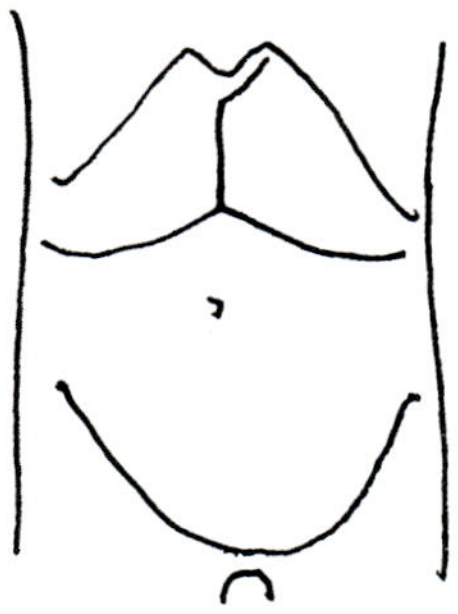

图 2-13-3　手术切口示意图

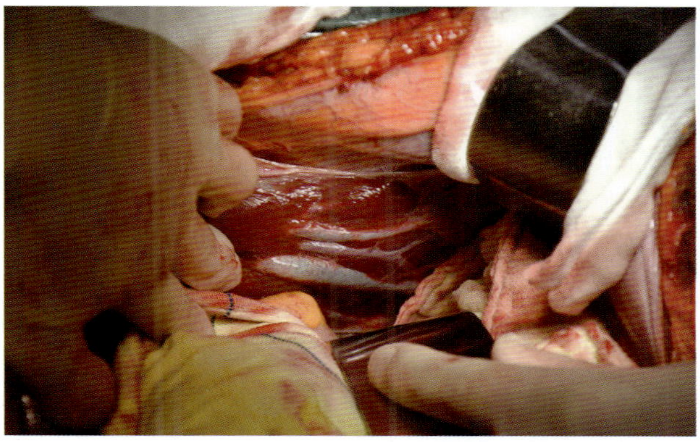

图 2-13-4　拉钩左侧为扩张的肝左外叶胆管

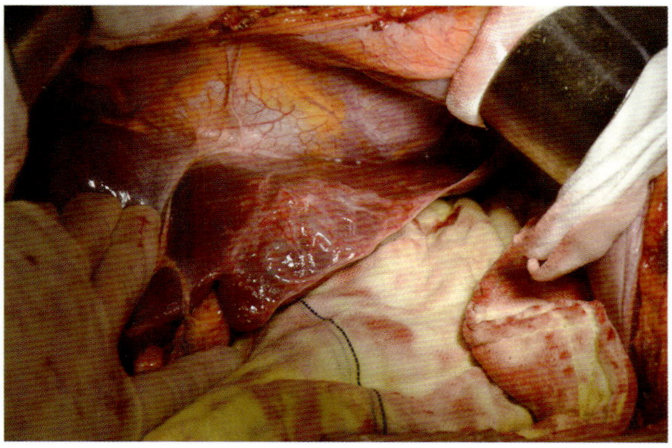

图 2-13-5　纱布垫上方为肝左外叶

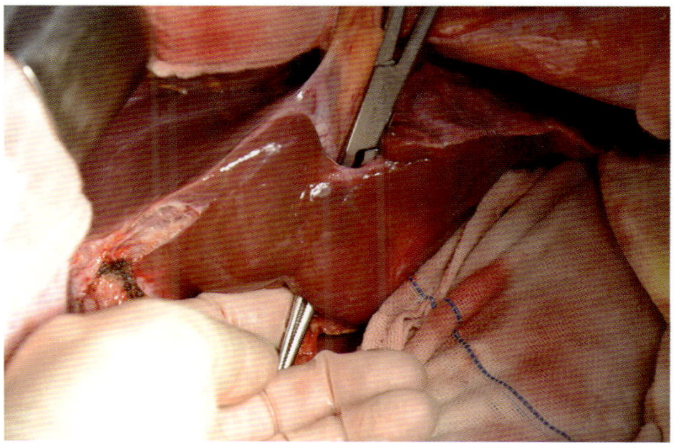

图 2-13-6　钳子前方为肥大肝桥

2. 胆囊约 8cm × 4cm，无胆石；肝外胆管外径约 1cm，无胆石。肝十二指肠韧带无静脉曲张，横断肝桥（图 2-13-7），切除肝方叶（图 2-13-8）。

3. 用“四边法”切开胆总管（图 2-13-9），游离肝右动脉（图 2-13-10）。由于肝左管口真性狭窄，寻找困难，直接经胆囊床途径切开肝右前叶胆管（图 2-13-11）、肝右前叶下段胆管（图 2-13-12），直视下清除肝右前叶各胆管内结石（图 2-13-13）。

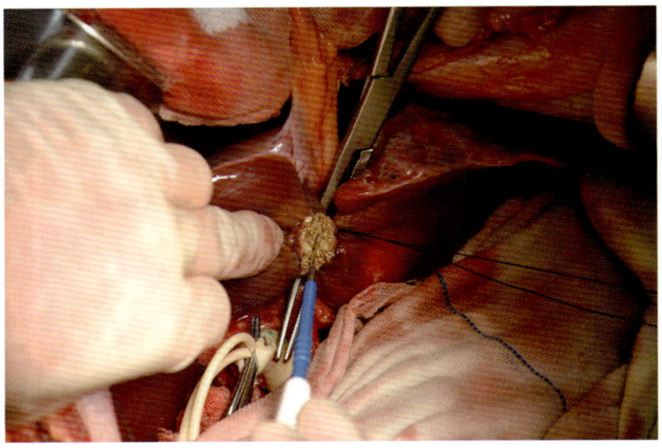

图 2-13-7　钳子前方为已切断的肝桥

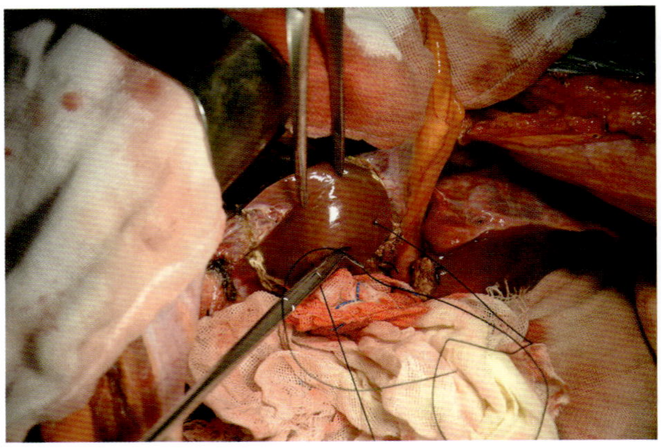

图 2-13-8　即将移除的肝方叶

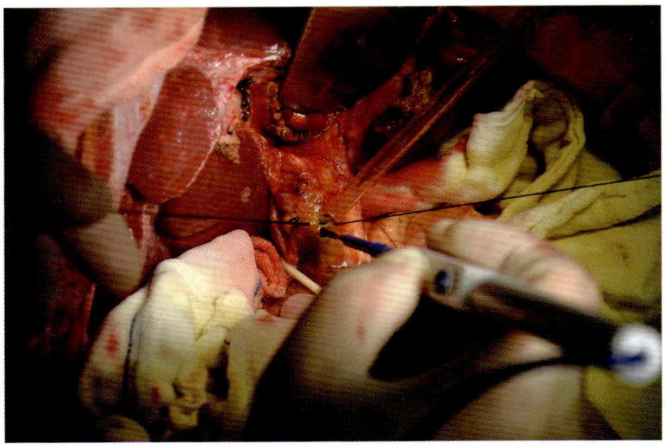

图 2-13-9　线牵开处为胆总管

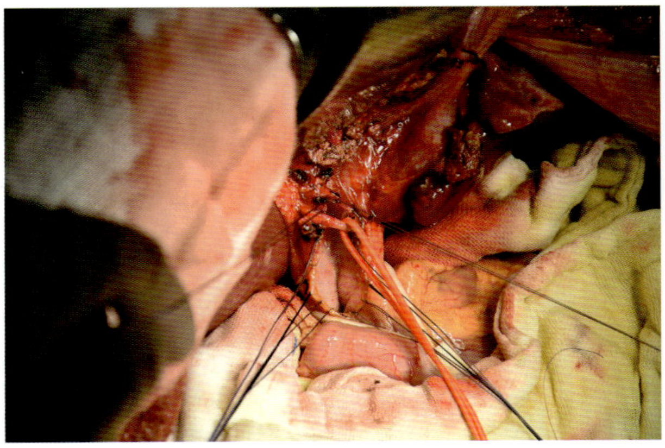

图 2-13-10　橡皮筋牵拉处为肝右动脉

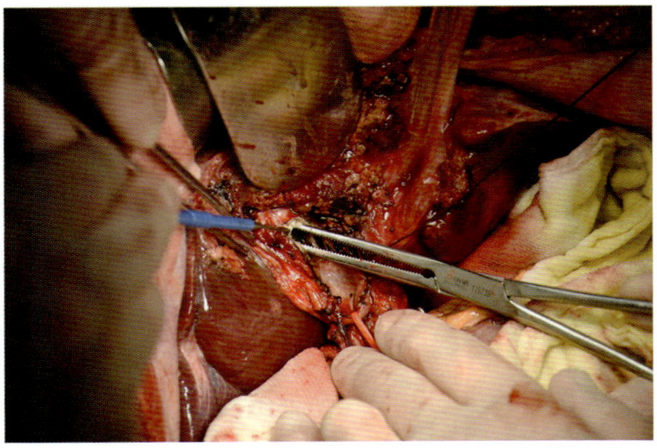

图 2-13-11　钳子尖处为肝右前叶胆管

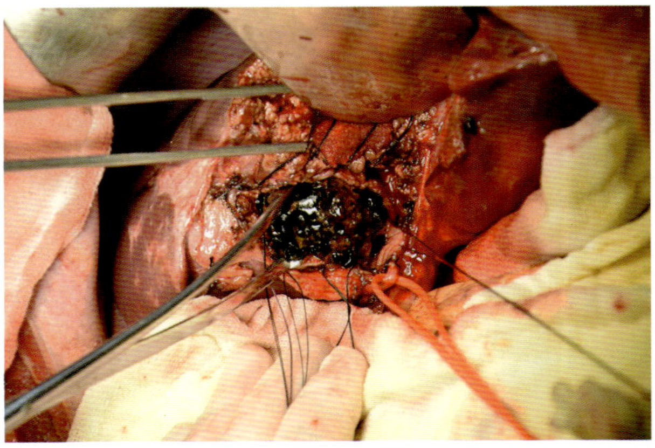

图 2-13-12　结石在肝右前叶下段胆管

4. 解除肝左管口狭窄，清除左肝内各胆管结石。

（1）经肝左外叶下段胆管结石感明显处切开（图 2-13-14），清除其内胆石，继续用“四边法”切开胆管达左肝前纵沟左侧缘、肝门静脉矢状部左侧缘（图 2-13-15）。

（2）用长弯钳经肝左外叶下段胆管插入，经肝左管引出（图 2-13-16），显示肝左管口内径约 0.2cm（图 2-13-17），用“四边法”逐渐延长切开肝左管，使其胆管内径达 1cm（图 2-13-18），进一步清除肝左外叶下、上段胆管结石，至结石感消失。

（3）用 4-0 Prolene 线连续缝合关闭肝左外叶胆管切口，测试无胆漏（图 2-13-19）。

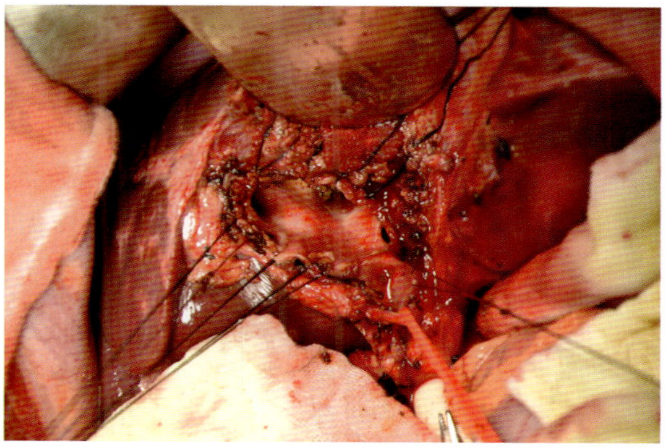

图 2-13-13　肝右前叶各胆管胆石清除后

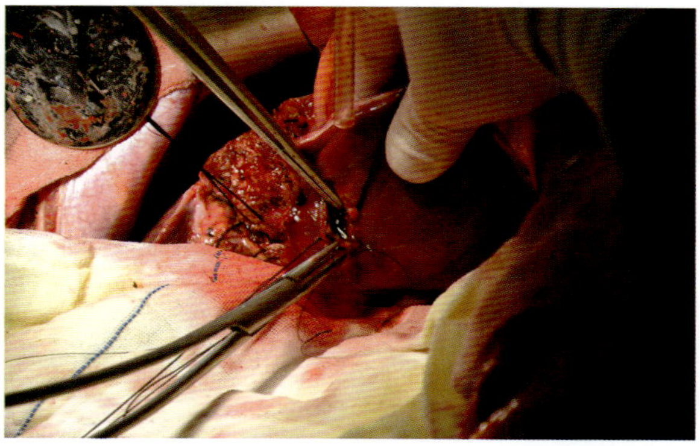

图 2-13-14　镊子尖处显示肝左外叶下段胆管已切开

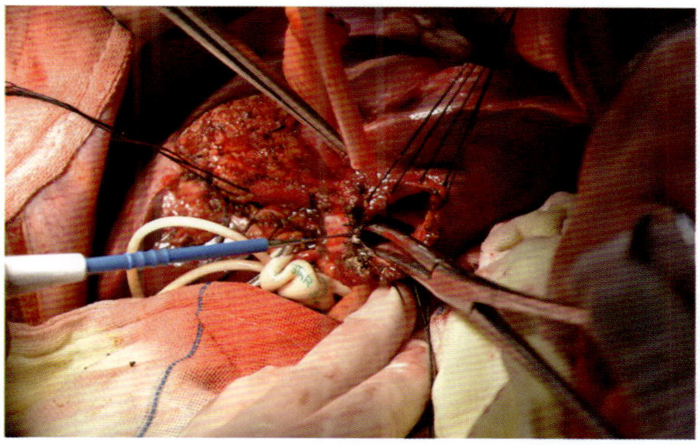

图 2-13-15　钳子尖处为左肝前纵沟左侧缘

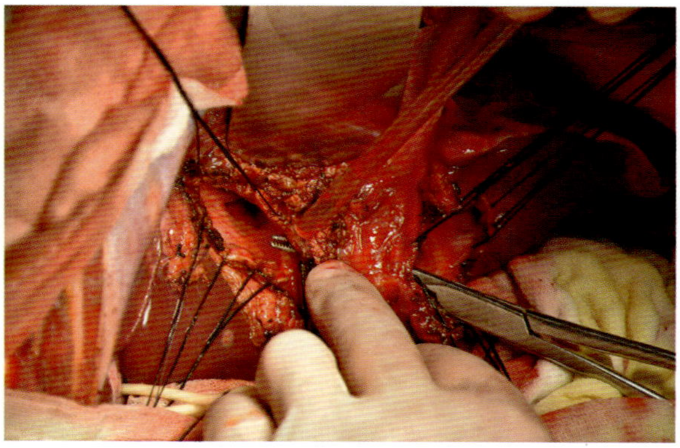

图 2-13-16　止血钳尖处为肝左管口

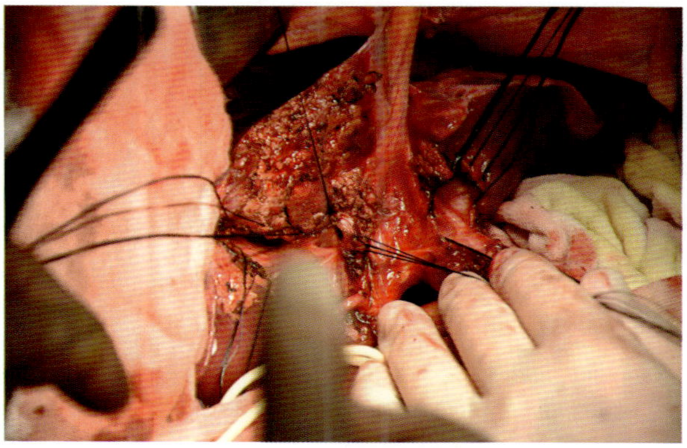

图 2-13-17　左侧线牵引处为肝左管口

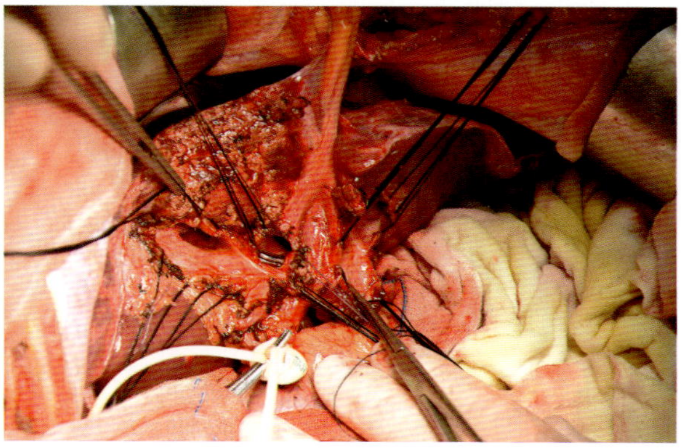

图 2-13-18　左上方线牵引处为已切开的肝左管

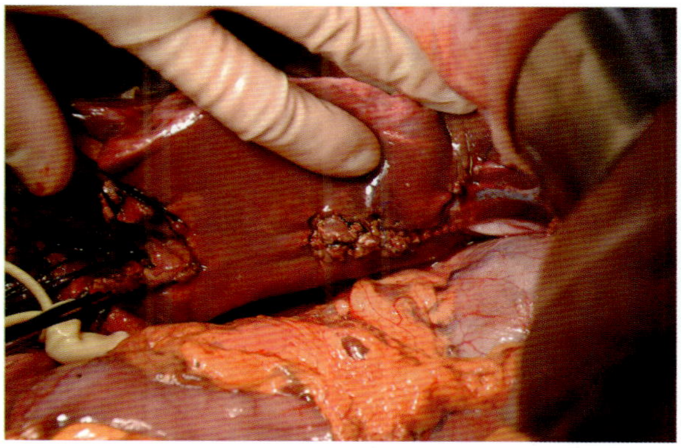

图 2-13-19　示指尖处为已缝闭的肝左外叶胆管

5. 切开肝左内叶胆管，切口长约 2.5cm，清除其内胆石（图 2-13-20）。

6. 显示肝右后叶胆管口径约 0.3cm（图 2-13-21）；做肝右后叶胆管、肝右前叶胆管内吻合，使其口径达 1.2cm（图 2-13-22）。

7. 组成肝胆管盆。横断肝总管，做肝右前叶胆管左切缘与肝左内叶胆管拼合（图 2-13-23）；做肝总管左切缘与肝左管下切缘缝合（图 2-13-24）；肝胆管盆内径达 5cm（图 2-13-25）。

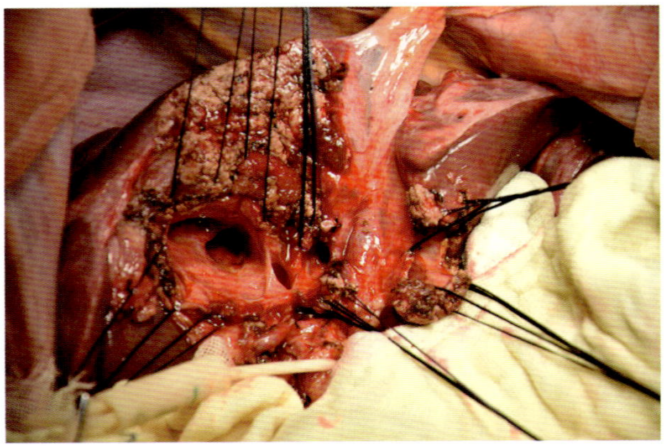
图 2-13-20　左侧牵引处为肝左内叶胆管

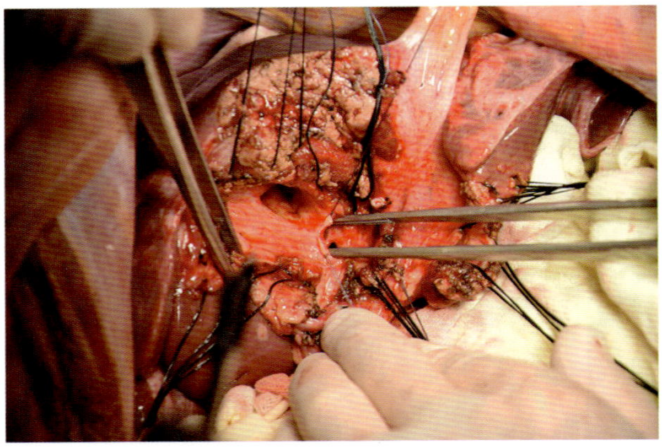
图 2-13-21　镊子尖处为肝右后叶胆管口

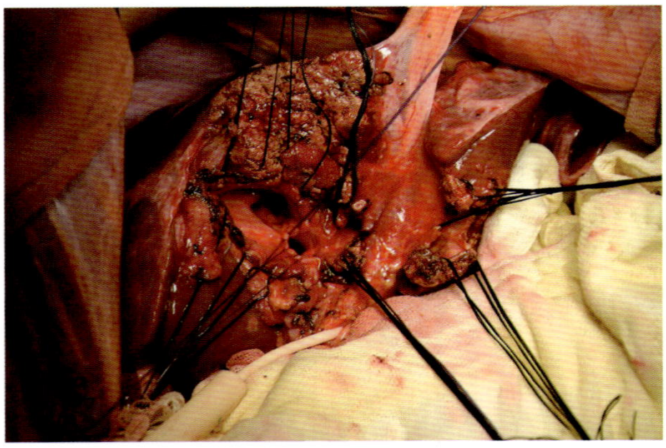
图 2-13-22　图中央为肝右前叶胆管与肝右后叶胆管内吻合口

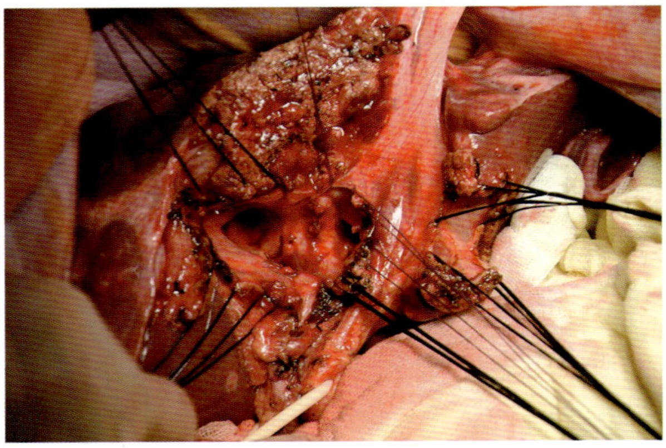
图 2-13-23　正中为肝右前叶胆管、肝左内叶胆管内吻合口

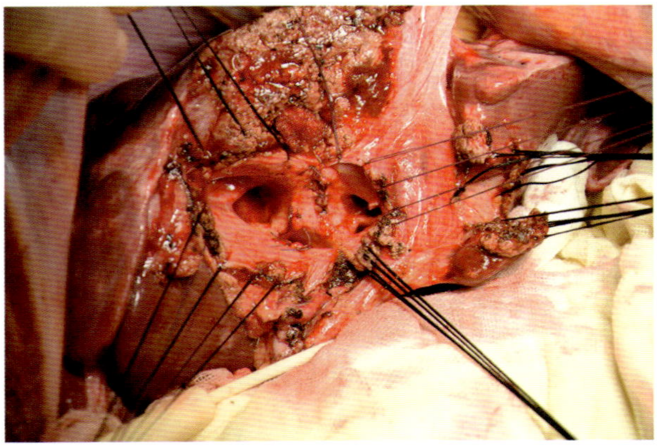
图 2-13-24　右下方线牵引处为肝总管、肝左管内吻合口

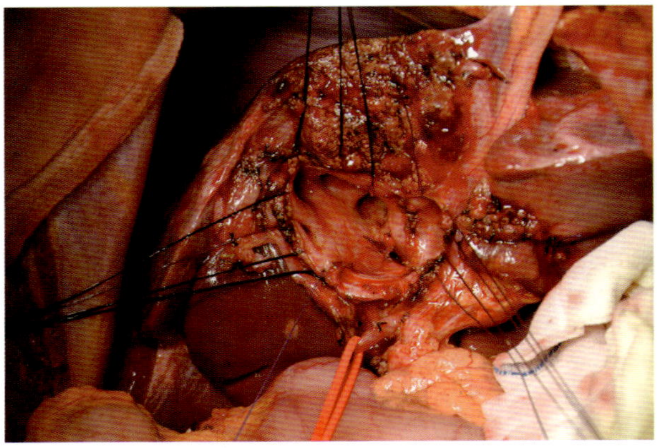
图 2-13-25　线牵引处为肝胆管盆

8. 移肝右动脉（图 2-13-26）于胆管后，配合胆道镜检查未获胆石。
9. 提取桥袢空肠，完成内吻合改良盆式 Roux-en-Y 术。
10. 逐层关腹。手术历时 4 小时，失血量约 100ml，取出胆石约 45g（图 2-13-27），安返病房。
11. 本例手术绘图见图 2-13-28。

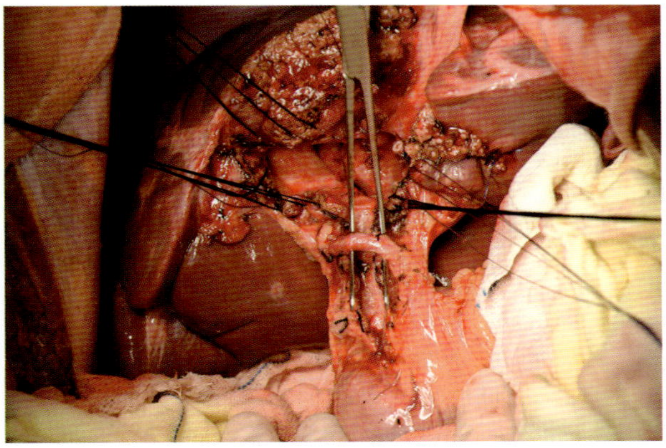

图 2-13-26　镊子尖处为肝右动脉

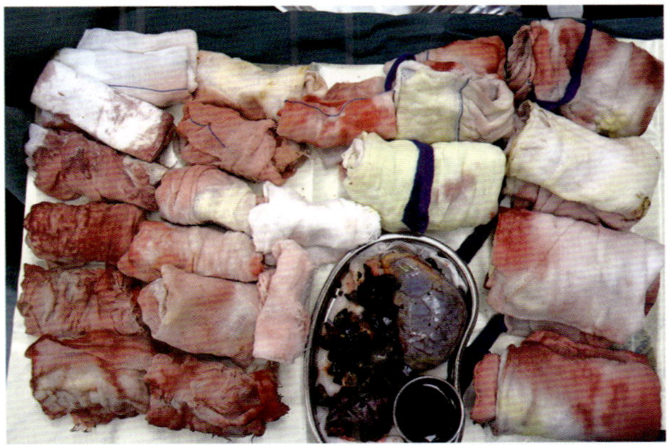

图 2-13-27　敷料、胆石

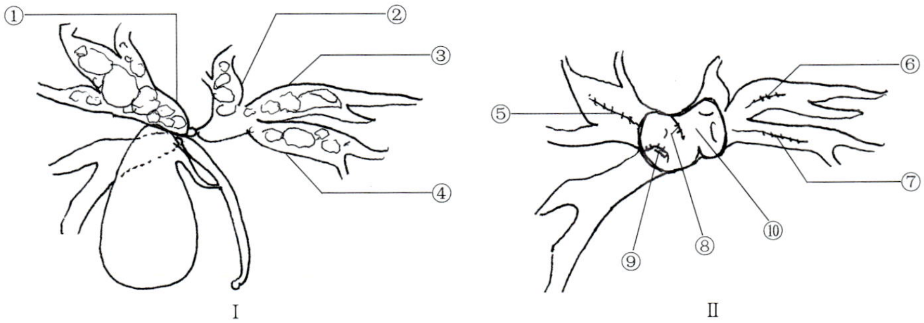

图 2-13-28　手术示意图

Ⅰ. 术前；Ⅱ. 术后

①肝右前叶胆管；②肝左内叶胆管；③肝左外叶上段胆管；④肝左外叶下段胆管；⑤经胆囊床途径；⑥经 S_2 结石感途径；⑦经 S_3 结石感途径；⑧肝右前叶、肝左内叶胆管拼合；⑨肝右前叶、后叶胆管内吻合；⑩肝胆管盆

【术后诊断】 肝胆管结石。S：S_2、S_3、S_5、S_8、S_4、S_1；St：RHD、RABD、RPBD、LHD、LLBD；A：肝右管缺如；RPBD 汇入 LHD；C：肝肥大 - 萎缩征（肝左外叶、肝右前叶肥大，肝左内叶、肝右后叶萎缩）、胆汁性肝硬化、肝右动脉异位。

【实施的手术】 经胆囊床途径（逆行）、肝圆韧带途径（顺行）、肝左外叶结石感途径，施行肝右动脉移位、内吻合改良盆式 Roux-en-Y 术。

【术后】 无胆漏、出血、肝功能不全、败血症等并发症；恢复平顺，复查 CT 无胆石残留。

【讨论】

（一）胆管狭窄

本例胆管狭窄表现在肝右前叶胆管口、肝左管口、肝总管，其狭窄均为壁源性、炎性、环状、良性、真性狭窄，是 1 例不甚多见的狭窄。

（二）解除狭窄的难点

1. 肝胆管结石病史长达 40 年。
2. 胆管多处真性狭窄，并有左肝、肝右后叶弥散性胆石。

3. 合并胆管变异、肝肥大 - 萎缩征，特别是肝左内叶萎缩、肝左管短缩，以及胆汁性肝硬化。

（三）解除狭窄的方法

1. 宽大的腹壁切口，术野充分显现。

2. 放置 Pringle 止血带。

3. 逆行单刀直入经胆囊床途径切开肝右前叶胆管下段胆管。

4. 经肝左外叶结石感途径切开肝左外叶下段、上段胆管，顺行显现肝左管口，而后逆行沿肝圆韧带途径切开肝左管口、肝左管。

5. 做肝右前叶、后叶胆管口内吻合。

6. 完成内吻合改良盆式 Roux-en-Y 术。

（四）相关外科手术技术

本例为难度极高的肝胆管结石合并多处肝胆管狭窄手术，有许多经验值得总结。

1. 根据术前影像学资料，结合术中所见，应灵活运用入肝的技术。

（1）运用逆行经胆管途径直接切开肝右前叶胆管、肝右前叶下段胆管，首先保住了右肝。

（2）运用肝左外叶结石感途径顺行切开肝左外叶下段、上段胆管，切口达肝门静脉矢状部左侧缘，而后插入肝左管，经肝圆韧带途径逆行切开肝左管口、肝左管，解除了肝左管狭窄，进一步保留好左肝。

2. 适时做肝右前叶胆管口、肝右后叶胆管口内吻合。

3. 做肝右前叶胆管左切缘与肝左内叶胆管右切缘拼合。

4. 横断胆总管，组成肝胆管盆，移肝右动脉于胆管后。

病例 14：全肝结石、多级胆管狭窄、肝左外叶纤维化，施行肝左外叶切除、内吻合改良盆式 Roux-en-Y 术

【病史】患者，男，51 岁。间断发作右上腹痛 40 年，再次复发伴寒战、发热 7 天。40 年前（1979 年），因“胆道蛔虫、腹膜炎”施行“胆道探查、胆道 T 形管引流、腹膜腔清创术”。

T 36.6℃，R 20 次 / 分，P 83 次 / 分，BP 113/57mmHg。神清合作，皮肤、巩膜无黄染。心、肺正常。腹平，浅静脉无曲张，可见陈旧性经腹直肌切口瘢痕一条，长 13cm。腹壁软，剑突右下方压痛，叩击右肝区示心窝部疼痛，Murphy 征（+），肝、胆囊、脾未触及，无胃振水音，腹水征（－）。双下肢无水肿。

WBC 5.14 × 10^9/L，N 0.564，PLT 250 × 10^9/L，TBIL 16μmol/L，DBIL 6.1μmol/L，TP 68.5g/L，ALB 43.3g/L，AST 46.1U/L，ALT 78.5U/L，ALP 62U/L，γ-Gt 144.6U/L，PA 315mg/L，ChE 8990U/L。

CT（2019-12-13，湖南省人民医院）：肝轮廓清，表面光整，肝叶（段）形态无明显失衡。肝内胆管中度至重度扩张，尤以肝左外叶及肝右后叶为显著。胆囊不大，胆总管内径 1.5cm，充填胆石。胰头不大，全胰管无扩张，脾大 5 个肋单元。

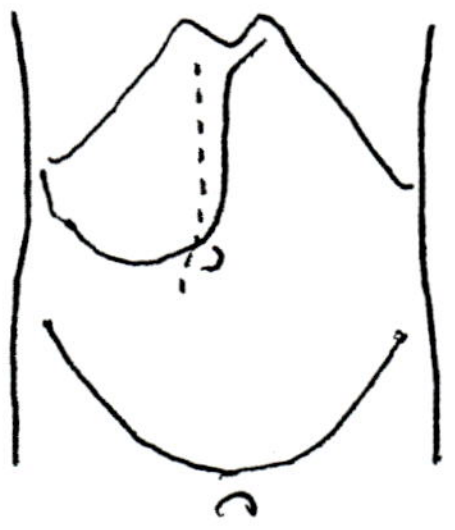

图 2-14-1　手术切口示意图

【术前诊断】肝胆管结石。S：S_2、S_3、S_5、S_8、S_6、LHD、CBD；St：RABD、LLBD；A：肝右管缺如；C：胆汁性肝硬化、肝左外叶纤维萎缩、肠粘连。

【手术过程】

1. 择期，平仰卧位，全身麻醉，取右上腹“反 L”形切口（图 2-14-1）入腹。见：无腹水，腹膜上无癌性结节，大网膜上无静脉曲张。肝左外叶纤维萎缩、色白，余肝色泽棕红、表面光整；肝左内叶肥大，肝左外叶质硬、明显结石感，肝右前叶结石感显著。肝外胆管外径约 1.5cm，无结石感。胆囊约 6cm × 3cm，无结石感。十二指肠、胃正常，胰头不硬，脾不大，肠曲广泛粘连。

2. 离断肝周粘连、韧带，托出肝，安置 Pringle 止血带，钳夹法先后切除胆囊、肝左外叶。肝断面显示肝左外叶胆管，其内径约 1cm，与肝左管沟通。

3. 用“四边法”切开胆总管、肝总管，沿肝圆韧带途径切开肝左管，显现尾状叶左管口、肝右前叶胆管口、肝右后叶胆管口，其内径分别为 0.3cm、0.7cm、0.5cm。做肝右前叶胆管口与肝左管内吻合，使其内径达 1.5cm（图 2-14-2）。切开肝右后叶胆管右侧，使其内径达 1.3cm，直视下清除右肝各胆管内结石，至原结石感消失。

4. 横断胆总管，拼合组成肝胆管盆，内径达 3.5cm（图 2-14-3）。

5. 松解腹内粘连，完成内吻合盆式 Roux-en-Y 术。

6. 逐层关腹。手术历时 5 小时，失血量约 50ml，取出胆石量约 35g，安返病房。

7. 本例手术绘图见图 2-14-4。

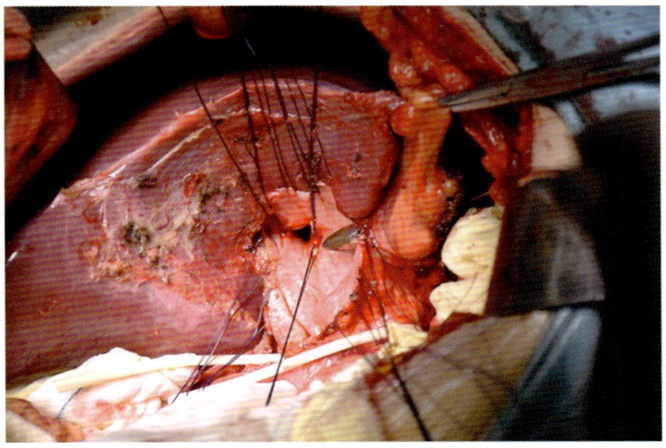

图 2-14-2　图中央线上、下对应牵引处为肝右前叶胆管口与肝左管内吻合口

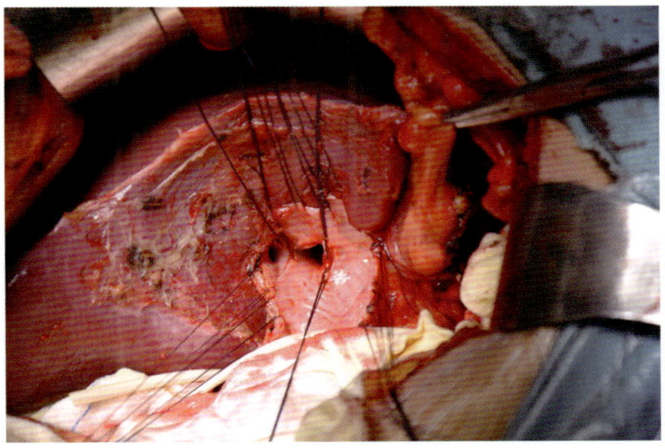

图 2-14-3　线牵引处为肝胆管盆

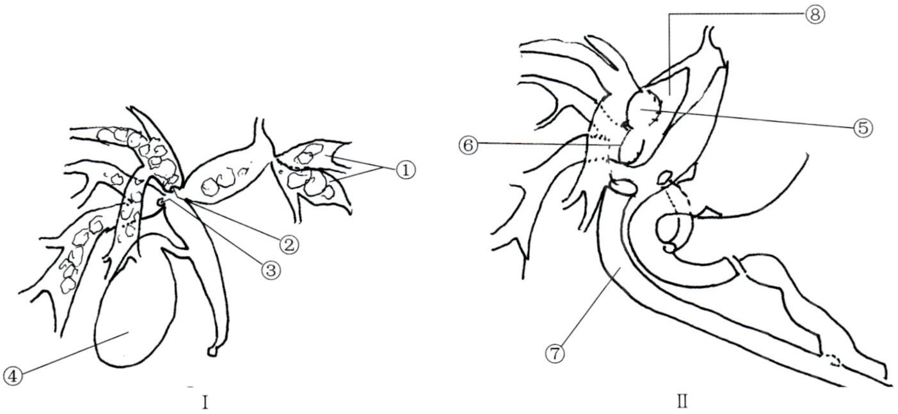

图 2-14-4　手术示意图

Ⅰ. 术前；Ⅱ. 术后

①肝左外叶胆管；②肝右前叶胆管口；③肝右后叶胆管口；④胆囊；⑤肝右前叶胆管口与肝左管内吻合；⑥肝右后叶胆管切口；⑦桥袢空肠；⑧肝胆管盆

【术后诊断】肝胆管结石。S：S_2、S_3、S_5、S_8、S_6、LHD、CBD；St：RABD、LLBD；A：肝右管缺如；C：胆汁性肝硬化、肝左外叶纤维萎缩、肠粘连。

【实施的手术】施行肝左外叶切除及内吻合改良盆式 Roux-en-Y 术。

【术后】无胆漏、出血等并发症，复查 CT 无残石。

【讨论】

（一）胆管狭窄

本例胆管狭窄表现为肝左外叶胆管壁源性、环状、炎性、真性、良性狭窄；肝右后叶胆管为壁源性、环状、炎性、相对性、良性狭窄；肝右前叶胆管为壁源性、环状、炎性、真性、良性狭窄。

（二）解除狭窄的难点

1. 肝胆管结石病史长达 40 年，曾因“胆道蛔虫、胆汁性腹膜炎”施行相应的手术。

2. 全肝结石、多级胆管狭窄，并有肝左外叶纤维萎缩。

（三）解除狭窄的方法

1. 足够宽大的切口，托出肝。

2. 安置 Pringle 止血带，切除肝左外叶。

3. 经肝圆韧带途径、胆囊床途径完成肝右前叶胆管内吻合。

4. 施行内吻合改良盆式 Roux-en-Y 术。

（四）相关外科手术技术

1. 肝左外叶胆管切开。因本例先切除肝左外叶，所以肝左管切开宜采取经左肝断面肝左外叶胆管插入长弯钳进达肝左管，经肝圆韧带途径顺行切开肝左管，用“四边法”延长切开，较为方便。

2. 解除肝右前叶胆管口狭窄，注意先经由肝圆韧带途径切开肝左管，经胆囊床途径敞开肝右前叶胆管口、肝右后叶胆管口，做肝右前叶胆管口与肝左管内吻合。

病例 15：全肝结石、多级胆管狭窄，施行内吻合改良盆式 Roux-en-Y 术

【病史】患者，女，64 岁。间断发作右上腹痛 54 年，复发 7 天。30 年前，因“胆石病”施行“胆囊切除、胆总管 T 形管引流术”。

T 36.7℃，R 20 次 / 分，P 74 次 / 分，BP 125/64mmHg。神清合作，无黄疸。心律齐、无杂音，双肺呼吸音清。腹平，浅静脉无曲张，可见右上腹直肌切口瘢痕一条，长 13cm；腹壁软，未触及肝、胆囊、脾，剑突右下方压痛，叩击右肝区示心窝部疼痛，无胃振水音，无腹水征。双下肢无水肿。

WBC 7.48×10^9/L，N 0.567，PLT 229×10^9/L，TBIL 12.4μmol/L，DBIL 3.3μmol/L，TP 66g/L，ALB 41g/L，ALP 113U/L，AST 32U/L，ALT 29U/L，血糖（BG）8.95mmol/L。

CT（2019-11-29，外院）：肝轮廓清，表面光整，肝叶形态、比例无失衡。肝内胆管中度扩张，尤以肝左外叶、肝右前叶为显著，其内充填胆石（图 2-15-1）。肝外胆管内径约 1.8cm，亦充填胆石。似见胆囊，脾大 8 个肋单元。增强扫描未见门静脉海绵样变（图 2-15-2）。

MRCP（2019-12-01，外院）：肝内、外胆管中度至重度扩张，其内充填胆石（图 2-15-3）。胆囊约 3cm × 2cm，亦可见胆石。

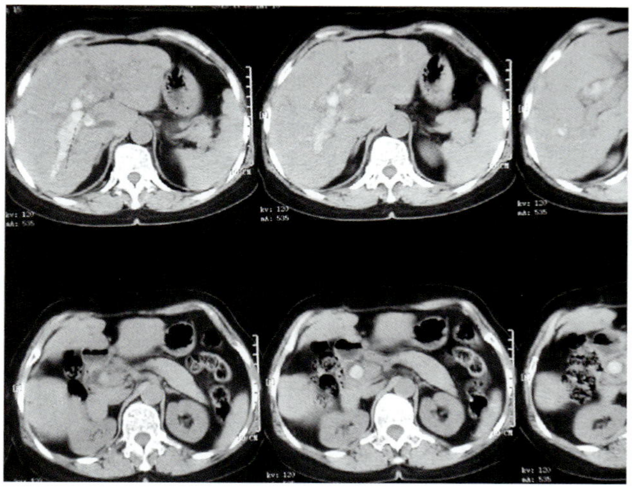

图 2-15-1　CT：显示肝内胆管中度扩张，充填胆石

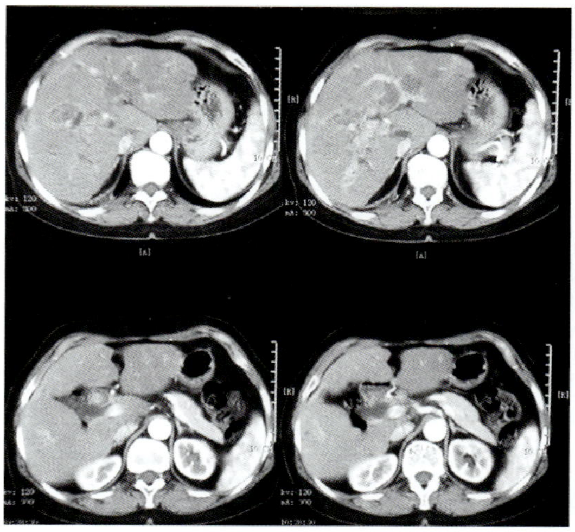

图 2-15-2　CT 增强扫描（静脉期）：无门静脉海绵样变

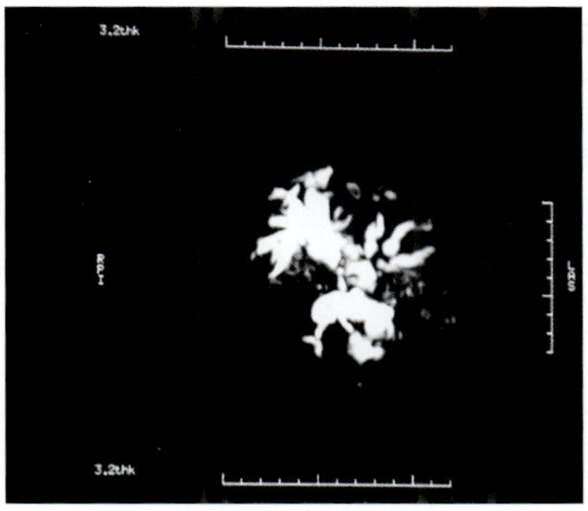

图 2-15-3　MRCP：显示肝内、外胆管中度扩张，充填胆石

【术前诊断】肝胆管结石。S：S_2、S_3、S_5、S_8、S_6、S_7、CBD、CHD、胆囊（G）、RABD、RPBD；St：LHD、S_2、S_3、RABD、CBD；A：肝右管缺如；C：胆汁性肝硬化、门静脉高压症、残株胆囊结石。

【手术过程】

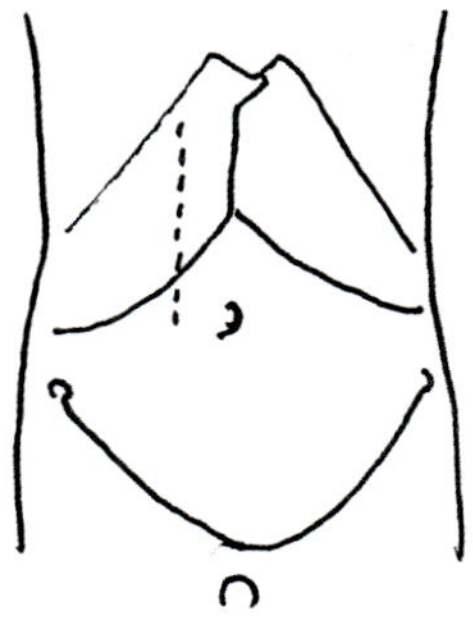

图 2-15-4　手术切口示意图

1. 择期，平仰卧位，全身麻醉，取"大奔"形切口（图 2-15-4）入腹。见：无腹水，腹膜上无癌性结节。肝色泽棕红，表面光整，肝形态、比例无明显失衡，质地较硬，肝右前叶膈面及肝左外叶明显结石感。胆囊约 3cm × 2cm，有结石感。胆总管外径约 2.5cm，明显多个结石感。肝十二指肠韧带无门静脉海绵样变；胰头稍大，质地软；脾下极与左肋缘齐平。

2. 切除胆囊，显现肝十二指肠韧带，安置 Pringle 止血带，游离肝左外叶。

3. 用"四边法"切开肝外胆管、肝左管口及肝左管、肝右内叶胆管。

（1）横断肝桥，切除肝方叶约 2cm × 1.5cm × 1.8cm（图 2-15-5），显现肝左管、肝左内叶胆管（图 2-15-6），用"四边法"予以切开，清除其内胆石（图 2-15-7）。

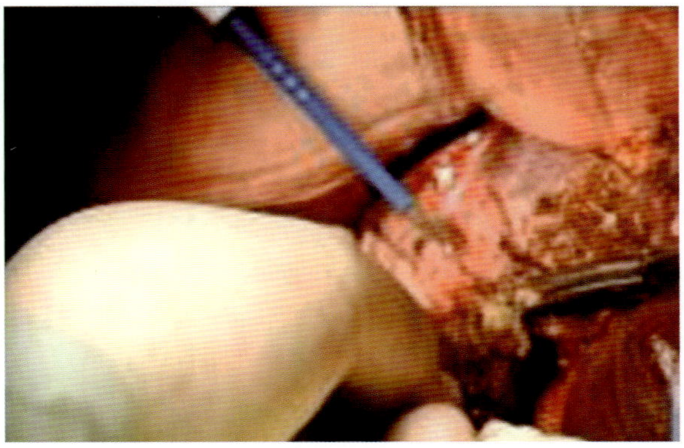

图 2-15-5　钳子夹持处为肝方叶离断面

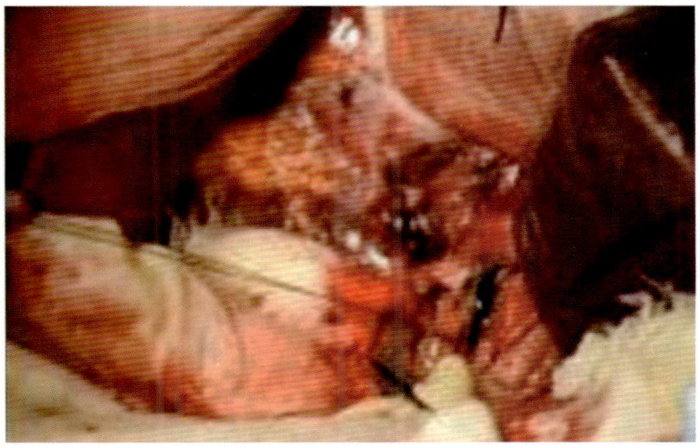

图 2-15-6　线牵拉处为肝左管

（2）显现肝右前叶、后叶胆管及肝左管口、肝左管，以及肝左外叶胆管，内径分别为 0.7cm、0.5cm、0.5cm、1.5cm、1.0cm，肝右前叶、后叶胆管及肝左外叶胆管内大量胆石。

4. 先后经肝左外叶结石感途径切开肝左外叶上段（图 2-15-8）及下段胆管，清除其内胆石，并与肝左管沟通，原结石感消失。用 4-0 Prolene 线缝闭胆管切口，注水测试无胆漏、出血。

5. 做肝右前叶胆管与肝左管内吻合，使肝右前叶胆管口从 0.7cm（图 2-15-9）扩大至 1.8cm（图 2-15-10）；

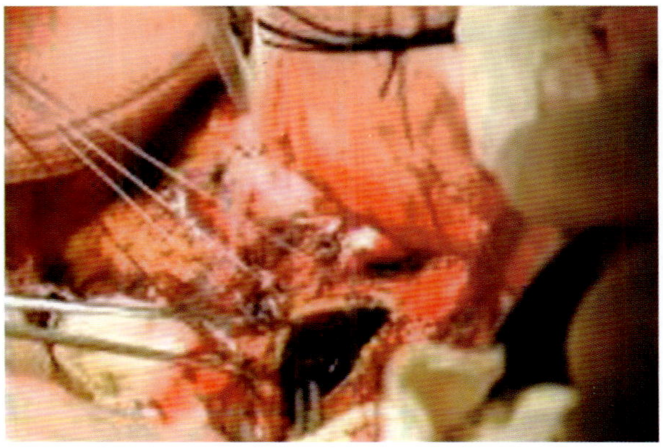

图 2-15-7　线牵拉处为已切开的肝左管

切开肝右后叶胆管口，使其内径从 0.5cm 扩大至 1.3cm（图 2-15-11），直视下清除其内胆石，使原结石感消失。

6. 配合纤维胆道镜察看各肝内胆管，仅取出肝右后叶胆管内残石 2 枚，约半粒黄豆大小。

7. 横断胆总管，组成肝胆管盆，内径约 4cm（图 2-15-12），完成内吻合改良盆式 Roux-en-Y 术。

8. 逐层关腹。手术历时 4 小时，失血量约 20ml，取出胆石 85g（图 2-15-13），其中纤维胆道镜取胆石 1g，占全部胆石的 1.2%。安返病房。

9. 本例手术绘图见图 2-15-14。

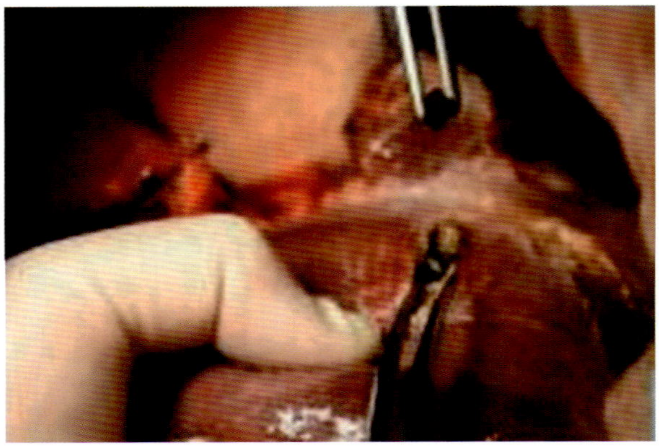

图 2-15-8　拇指尖处为已切开的肝左外叶上段胆管

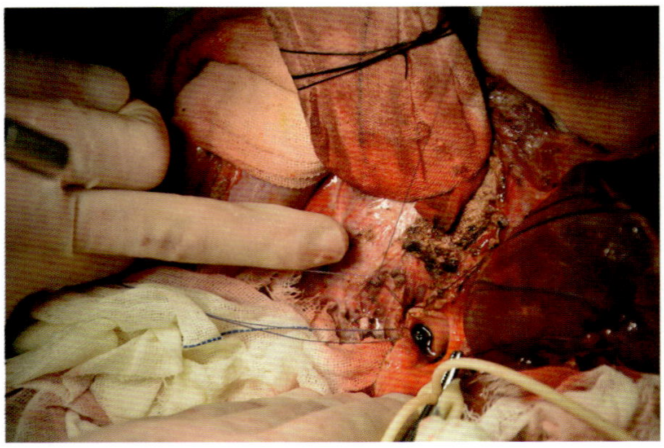

图 2-15-9　肝右前叶胆管口

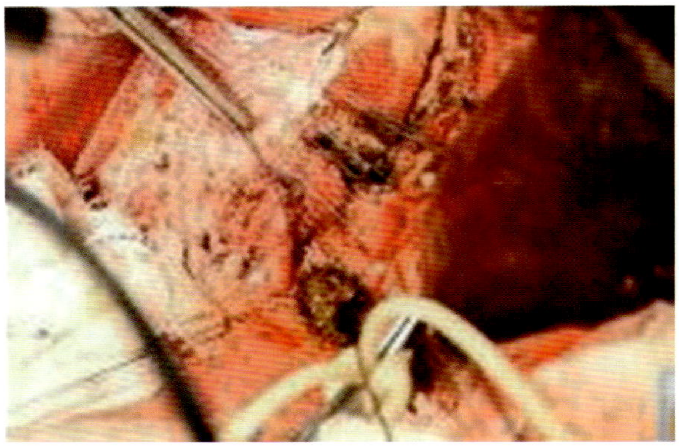

图 2-15-10　线牵拉处为肝右前叶胆管、肝左管内吻合

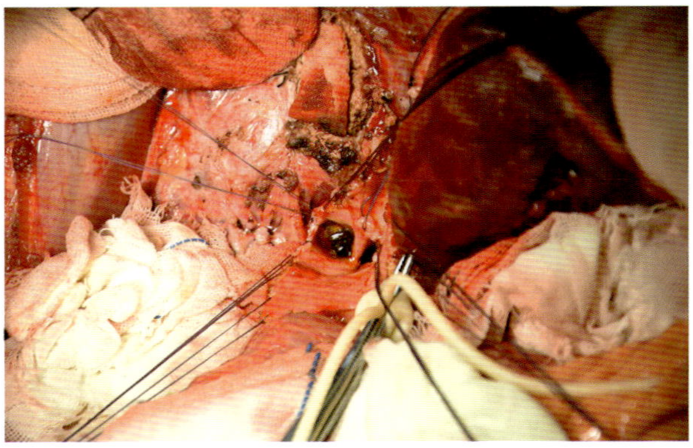

图 2-15-11　线牵拉处为内吻合口

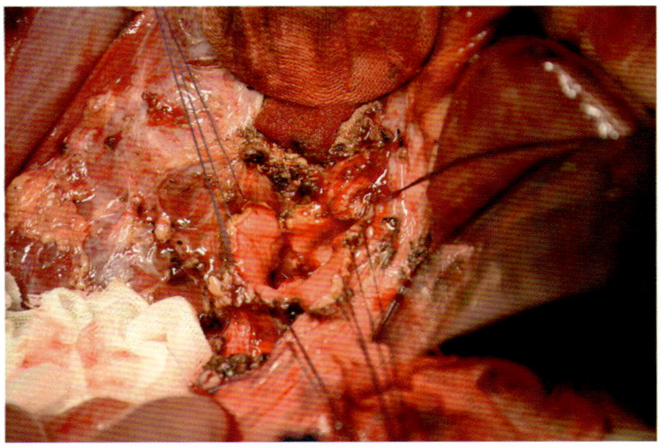

图 2-15-12　线牵引处为肝胆管盆

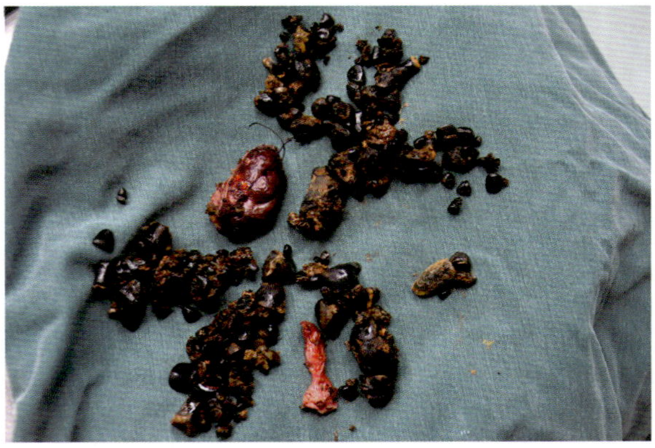

图 2-15-13　胆石

【术后诊断】肝胆管结石。S：S_2、S_3、S_5、S_8、S_6、S_7、CBD、CHD、G、RABD、RPBD；St：LHD、S_2、S_3、RABD、CBD；A：肝右管缺如；C：胆汁性肝硬化、门静脉高压症、残株胆囊结石。

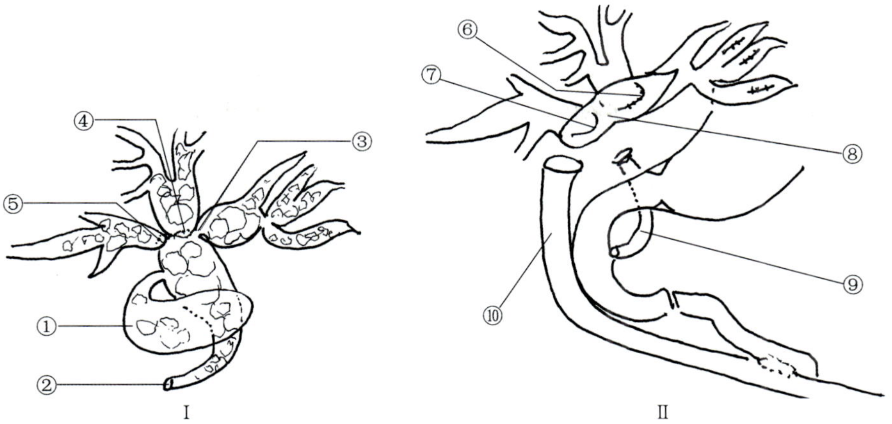

图 2-15-14　手术示意图

Ⅰ. 术前；Ⅱ. 术后

①胆囊残株；②胆总管出口；③肝左管；④肝右前叶胆管口；⑤肝右后叶胆管口；⑥肝右前叶胆管、肝左管内吻合；⑦肝右后叶胆管切开；⑧肝胆管盆；⑨桥袢空肠；⑩胆总管远段

【实施的手术】施行内吻合改良盆式 Roux-en-Y 术。

【术后】无胆漏、出血、心肺肝功能不全等并发症；恢复平顺，无胆石残留。

【讨论】

（一）胆管狭窄

1. 本例胆管狭窄表现为多级肝门胆管狭窄。胆总管口为管状、壁源性、炎性、真性、良性狭窄；一级肝门：肝左管口为环状、壁源性、真性、良性狭窄；二级肝门：肝右前叶、后叶胆管及肝左外叶胆管为环状、壁源性、炎性、相对狭窄；三级肝门：肝左外叶上段、下段胆管为环状、炎性、壁源性、良性、相对狭窄。

2. 并存全肝结石、胆汁性肝硬化、残株胆囊炎。

（二）解除狭窄的难点

1. 患者为老年人、全肝弥散结石，病程长达 54 年。

2. 肝内、外胆管及多级肝门胆管狭窄，合并胆汁性肝硬化、门静脉高压症。

3. 有残株胆囊结石、胆囊管扭转，使肝外胆管旋转。

（三）解除狭窄的方法

1. 本例术前高压氧舱治疗 10 天，预防性使用抗生素亚胺培南。

2. 切除胆囊。

3. 经由肝圆韧带途径、结石感途径解除肝左管狭窄；经胆囊床途径施行肝右前叶胆管、肝左管内吻合及肝右后叶胆管切开，解除右肝内胆管的狭窄。

4. 施行内吻合改良盆式 Roux-en-Y 术。

（四）相关外科手术技术

1. 胆囊切除应当规范化。本例 30 年前次全切除胆囊，其结果说明应遵循规范化胆囊切除的重要性。

2. 胆管远段呈“鼠尾样”狭窄，可能与胆石导致胆源性胰腺炎相关。

3. 本例系复杂肝胆管结石，手术应有周全安排，有条不紊地进行。本例笔者注意了以下几点。

（1）先离断肝周粘连，安置好 Pringle 止血带。

（2）再处理好左肝内胆管狭窄，保护好左肝。

（3）然后处理好右肝内胆管狭窄，配合纤维胆道镜“消灭”残石。

（4）施行内吻合改良盆式 Roux-en-Y 术。

病例 16：肝胆管结石、多级胆管口狭窄，采用不保留肝门静脉左支等途径，施行内吻合改良盆式 Roux-en-Y 术

【病史】患者，女，61 岁。间断发作右上腹痛 50 年，复发伴寒战、发热 2 个月。6 年前，因“胆石症”施行“开腹胆囊切除、T 形管引流术”。术后 1 年症状复发，于 2019 年 10 月 24 日在外院诊为“肝胆管结石”转来我院。

T 36.8℃，R 20 次 / 分，P 74 次 / 分，BP 124/81mmHg。神清合作，无明显黄疸，心、肺正常。下腹部隆起，浅静脉无曲张；腹壁软，剑突右下方压痛，叩击右肝区示心窝部疼痛，未触及肝、胆囊、脾，无胃振水音，无腹水征；下腹部扪及囊性肿块，肿块上极平脐，轻度触痛，无活动性。双侧腰背部无抬举痛，双下肢无水肿。

WBC 9.5×10^9/L，N 0.664，PLT 221×10^9/L，TP 75.2g/L，ALB 38.7g/L，TBIL 21.5μmol/L，DBIL 12μmol/L，ALP 203U/L，γ-Gt 318U/L，PA 89mg/L，ChE 3424U/L，AST 23.5U/L，ALT 18.5U/L，CA19-9 24U/ml。

CT（2019-10-17，湖南省人民医院）：肝轮廓清，表面欠清整，左肝萎缩，右肝肥大，尾状叶肥大。左肝、尾状叶左段、肝右后叶胆管中度至重度扩张，充填胆石（图 2-16-1）。胆总管内径约 1cm，无胆石。胆囊未见，脾大 7 个肋单元，肝圆韧带途径狭窄（图 2-16-2），无腹水。下腹部显示巨大囊性肿块，约 18cm × 20cm × 25cm，占据下腹部及盆腔（图 2-16-3）。

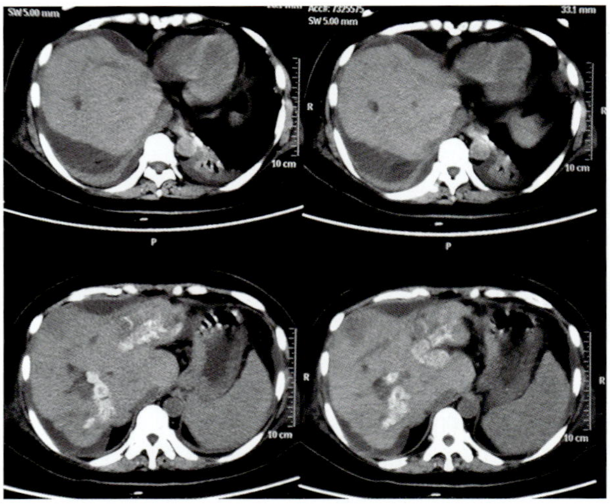

图 2-16-1　CT：显示左肝、肝右后叶胆管扩张，充填胆石

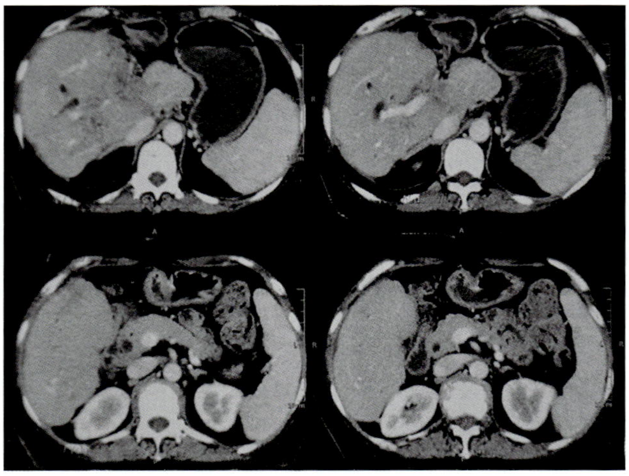

图 2-16-2　CT 增强扫描（静脉期）：显示肝左管细小

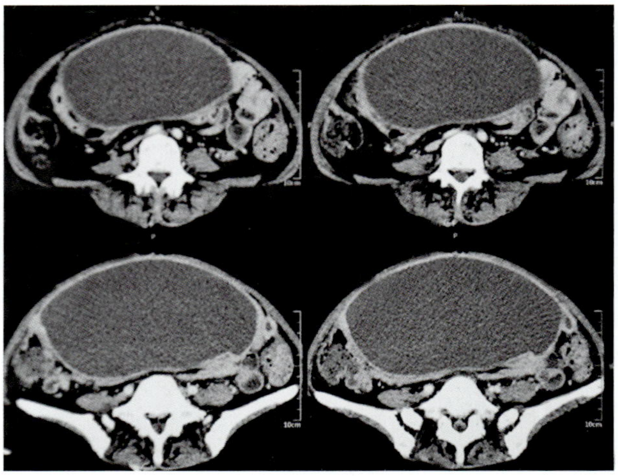

图 2-16-3　CT：显示下腹部巨大囊状肿块

【术前诊断】

1. 残留肝胆管结石。S：S_2、S_3、S_4、S_1、S_6、S_7；St：CHD、肝左外叶胆管（LHLD）、RPBD；A：无；C：胆汁性肝硬化、门静脉高压症、肝肥大 - 萎缩征（肝左外叶萎缩，右肝肥大、尾状叶左段肥大）、高位 AOSC。

2. 卵巢囊肿。

【手术过程】

1. 择期，平仰卧位，全身麻醉，取“大奔”形切口（图 2-16-4）入腹。见：无腹水，腹膜无癌性结节，无静脉曲张。肝呈暗棕色，肝左外叶萎缩纤维化，右肝肥大，肝质地稍硬，可扪及明显结石感，尤以左肝、尾状叶左段及肝右后叶为显著；肝方叶无增大，左肝前纵沟狭窄。肝外胆管外径约 1cm，无结石感，肝左管被肝方叶掩盖。胆囊未见，胰头不大，脾稍大；下腹部肿块为囊性，大小如 CT 所示。

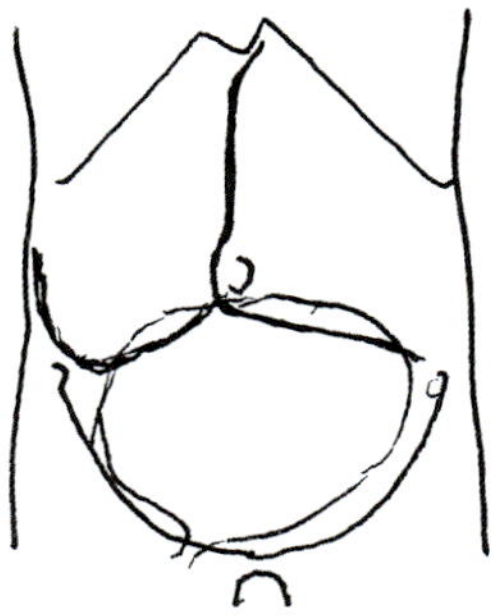

图 2-16-4　手术切口示意图

2. 离断肝周粘连及韧带，游离肝左外叶。不能安置 Pringle 止血带，钳夹、切除肝左外叶约 3cm × 3cm × 3cm。

3. 用“四边法”切开肝外胆管，内径约 1cm，远端通过 3 号胆道扩张器头，显示肝左外叶胆管口内径约 0.3cm。

4. 切开肝左管，完成肝左外叶胆管与肝左内叶胆管内吻合。

（1）分离肝方叶基部，显现肝右管，外径约 0.6cm。

（2）经左肝断面肝左外叶胆管残端插入长弯钳达肝左管做引导（图 2-16-5），用“四边法”切开肝左管，发现肝左外叶胆管与肝左内叶胆管平行，并开口于肝左内叶胆管。

（3）做肝左外叶、内叶胆管内吻合，使其口径从 0.3cm 扩大到 2cm（图 2-16-6），直视下清除肝左外叶胆管、尾状叶左管及肝左内叶胆管结石。

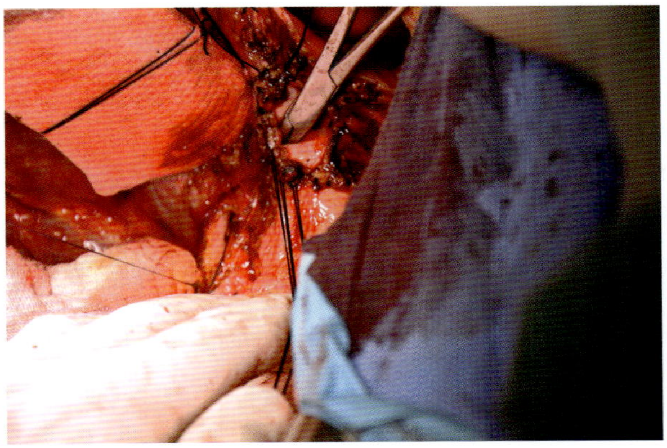

图 2-16-5　线牵引处为肝左外叶胆管残端

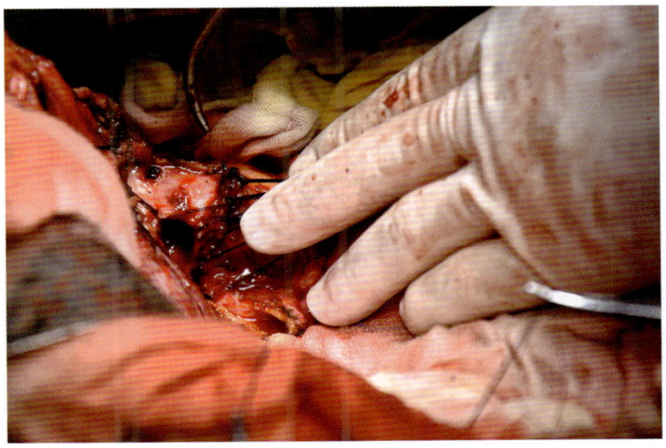

图 2-16-6　中指尖处为肝左外叶、肝左内叶胆管内吻合口

5. 经胆囊床途径“四边法”切开肝右后叶胆管，使其内径从 0.5cm 达 1.1cm（图 2-16-7），清除部分胆石后，配合硬性输尿管镜钬激光清除肝右后叶胆管内残留结石。

6. 横断胆总管，拼合组成肝胆管盆，内径达 4cm。

7. 由妇科医师完成卵巢囊肿切除，囊肿积脓性液体 2000ml。

8. 提取桥袢空肠，完成内吻合口改良盆式 Roux-en-Y 术。

9. 逐层关腹。手术历时 6 小时，失血量约 500ml，术中输注浓缩红细胞 3 个单位，取出胆石约 85g，安返病房。

10. 本例手术绘图见图 2-16-8。

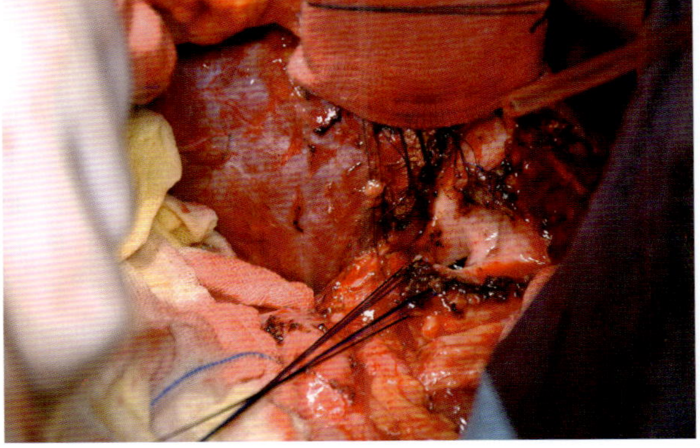

图 2-16-7　拉钩处为肝右后叶胆管

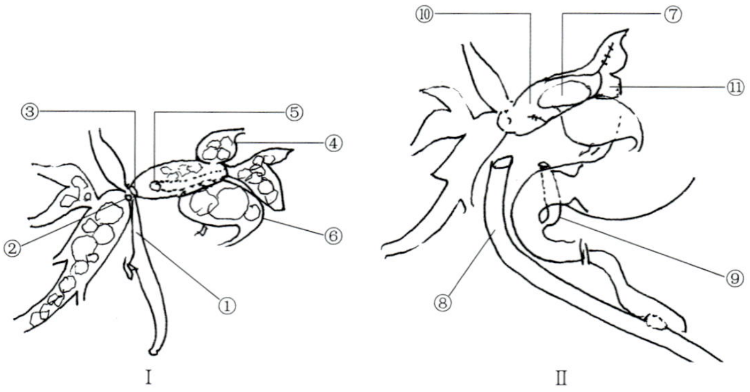

图 2-16-8　**手术示意图**

Ⅰ. 术前；Ⅱ. 术后

①肝总管；②肝右后叶胆管口；③肝左管口；④肝左内叶胆管；⑤肝左外叶胆管；⑥尾状叶左管；⑦肝左内叶、外叶胆管内吻合口；⑧桥袢空肠；⑨胆总管远段；⑩肝胆管盆；⑪肝左外叶残端

【术后诊断】

1. 残留肝胆管结石。S：S_2、S_3、S_4、S_1、S_6、S_7；St：CHD、LHD、LLBD、S_1、RPBD；A：肝左管缺如，LLBD 汇入 LIBD；C：胆汁性肝硬化、门静脉高压症、肝肥大 - 萎缩征（肝左外叶萎缩，右肝肥大、尾状叶左段肥大）、高位 AOSC。

2. 卵巢囊肿，继发感染、积脓。

【实施的手术】施行肝左外叶切除及内吻合改良盆式 Roux-en-Y 术；卵巢囊肿（右）切除。

【术后】无胆漏、出血、肝功能不全、腹腔脓肿等并发症；复查 CT 显示肝右后叶终末胆管少许残石。

【讨论】

（一）胆管狭窄

本例系多级胆管狭窄，包括一级肝门胆管狭窄，如肝总管、肝左管口、肝右管口为壁源性、环状、真性、良性狭窄；二级肝门胆管狭窄，如肝左外叶胆管口为壁源性、环状、真性、良性狭窄，肝左内叶胆管口为壁源性、环状、良性、真性狭窄；三级肝门胆管狭窄，如尾状叶左管口为壁源性、环状、真性、良性狭窄。

（二）解除狭窄的难点

1. 多级胆管狭窄，不能放置 Pringle 止血带。
2. 弥散性全肝结石。
3. 并发肝肥大 - 萎缩征、胆汁性肝硬化、门静脉高压症。
4. 合并巨大卵巢囊肿及感染。

（三）解除狭窄的方法

1. 足够宽大的切口，托出肝。
2. 切除纤维萎缩的肝左外叶。
3. 经胆总管途径用“四边法”切开胆总管、肝总管。
4. 经不保留肝左外叶胆管途径、顺行肝圆韧带途径切开肝左管、肝左管口，逆行切开肝左外叶胆管。
5. 做肝左外叶、内叶胆管内吻合。
6. 经胆囊床途径切开肝右后叶胆管。
7. 横断胆总管，组成肝胆管盆，完成内吻合改良盆式 Roux-en-Y 术。

（四）相关外科手术技术

本例采用一条特殊途径，即不保肝门静脉左支的肝左外叶胆管途径，使用时宜注意以下几点。

1. 开放入肝血流，切除肝左外叶。
2. 本例肝左内叶亦显示萎缩，多次试夹肝左外叶胆管口，肝左内叶无缺血分界线。

3. 本例肝左外叶胆管异位开口于肝左内叶，而且管径纤细，提示经肝圆韧带途径纤细，一级肝门内陷，故采取经左肝断面插入弯钳达肝左外叶胆管做引导，顺行予以切开肝左内叶胆管、肝左外叶胆管。

4. 做肝左外叶、肝左内叶胆管内吻合。

病例 17：全肝结石、一级肝门狭窄，施行内吻合改良盆式 Roux-en-Y 术

【病史】患者，女，69 岁。间断发作右上腹痛 60 年，复发加重 10 天。

T 36.5℃，R 20 次 / 分，P 60 次 / 分，BP 105/69mmHg。神清合作，无黄疸。心律齐、无杂音，双肺呼吸音清。腹平，浅静脉无曲张。腹壁软，剑突右下方压痛，叩击右肝区示心窝部疼痛，无胃振水音，无腹水征，未触及肝、胆囊、脾。双侧腰背部无抬举痛，双下肢无水肿。

WBC 5.02 × 10^9/L，N 0.639，PLT 195 × 10^9/L，TP 64.9g/L，ALB 38.6g/L，TBIL 9.2μmol/L，DBIL 2.5μmol/L，AST 33.2U/L，ALT 27.5U/L，ALP 179U/L，γ-Gt 297U/L，PA 236mg/L，ChE 5503U/L，CA19-9 13.5U/ml。

CT（2019-11-24，湖南省人民医院）：肝轮廓清，表面光整，肝形态、比例无明显失衡。肝内胆管中度至重度扩张，均充填胆石（图 2-17-1）。胆总管内径约 1.3cm，亦充填胆石。胰管无扩张，脾大 5 个肋单元。

MRCP（2019-11-25，湖南省人民医院）：肝内、外胆管重度扩张，肝左管内径达 2cm，胆总管内径 1.3cm，其内均充填胆石（见图 2-17-2）。肝右管口、肝右前叶及肝右后叶胆管口狭窄。胆囊横置，约 5cm × 3cm。脾不大，无腹水。

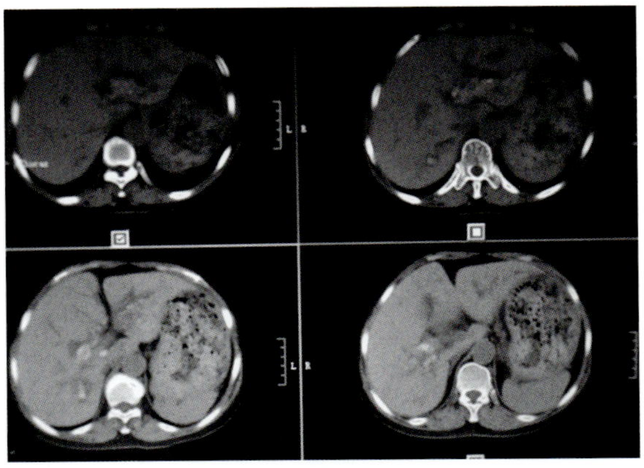

图 2-17-1　CT：肝内胆管扩张，充填胆石

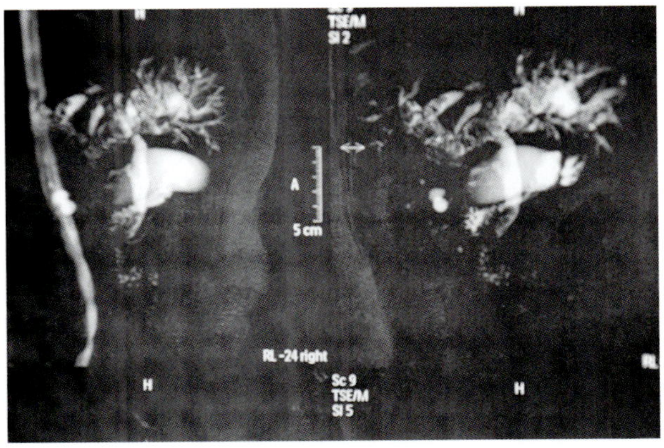

图 2-17-2　MRCP：显示肝内胆管重度扩张，肝外胆管纤细

【术前诊断】肝胆管结石。S：S_2、S_3、LHD、S_5、S_8、S_6、S_7、CHD、CBD、G；St：LHD、RABD、RPBD；A：肝右管缺如；C：胆汁性肝硬化。

【手术过程】

1. 择期，平仰卧位，全身麻醉，取右上腹“反 L”形切口（图 2-17-3）入腹。见：无腹水，腹膜上无癌性结节，大网膜无静脉曲张。肝色泽棕红，表面光整，肝形态、比例无失衡，质地稍硬，各叶明显结石感。胆囊约 6cm × 3cm，亦具结石感。肝外胆管约 1.3cm，充填胆石。胰头不大，质软，脾不大。

2. 离断肝周粘连、韧带，膈下填塞纱布垫托出肝，安置 Pringle 止血带，切除胆囊。

3. 横断肝桥，切除肝方叶，显现肝左管、肝左内叶及外叶胆管（图 2-17-4），用“四边法”沿肝圆韧带途径切开肝外胆管、肝左管口、肝左管、肝左内叶胆管，逐一清除其内胆石及肝左外叶胆管胆石，至结石感消失。

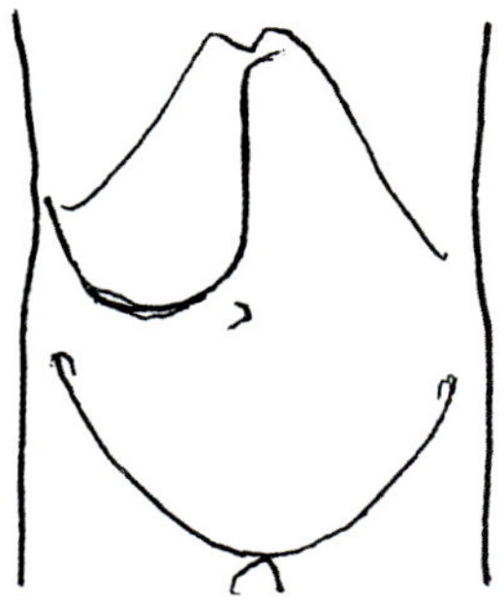

图 2-17-3　手术切口示意图

（1）延长腹壁切口，托出肝，安置 Pringle 止血带。
（2）做肝左管、肝左外叶上段胆管内吻合，使其内径达 2.5cm。
（3）直视下清除 S_2 内结石。
（4）经胆囊床途径切开肝右前叶下段胆管，直视下清除肝右前叶下段及肝右后叶终末胆管结石。
（5）横断胆总管，组成肝胆管盆，内径达 4.5cm（图 2-18-4）。

5. 提取桥袢空肠，完成改良盆式 Roux-en-Y 术。
6. 逐层关腹。手术历时 4 小时，失血量 100ml，取出胆石约 80g（图 2-18-5），安返病房。
7. 本例手术绘图见图 2-18-6。

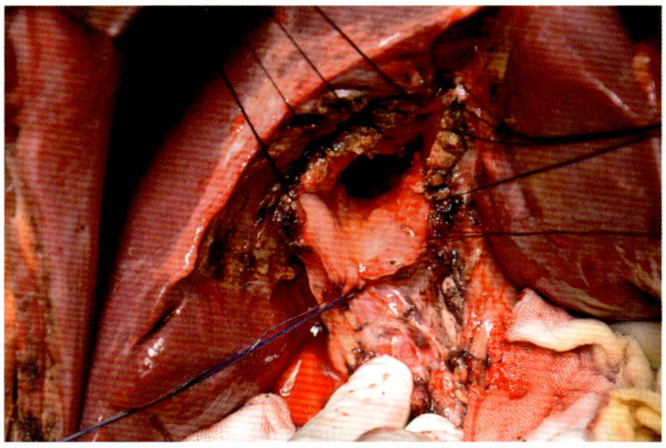

图 2-18-4　线牵引处为肝胆管盆

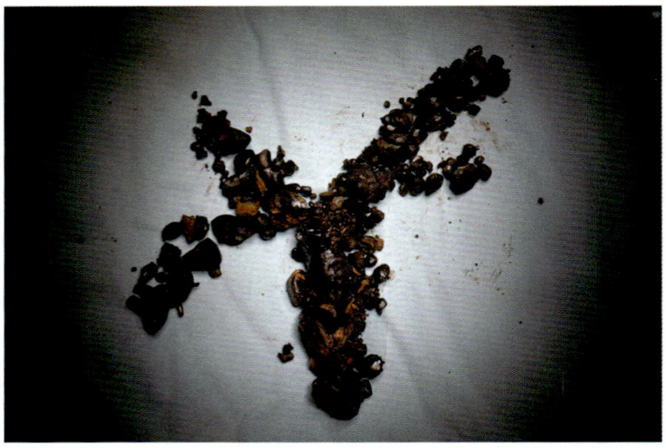

图 2-18-5　胆石

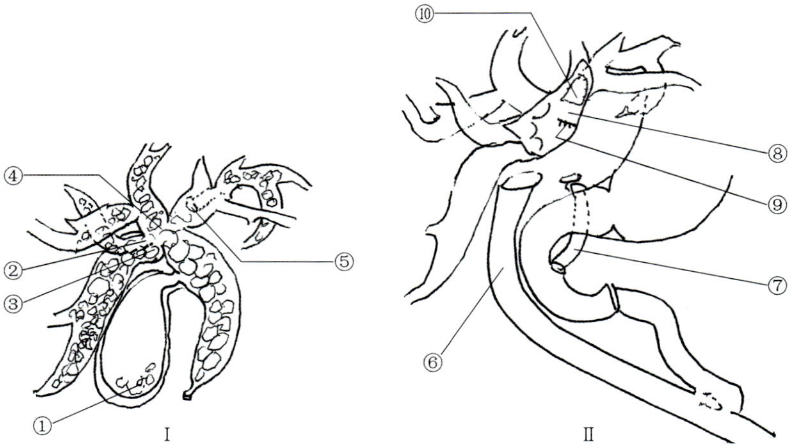

图 2-18-6　手术示意图
Ⅰ. 术前；Ⅱ. 术后
①胆囊结石；②肝右前叶下段胆管；③肝右后叶胆管口；④肝右前叶胆管；⑤肝左外叶上段胆管口；⑥桥袢空肠；⑦胆总管远段；⑧肝胆管盆；⑨肝左管下切缘与肝总管左切缘拼合；⑩肝左管与肝左外叶上段胆管内吻合口

【术后诊断】肝胆管结石。S：全肝；St：CBD、S_2、S_6；A：无；C：胆汁性肝硬化、门静脉高压症、结石性胆囊炎、AOSC。

【实施的手术】经肝圆韧带途径、胆囊床途径，施行内吻合改良盆式 Roux-en-Y 术。

【术后】无胆漏、出血、败血症、肝功能不全等并发症，复查 CT 无胆石残留。

【讨论】

（一）胆管狭窄

本例胆管狭窄表现在肝左外叶上段胆管口、肝右前叶下段胆管口及胆总管口，均为壁源性、环状、炎性、真性、良性狭窄，前二者为高位胆管狭窄。

（二）解除狭窄的难点

1. 肝胆管结石病程长达 40 年，并且结石弥散全肝。
2. 胆管狭窄为多级胆管、肝内外胆管狭窄并存。
3. 胆管狭窄并发胆汁性肝硬化、肝肥大 - 萎缩征。
4. 合并结石性胆囊炎、AOSC。

（三）解除狭窄的方法

1. 足够宽大的切口，膈下填塞纱布垫，托出肝。
2. 安置 Pringle 止血带。
3. 经由逆行胆总管途径、肝圆韧带途径、胆囊床途径，先后做肝左管、S_2 内吻合，施行内吻合改良盆式 Roux-en-Y 术。

（四）相关外科手术技术

施行肝左管、肝左外叶胆管内吻合时，注意以下几点。

1. 充分游离肝左外叶。
2. 安置 Pringle 止血带。
3. 经肝圆韧带途径充分切开肝左管、肝左内叶胆管，显现肝左外叶胆管口。
4. 直视下做肝左管、肝左外叶上段胆管切开，切缘用 4-0 薇乔线间断缝合。

病例 19：肝胆管结石、高位胆管狭窄，施行内吻合改良盆式 Roux-en-Y 术

【病史】患者，女，74 岁。间断发作右上腹痛 50 年，复发加重 30 天。

T 36.7℃，R 20 次 / 分，P 78 次 / 分，BP 118/75mmHg。神清合作，无黄疸。心律齐，双肺呼吸音清。腹平，浅静脉无曲张；腹壁软，剑突右下方压痛，叩击右肝区示心窝部疼痛，未触及肝、胆囊、脾，无胃振水音，腹水征（－）。双下肢无水肿。

WBC 4.62 × 10^9/L，N 0.632，PLT 127 × 10^9/L，TP 70g/L，ALB 42g/L，TBIL 15μmol/L，DBIL 4.3μmol/L，AST 41U/L，ALT 26.4U/L，ALP 177U/L，γ-Gt 143U/L，PA 213mg/L，ChE 5680U/L，CA19-9 14.8U/ml。

MRCP（2019-11-08，湖南省人民医院）：肝内、外胆管中度扩张，充填胆石，以肝右后叶和前叶胆管、肝左管、肝左外叶胆管为显著（图 2-19-1）。

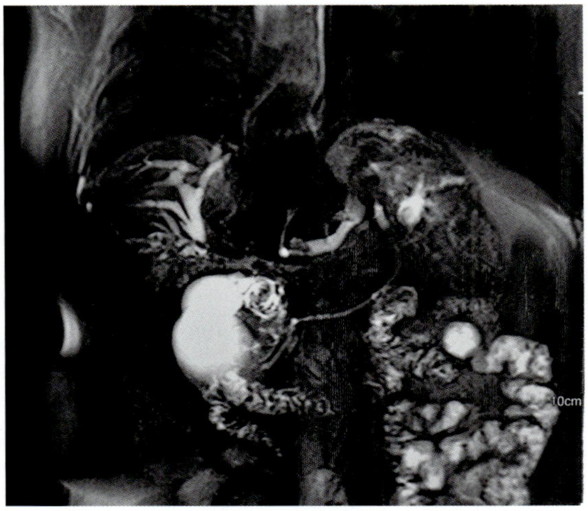

图 2-19-1　MRCP：显示肝内、外胆管中度扩张，充填胆石

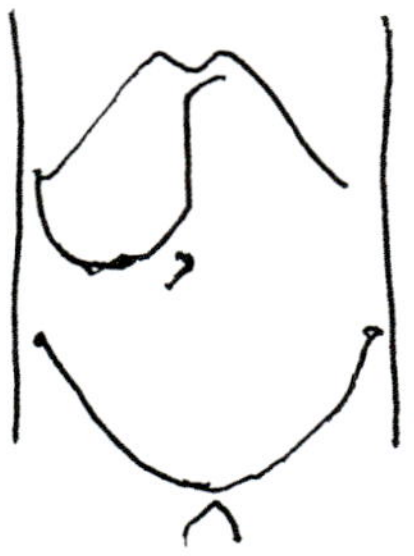

图 2-19-2 手术切口示意图

【术前诊断】肝胆管结石。S：S_5、S_8、S_6、S_7、S_2、S_3、LHD；St：LHD、RABD、LLBD；A：肝右管缺如；C：肝肥大-萎缩征（尾状叶肥大、肝左外叶萎缩）、胆汁性肝硬化。

【手术过程】

1. 择期，平仰卧位，全身麻醉，取右上腹“反L鱼钩”形切口（图 2-19-2）入腹。见：无腹水，腹膜上无癌性结节。肝色泽棕红，表面光整，尾状叶肥大，肝左外叶较萎缩，肝质地稍硬，肝左外叶及右肝明显结石感。胆囊约 9cm × 3.5cm，无结石感。胆总管外径约 1.8cm，明显结石感。脾不大，胰头软。

2. 离断肝周粘连，托出肝，游离切除胆囊（图 2-19-3），安置 Pringle 止血带。

3. 离断肝桥，切除肝方叶，敞开左肝前纵沟，显现肝左管，用“四边法”切开肝总管、肝左管口、肝左管及肝左内叶胆管，其内径分别为 1.8cm、0.7cm、1.5cm、1cm，先后清除其内胆石，做肝左管与肝左外叶胆管内吻合，使其口径从 0.7cm 达 1.5cm，直视下清除肝左外叶上、下段胆管内结石（图 2-19-4）。

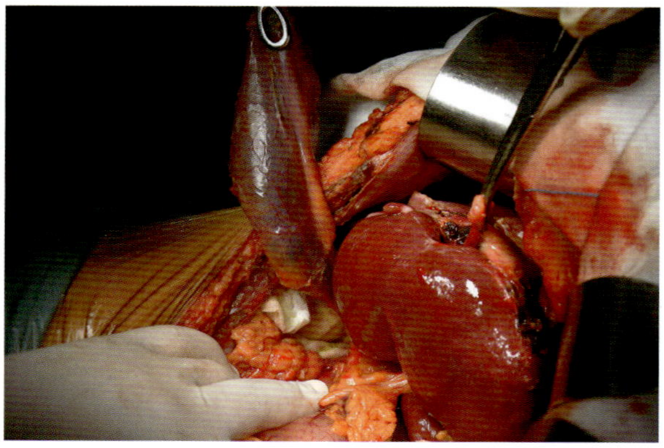

图 2-19-3 环钳夹持胆囊

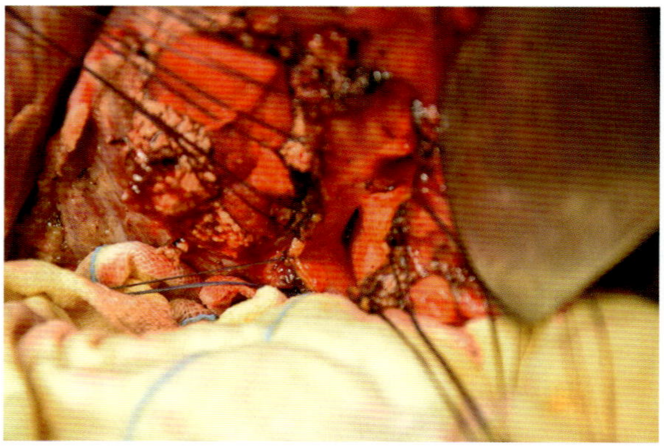

图 2-19-4 线牵引处为已切开的胆管

4. 沿胆囊床途径切开肝右前叶、后叶胆管口，直视下清除其内胆石。

5. 横断胆总管，拼合组成肝胆管盆，内径达 4cm。

6. 提取桥袢空肠，完成改良盆式 Roux-en-Y 术。

7. 逐层关腹。手术历时 4 小时，失血量约 50ml，取出胆石 38g，安返病房。

8. 本例手术绘图见图 2-19-5。

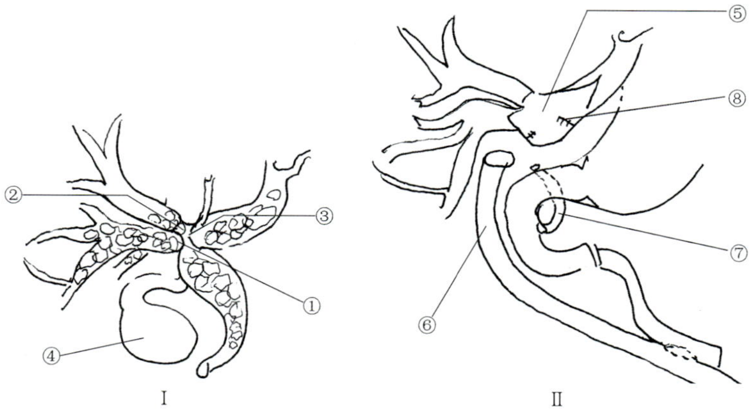

图 2-19-5 手术示意图

Ⅰ. 术前；Ⅱ. 术后

①肝右后叶胆管；②肝右前叶胆管；③肝左管口；④胆囊；⑤肝胆管盆；⑥桥袢空肠；⑦胆总管远段；⑧肝总管左切缘与肝左管下切缘拼合

【术后诊断】肝胆管结石。S：S_5、S_8、S_6、S_7、S_2、S_3、LHD；St：LHD、RABD、LLBD；A：肝右管缺如；C：肝肥大 - 萎缩征（尾状叶肥大、肝左外叶萎缩）、胆汁性肝硬化。

【实施的手术】经胆囊床途径、肝圆韧带途径，施行内吻合改良盆式 Roux-en-Y 术。

【术后】无胆瘘、出血、肝功能不全等并发症；复查 CT 无胆石残留，恢复平顺。

【讨论】

（一）胆管狭窄

本例胆管狭窄表现为肝左管、肝左外叶胆管的壁源性、炎性、环状、真性、良性狭窄；肝右前叶、后叶胆管为壁源性、炎性、环状、相对性、良性狭窄。

（二）解除狭窄的难点

本例患者年龄大、结石弥散、狭窄多处，尤以肝左外叶胆管的狭窄解除困难。

（三）解除狭窄的方法

1. 经肝圆韧带途径、胆囊床途径，做肝左管、肝左外叶胆管内吻合。
2. 施行内吻合改良盆式 Roux-en-Y 术。

（四）相关外科手术技术

施行肝左管与肝左外叶胆管内吻合时，需注意以下几点。

1. 充分敞开左肝前纵沟，显现肝左管。
2. 安置 Pringle 止血带，游离肝左外叶。
3. 用“四边法”经肝圆韧带途径切开肝左管口、肝左管、肝左外叶胆管。
4. 用 4-0 Prolene 线做肝左管、肝左外叶胆管内吻合，使其内径达 1.5cm。
5. 胆管内外配合，直视下清除胆石，至内外结石感消失。

病例 20：全肝胆管结石，合并左、右二级肝门狭窄，施行内吻合改良盆式 Roux-en-Y 术

【病史】患者，女，49 岁。间断发作右上腹痛 20 多年，复发伴发热 3 天。2019 年 1 月患者因肝内、外胆管结石施行 ERCP、胆道清理、ENBD。

T 36.5℃，R 20 次 / 分，P 85 次 / 分，BP 128/75mmHg。神清，无黄疸，心、肺正常。腹平、软，剑突右下方压痛，叩击右肝区（+），无胃振水音，未触及肝、胆囊、脾，腹水征（－）。双下肢无水肿。

WBC 13.97×10^9/L，N 0.865，PLT 274×10^9/L，TBIL 7.1μmol/L，DBIL 1.7μmol/L，TP 62.8g/L，ALB 37.2g/L，AST 17.9U/L，ALT 11.2U/L，PA 171mg/L，ChE 4958U/L，ALP 196U/L，γ-Gt 160U/L，C-12（－），CA19-9 138.6U/ml。

CT（2019-10-24，湖南省人民医院）：肝内、外胆管重度扩张（以肝右前叶、肝左内叶为显著），充填大量胆石（图 2-20-1）。左肝萎缩、右肝肥大，无积气。肝外胆管内径约 1.8cm，亦积石。胆囊无增大，无胆石。脾大 6 个肋单元，无腹水。

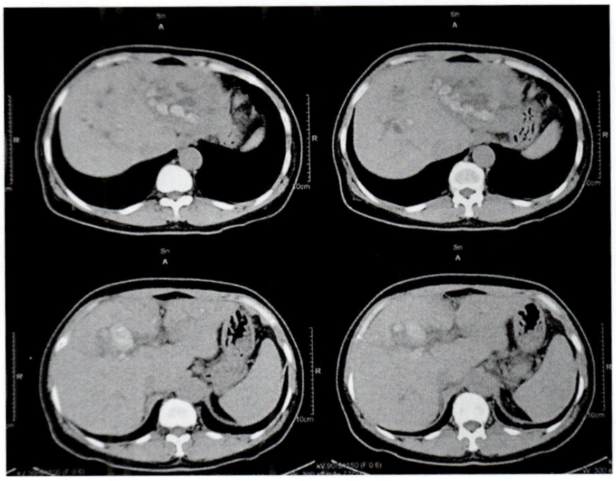

图 2-20-1　CT：显示肝内胆管重度扩张，充填胆石

MRI（2019-10-26，湖南省人民医院）：肝形态欠规范，左肝体积缩小，实质内未见明显异常信号灶。肝内、外胆管明显扩张，充填大小不等结节状 T_2WI 低信号灶，较大者约 3.6cm×3.1cm（图 2-20-2）。胆囊细小，内无明显异常信号灶。胰、脾形态及信号无明显异常，无腹水。

MRCP：肝内、外胆管显影清晰，管腔内见明显充填缺损，主胰管无扩张（图 2-20-3）。

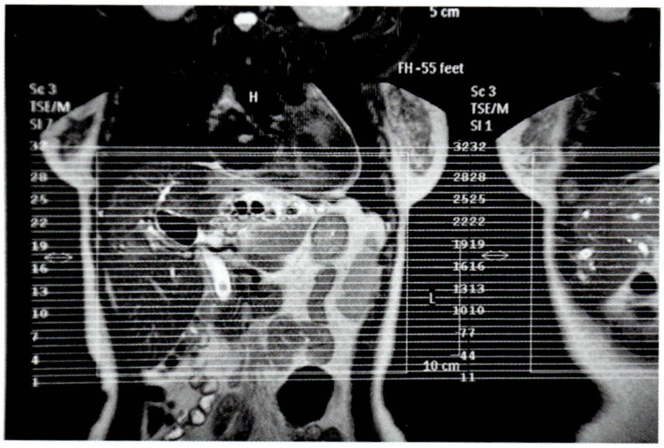

图 2-20-2　MRI：显示肝内、外胆管显著扩张，充填胆石

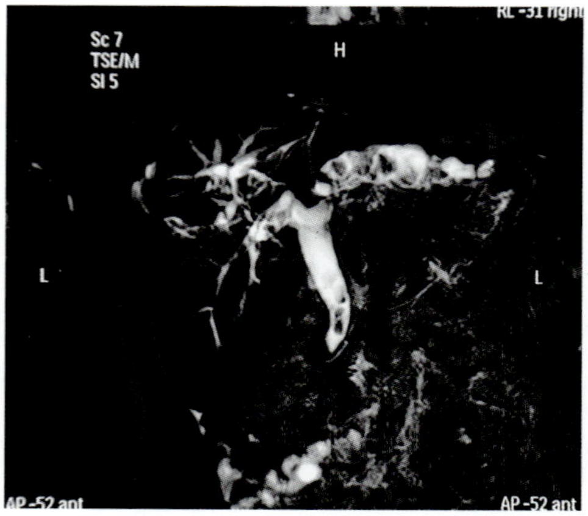

图 2-20-3　MRCP：显示肝内、外胆管扩张，充填胆石

【术前诊断】肝胆管结石，PTCD 后。S：S_5、S_6、S_8、S_7、S_2、S_3、S_4、S_1、CBD；St：LHD、RABD；A：无；C：胆汁性肝硬化、门静脉高压症、高位 AOSC、肝肥大 - 萎缩征（右肝肥大、左肝萎缩）。

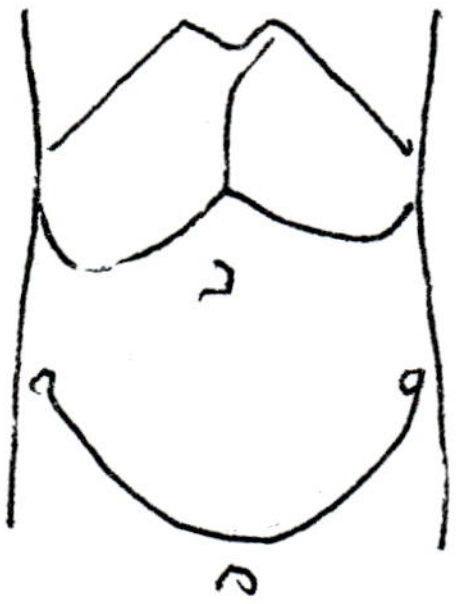

图 2-20-4　手术切口示意图

【手术过程】

1. 择期，平仰卧位，全身麻醉，取“大奔”形切口（图 2-20-4）入腹。见：无腹水，腹膜上无癌性结节，大网膜上无静脉曲张。右肝棕红色、肥大，可扪及明显结石感；肝左外叶呈轻度纤维化萎缩，呈明显结石感，肝左内叶萎缩。胆囊约 6cm × 3cm。肝外胆管约 1.8cm，可扪及少许结石感。肝十二指肠韧带无门静脉海绵样变。胰头不大，脾无肿大。

2. 切除胆囊，安置 Pringle 止血带，用“四边法”切开胆总管（图 2-20-5），胆汁墨绿色，无黏液冻，取出胆总管结石 3 枚。

3. 阻断入肝血流，横断肝桥，切除肝方叶，显现肝左管。

4. 沿肝圆韧带途径切开肝左管口、肝左管、肝左外叶胆管，显现其胆管内径分别为 0.7cm、2cm、1cm，清除其内胆石。继续切开肝左外叶胆管，使其内径达 2cm，清除肝左外叶胆管内胆石（图 2-20-6），并经肝左外叶上段结石感途径清除其内胆石，与肝左管沟通，缝闭肝左外叶上段胆管切口。

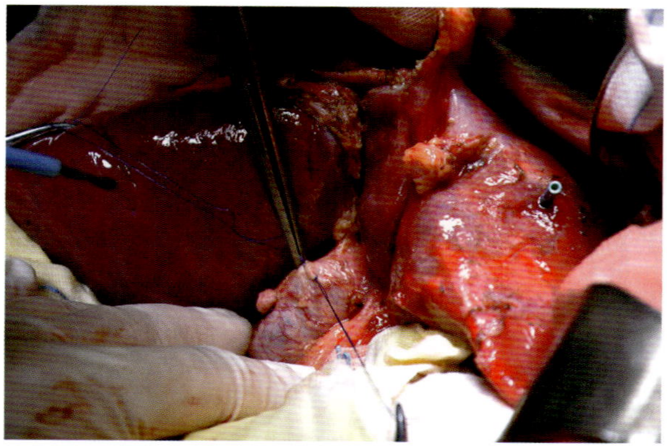

图 2-20-5　镊子尖处为胆总管

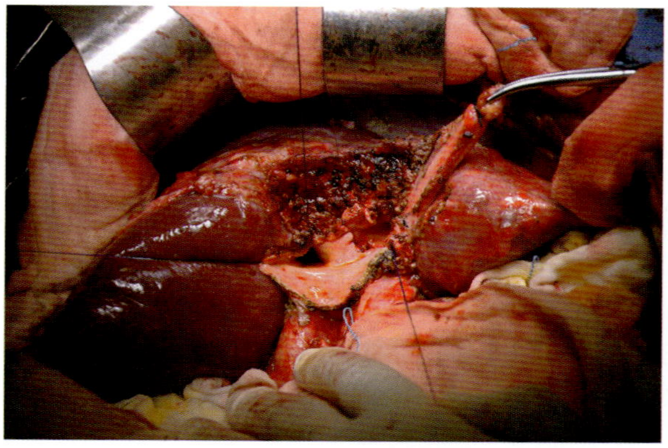

图 2-20-6　图右下方线牵拉处为肝左外叶胆管

5. 经胆囊床途径切开肝右前叶胆管、肝右前叶下段胆管，直视下整块移除其内胆石，显现其胆管腔径达 3cm（图 2-20-7）。

6. 经肝右前叶上段胆管结石感途径切开肝右前叶上段胆管终末段，清除其内胆石，并与肝右管沟通后，缝闭胆管。

7. 横断胆总管，拼合组成肝胆管盆，内径达 4.5cm（图 2-20-8）。

8. 提取桥袢空肠，完成改良盆式 Roux-en-Y 术。

9. 本例手术绘图见图 2-20-9。

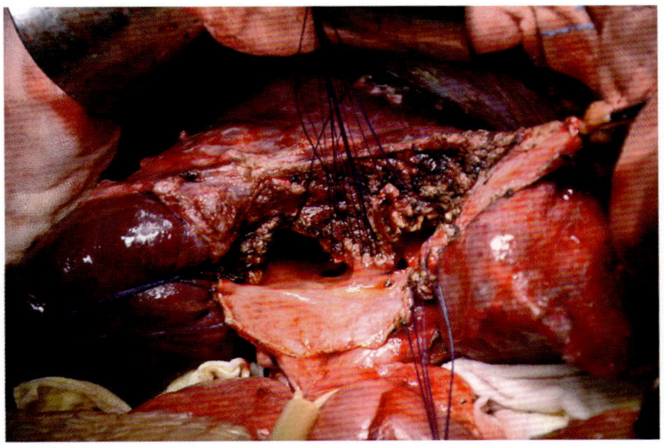

图 2-20-7　线牵引处为切开肝右管、肝右前叶胆管

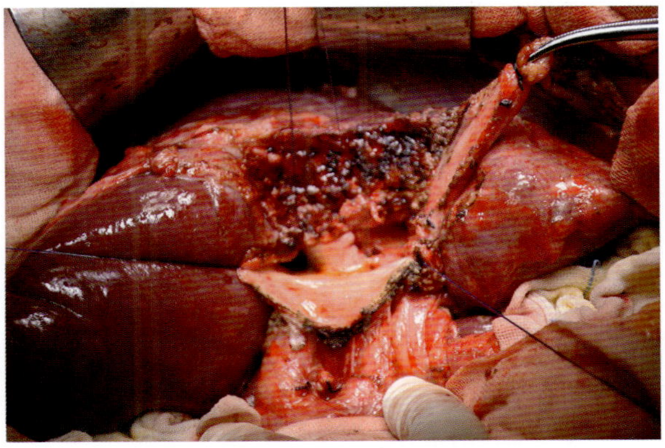

图 2-20-8　线牵引处为肝胆管盆

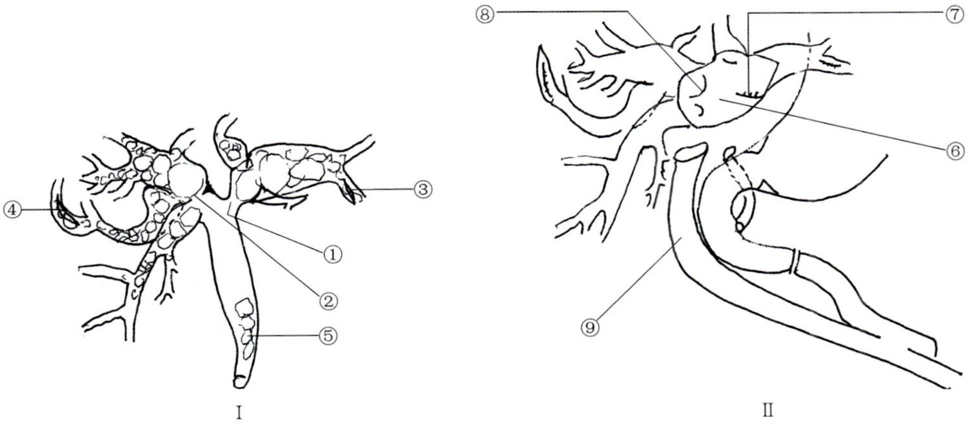

图 2-20-9　手术示意图

Ⅰ. 术前；Ⅱ. 术后

①肝左管口；②肝右前叶胆管；③肝左外叶上段胆管切口；④肝右前叶下段胆管切口；⑤胆总管结石；⑥肝胆管盆；⑦肝总管与肝左管下切缘拼合；⑧肝右前叶胆管切开；⑨桥袢空肠

【术后诊断】肝胆管结石，PTCD 后。S：S_5、S_6、S_8、S_7、S_2、S_3、S_4、S_1、CBD；St：LHD、RABD；A：无；C：胆汁性肝硬化、门静脉高压症、高位 AOSC、肝肥大 - 萎缩征（右肝肥大、左肝萎缩）。

【实施的手术】经肝圆韧带途径、胆囊床途径，施行改良盆式 Roux-en-Y 术。

【术后】无胆漏、出血、肝功能不全等并发症；复查 CT 无胆石残留，恢复平顺。

【讨论】

（一）胆管狭窄

本例胆管狭窄表现在肝左管口、肝右前叶胆管口，以及左肝二级肝门狭窄，实际是左肝、右肝二级肝门的狭窄，其狭窄为环状、壁源性、良性、真性狭窄。

（二）解除狭窄的难点

1. 左肝、右肝二级肝门狭窄，弥散全肝结石。

2. 并发胆汁性肝硬化、门静脉高压症，以及肝肥大 - 萎缩征。

（三）解除狭窄的方法

1. 宽大的腹部切口（Y 形切口），安置 Pringle 止血带。

2. 采取肝圆韧带途径，内吻合切开左肝二级肝门狭窄；采取经胆囊床途径切开肝右前叶胆管及肝右前叶下段胆管。

3. 拼合组成肝胆管盆，完成盆式 Roux-en-Y 术。

（四）相关外科手术技术

1. 解除左肝二级肝门狭窄时，注意：①横断肝桥，切除肝方叶，经肝圆韧带途径逆行切开肝左管口、肝左管；②用“四边法”切开肝左内叶胆管、肝左外叶胆管，内吻合肝左内叶、外叶胆管，使其内径达 2cm。

2. 解除肝右前叶胆管狭窄时，注意：①先经肝圆韧带途径切开肝左管；②再经胆囊床途径切开肝右管、肝右前叶胆管及肝右前叶下段胆管，使其胆管口径达 3cm。

病例 21：肝胆管结石合并多级胆管狭窄，经胆囊床途径、肝圆韧带途径，施行改良盆式 Roux-en-Y 术

【病史】患者，女，77 岁。发现肝胆管结石 40 年，复发加重右上腹痛 3 天。

T 36.6℃，R 20 次 / 分，P 108 次 / 分，BP 130/70mmHg。神清合作，皮肤、巩膜无黄疸。心律齐、无杂音，双肺呼吸音清。腹平，剑突右下方压痛，叩击右肝区示心窝部不适。腹壁软，未触及肝、胆囊、脾，无胃振水音，腹部无移动性浊音。双下肢无水肿。

WBC 6.41 × 10^9/L，N 0.803，PLT 129 × 10^9/L，Hb 104g/L，TP 52.2g/L，ALB 33.5g/L，TBIL 18.9μmol/L，DBIL 11μmol/L，PA 95mg/L，ChE 4472U/L，AST 17U/L，ALT 21U/L，ALP 144U/L，γ-Gt 321U/L，CA19-9 14U/ml。

CT（2019-10-25，湖南省人民医院）：肝轮廓清，表面光整，肝左外叶萎缩、右肝肥大。肝总管上段以上胆管重度扩张，其内充填大量胆石，较大者 3.6cm × 3.3cm（图 2-21-1）。胆囊大，壁不厚，无结石（图 2-21-2）。主胰管无扩张，脾无大。

MRCP（2019-10-25，湖南省人民医院）：胆总管上段以上胆管重度扩张，充填大量胆石（图 2-21-3）。胆囊约 6cm × 3cm，无胆石。胰管无扩张。

【术前诊断】肝胆管结石。S：全肝；St：CBD、RPBD、LLBD；A：无；C：胆汁性肝硬化、肝肥大 - 萎缩征（肝左外叶萎缩、右肝肥大）。

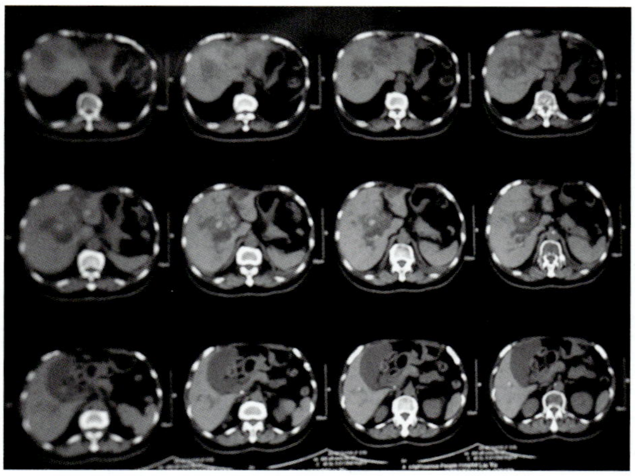

图 2-21-1 CT：显示肝内胆管扩张，充填胆石

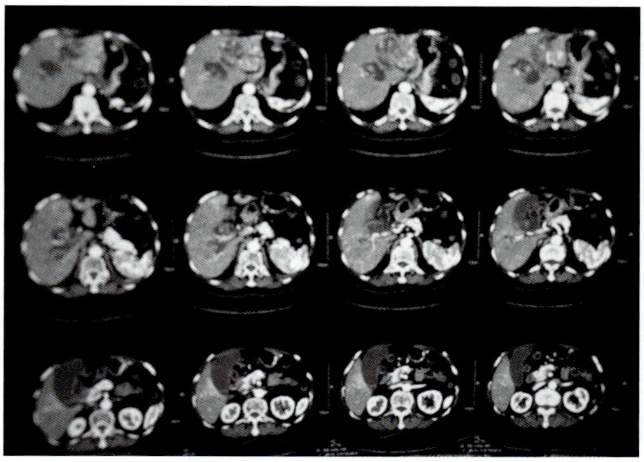

图 2-21-2 CT 增强扫描（静脉期）：无门静脉海绵样变

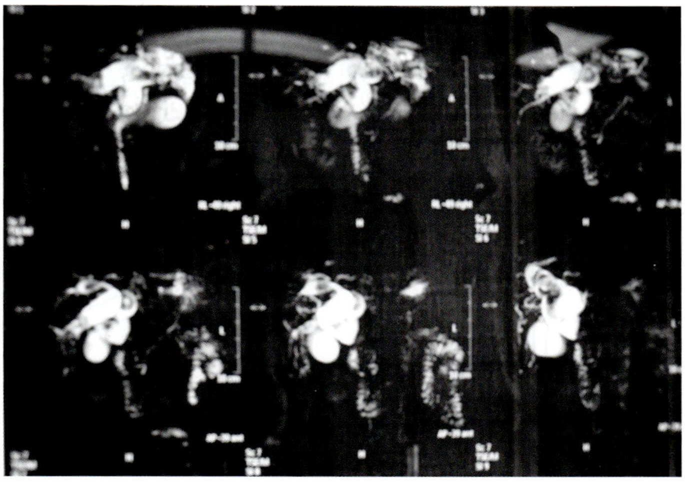

图 2-21-3　MRCP：显示肝外胆管纤细，肝内胆管重度扩张，一级肝门狭窄

【手术过程】

1. 择期，平仰卧位，全身麻醉，右上腹“反 L 鱼钩”形切口（图 2-21-4）入腹。见：无腹水，腹膜上无癌性结节。肝呈棕红色，右肝肥大、表面光整，肝左外叶纤维萎缩，肝质地稍硬，各肝叶明显结石感。肝外胆管外径约 3cm，结石感亦明显。胆囊约 9cm × 4cm，壁不厚，无结石感。胰头不大，脾大小正常。

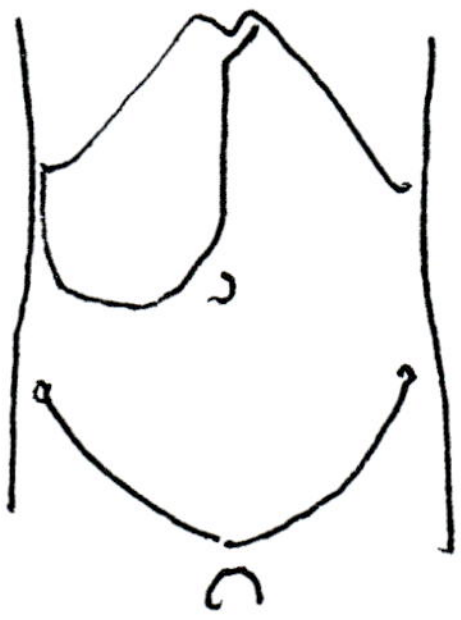

图 2-21-4　手术切口示意图

2. 离断肝周粘连，托出右肝，安置 Pringle 止血带，移除胆囊。

3. 用“四边法”切开肝总管上段、肝总管、肝左管口、肝左管，清除其内胆石，显示后二者胆管壁厚约 0.2cm、0.3cm，其胆管内径分别为 2cm、3cm、0.6cm、3cm。肝左外叶胆管狭窄，内径约 0.5cm，壁厚，胆管内胆石嵌顿。阻断入肝血流，切除肝左外叶。

4. 用“四边法”经胆囊床途径切开肝右管、肝右前叶胆管口，其内径分别为 2.5cm、0.7cm，清除局部胆管内胆石。阻断入肝血流，切开肝右前叶下段胆管，其内径达 1.8cm，直视下清除其内胆石，至局部内、外结石感消失。

5. 缝闭左肝断面胆管口，横断胆总管，拼合组成肝胆管盆，内径达 4.5cm（图 2-21-5）。

6. 提取桥袢空肠，完成改良盆式 Roux-en-Y 术。

7. 逐层关腹。手术历时 4.5 小时，失血量约 100ml，取出胆石约 65g（图 2-21-6），安返病房。

8. 本例手术绘图见图 2-2-7。

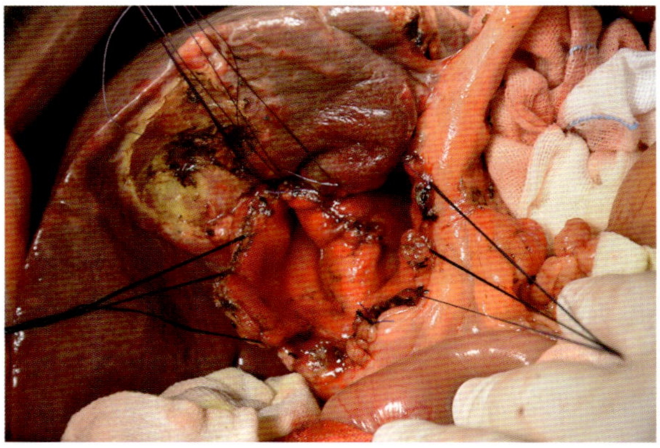

图 2-21-5　线牵引处为肝胆管盆

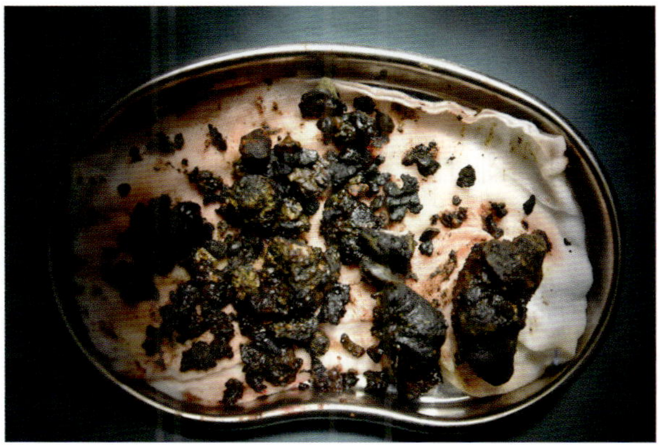

图 2-21-6　胆石

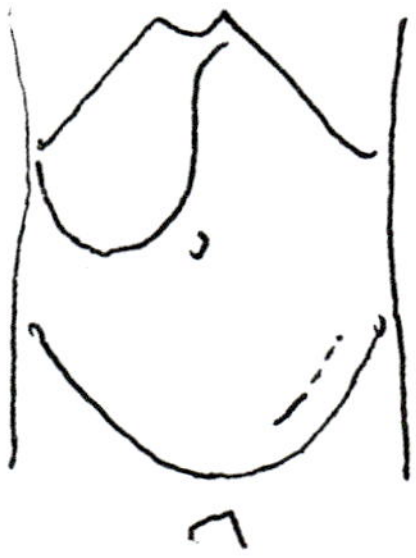
图 2-22-4　手术切口示意图

上无癌性结节。肝呈棕红色，肝左外叶显示纤维瘢痕，肝质地硬，各叶均可扪及结石感。胆囊不大，肝十二指肠韧带无门静脉海绵样变。肝总管外径约 1.8cm，有结石感；胆总管外径约 1cm，无结石感。胰头、脾不大。发现肝右动脉先后横跨胆总管及肝右管前方（图 2-22-5）。

2. 安置 Pringle 止血带，游离肝左动脉，先后结扎、切断，结扎肝门静脉左支（图 2-22-6），解剖第二肝门，超声刀离断肝，移除肝方叶（图 2-22-7）。钳夹、切断胆囊。

3. 经胆囊床途径切开肝右管、肝右后叶胆管，使其内径达 1.8cm（图 2-22-8），清除肝右后叶各胆管内结石。

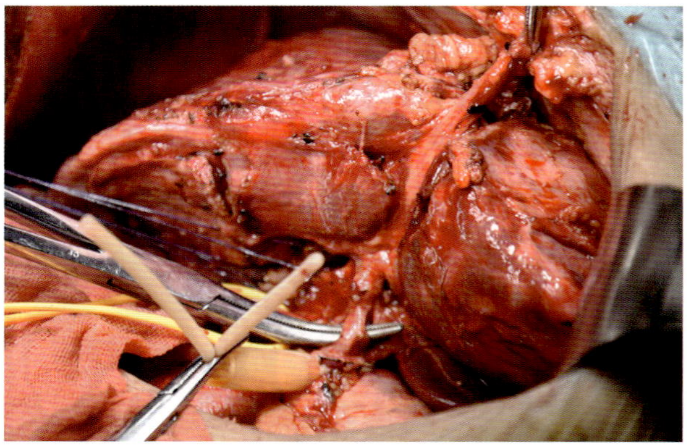
图 2-22-5　钳尖挑起处为肝右动脉

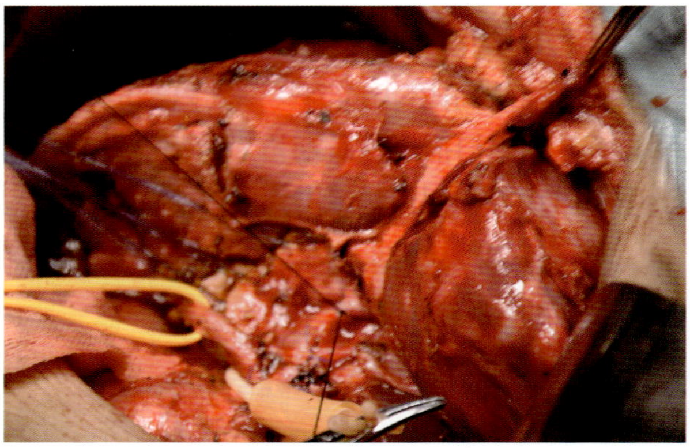
图 2-22-6　橡皮管牵拉者为肝右动脉

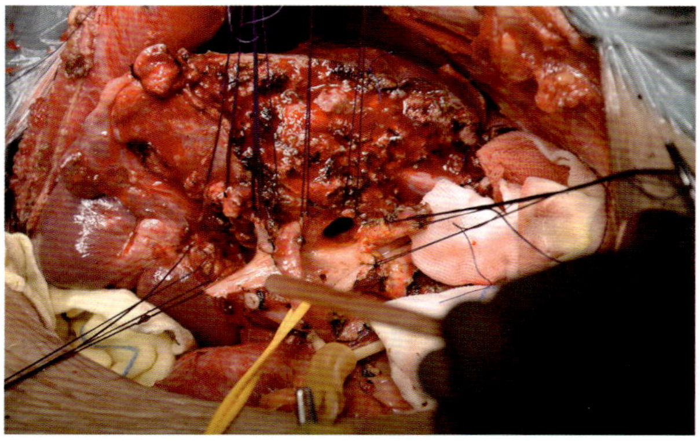
图 2-22-7　上方线牵引处为肝方叶移除后的肝断面

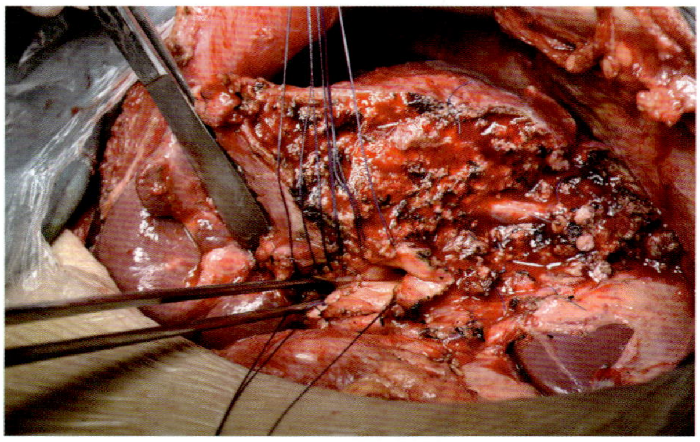
图 2-22-8　线牵引处为肝右管、肝右前叶胆管

4. 肝右动脉移位于肝总管、肝右管后。术中清楚显现肝右动脉位于肝右管、肝总管前方（图 2-22-9）。先后切断肝右管、肝总管，将肝右动脉移位于胆管后，再用 4-0 Prolene 线连续缝闭肝右管后壁（图 2-22-10）。

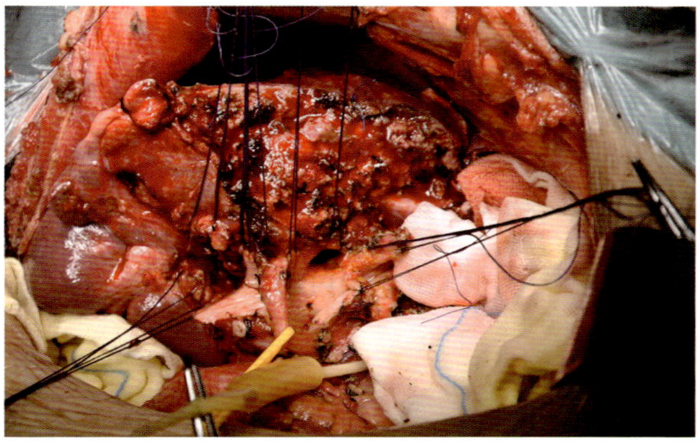
图 2-22-9　黄色皮筋牵引处上方为肝右动脉

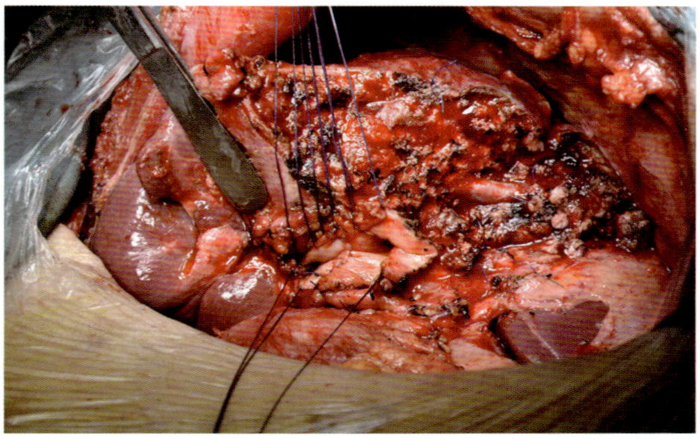
图 2-22-10　图正中下面两束线牵引处为胆管后壁

5. 拼合组成肝胆管盆，施行改良盆式 Roux-en-Y 术。
6. 逐层关腹。手术历时 4 小时，失血量约 50ml，取出胆石约 36g，安返病房。
7. 本例手术绘图见图 2-22-11。

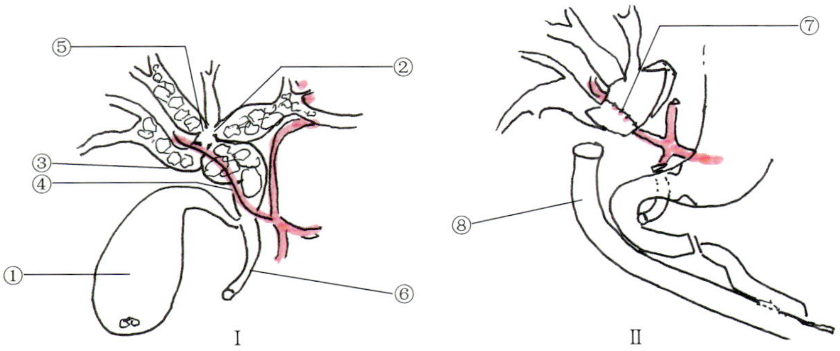

图 2-22-11　手术示意图

Ⅰ. 术前；Ⅱ. 术后

①胆囊；②肝左管口；③肝右后叶胆管；④肝右动脉；⑤肝右管；⑥胆总管；⑦肝右管后壁修复；⑧桥袢空肠

【术后诊断】肝胆管结石。S：S_2、S_3、S_5、S_8、S_6、S_7、CHD；St：RABD、CBD、LHD；A：肝右动脉跨越肝右管、肝总管；C：胆汁性肝硬化、门静脉高压症（左肝纤维化）、高位 AOSC。

【实施的手术】左半肝切除、肝右动脉转位，经肝圆韧带途径施行改良盆式 Roux-en-Y 术。

【术后】无胆漏、胆囊脓肿、胆道出血等并发症；复查 CT 无胆石残留。

【讨论】

（一）胆管狭窄

1. 肝左管狭窄为炎性、壁源性、环状、真性狭窄，合并左肝纤维化。
2. 肝右后叶胆管狭窄为环状、炎性、壁源性、真性狭窄。
3. 胆总管狭窄为炎性、壁源性、真性、良性狭窄。

（二）解除狭窄的难点

1. 肝内、外多处胆管狭窄，合并全肝结石。
2. 合并肝右动脉异位，跨越肝右管、肝总管。

（三）解除狭窄的方法

1. 切除左半肝。
2. 经胆囊床途径解除肝右后叶胆管狭窄。
3. 肝右动脉转位。
4. 施行改良盆式 Roux-en-Y 术。

（四）相关外科手术技术

肝右动脉转位。常见的肝右动脉转位为肝右动脉跨越肝总管，而本例为肝右动脉同时跨越肝右管、肝总管，前者一般切断肝总管即可，而本例需要同时切断肝右管、肝总管，技术难度大。处理时宜注意：①游离肝右动脉；②先后离断肝右管、肝总管；③将肝右动脉安置在肝门静脉前方；④用 4-0 Prolene 线间断或连续缝合胆管切缘，覆盖肝右动脉。

病例 23：肝胆管结石、胆汁性肝硬化、巨脾、肝左管口真性高位狭窄，经肝圆韧带途径，施行内吻合改良盆式 Roux-en-Y 术

【病史】患者，女，44 岁。发现肝内结石 10 个月。10 个月前，因“肝胆管结石”施行“胆总管探查、T 形管引流术”。术后经 B 超检查肝内仍有大量胆石，先后 8 次经 T 形管瘘管做胆道镜取石，但仍有大量

胆石残留，而转来我院。

T 36.9℃，R 20 次 / 分，P 94 次 / 分，BP 104/69mmHg。神清合作，皮肤、巩膜无黄染。心律齐、无杂音，双肺呼吸音清。腹平，无浅静脉曲张，右上腹经腹直肌有陈旧性切口瘢痕一条，长 14cm。腹壁软，剑突右下方压痛，叩击右肝区示心窝部不适，未触及肝、胆囊，Murphy 征（+），脾在左肋缘下 6cm，无胃振水音，无腹部移动性浊音。双下肢无水肿。

WBC 2.2×10^9/L，N 0.764，PLT 34×10^9/L，CA19-9 2.99kU/L，TBIL 33μmol/L，DBIL 15.7μmol/L，TP 77g/L，ALB 47.1g/L，AST 107U/L，ALT 123U/L，PA 235mg/L，ChE 6230U/L，ALP 236U/L，γ-Gt 505U/L。

CT（2019-10-16，湖南省人民医院）：肝轮廓清，表面平整，肝叶形态、比例无明显失衡。肝外、内胆管中度扩张，多发结石。胆囊不大，脾大 11 个肋单元，无腹水（图 2-23-1）。CT 增强扫描（静脉期）无门静脉海绵样变（图 2-23-2），显示胃底静脉曲张。

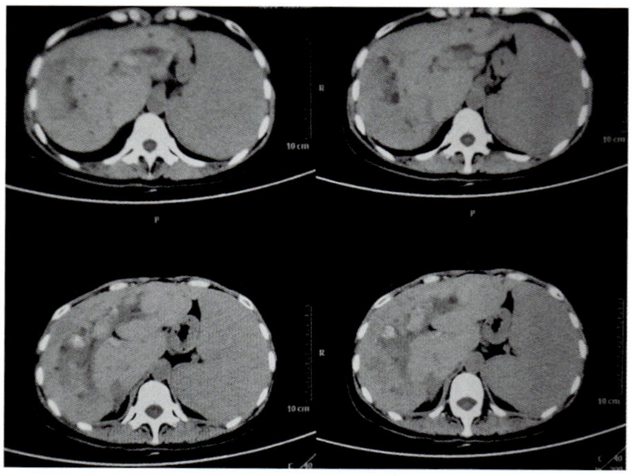

图 2-23-1　CT：显示腹部左侧为脾

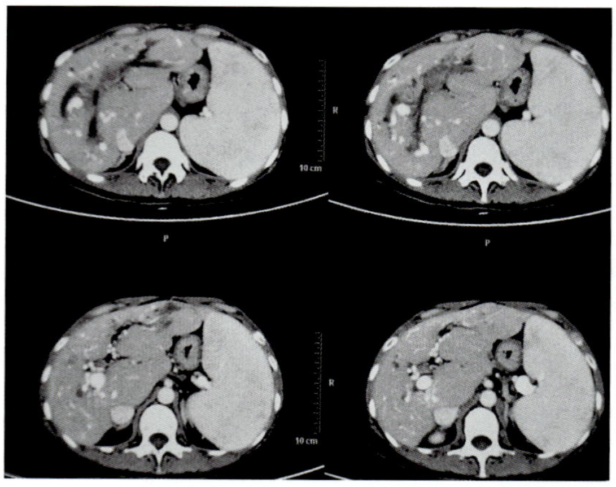

图 2-23-2　CT 增强扫描（静脉期）：无门静脉海绵样变

【术前诊断】残留肝胆管结石，多次经 T 形管瘘管胆道镜取石后。S：S_5、S_8、S_6、S_7、S_2、S_3、S_1、LHD、RHD、CBD、G；St：LHD、RABD；A：无；C：胆汁性肝硬化、门静脉高压症、巨脾、脾功能亢进。

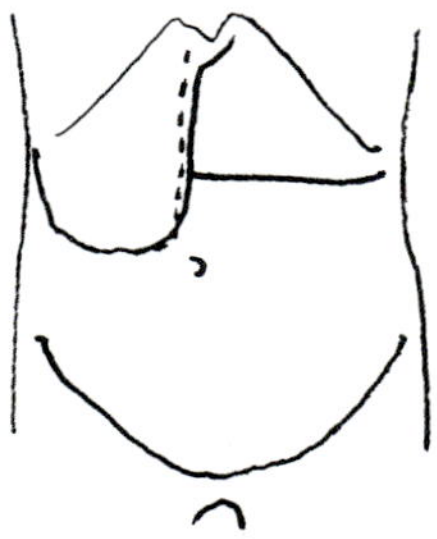

图 2-23-3　手术切口示意图

【手术过程】

1. 择期，平仰卧位，全身麻醉，取上腹“Y”形切口（图 2-23-3）入腹。见：无腹水，腹膜上无癌性结节，大网膜上显示静脉曲张。肝呈棕红色，表面光整，肝脏面与大网膜、十二指肠胃窦广泛致密粘连，肝质地硬，肝右后叶、左肝明显结石感。胆囊不大，充血、水肿，与邻近十二指肠、结肠致密粘连。胆总管外径约 1.8cm，存在结石感。肝十二指肠韧带无门静脉海绵样变，脾下极达左肋缘下 4cm，胃小弯侧静脉轻度曲张。

2. 经肝圆韧带途径

（1）离断肝脏面粘连，显现肝十二指肠韧带，安置 Pringle 止血带，切除胆囊。切开肝外胆管，其内径达 1.8cm，清除其内胆石。

（2）横断肝桥，切除肝方叶，约 4cm × 3cm × 2cm 大小，显现肝左管。

（3）经肝左内叶胆管切开达肝左管口、肝总管，见其胆管内径分别为 0.4cm、1.8cm、2cm，清除其内大量胆石。

（4）做肝左管与尾状叶左管内吻合，清除尾状叶左管结石。

3. 经胆囊床途径切开肝右管、肝右后叶胆管，其内径分别为 0.7cm、1.3cm，直视下清除其内胆石。

4. 通过硬性输尿管镜进一步检查各肝内胆管，清除残石约 3g。

5. 横断胆总管，拼合组成肝胆管盆，其内径达 6cm（图 2-23-4）。

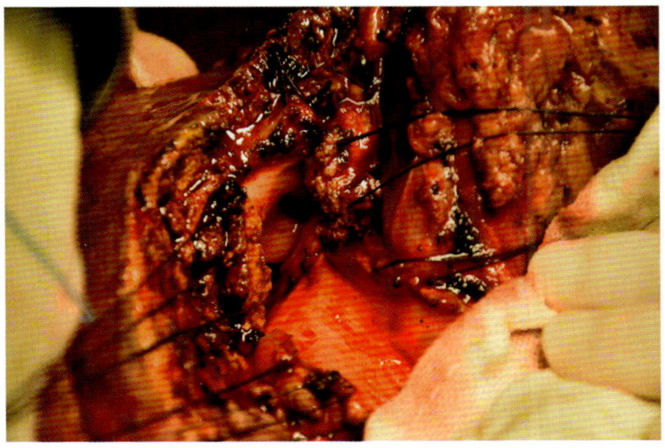

图 2-23-4　线牵引处为肝胆管盆

6. 提取桥袢空肠，完成内吻合改良盆式 Roux-en-Y 术。
7. 逐层关腹。手术历时 7 小时，失血量约 300ml，取出胆石约 35g，安返病房。
8. 本例手术绘图见图 2-23-5。

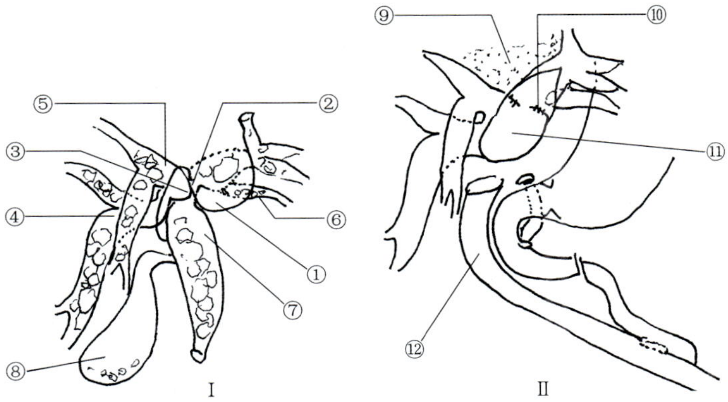

图 2-23-5　手术示意图

Ⅰ. 术前；Ⅱ. 术后

①肝方叶；②肝左管口；③肝右管口；④肝右后叶胆管；⑤肝右前叶胆管；⑥尾状叶左管；⑦胆总管；⑧胆囊；⑨肝方叶断面；⑩肝左管切缘与肝左管拼合；⑪肝胆管盆；⑫桥袢空肠

【术后诊断】残留肝胆管结石，多次经 T 形管瘘管胆道镜取石后。S：S_5、S_8、S_6、S_7、S_2、S_3、S_1、LHD、RHD、CBD、G；St：LHD、RABD；A：无；C：胆汁性肝硬化、门静脉高压症、巨脾、脾功能亢进。

【实施的手术】经胆囊床途径、肝圆韧带途径施行内吻合改良盆式 Roux-en-Y 术。

【术后】无胆漏、胆道出血、肝肾功能不全等并发症；复查 CT 无胆石残留。

【讨论】

（一）胆管狭窄

本例胆管狭窄主要表现在肝左管口狭窄，为壁源性、炎性、环状、真性、超高位狭窄。

（二）解除狭窄的难点

本例肝左管口狭窄是笔者遇到的最难病例之一，其困难在于以下几点。

1. 大网膜、胃十二指肠致密粘连肝脏面、一级肝门。
2. 肝方叶极度肥大，掩盖肝总管、肝左管，深达 4cm。
3. 无法经肝总管逆行切开肝左管口及肝左管。
4. 患者并发胆汁性肝硬化、门静脉高压症、巨脾、脾功能亢进，以及大网膜静脉曲张。
5. 胆囊、肝管炎症十分严重。

（三）解除狭窄的方法

1. 足够宽大的腹壁切口，托出肝。
2. 安置 Pringle 止血带。
3. 切开肝总管，引导、探查肝左管狭窄的位置、深度。
4. 横断肝桥，切除肝方叶，显现肝左管。
5. 顺行切开肝左内叶胆管、肝左管及肝左管口达肝总管，其长度要敞开肝左管。

（四）相关外科手术技术

1. 肝方叶切除时注意：①安置入肝血流阻断带；②离断肝桥，敞开左肝前纵沟；③剥离开肥大的肝方叶与肝左管间隙，确定肝方叶切除的底线。

2. 切开肝左管时，注意充分利用肝方叶切除中显现的 $S_{4\text{-}b}$ 胆管，以此“顺藤摸瓜”，顺利切开肝左内叶胆管及肝左管、肝左管口。

病例 24：肝胆管结石、右肝二级肝门狭窄，经肝圆韧带途径、胆囊床途径，施行改良盆式 Roux-en-Y 术

【病史】患者，男，53 岁。反复右上腹痛 20 多年，复发 2 年。20 年前诊为“胆囊结石、肝内结石”，施“OC ＋ T 形管引流术”。5 年前诊为“肝胆管结石”，施“肝左外叶切除、T 形管引流术”。

T 36.5℃，R 18 次 / 分，P 59 次 / 分，BP 183/120mmHg。神清合作，皮肤、巩膜无黄染。心律齐、无杂音，双肺呼吸音清。腹平，浅静脉无曲张，可见右上腹多条手术切口瘢痕。腹壁软，剑突右下方压痛，右肝区叩击示心窝部不适，未触及肝、胆囊、脾，无胃振水音，腹水征（－）。双下肢无水肿。

WBC 6.35×10^9/L，N 0.204，PLT 174×10^9/L，TP 64.8g/L，ALB 39.8g/L，TBIL 24μmol/L，DBIL 14.5μmol/L，AST 41U/L，ALT 63U/L，PA 224mg/L，ChE 7777U/L。

CT（2019-10-23，湖南省人民医院）：肝轮廓清，表面光整，肝左外叶未见。右肝二级肝门狭窄，其以上胆管扩张、充填胆石（图 2-24-1）。胆总管内径约 1.5cm，有胆石影像，无积气。脾无增大，主胰管不扩张。

MRCP（2019-10-24，湖南省人民医院）：肝内、外胆管中度扩张，右肝二级肝门狭窄，其以上胆管充填胆石（图 2-24-2）。肝外胆管内径约 1.5cm，充填胆石。

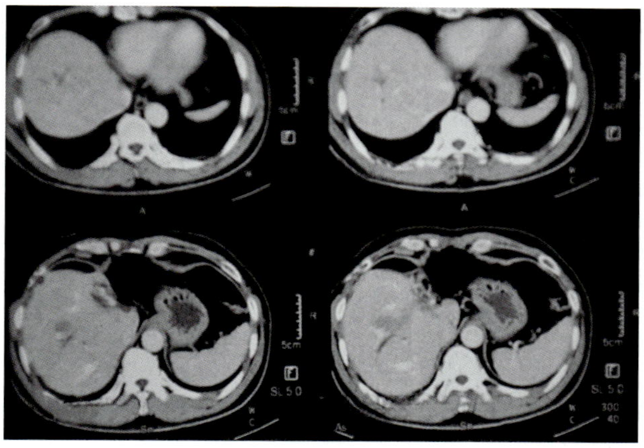

图 2-24-1　CT：显示肝右后叶胆管扩张，充填胆石

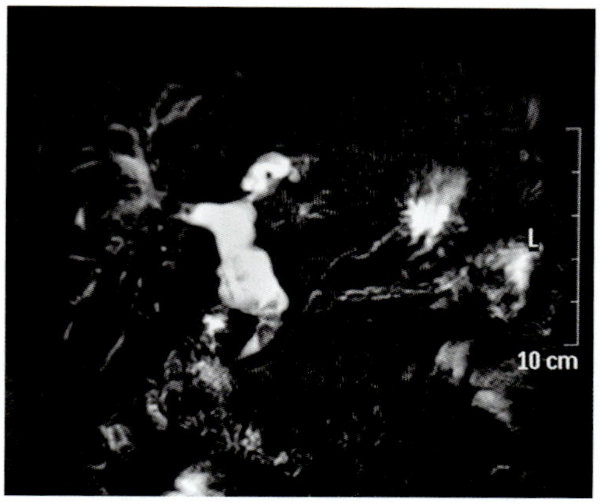

图 2-24-2　MRCP：显示肝右二级肝门狭窄

【术前诊断】肝胆管结石，肝左外叶切除后。S：S_5、S_8、S_6、S_7、CBD；St：右肝二级肝门；A：无；C：肝肥大 - 萎缩征（右肝肥大、肝左外叶切除）。

【手术过程】

1. 择期，平仰卧位，全身麻醉，取右上腹“反 L”形切口（图 2-24-3）入腹。见：无腹水，腹膜上无癌性结节，大网膜上无静脉曲张。肝呈棕红色，表面光整，肝左外叶已切除，右肝肥大，肝质地中等硬度，无结石感、结节感。胆囊已切除，一级肝门被大网膜、十二指肠球粘连、覆盖，网膜孔粘连、封闭。胰头软，脾不大。

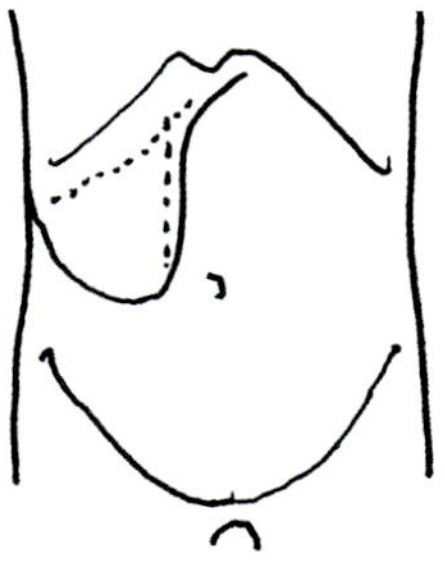

图 2-24-3　手术切口示意图

2. 离断粘连，显现肝及十二指肠韧带，不能放置 Pringle 止血带。游离肝方叶基部，用心耳钳、门脉钳分别夹持肝固有动脉、肝门静脉，切除肝右管、肝右前叶胆管、肝右前叶下段前部分肝组织约 10g。

3. 用“四边法”切开肝总管，沿肝圆韧带途径切开肝左管口、肝左管。沿胆囊床途径切开肝右管、肝右前叶胆管，使肝右前叶胆管口径由 0.5cm 扩大至 1.5cm，直视下清除肝右前叶上、下段胆管结石及胆总管内结石，胆总管远端能通过 6 号胆道扩张器。配合胆道镜检查，右肝内胆管无残石。

4. 拼合组成肝胆管盆。横切胆总管，以胆总管右切缘与肝右前叶胆管下切缘拼合，形成肝胆管盆，内径达 3.5cm。

5. 提取桥袢空肠，完成改良盆式 Roux-en-Y 术。

6. 逐层关腹。手术历时 4 小时，失血量约 30ml，取出胆石约 18g，安返病房。

7. 本例手术绘图见图 2-24-4。

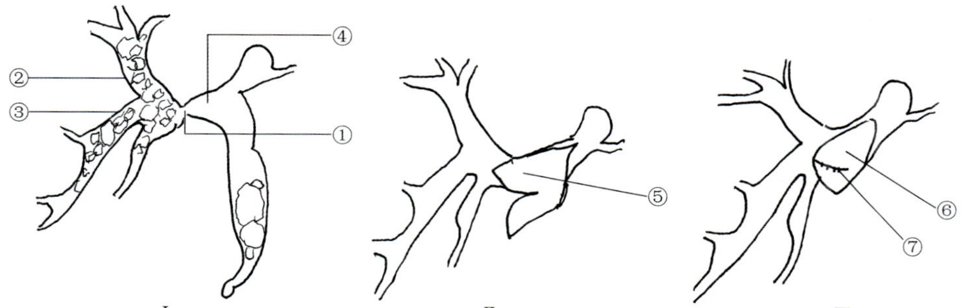

Ⅰ　　Ⅱ　　Ⅲ

图 2-24-4　手术示意图

Ⅰ. 术前；Ⅱ. 胆管拼合整形前；Ⅲ. 胆管拼合整形后

①右肝二级肝门狭窄；②肝右前叶胆管；③肝右后叶胆管；④肝右管；⑤右肝二级肝门切开后；⑥肝总管右侧壁与肝右管下切缘拼合；⑦肝胆管盆

【术后诊断】肝胆管结石，肝左外叶切除后。S：S_5、S_8、S_6、S_7、CBD；St：右肝二级肝门；A：无；C：肝肥大 - 萎缩征（右肝肥大、肝左外叶切除）。

【实施的手术】施行改良盆式 Roux-en-Y 术。

【术后】无胆漏、出血、肝功能不全等并发症，复查 CT 无胆石残留。

【讨论】

（一）胆管狭窄

本例胆管狭窄表现在右肝二级肝门，为环状、壁源性、真性、炎性、良性狭窄。

（二）解除狭窄的难点

通常解除右肝二级肝门狭窄十分困难，其困难在于以下几点。

1. 右肝二级肝门狭窄，藏于肝实质内，位置深在。

2. 即使是解除右肝二级肝门狭窄，防止再狭窄亦是难题。

3. 不能安置 Pringle 止血带。

（三）解除狭窄的方法

1. 临时夹持肝固有动脉、肝门静脉，阻断入肝血流。
2. 经肝圆韧带途径切开肝左管。
3. 经胆囊床途径切开肝右管、肝右前叶胆管及上段胆管。
4. 横断胆总管，以肝总管右切缘修补肝右管、肝右前叶胆管下切缘，以扩大右肝二级肝门。
5. 施行改良盆式 Roux-en-Y 术。

（四）相关外科手术技术

1. 本例入肝血流临时阻断时，需注意：①做肝十二指肠韧带右侧“沟通”，以能夹持肝门静脉为度；另外，切开肝胃韧带，以能夹持肝固有动脉为度。②先以门脉钳夹持肝固有动脉，然后再用心耳钳夹持肝门静脉。

2. 肝右后叶二级肝门扩大时，需注意：①以弯血管钳伸入肝右前叶及前叶下段胆管为指引，剔除其前方的肝组织，显现肝右前叶胆管、肝右前叶下段胆管；②沿胆囊床途径切开肝右管、肝右前叶胆管；③胆管切缘用薇乔线间断缝合、牵拉。

病例 25：肝胆管结石、多处胆管狭窄，合并胆汁性肝硬化、门静脉高压症、脾功能亢进，施行内吻合盆式 Roux-en-Y 术

【病史】患者，女，52 岁。间断发作右上腹痛 5 年，伴寒战、发热 7 天。17 年前，因“胆囊结石”施行“OC”。

T 36.5℃，R 19 次 / 分，P 61 次 / 分，BP 124/66mmHg。神清合作，皮肤、巩膜轻度黄染。心律齐、无杂音，双肺呼吸音清。腹平，可见右上腹经腹直肌陈旧性切口瘢痕，浅静脉无曲张。腹壁软，肝在剑突下 3cm 可触及、无触痛，剑突右下方压痛，叩击右肝区示心窝部不适，脾下极在左肋缘下 6cm，无胃振水音，腹水征（−）。双侧腰背部无抬举痛，双下肢无水肿。

WBC 2.4×10^9/L，N 0.537，PLT 84×10^9/L，Hb 109g/L，TP 62.5g/L，ALB 37.4g/L，TBIL 52.5μmol/L，DBIL 37.4μmol/L，AST 77.76U/L，ALT 60.5U/L，PA 128mg/L，ChE 3941U/L，ALP 432U/L，γ-Gt 780U/L。

CT（2019-10-17，湖南省人民医院）：肝轮廓清，表面尚光整，右肝肥大、左肝萎缩。肝内胆管中度扩张，肝右前叶、肝左外叶、尾状叶左段胆管内充填胆石、无积气（图 2-25-1）。肝外胆管内径 2cm，充填巨大胆石。脾大 14 个肋单元。增强扫描无门静脉海绵样变（图 2-25-2）。

MRCP（2019-10-17，湖南省人民医院）：肝内、外胆管中度扩张，充填大量胆石（图 2-25-3）。

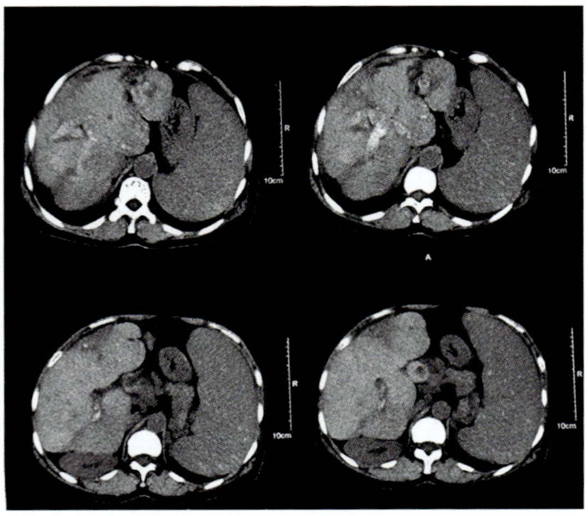

图 2-25-1　CT：显示肝右前叶、肝左外叶、尾状叶左段胆管扩张，充填胆石

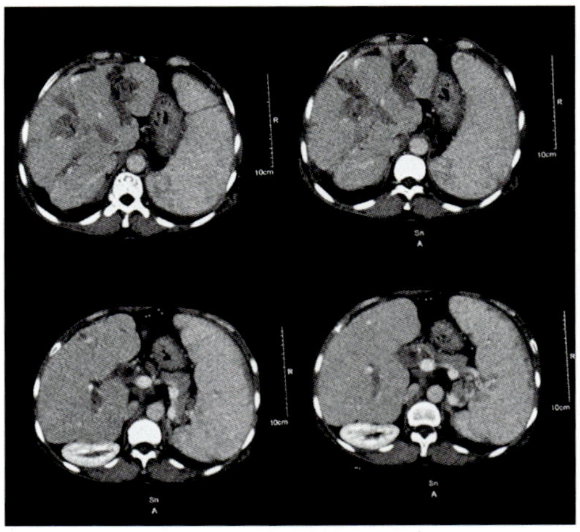

图 2-25-2　CT 增强扫描（静脉期）：无门静脉海绵样变

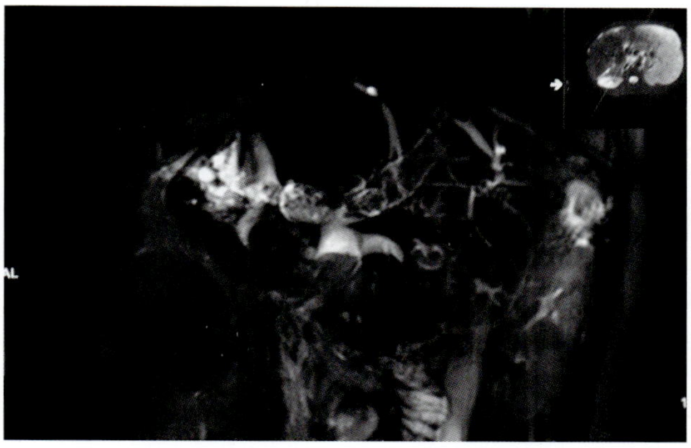

图 2-25-3　MRCP：显示肝内、外胆管扩张，充填胆石

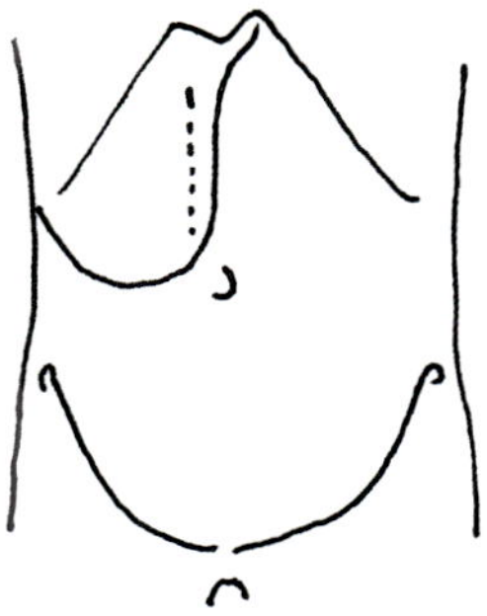

图 2-25-4　手术切口示意图

【术前诊断】肝胆管结石。S：S_5、S_8、S_2、S_3、S_1、CBD、CHD；St：LHD、RABD、LLBD、S_1；A：肝右管缺如；C：胆汁性肝硬化、门静脉高压症（巨脾、脾功能亢进）、AOSC、肝肥大 - 萎缩征（右肝肥大、左肝萎缩）。

【手术过程】

1. 择期，平仰卧位，全身麻醉，取右上腹"反 L"形切口（图 2-25-4）入腹。见：无腹水，腹膜上无癌性结节，大网膜上见轻度静脉曲张、无癌性淋巴结。肝周广泛粘连，肝呈棕红色，表面尚光整，右肝肥大、左肝萎缩，肝质地硬，结石感不明显。胆囊已切除。肝外胆管外径达 2cm，结石感明显。肝十二指肠韧带无门静脉海绵样变。胰头软、不大。脾下极位于左肋缘下 10cm（图 2-25-5）。

2. 离断肝周粘连、韧带，显现左、右肝及肝十二指肠韧带（图 2-25-6），安置 Pringle 止血带。

3. 用"四边法"切开肝外胆管（图 2-25-7），去除肝外胆管胆石（图 2-25-8），切除肝方叶（图 2-25-9）。

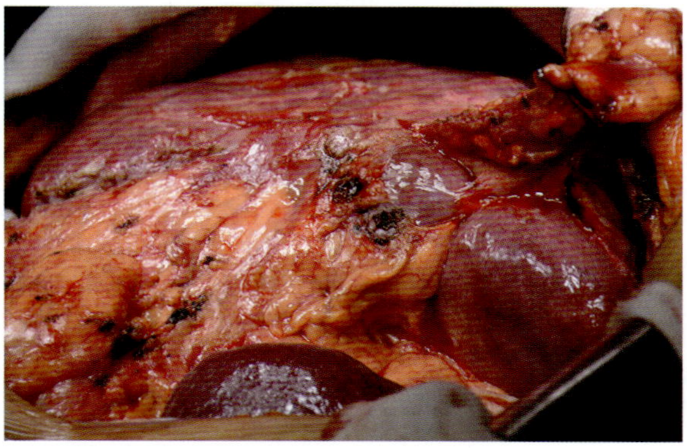

图 2-25-5　图右下为脾

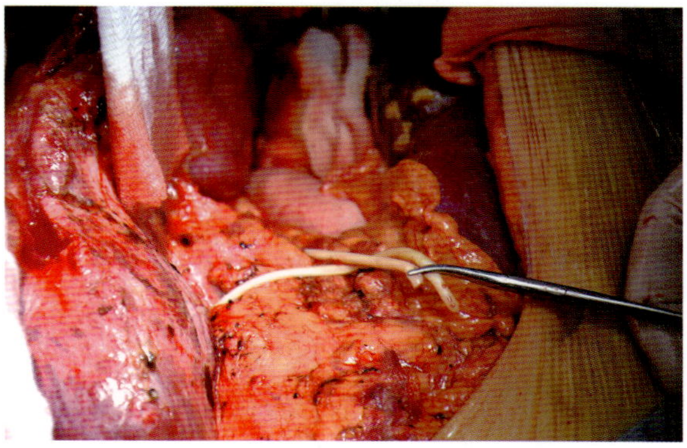

图 2-25-6　橡皮管束扎为肝十二指肠韧带

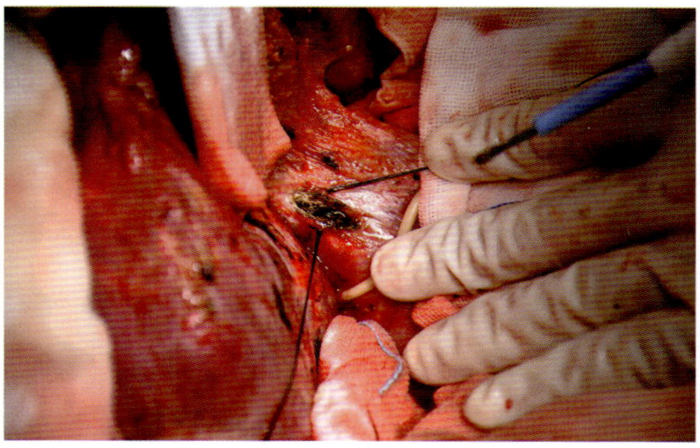

图 2-25-7　线牵拉处为肝外胆管

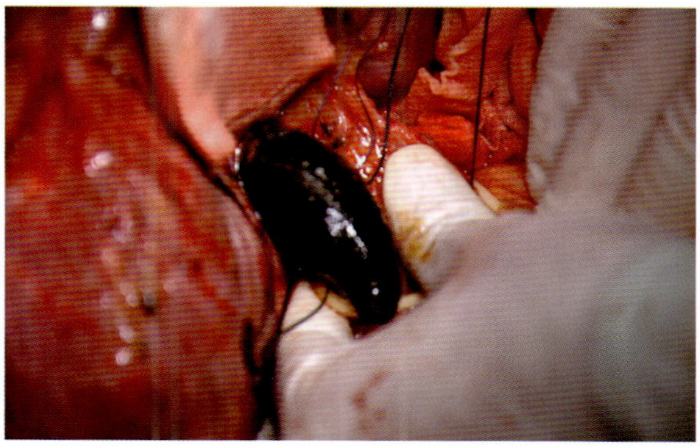

图 2-25-8　拉钩以下为胆石

4. 用“四边法”经肝圆韧带途径切开肝左管口、肝左管及肝左外叶胆管，做肝左管及 S_1 内吻合，使其吻合口内径达 1.5cm（图 2-25-10），逐一清除肝右前叶胆管、S_1 内胆石。经 S_2、S_3 结石感途径清除肝左外叶上段、下段胆管结石，并与肝左外叶胆管沟通。

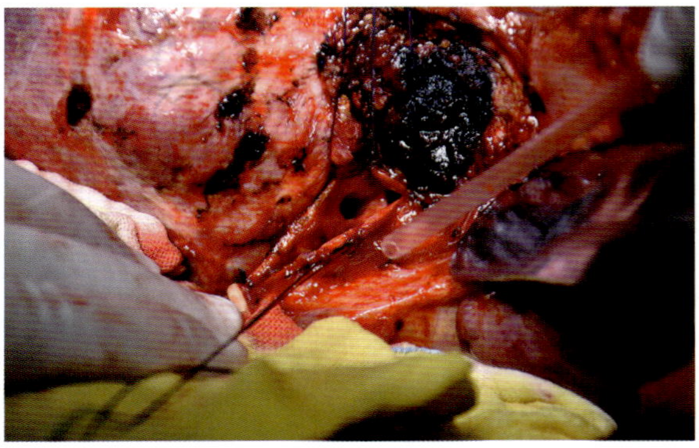

图 2-25-9　吸引器上方为肝方叶断面

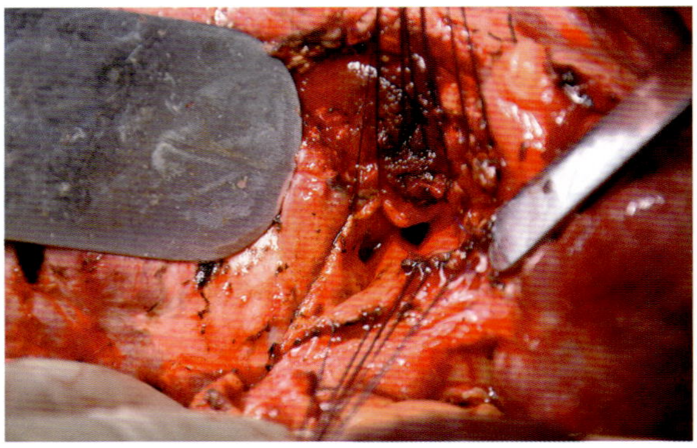

图 2-25-10　线牵拉处为已切开的肝左管

5. 做肝胆管盆（图 2-25-11），内径达 5cm，完成盆式 Roux-en-Y 术，放置肝胆管盆引流管，注水测试无胆漏。

6. 逐层关腹。手术历时 5 小时，失血量 200ml，取出胆石 45g（图 2-25-12），安返病房。

7. 本例手术绘图见图 2-25-13。

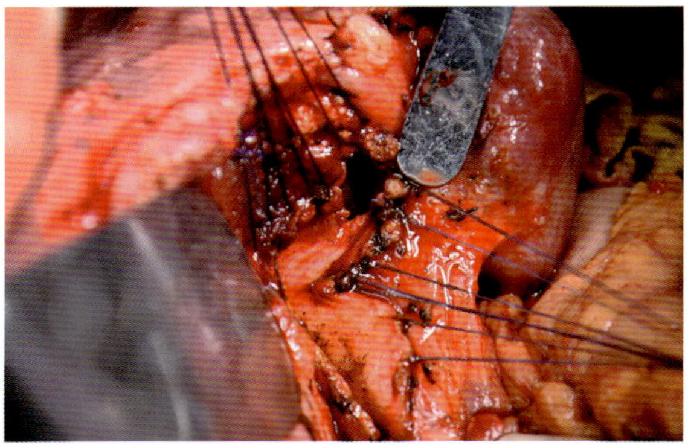

图 2-25-11　线牵拉处为肝胆管盆

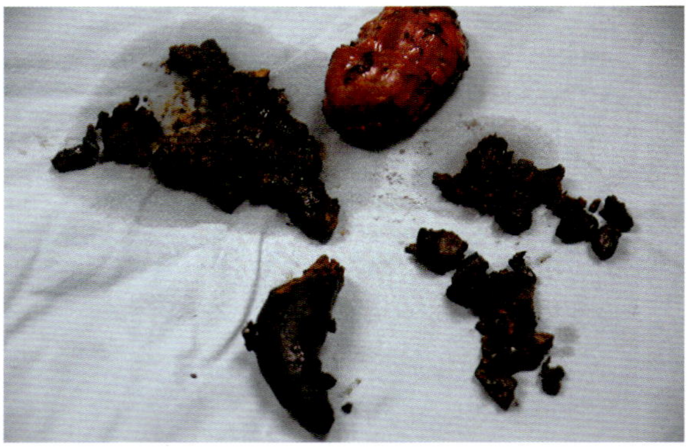

图 2-25-12　胆石

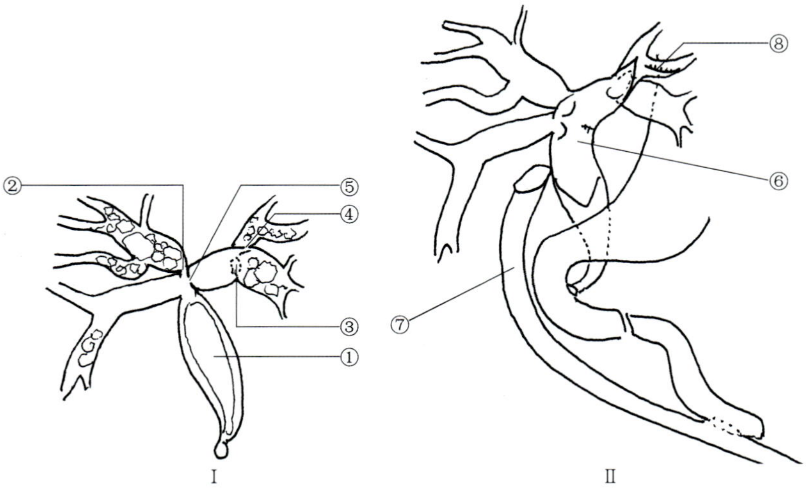

图 2-25-13　手术示意图

Ⅰ. 术前；Ⅱ. 术后

①肝外胆管结石；②肝右前叶胆管口狭窄；③尾状叶左管口狭窄；④肝左外叶胆管口狭窄；⑤肝左管口狭窄；⑥肝胆管盆；⑦桥袢空肠；⑧肝左外叶胆管切开、闭合

【术后诊断】肝胆管结石。S：S_5、S_8、S_2、S_3、S_1、CBD、CHD；St：LHD、RABD、LLBD、S_1；A：肝右管缺如；C：胆汁性肝硬化、门静脉高压症（巨脾、脾功能亢进）、AOSC、肝肥大 - 萎缩征（右肝肥大、左肝萎缩）。

【实施的手术】施行肝方叶切除及内吻合肝胆管盆式 Roux-en-Y 术。

【术后】无胆漏、出血、肝功能不全等并发症；复查未见胆石残留，恢复平顺。

【讨论】

（一）胆管狭窄

本例肝左管口、肝左外叶胆管口及 S_1 胆管口的狭窄为壁源性、炎性、环状、真性、良性狭窄；肝右前叶胆管为壁源性、炎性、环状、良性、相对狭窄。

（二）解除狭窄的难点

1. 胆管狭窄为多级胆管狭窄，合并近全肝结石。
2. 胆汁性肝硬化、门静脉高压症、脾功能亢进，易出血。
3. 肝肥大 - 萎缩征。
4. 胆管变异增加了手术的困难。

（三）解除狭窄的方法

1. 宽大的皮肤切口，托出肝。
2. 离断粘连，显现肝十二指肠韧带，安置 Pringle 止血带。
3. 首先清除肝外胆管巨大胆石，再安置止血带，切除肝方叶，敞开左肝前纵沟，显现肝左管。
4. 经肝圆韧带途径切开肝左管口、肝左管、肝左内叶胆管。
5. 做肝左管、尾状叶左管内吻合，结合肝左外叶胆管结石感途径清除肝左外叶结石及尾状叶左管结石。
6. 经胆囊床途径清除肝右前叶胆管结石。
7. 不离断肝总管，完成内吻合肝胆管盆式 Roux-en-Y 术。

（四）相关外科手术技术

1. 本例胆总管以不横断为宜，因本患者有胆汁性肝硬化、门静脉高压症、脾功能亢进，胆管周围侧支静脉多，横断胆总管将会有更多的失血，影响术后的康复。

2. 肝十二指肠韧带 Pringle 止血带放置时注意：①尽量从网膜孔右侧沟通；②直视下切开肝胃韧带，辅以放置止血带；③环钳或手指沟通较为安全。

3. 本例宜先切开肝外胆管，清除肝外胆管结石，再使用 Pringle 止血带，止血效果较好。

病例 26：肝胆管结石，先后 4 次肝胆道术后，施行内吻合改良盆式 Roux-en-Y 术

【病史】患者，女，61 岁。间断发作右上腹痛伴寒战、发热 35 年。1984 年施行“OC”。1996 年，因“肝胆管结石”施行“胆管探查、T 形管引流术”。2002 年，因“胆总管结石”施行“ERCP、内镜下乳头括约肌切开（EST）网兜取石”。2008 年，因“肝胆管结石”施行“肝左外叶切除术”。

T 36.8℃，R 20 次 / 分，P 70 次 / 分，BP 110/80mmHg。神清合作，无黄疸，心、肺正常。腹平，右上腹多条陈旧性切口瘢痕。腹壁软，未触及肝、胆囊、脾，剑突右下方压痛，叩击右肝区示心窝部不适，无胃振水音，腹水征（－）。双下肢无水肿。

WBC 5.18×10^9/L，N 0.416，PLT 229×10^9/L，TBIL 14μmol/L，DBIL 4.3μmol/L，TP 59.5g/L，ALB 37.3g/L，AST 19U/L，ALT 9.9U/L，PA 145mg/L，ChE 6756U/L，ALP 65U/L，γ-Gt 56.5U/L。

MRI（2019-09-25，湖南省人民医院）：肝内、外胆管扩张，充填多个混杂 T_1 长 T_2 信号灶（图 2-26-1）。

MRCP（2019-09-25，湖南省人民医院）：肝内、外胆管扩张，内见多发结节状及条索状充填缺陷（图 2-26-2）。胰管显示不扩张。

CT（2019-09-26，湖南省人民医院）：肝轮廓清，表面光整，肝左外叶已切除。右肝内胆管重度扩张，尾状叶左段、肝右后叶胆管充填巨大结石、无积气；肝外胆管内径约 1.5cm，无胆石。胆囊未见，脾稍大。

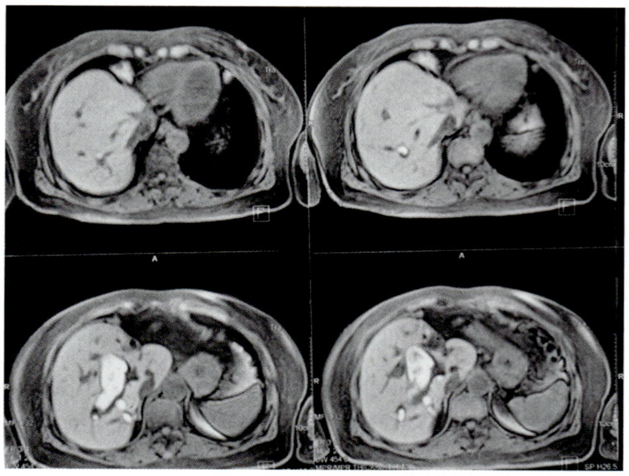

图 2-26-1　MRI：显示肝内、外胆管扩张，充填胆石

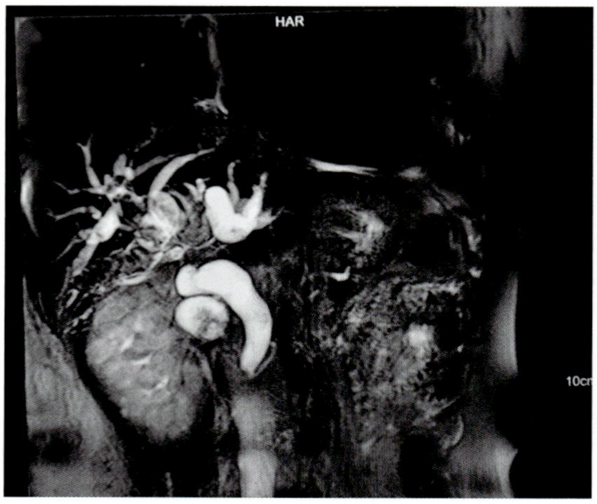

图 2-26-2　MRCP：显示肝内、外胆管扩张，充填胆石

【术前诊断】肝胆管结石，多次胆道术后。S：S_1、S_9、LHD、RABD、RPBD；St：LHD、LLBD、S_9；A：肝右管缺如，S_9 汇入 LLBD；C：肝肥大 - 萎缩征（S_9 肥大、S_6 萎缩）、高位 AOSC、胆汁性肝硬化。

【手术过程】

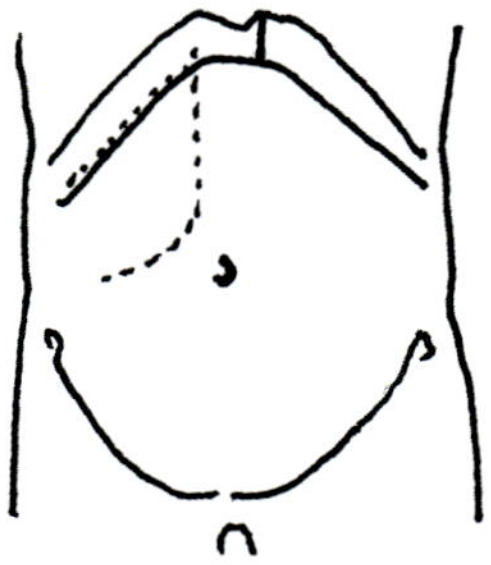

图 2-26-3　手术切口示意图

1. 择期，平仰卧位，全身麻醉，取“屋顶”形切口（图 2-26-3）入腹。见：无腹水，腹膜无癌性结节，大网膜肥厚、无静脉曲张。肝膈致密粘连，大网膜与肝脏面广泛粘连、覆盖，无静脉曲张；肝左外叶已切除，右肝色泽棕红，表面尚光整，肝质地稍硬，尾状叶右段肥大、明显结石感；肝圆韧带未见，肝方叶较肥大。胆囊已切除，肝总管被十二指肠粘连、盖被，网膜孔被封闭，肝十二指肠韧带无静脉曲张。

2. 离断粘连，显现肝十二指肠韧带。锐性分离肝膈粘连，右膈下填塞“三合一液”纱布垫。锐性、配合手指钝性分离大网膜与肝脏面粘连，分离十二指肠、胃窦与肝、肝十二指肠韧带粘连，显现肝外胆管。

3. 寻找、分离出肝圆韧带残余，敞开左肝前纵沟，显现肝方叶基部。

4. 安置 Pringle 止血带，用“四边法”切开肝总管，流出墨绿色、脓性胆汁，胆管壁厚约 0.1cm，肝总管内径约 1.5cm，其内无胆石。胆总管远端通过 8 号胆道扩张器，见肝左管口约 0.5cm，以长弯钳伸入肝左管做引导，用“四边法”切开肝左管、肝左内叶胆管，肝内叶胆管口内径约 0.18cm，见肝左内叶胆管口充填胆石，外径约 1cm。肝左外叶胆管残留部分与肝左内叶胆管平行。同时显现肝右前叶、肝右后叶胆管口，内径各约 1cm。

5. 施行肝左内叶、肝左外叶胆管内吻合，使其口径扩大到 2cm，直视下清除其内胆石约 45g，发现其胆管腔达 2.5cm、长达 10cm。随即清除肝右前叶后胆管少许胆石。配合胆道镜检查各肝内胆管，清除胆石约 0.5g。

6. 拼合组成肝胆管盆，内径达 4.5cm。

（1）将去甲肾上腺素盐水注入拟横断肝总管壁内，横断肝总管。

（2）做肝总管右切缘与肝右管下切缘缝合，缝线为 4-0 薇乔线。

（3）做肝总管左切缘与肝左管下切缘缝合，缝线为 4-0 薇乔线。

（4）缝闭肝总管远切端。

7. 提取桥袢空肠，完成改良盆式 Roux-en-Y 术，放置 14 号 T 形管于肝胆管盆内，注水测试无胆漏、出血。

8. 逐层关腹。手术历时 4.5 小时，失血量约 50ml，取出胆石约 50g，术中生命体征平稳，安返病房。

9. 本例手术绘图见图 2-26-4。

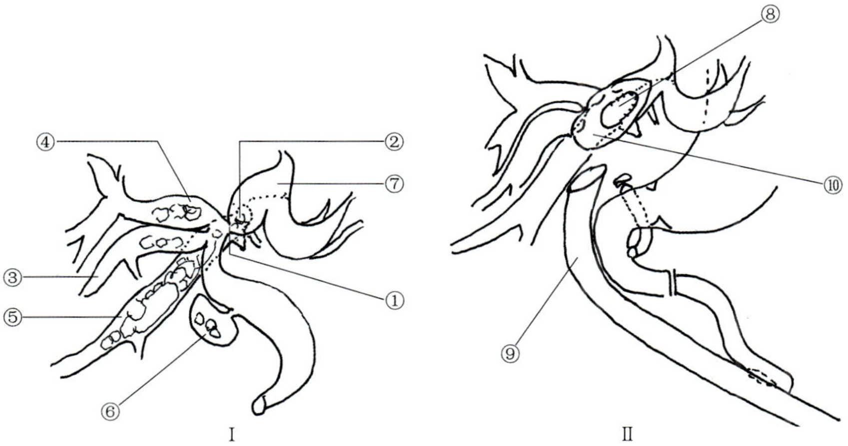

图 2-26-4　**手术示意图**

Ⅰ. 术前；Ⅱ. 术后

①肝左管口；②尾状叶左管口；③肝右后叶胆管；④肝右前叶胆管；⑤尾状叶右管；⑥残留胆囊；⑦肝左内叶胆管；⑧肝左外叶胆管、肝左内叶胆管内吻合；⑨桥袢空肠；⑩肝胆管盆

【术后诊断】肝胆管结石，多次胆道术后。S：S_1、S_9、LHD、RABD、RPBD；St：LHD、LLBD、S_9，A：肝右管缺如，S_9 汇入 LLBD；C：肝肥大 - 萎缩征（S_9 肥大、S_6 萎缩）、高位 AOSC、胆汁性肝硬化。

【实施的手术】施行肝左内叶、外叶胆管内吻合及改良盆式 Roux-en-Y 术。

【术后】术后无胆漏、出血、肝功能不全等并发症，无胆石残留。

【讨论】

（一）胆管狭窄

本例胆管狭窄表现为肝左管口、尾状叶左管的环状、炎性、壁源性、真性、良性狭窄。

（二）解除狭窄的难点

1. 本例肝胆管结石先后 4 次做肝胆管手术，肝周致密粘连，肝圆韧带不清，左肝前纵沟封闭、难寻。

2. 欲解除尾状叶左管狭窄，要通过 4 道障碍：①肝周粘连；②肝左管口、肝总管狭窄；③肝左管缺如，尾状叶左管开口于肝左内叶胆管；④尾状叶左、右管共干，胆石位于肥大的尾状叶右管。

（三）解除狭窄的方法

1. 宽大的腹部切口，离断肝周粘连，托出右肝。

2. 安置 Pringle 止血带，离断肝桥，切除肝方叶。

3. 用“四边法”切开肝总管、肝左管口及肝左管。

4. 施行肝左外叶、内叶胆管内吻合，使尾状叶左管口从 0.5cm 扩大至 2cm。

5. 经胆囊床途径用“四边法”切开肝右后叶胆管。

6. 横断肝总管，组成肝胆管盆，内径达 4cm，施行改良盆式 Roux-en-Y 术。

（四）相关外科手术技术

1. 本例由于肝胆管结石合并肝左管口真性狭窄，先后施行肝左外叶切除、EST 等 4 次手术，效果不佳。这说明肝胆管结石外科手术应遵守“24 字原则”，其核心是胆管狭窄的解除。

2. 肝胆管变异是经常做胆道手术的重要原因之一，本例胆管变异表现在以下几个方面（图 2-26-5）。

（1）尾状叶左、右管共干，开口于肝左外叶胆管。

（2）肝左管缺如，肝左外叶胆管开口于肝左内叶胆管。

（3）尾状叶右管开口于肝左外叶胆管，但尾状叶右段肥大，尾状叶右段几乎占据了右肝的大部分。

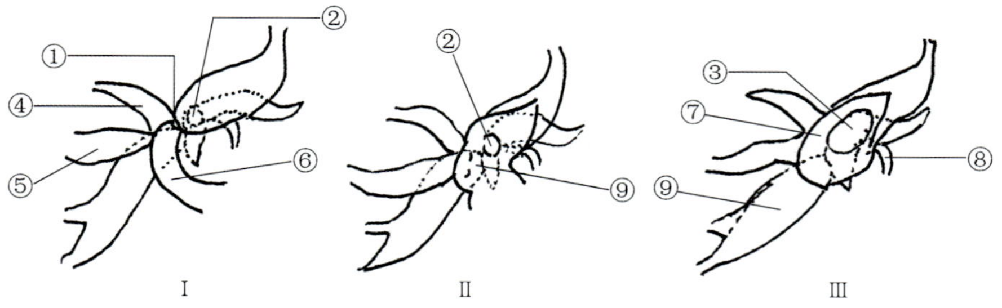

图 2-26-5　**胆管变异示意图**

Ⅰ. 肝左管口狭窄；Ⅱ. 肝左内叶胆管、肝左外叶胆管平行，肝左管缺如；Ⅲ. 尾状叶右管开口在肝左外叶胆管上

①肝左管口；②肝左外叶胆管口；③肝左内叶、外叶胆管口吻合；④肝右前叶胆管；⑤肝右后叶胆管；⑥肝总管；⑦肝胆管盆；⑧尾状叶左管；⑨尾状叶右管

3. 肝左管口及肝左管切开时注意：①先在肝脏面的瘢痕组织里找到肝圆韧带残迹及左肝前纵沟、肝方叶基部；②放置 Pringle 止血带；③用“四边法”切开肝总管、肝左管口及肝左管。

病例 27：肝胆管结石合并多处胆管狭窄，施行内吻合改良盆式 Roux-en-Y 术

【病史】患者，男，53 岁。反复右上腹痛 30 多年，再发加重 13 天。患者少年时期经常驱蛔虫，20 年前曾施行胆囊切除术。

T 36.7℃，R 20 次 / 分，P 71 次 / 分，BP 118/72mmHg。神清合作，无黄疸，心律齐、无杂音。腹平，浅静脉无曲张；腹壁软，剑突右下方无压痛，叩击右肝区示心窝部不适，未触及肝、胆囊、脾，无胃振水音，腹水征（－）。双下肢无水肿。

WBC 7.5×10^9/L，N 0.74，PLT 221×10^9/L，TP 64g/L，ALB 37g/L，TBIL 41μmol/L，DBIL 20μmol/L，AST 45U/L，ALT 30U/L，ALP 414U/L，γ-Gt 516U/L，PA 218mg/L，ChE 4314U/L，C-12 正常。

CT（2019-09-18，湖南省人民医院）：肝轮廓清，表面光整，左肝肥大、右肝萎缩，肝内胆管中度扩张，肝右前叶、肝右后叶、肝左内叶胆管及肝左外叶终末胆管充填胆石（图 2-27-1）；肝右前叶二级肝门胆管狭窄及肝左内叶胆管、肝左外叶终末胆管狭窄（图 2-27-2）。胆囊未见。肝外胆管内径约 1.5cm，未见胆石。脾大 6 个肋单元。

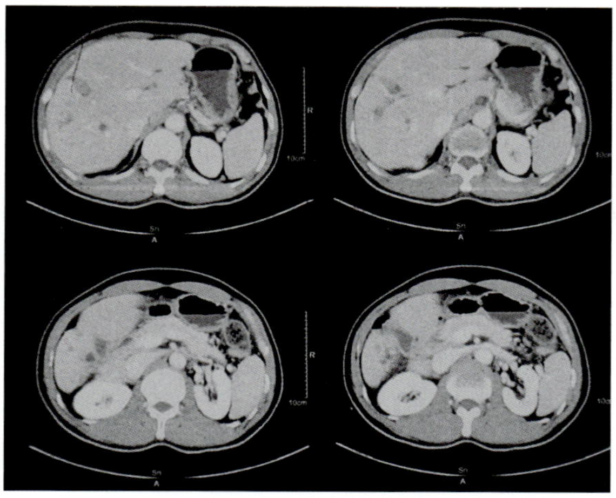

图 2-27-1　CT：显示左肝肥大、右肝萎缩，充填胆石

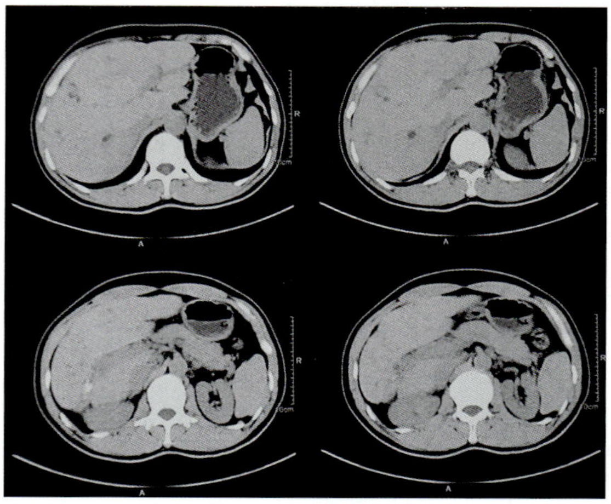

图 2-27-2　CT：显示肝右前叶二级肝门狭窄

MRCP（2019-09-19，湖南省人民医院）：肝右后叶下段胆管扩张、结石，肝左外叶终末胆管轻度扩张、多发结石（图 2-27-3）。

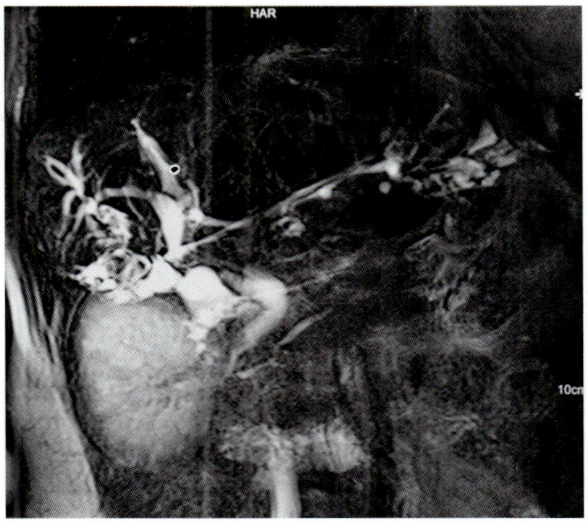

图 2-27-3　MRCP：显示肝左管延长，远段充填胆石

【术前诊断】肝胆管结石。S：S_6、S_7、S_5、S_8、S_4、S_2、S_3；St：右肝后叶胆管，S_2、S_3 终末胆管；A：无；C：胆汁性肝硬化、肝肥大 - 萎缩征（左肝肥大、右肝萎缩）、高位 AOSC。

【手术过程】

1. 择期，平仰卧位，全身麻醉，取上腹“Y 形”切口（图 2-27-4）入腹。见：无腹水，腹膜上无癌性结节，大网膜无静脉曲张。肝呈棕红色，表面光整，肝左外叶肥大、右肝萎缩，右肝结石感明显，肝左外叶边缘显示一薄片纤维萎缩带、结石感明显。胆囊未见。肝外胆管外径约 1.5cm，无结石感；肝十二指肠韧带无静脉曲张，胰头不大，脾不大。

2. 离断肝周粘连，游离右肝（图 2-27-5）。

3. 离断肝桥，游离肝方叶基部，放置 Pringle 止血带（图 2-27-6），切除肝方叶（图 2-27-7）。

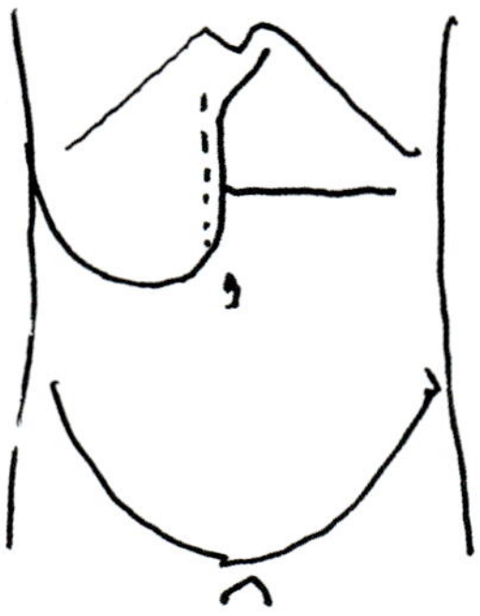

图 2-27-4　手术切口示意图

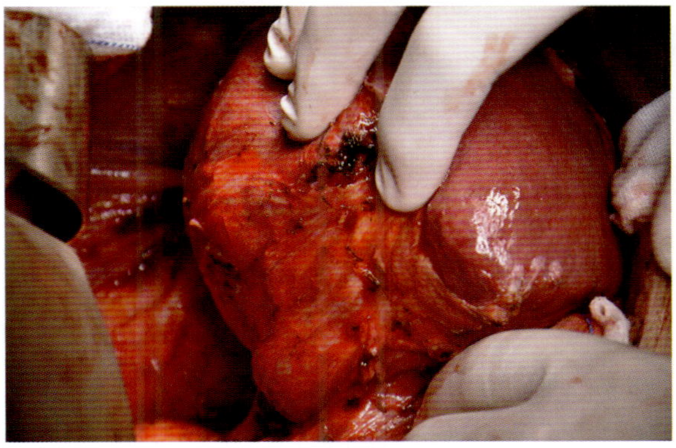

图 2-27-5　手牵拉处为右肝

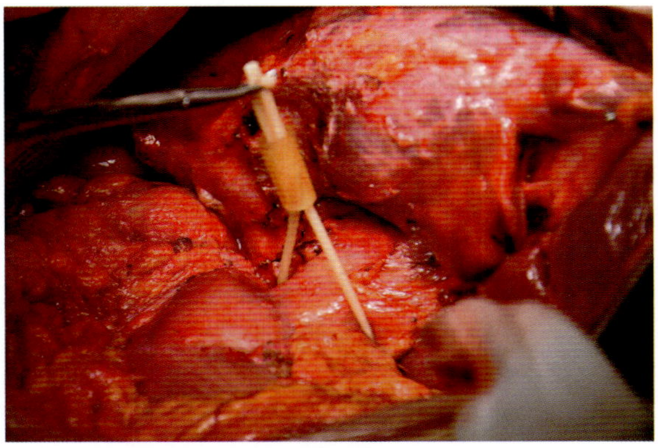

图 2-27-6　橡皮管为 Pringle 止血带

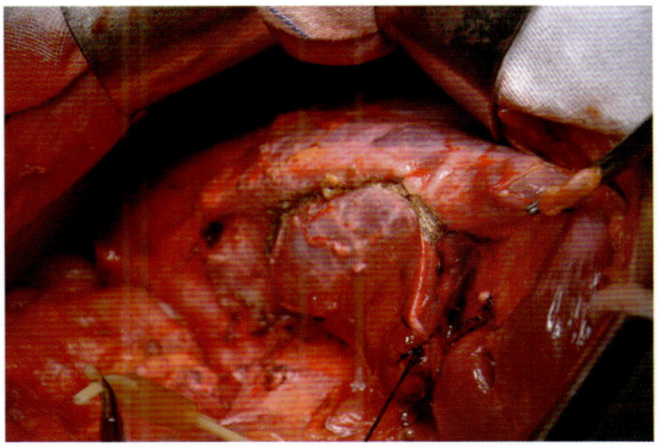

图 2-27-7　图右侧为拟切除肝方叶

4. 经肝圆韧带途径切开肝左管、肝左管口（图 2-27-8），显示肝右管口、肝左外叶胆管口、尾状叶左管口及肝右前叶胆管（图 2-27-9）。

5. 肝右前叶胆管口径约 0.8cm，经此清除其内胆石（图 2-27-10）。

6. 经胆囊床途径用“四边法”切开肝右前叶胆管、肝右前叶下段胆管（其胆管口径约 0.6cm），直视下清除肝右前叶上、下段胆管结石（图 2-27-11），做肝右前叶、后叶胆管内吻合，其口径达 2cm。

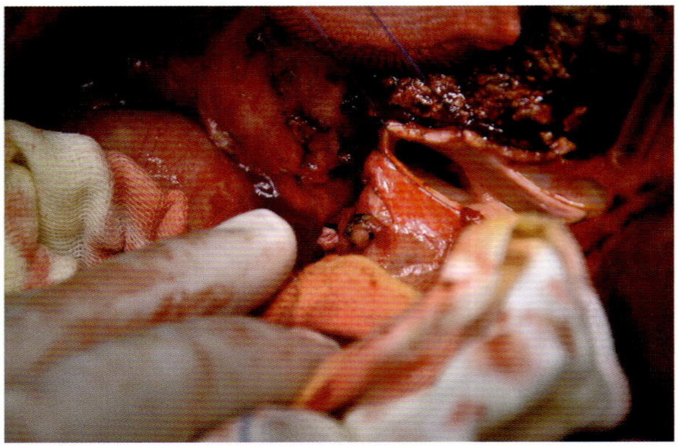

图 2-27-8　图中右上方为已切开的肝左管

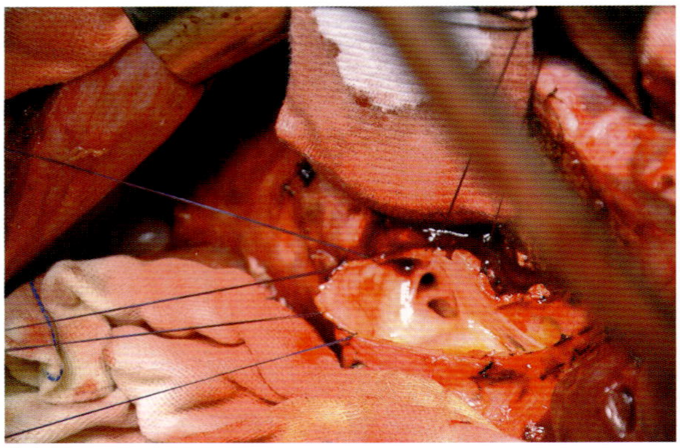

图 2-27-9　线牵拉处为已切开的胆管

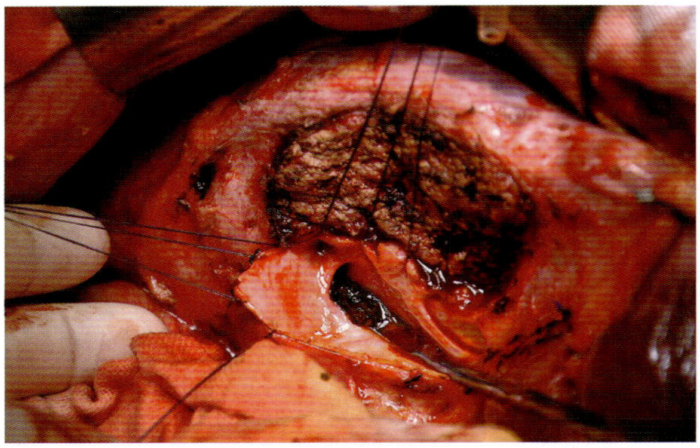

图 2-27-10　图中央上边线牵拉处为肝右前叶胆管

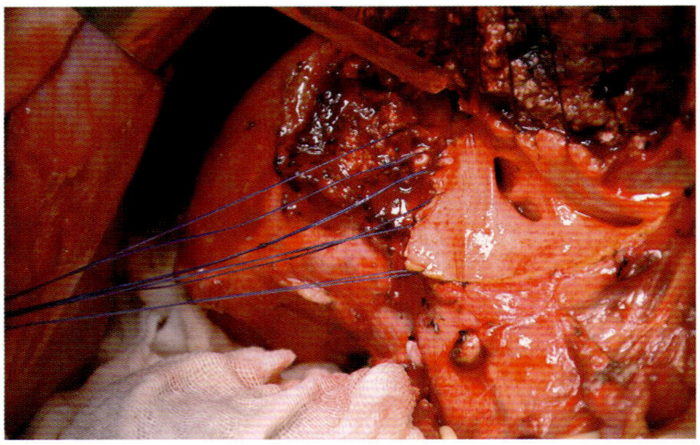

图 2-27-11　线牵拉处为已切开的肝右前叶胆管及肝右前叶下段胆管

7. 钳夹、切断肝左外叶边缘纤维萎缩区约 20g。
8. 离断胆管口，组成肝胆管盆，内径达 5cm。
9. 提取桥袢空肠，完成内吻合改良盆式 Roux-en-Y 术。
10. 逐层关腹。手术历时 4.5 小时，失血量约 100ml，取出胆石 40g，安返病房。
11. 本例手术绘图见图 2-27-12。

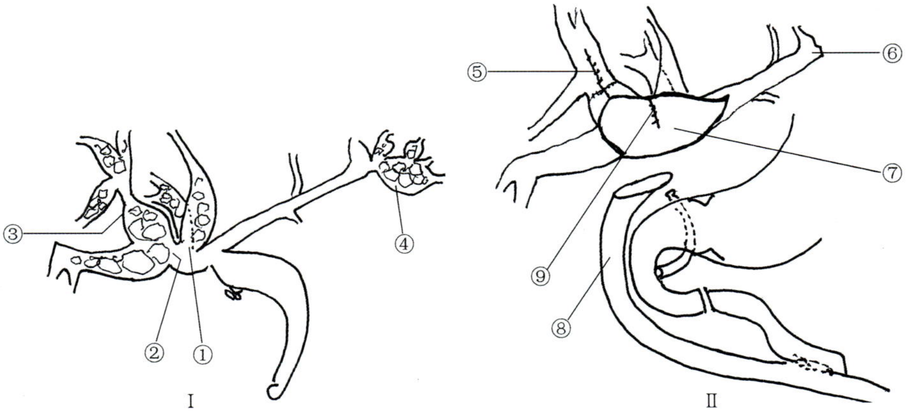

图 2-27-12　手术示意图

Ⅰ. 术前；Ⅱ. 术后

①肝左前叶胆管；②肝右后叶胆管；③肝右前叶下段胆管；④肝左外叶终末胆管；⑤经胆囊床途径切开肝右前叶下段胆管后内吻合；⑥肝左外叶终末肝切除；⑦肝胆管盆；⑧桥袢空肠；⑨肝右前叶胆管、肝左管内吻合

【术后诊断】肝胆管结石；S：S_6、S_7、S_5、S_8、S_4、S_2、S_3；St：RABD、S_2、S_3 终末胆管；A：肝右管缺如；C：肝肥大 - 萎缩征（左肝肥大、右肝萎缩，肝左外叶边缘萎缩）、胆汁性肝硬化、高位 AOSC。

【实施的手术】肝左外叶边缘切除；经肝圆韧带途径、胆囊床途径，施行内吻合改良盆式 Roux-en-Y 术。

【术后】无胆漏、出血、肝功能不全等并发症；复查仅肝左外叶少许胆石，恢复平顺。

【讨论】

（一）胆管狭窄

本例胆管狭窄表现在肝右前叶下段胆管及肝左外叶终末胆管狭窄，其胆管狭窄为环状、炎性、壁源性、真性、良性狭窄。

（二）解除狭窄的难点

1. 肝右前叶下段胆管狭窄。虽右肝相对萎小，但不能做右肝切除，而且左肝、右肝需要外科处理的肝位置相距远。
2. 肝方叶肥大，肝左管不扩张。
3. 右肝萎缩，肝右前叶位置旋转、移位，致使肝右前叶下段胆管深潜。

（三）解除狭窄的方法

1. 胸背部加垫，腹部切口长、大，取用“Y”形切口，右膈下填塞纱布垫，托出右肝。
2. 经肝圆韧带途径切除肥大的肝方叶。
3. 经胆囊床途径解除肝右前叶下段胆管狭窄，肝右前叶下段胆管拼合，做肝右前叶、后叶胆管内吻合。
4. 切除肝左外叶终末纤维萎缩肝。
5. 施行内吻合改良盆式 Roux-en-Y 术。

（四）相关外科手术技术

本例最难处理的是肝右前叶下段胆管狭窄，采取胆囊床途径可以解决。胆囊床途径是一条解决右肝内胆管狭窄常见的途径，主要是因为肝右前叶下段胆管位经胆囊床内，距肝脏面仅 1 ～ 1.5cm，当肝右前叶下段胆管梗阻扩张时，胆管与肝脏面的距离更近。本例术中需注意以下几点。

1. 常用右上腹“反 L 鱼钩”形切口，或“Y 形鱼钩”切口。
2. 充分游离右肝及左肝，右膈下填塞纱布垫，托出右肝，必要时胸背部加垫，变浅术野。
3. 安置 Pringle 止血带，阻断入肝血流。
4. 经肝圆韧带途径切开肝左管。
5. 用“四边法”切开肝右前叶胆管，顺行逐步切开肝右前叶下段胆管，甚至可以延长达右肝的前缘。环状狭窄胆管处可做内吻合，本例先后施行肝右前叶胆管与肝右前叶下段胆管内吻合及肝右前叶、后叶胆管内吻合。

病例 28：肝胆管结石、多处胆管狭窄、胆总管十二指肠瘘，施行改良盆式 Roux-en-Y 术

【病史】患者，男，59 岁。反复右上腹痛 29 年，复发伴寒战、发热 20 天。患者因“肝胆管结石”，先后于 1998 年、2003 年、2010 年施行“胆总管探查、T 形管引流术”。15 个月前诊为“AOSC”，施“ENBD”。

T 36.7℃，R 20 次 / 分，P 68 次 / 分，BP 127/70mmHg。神清合作，皮肤、巩膜重黄染。心、肺正常。腹平，可见多条腹部切口瘢痕，剑突右下方压痛，叩击右肝区示心窝部不适，未触及肝、胆囊、脾，无胃振水音，腹水征（－）。双下肢无水肿。

WBC 6.49×10^9/L，N 0.714，PLT 107×10^9/L，TBIL 224μmol/L，DBIL 131μmol/L，TP 48.8g/L，ALB 32g/L，ALT 29.8U/L，AST 26.4U/L，PA 83mg/L，ChE 3410U/L，ALP 152U/L，γ-Gt 219.4U/L。

CT（2019-09-01，外院）：肝轮廓清，表面光整，肝叶（段）比例无明显失衡。肝内胆管重度扩张，

肝右后叶及肝左内叶胆管内积石、无积气（图 2-28-1），肝外胆管内径约 2cm、积气。胆囊未见，脾无明显肿大，无腹水。

电子胃镜（2019-09-09，湖南省人民医院）：胆石症，多个十二指肠瘘（图 2-28-2）。

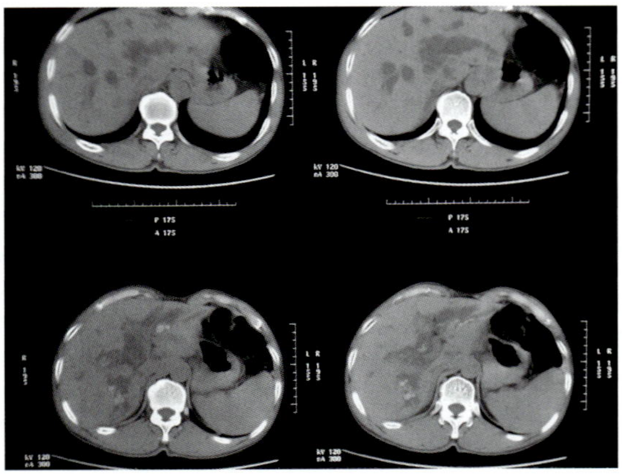

图 2-28-1　CT：肝内胆管重度扩张，充填胆石

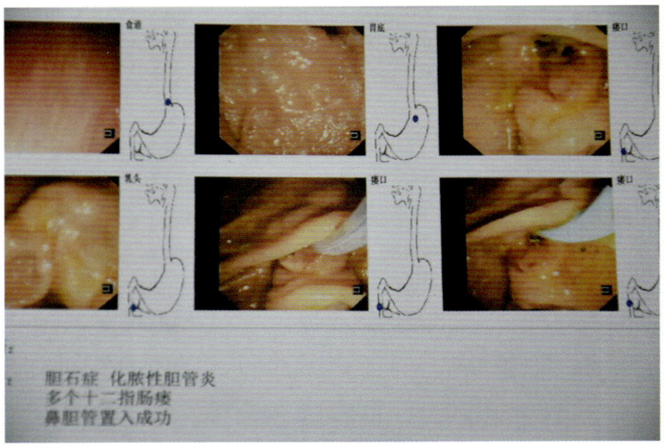

图 2-28-2　电子胃镜

【术前诊断】肝胆管结石，ENBD 后。S：S_6、S_7、LHD、S_3、S_4、CBD；St：RPBD、S_4、LHD；A：无；C：胆管十二指肠瘘、反流性胆管炎。

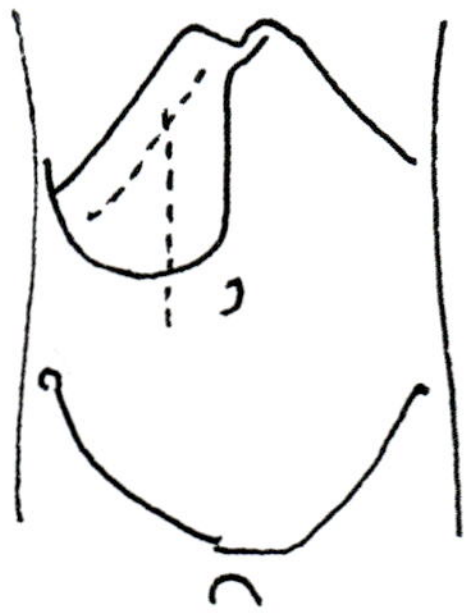

图 2-28-3　手术切口示意图

【手术过程】

1. 择期，平仰卧位，全身麻醉，取右上腹“反 L 鱼钩”形切口（图 2-28-3）入腹。见：无腹水，腹膜上无癌性结节，大网膜无静脉曲张。肝周致密粘连，肝色泽棕红，表面光整，肝叶（段）比例无明显失调，质稍硬，未扪及结石感、结节感。大网膜、胃窦、十二指肠与一级肝门、肝十二指肠韧带粘连。肝方叶不大，约 2cm×1cm，覆盖肝左管。肝桥横径约 1cm，胆囊已切除。肝外胆管外径约 2cm，少许结石感，可扪及 ENBD 管。胰头不大，质地稍硬；脾不大。

2. 离断肝周粘连，显现肝外胆管，右膈下填塞纱布垫托出右肝，安置 Pringle 止血带。

3. 用“四边法”切开肝外胆管，壁厚 0.15cm，胆总管内径约 1.8cm。清除肝外胆管结石，拔除 ENBD 导管（图 2-28-4），探查胆总管远端，有瘘口与十二指肠相通。肝左管口内径约 0.5cm，未能取出其内及右肝内胆管结石。

4. 横断肝桥，去除肝方叶，显现肝左管，用“四边法”经肝圆韧带途径逐步切开肝左管口、肝左管，肝左管内径约 1.5cm，清除肝左内叶胆管结石。见肝右后叶胆管及肝右前叶胆管口，其内径分别为 1cm、0.8cm，直视下清除肝右后叶胆管内胆石，配合胆道镜检查并清除残余胆石。

5. 横断胆总管，近端组成肝胆管盆，内径约 3.5cm（图 2-28-5），胆总管远切端用 4-0 Prolene 线连续缝闭。

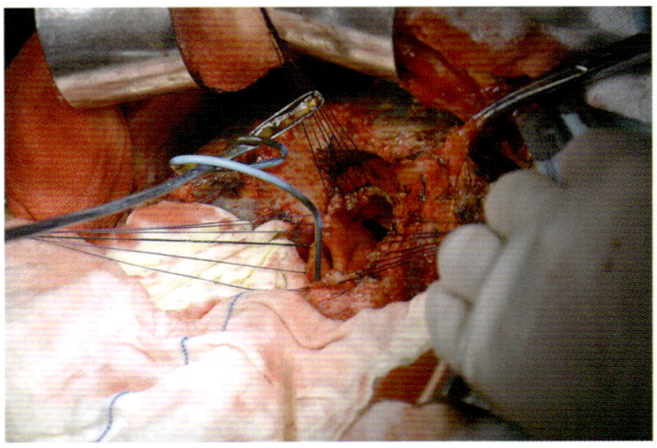

图 2-28-4　胆道刮匙前方为 ENBD 导管

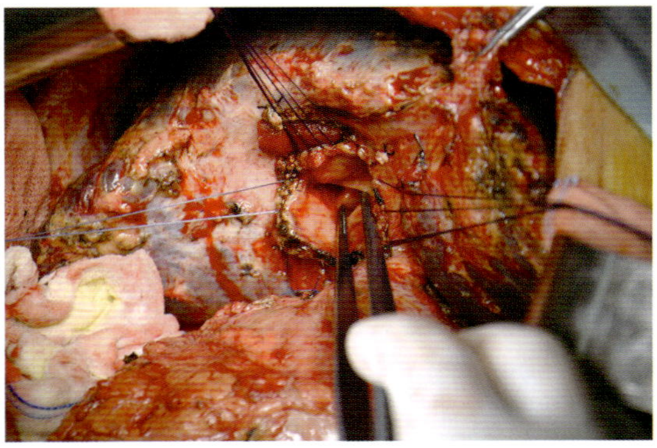

图 2-28-5　线牵引处为肝胆管盆边缘

6. 提取桥袢空肠，完成内吻合盆式 Roux-en-Y 术。

7. 逐层关腹。手术历时 4 小时，失血量约 100ml，取出胆石约 15g，安返病房。

8. 本例手术绘图见图 2-28-6。

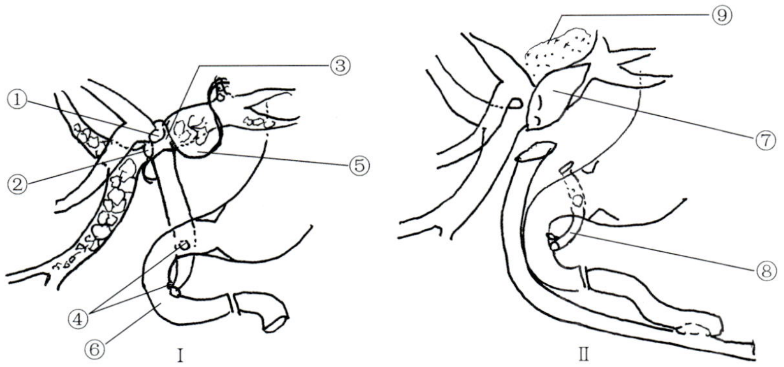

图 2-28-6　手术示意图

Ⅰ．术前；Ⅱ．术后

①肝右前叶胆管口；②肝右后叶胆管口；③肝左管口狭窄；④胆管十二指肠瘘；⑤肝方叶；⑥十二指肠；⑦肝胆管盆；⑧胆总管残端；⑨肝方叶残端

【术后诊断】肝胆管结石，多次胆道术后，ENBD 后。S：S_6、S_7、LHD、S_3、S_4、CBD；St：LHD、S_4、RPBD（相对）；A：肝右管缺如；C：胆管十二指肠瘘、反流性胆管炎。

【实施的手术】经肝圆韧带途径，施行改良盆式 Roux-en-Y 术。

【术后】无胆漏、出血等并发症；复查 CT 无胆石残留，恢复平顺。

【讨论】

（一）胆管狭窄

本例表现为肝右后叶胆管狭窄、肝左管口狭窄及肝左内叶胆管口狭窄，除肝左外叶胆管口为真性狭窄外，其他为相对狭窄；胆管口狭窄均为炎性、壁源性、环状、良性狭窄。

（二）解除狭窄的难点

1. 既往由于肝胆管结石先后 3 次肝胆道手术。

2. 由于肝方叶肥大及肝左、右管隐匿，术野深，难于显现。显现肝左、右管的障碍在于：①大网膜、胃十二指肠粘连；②肝方叶肥大；③肝左管口狭窄。

（三）解除狭窄的方法

1. 右上腹“反 L 鱼钩”形切口。

2. 离断肝周粘连，托出右肝，安置 Pringle 止血带。

3. 横断肝桥，切除肝方叶，经肝圆韧带途径切开肝左外叶胆管，拼合整形，解除胆管狭窄。

4. 显现肝右前叶、后叶胆管。

5. 横断胆总管，减轻反流性胆管炎的发生及程度。

（四）相关外科手术技术

本例手术必须横断胆总管。由于长期反流性胆管炎，致使胆管周围炎性粘连，细小血管曲张，横断胆总管容易出血。对此，用去甲肾上腺素盐水（生理盐水 100ml ＋去甲肾上腺素 3 滴）注入胆管壁或周围，再做胆管横断，出血可明显减少。

病例 29：肝胆管结石及肝右后叶胆管、尾状叶左管狭窄，经肝圆韧带途径，施行肝左管、尾状叶左管内吻合改良盆式 Roux-en-Y 术

【病史】患者，女，62 岁。间断发作右上腹痛 22 年，复发伴恶心、呕吐 3 个月。20 年前（1999 年）、17 年前诊为“肝胆管结石”，施行“胆道手术”，术式不详。

T 37℃，R 20 次 / 分，P 75 次 / 分，BP 130/70mmHg。神清合作，无黄疸。心律齐、无杂音，双肺呼吸音清。腹平，浅静脉无曲张，可见右上腹多条腹壁切口瘢痕。腹壁软，剑突右下方压痛，未触及肝、胆囊、脾，Murphy 征（-），叩击右肝区示心窝部不适，无胃振水音，腹水征（-）。双侧腰背部无抬举痛，双下肢无水肿。

WBC 3.86×10^9/L，N 0.611，PLT 136×10^9/L，TBIL 13.8μmol/L，DBIL 3.8μmol/L，TP 70.2g/L，ALB 40.5g/L，ALT 30.2U/L，AST 40.48U/L，ALP 147U/L，γ-Gt 146U/L，PA 238mg/L，ChE 7306U/L，C-12 正常。

CT（2019-09-06，湖南省人民医院）：肝轮廓清，表面光整，肝左外叶部分缺如，肝左内叶、尾状叶肥大，肝右后叶萎缩。肝内胆管中度扩张，肝右后叶胆管、尾状叶胆管积石、积气（图 2-29-1）。胆总管内径 1.5cm，显示少许胆石，胆囊已切除。肝十二指肠韧带无门静脉海绵样变，脾大 8 个肋单元。无腹水。

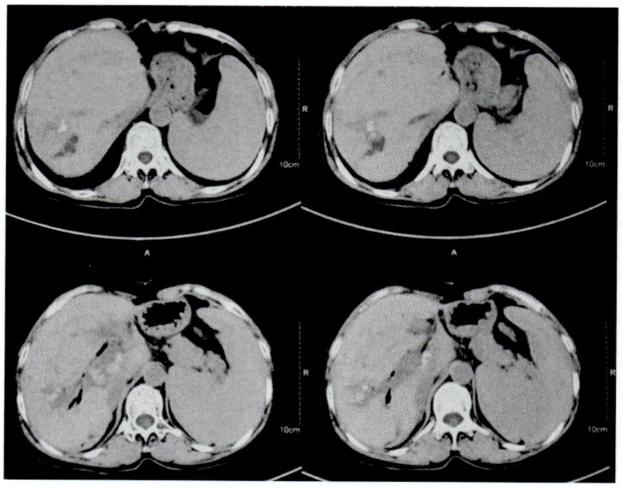

图 2-29-1　CT：显示肝内胆管中度扩张，沉积胆石

【术前诊断】肝胆管结石。S：S_6、S_7、S_1、S_2、CBD；St：RPBD、S_1；A：无；C：胆汁性肝硬化、门静脉高压症、巨脾、肝肥大 - 萎缩征（肝左内叶、尾状叶左段、肝方叶肥大，肝右后叶萎缩）、胆总管十二指肠瘘、反流性胆管炎。

【手术过程】

1. 择期，平仰卧位，全身麻醉，取右上腹“Y”形切口（图 2-29-2）入腹。见：无腹水，腹膜上无癌性结节，大网膜轻度静脉曲张。肝呈暗棕红色，肝周广泛膜性粘连，肝方叶肥大，肝桥横径 3.5cm，肝圆韧带粘连于周围瘢痕组织中，肝左外叶已切除，肝左内叶及尾状叶肥大，肝右后叶萎缩，肝脏面可扪及结石感。胆囊未见，胆总管外径约 1.5cm，有结石感。肝十二指肠无门静脉海绵样变，网膜孔闭塞。脾大，下极平左肋缘。胰头不大，质稍硬。

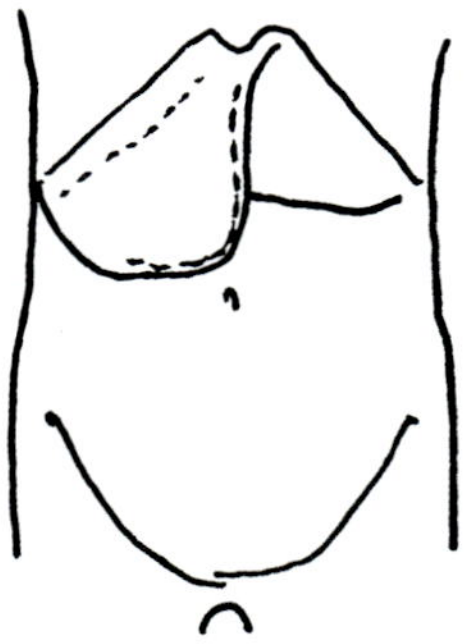

图 2-29-2　手术切口示意图

2. 离断肝周粘连，显示肝及肝外胆管，不能安置 Pringle 止血带。用“四边法”切开胆总管，壁厚约 0.2cm，内径 1.5cm，清除其内少许胆石。探查发现胆总管末段有瘘口与十二指肠相连通，其瘘口内径约 0.5cm。向上探查肝左管未见胆石，而肝方叶覆盖包埋肝左管。

3. 笔者完成以下手术。

（1）血管夹夹持肝固有动脉。

（2）从瘢痕组织中找出肝圆韧带，沟通网膜孔，切断肝桥（图 2-29-3）。

（3）切除肝方叶及部分肝 S_5，显示肝右后叶胆管口内径约 0.5cm，其内大量胆石；肝右前叶胆管口内径约 1cm，其内亦有少许胆泥。

（4）做肝右后叶胆管与肝左管内吻合，使其内径达 2cm。同时做肝左管与尾状叶左管内吻合，使其内径达 1.5cm（图 2-29-4），直视下清除其内胆石。

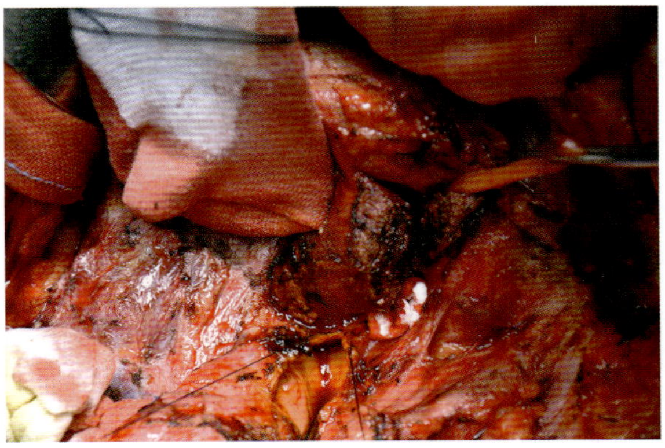

图 2-29-3　图右上方钳夹持处为肝圆韧带

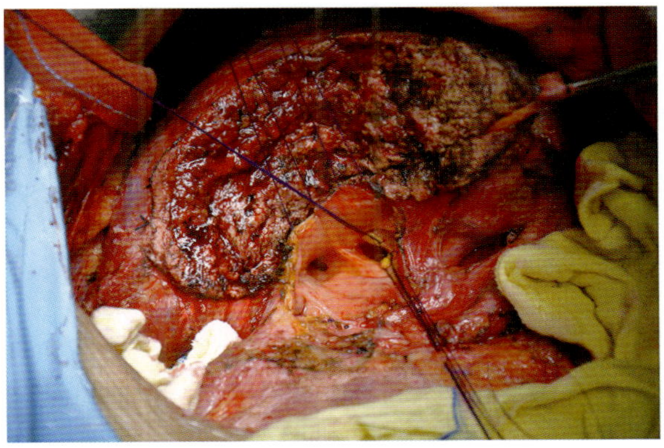

图 2-29-4　图右下方线牵拉处示内吻合口

（5）配合应用硬性输尿管镜钬激光碎石，探查、清除肝右后叶胆管内少许残石，并发现胆管远端一直径 0.3cm 的瘘口，与十二指肠相通。

（6）横断胆总管，组成肝胆管盆，内径达 4cm。

4. 提取桥袢空肠，完成内吻合改良盆式 Roux-en-Y 术。

5. 逐层关腹。手术历时 5 小时，失血量约 200ml，取出胆石 30g（图 2-29-5），安返病房。

6. 本例手术绘图见图 2-29-6。

【术后诊断】肝胆管结石。S：S_6、S_7、S_2、S_1、CBD、S_5、S_8、S_9；St：RPBD、S_1；A：无；C：胆汁性肝硬化、门静脉高压症、巨脾、肝肥大 - 萎缩征（肝左内叶、尾状叶左段、肝方叶肥大，肝右后叶萎缩）、胆总管十二指肠瘘、反流性胆管炎。

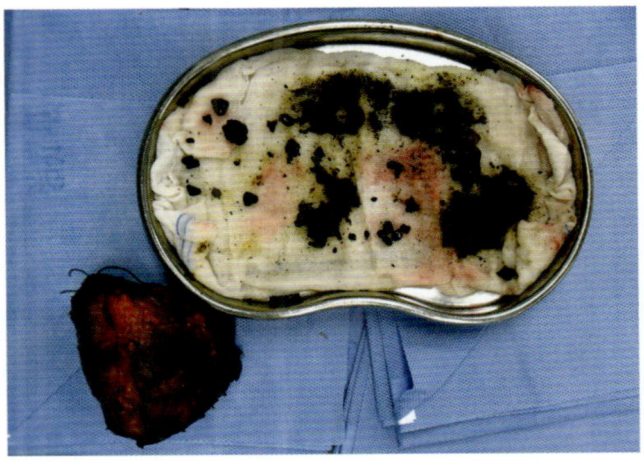

图 2-29-5　胆石，图左下角为切除的肝方叶

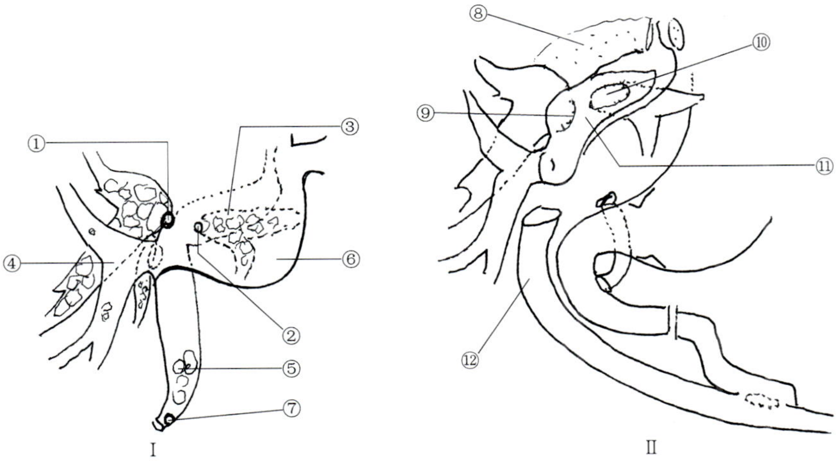

图 2-29-6　手术示意图

Ⅰ. 术前；Ⅱ. 术后

①肝右后叶胆管口；②尾状叶左管口；③ S_1；④肝右前叶胆管；⑤胆总管结石；⑥肝方叶；⑦胆总管十二指肠瘘；⑧肝方叶残端；⑨肝右后叶胆管与肝左管内吻合；⑩ S_1 口与肝左管内吻合；⑪肝胆管盆；⑫桥袢空肠

【实施的手术】经肝圆韧带途径横断胆管，施行内吻合改良盆式 Roux-en-Y 术。

【术后】无胆漏、出血、肝功能不全等并发症；复查无胆石残留，恢复平顺。

【讨论】

（一）胆管狭窄

1. 本例 S_1 口、RPBD 胆管口狭窄，为壁源性、环状、炎性、真性、良性狭窄。

2. 肝桥肥大，肝方叶肥大，覆盖在肝左管前方，加重了胆管狭窄的深度、难度。

（二）解除狭窄的难点

1. 经肝圆韧带途径的障碍重重。

2. 既往多次胆道手术，肝周粘连严重。

3. S_1、RPBD 胆管真性狭窄、深在。

4. 网膜孔闭塞，不能安置 Pringle 止血带。

5. 肝十二指肠韧带轻度静脉曲张。

（三）解除狭窄的方法

1. 腹壁切口宽大，托出肝。

2. 夹持肝固有动脉，临时阻断入肝动脉血流，减少失血。

3. 横断肝桥，切除肝方叶，敞开左肝前纵沟，移去肝左管前方的“被盖”，显现肝左管、肝右后叶胆管及 S_1 口。

4. 做 S_1 与肝左内叶胆管内吻合及肝右后叶胆管与肝左管内吻合，配合硬性输尿管镜钬激光。

5. 横断胆总管，组成肝胆管盆，施行内吻合改良盆式 Roux-en-Y 术。

（四）相关外科手术技术

1. 肝桥横断、肝方叶切除。本例多次胆道、肝手术，肝方叶、肝桥肥大，不能安置 Pringle 止血带，肝桥横断、肝方叶切除难度很大。术中注意：①动脉夹夹持肝固有动脉；②钳夹、缝扎、横断肝桥；③游离肝方叶基部，显现肝左管，仔细使用超声刀配合“微榨法”移除肝方叶。

2. 本例肝左外叶胆管口异位开口于肝左内叶胆管，而且肝方叶肥大，手术处理十分困难。处理时注意：①动脉夹夹持肝固有动脉；②敞开左肝前纵沟，切除肝方叶，显现肝左管；③止血钳伸入尾状叶左管，寻找胆管薄、软处，确定内吻合处；④“四边法”做肝左内叶胆管与尾状叶左管内吻合。

3. 横断胆总管。本例肝十二指肠韧带轻度静脉曲张，横断胆总管时注意宜用去甲肾上腺素盐水 [即生理盐水 100ml ＋去甲肾上腺素 3 滴（1ml 为 16 滴）] 注入拟切断处的胆管壁内，然后再横断胆管。本例胆总管横断的指征为肝胆管盆式 Roux-en-Y 术、胆总管十二指肠瘘。

病例 30：肝胆管胆固醇结石、肝右管真性狭窄，施行改良盆式 Roux-en-Y 术

【病史】患者，女，49 岁。反复右上腹痛 12 年，再发伴寒战、发热 5 天。先后去多家医院就诊，B 型超声波显示“肝内多发结石”，CT“未见肝内结石”。

T 36.8℃，R 20 次 / 分，P 84 次 / 分，BP 121/68mmHg。神清合作，皮肤、巩膜无明显黄染，心、肺正常。腹平，浅静脉无曲张。腹壁软，剑突右下方压痛，未触及肝、胆囊、脾，右肝区无叩击痛，Murphy 征（－），无胃振水音，腹水征（－）。双侧腰背部无抬举痛，双下肢无水肿。

WBC 12.4×10^9/L，N0.841，PLT 191×10^9/L，TBIL 18.6μmol/L，DBIL 10.8μmol/L，TP 60.7g/L，ALB 41g/L，AST 33.3U/L，ALT 76.6U/L，PA 213mg/L，ChE 7857U/L，ALP 101U/L，γ-Gt 111U/L，C-12 正常。

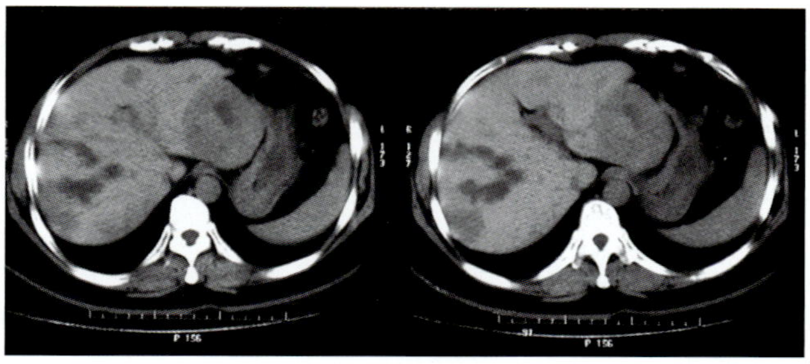
图 2-30-1　CT：显示右肝内胆管中度扩张，未见胆石

CT（2019-08-31，外院）：肝轮廓清，表面光整，肝形态、比例无明显失衡。右肝内胆管中度扩张，无积气，未见胆石（图 2-30-1）。显示肝左外叶低密度占位，约 6cm × 5cm。增强扫描（静脉期）显示肝左外叶占位，呈肿块边缘向中心强化。

MRCP（2019-09-11，外院）：右肝内胆管中度扩张，充填胆石（图 2-30-2）。肝左管纤细。肝外胆管内径约 0.5cm。胆囊不清，主胰管不扩张。

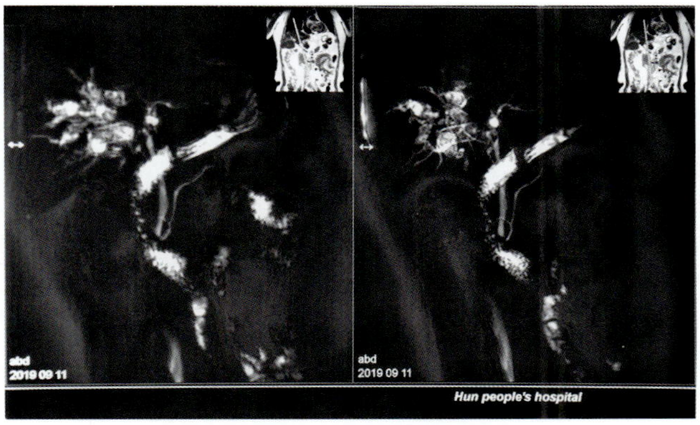

图 2-30-2　MRCP：显示肝内胆管中度扩张，其内充填胆石

【术前诊断】肝胆管结石（胆固醇结石）。S：S_5、S_8、S_6、S_7、RHD；St：RHD；A：无；C：高位 AOSC、肝血管瘤（肝左外叶）。

【手术过程】

1. 择期，平仰卧位，全身麻醉，取右上腹“反 L”形切口（图 2-30-3）入腹。见：无腹水，腹膜上无癌性结节，大网膜上无静脉曲张。肝呈棕红色，表面光整；肝左外叶一红色血管瘤，与 CT 所示一致；右肝质地较软，结石感不明显。肝外胆管外径约 0.6cm。胆囊约 8cm × 3.5cm，无明显结石感。胰头无增大，脾大小正常。

2. 安置 Pringle 止血带，游离肝，钳夹、切除肝左外叶血管瘤。用“四边法”切开肝总管、肝左管及肝右管口，见肝左管内径仅 0.5cm、肝右管口内径仅 0.3cm、肝右管内径约 1.6cm、肝总管内径仅 0.6cm（图 2-30-4）。直视下去除部分右肝内胆石，为黄色胆固醇结石。主管医师感觉进一步处理困难，请笔者急会诊。

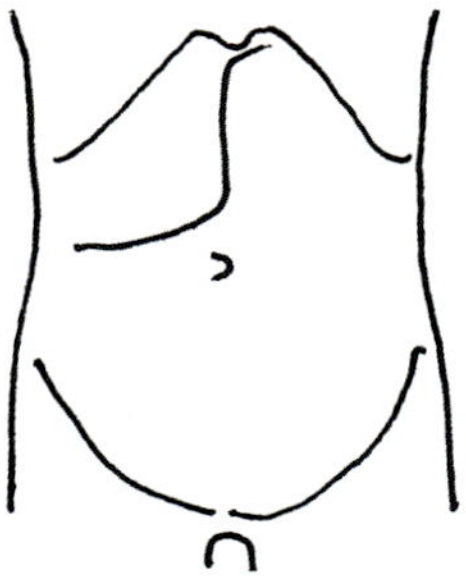

图 2-30-3　手术切口示意图

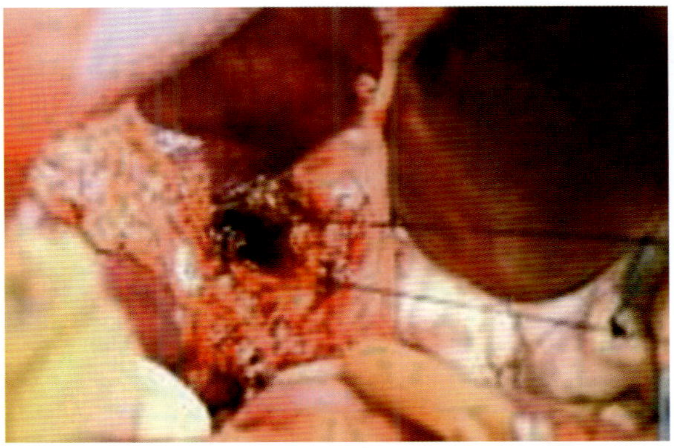

图 2-30-4　图的中间线牵拉处为胆管切缘

3. 笔者了解病情、阅读术前影像资料、查看术野后，立即洗手上台进行手术。

（1）延长腹部切口，安置好腹部拉钩，膈下填塞纱布垫托出右肝，切除胆囊。

（2）离断肝桥，分离肝方叶基部，显现肝左管；分离肝右管前方肝组织，显现肝右管。

（3）沿肝圆韧带途径用“四边法”切开肝左管长约 1cm，其壁薄，内径约 0.4cm。

（4）沿胆囊床途径用“四边法”切开肝右管、肝右前叶胆管及部分前叶下段胆管，使肝右管口内径从 0.3cm 扩大至 2.3cm，直视下逐一清除右肝内各胆管结石（图 2-30-5）。

（5）配合胆道镜进一步检查，清除少许胆石。

（6）横断胆总管（图 2-30-6），拼合组成肝胆管盆，内径达 3.5cm（图 2-30-7）。

（7）提取桥袢空肠，完成改良盆式 Roux-en-Y 术。

4. 逐层关腹。手术历时 3.5 小时，失血量约 150ml，取出胆固醇结石 36g（图 2-30-8），安返病房。

5. 本例手术绘图见图 2-30-9。

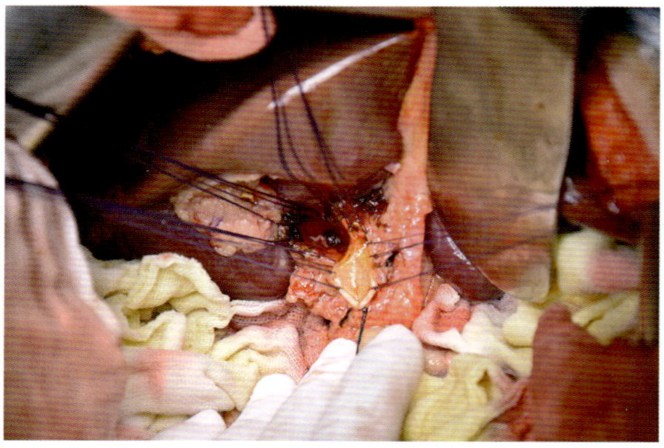

图 2-30-5　图左上方线牵拉处为胆管切缘

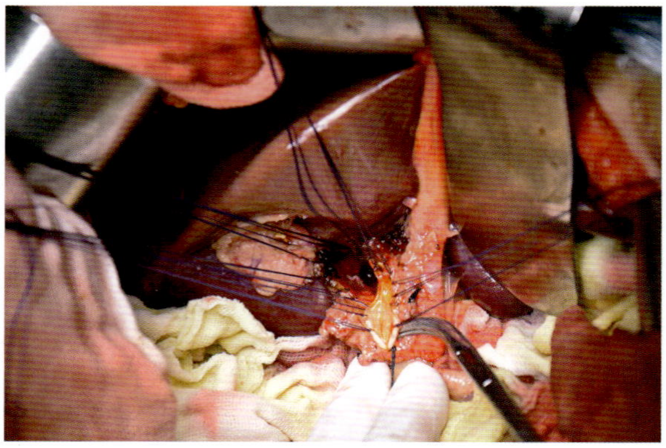

图 2-30-6　图下方钳尖处为胆总管横断处

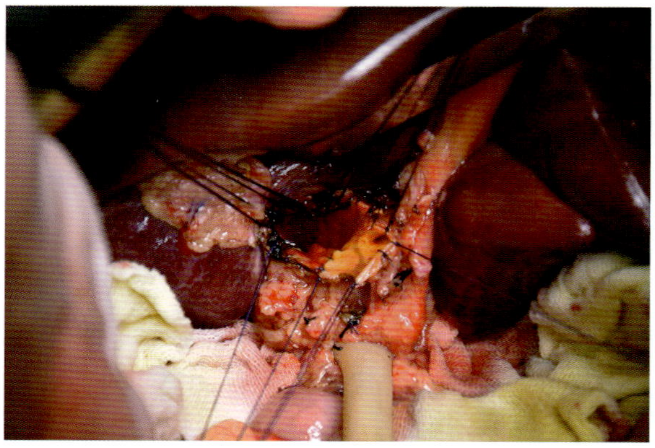

图 2-30-7　线牵拉处为肝胆管盆边缘

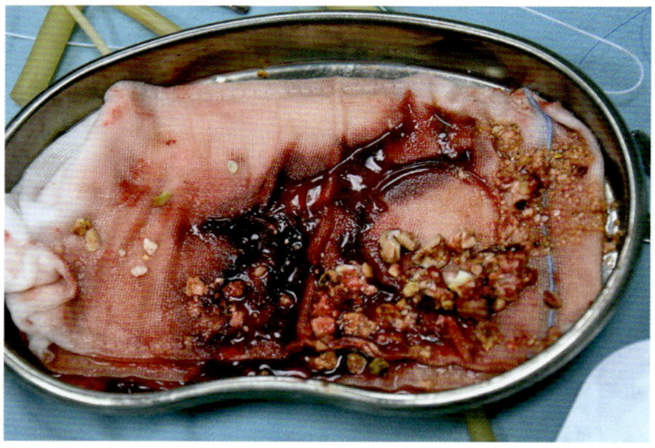

图 2-30-8　胆石

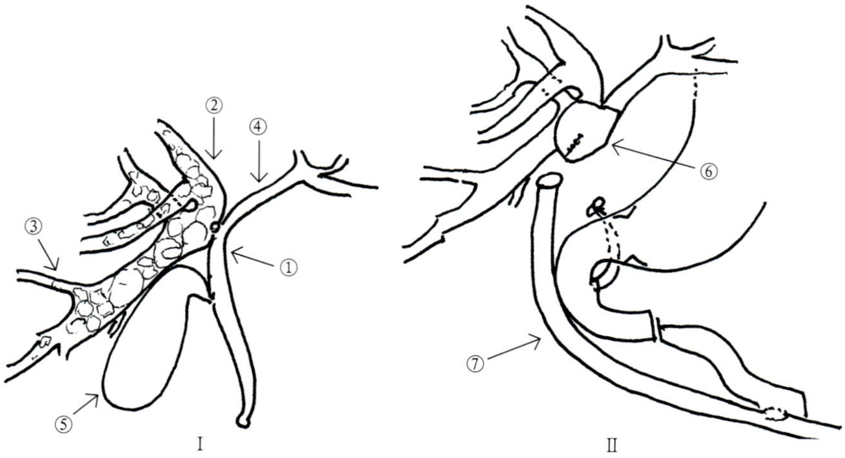

图 2-30-9　手术示意图

Ⅰ. 术前；Ⅱ. 术后

①肝右管口；②肝右前叶胆管；③肝右后叶下段胆管；④肝左管；⑤胆囊；⑥肝胆管盆；⑦桥袢空肠

【术后诊断】肝胆管结石（胆固醇结石）。S：S_5、S_8、S_6、S_7、RHD；St：RHD；A：无；C：高位 AOSC。肝血管瘤（肝左外叶）。

【实施的手术】施行肝左外叶血管瘤切除及改良盆式 Roux-en-Y 术。

【术后】无胆漏、出血等并发症；B 型超声波复查无残石，恢复平顺。

【讨论】

（一）胆管狭窄

肝右管口狭窄表现为环状、炎性、壁源性、良性、真性狭窄。

（二）解除狭窄的难点

1. 肝左管细小。本例不能经肝圆韧带途径敞开肝左管、显现肝右管。

2. 肝右管为真性狭窄，肝右管前方肝组织较肥厚，使肝右管深在。

3. 右肝内结石弥散，难于取净。

4. 本例不能切除右肝，也没有切肝的指征。

（三）解除狭窄的方法

1. 足够长的腹部手术切口，托出右肝，安置 Pringle 止血带。

2. 分离、剔除肝右管前方的肝组织，用“四边法”沿胆囊床途径切开肝右管、肝右前叶及下段胆管，配合胆道镜清除胆石。

3. 组成肝胆管盆，完成改良盆式 Roux-en-Y 术。

（四）相关外科手术技术

1. 肝胆管胆固醇结石一旦形成主要引起胆管口狭窄，一律按照胆色素结石方法进行处理，遵循肝胆管结石外科手术原则。

2. 本例肝右管宽大，而肝左管纤细、管壁薄。在肝左管手术中宜注意：①切开肝左管，但不宜过长，本例切开仅达 1cm；②做肝胆管盆空肠吻合口，应先做肝左管与桥袢空肠间断、外翻缝合，缝线用 5-0 薇乔线。

3. 肝右管口狭窄解除时宜注意：①安置 Pringle 止血带；②剔除肝右管前方的肝组织；③用“四边法”沿胆囊床途径切开肝右管、肝右前叶及下段胆管。

病例 31：肝胆管结石、肝右管口狭窄、肝方叶过度肥大，经肝圆韧带途径、胆囊床途径，施行改良盆式 Roux-en-Y 术

【病史】患者，女，56 岁。间断发作右上腹痛 38 年，复发 8 天。

T 36.3℃，R 20 次 / 分，P 55 次 / 分，BP 161/100mmHg。神清合作，皮肤、巩膜无黄染。心律齐、无杂音，双肺呼吸音清。腹平，浅静脉无曲张；腹壁软，剑突右下方压痛，肝、胆囊、脾未触及，无胃振水音，腹水征（−）。双下肢无水肿。

WBC 4.1×10^9/L，N 0.414，PLT 225×10^9/L，TBIL 23.4μmol/L，DBIL 7.5μmol/L，TP 68.5g/L，ALB 44g/L，ALT 114U/L，AST 57.7U/L，PA 155mg/L，ChE 7215U/L，ALP 207U/L，γ-Gt 302U/L，CA19-9 69.4U/ml，AFP 2.12ng/ml。

CT（2019-09-02，湖南省人民医院）：肝轮廓清，表面尚光整，肝左内叶、肝方叶、尾状叶左段显著肥大，肝左外叶及右肝萎缩。右肝、左肝内胆管中度扩张，其内充填胆石，无积气。肝外胆管内径约 1.5cm，显示有胆石。胆囊约 10cm × 4cm，位于右肾前方，未见胆石。增强扫描（静脉期）未见门静脉海绵样变。

【术前诊断】肝胆管结石。S：S_6、S_7、S_5、S_8、S_2、S_3、LHD、CBD；St：RPBD；A：无；C：肝肥大 - 萎缩征（S_4、肝方叶、尾状叶左段肥大，S_2、S_3、右肝萎缩）。

【手术过程】

1. 择期，平仰卧位，全身麻醉，取“倒 T”形切口（图 2-31-1）入腹。见：无腹水，腹膜上无癌性结节，大网膜上无静脉曲张。肝左内叶、肝方叶、尾状叶左段色泽棕红，显著肥大（图 2-31-2）；肝左外叶纤维萎缩，明显结石感；右肝色泽棕红、萎缩，具有结石感。肝外胆管外径约 1.5cm，亦有结石感。胆囊约 10cm × 3.5cm，结石感不明显。肝十二指肠韧带无门静脉海绵样变，胰头不大，脾无肿大，胃十二指肠无异常。

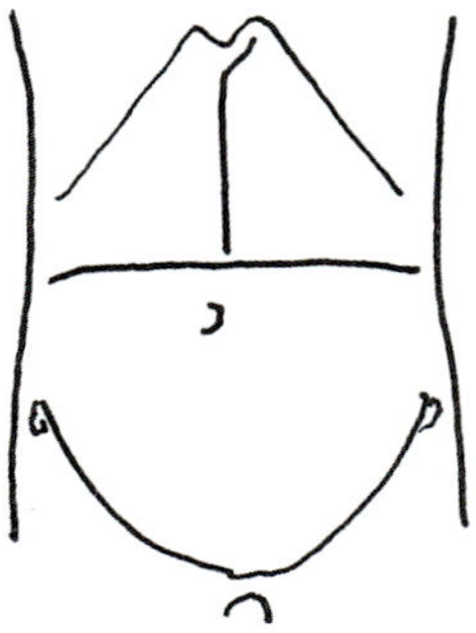

图 2-31-1　手术切口示意图

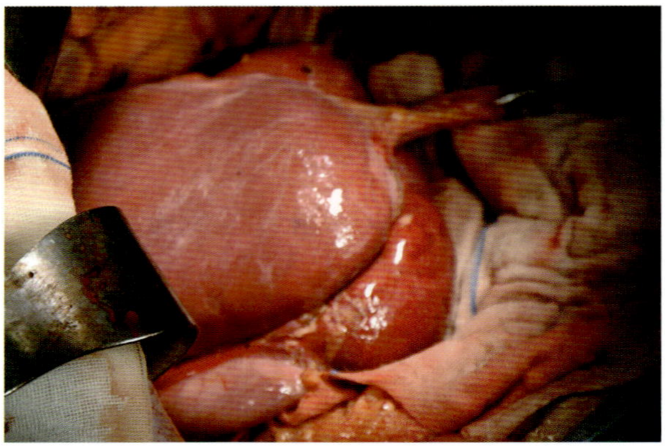

图 2-31-2　拉钩前方为肝方叶

2. 离断肝周粘连（图 2-31-3），游离左、右肝，安置 Pringle 止血带（图 2-31-4）。

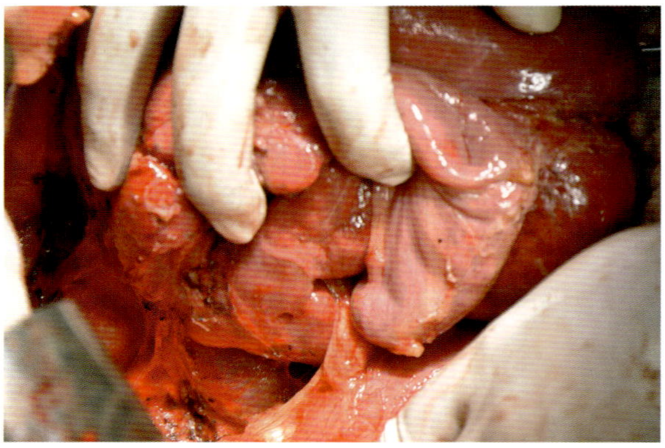

图 2-31-3　手指牵拉处显示右肝周粘连

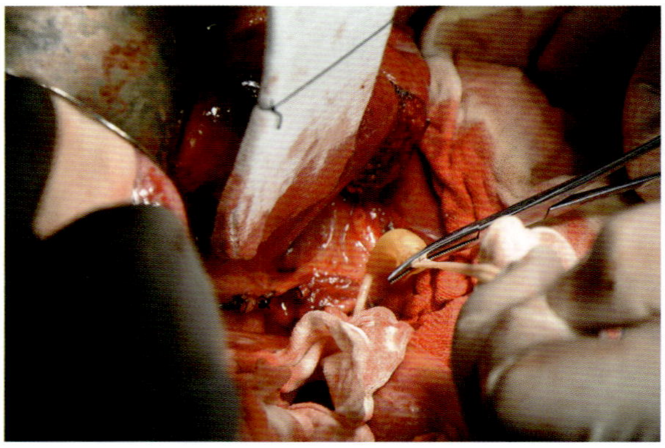

图 2-31-4　橡皮管为止血带

3. 切除胆囊（图 2-31-5），横断肝桥（图 2-31-6），钳夹、切断肝左外叶。

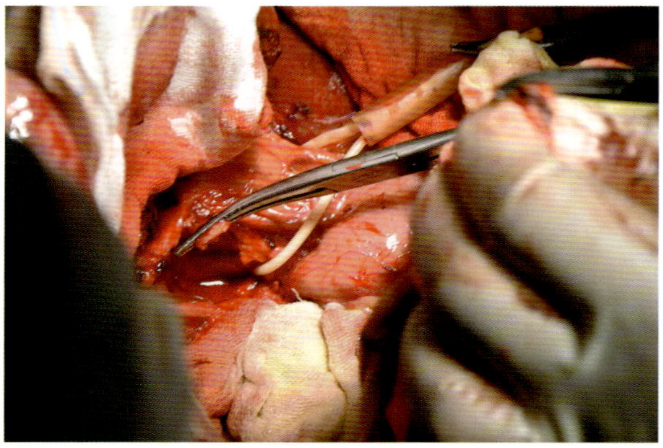

图 2-31-5　钳夹处为胆囊浆膜

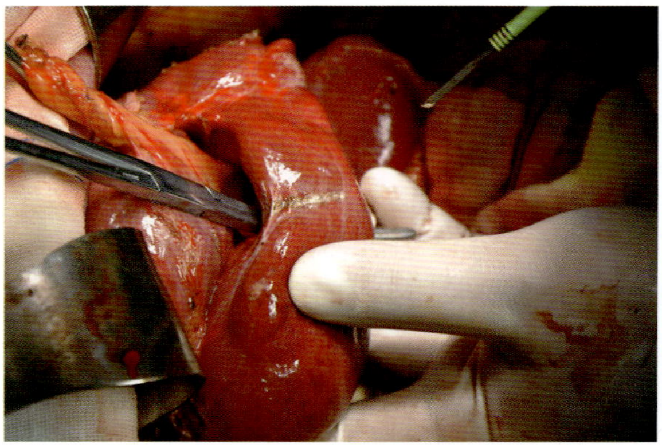

图 2-31-6　钳尖处为肝桥

4. 组成肝胆管盆

（1）用“四边法”切开胆总管、肝总管，清除其内胆石（图 2-31-7）；“四边法”切开肝左管，发现肝左外叶胆管开口于肝右管。

（2）沿胆囊床途径用“四边法”切开肝右管、肝右后叶胆管，使其内径从 0.5cm 扩大至 2.2cm，直视下清除左肝内各胆管结石，配合胆道镜检查，清除少许胆石。

（3）横断胆总管，组成肝胆管盆（图 2-31-8）。

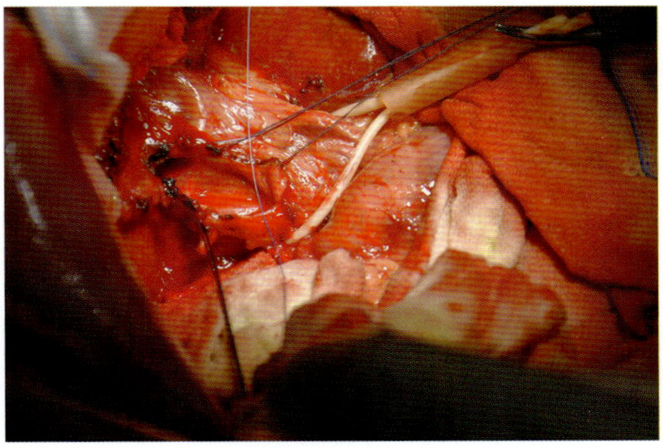

图 2-31-7　线牵拉处为已切开的胆管

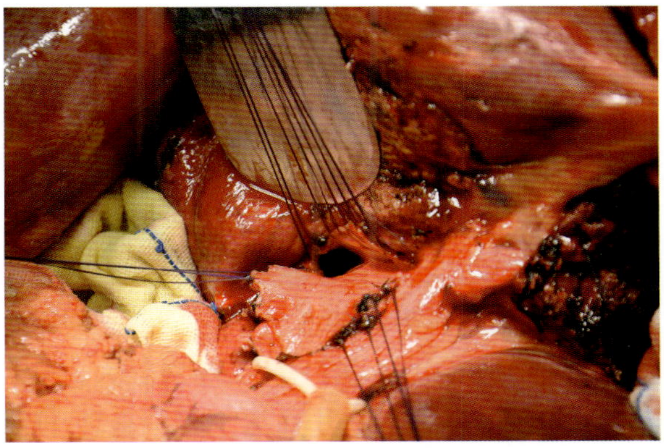

图 2-31-8　线牵拉处为肝胆管盆边缘

5. 提取桥袢空肠，完成改良盆式 Roux-en-Y 术，放置 14 号 T 形管入肝胆管盆，测试无胆漏、出血。
6. 逐层关腹。手术历时 4 小时，失血量 150ml，取出胆石 30g，安返病房。
7. 本例手术绘图见图 2-31-9。

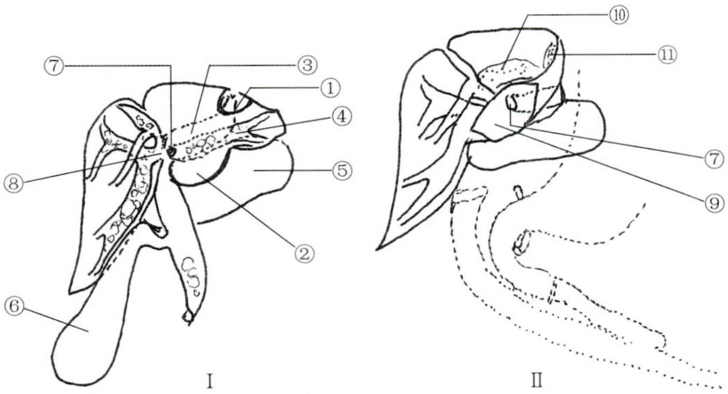

图 2-31-9　手术示意图

Ⅰ. 术前；Ⅱ. 术后

①肝桥；②肝方叶；③肝左内叶胆管；④肝左外叶胆管；⑤尾状叶左段；⑥胆囊；⑦肝左外叶胆管口；⑧肝右管口；⑨肝胆管盆；⑩肝方叶残端；⑪左肝断面

【术后诊断】肝胆管结石。S：S_5、S_8、S_6、S_7、S_2、S_3、CBD、G、RHD；St：RHD、LLBD；A：肝左管缺如，LLBD 汇入 LIBD；C：肝肥大 - 萎缩征（S_4、S_1 肥大，肝方叶肥大，右肝、肝左外叶萎缩）、胆汁性肝硬化。

【实施的手术】经肝圆韧带途径、胆囊床途径切除肝左外叶，施行改良盆式 Roux-en-Y 术。

【术后】无胆漏、出血、肝功能不全等并发症；复查无胆石残留，恢复平顺。

【讨论】

（一）胆管狭窄

1. 本例胆管狭窄表现为肝右管口环状、炎性、壁源性、良性、相对狭窄；肝左内叶、外叶胆管口相对狭窄。
2. 肝右管口、肝左内叶及外叶胆管的狭窄与肝桥肥大、肝方叶过度肥大压迫胆管有关。

（二）解除狭窄的难点

1. 右肝内胆石弥散，右肝萎缩，位置深在。
2. 肝左内叶、尾状叶及肝方叶过度肥大，压迫、包埋肝左、右管。
3. 肝右管口相对狭窄、深在，肝左管缺如，肝左外叶胆管开口于肝左内叶胆管，位置深藏。

（三）解除狭窄的方法

1. 足够宽大的腹部切口，既要充分显露右肝，又要方便处理肝左外叶，故取“倒 T”形切口。

2. 切断肝桥，切除肥大的肝方叶，将一级肝门显现、显露于术野，安置 Pringle 止血带，阻断入肝血流。

3. 经肝圆韧带途径切开“肝左管”，显现变异开口的肝左外叶胆管，切除纤维萎缩的左肝外叶。

4. 经胆囊床途径用“四边法”切开肝右管。

5. 组成肝胆管盆，完成改良盆式 Roux-en-Y 术。

（四）相关外科手术技术

1. 肝方叶切除。本例肝方叶特别肥大，切除肝方叶是本例手术的关键之一，术中宜注意：①安置 Pringle 止血带，在阻断入肝血流下移除胆囊，进行肝方叶切除；②先离断肝桥；③辨清并保护好 $S_{4\text{-}b}$ 脉管，切除肝方叶。

2. 肝右管口狭窄的解除。宜注意：①阻断入肝血流，切除肝方叶，沿肝圆韧带途径切开肝左内叶胆管；②沿胆囊床途径用“四边法”切开肝右管。

病例 32：肝胆管结石、肝右后叶胆管真性狭窄，施行内吻合改良盆式 Roux-en-Y 术

【病史】患者，女，53 岁。间歇性上腹痛 4 年，加重 7 天。6 年前诊为胃癌，施行胃癌根治术。4 年前诊为胆石病，施行“OC + 胆道探查、T 形管引流术”。

T 36.7℃，R 19 次 / 分，P 74 次 / 分，BP 103/65mmHg。神清，黄疸（–），心、肺（–）。腹平，浅静脉（–），肝在剑突下 3cm 可触及，胆囊、脾未触及，右肝区叩击心窝部不适，胃振水音（–），腹水征（–）。双下肢（–）。

WBC 4.73×10^9/L，N 0.64，PLT 124×10^9/L，血糖（BG）6.32mmol/L，ALT 110U/L，TP 69.5g/L，ALB 36.54g/L，TBIL 16.99μmol/L，DBIL 6.59μmol/L，γ-Gt 241U/L，PA 124mg/L，ChE 4763U/L，CA19-9 7.8U/ml。

CT（2019-08-20，外院）：肝内胆管中度扩张，多发结石，胆石位于肝中央（图 2-32-1），脾大 6 个肋单元。肝门静脉 $S_{4\text{-}b}$ 段粗大，覆盖于肝左管末端（图 2-32-2）。

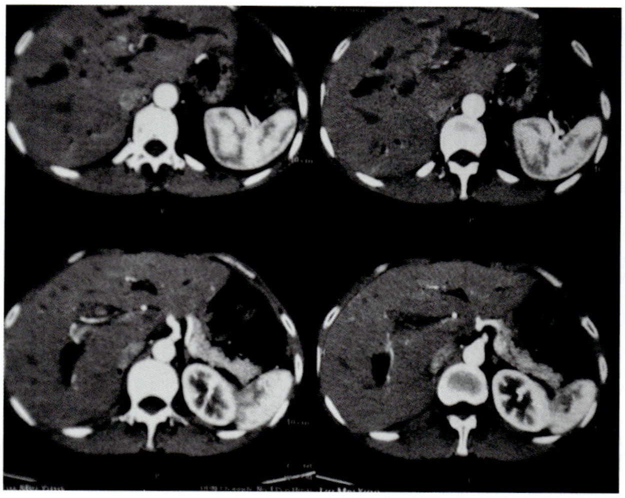

图 2-32-1　CT：显示肝内胆管中度扩张，充填胆石

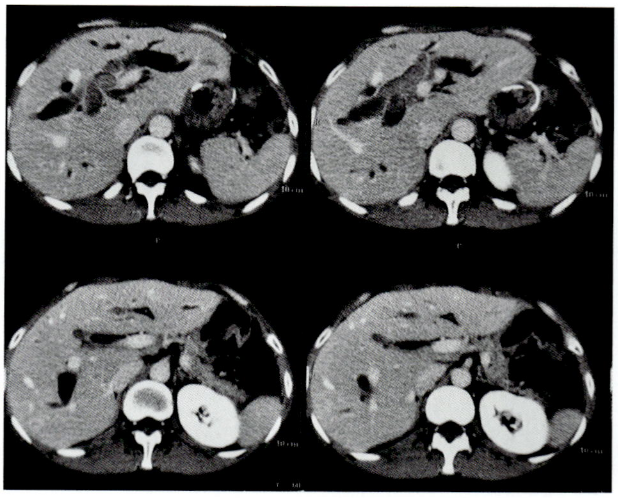

图 2-32-2　CT 增强扫描（静脉期）：显示肝门静脉 $S_{4\text{-}b}$ 段粗大

【术前诊断】

1. 肝胆管结石。S：RPBD、肝右前叶胆管、S_4、LHD、RHD；St：RHD、LHD；A：无；C：高位 AOSC、胆汁性肝硬化。

2. 胃癌根治术后、血吸虫病、贫血。

【手术过程】

1. 择期，平仰卧位，全身麻醉，取“Y”形切口（图 2-32-3，图 2-32-4）入腹。见：无腹水，肝周广泛致密粘连，大网膜上无癌性结节。原已施行胃大部切除术、毕罗Ⅱ式重建。肝呈棕红色，表面尚光整，肝叶形态、比例无明显失衡，但肝方叶肥大，肝圆韧带与周围组织粘连，肝质地稍硬，未触及结石感、结节感。胆囊未见，十二指肠残端与肝方叶致密胼底样粘连，覆盖于肝十二指肠韧带。胰头不大，质稍硬，脾不大。

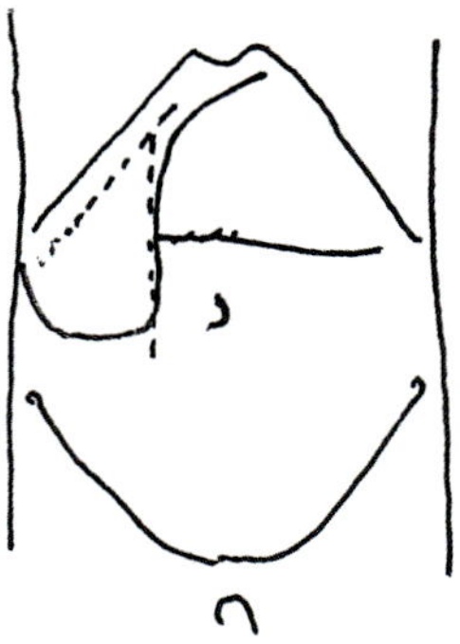

图 2-32-3　手术切口示意图

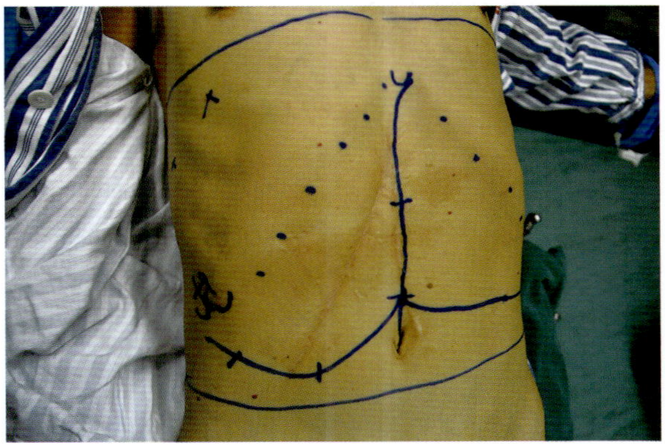

图 2-32-4　切口画线

2. 显露肝外胆管

（1）离断肝周粘连，托出肝。十二指肠残端与肝方叶、一级肝门致密粘连、融合，网膜孔粘连、封闭，无法安置 Pringle 止血带。

（2）以刀片、组织剪锐性游离十二指肠残端，显现肝外胆管、肝固有动脉。

（3）找出肝圆韧带，敞开左肝前纵沟，游离肝方叶基部，显现肝左管及肝右前叶、后叶胆管。

3. 用“四边法”切开胆总管、肝总管，显现肝左管、肝右前叶胆管、肝右后叶胆管口，其内径分别约 1.5cm、0.8cm、0.6cm，见肝右后叶胆管内溢出脓性胆汁（图 2-32-5）。

4. 做肝右后叶胆管口与肝左管内吻合，使其吻合口达 2.3cm，直视下清除肝右后叶上、下段胆管内胆石，约 35g。

5. 横断胆总管，组成肝胆管盆，内径达 4cm（图 2-32-6）。

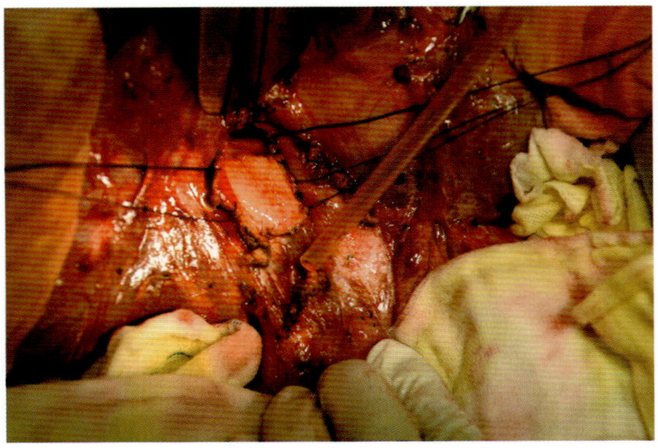

图 2-32-5　吸引器头处显示脓性胆汁

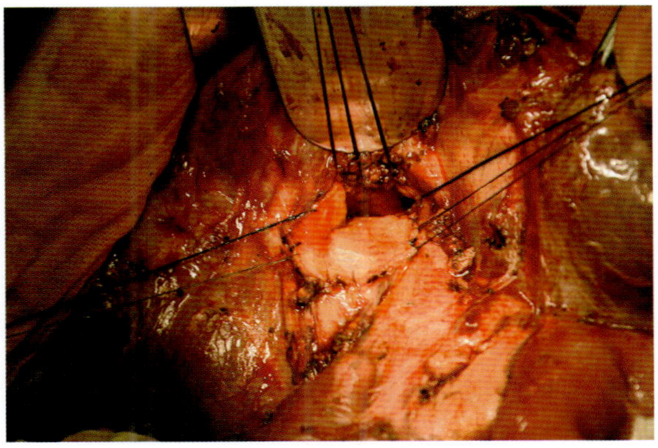

图 2-32-6　线牵拉处为肝胆管盆

6. 距胃肠吻合口 20cm 横断空肠，提取桥袢空肠，完成内吻合改良盆式 Roux-en-Y 术，放置 14 号 T 形管入肝胆管盆，注水测试无胆漏、出血。

7. 逐层关腹。手术历时 5 小时，失血量约 100ml，取出胆石 38g，安返病房。

8. 本例手术绘图见图 2-32-7。

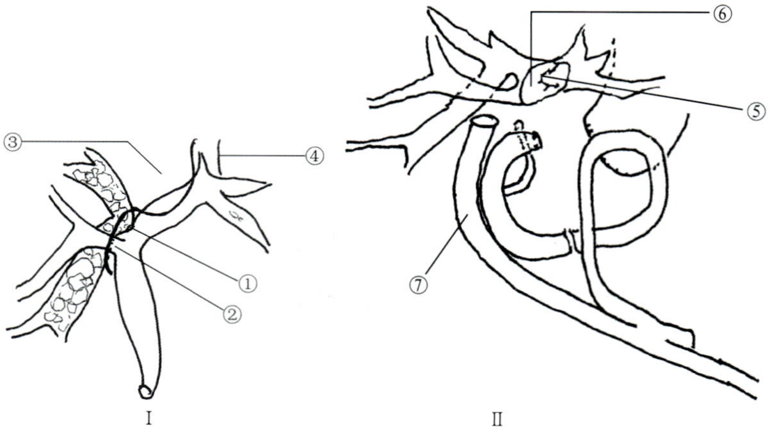

图 2-32-7 手术示意图

Ⅰ. 术前；Ⅱ. 术后

①肝右后叶胆管口；②肝右前叶胆管；③肝方叶；④左肝前纵沟；⑤肝右后叶胆管口与肝左管内吻合口；⑥肝胆管盆；⑦桥袢空肠

【术后诊断】

1. 肝胆管结石。S：S_6、S_7、S_3；St：RPBD；A：肝右管缺如；C：胆汁性肝硬化、高位 AOSC。
2. 胃癌根治术后、血吸虫病、贫血。

【实施的手术】施行内吻合改良盆式 Roux-en-Y 术。

【术后】无胆漏、出血、肝功能不全等并发症，复查无胆石残留。

【讨论】

（一）胆管狭窄

本例胆管狭窄表现为肝右后叶胆管口环状、炎性、壁源性、真性、良性狭窄；狭窄位于二级肝管。

（二）解除狭窄的难点

1. 既往因胃癌施行胃癌根治术，十二指肠残端、肝方叶、一级肝门致密粘连，原胆道手术增加了手术难度。
2. 肝方叶肥厚、肝门静脉 $S_{4\text{-}b}$ 段粗大、网膜孔闭塞，阻碍肝圆韧带途径，不能安置 Pringle 止血带。
3. 肝右管缺如，肝右后叶胆管与肝右前叶胆管错位。
4. 肝右后叶胆管为二级胆管，位置深在。

（三）解除狭窄的方法

1. 足够长的腹壁切口，托出肝。
2. 用“四边法”经肝圆韧带途径逐步切开肝外胆管及肝左管内侧。
3. 做肝右后叶胆管口与肝左管内吻合，使吻合口径达 2.2cm，直视下清除肝右后叶各胆管结石。
4. 配合胆道镜清除肝右后叶胆管残石。
5. 施行内吻合改良盆式 Roux-en-Y 术。

（四）相关外科手术技术

肝左管与肝右后叶胆管内吻合时需注意：①敞开左肝前纵沟，分离肝方叶基部与肝左管粘连，显现肝左管。②用“四边法”仔细逐步切开肝左管，显现肝右后叶胆管。③用“四边法”做肝右后叶胆管口与肝左管内吻合。

病例 33：肝胆管结石，先后 4 次胆道术后并发胆瘘，施行肝右后叶胆管与肝左管内吻合改良盆式 Roux-en-Y 术

【病史】患者，女，86 岁。反复右上腹痛 72 年，末次胆道术后胆瘘 8 个月。8 个月前诊为“肝胆管结石、AOSC”，在外院施行“腹腔镜胆道探查、T 形管引流术”，放置 22 号 T 形管。术后 T 形管周围胆汁外漏、胆汁性腹膜炎，先后 5 次入住医院，给予非手术治疗。17 年前（2002 年）、13 年前、10 年前先后诊为“肝胆管结石”，施行“胆总管探查、T 形管引流术”。

T 36.6℃，R 20 次 / 分，P 78 次 / 分，BP 112/68mmHg。神清合作，皮肤、巩膜轻度黄染。心律齐、无杂音，双肺呼吸音清。腹平，浅静脉无曲张，可见多个腹部手术切口瘢痕，右上腹见 22 号 T 形管一根，引流出墨绿色胆汁，T 形管周见黄色脓性分泌物（图 2-33-1）。腹壁软，无压痛，肝在剑突下 3cm 可触及，剑突右下方压痛，叩击右肝区示心窝部疼痛，未触及胆囊、脾，无胃振水音，腹水征（－）。双侧腰背部无抬举痛，双下肢无水肿。

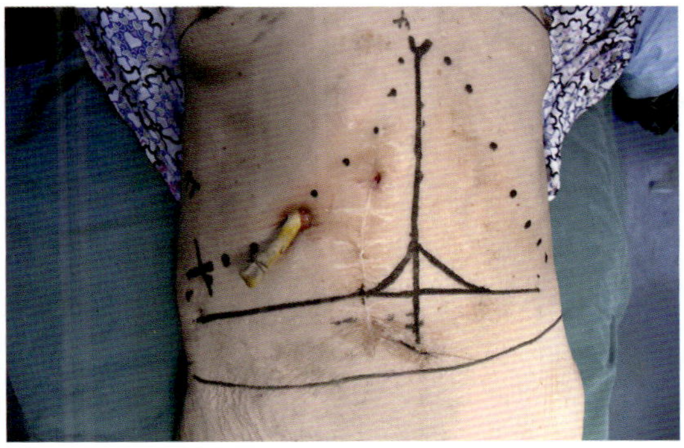

图 2-33-1　腹部切口画线

WBC 8.27×10^9/L，N 0.746，PLT 156×10^9/L，Hb 115g/L，TP 58.8g/L，ALB 33.8g/L，BG 4.75mmol/L，尿素氮（BUN）4.71mmol/L，AST 46U/L，ALT 54U/L，TBIL 10.9μmol/L，DBIL 6.7μmol/L，ALP 140U/L，γ-Gt 149U/L，三酰甘油（TG）1.16mmol/L。

CT（2019-08-28，外院）：肝轮廓清，表面光整，肝方叶肥大，肝右后叶萎缩；肝右后叶胆管扩张，充满胆石（图 2-33-2）。肝外胆管内径达 2.5cm，壁厚约 0.3cm。胆总管左侧显示一低密度影，向胆管腔内突出。未见胆囊。右肾盂积水，输尿管上段显示结石。肝总管腔内显示 T 形管。增强扫描（静脉期）显示肝总管低密度结节增强，肝右后叶胆管重度扩张，充填胆石（图 2-33-3）。

MRCP（2019-09-01，外院）：肝内、外胆管重度扩张，肝右管缺如。肝右后叶胆管口狭窄，胆管充填胆石（图 2-33-4）。

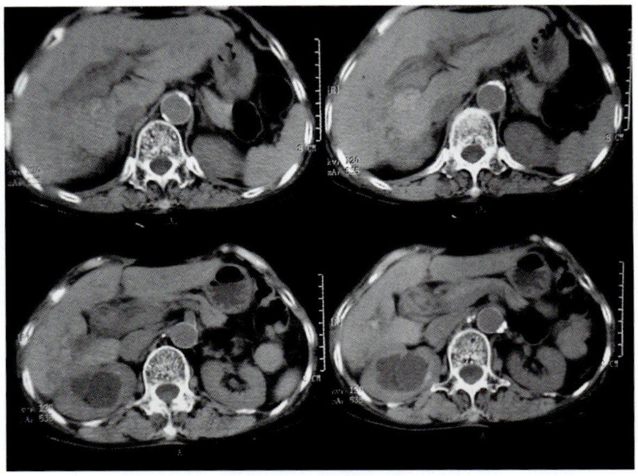

图 2-33-2　CT：显示肝右后叶胆管扩张，充填胆石

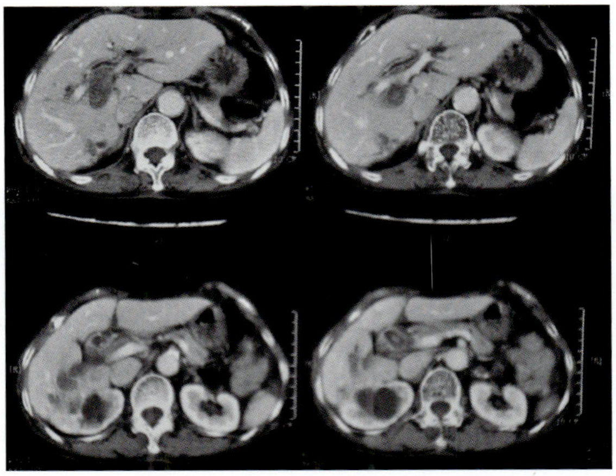

图 2-33-3　CT 增强扫描（静脉期）：肝右后叶胆管重度扩张

【术前诊断】肝胆管结石，T 形管引流术后。S：S_6、S_7、RPBD；St：RPBD；A：无；C：胆汁性肝硬化、胆汁外漏。

【手术过程】

1. 择期，平仰卧位，全身麻醉，取右上腹“反 L”形切口（图 2-33-5）入腹。见：无腹水，腹膜上无癌性结节。肝周致密粘连，肝圆韧带未见，左肝前纵沟封闭；肝方叶肥大，肝呈棕红色，表面平整；肝右

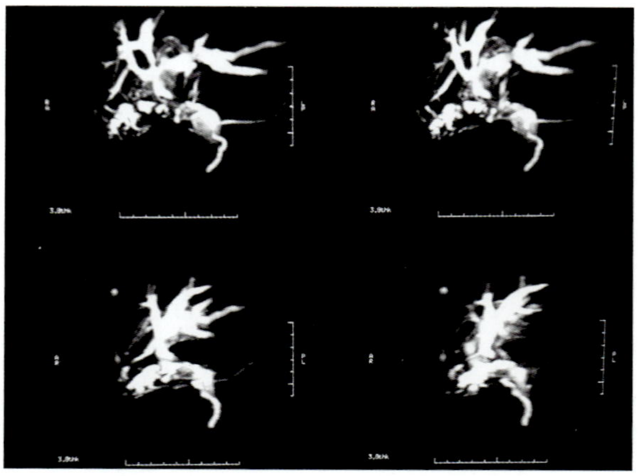

图 2-33-4　MRCP：显示肝内、外胆管扩张，肝右后叶胆管积石、胆管口狭窄

后叶脏面可扪及结石感，肝质地较硬。22 号 T 形管伸入胆总管，肝外胆管外径达 2cm，十二指肠球部与肝外胆管炎性粘连致密（图 2-33-6）。胃无肥大，胰头不大、质软，脾不大。

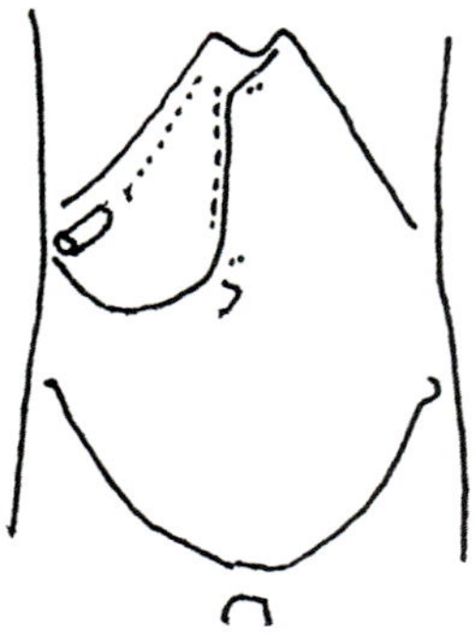

图 2-33-5　手术切口示意图

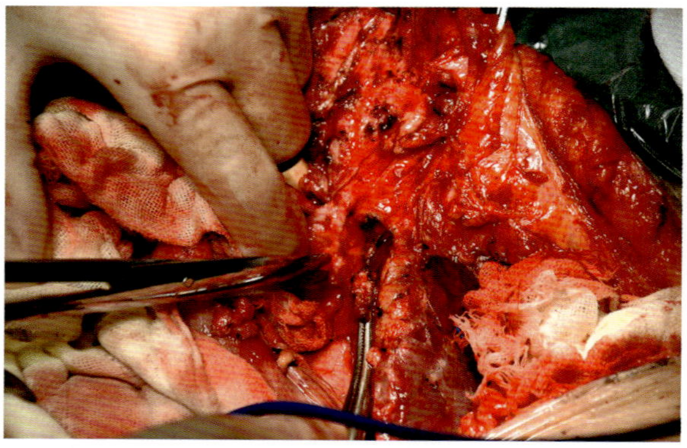

图 2-33-6　剪刀分离十二指肠与胆管粘连

2. 离断肝周粘连，循 T 形管瘘管分离粘连（图 2-33-7），显现肝外胆管，拔除 T 形管，用“四边法”切开胆总管及部分肝总管，其壁厚 0.3 ～ 0.6cm，内径最宽处约 2cm。肝总管左侧壁见一炎性肉芽肿，外径约 0.5cm（图 2-33-8）。肝外胆管内无胆石，其远端通过 8 号胆道扩张器头。肝左管口内径约 0.6cm，亦未见胆石，肝左管前有肝方叶覆盖，其厚度约 4cm。

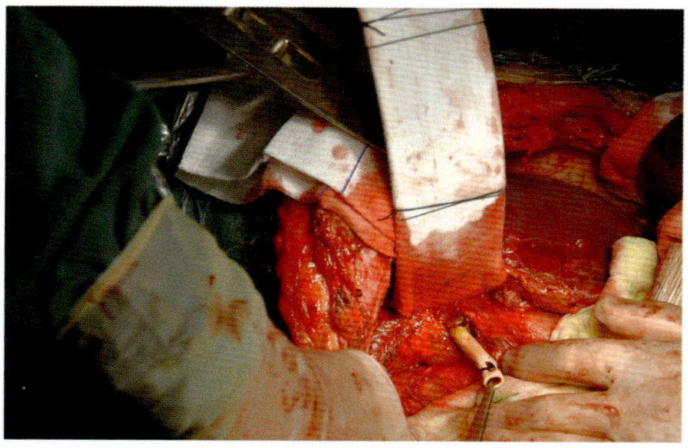

图 2-33-7　拉钩处为 T 形管

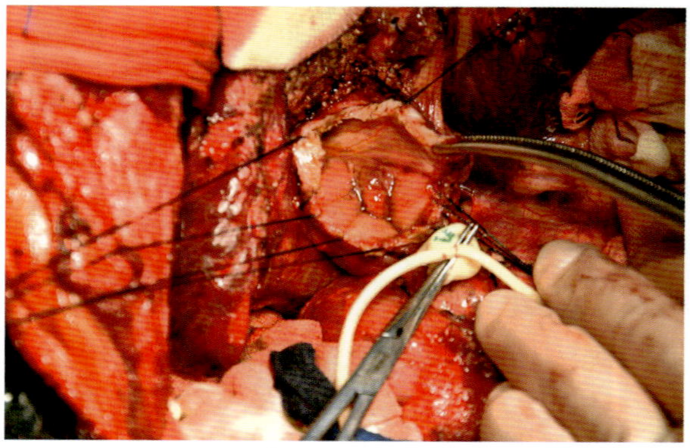

图 2-33-8　线牵拉处为已切开的胆管，其中央隆起结节为肉芽肿

3. 沟通网膜孔，安置 Pringle 止血带。在瘢痕中找见肝圆韧带，离断肝桥，敞开左肝前纵沟。分离肝方叶基部与肝左管前壁粘连，阻断入肝血流，钳夹、切断肝方叶约 3.5cm × 4cm × 3cm。沿肝圆韧带途径用“四

边法”切开肝左管口、肝左管，其壁厚达 0.5 ～ 1cm，肝左管内径约 1.8cm。显现肝右前叶胆管口、肝右后叶胆管口（图 2-33-9）及肝左内叶胆管口、肝左外叶胆管口，其内径分别为 0.6cm、0.5cm、0.8cm、0.4cm，压迫肝右后叶，见胆泥从肝右后叶胆管口涌出。施行肝右后叶胆管口与肝右前叶胆管口内吻合术，使其内径达 2.4cm（图 2-33-10），直视下取出肝右后叶各胆管内胆石，原肝右后叶结石感消失。

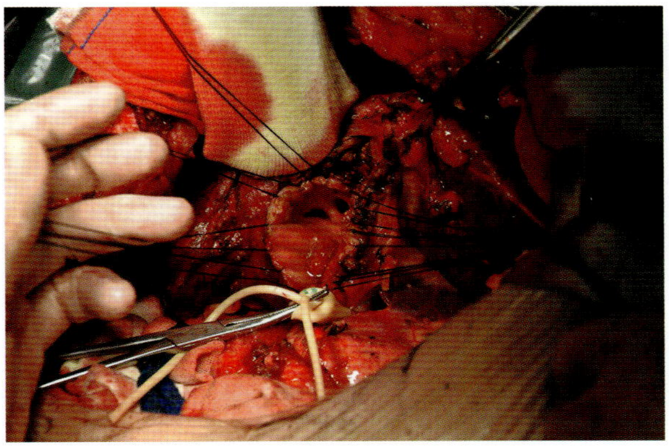

图 2-33-9 图的中央线牵引处为肝右前叶、后叶胆管口

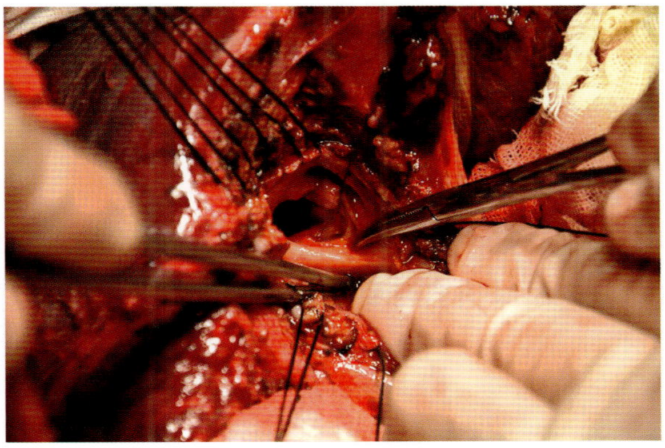

图 2-33-10 钳尖处为肝右前叶、后叶胆管口内吻合口

4. 配合胆道镜察看肝内各胆管，无胆石残留。

5. 横断肝总管，同时切除炎性肉芽肿，组成肝胆管盆，内径达 4cm（图 2-33-11）。

6. 提取桥袢空肠，完成内吻合改良盆式 Roux-en-Y 术，放置 14 号 T 形管入肝胆管盆。

7. 逐层关腹。手术历时 4 小时，失血量约 100ml，取出胆石 35g（图 2-33-12），安返病房。炎性肉芽肿送病理科。

8. 本例手术绘图见图 2-33-13。

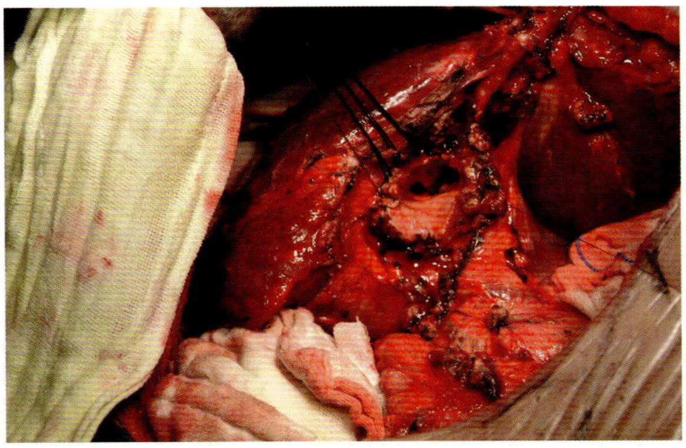

图 2-33-11 线牵拉处为肝胆管盆

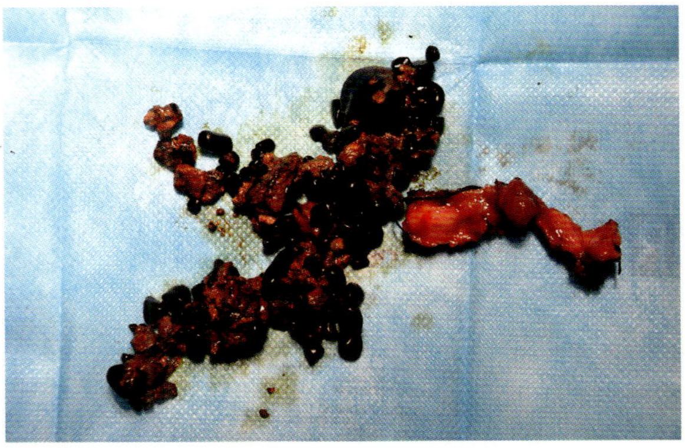

图 2-33-12 胆石

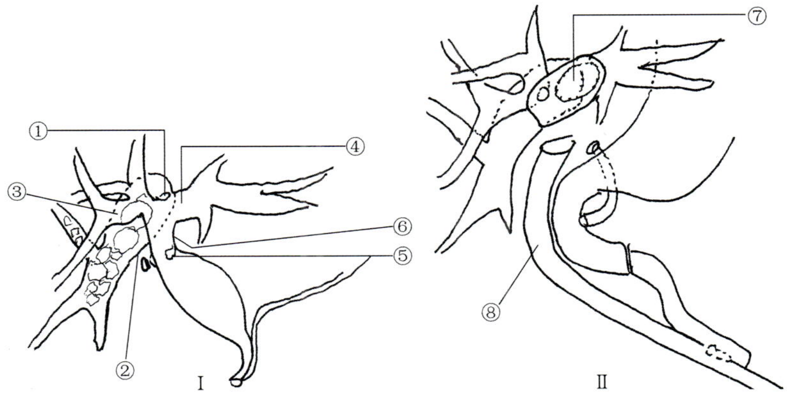

图 2-33-13 手术示意图

Ⅰ. 术前；Ⅱ. 术后

①肝右后叶胆管口；②肝右后叶胆管；③肝右前叶胆管；④肝左管；⑤肝总管炎性肉芽肿；⑥肝总管；⑦肝右后叶胆管与肝左管内吻合口；⑧桥袢空肠

【术后诊断】

1. 肝胆管结石，T 形管引流术后。S：S_6、S_7、RPBD；St：RPBD、LHD；A：肝右管缺如；C：胆汁性肝硬化、胆汁外漏、肝总管息肉。

2. 右输尿管结石、右肾盂积水。

【实施的手术】经肝圆韧带途径，施行内吻合改良盆式 Roux-en-Y 术。

【术后】无胆漏、出血及肝、心、肾、肺功能不全等并发症；复查无胆石残留，恢复平顺。病检报告为炎性肉芽肿。

【讨论】

（一）胆管狭窄

本例胆管狭窄表现在肝左管口、肝右后叶胆管口，均为环状、炎性、壁源性、真性、良性狭窄。

（二）解除狭窄的难点

1. 本例患者因肝胆管结石先后 4 次胆道手术，而且第 4 次术后并发胆瘘、胆汁性腹膜炎，粘连严重。

2. 肝方叶肥大，肝桥宽大，肝圆韧带“消失”，左肝前纵沟封闭，经肝圆韧带途径困难。

3. 肝右后叶胆管深在。

（三）解除狭窄的方法

1. 循肝圆韧带途径，安置 Pringle 止血带，切开肝左管口、肝左管，显现肝右后叶、前叶胆管口。

2. 施行肝右后叶胆管口与肝左管内吻合，使其口径从 0.5cm 扩大至 2.2cm。

3. 横断肝桥，切除肉芽肿，组成肝胆管盆。

4. 完成内吻合改良盆式 Roux-en-Y 术。

（四）相关外科手术技术

1. 进入一级肝门途径。本例采用了经 T 形管瘘管途径及经肝圆韧带途径。

2. 本例肝胆管盆的建立，笔者注意了以下几点。

（1）经 T 形管瘘管途径、肝圆韧带途径进达一级肝门。

（2）安置 Pringle 止血带，阻断入肝血流，施内吻合。

（3）横断胆总管，同时切除肝总管壁肉芽肿，组成肝胆管盆。

病例 34：肝胆管结石、残株胆囊、肝总管狭窄，施行残株胆囊切除、改良盆式 Roux-en-Y 术

【病史】患者，女，65 岁。复发右上腹痛 20 天。28 年前（1991 年），因“胆囊结石”施行“开腹胆囊切除术”。19 年前，因“肝胆管结石”施行“左肝部分切除术”。

T 36.7℃，R 20 次 / 分，P 71 次 / 分，BP 117/70mmHg。神清合作，皮肤、巩膜轻度黄染。心律齐、无杂音，双肺呼吸音清。腹平，浅静脉无曲张，可见右上腹多条切口瘢痕。腹壁软，未触及肝、胆囊、脾，剑突右下方压痛，叩击右肝区示心窝部不适，无胃振水音，腹水征（－）。双下肢无水肿。

WBC 4.77×10^9/L，N 0.376，PLT 183×10^9/L，TBIL 30μmol/L，DBIL 14μmol/L，TP 63.4g/L，ALB 34.2g/L，AST 32.4U/L，ALT 31.7U/L，ALP 189U/L，γ-Gt 214U/L，PA 185mg/L，ChE 4764U/L，CA19-9 3.8U/ml。

CT（2019-08-27，湖南省人民医院）：肝轮廓清，表面光整，肝左外叶肥大，肝左内叶萎缩。肝总管以上肝内、外胆管中度扩张，尾状叶胆管、肝左外叶下段胆管积石（图 2-34-1）、无积气。未见胆囊，脾大 6 个肋单元，全胰管无扩张。

【术前诊断】肝胆管结石。S：S_1、S_3；St：CHD；A：无；C：肝肥大 - 萎缩征（肝左外叶肥大、肝左内叶萎缩）。

【手术过程】

1. 择期，平仰卧位，全身麻醉，取右上腹“反 L”形切口（图 2-34-2）入腹。见：无腹水，大网膜上无静脉曲张、无癌性结节。肝周粘连广泛，一级肝门与十二指肠、大网膜致密粘连；肝呈棕红色，表面光整，左肝肥大，肝圆韧带不清，肝质地较硬，未扪及结石感。胆囊底未见，胆囊管肥大，外径约 1.3cm、长约 3cm。胰头不硬，脾不大。

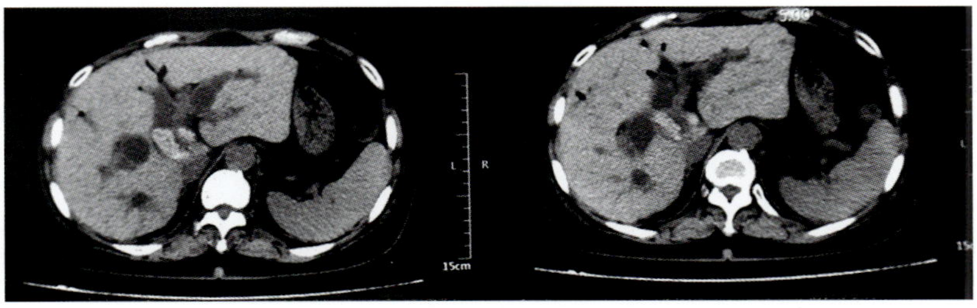

图 2-34-1　CT：显示肝内胆管扩张，充填胆石

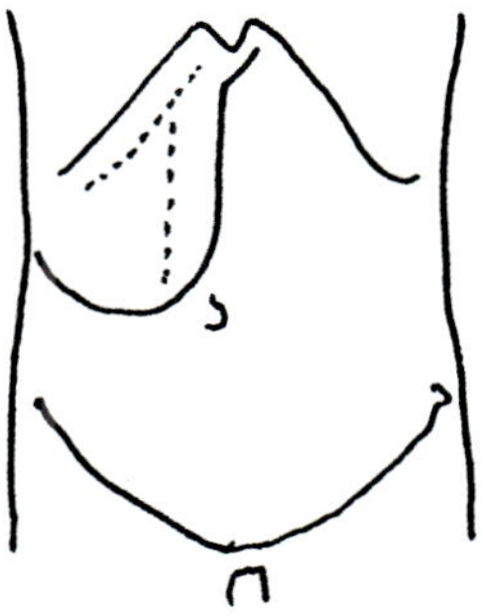

图 2-34-2　手术切口示意图

2. 离断肝周粘连，显现肝十二指肠韧带，用“四边法”切开胆总管上段及肝总管、肝左管内侧段，显现肝总管、肝总管及肝左管内径分别为 1.8cm、0.6cm、2cm，壁厚 0.2 ～ 0.3cm，直视下清除其内及尾状叶左管内胆石的一部分。

3. 笔者完成以下手术。

（1）延长腹壁切口呈“鱼钩样”，以“三合一液”冲洗、浸泡术野，止血后彻底离断右膈下粘连，填塞纱布垫托出右肝，安置 Pringle 止血带。

（2）切除肝方叶，沿肝圆韧带途径切开肝左管外侧段，沿胆囊床途径切开肝右管，显现尾状叶左管口、肝右前叶及后叶胆管口，直视下进一步清除其内胆管结石，显示胆管内径分别为 1.5cm、1.8cm、1.5cm，肝左外叶胆管内径约 1cm。

（3）切开肝左外叶扩张胆管（图 2-34-3），插入取石钳与肝左管沟通，予以盐水冲洗，胆石一起冲出，缝闭胆管切口。

（4）切除残存胆囊管。

（5）横断胆管，拼合组成肝胆管盆（图 2-34-4），内径 4.5cm。

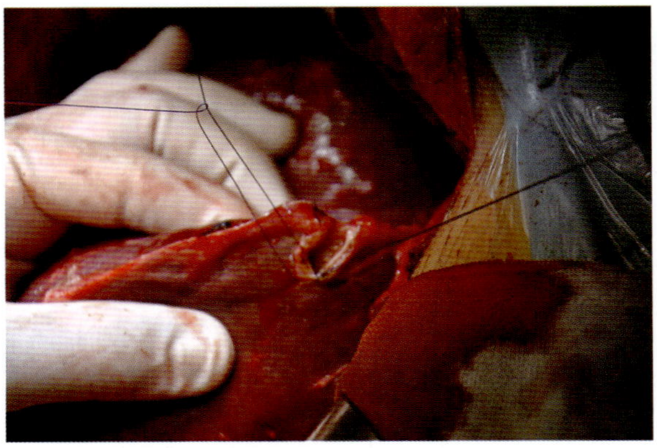

图 2-34-3　线牵引处为已切开的胆管边缘

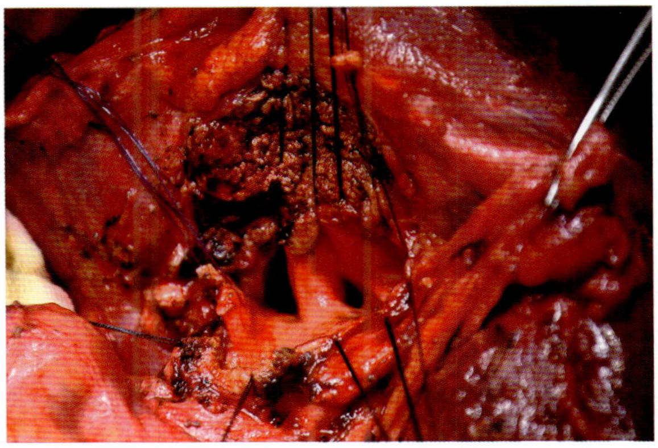

图 2-34-4　线牵拉处为肝胆管盆

4. 提取桥袢空肠，完成改良盆式 Roux-en-Y 术。

5. 逐层关腹。手术历时 4 小时，失血量 300ml，取出胆石 15g，安返病房。

6. 本例手术绘图见图 2-34-5。

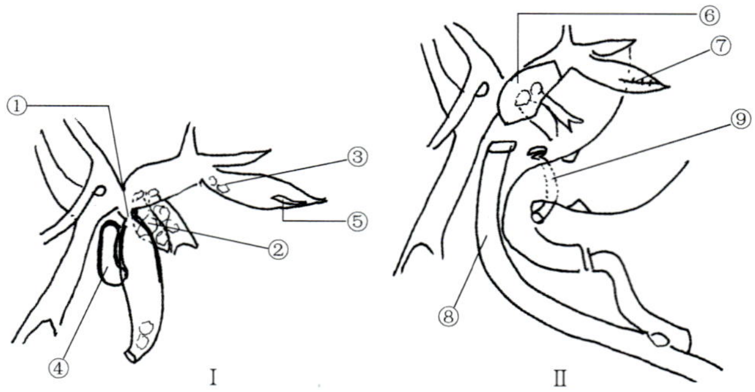

图 2-34-5 **手术示意图**

Ⅰ. 术前；Ⅱ. 术后

①肝总管狭窄；② S_1 结石；③ S_3 结石；④残留胆囊管；⑤ S_3 切开；⑥肝胆管盆；⑦ S_3 切口缝闭；⑧桥袢空肠；⑨胆总管残端

【术后诊断】肝胆管结石。S：S_1、S_3；St：CHD；A：无；C：残株胆囊、肝肥大 - 萎缩征（肝左外叶肥大、肝左内叶萎缩）。

【实施的手术】经肝圆韧带途径、胆囊床途径切除肝方叶、残株胆囊，施行改良盆式 Roux-en-Y 术。

【术后】无胆漏、出血等并发症；复查 CT 无胆石残留，恢复平顺。

【讨论】

（一）胆管狭窄

本例胆管狭窄表现为肝总管壁源性、炎性、环状、真性、良性狭窄；本例肝总管狭窄与炎性肿胀的残株胆囊压迫有关。

（二）解除狭窄的难点

1. 既往先后两次肝胆管手术，以及瘢痕粘连。
2. 炎性肿胀的残株胆囊致使胆囊三角解剖结构不清。
3. 肝方叶肥大，致使经肝圆韧带途径困难。
4. 尾状叶左段结石，术野深在。
5. 肝左外叶肥大，肝左外叶胆管积聚 2 颗细小胆石，而结石感不明显。

（三）解除狭窄的方法

1. 足够宽大的腹壁切口，托出右肝，安置 Pringle 止血带，切除残株胆囊。
2. 经肝圆韧带途径、胆囊床途径，用“四边法”敞开入肝大门，切开肝总管，解除肝总管狭窄，直视下清除肝总管结石、尾状叶左段结石。
3. 切开肝左外叶下段扩张的胆囊，经胆管切口注水冲洗，清除左肝外叶下段胆管结石。

（四）相关外科手术技术

尾状叶左管结石清除是本例手术的难点，手术时宜注意以下几点。

1. 充分游离肝，托出右肝，安置 Pringle 止血带。
2. 切除残株胆囊。
3. 充分利用肝圆韧带途径、胆囊床途径，切开肝总管狭窄及肝左、右管，敞开入肝大门，显现尾状叶左管于术野。
4. 直视下清除尾状叶左管结石，完成改良盆式 Roux-en-Y 术。

病例 35：肝胆管结石，肝左、右管及肝右后叶胆管狭窄，施行内吻合改良盆式 Roux-en-Y 术

【病史】患者，女，44 岁。复发右上腹痛、寒战、发热 7 天。6 年前，因“肝胆管结石”施行肝胆道手

术。5 年前，施行剖宫产。

T 36.7℃，R 20 次 / 分，P 72 次 / 分，BP 124/70mmHg。神清合作，皮肤、巩膜无黄染，心、肺无异常。腹平，可见多条腹部切口瘢痕；腹壁软，未触及肝、胆囊、脾，剑突右下方压痛，叩击右肝区示心窝部不适，无胃振水音，无腹水征。双下肢无水肿。

WBC 3.82 × 10^9/L，N 0.729，PLT 202 × 10^9/L，TBIL 18.2μmol/L，DBIL 8.6μmol/L，TP 59.4g/L，ALB 29.7g/L，PA 40mg/L，ChE 4563U/L，AST 96.2U/L，ALT 45.7U/L，ALP 267U/L，γ-Gt 303U/L。

CT（2019-08-20，湖南省人民医院）：肝轮廓清，表面光整，肝左外叶萎缩、右肝肥大。肝左、右管及肝右后叶胆管中度扩张，其内充填胆石（图 2-35-1）。胆囊未见。肝外胆管无扩张，内径约 1cm。增强扫描（静脉期）无门静脉海绵样变（图 2-35-2），全胰管无扩张，脾不大，无腹水。

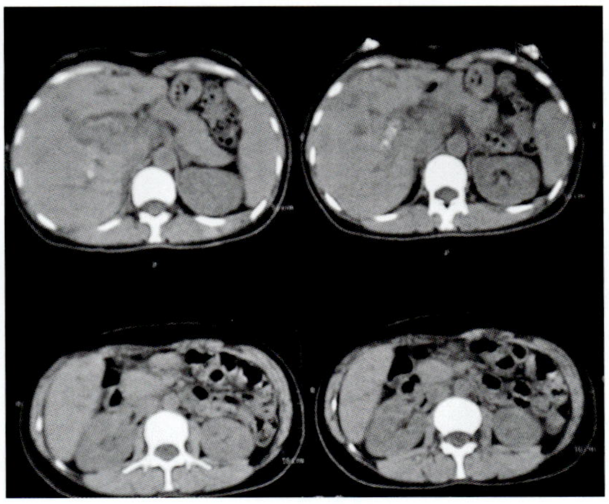

图 2-35-1　CT：显示肝内胆管扩张，充填胆石

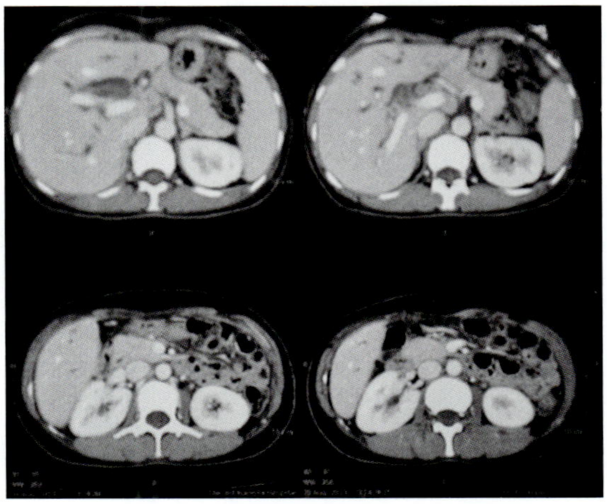

图 2-35-2　CT 增强扫描（静脉期）：无门静脉海绵样变

【术前诊断】肝胆管结石。S：S_6、S_7、S_5、S_8、S_3、RHD、LHD、CBD；St：CHD、RPBD、LLBD；A：无；C：高位 AOSC。

【手术过程】

1. 择期，平仰卧位，全身麻醉，取“Y”形切口（图 2-35-3）入腹。见：无腹水，腹膜上无癌性结节。肝色泽棕红，表面光整，肝左外叶萎缩，右肝肥大，肝质地较硬，无明显结节感、结石感。肝圆韧带粘连，覆盖一级肝门、肝左管，肝外胆管外径约 1.3cm，似具结石感。肝十二指肠韧带无门静脉海绵样变，胰头不大，脾不大。

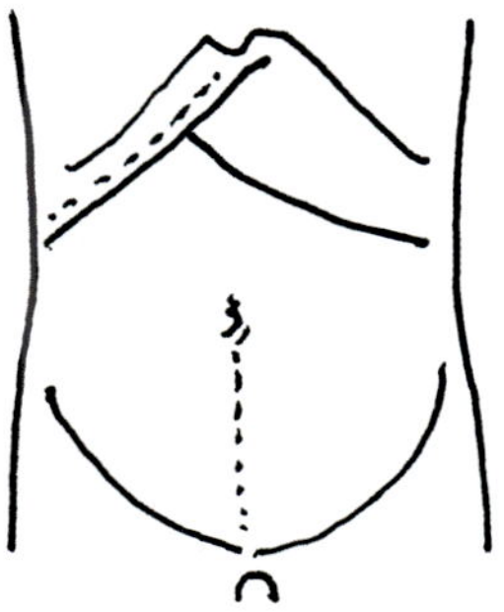

图 2-35-3　手术切口示意图

2. 离断肝周粘连，显现肝外胆管，用“四边法”切开肝总管，见肝总管口及肝左、右胆管口狭窄，内径各约 0.5cm、0.3cm、0.5cm，见肝内胆管结石，不易取出。

3. 笔者洗手上台，完成以下手术。

（1）游离肝圆韧带，离断肝桥，去除肝方叶，显现肝左管，安置 Pringle 止血带。

（2）用“四边法”切开肝总管及肝左、右管（图 2-35-4），直视下清除其内胆石，肝左、右管及肝右后叶胆管口内径分别为 2cm、2cm、0.6cm。

（3）切开肝右后叶胆管，直视下清除其内胆石（图 2-35-5）。

（4）切开 S_3 结石感处，清除胆石，缝合切开处胆管。

（5）横断胆总管，施行肝总管左切缘与肝右后叶胆管内吻合，使其内径达 1.5cm，组成肝胆管盆（图 2-35-6）。

4. 提取桥袢空肠（图 2-35-7），完成改良盆式 Roux-en-Y 术。

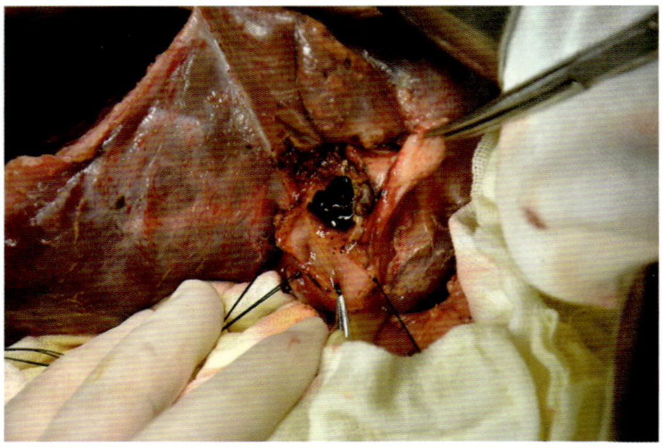

图 2-35-4　线牵拉处为切开的肝总管及肝左、右管

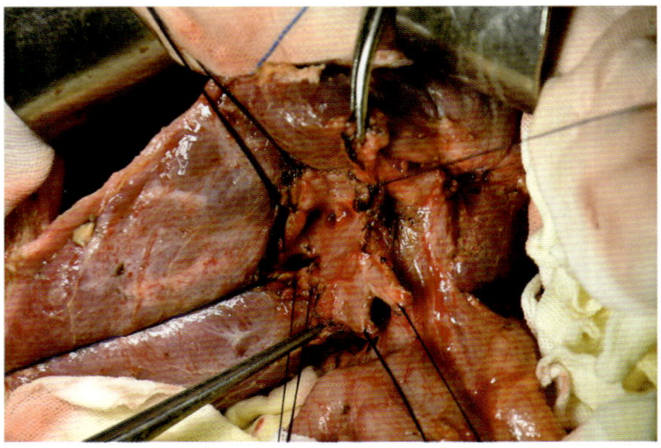

图 2-35-5　图左侧牵引线处为已切开的肝右后叶胆管

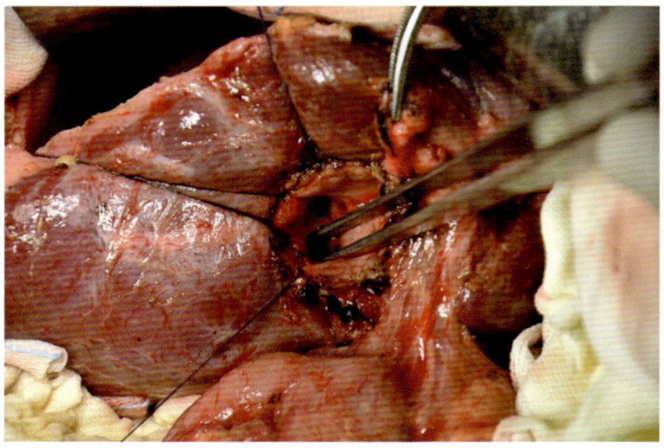

图 2-35-6　镊子尖处为肝胆管盆

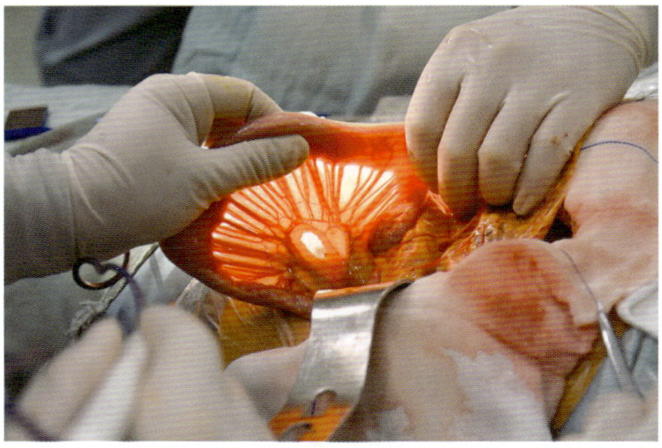

图 2-35-7　手持处为桥袢空肠

5. 逐层关腹。手术历时 4 小时，失血量约 50ml，取出胆石约 20g，安返病房。

6. 本例手术绘图见图 2-35-8。

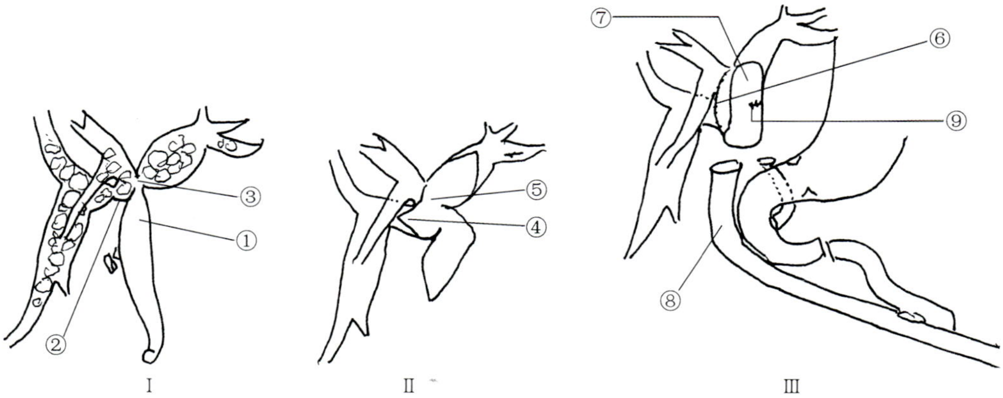

图 2-35-8　手术示意图

Ⅰ. 术前；Ⅱ. 肝总管、肝右后叶胆管切开后；Ⅲ. 术后

①肝总管；②肝右后叶胆管；③肝左管口；④肝右后叶胆管切开；⑤肝左管口切开；⑥肝右后叶胆管与肝总管右切缘内吻合；⑦肝胆管盆；⑧桥袢空肠；⑨肝总管左切缘与肝左管下切缘吻合

【术后诊断】肝胆管结石。S：S_6、S_7、S_5、S_8、S_3、RHD、LHD、CBD；St：CHD、RPBD、LLBD；A：无；C：高位 AOSC。

【实施的手术】经肝圆韧带途径、胆囊床途径，施行肝右后叶胆管、肝总管右切缘内吻合及改良盆式 Roux-en-Y 术。

【术后】无胆漏、出血、肝功能不全等并发症；复查无胆石残留，恢复平顺。

【讨论】

（一）胆管狭窄

本例胆管狭窄表现为多级胆管狭窄。

1. 一级肝门狭窄，表现在肝总管及肝左、右管口的环状、炎性、真性狭窄。

2. 肝左外叶胆管、肝右后叶胆管口为环状、炎性、相对狭窄。

3. 本例各级胆管狭窄均为壁源性、良性狭窄。

（二）解除狭窄的难点

1. 既往施行过胆道手术，致使一级肝门、肝周粘连。

2. 肝方叶肥大，粘连、覆盖肝圆韧带途径，障碍经肝圆韧带途径的进行。

3. 肝左外叶胆管狭窄、肝右后叶胆管狭窄为二级肝管狭窄、深在。

（三）解除狭窄的方法

1. 腹部取“Y”形切口，右膈下垫盐水纱布垫托出肝，安置 Pringle 止血带。

2. 经肝圆韧带途径、胆囊床途径，切开肝左、右管，解除一级肝门狭窄。

3. 做肝右后叶胆管、肝总管右切缘内吻合，使肝右后叶胆管口内径达 1.5cm，扩大肝左外叶胆管口，清除肝左外叶胆管内胆沙。

4. 施行内吻合改良盆式 Roux-en-Y 术。

（四）相关外科手术技术

1. 肝右后叶胆管口狭窄的切开，采用肝总管右切缘修补、内吻合，是在临床实践中产生的并经许多病例应用，获得了较好的效果。对此，在应用时应注意以下几点。

（1）胆总管横断，防止肝总管缺血。

（2）经肝圆韧带途径切除肝方叶及肝右管前面的肝组织，充分显现肝右管及肝右后叶胆管。

（3）肝右后叶胆管口狭窄，应充分解除。

（4）胆管切缘缝合宜用可吸收的 4-0、5-0 薇乔线，使肝管切缘外翻，保持胆管壁内光整。

（5）内吻合口的肝胆管盆式内引流完成后，放置引流管进入肝胆管盆，导管通过内吻合口。笔者习惯使用 14 号 T 形管，直视下经桥袢戳孔引出，横臂达内吻合口。

2. 肝左外叶胆管相对狭窄的处理如下。

（1）用胆道扩张器逐步扩张胆管口达 5 号胆道扩张器头大小。

（2）经肝左外叶胆管口伸入胆道扩张器达肝左外叶下段胆管做引导，切开肝左外叶胆管口，直视下清除其内胆石。

（3）用 4-0 Prolene 线连续缝合胆管切口，注水测试有无胆漏，如有胆漏，在胆漏处加缝一针。

病例 36：肝胆管结石合并左、右肝二级肝门狭窄，施行内吻合改良盆式 Roux-en-Y 术

【病史】患者，女，50 岁。反复右上腹痛 30 年。幼时粪便中排过蛔虫。7 年前做“剖宫产”，1 年前做“卵巢囊肿切除术”。

T 36.5℃，R 20 次 / 分，P 76 次 / 分，BP 119/70mmHg。神清合作，无黄疸，心、肺正常。腹平，浅静脉无曲张，可见下腹部切口瘢痕 2 条；腹壁软，未触及肝、胆囊、脾，剑突右下方压痛，叩击右肝区示心窝部不适，无胃振水音，腹水征（－）。双下肢无水肿。

WBC 8.31×10^9/L，N 0.621，PLT 23×10^9/L，TBIL 18.9μmol/L，DBIL 4.7μmol/L，TP 64g/L，ALB 34g/L，PA 261mg/L，ChE 8179U/L，γ-Gt 29.7U/L，ALP 63U/L。

CT（2019-08-19，湖南省人民医院）：肝轮廓清，表面光整，肝叶（段）比例无失衡。右肝二级肝门以上及肝左外叶胆管扩张，其内充填胆石（图 2-36-1）。肝外胆管内径达 1.6cm，显示胆石。胆囊无增大，

亦显示胆石。增强扫描静脉期显示右肝、肝左外叶胆管中度扩张（图 2-36-2）。

MRCP（2019-08-19，湖南省人民医院）：肝左管末段、右肝二级肝管口狭窄，其以上胆管充填胆石；肝外胆管内径约 1.6cm，其内有胆石（图 2-36-3）。胆囊约 6cm×3.5cm，其内亦有胆石。

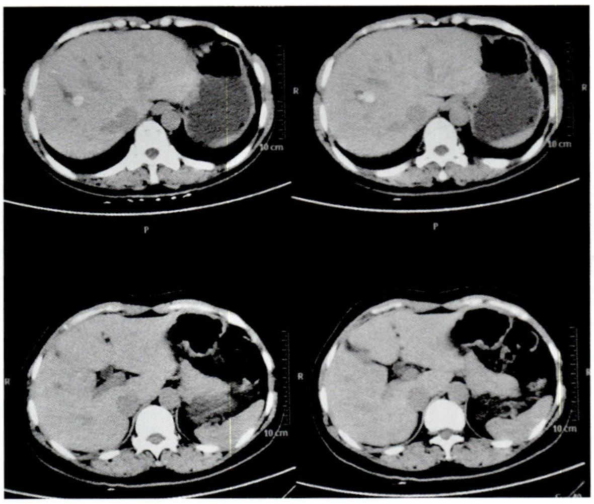
图 2-36-1 CT：显示肝左外叶胆管扩张，充填胆石

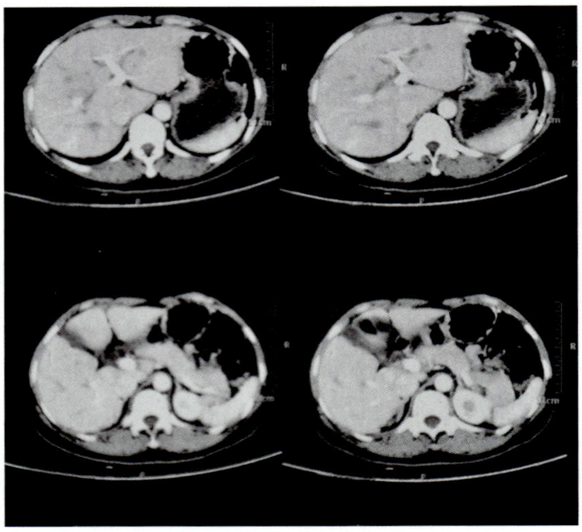
图 2-36-2 CT 增强扫描（静脉期）：显示肝左外叶胆管扩张

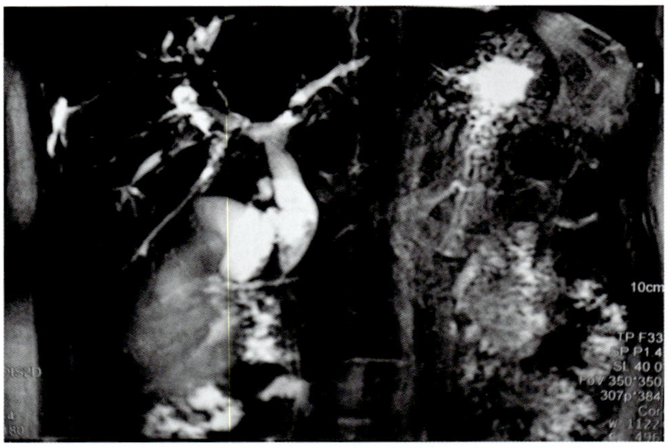
图 2-36-3 MRCP：显示肝内、外胆管扩张，充填胆石

【术前诊断】肝胆管结石。S：S_5、S_8、S_6、S_7、LHD、CBD、G；St：右肝二级肝门、LLBD；A：无；C：高位 AOSC。

【手术过程】

1. 择期，平仰卧位，全身麻醉，取右上腹“反 L 鱼钩”形切口（图 2-36-4）入腹。见：无腹水，腹膜上无癌性结节，大网膜无静脉曲张。肝色泽棕红、细嫩，肝叶形态、比例无失衡，未触及明显结石感。胆囊 6cm×3.5cm，张力不大，可扪及结石感。胆总管外径 1.6cm，结石感明显。胰头不大，脾未触及。

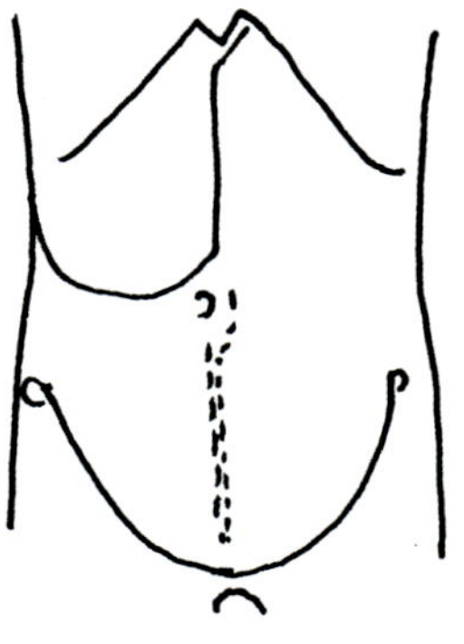
图 2-36-4 手术切口示意图

2. 用“四边法”切开胆总管、肝总管，取出肝外胆管、肝左管及右肝内胆管结石。主管医师认为已没有肝内胆管结石，拟做胆总管探查，然后放置 T 形管。但笔者认为本例有必要进一步查清肝内胆管狭窄情况。

（1）延长腹部切口呈“鱼钩状”，托出右肝，安置 Pringle 止血。

（2）切除肝方叶，经肝圆韧带途径切开肝左管，经胆囊床途径切开肝右管、肝右前叶下段胆管，发现肝左外叶胆管狭窄，予以切开，清除其内胆石。同时发现右肝前叶胆管狭窄，内径约 0.5cm，其以上胆管扩张，尚存较多胆石，逐一予以清除。

（3）配合胆道镜察看肝左外叶胆管，右肝二级肝门以上扩张，清除胆石约 1g。

（4）横断胆总管，用肝总管右切缘与肝右后叶胆管吻合，使吻合口内径达 1.4cm，组成肝胆管盆（图 2-36-5），内径达 4cm。

3. 提取桥袢空肠，完成改良盆式 Roux-en-Y 术。

4. 逐层关腹。手术历时 3.5 小时，失血量约 50ml，取出胆石约 25g（图 2-36-6）。

5. 本例手术绘图见图 2-36-7。

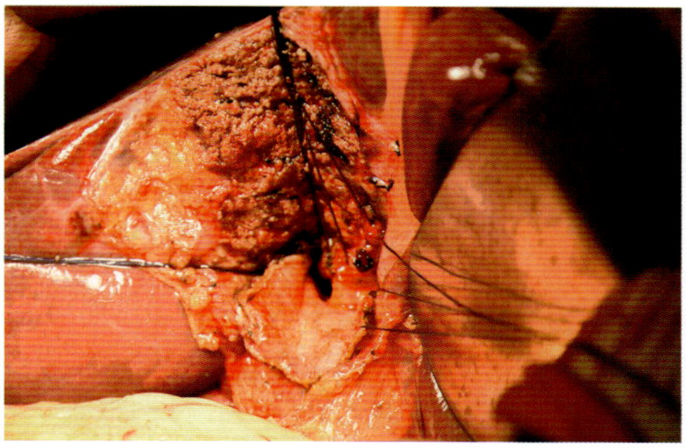

图 2-36-5　线牵拉处为肝胆管盆

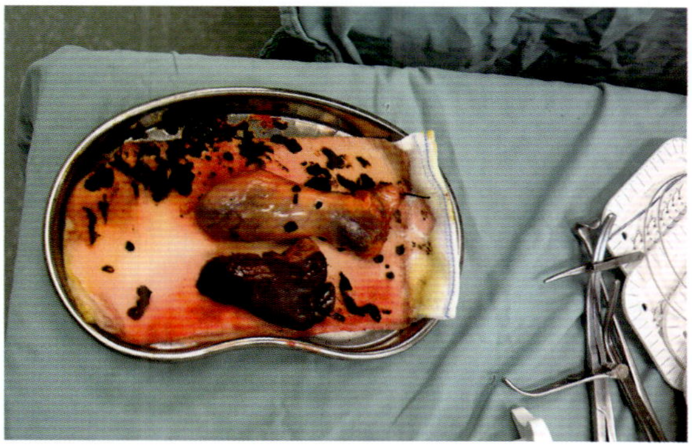

图 2-36-6　胆石

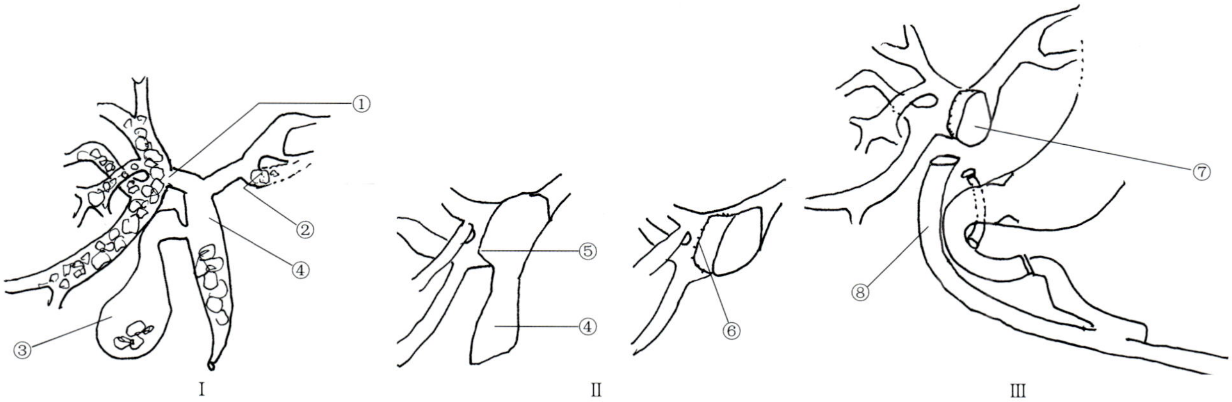

图 2-36-7　手术示意图

Ⅰ．术前；Ⅱ．胆管内吻合；Ⅲ．术后

①右肝二级肝门狭窄；②肝左外叶胆管狭窄；③胆囊；④肝总管；⑤肝右后叶胆管口切开；⑥肝总管与肝右后叶胆管吻合；⑦肝胆管盆；⑧桥袢空肠

【术后诊断】肝胆管结石。S：S_5、S_8、S_6、S_7、LHD、CBD、G；St：右肝二级肝门、LLBD；A：无；C：高位 AOSC。

【实施的手术】经肝圆韧带途径、胆囊床途径，施行内吻合改良盆式 Roux-en-Y 术。

【术后】无胆漏、出血、肝功能不全等并发症；无胆石残留，恢复平顺。

【讨论】

（一）胆管狭窄

本例表现为左、右肝二级肝门狭窄，狭窄均为环状、炎性、良性、壁源性、相对狭窄。

（二）解除狭窄的难点

1. 本例为相对狭窄，未切开肝左、右管前，能取出一些胆石，具有欺骗性。

2. 右肝二级肝门狭窄难以解除。

（三）解除狭窄的方法

1. 足够长的切口，托出右肝，安置 Pringle 止血带。
2. 经肝圆韧带途径解除肝左外叶胆管狭窄；经胆囊床途径切开肝右前叶下段胆管。
3. 以肝总管右侧切缘与肝右前叶胆管切缘内吻合，使肝右后叶胆管口内径从 0.5cm 扩大至 1.4cm。
4. 施行改良盆式 Roux-en-Y 术。

（四）相关外科手术技术

胆囊床途径是进达肝门的一条常用途径，临床使用时宜注意以下几点。

1. 托出右肝，安置 Pringle 止血带。
2. 切除肝方叶，经肝圆韧带途径切开肝左管。
3. 经胆囊床途径切开肝右管、肝右前叶胆管以至肝右前叶下段胆管。
4. 以肝总管右侧切缘与肝右管、肝右前叶胆管切缘内吻合。
5. 完成改良盆式 Roux-en-Y 术。

病例 37：全肝胆管结石、多级胆管狭窄，施行内吻合改良盆式 Roux-en-Y 术

【病史】患者，男，68 岁。间断发作右上腹痛 50 年，复发伴寒战、发热 20 天。50 年前经常“驱蛔虫”，此后曾诊为“胰腺炎”“糖尿病”“高血压”“冠心病”。1987 年诊为“胆石症”施行“开腹胆囊切除术”。2010 年施行胆道手术。2015 年诊为“直肠癌”，施行“直肠癌根治术”；因“右肝结石”施行“右肝切除术”。

T 36.8℃，R 20 次 / 分，P 71 次 / 分，BP 165/98mmHg。神清合作，皮肤、巩膜无黄染。心律齐、无杂音，双肺呼吸音清。腹平，浅静脉无曲张，多条手术切口瘢痕；腹壁软，未触及肝、胆囊、脾，剑突右下方压痛，胃振水音（－），腹水征（－）。双下肢无水肿。

WBC 8.98 × 10^9/L，N 0.581，PLT 336 × 10^9/L，TP 63.6g/L，ALB 37.8g/L，TBIL 8μmol/L，DBIL 3.3μmol/L，AST 32U/L，ALT 34.3U/L，PA 220mg/L，ChE 7658U/L，ALP 586U/L，γ-Gt 1444U/L，AFP 7.6ng/ml，CA19-9 11U/ml。

CT（2019-08-09，湖南省人民医院）：肝轮廓清，表面光整，肝左外叶肥大、右肝萎缩。肝内胆管中度扩张，充填多发胆石，无积气（图 2-37-1）。胆囊未见，肝外胆管无扩张，脾大 6 个肋单元。增强扫描（静脉期）无门静脉海绵样变。

MRCP（2019-08-09，湖南人民医院）：肝外胆管梭样扩张，横径最宽处 1.3cm，充填多发结石。肝总管横径约 0.5cm，肝左、右管口狭窄。肝右前叶、后叶胆管口狭窄，其以上胆管扩张，肝右前叶、后叶胆管口内径各约 0.2cm，胆管无积气。见图 2-37-2。

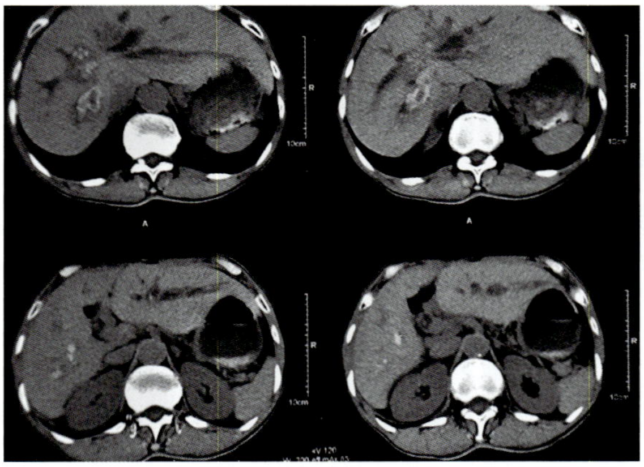

图 2-37-1　CT：显示左肝肥大、肝内胆管中度扩张，充填胆石

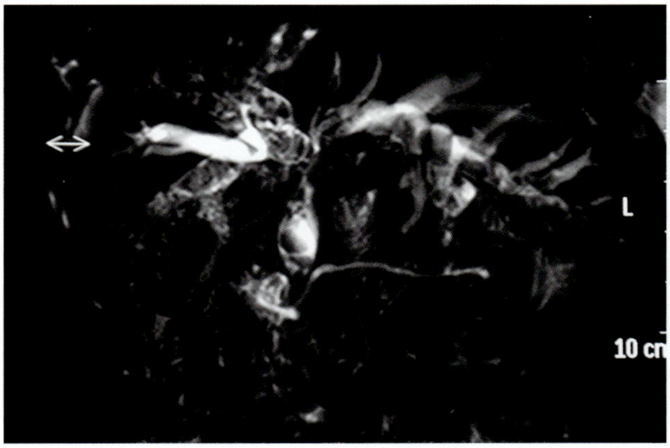

图 2-37-2　MRCP：显示肝内、外胆管扩张，积胆石

【术前诊断】

1. 肝胆管结石 S：S_2、S_3、S_6、S_7、S_8、LHD、St：CHD、RHD、LHD、RABD、RPBD、A：无；C：胆汁性肝硬化、门静脉高压症、肝肥大 - 萎缩征（肝左外叶肥大、右肝萎缩）、高位 AOSC。

2. 合并有高血压、糖尿病、胰腺炎。

【手术过程】

1. 择期，平仰卧位，全身麻醉，取右上腹“反 L 鱼钩”形切口（图 2-37-3）入腹。见：无腹水，腹膜上无癌性结节，大网膜上无静脉曲张。肝呈棕红色，表面光整，肝左外叶肥大；右肝萎缩；右肝明显结石感，肝质地较硬。胆囊未见，肝外胆管呈梭形，肝总管外径约 0.5cm。胆总管外径约 1.5cm，扪及多个结石感。无肝门静脉支曲张；胰头不大，质地稍硬，脾不大。

2. 离断肝周粘连带，托出肝，显现肝十二指肠韧带，脉络化肝动脉、肝门静脉，安置 Pringle 止血带，用“四边法”切开肝外胆管，清除其内胆石。肝总管内径约 0.5cm，胆总管远端通过 3 号胆道扩张器。切除肝方叶及少许肝右前叶，切开肝左管、肝右管，显现肝右前叶胆管口（内径约 0.3cm）、肝右后叶胆管口（内径约 0.3cm）、肝右前叶下段胆管（内径约 0.7cm），经胆管内溢出脓性胆泥。肝左管内径约 1.3cm，取出其内胆石（图 2-37-4）。

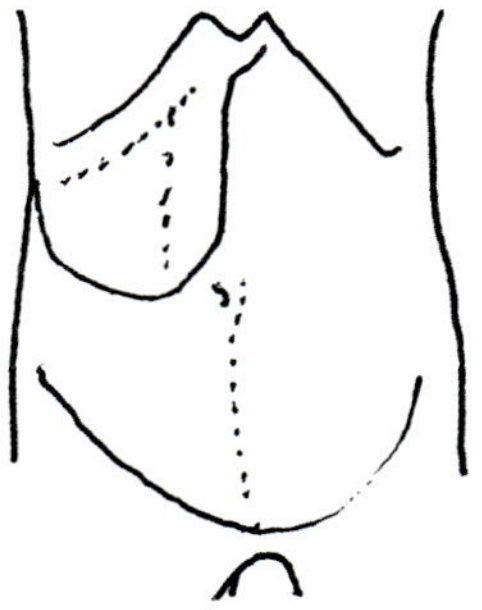

图 2-37-3　手术切口示意图

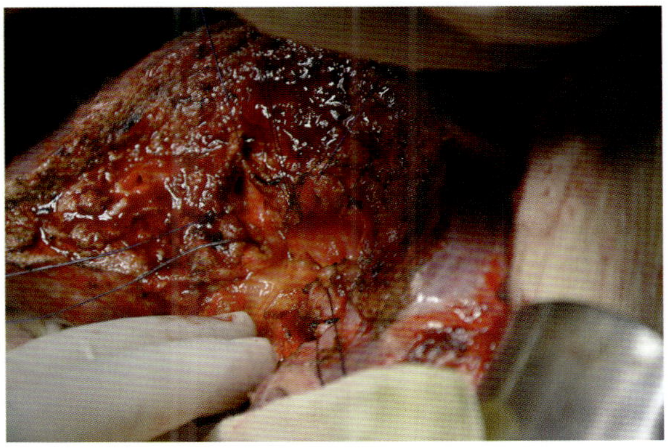

图 2-37-4　线牵引处显示肝左管切开

3. 先后做肝右前叶胆管与肝左管、肝右后叶胆管与肝右前叶胆管内吻合（图 2-37-5），使吻合口径分别达 1.5cm、1.8cm，直视下清除各胆管内胆石，至原结石感消失（图 2-37-6）。配合胆道镜清除左、右肝门终末胆管内胆石，约占总胆石的 1%。

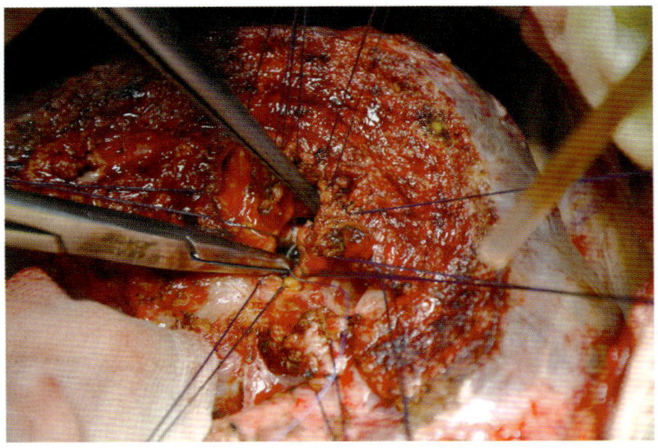

图 2-37-5　镊子、钳子尖处为右肝前叶、后叶胆管内吻合处

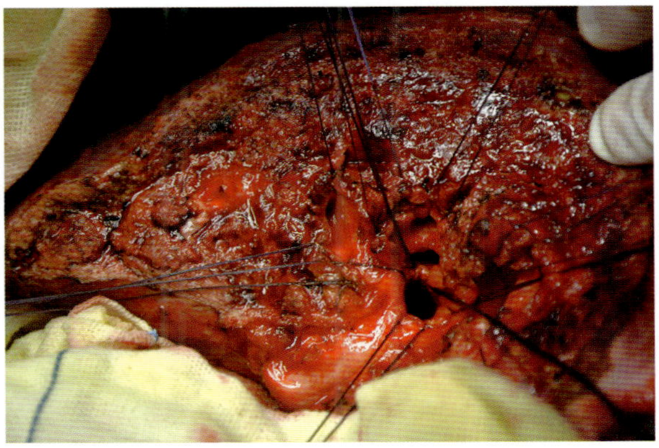

图 2-37-6　清除胆石后的右肝内胆管

4. 拼合组成肝胆管盆，内径达 4cm（图 2-37-7），完成改良盆式 Roux-en-Y 术，经桥袢空肠放置肝胆管盆引流管，测试无胆漏、出血。

5. 逐层关腹。手术历时 5 小时，失血量约 200ml，安返病房。取出胆石 60g（图 2-37-8），切除肝方叶及部分肝右前叶下段，肝重量 30g。

6. 本例手术绘图见图 2-37-9。

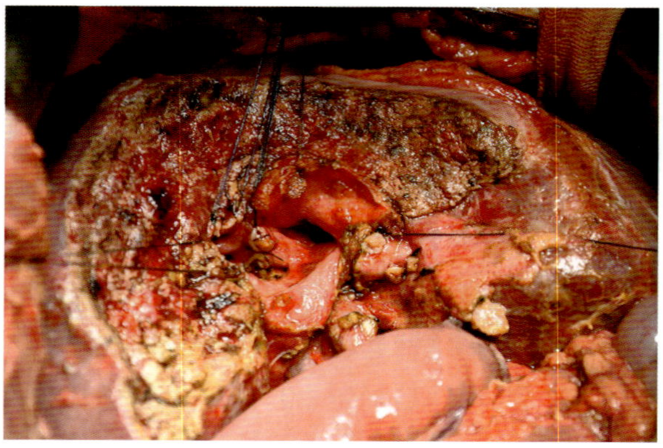

图 2-37-7　线牵引处为肝胆管盆

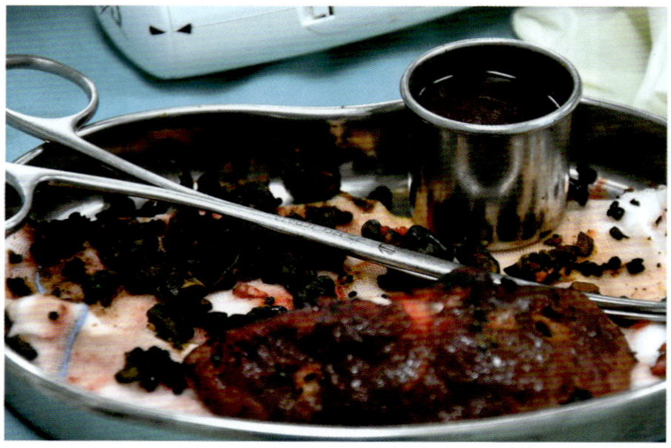

图 2-37-8　胆石

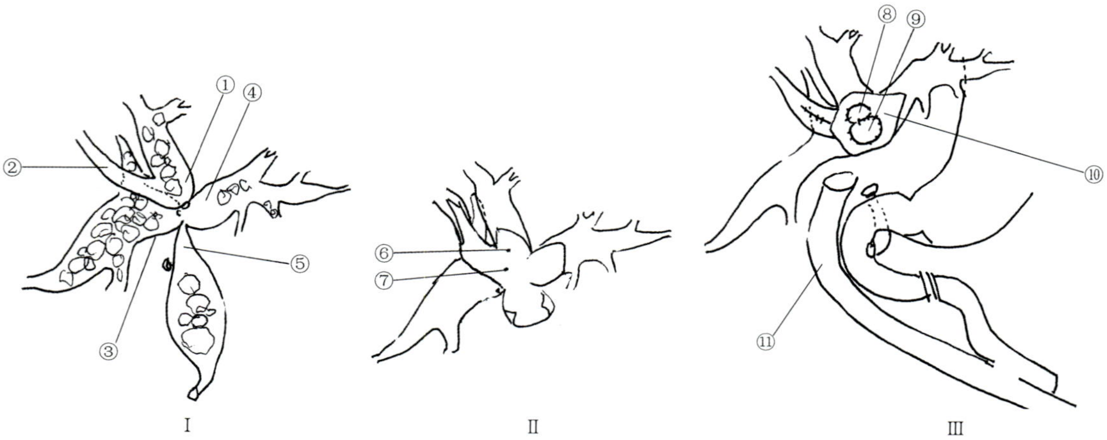

图 2-37-9　手术示意图

Ⅰ. 术前；Ⅱ. 肝右管、肝左管切开后；Ⅲ. 术后

①肝右前叶胆管；②肝右前叶下段胆管；③肝右后叶下段胆管；④肝左管；⑤肝总管；⑥肝右前叶胆管口；⑦肝右后叶胆管口；⑧肝右后叶胆管、前叶胆管内吻合；⑨肝右后叶胆管、肝左管内吻合；⑩肝胆管盆；⑪桥袢空肠

【术后诊断】

1. 肝胆管结石。S：S_2、S_3、LHD、S_6、S_7、S_8、CBD；St：CHD、LHD、RHD、RPBD、RABD；A：无；C：胆汁性肝硬化、门静脉高压症、AOSC、肝肥大 - 萎缩征（肝左外叶肥大、右肝萎缩）。

2. 合并有高血压、糖尿病、慢性胰腺炎，结肠癌根治术后。

【实施的手术】切除肝方叶及部分肝右前叶下段；经肝圆韧带途径、胆囊床途径施行肝右前叶、后叶胆管内吻合及改良盆式 Roux-en-Y 术。

【术后】无胆漏、出血、肝功能不全等并发症；恢复平顺，复查 CT 无胆石残留（图 2-37-10）。

【讨论】

（一）胆管狭窄

肝总管及肝左、右管口狭窄表现为环状、炎性、真性狭窄，肝右前叶胆管口、肝右后叶胆管口狭窄也表现为环状、炎性、真性狭窄；各级胆管狭窄均为壁源性、良性狭窄。

（二）解除狭窄的难点

1. 全肝结石，难以清除。

2. 多级胆管连环狭窄，难以解除。

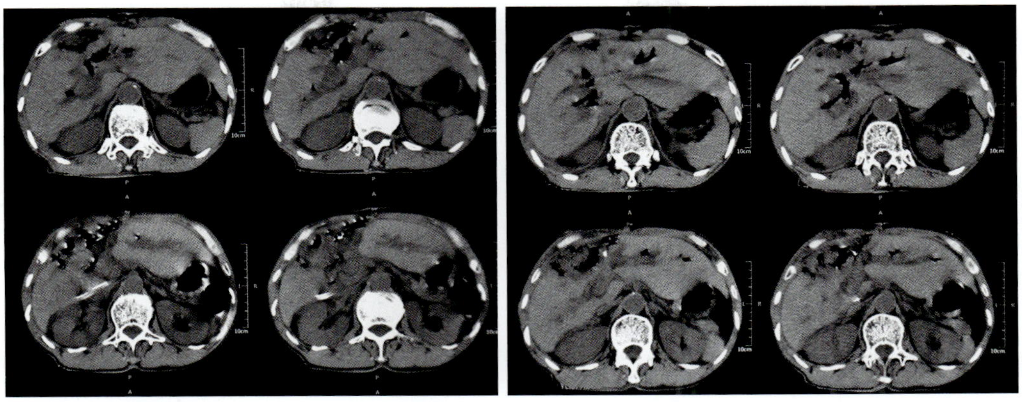

图 2-37-10　复查 CT：无胆石残留

3. 合并肝肥大 - 萎缩征、胆汁性肝硬化、门静脉高压症。

4. 肝方叶、肝右前叶下段肝掩盖肝左管及肝右管。

5. 既往多次腹内手术，粘连广泛。

（三）解除狭窄的方法

1. 足够长的切口，托出肝。

2. 安置 Pringle 止血带，切除肝方叶及部分肝右前叶下段，经由肝圆韧带途径、胆囊床途径切开肝左、右管、肝总管。

3. 施行肝右前叶、后叶胆管内吻合及改良盆式 Roux-en-Y 术。

（四）相关外科手术技术

1. 本例右肝无须切除，也不能切除。肝胆管结石做肝叶段切除是一种有用的手段，但不能见肝内胆管有胆石就切肝，本例没有切肝，其理由在于以下几点。

（1）本例右肝虽有胆石，但没有纤维囊性变，没有胆源性肝脓肿，更没有胆管癌，无明确的切除指征。

（2）左肝肥大，有结石，保护好右肝。

（3）合并症甚多，年龄大，不能承受更大手术。

（4）内吻合肝右前叶、后叶胆管，改良盆式内引流，已解决了本例肝胆管结石的主要矛盾。

2. 本例肝右前叶、后叶胆管内吻合的基础有以下几点。

（1）先切除肝方叶及部分 S_5，敞开肝圆韧带途径，去除显现肝右前叶、后叶胆管的障碍。

（2）经由肝圆韧带途径切开肝左管，经胆囊床途径切开肝右管，显现狭窄的肝右前叶胆管口、肝右后叶胆管口。

（3）直视下扪触、探查，结合术前 MRCP 资料，确定内吻合的部位。

（4）安置 Pringle 止血带，灵活运用“四边法”、可吸收线缝扎胆管切缘。

3. 术中配合胆道镜清除胆石 1%，术后复查 CT 未见残石。本例说明内吻合解除胆管口狭窄、清除了胆石的 99%，胆道镜清除了残石，相得益彰。

4. 内吻合解决了肝右后叶、前叶胆管口真性狭窄，保留了右肝，减少了手术的损伤。

病例 38：肝胆管结石、胆汁性肝硬化、门静脉高压症，施行肝方叶切除、顺行切开肝左管，并完成盆式 Roux-en-Y 术

【病史】患者，女，61 岁。间断发作右上腹痛 40 年，复发伴发热、皮肤切口流脓 6 天。2010 年施“OC”，恢复欠佳，多次检查，诊为“肝内结石”。

T 36.6℃，R 18 次 / 分，P 75 次 / 分，BP 111/72mmHg。神清合作，皮肤、巩膜中度黄染，心、肺正常。腹平，浅静脉轻度曲张，可见经腹直肌陈旧性切口瘢痕，溢出少许脓性液体。腹壁软，肝、胆囊、脾未触及，剑突右下方压痛，叩击右肝区示心窝部疼痛，无胃振水音，腹水征（-）。双下肢无水肿。

WBC 5.23×10^9/L，N 0.745，PLT 159×10^9/L，TBIL 164μmol/L，DBIL 98μmol/L，TP 63.8g/L，ALB 32.3g/L，AST 33U/L，ALT 27.9U/L，PA 111.2mg/L，ChE 3255U/L，ALP 915.4U/L，γ-Gt 1423.7U/L，AFP 8.4ng/ml，CA19-9 15U/ml。

CT（2019-08-04，湖南省人民医院）：肝轮廓清，表面光整，肝叶（段）形态、比例无明显失衡。肝内胆管重度扩张，充填胆石、无积气（图 2-38-1）。胆囊未见，肝外胆管欠清，脾大 8 个肋单元，全胰管无扩张。增强扫描（静脉期）显示肝十二指肠韧带无门静脉海绵样变（图 2-38-2）。

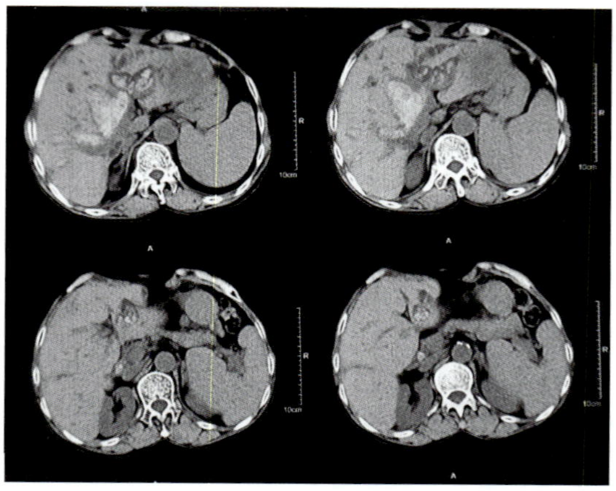

图 2-38-1　CT：显示肝内胆管重度扩张，充填胆石

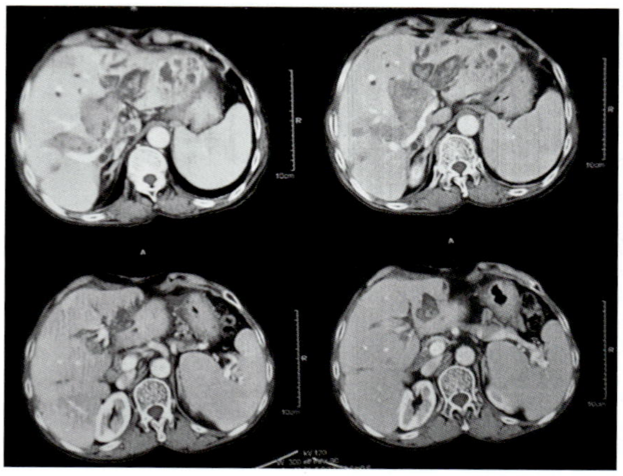

图 2-38-2　CT 增强扫描（静脉期）：无门静脉海绵样变

【术前诊断】肝胆管结石。S：全肝；St：肝总管；A：无；C：胆汁性肝硬化、门静脉高压症、胆汁外漏、高位 AOSC。

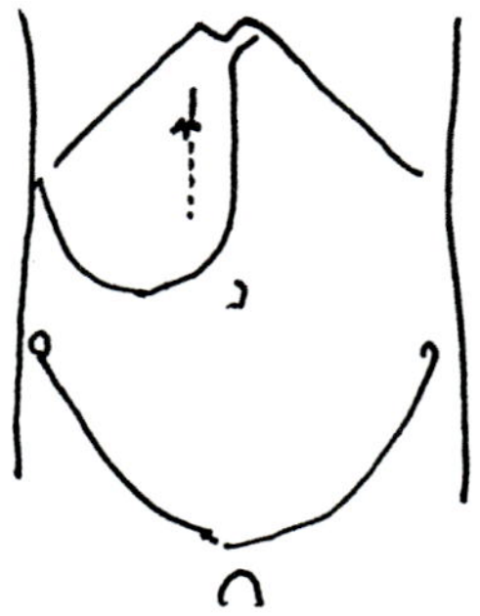

图 2-38-3　手术切口示意图

【手术过程】

1. 择期，平仰卧位，全身麻醉，取右上腹“反 L”形切口（图 2-38-3）入腹。见：无腹水，大网膜静脉轻度曲张。肝呈棕红色，无明显纤维化，肝方叶肥大，余肝形态、比例无明显失衡，肝质地硬，明显结石感。胆囊未见，但残株胆囊管较粗大，与皮肤胆管瘘管相连通。肝十二指肠韧带深藏，未能看清肝外胆管，脾下极近左肋缘，胰头较硬、不大。

2. 离断肝周粘连，切除残株胆囊管，渗血较多，不能安置 Pringle 止血带。钳夹、切除肝左外叶，失血量达 500ml，进一步显露一级肝门困难。笔者完成以下手术。

（1）扪触、检查发现左肝断面有多个胆管口，与肝左管相连通，肝左管前方肝方叶肥大，其厚度达 3.5cm。欲伸入胆道扩张器进达肝总管失败，而左肝前纵沟被肥厚的肝桥粘连、封闭，决定经不保留肝门静脉左支途径，配合顺行肝圆韧带途径切开肝左管。

（2）于一级肝门上方钝性分离肝方叶基部，钳夹、切除肝方叶，显现肝圆韧带途径。经左肝断面肝左外叶胆管用“四边法”切开肝左外叶胆管、肝左管，切口长达 3cm，内侧达肝总管前方约 1cm，切开的胆管壁厚度达 1cm。

（3）直视下清除肝左内叶胆管、肝右前叶及后叶胆管内胆石。

（4）缝闭左肝断面胆管残端，拼合组成肝胆管盆，内径约 3cm（图 2-38-4）。

3. 提取桥袢空肠，完成肝胆管盆式 Roux-en-Y 术，经桥袢空肠放置肝胆管盆引流管。

4. 逐层关腹。手术历时 4.5 小时，失血量约 550ml，取出胆石 125g（图 2-38-5），安返病房。

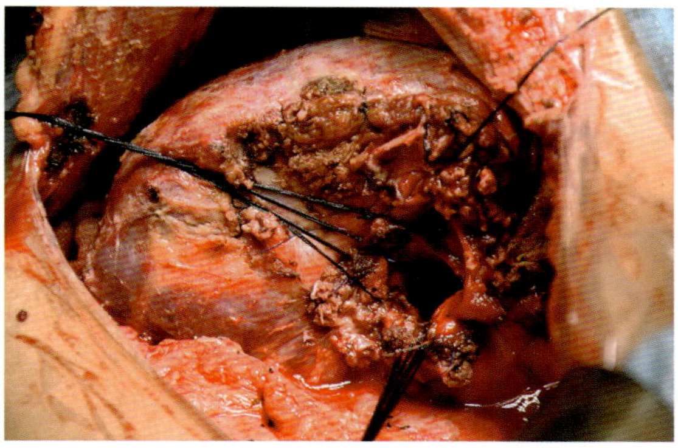

图 2-38-4　线牵引处为肝胆管盆

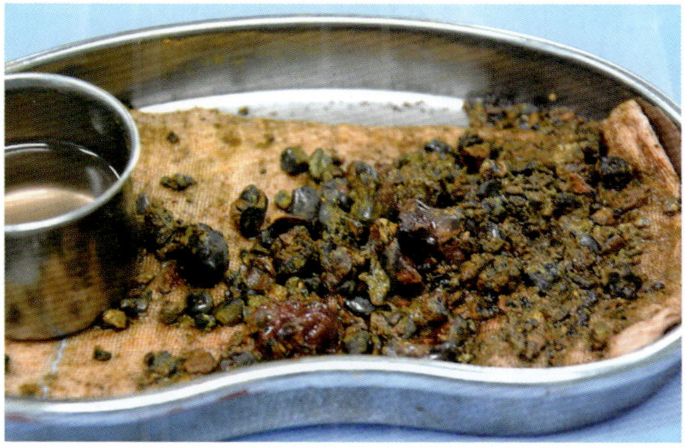

图 2-38-5　胆石

【术后诊断】肝胆管结石。S：全肝；St：肝总管；A：无；C：胆汁性肝硬化、门静脉高压症、胆汁外漏、高位 AOSC。

【实施的手术】施行肝左外叶切除，经不保留肝门静脉左支和肝圆韧带途径完成肝胆管盆式 Roux-en-Y 术。

【术后】无胆漏、出血、肝功能不全等并发症，恢复平顺；复查 CT 无胆石残留。

【讨论】

（一）胆管狭窄

本例胆管狭窄表现为肝总管环状、炎性、壁源性、真性、良性狭窄。

（二）解除狭窄的难点

1. 全肝结石合并胆汁性肝硬化、门静脉高压症、高位 AOSC。
2. 因肝肿胀、肝方叶肥大，经由肝圆韧带途径十分困难。
3. 遵循经胆总管途径入肝亦非常困难，无法安置 Pringle 止血带。

（三）解除狭窄的方法

1. 开放入肝血流，钳夹、切除肝左外叶。
2. 经不保留肝门静脉左支的肝左外叶胆管途径、顺行肝圆韧带途径进入，用“四边法”切开肝左管，组成肝胆管盆。
3. 完成盆式 Roux-en-Y 术。

（四）相关外科手术技术

进达、切开肝左管，组成肝胆管盆是本例手术成功的关键。需注意以下几个问题。

1. 认真做好术前准备，如高压氧舱治疗 14 天，术前控制炎症再手术。
2. 选择“大奔”切口，胸背部加垫，利于手术进行。
3. 本例入肝不宜经胆总管途径，实践说明取用不保留肝门静脉左支途径及顺行肝圆韧带途径为宜。
4. 游离肝方叶基部，逆行切除肝方叶，较为快捷、安全。
5. 经不保留肝门静脉左支途径，用“四边法”切开较为安全。
6. 顺行切开肝左管，胆管壁厚达 1cm，仍适合“四边法”切开。

病例 39：肝胆管结石及左肝、肝右前叶、肝右后叶胆管口狭窄，施行改良盆式 Roux-en-Y 术

【病史】患者，男，48 岁。间断发作右上腹痛 40 多年，复发、寒战、发热 40 天，PTCD 后 30 天。

T 36.7℃，R 20 次 / 分，P 72 次 / 分，BP 124/74mmHg。神清合作，皮肤、巩膜无黄染，心、肺正常。腹平，浅静脉无曲张。腹壁软，剑突右下方压痛，右肝区叩击示心窝部疼痛，未触及肝、胆囊、脾，无胃振水音，腹水征（–）。双下肢无水肿。

WBC 8.72×10^9/L，N 0.693，PLT 216×10^9/L，TBIL 16.9μmol/L，DBIL 8.6μmol/L，TP 65.7g/L，ALB 40.3g/L，AST 40.3U/L，ALT 50.1U/L，PA 335mg/L，ChE 7542U/L，ALP 101U/L，γ-Gt 119.3U/L。

CT（2019-08-09，湖南省人民医院）：肝轮廓清，表面光整，右肝肥大、左肝萎缩；左肝、肝右前叶及后叶胆管中度扩张，充填胆石，未见其内积气（图 2-39-1）。胆囊不大，显示有胆石。肝外胆管内径约 2cm，显示肝左外叶及肝右前叶、后叶胆管狭窄。脾不大，无腹水。增强扫描（静脉期）无门静脉海绵样变。冠状面显示左肝萎缩、右肝肥大，左肝及肝右后叶胆管中度扩张、充填胆石（图 2-39-2）。

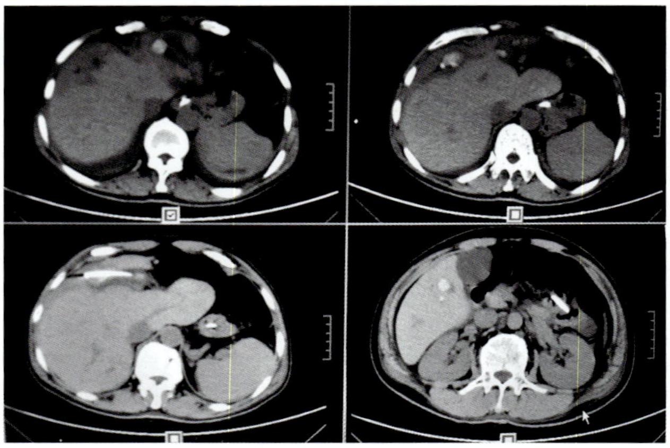

图 2-39-1　CT：显示肝右前叶胆管扩张，充填胆石；右肝肥大，左肝萎缩

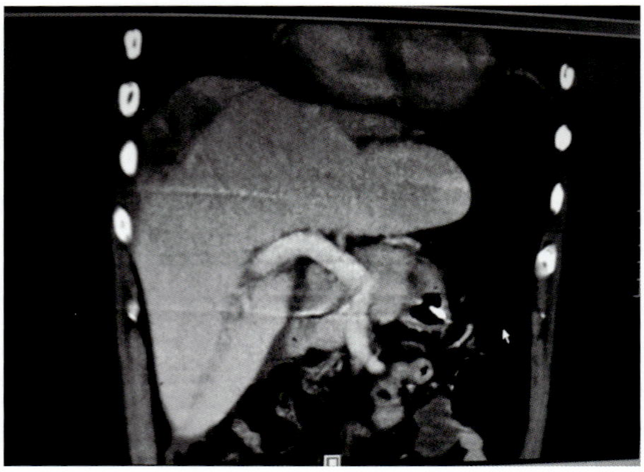

图 2-39-2　CT 增强扫描（静脉期）：冠状面显示右肝肥大、左肝萎缩；肝右后叶胆管扩张，充填胆石

【术前诊断】肝胆管结石，PTCD 后。S：S_2、S_3、S_4、S_8、S_6、S_7、G；St：RPBD、RABD、LHD；A：无；C：肝肥大 - 萎缩征（左肝萎缩，右肝、尾状叶肥大）、胆汁性肝硬化、门静脉高压症。

【手术过程】

1. 择期，平仰卧位，全身麻醉，取右上腹“反 L”形切口（图 2-39-3）入腹。见：无腹水，腹膜上无癌性结节，大网膜无静脉曲张。右肝棕红色，左肝纤维萎缩，肝右后叶质地较硬，可扪及结石感，肝右前叶、左肝亦具有明显结石感。胆囊约 6cm×3cm，未触及结石感。肝外胆管外径达 2cm，少许结石感。肝十二指肠韧带无肝门静脉曲张，胃、十二指肠异常。胰头不大，质地稍硬，脾稍大。

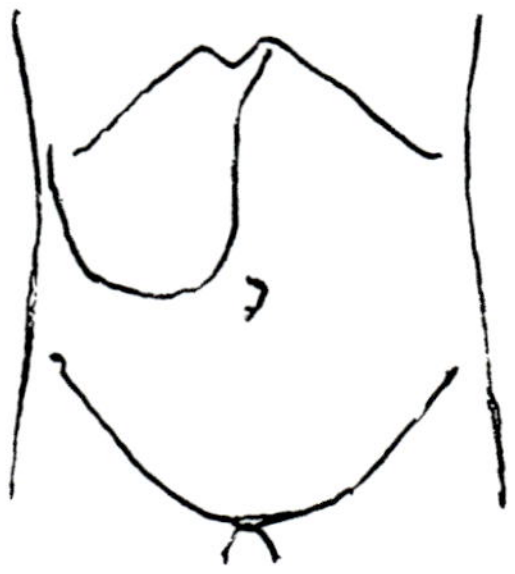

图 2-39-3　手术切口示意图

2. 终止原左半肝、肝右前叶切除，改成左半肝切除。

（1）离断肝周粘连带，游离左肝、肝右管，安置 Pringle 止血带，按肝右前叶与肝右后叶分界线劈离肝右前叶大部分，失血量达 500ml。笔者了解手术情况，并阅读术前 CT 片后，嘱先切除左半肝，不切除肝右前叶。

（2）主管医师立即在 Pringle 止血带下结扎，切断左肝 Glisson 鞘，于肝中静脉左侧劈离移除左肝。

3. 笔者完成以下手术。

（1）以“三合一液”冲洗清洁术野，原位间断缝合肝右前叶与肝右后叶。

（2）用“四边法”切开肝右前叶胆管口及肝右前叶胆管，肝右前叶胆管口约 0.6cm，肝右前叶胆管内径约 2cm，直视下清除其内胆石。

（3）肝右后叶胆管口内径约 0.5cm，其内有胆泥涌出，立即：① Pringle 止血带阻断入肝血流，剔除肝右前叶胆管前面少许肝组织，显现肝右后叶胆管长约 2cm，用“四边法”切开肝右后叶胆管前壁，使其胆管口从 0.5cm 扩大至 2cm；②经肝右后叶结石感途径切开肝右后叶胆管，直视下逐一清除肝右后叶胆管内胆石，原结石感消失。

（4）横断肝总管，拼合组成肝胆管盆，内径达 4.5cm。提取桥袢空肠，完成改良盆式 Roux-en-Y 术（图 2-39-4），放置长臂 T 形管入右肝后叶胆管（图 2-39-5）。

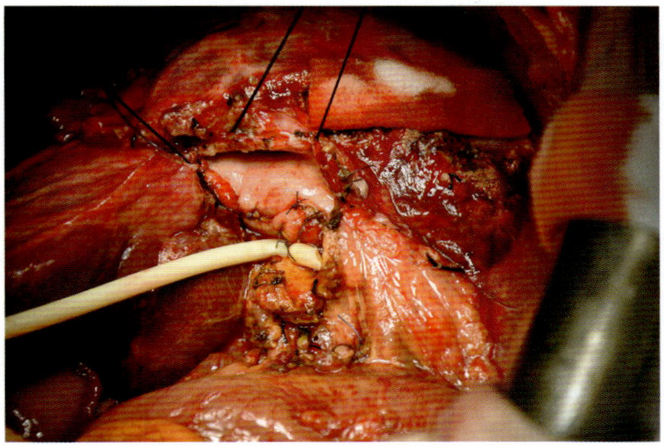

图 2-39-4　**线牵引处为肝胆管盆**

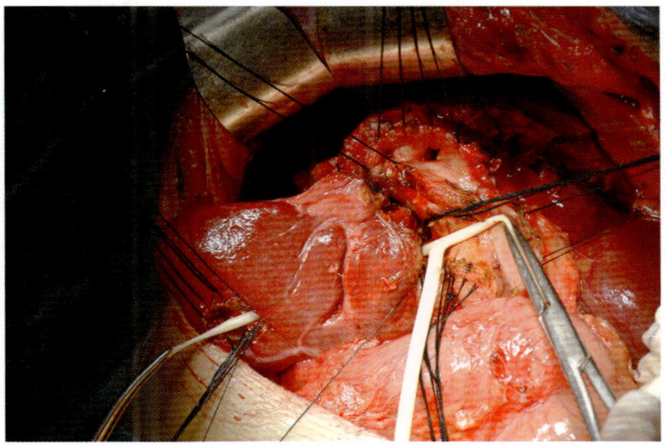

图 2-39-5　**钳夹处为长臂 T 形管**

4. 逐层关腹。手术历时 4.5 小时，失血量约 550ml，取出胆色素结石约 56g，安返病房。

5. 本例手术绘图见图 2-39-6。

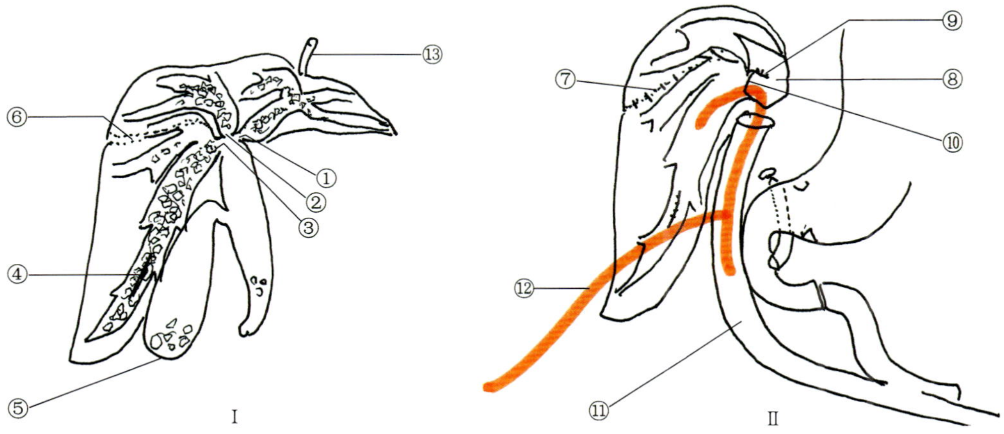

图 2-39-6　**手术示意图**

Ⅰ. 术前；Ⅱ. 术后

①肝左管口；②肝右前叶胆管口；③肝右后叶胆管口；④肝右后叶结石感途径切口；⑤胆囊；⑥肝右前叶切开；⑦肝右前叶缝合；⑧肝胆管盆；⑨肝右后叶胆管口切开；⑩肝右后叶胆管切口缝合；⑪ 桥袢空肠；⑫ T 形引流管；⑬ 肝圆韧带

【术后诊断】肝胆管结石，PTCD 后。S：S_2、S_3、S_4、S_8、S_6、S_7、G、CBD、LHD；St：LHD、RABD、RPBD；A：肝右管缺如；C：肝肥大 - 萎缩征（右肝肥大、左肝萎缩）、胆汁性肝硬化、门静脉高压症。

【实施的手术】施行左半肝切除及改良盆式 Roux-en-Y 术。

【术后】无胆漏、出血、膈下脓肿、肝功能不全等并发症；恢复平顺，复查无胆石残留。

【讨论】

（一）胆管狭窄

本例肝左外叶胆管口、肝右前叶胆管、肝右后叶胆管口均为炎性、环状、壁源性、良性、真性狭窄。

（二）解除狭窄的难点

1. 全肝弥散性结石，难以除净。

2. 左半肝纤维萎缩、肝右前叶纤维化、肝右后叶代偿性增生，如何选择手术方式十分困难。

3. 肝右后叶胆管深藏，结石感不明显。

（三）解除狭窄的方法

1. 左半肝切除。
2. “四边法”解除肝右前叶胆管狭窄。
3. 切开肝右后叶胆管口，经结石感途径切开肝右后叶胆管。
4. 施行改良盆式 Roux-en-Y 术。

（四）相关外科手术技术

1. 本例为全肝结石，肝左管及肝右前叶、后叶胆管真性狭窄，左肝纤维萎缩，右肝前叶纤维化，肝右后叶代偿性增生，如果做左三联切除，患者难以承受，宜做左半肝切除。术后恢复情况说明做左半肝切除适合本例。

2. 肝右后叶胆管结石清除时注意以下几点。

（1）阻断入肝血流。

（2）先切开肝右后叶胆管口，解除胆管狭窄。

（3）经肝右后叶胆管结石感途径切开肝右后叶胆管，并与肝总管沟通。

（4）放置长臂 T 形管入达肝右后叶胆管。

病例 40：全肝结石、一级肝门狭窄，施行改良盆式 Roux-en-Y 术

【病史】患者，男，57 岁。发现黄疸 7 天。

T 36.9℃，R 20 次 / 分，P 74 次 / 分，BP 106/76mmHg。神清合作，皮肤、巩膜轻度黄染。心律齐、无杂音，双肺呼吸音清。腹平，浅静脉无曲张；腹壁软，未触及肝、胆囊、脾，剑突右下方压痛，叩击右肝区示心窝部不适，无胃振水音，腹水征（－）。双下肢无水肿。

WBC 7.94×10^9/L，N 0.855，PLT 140×10^9/L，AST 270U/L，ALT 59U/L，TP 58.7g/L，ALB 34.85g/L，TBIL 71.49μmol/L，DBIL 43.21μmol/L，CA19-9 21.4U/ml。

CT（2019-07-18，外院）：肝轮廓清，表面光整，肝形态、比例无失衡。肝内胆管重度扩张，充填大量胆石颗粒（图 2-40-1）。肝外胆管内径约 1cm。胆囊约 6cm × 3cm，内有胆石。全胰管无扩张，脾无肿大。

MRCP（2019-07-18，外院）：肝总管纤细，内径约 0.3cm，其以上肝内胆管重度扩张，均充填大量颗粒状胆石（图 2-40-2）。胆囊稍大，亦有胆石。无门静脉海绵样变。

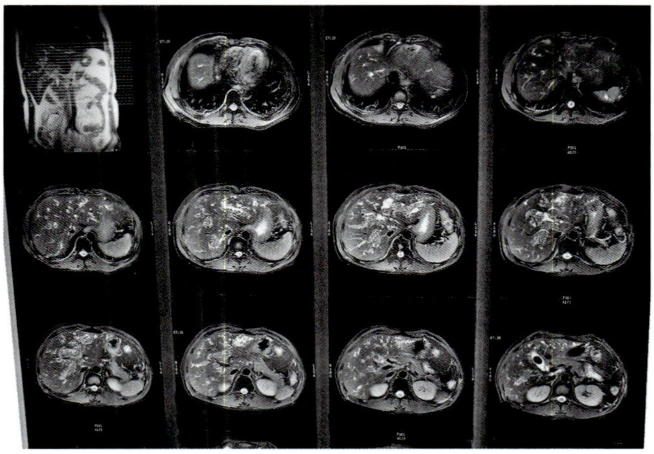

图 2-40-1　CT：显示肝内胆管重度扩张，充填胆石

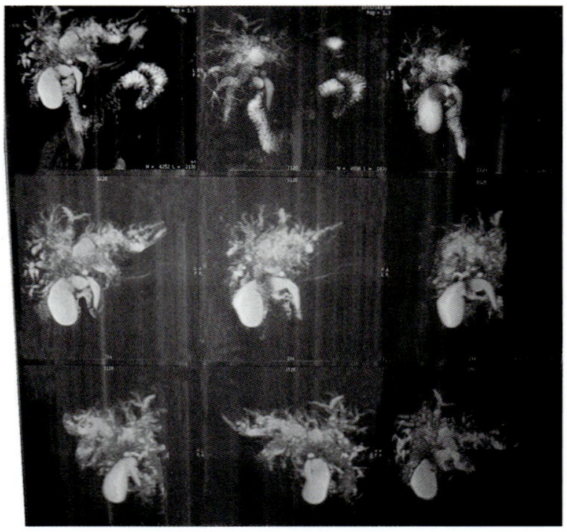

图 2-40-2　MRCP：显示肝内胆管重度扩张，充填胆石

【术前诊断】肝胆管结石。S：全肝、G；St：肝总管、RPBD；A：无；C：胆汁性肝硬化、门静脉高压症。

【手术过程】

1. 择期，平仰卧位，全身麻醉，取“大奔”形切口（图 2-40-3）入腹。见：无腹水，大网膜上无静脉曲张，腹膜上无癌性结节。肝呈墨绿色淤胆肝，表面尚光整，肝叶、段比例无明显失衡，肝质地稍硬，明显结石感；肝脏面被大网膜、胃十二指肠广泛膜性粘连、覆盖。胆囊约 7cm × 3cm，壁不厚，明显结石感。胆囊管周围静脉曲张，肝总管纤细，外径约 0.5cm，二者粘连紧密。胰头不大，质软，脾不大。

2. 顺行切开肝左、右管

（1）离断肝周粘连、左冠状韧带，分离胃十二指肠与肝脏面粘连。

（2）安置 Pringle 止血带，横断肝桥（图 2-40-4），分离肝方叶基部，显现肝左管、肝左内叶胆管及肝总管、胆囊管。

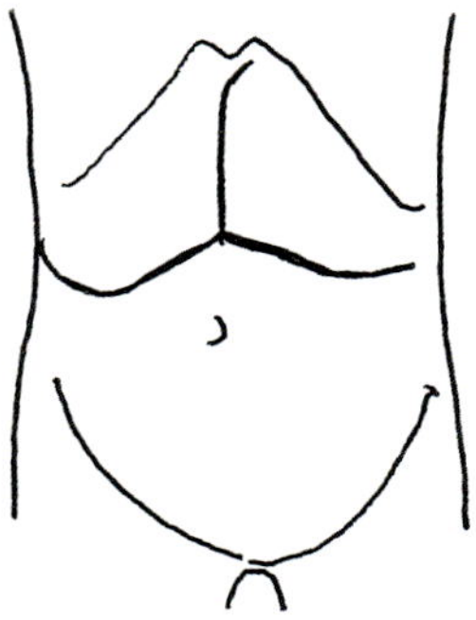

图 2-40-3 手术切口示意图

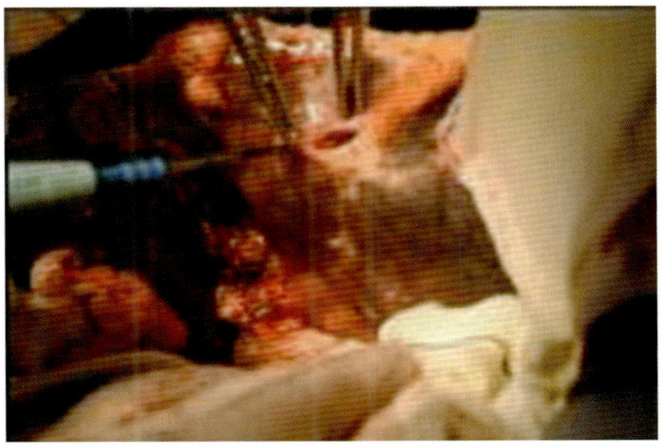

图 2-40-4 电刀前方为肝桥

（3）一并结扎胆囊管、胆囊动脉及肝总管，顺逆结合浆膜下移除胆囊。

（4）顺行肝圆韧带途径切开肝左管、肝左管口（图 2-40-5）、肝右管口及肝右管，显现肝左内叶胆管、肝右前叶胆管及肝右后叶胆管，其内径分别为 2.5cm、0.5cm、1cm 及 2cm、1cm、0.8cm、0.7cm，取出其内充填的黄色颗粒状胆石约 3000 粒。

（5）施行肝右后叶胆管口与肝右前叶胆管内吻合（图 2-40-6），使肝右后叶胆管口从 0.8cm 扩大至 1.5cm，配合胆道镜清除肝右后叶终末胆管结石少许。

（6）经肝左外叶下段结石感途径清除其内胆石，经胆管切口与肝左管沟通。

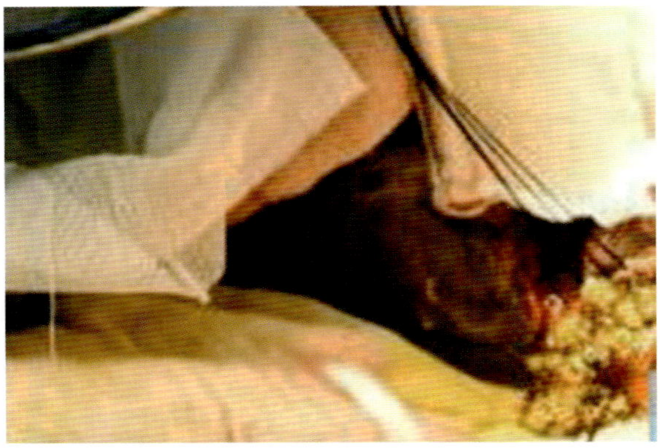

图 2-40-5 右下角线牵引处为左肝管

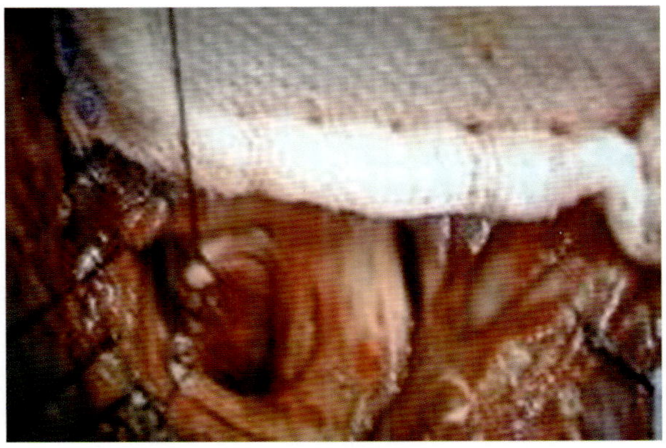

图 2-40-6 左边线牵引处为内吻合口

3. 拼合组成肝胆管盆，内径约 4.5cm（图 2-40-7）。提取桥袢空肠，完成改良盆式 Roux-en-Y 术。

4. 逐层关腹。手术历时 4.5 小时，失血量约 50ml，取出胆固醇结石约 100g（近 3000 粒）（图 2-40-8）

5. 本例手术绘图见图 2-40-9。

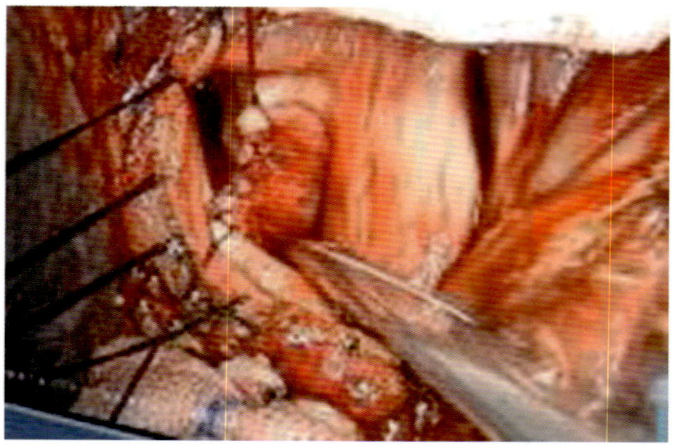

图 2-40-7 剪刀尖处为肝胆管盆

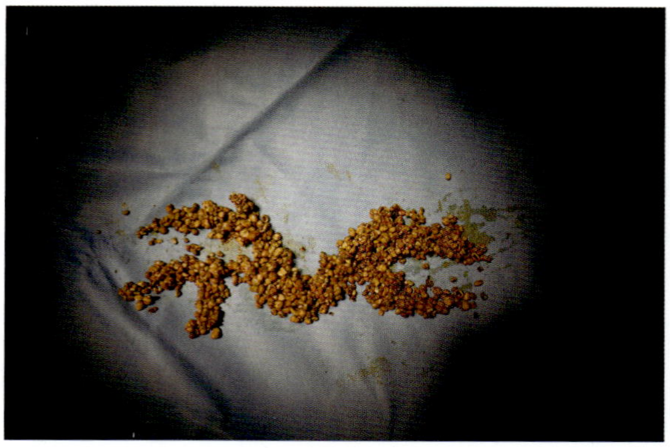

图 2-40-8 胆石

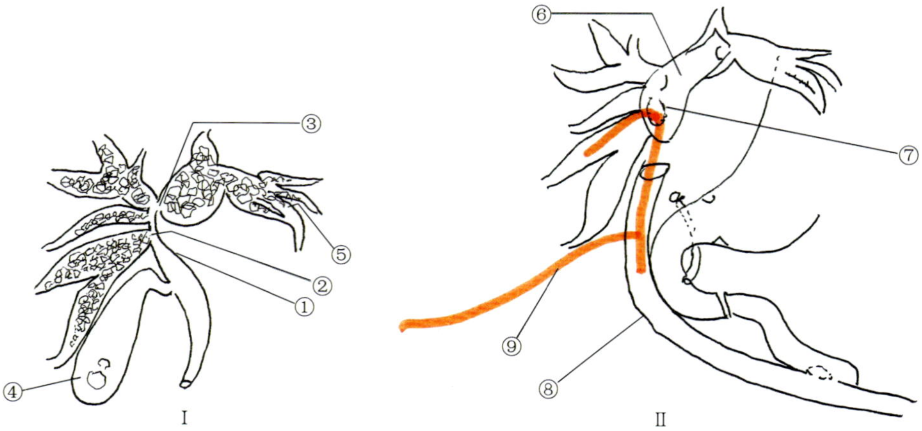

图 2-40-9 手术示意图

Ⅰ. 术前；Ⅱ. 术后

①肝总管；②肝右后叶胆管口；③肝左管口；④胆囊；⑤肝左外叶下段胆管；⑥肝胆管盆；⑦肝右后叶内吻合口；⑧桥袢空肠；⑨ T 形管

【术后诊断】肝胆管结石（胆固醇结石）。S：全肝、G；St：肝总管、肝左管口、肝右管口、肝右后叶胆管；A：无；C：胆汁性肝硬化、门静脉高压症。

【实施的手术】经顺行肝圆韧带途径、胆囊床途径等，施行内吻合改良盆式 Roux-en-Y 术。

【术后】无胆漏、出血、肝功能不全等并发症；恢复平顺，复查 CT 无胆石残留。

【讨论】

（一）胆管狭窄

1. 肝总管狭窄表现为管状、壁源性、炎性、真性狭窄。
2. 肝左管口、肝右管口狭窄表现为壁源性、环状、炎性、相对狭窄。
3. 肝右后叶胆管口、肝左外叶胆管口狭窄表现为壁源性、炎性、环状、相对狭窄。

（二）解除狭窄的难点

1. 肝总管狭窄、肝左管口狭窄，紧贴、连环在一起。
2. 胆囊管周环绕静脉曲张，致使切除胆囊困难、剥离肝总管困难。
3. 胆石弥散全肝，彻底清除困难。

（三）解除狭窄的方法

1. 足够长的腹壁切口，托出右肝。
2. 先移除胆囊，结扎、横断胆总管。
3. 顺行经肝圆韧带途径、胆囊床途径切开肝左、右管。

4. 内吻合肝右后叶胆管、肝右前叶胆管，方便配合胆道镜的使用。

5. 施行改良盆式 Roux-en-Y 术。

（四）相关外科手术技术

敞开一级肝门是本例手术的关键，注意：①首先一并切断胆总管、肝总管，移除胆囊，省时、省事。②敞开肝圆韧带途径，顺行切开肝左、右管。

病例 41：残留肝胆管结石、肝左内叶胆管口狭窄，经肝圆韧带途径，施行改良盆式 Roux-en-Y 术

【病史】患者，女，43 岁。间断发作右上腹痛、寒战、发热 20 余年，复发 1 个月。近 20 多年，诊为“肝胆管结石”，先后施行“胆囊切除术”“胆总管探查”“肝左外叶切除术”等手术，1 个月前施行“PTCD”。

T 36.8℃，R 20 次 / 分，P 74 次 / 分，BP 104/64mmHg。神清合作，皮肤、巩膜轻度黄染，心、肺正常。腹平，浅静脉无曲张，可见多条陈旧性手术切口瘢痕；腹壁软，未触及肝、脾，剑突右下方压痛，叩击右肝区示心窝部疼痛，无胃振水音，腹水征（-）。双下肢无水肿。

WBC 7.49 × 10^9/L，N 0.667，PLT 238 × 10^9/L，TBIL 40μmol/L，DBIL 35μmol/L，TP 61g/L，ALB 40.5g/L，AST 50U/L，ALT 80U/L，ALP 154U/L，γ-Gt 380U/L，PA 212mg/L，ChE 4883U/L，C-12 正常。

CT（2019-07-28，湖南省人民医院）：肝轮廓清，表面光整，肝左外叶切除，肝左内叶、右肝肥大。肝内胆管中度扩张，尤以肝左内叶、肝右后叶为显，肝左外叶、肝右后叶胆管充填胆石、无积气（图 2-41-1）。胆囊已切除，肝外胆管轻度扩张，有少许胆石。增强扫描（静脉期）无门静脉海绵样变（图 2-41-2）。脾大 8 个肋单元。

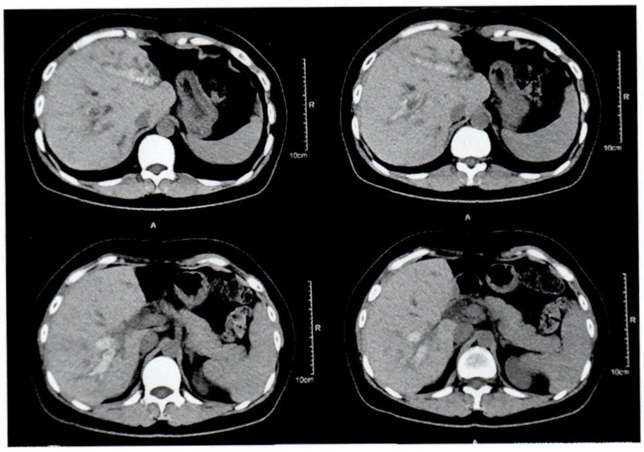

图 2-41-1　CT：显示肝内胆管中度扩张，充填胆石

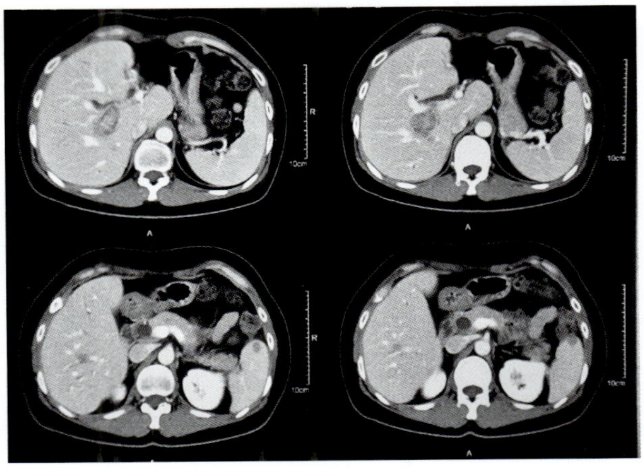

图 2-41-2　CT 增强扫描（静脉期）：无门静脉海绵样变

【术前诊断】残留肝胆管结石，PTCD 后。S：S_4、S_6、S_7、RPBD、LHD、CBD；St：S_4、RPBD；A：无；C：肝肥大 - 萎缩征（肝左内叶肥大、肝左外叶切除）、胆汁性肝硬化、门静脉高压症。

【手术过程】

1. 择期，平仰卧位，全身麻醉，取右上腹“反 L 鱼钩”形切口（图 2-41-3）入腹。见：无腹水，大网膜无静脉曲张。肝周广泛膜性粘连，肝呈暗棕红色，表面光整，肝左外叶已切除，肝左内叶肥大，肝质地硬，肝左内叶、肝右后叶呈明显结石感。胆囊已切除，PTCD 导管置于肝右后叶下段胆管。肝外胆管外径约 1.5cm，少许胆石感。胰头不大、质地软。

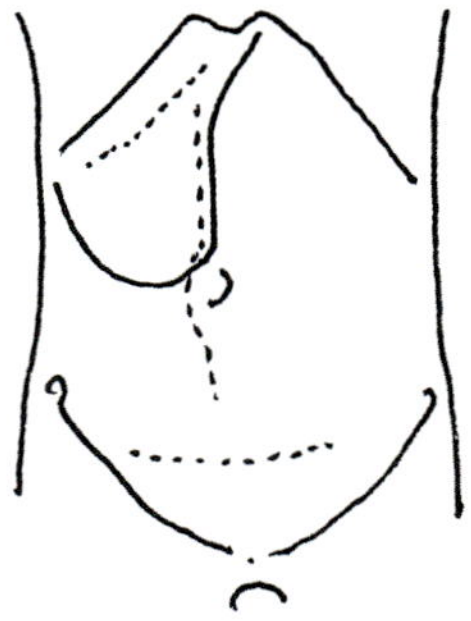

图 2-41-3　手术切口示意图

2. 离断肝脏面、肝膈面粘连，显现肝十二指肠韧带，安置 Pringle 止血带，用“四边法”切开胆总管，取出其内胆石。胆总管远端通过 6 号胆道扩张器，拟取出左肝内胆石困难，请笔者洗手上台。

3. 笔者完成以下手术。

（1）延长皮肤切口呈“鱼钩状”，分离肝膈粘连，膈下填塞纱布垫，托出右肝。显现肝圆韧带，横断肝桥，分离肝方叶基部，敞开左肝前纵沟，显现肝左管。

（2）阻断入肝血流，经由肝圆韧带途径切开肝左管、肝左内叶胆管口及肝左内叶胆管，见其内径分别为 1.5cm、0.5cm、2cm，肝左外叶胆管壁厚 0.3cm，清除其内积聚的胆石。

（3）直视下清除肝右后叶胆管内胆石。

（4）横断胆总管，拼合组成肝胆管盆，内径达 5cm（图 2-41-4）。

4. 提取桥袢空肠，施行改良盆式 Roux-en-Y 术，放置肝胆管盆引流管。

5. 逐层关腹。 手术历时 5 小时，失血量约 100ml，取出胆石 30g（图 2-41-5）。

6. 本例手术绘图见图 2-41-6。

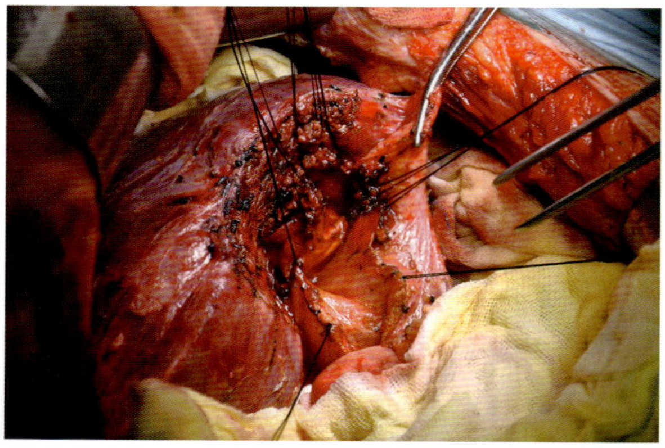

图 2-41-4　线牵拉处为肝胆管盆

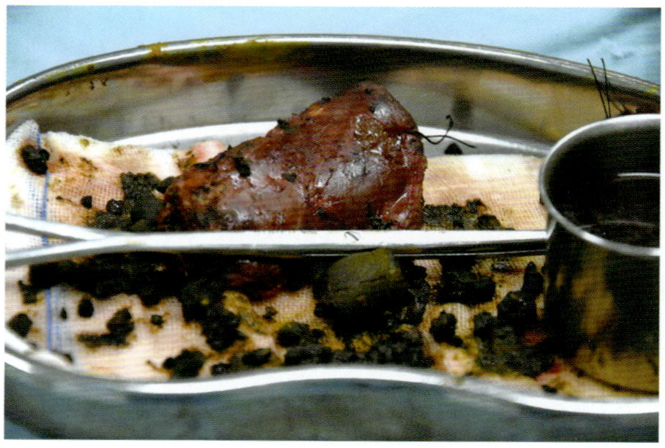

图 2-41-5　胆石

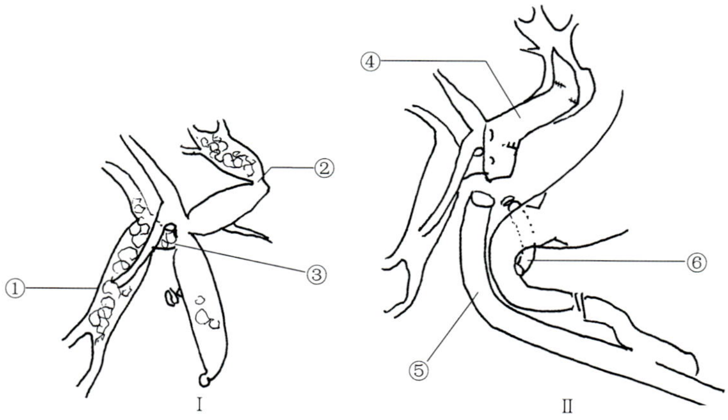

图 2-41-6　手术示意图

Ⅰ. 术前；Ⅱ. 术后

①肝右后叶下段胆管；②肝左内叶胆管口；③肝右后叶胆管口；④肝胆管盆；⑤桥袢空肠；⑥远段胆总管

【术后诊断】残留肝胆管结石，PTCD 后。S：S_4、S_6、S_7、RPBD、LHD、CBD；St：S_4（真性）、RPBD（相对）；A：无；C：肝肥大 - 萎缩征（肝左内叶肥大、肝左外叶切除）、胆汁性肝硬化、门静脉高压症。

【实施的手术】经肝圆韧带途径施行改良盆式 Roux-en-Y 术。

【术后】恢复平顺，复查 CT 无胆石残留。

【讨论】

（一）胆管狭窄

本例肝左内叶胆管口狭窄为壁源性、环状、炎性、真性狭窄；肝右后叶胆管口狭窄为壁源性、环状、炎性、相对狭窄。

（二）解除狭窄的难点

1. 既往多次肝、胆道手术，腹内广泛粘连。

2. 肝圆韧带大部分被切除，左肝前纵沟消失，肝方叶肥大，经肝圆韧带途径被破坏，入肝门困难。

3. 肝左内叶胆管口深在，由于肝左管口狭窄未解除，肝右管口被隐藏，本次手术原主管医师已做肝总管切开、肝方叶部分切除，使得局部解剖结构更为紊乱，增加了手术困难。

（三）解除狭窄的方法

1. 延长腹部切口，托出右肝，变浅术野。

2. 安置 Pringle 止血带，显现肝圆韧带，横断肝桥，切除残存肝方叶，敞开肝圆韧带途径，经此途径切开肝左管、肝左内叶胆管口及肝左内叶胆管。

3. 解除肝左管口狭窄后，显现肝右后叶胆管口，继而清除肝右后叶上段及下段胆管结石。

4. 横断胆总管，拼合组成肝胆管盆，施行改良盆式 Roux-en-Y 术。

（四）相关外科手术技术

本例手术的关键是解除肝左内叶胆管口狭窄。术中主管医师虽然做了肝方叶切除，但左肝前纵沟未切开，致使肝左内叶胆管口无法找到。这说明只切除一点肝方叶，经肝圆韧带途径进行手术困难。术中宜注意以下几点。

1. 从一级肝门的左侧瘢痕中找到肝圆韧带。

2. 在肝圆韧带右侧前方，找到肝桥，予以横断。

3. 在肝左管前分离肝方叶，予以切除，显现肝左管，敞开经肝圆韧带途径。

病例 42：肝胆管结石、肝右后叶胆管口狭窄、肝门静脉右支跨越肝右后叶胆管前方，施行肝右后叶胆管与前叶胆管内吻合改良盆式 Roux-en-Y 术

【病史】患者，女，45 岁。间断发作右上腹痛 23 年，多次肝胆道术后，复发加重 1 个月。23 年前诊为“胆囊结石”，施行“开腹胆囊切除、胆总管探查术”。2 年前诊为“肝胆管结石”，施行“腹腔镜胆道探查术”。1 年前诊为“子宫糜烂”，施行“子宫切除术”。

T 36.4℃，R 20 次 / 分，P 78 次 / 分，BP 120/68mmHg。神清合作，皮肤、巩膜无黄染，心、肺无明显异常。腹平，无浅静脉曲张，可见多条手术切口瘢痕；腹壁软，剑突右下方压痛，叩击右肝区示心窝部不适，肝、脾未触及，无胃振水音，腹水征（－）。双下肢无水肿。

WBC 10.71×10^9/L，N 0.959，PLT 13×10^9/L，TP 54.3g/L，ALB 32.1g/L，TBIL 13.4μmol/L，DBIL 4.1μmol/L，AST 146U/L，ALT 117.4U/L，PA 79.9mg/L，ChE 3438U/L，ALP 37U/L，γ-Gt 10.2U/L。

CT（2019-07-12，湖南省人民医院）：肝轮廓清，表面光整，左肝肥大、右肝较小。右肝内胆管重度扩张，充填胆石，无积气（图 2-42-1）。胰腺不大，全胰管无扩张，脾大 8 个肋单元。增强扫描（静脉期）见肝门静脉右支跨越肝右后叶胆管（图 2-42-2）。

【术前诊断】肝胆管结石，多次胆道术后。S：S_6、S_7、S_5、RHD、LHD、RPBD；St：RPBD；A：肝门静脉右支覆盖在肝右后叶胆管前方；C：胆汁性肝硬化、门静脉高压症；AOSC。

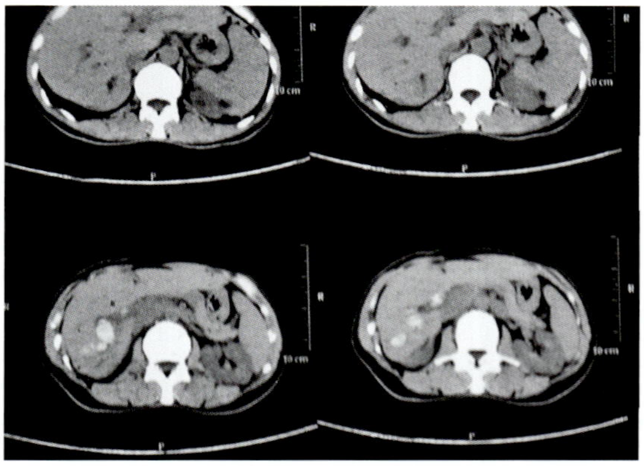

图 2-42-1　CT：显示肝内胆管重度扩张，充填胆石

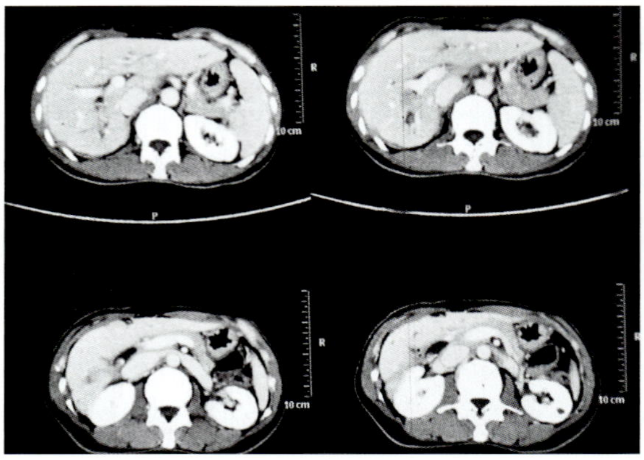

图 2-42-2　CT 增强扫描（静脉期）：见肝门静脉右支跨越肝右后叶胆管

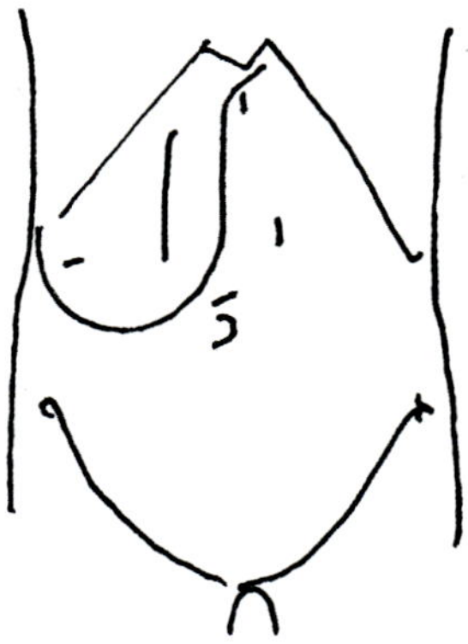

图 2-42-3　手术切口示意图

【手术过程】

1. 择期，平仰卧位，全身麻醉，取右上腹“反 L 鱼钩”形切口（图 2-42-3）入腹。见：无腹水，腹膜上无癌性结节，大网膜无静脉曲张。肝周广泛粘连，肝色泽棕红，表面光整，左肝肥大，右肝相对较小，肝右后叶脏面明显结石感；Rouviere 沟宽大，外径约 1.8cm，其内亦具结石感。一级肝门右侧见肝门静脉跨越“肝右管”前方，胆囊已切除，肝外胆管外径达 2cm，无明显结石感。左肝肝桥肥大，盖被肝左管及肝左内叶胆管，肝十二指肠韧带无门静脉海绵样变。

2. 离断肝周粘连、韧带，托出右肝，安置 Pringle 止血带。

3. 横断肝桥，切除肝方叶，敞开肝圆韧带途径，用“四边法”切开肝外胆管、肝左管。示肝右后叶胆管口内径约 0.3cm，见胆石、胆泥经胆管口涌出，其前方有肝门静脉右支“盖被”。取出肝总管内 1 枚钛夹。

4. 施行肝右后叶胆管与肝右前叶胆管内吻合，使其内径达 1.5cm（图 2-42-4）。配合做肝右后叶下段胆管结石感明显处切开，切口长达 3cm，直视下清除其内胆石。示肝右后叶下段胆管腔内径达 2.5cm，壁厚约 0.15cm。肝门静脉右后支约 1cm（图 2-42-5）。

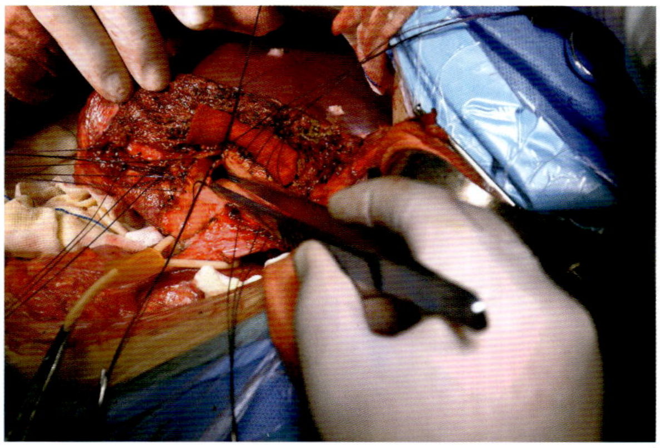

图 2-42-4　镊子尖处见内吻合口

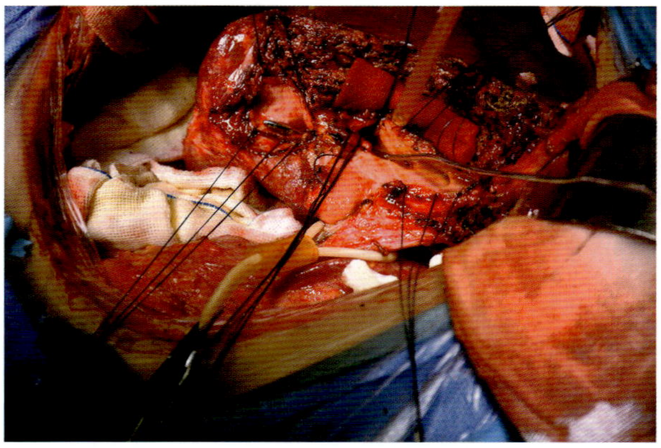

图 2-42-5　图正中上方两组线间为肝门静脉右后支

5. 配合硬性输尿管镜钬激光清除肝右后叶下段终末胆管结石约 1g。

6. 缝闭肝右后叶胆管切口，注水测试无胆漏、出血。

7. 横断肝总管，拼合组成肝胆管盆，内径达 4cm，放置 14 号 T 形管入肝胆管盆，测试无胆漏、出血。

8. 逐层关腹。手术历时 5 小时，失血量约 100ml，取出混合性胆石 35g，安返病房。

9. 本例手术绘图见图 2-42-6。

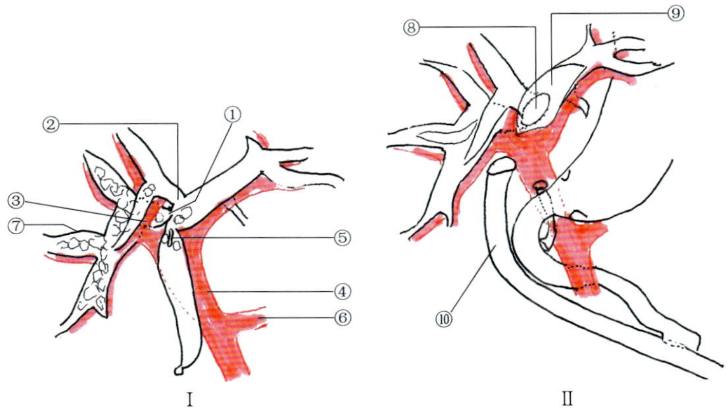

图 2-42-6　手术示意图

Ⅰ. 术前；Ⅱ. 术后

①肝右后叶胆管口；②肝右前叶胆管口；③肝门静脉右前支；④肝门静脉；⑤钛夹；⑥脾静脉；⑦肝右后叶下段胆管；⑧肝右后叶、前叶胆管内吻合口；⑨肝胆管盆；⑩桥袢空肠

【术后诊断】肝胆管结石，多次胆道术后。S：S_6、S_7、LHD、RPBD、CHD；St：RPBD；A：肝右管缺如，肝门静脉右支跨越肝右后叶胆管前方；C：肝肥大 - 萎缩征（左肝肥大、右肝萎缩）、胆汁性肝硬化、门静脉高压症、AOSC，肝总管内异物（钛夹 1 枚）。

【实施的手术】经肝圆韧带途径，施行肝右后叶、肝右前叶胆管内吻合；经肝右后叶结石感途径，配合输尿管镜，施行改良盆式 Roux-en-Y 术。

【术后】无胆漏、出血、肝功能不全等并发症；恢复平顺，复查 CT 无胆石残留。

【讨论】

（一）胆管狭窄

本例胆管狭窄主要在肝右后叶胆管，为壁源性、环状、炎性、良性、真性狭窄；肝左管口狭窄为壁源性、环状、炎性、良性、相对性狭窄。

（二）解除狭窄的难点

1. 肝圆韧带途径阻塞，阻碍肝左管狭窄的解除。

2. 肝右管缺如，肝右后叶胆管口狭窄，而且肝门静脉右支盖被肝右后叶胆管前方，阻碍肝右后叶胆管解除。

3. 肝肥大 - 萎缩征，增加了肝右后叶胆管狭窄解除的困难。

（三）解除狭窄的方法

1. 术前认真仔细阅片，辨清肝门静脉与胆管的关系。本例 CT 片增强扫描（静脉期）提示肝门静脉右支跨越肝右后叶胆管前方，肝右后叶胆管口为真性狭窄。

2. 根据术前 CT 片提示仔细扪触一级肝门的右侧，看是否有粗大的肝门静脉右支。

3. 经肝圆韧带途径切开肝左管口、肝左管，敞开一级肝门。

4. 做肝右后叶胆管口与肝右前叶口内吻合，内径从 0.2cm 扩大至 1.5cm。

5. 经 S_6 结石感途径切开肝右后叶下段胆管，清除胆石。

6. 组成肝胆管盆，施行改良盆式 Roux-en-Y 术。

（四）相关外科手术技术

1. 随着对肝胆管结石的认识逐渐深化，对术前的影像检查要求越来越高，通过阅片发现肝门静脉右支跨越在肝右后叶胆管的前方。实践证明诊断是准确的，如果不慎将其横断，其后果十分麻烦。本例也说明，肝胆管结石不仅有胆管的变异，而且有肝门静脉、动脉的变异，术者应认真审视。

2. 肝右后叶胆管口与肝右前叶胆管口内吻合时，宜注意以下几点。

（1）游离肝，托出右肝，并安置 Pringle 止血带。

（2）辨清肝门静脉右支跨越肝右后叶胆管，而且合并肝右管缺如。

（3）经肝圆韧带途径先切开肝右管，敞开一级肝门，显现肝右前叶与后叶胆管口。

（4）以止血钳伸入肝右后叶胆管，寻找胆管壁软、薄处，确定内吻合处。

（5）V 形切开胆管，用 4-0 可吸收线做切缘缝合。

3. 经 S_6 结石感途径切开胆管，清除胆石，并与内吻合口沟通。

病例 43：肝胆管结石、左肝肥大、肝左外叶胆管真性狭窄，施行肝左外叶胆管、肝左外叶下段胆管内吻合改良盆式 Roux-en-Y 术

【病史】患者，女，65 岁。间断发作右上腹痛 50 多年，复发伴发热 3 天。患者曾就诊于当地医院，拒绝手术。患有“慢性气管炎”“冠状动脉粥样硬化”“心律失常”。

T 36.7℃，R 20 次 / 分，P 79 次 / 分，BP 139/76mmHg。神清合作，皮肤、巩膜未见黄染。心律齐、无杂音，双肺呼吸音清。腹平，浅静脉无曲张；腹壁软，未扪及肝、胆囊、脾，剑突右下方压痛，叩击右肝区示心窝部不适，无胃振水音，无腹水征。双下肢无水肿。

WBC 7.4×10^9/L，N 0.76，PLT 223×10^9/L，TBIL 16.8μmol/L，DBIL 5.3μmol/L，TP 61g/L，ALB 32.5g/L，AST 19.5U/L，ALT 24.5U/L，BG 3.82mmol/L，癌胚抗原（CEA）0.66ng/ml，AFP 1.1ng/ml。

CT（2019-07-10，外院）：肝轮廓清，表面光整，左肝肥大、右肝萎缩。肝内胆管中度扩张，左肝及肝右后叶胆管内积胆石（图 2-43-1）。增强扫描（静脉期）显示肝门静脉右支跨越肝右后叶胆管前方，肝右后叶胆管位于肝右前叶胆管左后方（图 2-43-2）。

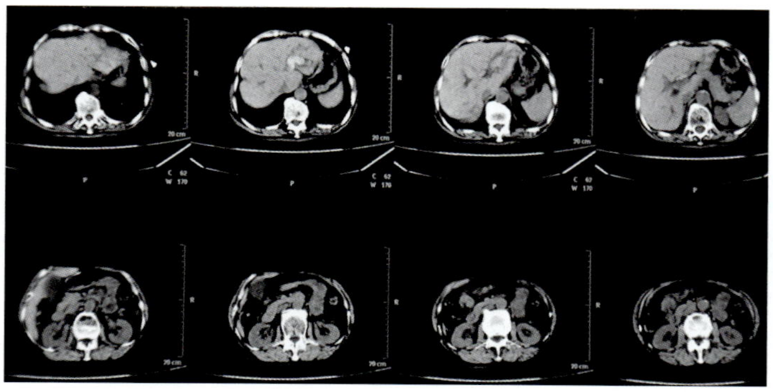

图 2-43-1　CT：显示肝内胆管中度扩张，充填胆石

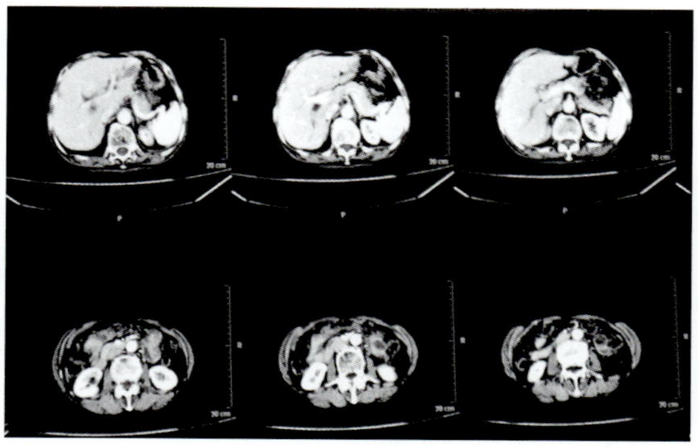

图 2-43-2　CT 增强扫描（静脉期）：显示肝门静脉右支跨越肝右后叶胆管

【术前诊断】

1. 肝胆管结石。S：S_2、S_3、LHD、S_6、S_7、CBD；St：LLBD、RHD、LHD；A：无；C：胆汁性肝硬化、AOSC。

2. 慢性支气管炎、冠状动脉粥样硬化、心律不齐（房性期前收缩、室性期前收缩）。

【手术过程】

1. 择期，平仰卧位，全身麻醉，取“大奔”形切口（图 2-43-3）入腹。见：无腹水，腹膜上无癌性结节，大网膜无曲张静脉。肝呈棕红色，仅肝右外叶下段边缘少许纤维瘢痕，余肝表面光整；左肝肥大，肝方叶稍大，肝质地稍硬，肝左外叶明显结石感。肝外胆管外径约 2cm，明显结石感，无静脉曲张。胆囊

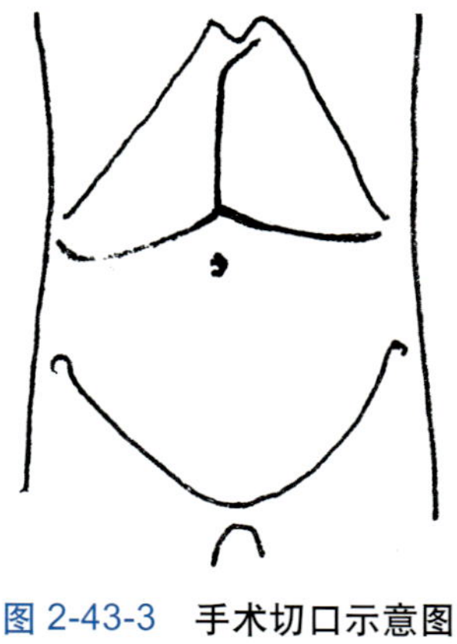

图 2-43-3　手术切口示意图

约 7cm × 3cm，壁不厚，无结石感。胰头不大、质软，脾不大。

2. 顺逆结合切除胆囊，安置 Pringle 止血带，离断左、右肝周韧带，右膈下填塞纱布垫托出肝。

3. 解除肝左外叶胆管狭窄，清除左肝内胆管结石。

（1）横断肝桥，切除肝方叶，敞开左肝前纵沟，呈现肝左管。

（2）用“四边法”切开肝总管，清除其内黄红色块状胆石约 10g，探查胆总管远端通过 8 号胆道扩张器。

（3）沿肝圆韧带途径切开肝左管口、肝左管及肝左内叶胆管，显示肝左管口内径为 0.5cm，肝左内叶胆管口内径为 0.6cm、肝左外叶胆管口内径为 0.5cm，并见到肝左外叶胆管结石，取出困难。

（4）经肝左外叶上、下段胆管结石感途径，先后予以切开、清除肝左外叶胆管口胆石，经胆管切口与肝左管沟通，胆管内径约 1.5cm。

（5）直视下做肝左外叶胆管、肝左外叶下段胆管内吻合，内径达 1.5cm。

（6）配合硬性输尿管镜检查左肝内各胆管无残石，将胆管切口予以缝闭。

4. 经胆囊床途径切开肝右管口、肝右管、肝右前叶胆管，显现肝右后叶胆管，见肝右后叶胆管内径约 1cm，用取石钳清除其内胆石，配合胆道镜探查，发现终末胆管少许胆石，予以清除。

5. 横断肝总管，拼合肝右管及肝左管口，组成肝胆管盆，内径达 3.5cm。

6. 提取桥袢空肠，完成改良盆式 Roux-en-Y 术，放置肝胆管盆引流管。

7. 逐层关腹，网膜孔右侧放置引流管，安返病房。手术历时 4 小时，失血量约 20ml，取出胆石约 35g。

8. 本例手术绘图见图 2-43-4。

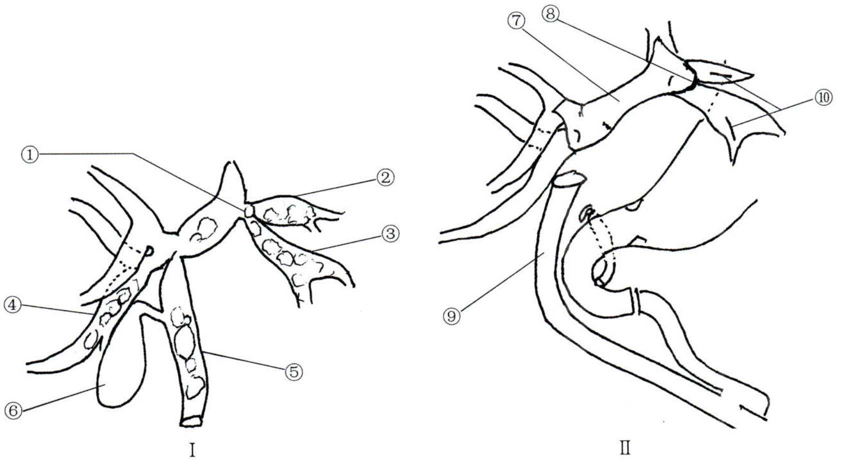

图 2-43-4　手术示意图

Ⅰ. 术前；Ⅱ. 术后

①肝左外叶胆管口；②肝左外叶上段胆管；③肝左外叶下段胆管；④肝右后叶下段胆管；⑤胆总管；⑥胆囊；⑦肝胆管盆；⑧肝左外叶胆管、肝左外叶下段胆管内吻合；⑨桥袢空肠；⑩结石感途径切开胆管

【术后诊断】

1. 肝胆管结石。S：S_2、S_3、LHD、S_6、S_7、CBD；St：LLBD、RHD、LHD；A：无；C：胆汁性肝硬化、AOSC。

2. 慢性支气管炎、冠状动脉粥样硬化、心律失常（房性期前收缩、室性期前收缩）。

【实施的手术】经肝圆韧带途径、胆囊床途径、S_2 及 S_3 结石感途径，施行肝左外叶、肝左外叶下段胆管内吻合；配合胆道镜，施行改良盆式 Roux-en-Y 术。

【术后】无胆漏、出血、肝功能不全及心、肺并发症；恢复平顺，复查 CT 无胆石残留。

【讨论】

（一）胆管狭窄

肝左外叶胆管狭窄为壁源性、环状、炎性、良性、真性狭窄，而肝左、右管口为壁源性、环状、炎性、良性、相对狭窄。

（二）解除狭窄的难点

1. 肝左外叶胆管狭窄，而肝左外叶肥大，不能切除肝左外叶或左肝。

2. 肝右后叶胆管口相对狭窄，但其前方有肝门静脉右支跨越，不能直接切开。

3. 患者年龄偏大，合并心、肺疾病，增加了手术风险。

4. 本例手术是在一所条件较差的县医院进行。

（三）解除狭窄的方法

1. 经肝圆韧带途径切开肝左管口、肝左管及肝左内叶胆管，显现肝左外叶胆管口。经 S_2、S_3 结石感途径，直视下清除其内胆石；做肝左外叶胆管、肝左外叶下段胆管口内吻合，解除肝左外叶胆管狭窄。

2. 经胆囊床途径切开肝右管口、肝右前叶胆管及肝右前叶下段胆管，显现肝右后叶胆管口，扩大胆管口，清除其内胆石。

（四）相关外科手术技术

1. 解除肝左外叶胆管口狭窄时，宜注意：①充分游离左、右肝，托出肝；②安置好 Pringle 止血带，临时夹持副肝左动脉；③经肝圆韧带途径切开肝左管达 S_{4-b} 脉管下，先显现肝左外叶胆管，而后经 S_2、S_3 结石感途径清除胆管结石，与肝左外叶胆管沟通，再做肝左外叶胆管与肝左外叶下段胆管内吻合。

2. 解除肝右后叶胆管狭窄时，宜注意：①经肝圆韧带途径切开肝左管口、肝左管；②经胆囊床途径切开肝右管口、肝右管、肝右前叶胆管，显现肝右后叶胆管口，扩大胆管口。不宜直接切开肝右后叶胆管，以免损伤肝门静脉右支。

病例 44：肝胆管结石、尾状叶胆管口狭窄、奥迪（Oddi）括约肌失功能，施行尾状叶左管、肝左管内吻合改良盆式 Roux-en-Y 术

【病史】患者，女，59 岁。间断发作畏寒、发热 20 余天，复发伴“黄疸”2 个月。患者曾先后就诊于多家医院，诊为“肝胆管结石”。

T 36.6℃，R 20 次 / 分，P 60 次 / 分，BP 123/80mmHg。神清合作，皮肤、巩膜无黄疸。心律齐、无杂音，双肺呼吸音清。腹平，浅静脉无曲张；腹壁软，肝、胆囊、脾未扪及，剑突右下方压痛，Murphy 征（－），叩击右肝区示心窝部不适，腹水征（－）。双下肢无水肿。

WBC 8.4×10^9/L，N 0.76，PLT 127×10^9/L，TBIL 12.3μmol/L，DBIL 4.5μmol/L，TP 68.7g/L，ALB 38.8g/L，AST 25.7U/L，ALT 16.7U/L，ALP 114.8U/L，γ-Gt 144.1U/L，PA 141mg/L，ChE 4514U/L，12 种肿瘤标志物检测（C-12）正常。

CT（2019-07-05，湖南省人民医院）：肝轮廓清，表面光整，左肝及尾状叶左段肥大，右肝萎缩。肝内胆管轻度扩张、积气（图 2-44-1）。尾状叶左段、肝右后叶胆管积石，以尾状叶左段为甚。全胰管无扩张，脾大 8 个肋单元。无肝门静脉海绵样变。

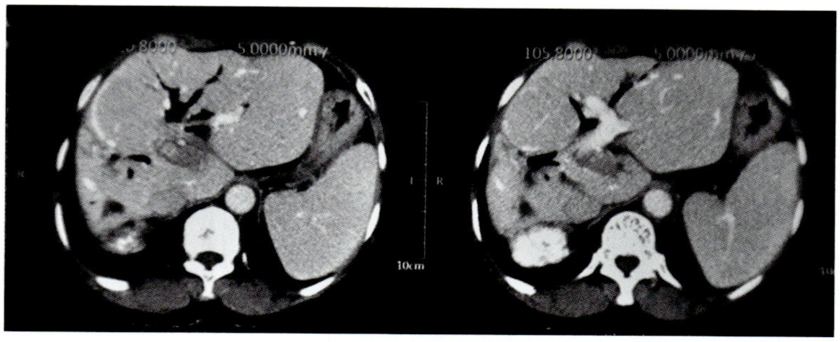

图 2-44-1　CT：显示肝内胆管轻度扩张，积石、积气

【术前诊断】肝胆管结石。S：S_1、S_6、S_7、LHD；St：S_1；A：无；C：肝肥大 - 萎缩征（左肝、尾状叶左段肥大，右肝萎缩）、肝硬化、门静脉高压症、胆总管十二指肠瘘。

【手术过程】

1. 择期，平仰卧位，全身麻醉，以右上腹“反 L”形切口（图 2-44-2）入腹。见：无腹水，腹膜上无癌性结节。肝呈棕红色，表面不光整，肝方叶、左肝肥大，右肝萎缩，肝右后叶、尾状叶左段结石感明显。肝外胆管外径约 1.5cm，无结石感。胆囊不大，约 5cm×2.5cm，无结石感。胰头不大、质地软，脾稍大。

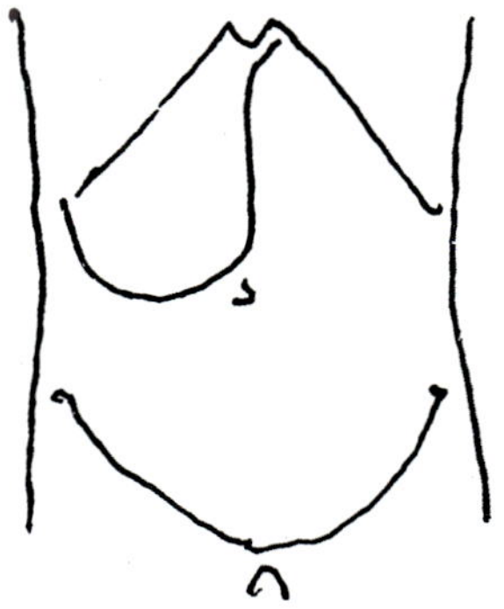

图 2-44-2　手术切口示意图

2. 离断肝周粘连，游离肝，安置 Pringle 止血带，切除胆囊及肝方叶约 20g，显现肝左管、肝左内叶胆管，用“四边法”切开胆总管。

3. 经肝圆韧带途径切开肝总管、肝左管口及肝左管，显现尾状叶左管（S_1）口内径约 0.3cm，其内可见胆石。肝左管内径 1.5cm，肝左外叶胆管口内径约 0.6cm，肝左内叶胆管内径约 0.5cm，肝右前叶及后叶胆管口内径分别为 0.5cm、1cm。探查胆总管远端松弛，顺利通过 8 号胆道扩张器。

4. 做尾状叶左管口与肝左管内吻合，使其口径达 1.8cm，直视下清除尾状叶左管结石，至外结石感消失。直视下以取石钳清除肝右后叶胆管结石，至外结石感消失。

5. 用硬性输尿管镜做肝左、右各胆管检查，未见胆石残留，历时 25 分钟。

6. 横断胆总管，拼合组成肝胆管盆，内径达 4cm，完成改良盆式 Roux-en-Y 术。放置肝胆管盆引流管，关闭胆总管远切端。

7. 逐层关腹。手术历时 4 小时，失血量约 20ml，安返病房。

8. 本例手术绘图见图 2-44-3。

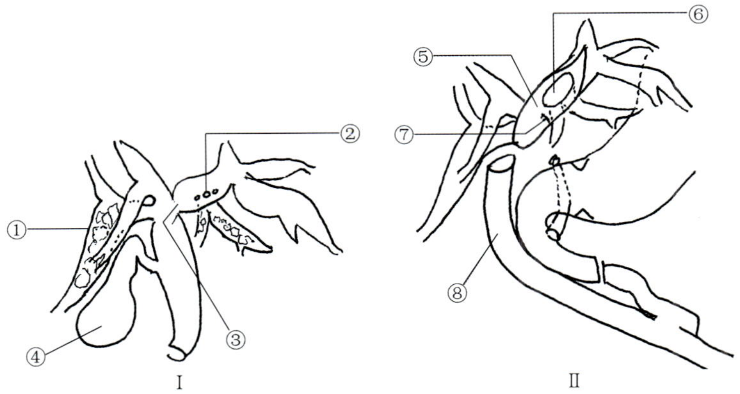

图 2-44-3　手术示意图

Ⅰ. 术前；Ⅱ. 术后

①肝右后叶下段胆管；②尾状叶胆管口；③肝左管口；④胆囊；⑤肝胆管盆；⑥肝左管、尾状叶左管内吻合口；⑦肝左管下切缘与肝总管左切缘拼合；⑧桥袢空肠

【术后诊断】肝胆管结石。S：S_1、S_6、S_7；St：S_1（真性）；A：无；C：肝肥大 - 萎缩征（左肝、尾状叶左段肥大，右肝萎缩）、胆汁性肝硬化、门静脉高压症及高位 AOSC、胆总管 Oddi 括约肌无功能。

【实施的手术】经肝圆韧带途径、胆囊床途径，尾状叶左管与肝左管内吻合，施行改良盆式 Roux-en-Y 术。

【术后】无胆漏、出血、肝功能不全等并发症；恢复平顺，复查 CT 无残石。

【讨论】

（一）胆管狭窄

本例肝左管口、肝右后叶胆管口为环状、壁源性、炎性、良性、相对狭窄；尾状叶左管口为环状、壁源性、炎性、良性、真性狭窄。

（二）解除狭窄的难点

1. 本例胆管狭窄合并肝肥大 - 萎缩征，肝左管狭窄合并肝左外叶、尾状叶左段肥大，无肝叶切除指征。

2. 肝桥较大，肝方叶肥大，阻碍肝圆韧带途径的实施，亦影响肝右后叶胆管显露，也就是说要解除尾状叶左管狭窄、显露肝右后叶胆管，必须先切开掩盖在肝方叶下面的肝左管口及肝左管。

3. 右肝萎缩，肝右后叶胆管深在，增加了肝右后叶胆管结石清除的困难。

（三）解除狭窄的方法

1. 切断肝桥，切除肝方叶。经肝圆韧带途径切开肝左管口、肝左管、肝左内叶胆管，显现尾状叶左管口，安置 Pringle 止血带，施行尾状叶左管与肝左管内吻合。

2. 经胆囊床途径切开肝右管口、肝右管、肝右前叶胆管，显现肝右后叶胆管，直视下清除肝右后叶胆管结石。

3. 组成肝胆管盆，施行改良盆式 Roux-en-Y 术。

（四）相关外科手术技术

1. 肝方叶切除。本例肝方叶呈圆柱形脱出，较大，切除的标本重 20g，将肝左管盖埋，必须予以移除。移除时注意以下几点。

（1）移除肝方叶，其基部在肝左管上缘，左侧在左肝前纵沟的左侧，上缘在肝方叶突出的底线，无须切除附着部位的Ⅳ段肝、Ⅴ段肝。

（2）在阻断入肝血流下施行肝方叶切除。

（3）注意保护 $S_{4\text{-}b}$ 脉管。

2. 肝右后叶胆管结石的清除

（1）进达肝右后叶胆管的障碍：①肝方叶肥大，肝左管被盖埋，肝左管口相对狭窄，阻拦肝右管口的显露，因此欲显现肝右管口，需先经肝圆韧带途径切开肝左管口、肝左管；②肝右管口相对狭窄，因此，需经胆囊床途径切开肝右管口，继而显现肝右前叶胆管口及肝右后叶胆管。

（2）直视下直接清除肝右后叶胆管内结石：此间术者以扪触右肝脏面结石感为指引，胆管内外结合，以清除胆石。

病例 45：肝胆管结石、肝左管不全缺如、肝左外叶胆管口狭窄，施行肝左内叶、外叶胆管内吻合及改良盆式 Roux-en-Y 术

【病史】患者，女，67 岁。间断出现右上腹痛 10 余年，复发伴寒战、发热 1 个月。患者有高血压 10 年，8 年前曾做“左髋关节置换术”。

T 36.7℃，R 20 次 / 分，P 76 次 / 分，BP 138/82mmHg。神清合作，无黄疸。心律齐、无杂音，双肺呼吸音清。腹平，浅静脉无曲张；腹壁软，未扪及肝、胆囊、脾，剑突右下方压痛，叩击右肝区示心窝部疼痛，无胃振水音，Murphy 征（-），腹水征（-）。双下肢无水肿。

WBC 9.6×10^9/L，N 0.897，PLT 226×10^9/L，TBIL 24.5μmol/L，DBIL 13.2μmol/L，TP 61.3g/L，ALB 36g/L，AST 673U/L，ALT 168U/L，BG 7.2mmol/L。

CT（2019-07-01，湖南省人民医院）：右肝轮廓清，表面光整，肝左外叶轮廓欠清。肝内胆管轻度扩张、大量积气，肝左内叶胆管、肝右后叶胆管积胆石（图 2-45-1）。胆囊不大。肝外胆管内径约 1.5cm，积气，未见胆石。脾大 6 个肋单元，无肝门静脉海绵样变。无腹水。

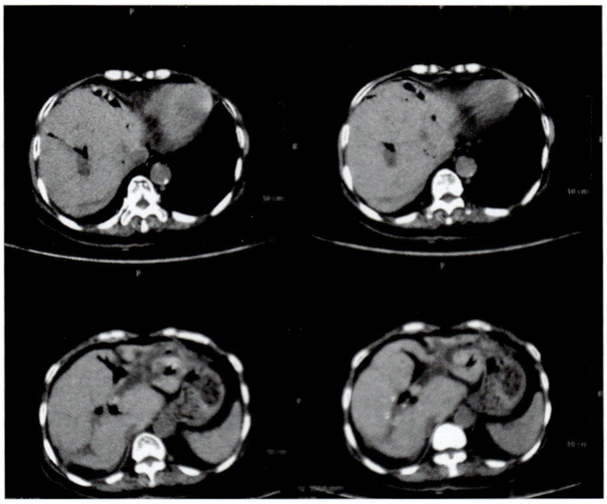

图 2-45-1　CT：显示肝内胆管轻度扩张，积气、积石

【术前诊断】

1. 肝胆管结石。S：S_6、S_2、LHD；St：LHD；A：无；C：胆汁性肝硬化、高位 AOSC。

2. 高血压、糖尿病。

【手术过程】

1. 择期，平仰卧位，全身麻醉，取右上腹“反 L”形切口（图 2-45-2）入腹。见：无腹水，大网膜上无静脉曲张，腹膜上无癌性结节。肝呈棕红色，右肝及左肝大部分表面光整，肝形态、比例无失衡，肝左外叶上段具有结石感，余肝质地较软。胆囊约 6cm × 3.5cm，无结石感。肝外胆管外径约 1.5cm，无明显结石感。肝十二指肠韧带无门静脉海绵样变，胰头软、不大，脾不大。

2. 顺逆结合切除胆囊，安置 Pringle 止血带，离断肝周膜性粘连，右膈下填塞纱布垫托出右肝。用“四边法”切开肝外胆管，显现肝左管口、肝右管口狭窄，其内径分别为 0.5cm、0.6cm。

3. 离断肝桥，切除肝方叶，显现“肝左管”，用“四边法”切开肝左管、肝左内叶胆管达 $S_{4\text{-}b}$ 脉管以下，见肝左管不全缺如，肝左内叶胆管内径 1cm，肝左外叶胆管口约 0.3cm，肝左外叶胆管位于肝左内叶胆管之后，与其平行，其内胆汁溢出。

4. 做肝左内叶胆管、肝左外叶胆管内吻合，长度达 3cm，显示肝左外叶胆管内径约为 1.8cm，直视下清除其内及肝左外叶上段胆管内胆石。

5. 经胆囊床途径切开肝右管口、肝右管，直视下清除肝右后叶胆管内胆石，肝右后叶及肝右前叶胆管内径分别为 1cm、0.8cm。

6. 横断胆总管，组成肝胆管盆，内径约 4cm（图 2-45-3）。

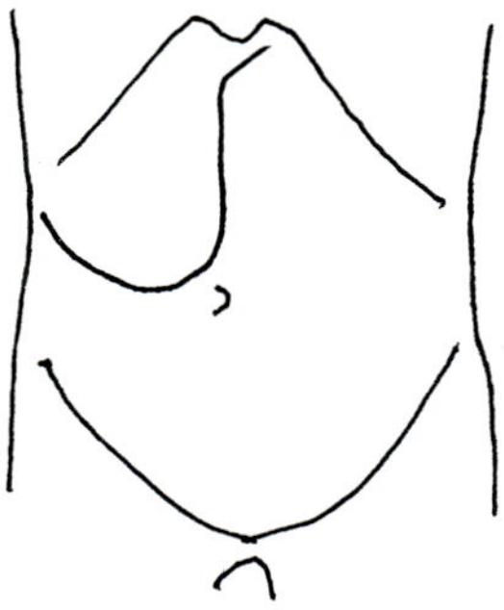

图 2-45-2　手术切口示意图

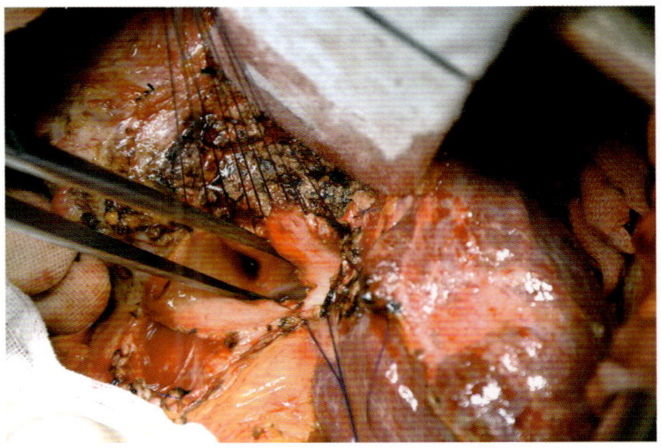

图 2-45-3　线牵引处为肝胆管盆边缘

7. 提取桥袢空肠，完成改良盆式 Roux-en-Y 术，放置 14 号 T 形管入肝胆管盆。
8. 逐层关腹。手术历时 3.5 小时，失血量约 50ml，安返病房。
9. 本例手术绘图见图 2-45-4。

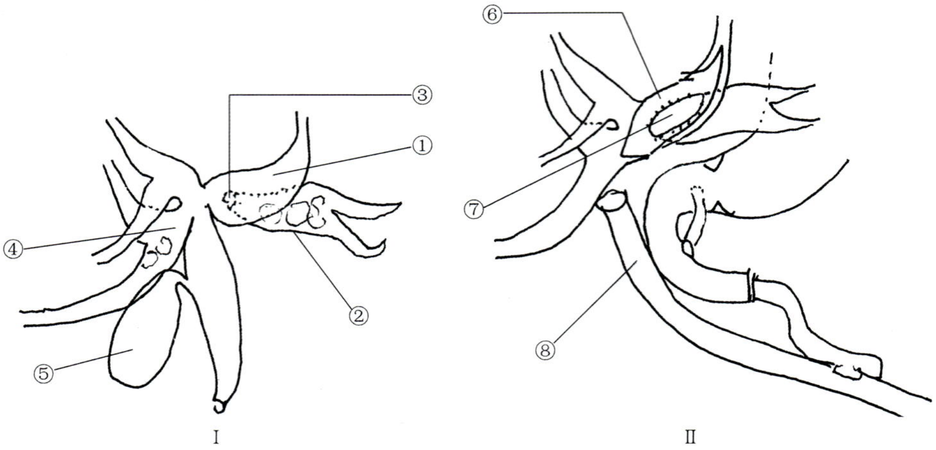

图 2-45-4 **手术示意图**

Ⅰ. 术前；Ⅱ. 术后

①肝左内叶胆管；②肝左外叶胆管；③肝左外叶胆管口；④肝右后叶胆管；⑤胆囊；⑥肝胆管盆；⑦肝左内叶、外叶胆管内吻合口；⑧桥袢空肠

【术后诊断】肝胆管结石。S：S_2、LLBD、S_6；St：LLBD；A：肝右管缺如（不全）、C：胆汁性肝硬化、高位 AOSC。

【实施的手术】施行肝左外叶胆管、肝左内叶胆管内吻合及改良盆式 Roux-en-Y 术。

【术后】恢复平顺，复查 CT 无胆石残留。

【讨论】

（一）胆管狭窄

本例肝左外叶胆管口狭窄为壁源性、环状、良性、真性狭窄；肝左、右管口狭窄为壁源性、环状、良性、相对狭窄。

（二）解除狭窄的难点

1. 肝方叶肥大，阻拦进达肝门。
2. 肝左管不全缺如，肝左外叶胆管异位开口于肝左内叶胆管后壁。

（三）解除狭窄的方法

1. 安置 Pringle 止血带。
2. 横断肝桥，切除肝方叶，敞开肝圆韧带途径；切除胆囊，敞开胆囊床途径；先后切开肝左内叶胆管、肝右管。
3. 做肝左内叶胆管、肝左外叶胆管内吻合，解除胆管狭窄，直视下清除肝左外叶胆管及肝左外叶上段胆管内胆石。
4. 施行改良盆式 Roux-en-Y 术。

（四）相关外科手术技术

解除本例胆管狭窄的关键在于肝左内叶与外叶胆管内吻合，使其内径从 0.3cm 扩大至 3cm，以致其内胆石“塌方”。其手术技术宜注意以下几点。

1. 安置 Pringle 止血带，阻断入肝血流，解除肝左内叶胆管狭窄。
2. 解除肝左管口狭窄，切开肝左管、肝左内叶胆管，显现肝左内叶胆管口。
3. 直视下用“四边法”逐渐切开胆管，切缘用 4-0 薇乔线做间断、外翻缝合。

病例 46：胆固醇性肝胆管结石，合并肝左、右管口真性狭窄，经由多条入肝途径，施行改良盆式 Roux-en-Y 术

【病史】患者，女，48 岁。反复右上腹痛 3 个月，再次复发 5 天，无寒战、发热、黄疸。

T 36.4℃，R 20 次 / 分，P 80 次 / 分，BP 145/84mmHg。神清合作，皮肤、巩膜无明显黄染，心、肺正常。腹平，浅静脉无曲张；腹壁软，肝、胆囊、脾未触及，剑突右下方无压痛，叩击右肝区示心窝部不适，腹水征（－）。双下肢无水肿。

WBC 3.66×10^9/L，N 0.68，PLT 69×10^9/L，TBIL 28.6μmol/L，DBIL 7.7μmol/L，TP 77.6g/L，ALB 30g/L，AST 35U/L，ALT 30U/L，ALP 150U/L，γ-Gt 148U/L，PA 159mg/L，ChE 7134U/L。

B 超（2019-06-25，湖南省人民医院）：肝内各胆管充填胆石（图 2-46-1）。

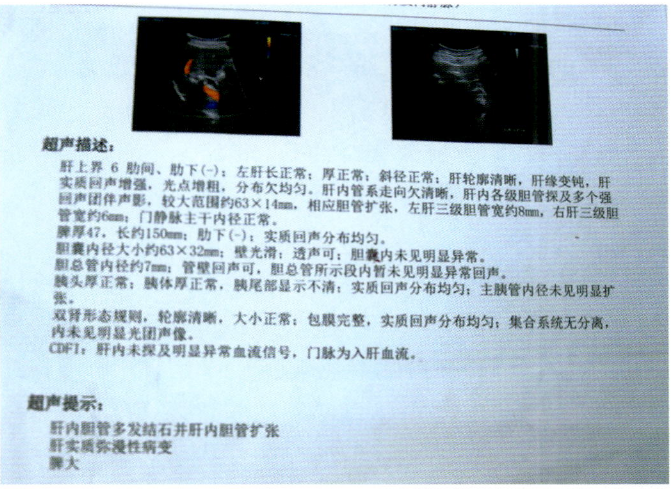

超声描述：

肝上界 6 肋间、肋下(-)：左肝长正常；厚正常；斜径正常；肝轮廓清晰，肝缘变钝，肝实质回声增强，光点增粗，分布欠均匀。肝内管系走向欠清晰，肝内各级胆管探及多个强回声团伴声影，较大范围约63×14mm，相应胆管扩张，左肝三级胆管宽约8mm，右肝三级胆管宽约6mm；门静脉主干内径正常。

脾厚47，长约150mm；肋下(-)：实质回声分布均匀。

胆囊内径大小约63×32mm；壁光滑；透声可；胆囊内未见明显异常。

胆总管内径约7mm；管壁回声可，胆总管所示段内暂未见明显异常回声。

胰头厚正常；胰体厚正常，胰尾部显示不清；实质回声分布均匀；主胰管内径未见明显扩张。

双肾形态规则，轮廓清晰，大小正常；包膜完整，实质回声分布均匀；集合系统无分离，内未见明显光团声像。

CDFI：肝内未探及明显异常血流信号，门脉为入肝血流。

超声提示：

肝内胆管多发结石并肝内胆管扩张

肝实质弥漫性病变

脾大

图 2-46-1　B 超报告单

CT（2019-06-25，湖南省人民医院）：肝内胆管重度扩张，无胆石、无积气（图 2-46-2）；肝总管狭窄，内径约 0.6cm。胆囊约 10cm × 5cm，无胆石。见图 2-46-3 及图 2-46-4。

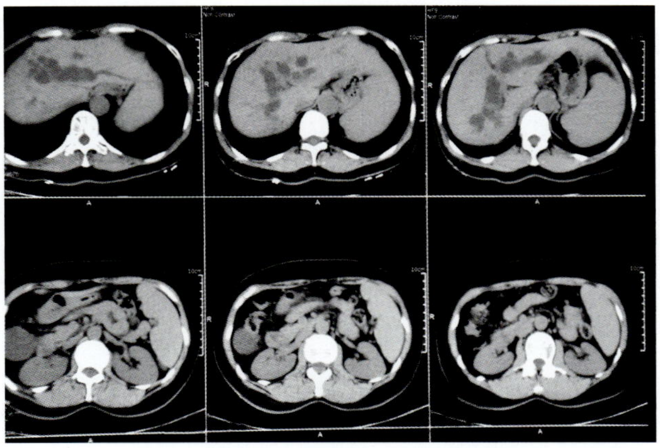

图 2-46-2　CT：显示肝内胆管重度扩张

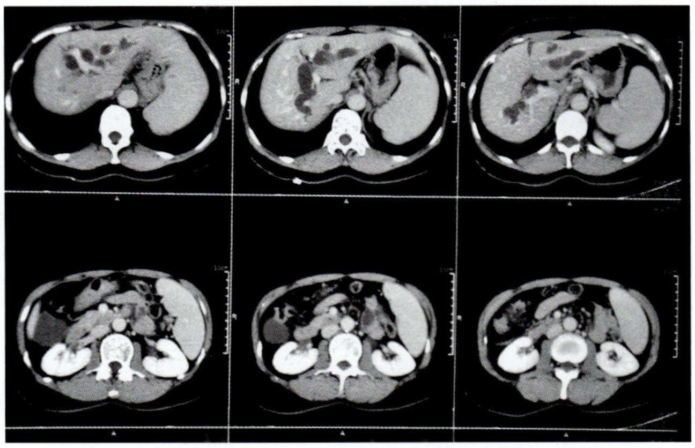

图 2-46-3　CT 增强扫描（静脉期）：肝内未见胆石

MRCP（2019-06-25，湖南省人民医院）：肝总管近端以上胆管重度扩张，充填大量胆石（图 2-46-5）。肝左、右管口狭窄，肝外胆管纤细。胆囊大，显现胆石。胰管纤细。

【术前诊断】肝胆管结石（胆固醇胆石）。S：S_6、S_7、S_5、S_8、S_2、S_3、S_4、RHD、LHD、G；St：LHD、RHD、CHD；A：肝右管缺如；C：胆汁性肝硬化、门静脉高压症、高位 AOSC。

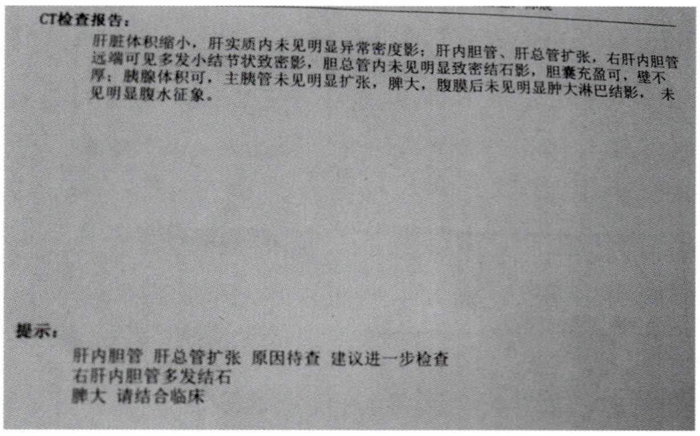

CT检查报告：

肝脏体积缩小，肝实质内未见明显异常密度影；肝内胆管、肝总管扩张，右肝内胆管远端可见多发小结节状致密影，胆总管内未见明显致密结石影，胆囊充盈可，壁不厚；胰腺体积可，主胰管未见明显扩张，脾大，腹膜后未见明显肿大淋巴结影，未见明显腹水征象。

提示：

肝内胆管 肝总管扩张 原因待查 建议进一步检查
右肝内胆管多发结石
脾大 请结合临床

图 2-46-4　CT 报告单

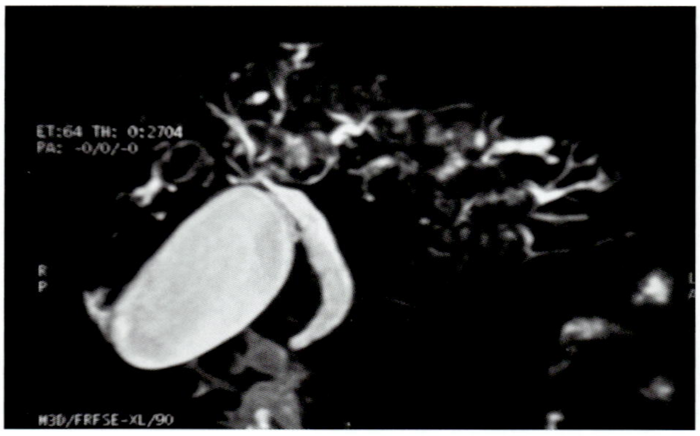

图 2-46-5　MRCP：显示肝内胆管多发胆石

【手术过程】

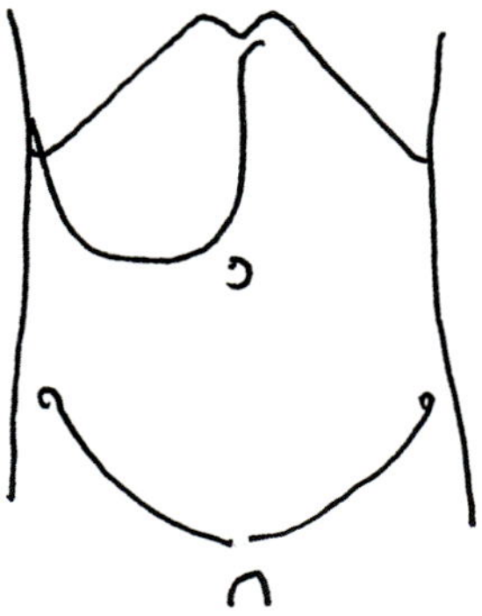

图 2-46-6　手术切口示意图

1. 择期，平仰卧位，全身麻醉，取右上腹“反 L”形切口（图 2-46-6）入腹。见：无腹水，腹膜光整，无癌性结节。肝暗棕红色，表面散在纤维瘢痕（图 2-46-7），肝形态、比例无明显失衡，肝表面结石感明显。胆囊约 10cm × 5cm，可扪及胆石（图 2-46-8）。肝外胆管约 0.7cm，无结石感。肝十二指肠韧带无门静脉海绵样变。脾不大，胰质地软。

2. 切除胆囊，安置 Pringle 止血带。

3. 横断肝桥，显现肝左管外径约 1.5cm，结石感明显（图 2-46-9）。用“四边法”切开肝左管、肝左管口（内径约 0.3cm）（图 2-46-10）及肝总管，清除其内胆石，胆石为黄色坚硬颗粒状，显现肝左外叶胆管口内径约 1.5cm 及肝右管口内径约 0.7cm，先后予以切开，清除肝左外叶胆管及肝右管内胆石。

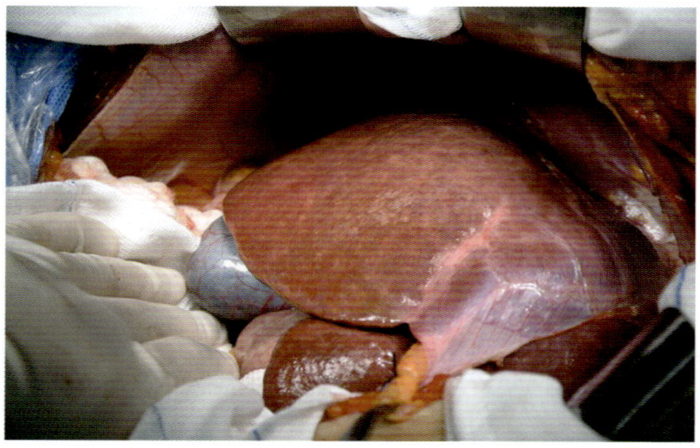

图 2-46-7　肝表面暗棕红色

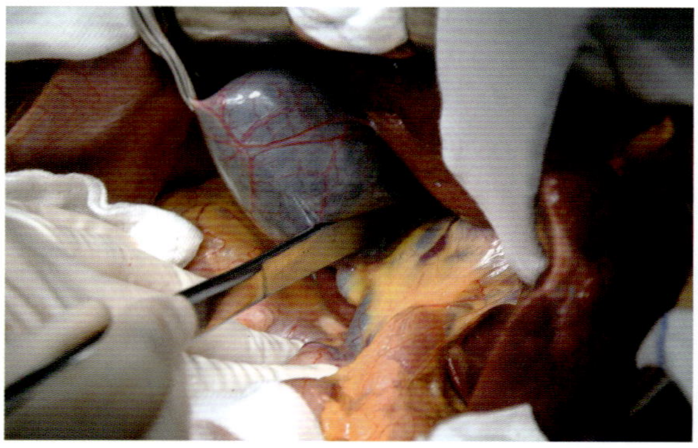

图 2-46-8　镊子柄处为胆囊

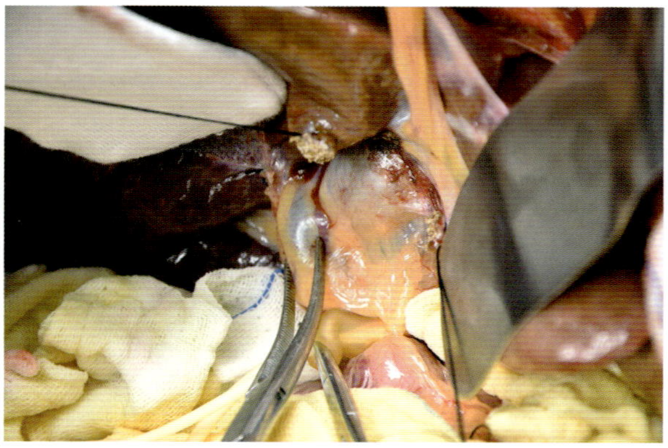

图 2-46-9　钳子尖处为肝左管

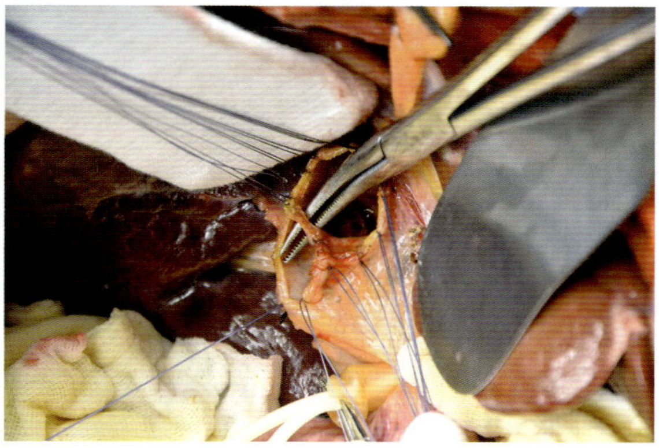

图 2-46-10　钳子尖处为肝左管口

4. 经 Rouviere 沟切开肝右后叶胆管，其内径达 1.8cm，壁厚 0.1cm，直视下清除肝右后叶胆管内胆石及肝右前叶胆管内胆石。

5. 经肝左外叶脏面、S_3 结石感明显处切开胆管，胆管切口长约 2cm，直视下清除 S_3 结石，取石钳与肝左管沟通（图 2-46-11），配合输尿管镜钬激光碎石，清除胆管内少许残石。

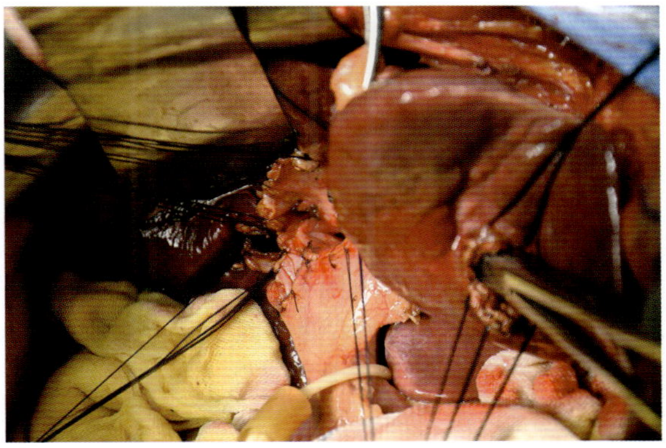

图 2-46-11　止血钳经过 S_3 切口通过肝左管

6. 组成肝胆管盆，完成改良盆式 Roux-en-Y 术。

（1）用 4-0 Prolene 线先后缝闭 S_3 切口和肝右后叶胆管切口。

（2）横断胆总管，组成肝胆管盆，内径达 5cm。

（3）提取桥袢空肠，完成改良盆式 Roux-en-Y 术。

7. 逐层关腹。手术历时 5 小时，失血量约 100ml，取出胆固醇胆石 42g，安返病房。

8. 本例手术绘图见图 2-46-12。

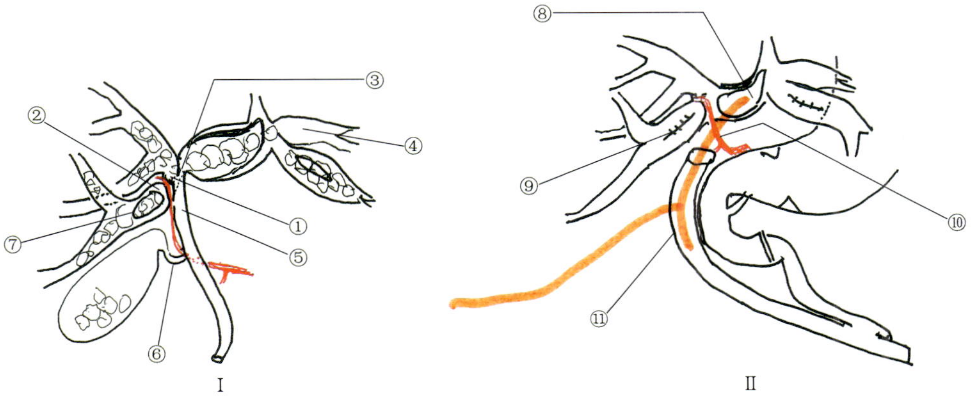

图 2-46-12　手术示意图

Ⅰ. 术前；Ⅱ. 术后

①肝右管口；②肝右后叶胆管；③肝左管口；④肝左外叶胆管；⑤肝总管；⑥胆囊管；⑦肝右后叶胆管切口；⑧肝胆管盆；⑨肝右后叶胆管闭合；⑩肝右动脉；⑪桥袢空肠

【术后诊断】肝胆管结石（胆固醇胆石）。S：S_6、S_7、S_5、S_8、S_2、S_3、S_4、RHD、LHD、G；St：LHD、RHD、CHD；A：肝右管缺如；C：胆汁性肝硬化、门静脉高压症、高位 AOSC。

【实施的手术】经肝圆韧带途径、胆囊床途径、S_3 结石感途径，施行改良盆式 Roux-en-Y 术。

【术后】无胆漏、出血、肝功能不全等并发症，复查 B 超未见胆石残留。

【讨论】

（一）胆管狭窄

1. 肝左管口、肝右管口系一级胆管口狭窄，为炎性、环状、真性狭窄。

2. 肝左外叶胆管口系二级胆管狭窄，为炎性、环状、相对狭窄。

3. 肝总管系近一级胆管口狭窄，为炎性、管状狭窄。

（二）解除狭窄的难点

1. 全肝各胆管弥散胆石。

2. 肝外胆管狭窄，肝左、右管口真性狭窄，入肝困难。

3. 肝右管缺如，肝右动脉跨越肝右后叶胆管前壁，阻碍了肝右后叶胆管的显露、切开。

（三）解除狭窄的方法

1. 安置 Pringle 止血带，离断肝周粘连，托出肝。

2. 经肝圆韧带途径顺行先切开肝左管、肝左管口及肝总管。

3. 经切开的肝总管插入弯血管钳，进达肝右后叶胆管做指引，切开肝右后叶胆管，经此处清除肝右后叶胆管内结石。经肝右前叶胆管口达肝右前叶各胆管，清除胆石。

4. 经 S_3 结石感途径清除肝左外叶胆管结石，配合胆道镜。

5. 组成肝胆管盆，施行改良盆式 Roux-en-Y 术。

（四）相关外科手术技术

本例肝内胆管结石，其胆石为胆固醇结石，合并胆管狭窄、肝右管缺如，并有胆汁性肝硬化、门静脉高压症，除胆石性质与胆色素结石不同以外，其他各方面无不同。有几个问题值得提出。

1. 诊断问题。肝胆管结石的诊断应用 B 超、MRCP 二者结合；胆固醇肝胆管结石的诊断内涵仍包括胆石、胆管狭窄、胆管变异、胆道并发症。

2. 治疗问题。胆固醇性肝胆管结石的外科治疗同样应遵循“24 字原则”，术后配合应用牛磺熊去氧胆酸胶囊（滔罗特）有效果。

病例 47：肝胆管结石、多次胆道手术后，寻找胆管困难，终经肝圆韧带途径发现肝左管，完成改良盆式 Roux-en-Y 术

【病史】患者，女，75 岁。右上腹痛 4 年，复发 5 天。5 年前（2014 年），因“胆总管结石”施行“EST”；术后又并发“结石性胆囊炎”，施行“胆囊切除、T 形管引流术”；6 个月后又因“胆石症”施行“肝左外叶切除、胆总管探查、T 形管引流术”。4 年前，再因“胆总管结石”施行“胆总管探查术”。

T 36.8℃，R 20 次 / 分，P 89 次 / 分，BP 140/50mmHg。神清合作，皮肤、巩膜无黄染。腹平，右上腹多条手术切口瘢痕，切口无可复性肿块，腹壁无静脉曲张。腹壁软，未触及肝、胆囊、脾，剑突右下方有压痛，右肝区叩击痛存在，无胃振水音，腹水征（–）。双下肢无水肿。

WBC 7.18×10^9/L，N 0.765，PLT 233×10^9/L，TBIL 11.6μmol/L，DBIL 4.1μmol/L，TP 68.3g/L，ALT 32U/L，ALP 398U/L，γ-Gt 324U/L，C-12 正常。

CT（2019-06-11，湖南省人民医院）：肝轮廓清，表面光整，肝左外叶已切除。肝内、外胆管轻度扩张，其内从肝右前叶、后叶胆管及一级肝门右侧显现数颗胆石（图 2-47-1）。胆囊未见。增强扫描（静脉期）无门静脉海绵样变（图 2-47-2）。脾大 9 个肋单元。

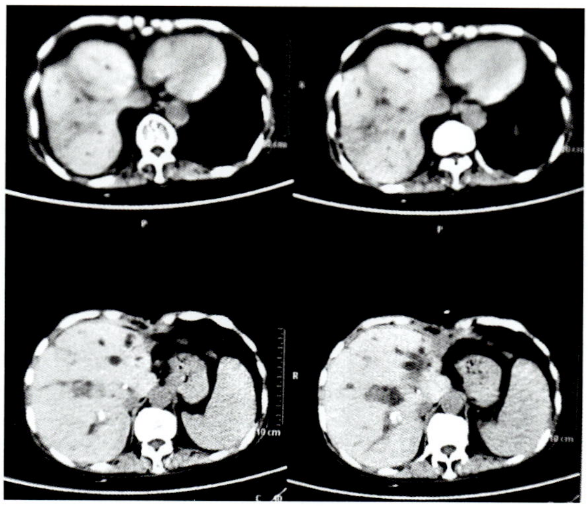

图 2-47-1　CT：显示肝内、外胆管扩张，充填胆石

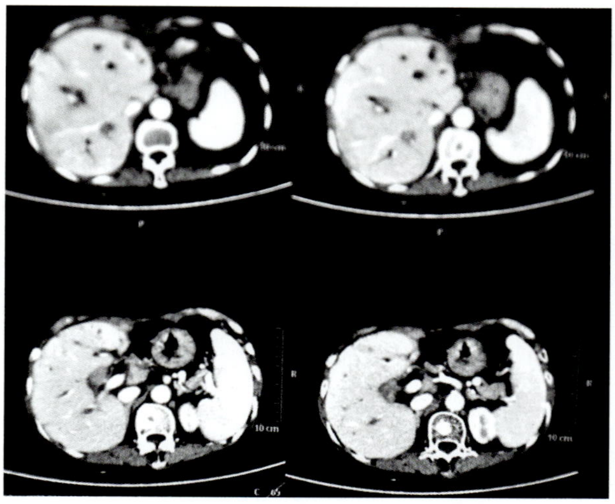

图 2-47-2　CT 增强扫描（静脉期）：未见门静脉海绵样变

【术前诊断】肝胆管结石。S：RHD、LHD、CBD、残留胆囊管、RPBD；St：LHD、RHD；A：无；C：胆汁性肝硬化、门静脉高压症。

【手术过程】

1. 择期，平仰卧位，全身麻醉，取“Y”形切口（图 2-47-3）入腹。见：无腹水，大网膜无静脉曲张，腹膜上无癌性结节。肝呈灰棕红色，肝周与膈、胃十二指肠致密粘连，肝左外叶已切除，一级肝门呈瘢痕块，网膜孔粘连封闭。

2. 寻找发现肝总管

（1）分离肝周粘连，显现一级肝门胆管。

（2）锐性分离十二指肠球部与肝方叶、肝总管粘连（图 2-47-4），显现肝十二指肠韧带。

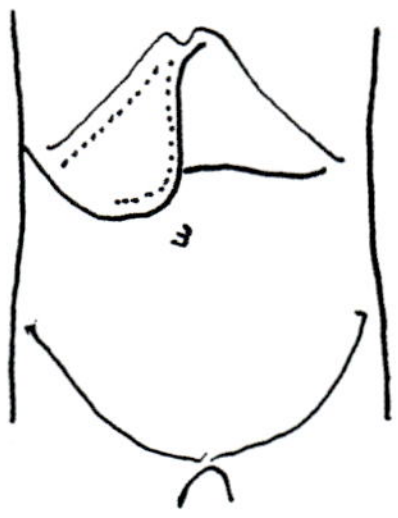

图 2-47-3　手术切口示意图

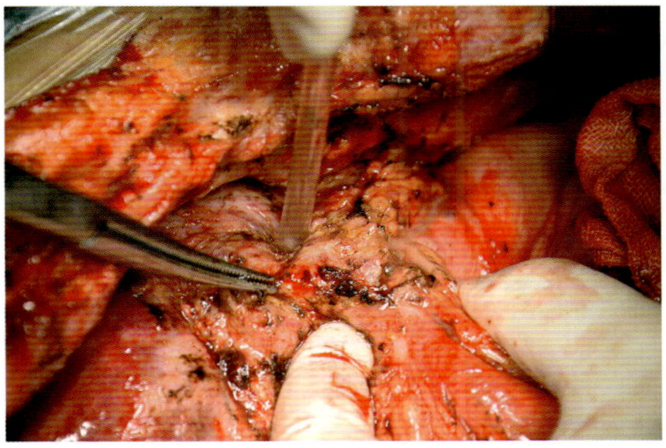

图 2-47-4　吸引器、镊子尖处显示十二指肠、肝总管粘连

（3）经多条途径穿刺，未获得胆汁（图 2-47-5）。先后穿刺淋巴结、胆囊管、肝总管、肝左管下缘，均未获得胆汁，最后切除肝方叶，显现肝左管，穿刺获墨绿色胆汁。用“四边法”顺胆管走行切开肝左管、肝左管口及肝总管（图 2-47-6）。

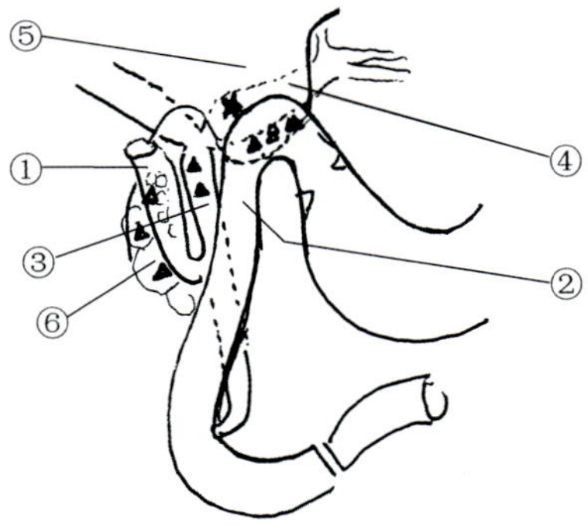

图 2-47-5　穿刺点示意图

▲ 失败；★ 成功

①胆囊管；②十二指肠；③肝总管；④肝左管；⑤肝方叶；⑥淋巴结

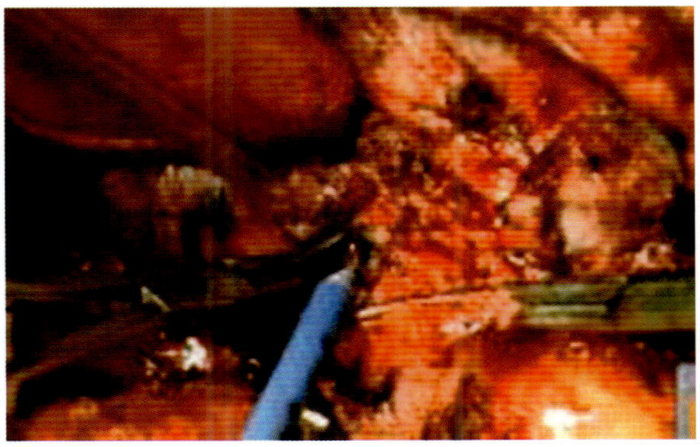

图 2-47-6　线牵引处为肝左管

3. 切除残株胆囊管 3.5cm × 0.7cm，其内为胆固醇结石。

4. 经胆囊床途径切开肝右管，直视下逐一清除肝内各胆管结石。

5. 横断胆总管，剔除胆管周围瘢痕组织，组成肝胆管盆，内径约 3.5cm。

6. 提取桥袢空肠，施行改良盆式 Roux-en-Y 术。

7. 逐层关腹。手术历时 3.5 小时，失血量约 100ml，安返病房。

8. 本例手术绘图见图 2-47-7。

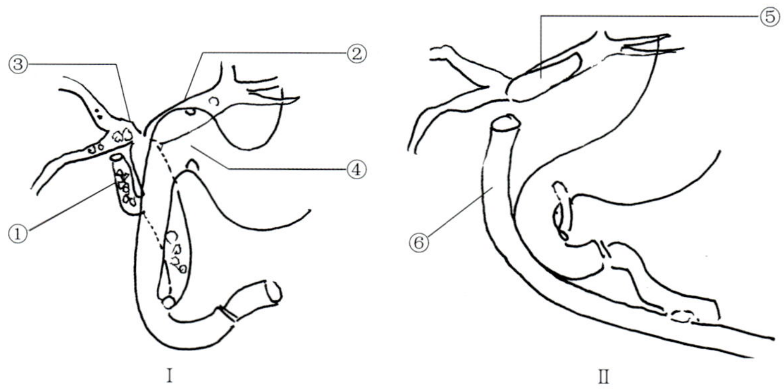

图 2-47-7 手术示意图

Ⅰ．术前；Ⅱ．术后

①残留胆囊管；②肝左管；③肝右管；④十二指肠球部；⑤肝胆管盆；⑥桥袢空肠

【术后诊断】肝胆管结石。S：RHD、LHD、CBD、胆囊管（残留）、RPBD；St：LHD、RHD；A：无；C：胆汁性肝硬化、门静脉高压症。

【实施的手术】施行改良盆式 Roux-en-Y 术。

【术后】恢复平顺。

【讨论】

（一）胆管狭窄

本例左、右胆管口及肝右后叶胆管口狭窄，为炎性、环状、壁源性、良性、相对狭窄。

（二）解除狭窄的难点

1. 本例胆管的相对狭窄可以不予以手术处理。

2. 本例由于肝胆管结石多次肝胆管手术，导致一级肝门广泛致密粘连，解剖结构位置变异，致使发现肝总管、肝左管困难。为寻找肝总管、肝左管，前后穿刺 8 次失败。

3. 由于病史较长，胆道反复感染，与邻近的肝门静脉、肝动脉粘连，致使剥离胆总管困难。

（三）解除狭窄的方法

1. 敞开肝外胆管，清除胆石。

2. 切除残留胆囊管，经肝圆韧带途径、胆囊床途径切开肝左、右管。

3. 横断肝门隆突以下肝总管，辨清肝动脉、肝门静脉，“推剥”胆管。

4. 直视下在胆管末端上 1cm 横断胆总管。

5. 施行改良盆式 Roux-en-Y 术。

（四）相关外科手术技术

1. 本例手术的最大难点是如何发现胆管。一般来说，发现胆管的方法有以下几种。

（1）在肝十二指肠韧带的右前缘扪诊、寻找胆总管。

（2）在肝十二指肠韧带的右前缘穿刺、寻找胆总管。

（3）在肝圆韧带途径寻找、穿刺肝左管。

（4）经胆囊管向左侧寻找、发现肝总管。

（5）经肝断面胆管顺行寻找、发现肝左管、肝总管。

2. 本例最终经肝圆韧带途径穿刺肝左管成功。穿刺胆管时宜注意：轻巧穿刺，刺入的深度、穿刺的方向、穿刺点具有囊性感及具有“索状囊性感”，以及进入胆管的“突破感”，而后获得绿色或白色胆汁。

病例 48：肝胆管结石、肝右后叶胆管狭窄，施行肝右后叶内吻合改良盆式 Roux-en-Y 术

【病史】患者，女，64 岁。复发右上腹痛 2 年。10 多年前诊为“胆石症”，施行“胆囊切除、胆总管探查术”。2 年前（2017 年）诊为“肝胆管结石”，施行“肝左外叶切除、胆总管探查取石、T 形管引流术”。术后肝内大量残石，经 T 形管瘘管施胆道镜取石 10 次，仍然腹痛。

T 36.5℃，R 20 次 / 分，P 74 次 / 分，BP 98/53mmHg。神清合作，皮肤、巩膜轻度黄染，心、肺正常。腹平，浅静脉无曲张，见右肋缘下切口瘢痕长 16cm；腹壁软，剑突右下方压痛，右肝区叩击痛，肝、胆囊、脾未触及，无胃振水音，腹水征（－）。双下肢无水肿。

WBC 4.3×10^9/L，N 0.717，PLT 163×10^9/L，CEA 4159ng/ml，CA19-9 1.79U/ml，AFP 2139ng/ml，TBIL 24.3μmol/L，DBIL 7.6μmol/L，TP 69.2g/L，ALB 40g/L，AST 35U/L，ALT 23.6U/L，ALP 39U/L，γ-Gt 197U/L，PA 235mg/L，ChE 4728U/L。

CT（2019-06-13，湖南省人民医院）：肝轮廓清，表面光整，肝左外叶切除，右肝肥大。肝内胆管中度扩张，肝左内叶、肝右后叶、尾状叶右管内充满胆石（图 2-48-1，图 2-48-2）。肝十二指肠韧带无静脉曲张。胆总管内径约 1.3cm，少许胆石，无积气。脾大 10 个肋单元，无腹水。

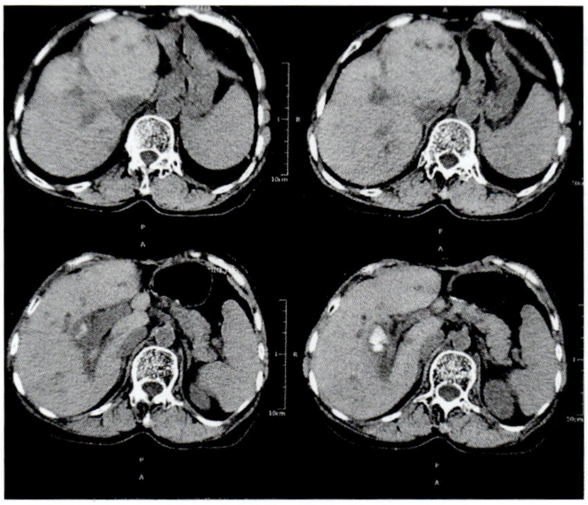

图 2-48-1　CT：显示肝内胆管中度扩张，充填胆石

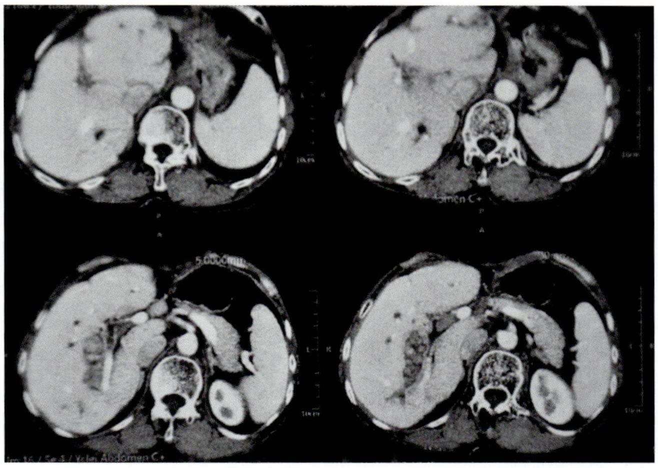

图 2-48-2　CT 增强扫描（静脉期）：无门静脉海绵样变

【术前诊断】肝胆管结石。S：S_6、S_7、S_9、S_3（残留）、CBD；St：RPBD、S_9；A：无；C：胆汁性肝硬化、门静脉高压症、AOSC。

【手术过程】

1. 择期，平仰卧位，全身麻醉，取肋缘下“屋顶”形切口（图 2-48-3）入腹。见：无腹水，大网膜上无静脉曲张，腹膜无癌性结节。肝色泽棕红，肝左外叶已切除，右肝肥大，肝表面少许纤维瘢痕，肝质地硬，未触及结石感。肝十二指肠韧带上无静脉曲张。肝外胆管外径约 1.3cm，有结石感。肝方叶肥大，覆盖包埋肝左管。肝圆韧带仍在，肝桥宽约 1.5cm。胆囊未见，脾下极近左肋缘胰头软。十二指肠球无增大，无瘢痕。

2. 用“四边法”切开肝总管、胆总管，壁厚 0.1cm，腔内径约 1.3cm，取出其内胆石，胆总管远段顺利通过 8 号胆道扩张器，肝左、右管内无明显狭窄，未见胆石。

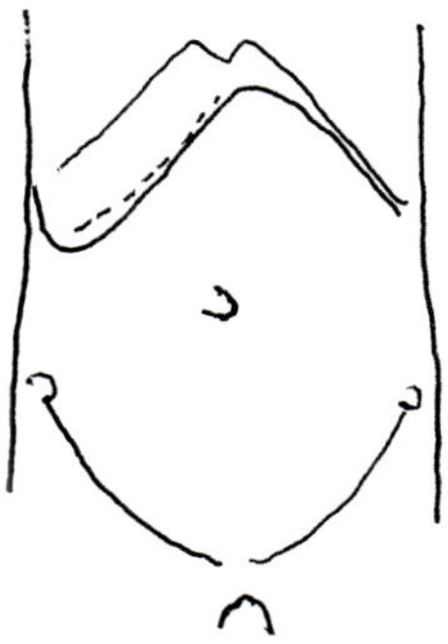

图 2-48-3　手术切口示意图

3. 横断肝桥，切除肝方叶及部分肝实质，显现肝左管、肝右管及肝右前叶胆管前壁（图 2-48-4）。

4. 沿肝圆韧带途径、胆囊床途径先后切开肝左管（2.5cm）、肝右管（3cm），显现尾状叶右管口、肝右后叶胆管口及肝右后叶下段胆管口，其内径分别为 0.4cm、0.3cm、0.5cm，各胆管均充填胆石（图 2-48-5）。

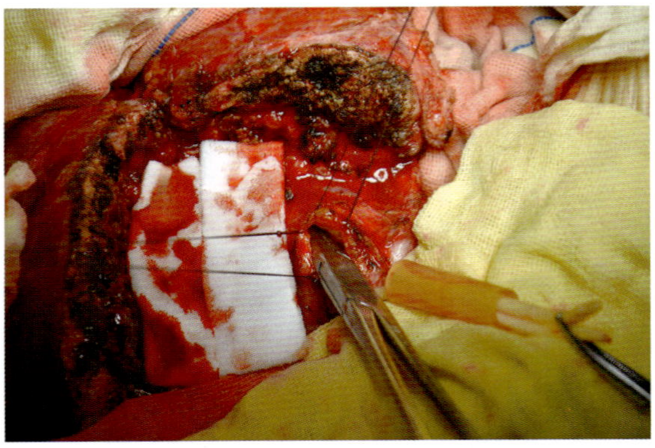

图 2-48-4　钳子伸入肝右前叶胆管

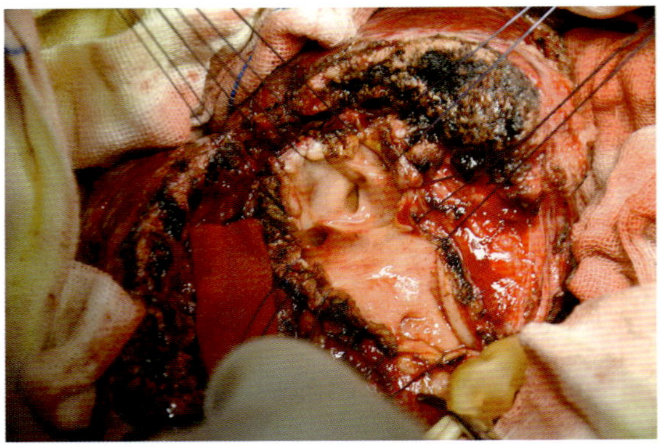

图 2-48-5　线牵引处为已切开的肝右管、肝右后叶胆管

5. 做肝右后叶胆管与尾状叶右管内吻合，使肝右后叶胆管口径达 1.6cm（图 2-48-6）。先后在直视下清除肝右后叶胆管、肝右后叶下段胆管及尾状叶右管内结石。

6. 经残存肝左管取出肝左外叶残留胆管内结石。

7. 横断胆总管，拼合组成肝胆管盆，内径约 4cm（图 2-48-7），完成改良盆式 Roux-en-Y 术。

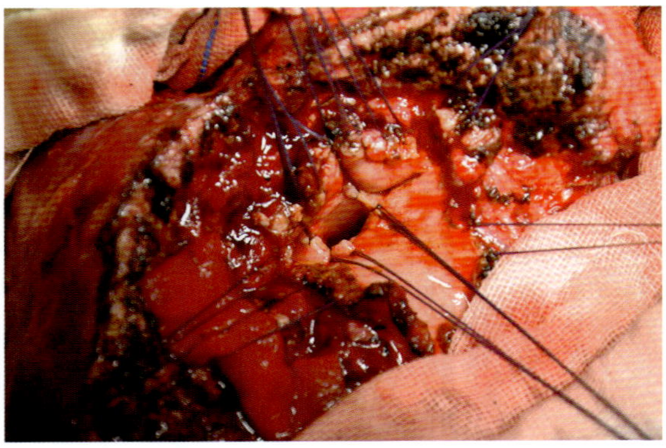

图 2-48-6　图右下线牵引处为肝右后叶及尾状叶右管内吻合口

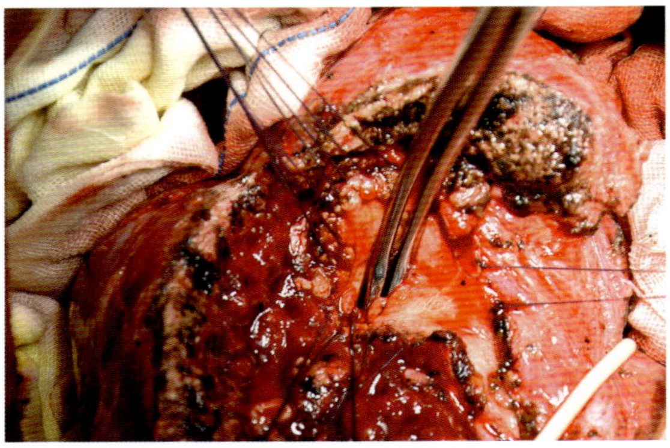

图 2-48-7　线牵引处为肝胆管盆边缘

8. 逐层关腹。手术历时 3.5 小时，失血量 200ml，安返病房。

9. 本例手术绘图见图 2-48-8。

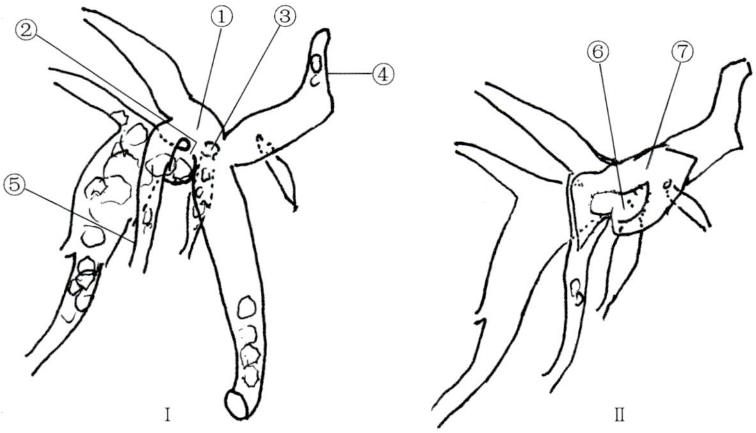

图 2-48-8　手术示意图

Ⅰ. 术前；Ⅱ. 术后

①肝右前叶胆管；②肝右后叶胆管口；③ S_9 口；④肝左内叶胆管；⑤肝右前叶下段胆管；⑥肝右后叶胆管与尾状叶右管内吻合口；⑦肝胆管盆

【术后诊断】肝胆管结石。S：S_6、S_7、S_9、S_3（残留）、CBD；St：RPBD、S_9；A：无；C：胆汁性肝硬化、门静脉高压症、AOSC。

【实施的手术】经肝圆韧带途径、胆囊床途径，做肝右后叶胆管、尾状叶右管内吻合，施行改良盆式Roux-en-Y 术。

【术后】无胆漏、出血等并发症；恢复平顺，复查 CT 无胆石残留。

【讨论】

（一）胆管狭窄

本例肝右后叶胆管口狭窄为二级肝门胆管的环状、壁源性、炎性、良性、真性狭窄；S_9 口为环状、壁源性、炎性、良性、相对狭窄。

（二）解除狭窄的难点

1. 本例为二级肝门狭窄，单纯切开一级肝门不能解除本例胆管狭窄。
2. 肝右后叶胆管为真性狭窄，合并近全肝结石、肝肥大 - 萎缩征、胆汁性肝硬化。

（三）解除狭窄的方法

1. 经肝圆韧带途径、胆囊床途径切开肝左、右管，显露肝右后叶胆管口、S_9 口。
2. 做肝右后叶胆管与 S_9 内吻合。
3. 切断胆总管，施行改良盆式 Roux-en-Y 术。

（四）相关外科手术技术

肝方叶的切除。本例右肝肥大，肝右后叶胆管口狭窄、位置深在，需施行扩大肝方叶切除术。切除时宜注意以下几点。

1. 安置 Pringle 止血带，在阻断入肝血流下进行。
2. 切除的范围。左肝前纵沟为切除的左缘，下缘是肝左管上缘，右缘为肝中静脉左缘，上缘是 S_{4-b} 脉管的下缘。
3. 以肝右管、肝右前叶及肝右前叶下段胆管前缘为扩大切除肝方叶的平面。
4. 肝断面的出血点用双极电凝，分离肝用“微榨法”、超声刀为宜。

病例 49：肝胆管结石、肝右后叶胆管结石，施行肝右后叶胆管、肝右管吻合及改良盆式 Roux-en-Y 术

【病史】患者，女，53 岁。间断发作“胃病”30 年，复发 10 天。近 30 年，间断发作“胃病”，服用“胃药”。近 10 天复发，伴以发热、寒战，就诊当地医院，B 超、CT 检查发现“肝胆管结石”。

T 36.8℃，R 20 次 / 分，P 68 次 / 分，BP 123/67mmHg。神清合作，皮肤、巩膜轻度黄染。心律齐、无杂音，双肺呼吸音清。腹平，浅静脉无曲张；腹壁软，肝、胆囊、脾未触及，Murphy 征（+），叩击右肝区示心窝部疼痛，无胃振水音，腹水征（－）。双下肢无水肿。

WBC 11.8×10^9/L，N 0.612，PLT 138×10^9/L，TP 62.4g/L，ALB 33g/L，TBIL 40.8μmol/L，DBIL 25.2μmol/L，AST 36U/L，ALT 26.8U/L，ALP 448U/L，γ-Gt 647U/L，C-12 正常。

CT（2019-06-12，湖南省人民医院）：肝轮廓清，表面尚光整，肝叶（段）形态、比例无明显异常。肝内胆管重度扩张，充填大量胆石，无积气（图 2-49-1）。肝外胆管内径约 2cm。胆囊为 8cm × 4cm，亦显示胆石。增强扫描（静脉期）显示胆管壁柔顺、光整（图 2-49-2）。全胰管无扩张，脾不大。

【术前诊断】肝胆管结石。S：S_2、S_3、S_4、S_5、S_8、S_6、S_7、S_9、S_1、RHD、CBD、G；St：RPBD（真性）、S_2、S_3 口；A：肝右管缺如；C：胆汁性肝硬化、门静脉高压症、高位 AOSC。

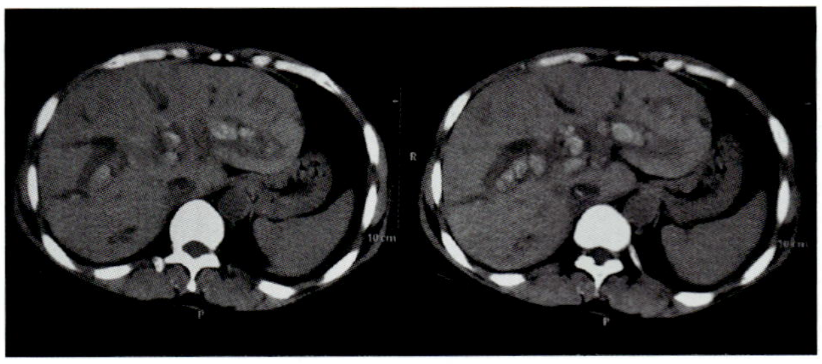

图 2-49-1　CT：显示肝内胆管重度扩张，沉积胆石

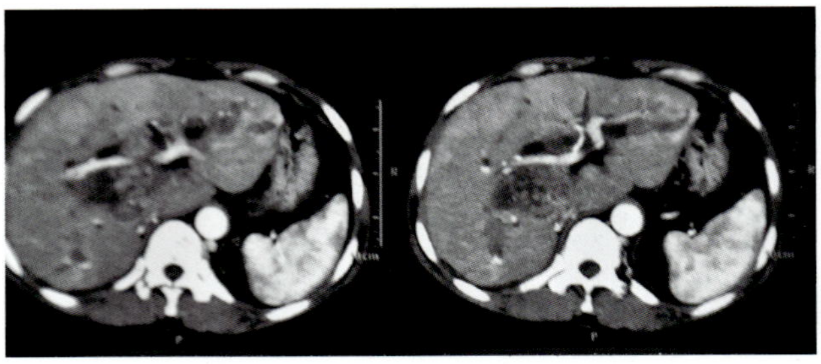

图 2-49-2　CT 增强扫描（静脉期）：显示胆管壁柔顺

【手术过程】

1. 择期，平仰卧位，全身麻醉，取“大奔”形切口（图 2-49-3）入腹。见：无腹水，腹膜上无癌性结节，大网膜无静脉曲张。肝呈棕红色，肝表多条纤维瘢痕沟，肝叶（段）比例无明显失衡，肝质地稍硬，各叶（段）明显结石感，以肝右后叶为显。胆囊约 10cm × 4cm，张力大。胆管外径达 2cm，明显结石感。肝十二指肠韧带无门静脉海绵样变。胰质地稍硬，脾不大。

2. 顺逆结合完整切除胆囊，离断肝周粘连，托出右肝，安置 Pringle 止血带。

3. 用“四边法”切开胆总管、肝总管，清除其内胆石。肝左、右管口及左、右胆管内无胆石。

4. 切断肝桥，切除肝方叶，敞开肝圆韧带途径，用“四边法”切开肝左管口、肝左管。经胆囊床途径切开肝右管，显现肝右后叶胆管口内径约 0.3cm、肝右前叶胆管口约 0.5cm、肝左管内径约 1.4cm，见肝右后叶胆管大量结石（图 2-49-4）。通过肝左管见肝左外叶上、下段胆管口内径各约 0.6cm、0.7cm，经此可窥见肝左外叶上、下段胆管结石，但取出困难。

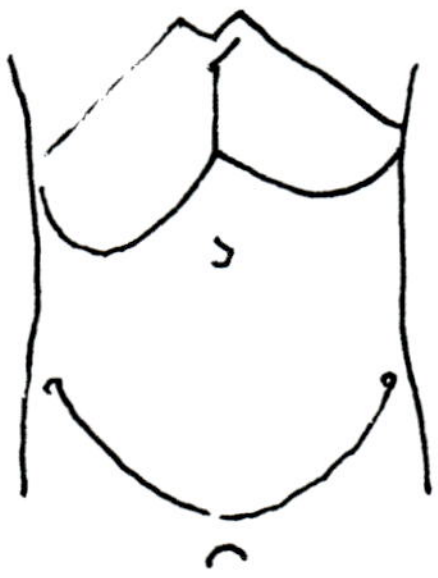

图 2-49-3　手术切口示意图

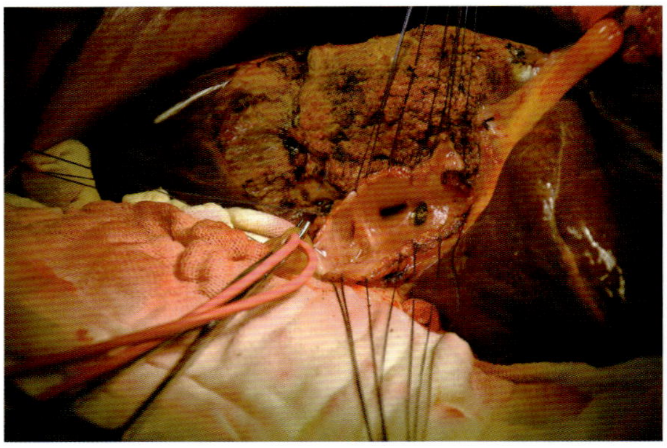

图 2-49-4　线牵引处为肝左管、肝左内叶胆管

5. 施行肝右后叶胆管与肝左管内吻合，清除肝右后叶胆管结石。

（1）止血钳伸入肝右后叶胆管，仔细碰触，发现与肝左管仅一薄层胆管壁相隔。阻断入肝血流，做此二胆管壁的 V 形切口，用 4-0 薇乔线间断缝合、结扎，使其吻合口内径达 2cm（图 2-49-5）。

（2）直视下逐一清除肝右后叶各胆管结石。

（3）配合胆道镜进一步清除胆石，至原结石感消失。

6. 经结石感途径切开 S_2、S_3（图 2-49-6），清除胆石，并与肝左管沟通，结石感消失，用 4-0 Prolene 线缝闭胆管切口，测试无胆漏（图 2-49-7）。

7. 横断胆总管，完成改良盆式 Roux-en-Y 术。

8. 逐层关腹。手术历时 3 小时，失血量约 25ml，取出胆石 65g（图 2-49-8），安返病房。

9. 本例手术绘图见图 2-49-9。

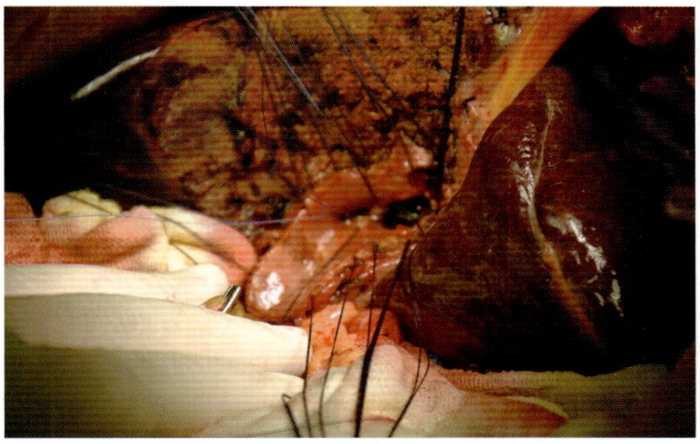

图 2-49-5　肝右后叶胆管、肝左管内吻合口

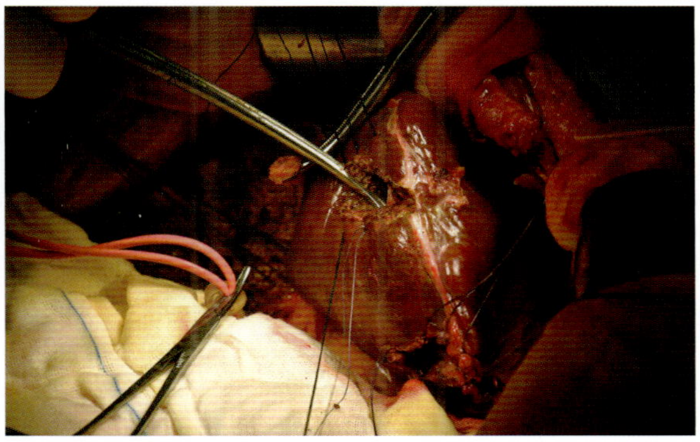

图 2-49-6　线牵引处为切开的 S_3

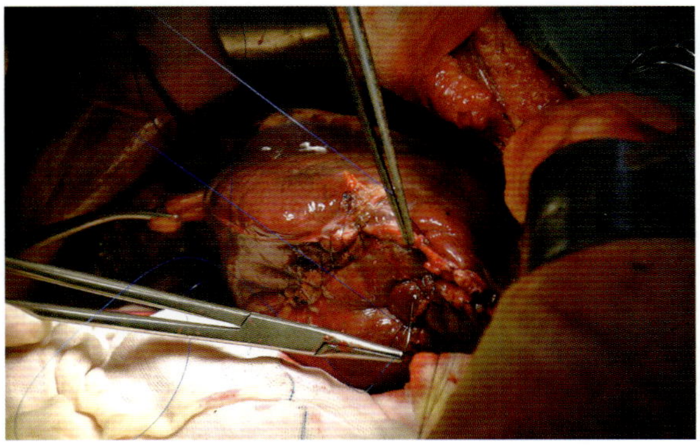

图 2-49-7　缝合 S_3 切口

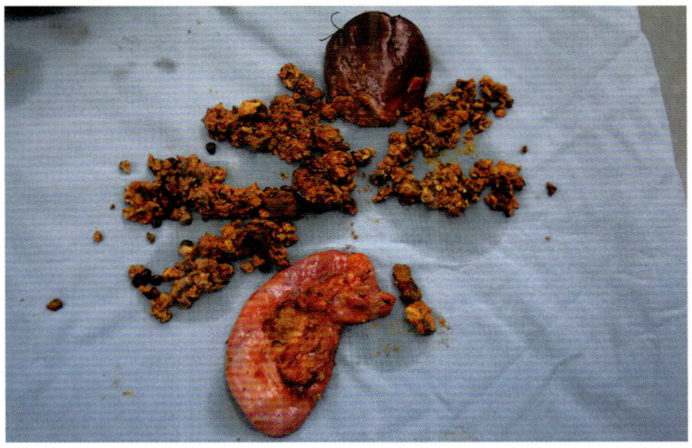

图 2-49-8　胆石

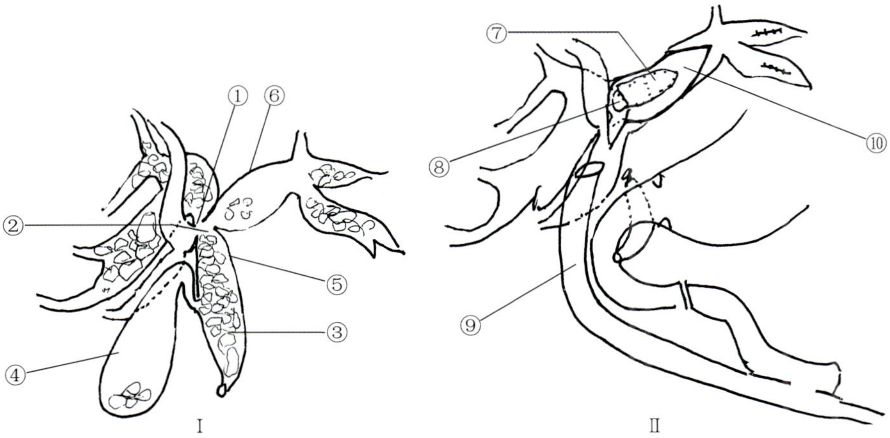

图 2-49-9　手术示意图

I. 术前；II. 术后

①肝右后叶胆管口狭窄；②肝右前叶胆管口狭窄；③胆总管；④胆囊；⑤肝总管；⑥肝左管；⑦肝右后叶胆管与肝左管内吻合口；⑧肝右前叶胆管与肝右后叶胆管内吻合口；⑨桥袢空肠；⑩肝胆管盆

【术后诊断】肝胆管结石。S：S_2、S_3、S_4、S_5、S_8、S_6、S_7、S_9、S_1、RHD、CBD、G；St：RPBD（真性）、S_2、S_3 胆管口；A：肝右管缺如；C：胆汁性肝硬化、门静脉高压症、高位 AOSC。

【实施的手术】经肝圆韧带途径、胆囊床途径、结石感途径，施行肝右后叶胆管、肝左管内吻合及改良盆式 Roux-en-Y 术。

【术后】无胆漏、出血、肝功能不全、肺炎等并发症；恢复平顺，复查 CT 无胆石残留（图 2-49-10）。

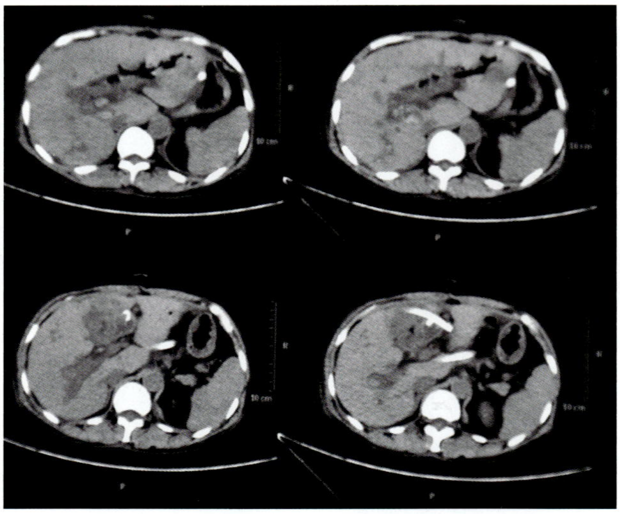

图 2-49-10 复查 CT：肝内胆管无胆石残留

【讨论】

（一）胆管狭窄

1. 肝右后叶胆管狭窄为壁源性、环状、炎性、良性、真性狭窄。

2. 肝右后叶胆管狭窄为二级胆管狭窄。

3. 肝左外叶上、下段胆管口狭窄为三级胆管狭窄，是壁源性、环状、炎性、良性、相对狭窄。

（二）解除狭窄的难点

1. 本例为全肝弥散性结石，肝右后叶胆管狭窄，属于二级胆管狭窄，位置深在。

2. 肝行左外叶上、下段胆管口狭窄系三级胆管狭窄，位置同样隐匿，难以解除。

3. 本例左、右肝内胆管狭窄，不能切除狭窄所在的肝。

（三）解除狭窄的方法

1. 经肝圆韧带途径、胆囊床途径先后切开肝左管、肝右管，显现狭窄的肝右后叶胆管口，以及肝左外叶上、下段胆管口。

2. 施行肝右后叶胆管与肝右管内吻合，使胆管口从 0.3cm 扩大至 2cm。

3. 经肝左外叶上、下段结石感途径，清除胆管结石，沟通肝左外叶上、下段胆管与左肝管。

4. 施行改良盆式 Roux-en-Y 术。

（四）相关外科手术技术

肝右后叶胆管与肝左管内吻合，是外科手术治疗本例的关键核心。手术时宜注意以下几点。

1. 术前阅片及术中扪触很重要。

2. 安置 Pringle 止血带。

3.V 形切开肝右后叶胆管与紧贴并行的肝右管，切缘用 4-0 薇乔线缝合，保持胆管内壁光整。

病例 50：肝右后叶胆管结石、狭窄，经肝圆韧带途径、胆囊床途径，施行肝右后叶胆管内吻合、尾状叶左管内吻合及改良盆式 Roux-en-Y 术

【病史】患者，女，55 岁。反复右上腹痛 50 年，再次复发 1 天。患者幼时有胆道蛔虫、肠蛔虫。

T 36.8℃，P 64 次 / 分，R 20 次 / 分，BP 131/74mmHg。神清合作，黄疸（－），心、肺（－）。腹平、软，剑突右下方压痛，叩击右肝区（+），肝、胆囊、脾（－）。双下肢（－）。

WBC 15.69 × 10^9/L，N 0.93，PLT 192 × 10^9/L，TBIL 22.6μmol/L，DBIL 6.4μmol/L，TP 74g/L，ALB 37g/L，

AST 50U/L，ALT 40U/L，ALP 83U/L，γ-Gt 52U/L，C-12（–）。

CT（2019-05-27，当地医院）：肝轮廓清，表面光整，左肝肥大、右肝萎缩。肝右后叶胆管中度扩张，充填胆石（图 2-50-1）。肝左外叶仅见一颗胆石，约黄豆大小。

MRCP（2019-05-27，当地医院）：肝内、外胆管轻度扩张，肝右后叶胆管充填胆石（图 2-50-2）。胆囊约 6cm × 3cm，见一颗黄豆大小胆石。胆总管内径约 1.5cm，见一颗胆石。

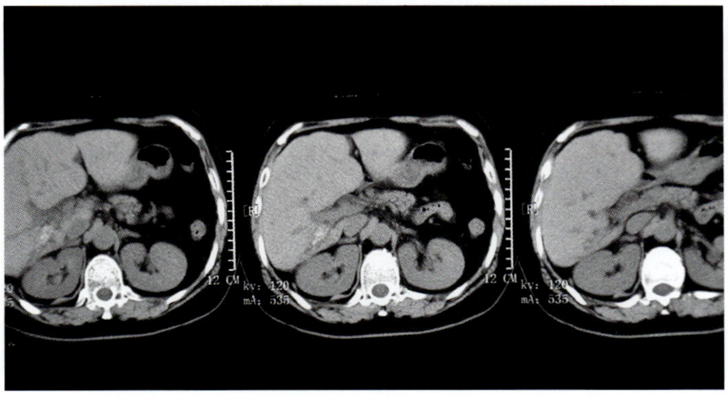

图 2-50-1　CT：显示肝右后叶胆管扩张，充填胆石

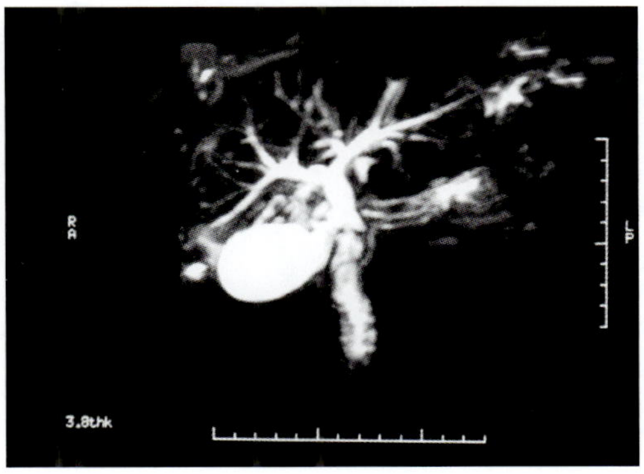

图 2-50-2　MRCP：显示肝内、外胆管轻度扩张，充填胆石

【术前诊断】肝胆管结石。S：S_6、S_7、S_3、LHD、CBD、G；St：RPBD；A：无；C：肝肥大 - 萎缩征（左肝肥大、右肝萎缩）。

【手术过程】

1. 择期，平仰卧位，全身麻醉，取“大奔”形切口（图 2-50-3）入腹。见：无腹水，大网膜无静脉曲张，腹膜上无癌性结节。肝色泽棕红，表面光整，左肝肥大、右肝萎缩，肝右后叶脏面结石感明显，余肝结石感不显。胆囊约 6cm × 3.5cm，有结石感。胆总管外径 1.6cm，有结石感。胰头不大，质地软。脾不大。

2. 离断肝周粘连、韧带，游离右肝、左肝，托出右肝，安置 Pringle 止血带，切除胆囊。离断肝桥，切除肝方叶，显现肝左管、肝右管及肝外胆管。

3. 拟经肝膈面肝右后叶结石感途径及 Rouviere 沟途径切开肝右后叶胆管失败，前者结石感不典型，后者 Rouviere 沟布满曲张静脉。

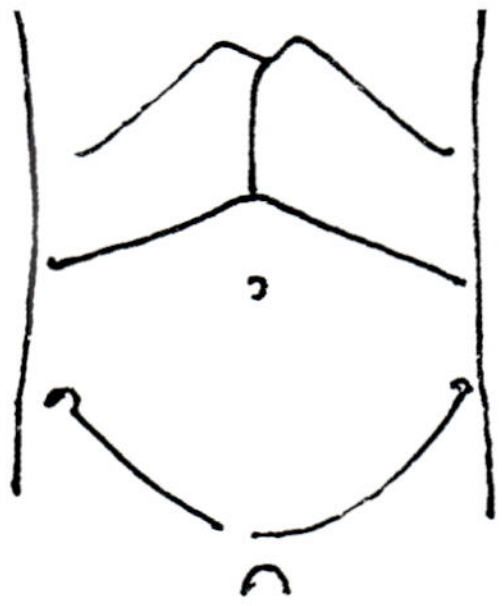

图 2-50-3　手术切口示意图

4. 沿肝圆韧带途径切开肝左管达肝左内叶胆管，取出肝左管内胆石，显现 2 支尾状叶胆管，胆管口内径分别为 0.2cm、0.5cm。沿胆囊床途径切开肝右管、肝右前叶胆管及肝右前叶下段胆管，显现肝右后叶胆管口内径仅 0.1cm，汇入肝右前叶胆管。做肝右后叶胆管与肝右前叶胆管内吻合（图 2-50-4），使其胆管口达 1.6cm，直视下取出肝右后叶下段及上段胆管内胆石（图 2-50-5）。

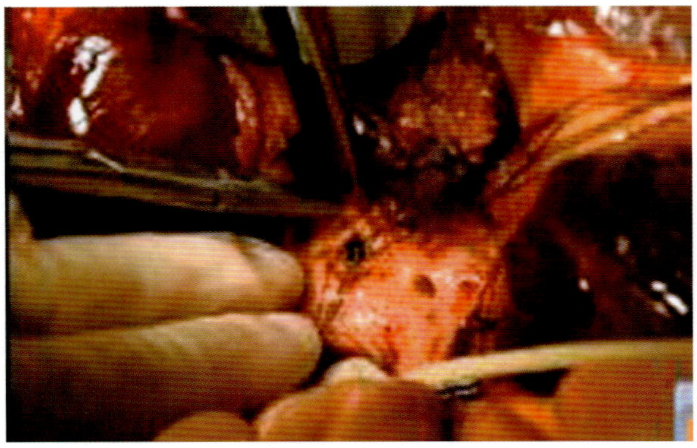

图 2-50-4　切开的胆管内线牵拉处为胆管内吻合口

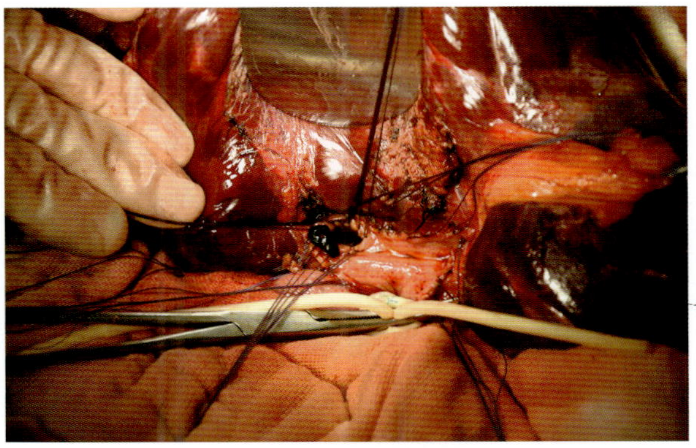

图 2-50-5　胆管内胆石清除后

5. 施行左状尾叶肝胆管内吻合，使其胆管口达 0.7cm（图 2-50-6），直视下清除胆石 2 颗。

6. 纤维胆道镜进一步检查肝内各胆管，未见残留胆石。

7. 横断胆总管，组成肝胆管盆，内径达 4cm（图 2-50-7）。

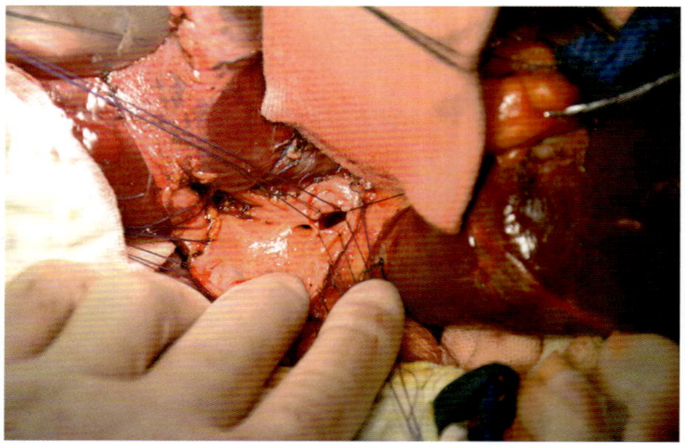

图 2-50-6　线牵拉处为尾状叶胆管、肝左管内吻合口

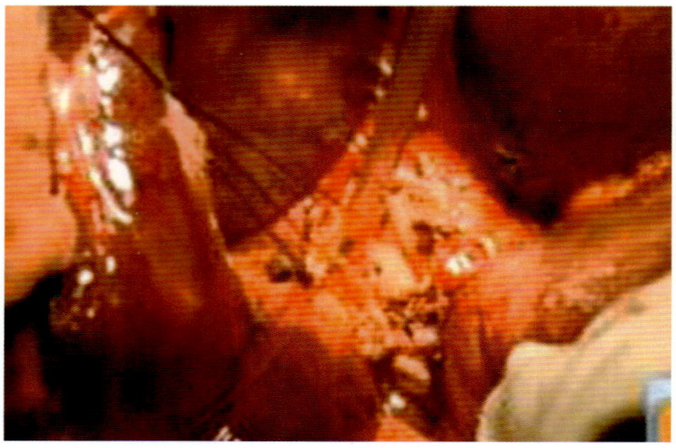

图 2-50-7　线牵引处为肝胆管盆边缘

8. 提取桥袢空肠，完成改良盆式 Roux-en-Y 术，放置导管入肝胆管盆。

9. 关腹。放置好肝胆管盆引流管及网膜孔右侧腹腔引流管，清点器械、敷料无误，逐层关腹。手术历时 4.5 小时，失血量约 100ml，安返病房。

10. 本例手术绘图见图 2-50-8。

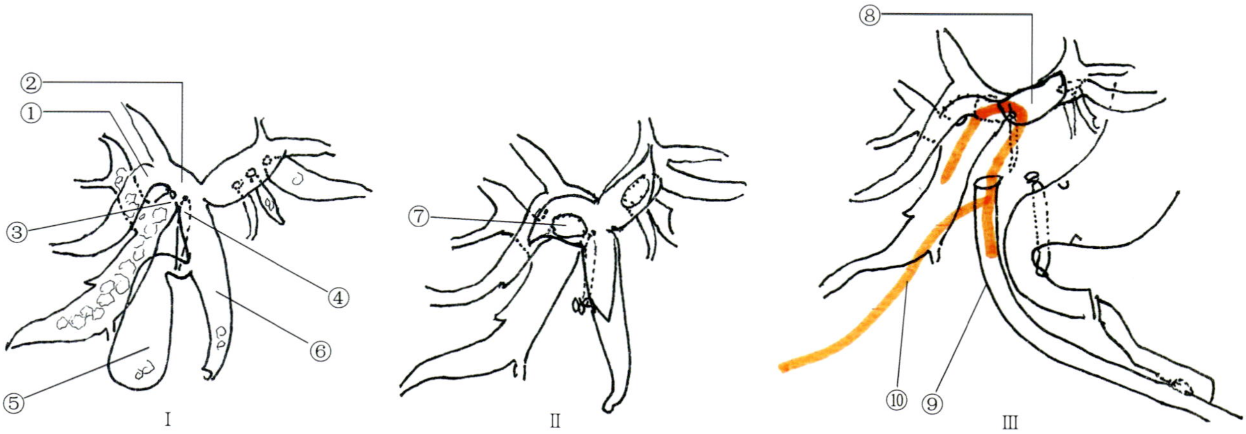

图 2-50-8　手术示意图

Ⅰ. 术前；Ⅱ. 胆管内吻合后；Ⅲ. 内引流术后

①肝右前叶胆管；②肝右管；③肝右后叶胆管；④尾状叶胆管；⑤胆囊；⑥胆总管；⑦肝右后叶、肝右管内吻合口；⑧肝胆管盆；⑨桥袢空肠；⑩肝胆管盆引流管

【术后诊断】肝胆管结石。S：S_6、S_7、S_3、S_1、LHD、CBD、G；St：RPBD、S_1；A：S_1 2 支；C：肝肥大 - 萎缩征（左肝肥大、右肝萎缩）。

【实施的手术】施行肝右后叶胆管、肝右管内吻合及尾状叶左管内吻合、改良盆式 Roux-en-Y 术。

【术后】无胆漏、出血等并发症，复查 CT 无胆石残留。

【讨论】

（一）胆管狭窄

本例肝右后叶胆管口、尾状叶左管口狭窄为环状、炎性狭窄，真性狭窄；肝右后叶胆管口、尾状叶左管口狭窄为胆管壁源性、良性狭窄。

（二）解除狭窄的难点

1. 本例胆管狭窄为二至三级胆管狭窄，肝右后叶胆管、尾状叶左管为二级胆管，肝左外叶下段胆管为三级胆管。

2. 本例不能施行肝右后叶切除，亦不能做 Rouviere 沟途径切开。

3. 经常规入肝 14 条途径不能解除本例胆管狭窄。

（三）解除狭窄的方法

经由肝圆韧带途径、胆囊床途径切开肝左管、肝右管、肝右前叶胆管及肝右前叶下段胆管，做肝右后叶胆管、肝右管内吻合及尾状叶左段、肝左外叶下段胆管口吻合，完成改良盆式 Roux-en-Y 术。

（四）相关外科手术技术

1. 肝右后叶胆管、肝右管内吻合需注意以下几点。

（1）游离右肝，托出右肝，安置 Pringle 止血带。

（2）经肝圆韧带途径、胆囊床途径敞开一级、二级肝管。

（3）做肝右后叶胆管扩大后，寻找肝右后叶胆管“薄弱处”，并做 V 形切开，用 4-0 薇乔线间断、内翻缝合。

2. 施行改良盆式 Roux-en-Y 术时，需注意：①桥袢空肠系膜宜松弛；②放置肝胆管盆引流管。

病例 51：肝胆管结石、肝右管缺如，施行肝右前叶、后叶胆管内吻合、改良盆式 Roux-en-Y 术

【病史】患者，女，68 岁。反复右上腹痛 30 年，复发伴呕吐 2 天。5 年前诊为“肝胆管结石”，在外院施“肝左外叶切除、胆囊切除、胆总管 T 形管引流术”。

T 37.2℃，P 71 次 / 分，R 20 次 / 分，BP 142/72mmHg。神清，皮肤、巩膜无黄染。心律齐、无杂音，双肺呼吸音清。腹平，浅静脉无曲张，右上腹经腹直肌切口见陈旧性瘢痕一条，长约 13cm；腹壁软，肝、胆囊及脾未触及，剑突右下方压痛，叩击右肝区示心窝部不适，胃振水音清，腹水征（－）。双下肢无水肿。

WBC 5.1×10^9/L，N 0.493，PLT 230×10^9/L，TBIL 20.8μmol/L，DBIL 10.6μmol/L，TP 67.4g/L，ALB 363g/L，AST 204.6U/L，ALT 226U/L，γ-Gt 490U/L，ALP 449U/L，PA 130mg/L，ChE 8261U/L。

MRCP（2019-05，湖南省人民医院）：肝右后叶胆管中度扩张，充填较多胆石；肝外胆管内径约 1.6cm，充填胆石；见图 2-51-1。

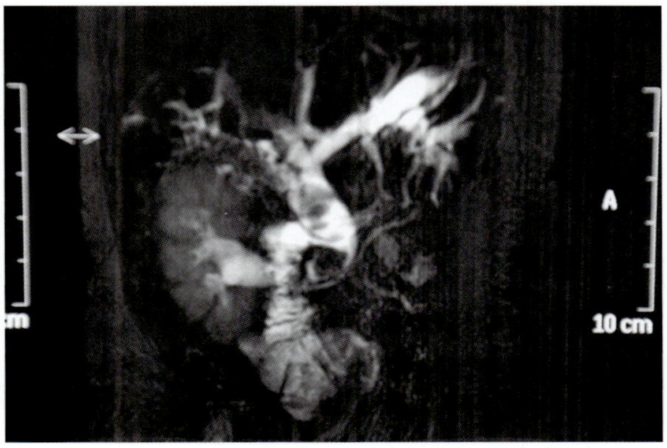

图 2-51-1　MRCP：显示肝内、外胆管扩张，充填胆石

CT（2019-05，湖南省人民医院）：肝轮廓清，表面光整，肝左外叶未见，右肝肥大。肝右后叶胆管中度扩张，充填胆石（图 2-51-2）。增强扫描显示肝右管缺如，无门静脉海绵样变（图 2-51-3）。

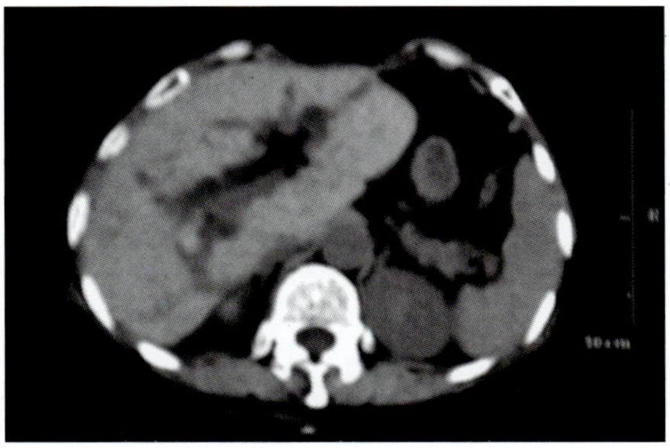

图 2-51-2　CT：显示肝右后叶胆管扩张，充填胆石

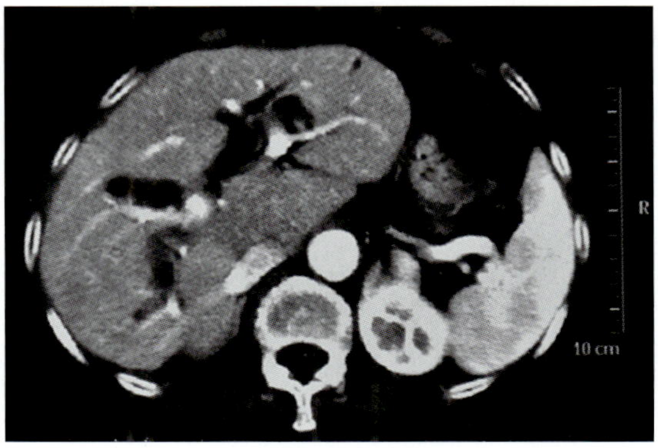

图 2-51-3　CT 增强扫描（静脉期）：无门静脉海绵样变

【术前诊断】肝胆管结石，肝左外叶切除术后。S：S_6、S_7、S_5、S_8、CBD；St：RPBD；A：肝右管缺如；C：胆汁性肝硬化、门静脉高压症。

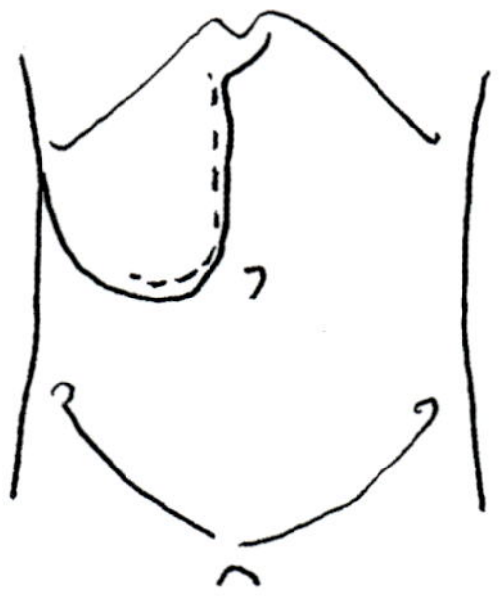

图 2-51-4　**手术切口示意图**

【手术过程】

1. 择期，平仰卧位，全身麻醉，取右上腹“鱼钩”形切口（图 2-51-4）入腹。见：无腹水，大网膜上无静脉曲张，腹膜上无癌性结节。肝色泽棕红，表面光整，肝左外叶已切除，右肝肥大，肝质地较硬，无结石感、结节感。胆囊未见。肝外胆管外径约 1.8cm、壁厚约 0.2cm，结石感明显。肝十二指肠韧带无门静脉海绵样变。肝方叶肥大，覆盖包裹肝左管，肝桥宽约 2cm。胰头不大、质软。脾不大。

2. 离断肝周粘连，右膈下填塞纱布垫托出右肝，显现肝外胆管外径约 2cm，安置 Pringle 止血带。

3. 经肝圆韧带途径显现肝左管、肝右前叶和后叶胆管口。

（1）横断肝桥，切除肥大的肝方叶，显现肝左管口、肝左管。

（2）用“四边法”切开胆总管、肝总管，显现肝右前叶、后叶胆管，肝右前叶胆管口内径约 0.8cm，肝右后叶胆管口内径约 0.4cm，其胆管内充填大量胆石。

4. 施行肝右后叶与前叶胆管内吻合，使肝右后叶胆管口内径扩大至 1.8cm，直视下轻松清除其内胆石，配合纤维胆道镜清除肝右后叶胆管少许残石。

5. 横断胆总管，形成肝胆管盆，内径达 4cm。

6. 提取桥袢空肠，完成改良盆式 Roux-en-Y 术。

7. 清点器械、敷料无误，逐层关腹。手术历时 3 小时，失血量约 50ml，安返病房。

8. 本例手术绘图见图 2-51-5。

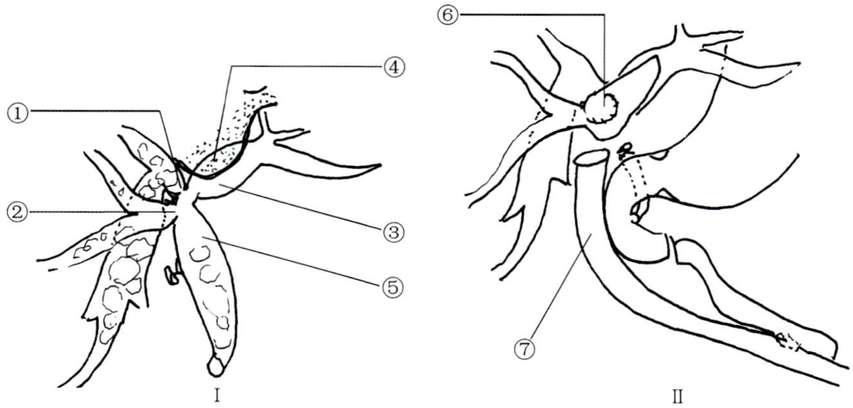

图 2-51-5　**手术示意图**

Ⅰ. 术前；Ⅱ. 术后

①肝右后叶胆管；②肝右前叶胆管；③肝左管；④肝方叶；⑤肝总管；⑥肝右前叶、后叶胆管内吻合口；⑦桥袢空肠

【术后诊断】肝胆管结石，肝左外叶切除术后。S：S_5、S_8、S_6、S_7、CBD；St：RPBD；A：肝右管缺如；C：胆汁性肝硬化、门静脉高压症。

【实施的手术】施行肝右前叶、后叶胆管口内吻合及改良盆式 Roux-en-Y 术。

【术后】无胆漏、出血、肝功能不全等并发症；恢复平顺，复查 CT 无胆石残留。

【讨论】

（一）胆管狭窄

肝右后叶胆管口狭窄为炎性、环状、真性狭窄，并且是胆管壁源性狭窄。

（二）解除狭窄的难点

1. 胆管变异，表现为肝右管缺如，肝右后叶胆管位于肝右前叶胆管与肝左管之间。
2. 既往曾施行胆道探查、肝左外叶切除术。
3. 术野深在，操作空间小。

（三）解除狭窄的方法

1. 恰当的切口，托出右肝。本例采用右上腹“鱼钩”形切口。
2. Pringle 止血带控制入肝血流，经肝圆韧带途径切开肝左管、肝总管，显现肝右前叶、后叶胆管口。
3. 用“四边法”U 形切开肝右前叶及后叶胆管口达 1.8cm。

（四）相关外科手术技术

肝右前叶、后叶胆管口内吻合时，需注意以下几点。

1. 腹部切口恰当，膈下填塞纱布垫托出右肝。
2. 经肝圆韧带途径放置 Pringle 止血带，阻断入肝血流；以左肝前纵沟为肝方叶切除的左边，肝左管上缘为肝方叶切除的下边，胆囊床中心为肝方叶切除的右边，整块切除肝方叶。
3. 切开肝总管、肝左管，敞开第一肝门。
4. 直视下用“四边法”U 形切除相邻的肝右前叶、后叶胆管口壁，切缘缝合线宜用可吸收的薇乔线。

病例 52：肝胆管结石，左半肝切除后复发肝右后叶胆管结石、狭窄，施行改良盆式 Roux-en-Y 术

【病史】患者，女，63 岁。复发右上腹痛、腹胀 3 个月。20 年前、15 年前，先后因“胆石症”施行“OC、T 形管引流术”。2 年前（2017 年），因“肝胆管结石”施行“左半肝切除、T 形管引流术”。

T 36.8℃，P 72 次 / 分，R 20 次 / 分，BP 107/60mmHg。神清，黄疸（－），心、肺（－）。腹平，见多条腹部切口瘢痕，浅静脉无曲张。腹壁软，右上腹压痛，以剑突右下方为显著，肝、胆囊、脾未触及，无胃振水音，叩击右肝区示心窝部疼痛，腹水征（－）。双下肢无水肿，双侧腰背部无抬举痛。

WBC 11.4 × 10^9/L，N 0.81，PLT 221 × 10^9/L，TBIL 18.9μmol/L，DBIL 15.3μmol/L，TP 58g/L，ALB 36g/L，PA 128mg/L，ChE 4783U/L。

MRCP（2019-05，外院）：右肝内胆管中度扩张。肝右前叶胆管口狭窄，其内多发结石（图 2-52-1）。肝右管缺如。

MRI（2019-05，外院）：左半肝已切除，右肝肥大，一级肝门移至胸骨后。右肝内胆管中度扩张，肝右前叶胆管口狭窄，其以上胆管多发结石（图 2-52-2）。脾不大。无腹水。

【术前诊断】复发肝胆管结石。S：S_6、S_7、CBD；St：RPBD；A：无；C：高位 AOSC。

【手术过程】

1. 择期，平仰卧位，全身麻醉，取上腹部“⌣”形切口入腹（图 2-52-3）。见：无腹水，大网膜上无静脉曲张及癌性淋巴结。肝脏面广泛膜性粘连，肝色泽棕红，左半肝已切除，右肝肥大，一级肝门移至胸骨后，肝质地稍硬，无明显结石感。十二指肠球部粘连，覆盖一级肝门。肝十二指肠韧带、胆囊已切除。胰头软，脾不大，十二指肠球部无溃疡瘢痕，胃壁无增厚、胃腔无扩张。
2. 离断肝周粘连，游离右肝，分离一级肝门与十二指肠球部粘连，显现一级肝门、肝总管、胆总管，其外径分别为 1.8cm、1.5cm。网膜孔粘连封闭，无法沟通，安置 Pringle 止血带。

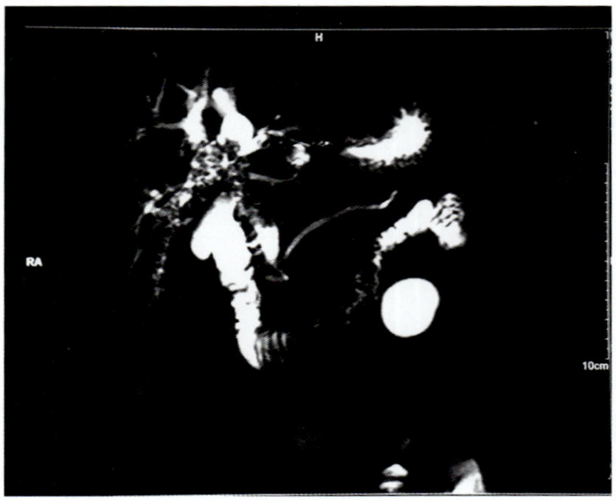

图 2-52-1　MRCP：显示肝右后叶胆管中度扩张，充填胆石

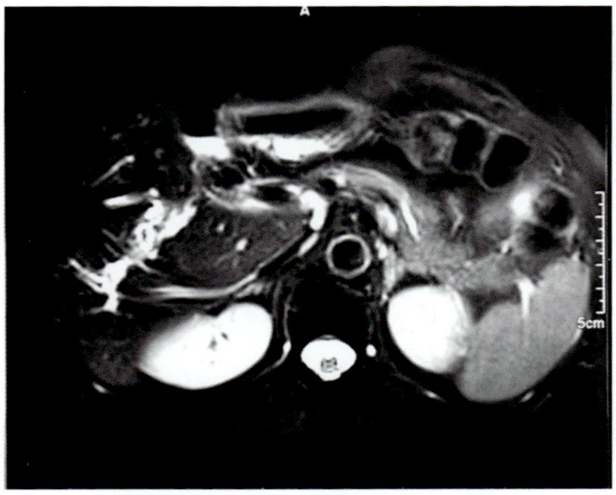

图 2-52-2　MRI：显示肝右后叶胆管扩张，多发结石

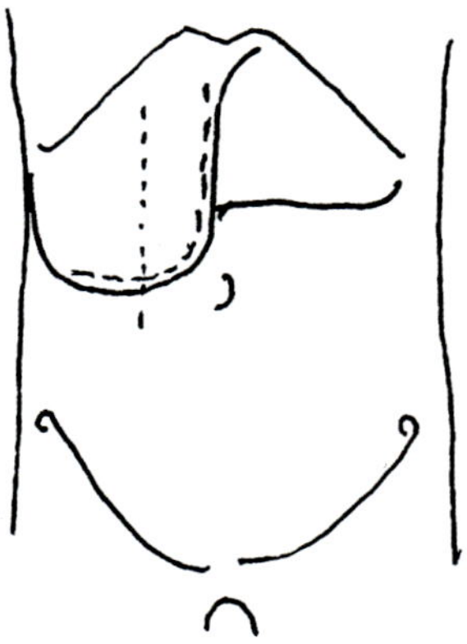

图 2-52-3　手术切口示意图

3. 做肝右前叶胆管与肝左管内吻合，使肝右前叶胆管口从 0.4cm 扩大到 1.8cm。

（1）穿刺肝总管获得胆汁，用“四边法”切开胆总管、肝总管、肝左管长度达 4cm，显示肝右管缺如。肝右前叶胆管口内径约 0.3cm，胆管内径约 1.8cm，胆管内大量胆石。肝右后叶胆管口内径约 0.5cm，壁厚约 0.1cm，肝左管口内径约 0.6cm，壁厚约 0.1cm，沿肝圆韧带切开肝左管口、肝左管，肝左管内径约 1.3cm，切开长度达 2.5cm，无胆石。

（2）施行肝右前叶胆管与肝左管内吻合，使其肝右前叶胆管口扩大至 1.8cm，切缘用薇乔线间断缝合。

4. 清除肝右后叶上段、下段胆管结石，配合纤维胆道镜清除尾状叶右管少许胆石。

5. 提取桥袢空肠，施行改良盆式 Roux-en-Y 术，肝胆管盆放置导管引流。

6. 放置网膜孔右侧引流管，清点器械、敷料无误，逐层关腹。手术历时 4.5 小时，失血量约 200ml，安返病房。

7. 本例手术绘图见图 2-52-4。

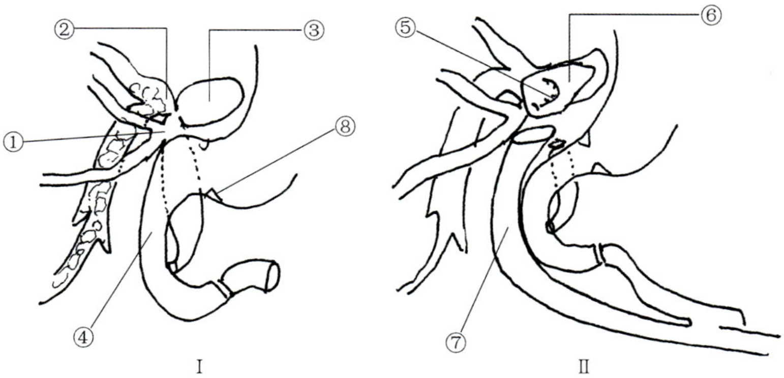

图 2-52-4　手术示意图

Ⅰ. 术前；Ⅱ. 术后

①肝右后叶胆管；②肝右前叶胆管；③肝左管；④十二指肠；⑤肝右前叶胆管、肝左管内吻合；⑥肝胆管盆；⑦桥袢空肠；⑧幽门环

【术后诊断】复发肝胆管结石，左半肝切除后。S：S_6、S_7、S_9；St：RPBD；A：肝右管缺如；C：右肝肥大，第一肝门移位至胸骨后，高位 AOSC。

【实施的手术】施行肝右后叶胆管、肝左管内吻合及改良盆式 Roux-en-Y 术。

【术后】无胆漏、出血，恢复平顺，复查 CT 无胆石残留。

【讨论】

（一）胆管狭窄

1. 本例系肝右管缺如，肝右后叶胆管口为环状、炎性狭窄。
2. 肝右后叶胆管为真性狭窄，与肝左管口紧邻。
3. 肝右后叶胆管为壁源性狭窄。

（二）解除狭窄的难点

1. 既往因肝胆管结石曾多次施行肝胆道手术，甚至左半肝切除。
2. 肝右后叶胆管右侧为肝右前叶胆管，不能经右侧切开。
3. 肝右后叶胆管只能经由左侧切开，术野深，易损伤肝门静脉。
4. 无法安置 Pringle 止血带。

（三）解除狭窄的方法

经由肝圆韧带途径切开肝左管口、肝左管，显现肝右后叶、前叶胆管口，由此处做肝右后叶胆管与肝左管吻合，使肝右前叶胆管口从 0.4cm 扩大至 1.8cm，胆管狭窄得到满意的解除，进而直视下清除右肝内胆石。

（四）相关外科手术技术

本例肝右后叶胆管与肝左管内吻合是在开放血流下进行，手术时宜注意以下几点。

1. 充分敞开一级肝门，特别是肝右后叶胆管、肝左管的显露。
2. 扪触清楚肝固有动脉、肝右动脉。
3. 用“四边法”逐渐切开、缝合、结扎切缘。
4. 胆管切缘缝合线用 4-0 薇乔线。

病例 53：肝胆管结石、多级胆管口狭窄，经尾状叶胆管等多条途径完成改良盆式 Roux-en-Y 术

【病史】患者，男，69 岁。间断发作右上腹痛 40 年，再次复发伴发热 9 天。患者 10 年前诊为“胆石症”，在外院施行“胆囊切除、胆管 T 形管引流术”，先后手术 3 次。

T 36.9℃，P 74 次 / 分，R 20 次 / 分，BP 124/80mmHg。神清合作，皮肤、巩膜轻度黄染，心、肺正常。腹平，浅静脉无曲张，右上腹见多条手术切口瘢痕；腹壁软，肝、胆囊、脾未触及，剑突右下方压痛，叩击右肝区示心窝部不适，叩击左腰背部局部疼痛，无胃振水音，腹水征（－）。双下肢无水肿。

WBC 10.7×10^9/L，N 0.723，PLT 178×10^9/L，TBIL 47.3μmol/L，DBIL 25μmol/L，TP 61.3g/L，ALB 32g/L，AST 64U/L，ALT 104U/L，ALP 159U/L，γ-Gt 927U/L，PA 72mg/L，ChE 4372U/L，C-12 正常。

CT（2019-05-15，湖南省人民医院）：肝轮廓清，表面光整，肝左外叶肥大，肝左内叶萎缩。肝内胆管中度扩张，充填胆石，尤以肝右前叶、后叶及肝左内叶胆管为显著（图 2-53-1）。S_1 亦显示胆石（图 2-53-2）。胆囊未触及，脾不大。

【术前诊断】肝胆管结石，多次胆道探查术后。S：S_5、S_8、S_6、S_7、S_1、CBD、LHD；St：S_1、LHD、RHD；A：无；C：胆汁性肝硬化、高位 AOSC。

【手术过程】

1. 择期，平仰卧位，全身麻醉，取右上腹“反 L”形切口（图 2-53-3）入腹。见：无腹水，腹膜上无癌性结节。肝周粘连，肝脏面色泽暗棕，被大网膜、胃十二指肠粘连；肝形态、比例无明显失衡，质地稍硬，

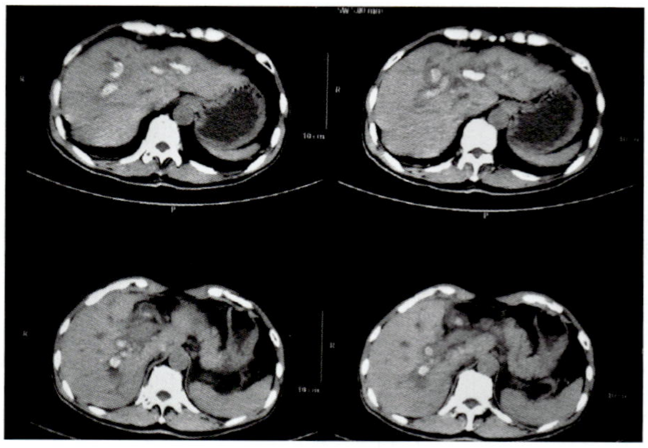

图 2-53-1　CT：显示肝内胆管中度扩张，充填胆石

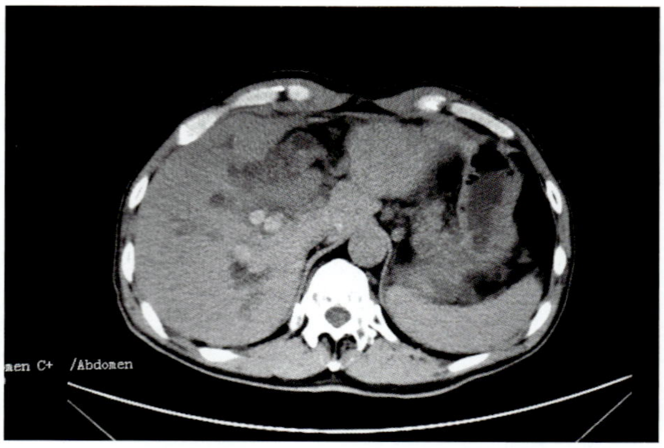

图 2-53-2　CT：显示 S_1 结石

尾状叶左段呈明显结石感。胆囊已切除。肝外胆管外径约 1.8cm，有结石感。胰头不大，质稍硬。脾不大。

2. 离断肝周粘连，显现肝十二指肠韧带，横断肝桥，切除肝方叶；经肝圆韧带途径、胆囊床途径先后切开胆总管、肝总管、肝左、右管口及肝左、右管，其内径分别为 1.8cm、1.5cm、0.7cm、0.6cm、1.5cm 及 1.3cm，直视下清除其内胆石，配合纤维胆道镜清除残石（图 2-53-4）。尾状叶左段结石感明显，但胆石取出困难。

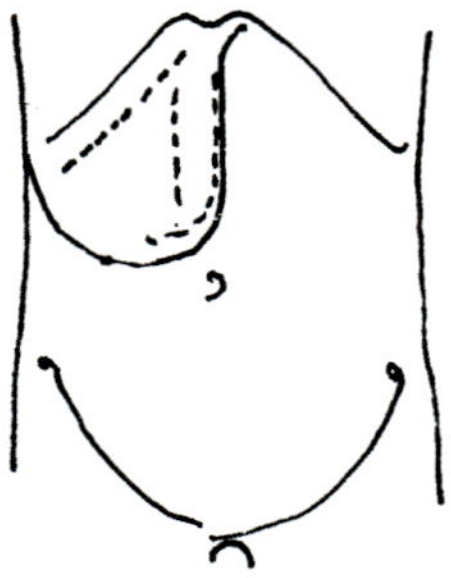

图 2-53-3　手术切口示意图

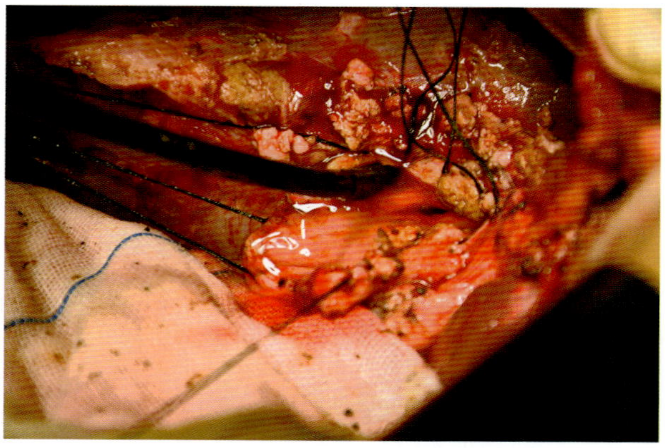

图 2-53-4　图的正中处为切开的肝内胆管

3. 尾状叶左管结石清除

（1）牵开肝左外叶向右前方，显现尾状叶左段，安置 Pringle 止血带。

（2）于结石感明显处用“四边法”切开尾状叶左管，延长切口达 1.5cm，直视下取出其内胆石，并与肝左管沟通。尾状叶左管壁厚 0.1cm，管腔最宽处约 0.9cm，再扪触尾状叶左段肝，原结石感消失。

（3）纤维胆道镜再检查，无胆石残留。

（4）用 4-0 Prolene 线缝闭胆管切口，注水测试无胆漏。

4. 横断胆总管，组成肝胆管盆，内径达 4cm，完成改良盆式 Roux-en-Y 术。

5. 逐层关腹。手术历时 4 小时，失血量约 100ml，安返病房。

6. 本例手术绘图见图 2-53-5。

【术后诊断】肝胆管结石，多次胆道探查术后。S：S_5、S_8、S_6、S_7、S_1、CBD、LHD、RHD；St：RHD、LHD（相对），S_1（相对）；A：无；C：胆汁性肝硬化、高位 AOSC。

【实施的手术】经肝圆韧带途径、胆囊床途径、尾状叶胆管途径完成改良盆式 Roux-en-Y 术。

【术后】恢复平顺，复查无胆石残留。

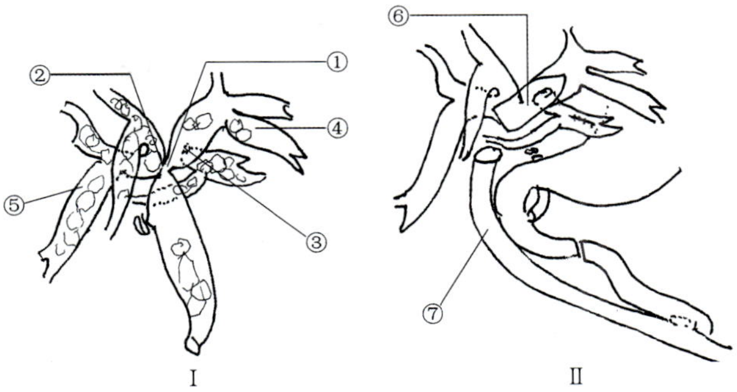

图 2-53-5　手术示意图

Ⅰ. 术前；Ⅱ. 术后

①肝左管口；②肝右管口；③尾状叶胆管口；④ S_3；⑤ S_6；⑥肝胆管盆；⑦桥袢空肠

【讨论】

（一）胆管狭窄

本例肝左、右管口及尾状叶胆管口为相对狭窄；本例胆管狭窄为环状、炎性、壁源性狭窄。

（二）解除狭窄的难点

1. 既往多次胆道手术。
2. 胆石弥散，难以彻底清除。
3. 尾状叶胆管开口于肝左管，而且尾状叶左、右管共干。

（三）解除狭窄的方法

经肝圆韧带途径、胆囊床途径、尾状叶胆管途径施行改良肝胆管盆式 Roux-en-Y 术。

（四）相关外科手术技术

本例的技术难点是尾状叶胆管结石清除，使用的途径是尾状叶胆管途径，应用时宜注意以下几点。

1. 应用肝圆韧带途径、胆囊床途径彻底敞开一级肝门。
2. 安置 Pringle 止血带。
3. 向右前方牵开肝左外叶。
4. 在结石感明显处用“四边法”切开尾状叶胆管，直视下清除胆管结石。
5. 配合胆道镜。
6. 尾状叶胆管与肝左管沟通。
7. 缝闭尾状叶胆管切口。

病例 54：肝胆管结石、肝总管及肝左、右管真性狭窄，经胆囊床途径解除多级胆管狭窄，施行多处内吻合改良盆式 Roux-en-Y 术

【病史】患者，男，62 岁。反复心窝部疼痛 30 余年，复发伴寒战、发热 10 天。患者曾因“左腹股沟斜疝”“粘连性肠梗阻”先后施行过手术。患有“高血压”“冠心病”“糖尿病”10 年。

T 37℃，P 68 次 / 分，R 20 次 / 分，BP 147/88mmHg。神清，皮肤、巩膜无黄染。心律齐、无杂音，双肺呼吸音清。腹平，浅静脉无曲张，见右中腹经腹直肌切口瘢痕、左腹股沟斜疝切口瘢痕各一条；腹壁软，未扪及肝、胆囊、脾，剑突右下方压痛，Murphy 征（－），叩击右肝区示心窝部疼痛，无胃振水音，腹水征（－）。双下肢无水肿。

WBC 3.9×10^9/L，N 0.322，PLT 163×10^9/L，TBIL 7.3μmol/L，DBIL 2.5μmol/L，TP 65g/L，ALB 36.3g/L，AST 35U/L，ALT 46U/L，ALP 243U/L，γ-Gt 294U/L，PA 128mg/L，ChE 3249U/L，CA19-9 36U/ml，GLU 7.7mmol/L。

MRCP（2019-05-16，当地县医院）：肝外胆管纤细，肝总管内径约 0.3cm。肝左管似有 2 条，上面的一条内径约 0.4cm，下面的一条内径约 1.5cm。肝右管口狭窄，仅 0.2cm，肝右前叶、后叶胆管中度扩张，充填大量胆石。胆囊约 8cm × 3cm，胆石不清。见图 2-54-1。

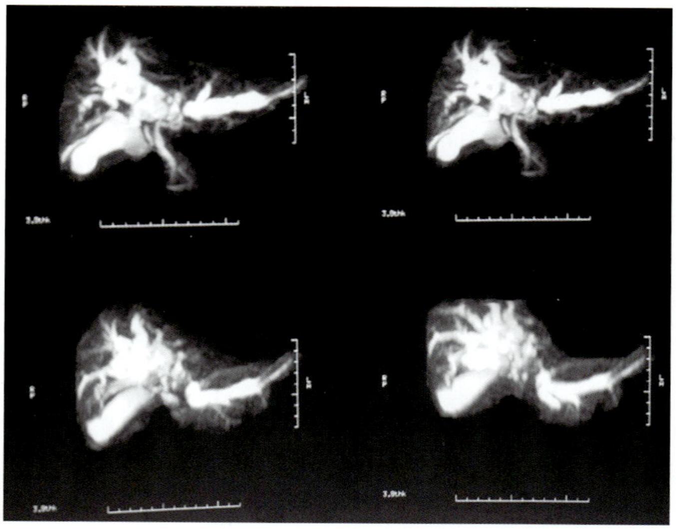

图 2-54-1 MRCP：显示肝内胆管扩张，肝外胆管纤细

CT（2019-05，当地县医院）：肝轮廓清，表面光整，形态、比例无明显失衡。肝内胆管中度扩张，充填大量胆石，尤以右肝及肝左外叶胆管为显著（图 2-54-2）。肝外胆管不清。增强扫描显示肝右动脉跨越肝总管，无门静脉海绵样变（图 2-54-3）。

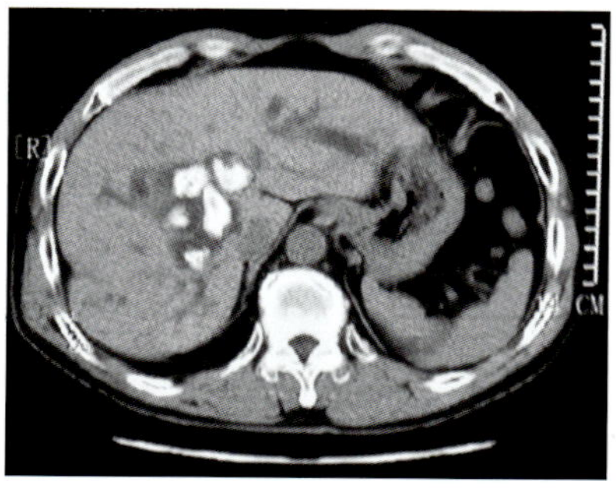

图 2-54-2 CT：显示肝内胆管中度至重度扩张，充填胆石

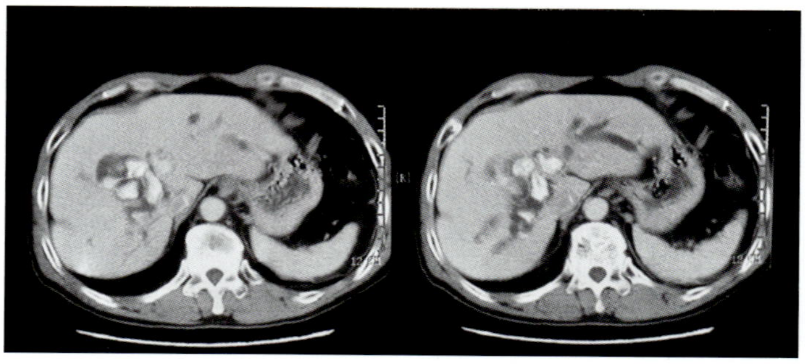

图 2-54-3 CT 增强扫描（静脉期）：无门脉海绵样变

【术前诊断】

1. 肝胆管结石。S：S_5、S_8、S_6、S_7、S_3；St：CHD、S_3、RHD、RPBD、RABD；A：肝左管及肝右管缺如，肝右动脉跨越胆总管；C：高位 AOSC、胆汁性肝硬化。

2. 糖尿病、高血压。

【手术过程】

1. 择期，高压氧治疗 10 天，术前 1 小时给予亚胺培南 1g。平仰卧位，全身麻醉，背上垫枕 10cm，取右上腹“鱼钩”形切口入腹（图 2-54-4）。见：无腹水，大网膜上无静脉曲张，腹膜无癌性结节。肝色泽呈棕红，表面光整，质稍硬，一级肝门右侧可扪及结石感，膈面结石感不明显，肝方叶较大。肝左管不明显。胆囊约 7cm × 3cm，无结石感。肝外胆管纤细，肝总管外径约 0.3cm（图 2-54-5）。肝右动脉跨越胆总管，肝十二指肠韧带无静脉曲张。胰头不大，脾不大。

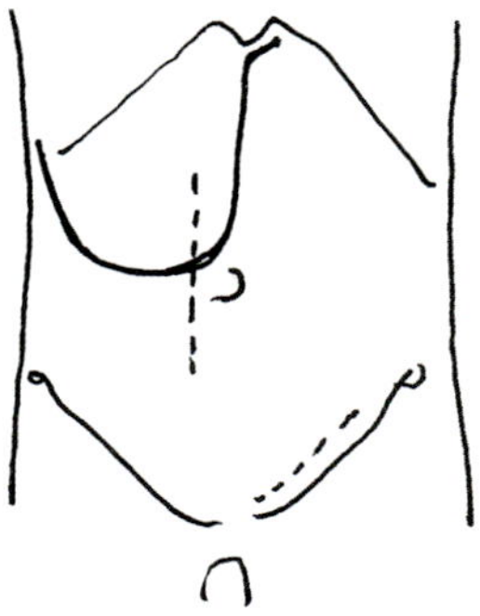

图 2-54-4 手术切口示意图

2. 游离肝右动脉，安置 Pringle 止血带，顺逆结合切除胆囊。

3. 离断肝桥，切除肝方叶 2.5cm × 2cm，敞开左肝前纵沟，显现左肝管。

4. 用“四边法”切开胆总管、肝总管达肝门，见肝总管此处内径约 1.5cm，其顶端一胆管口约 0.1cm，溢脓性胆泥。

5. 阻断入肝血流，经肝圆韧带途径进入肝左管，内径约 0.3cm，壁厚约 0.6cm，无胆沙及脓性胆汁涌出。经胆囊床途径切开肝右前叶胆管、肝右前叶下段胆管长度达 4cm，其壁厚 0.2cm，内径达 1.8（图 2-54-6），直视下清除其内胆石。先后做肝右前上、下段胆管口吻合，使其内径从 0.6cm 达 1.5cm，清除其内结石；继而施肝右后叶上、下段胆管内吻合，其内径从 0.6cm 达 1.4cm，清除其内胆石；然后做肝左外叶胆管与尾状叶左管口内吻合，吻合口内径从 0.8cm 达 1.5cm，清除其内胆石。

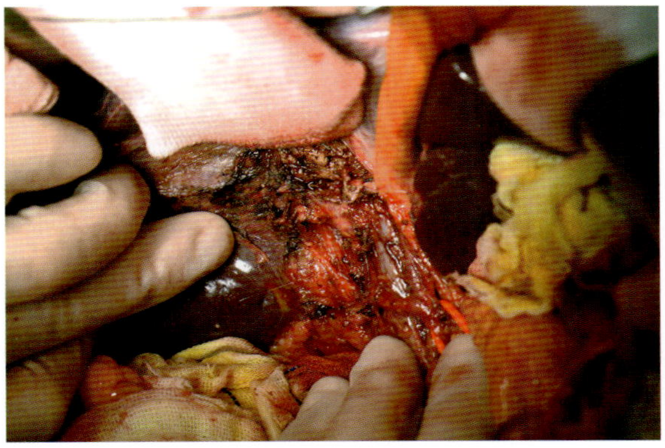

图 2-54-5　图右下方中指前方为肝总管

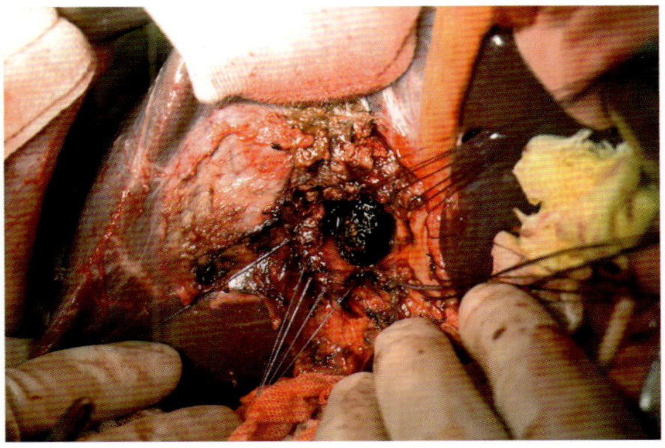

图 2-54-6　线牵引处为右肝前叶胆管、肝右前叶下段胆管切开

6. 横断肝总管，组成肝胆管盆，内径达 4cm，肝右动脉复位于肝门静脉前。

7. 提取桥袢空肠，完成改良盆式 Roux-en-Y 术，引流管放置于肝胆管盆。

8. 逐层关腹。手术历时 3 小时，失血量约 50ml，取出胆石约 50g，安返病房。

9. 本例手术绘图见图 2-54-7。

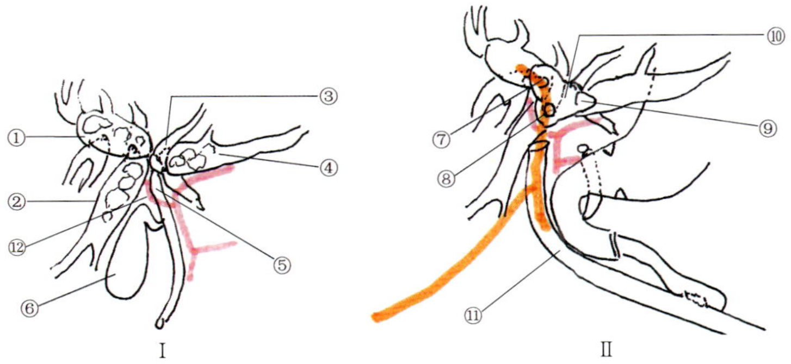

图 2-54-7　手术示意图

Ⅰ. 术前；Ⅱ. 术后

①肝右前叶胆管；②肝右后叶胆管；③肝左内叶胆管；④肝左外叶胆管；⑤肝总管；⑥胆囊；⑦肝右前叶上、下段胆管内吻合口；⑧肝右后叶上、下段胆管内吻合口；⑨肝左外叶、尾状叶胆管内吻合口；⑩肝胆管盆；⑪桥袢空肠；⑫肝右动脉

【术后诊断】

1. 肝胆管结石。S：S_5、S_8、S_6、S_7、S_3；St：CHD、S_3、RHD、RPBD、RABD；A：肝左管及肝右管缺如，肝右动脉异位于胆总管前方；C：高位 AOSC、胆汁性肝硬化。

2. 糖尿病、高血压。

【实施的手术】做 RPBD、RABD、S_3 口内吻合，施行改良盆式 Roux-en-Y 术及肝右动脉复位。

【术后】无胆漏、出血、肝肾功能不全等并发症，复查 CT 无胆石残留。

【讨论】

（一）胆管狭窄

1. 肝总管为真性、炎性、近环状狭窄。
2. 肝右管口亦为真性、炎性、环状狭窄。
3. 肝右后叶胆管口、肝右前叶胆管口及 S_3 口均为炎性、环状、相对狭窄。
4. 本例各级胆管口狭窄均为壁源性。

（二）解除狭窄的难点

1. 肝外胆管狭窄，阻拦入肝。
2. 左肝内胆管纤细，与肝左外叶胆管伴行，而且位于其后。
3. 肝右管口真性狭窄，显现、解除困难。
4. 肝左前叶胆管、肝右后叶胆管及肝左外叶胆管口狭窄，位置深在。

（三）解除狭窄的方法

1. 阻断入肝血流，切除胆囊，用“四边法”循肝总管切开肝右管，循胆囊床途径切开肝右前叶及肝右前叶下段胆管。

2. 肝右后叶、肝右前叶及状尾叶左管口相对狭窄，施行内吻合予以解除。

3. 施行改良盆式 Roux-en-Y 术。

（四）相关外科手术技术

1. 经胆囊床途径切开肝右管口、肝右前叶下段胆管，敞开右肝大门，这是本例一大创新之处。

2. 解除肝左外叶胆管狭窄时，应注意充分解除右肝胆管狭窄；直视下做肝左外叶胆管口与尾状叶左管内吻合，而不是肝左内叶、外叶胆管口内吻合，这是本例又一亮点、创新之处。

病例 55：肝胆管结石、肝右后叶下段胆管末段真性狭窄，施行肝右后叶下段胆管末段内吻合改良盆式 Roux-en-Y 术

【病史】患者，女，60 岁。复发右上腹痛、恶心 7 天。4 年前诊为“结石性胆囊炎”，在当地县医院施行“胆囊切除、胆总管探查术”。

T 36.5℃，P 71 次 / 分，R 19 次 / 分，BP 117/68mmHg。神清，无黄疸，心、肺正常。腹平，浅静脉无曲张，见右上腹绕腹直肌切口瘢痕长 13cm；腹壁软，肝、胆囊、脾未触及，剑突右下方压痛，叩击右肝区示心窝部不适。腹水征（-）。

WBC 5.95×10^9/L，N 0.88，PLT 106×10^9/L，TBIL 15.3μmol/L，DBIL 7.4μmol/L，TP 58.4g/L，ALB 33.1g/L，AST 22U/L，ALT 22.8U/L，ALP 541U/L，γ-Gt 967.3U/L，PA 51mg/L，ChE 4704U/L。

CT（2019-05-05，湖南省人民医院）：肝轮廓清、表面光整，肝左外叶肥大、肝左内叶萎缩；左肝及肝右后叶胆管中度扩张，充填胆石（图 2-55-1，图 2-55-2）。肝外胆管内径约 1.3cm，无胆石。胆囊未见。脾不大。

【术前诊断】肝胆管结石。S：S_5、S_6、LHD、S_4；St：LHD、RPBD；A：无；C：胆汁性肝硬化、门静脉高压症、肝肥大 - 萎缩征（肝左外叶肥大、肝左内叶萎缩）。

【手术过程】

1. 择期，平仰卧位，全身麻醉，取右上腹“鱼钩”形切口入腹（图 2-55-3）。见：无腹水，腹膜上无癌性结节、无静脉曲张。肝色泽呈棕红，肝左外叶肥大、肝左内叶萎缩，肝左内叶及肝右后叶表面结石感明显。肝外胆管外径约 1.5cm，肝外胆管无结石感。胆囊已切除，脾不大，胰头软。肝十二指肠韧带无静脉曲张。

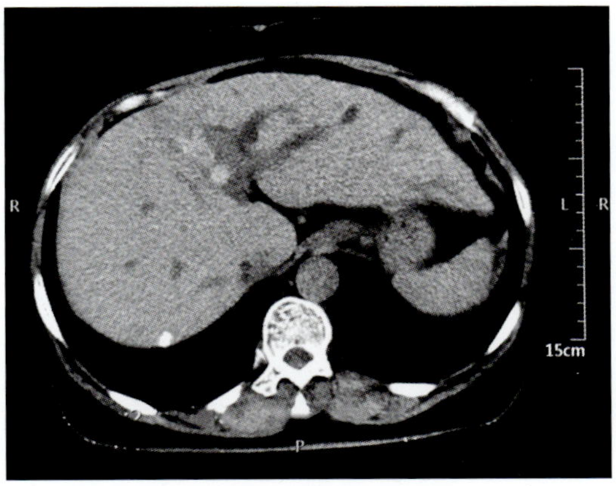

图 2-55-1　CT：显示左肝外叶肥大，左肝内胆管中度扩张、充填胆石

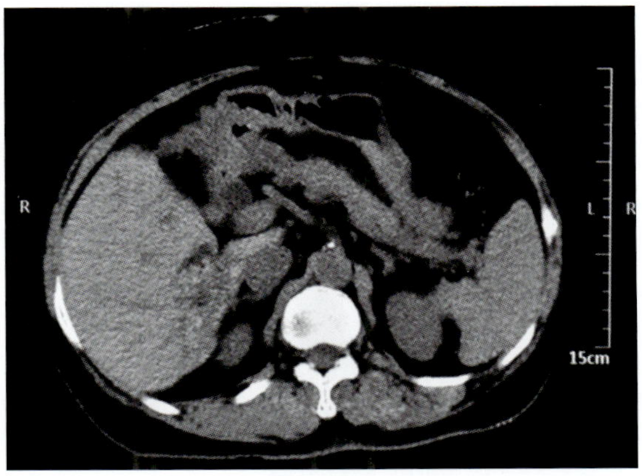

图 2-55-2　CT：显示右肝后叶胆管扩张，充填胆石

2. 离断肝周粘连带，游离肝，安置 Pringle 止血带，切开肝总管、胆总管。

3. 用“四边法”阻断入肝血流，切除肝方叶（图 2-55-4），显现肝中静脉。肝左管、肝右管，其内径分别为 0.6cm、1.0cm。

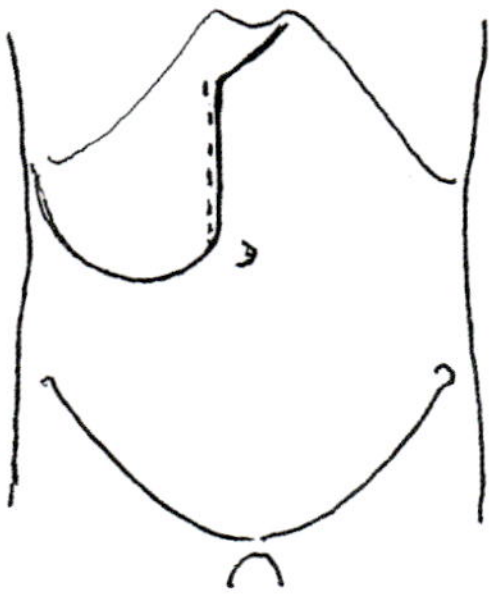

图 2-55-3　手术切口示意图

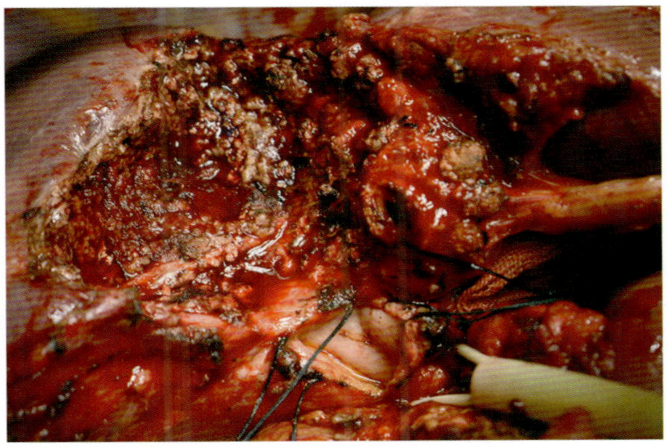

图 2-55-4　显示肝方叶断面

4. 沿肝圆韧带途径切开肝左管（图 2-55-5）、肝左管口，清除其内胆石（图 2-55-6），显现肝右前叶胆管口、肝右后叶胆管口，以及尾状叶左管口、肝左外叶胆管口，均无明显狭窄。显示肝右管缺如，肝左管内径约 2.3cm。

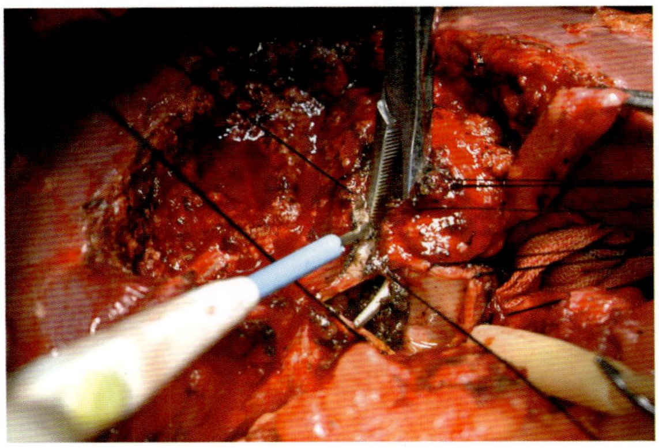

图 2-55-5　钳子尖处为左肝管

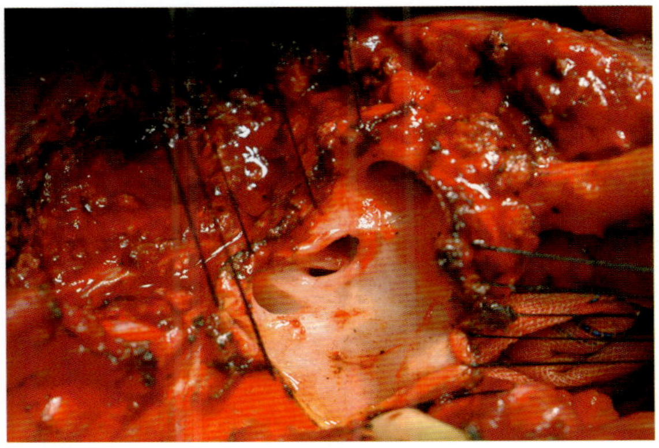

图 2-55-6　清除结石后的左肝内胆管

5. 经肝右后叶脏面 S_6 结石感途径，阻断入肝血流，予以切开（图 2-55-7），用“四边法”逐渐延长切口，显现胆管内径约 2cm，其内大量胆石（图 2-55-8）。经肝门肝右后叶胆管口插入取石钳，清除其内胆石，

其胆管末仅有针尖大小孔径与肝右后叶下段胆管相通（图 2-55-9）。做胆管内吻合，使其胆管孔径达 1.5cm（图 2-55-10），顺利通过 8 号胆道扩张器头（图 2-55-11）。

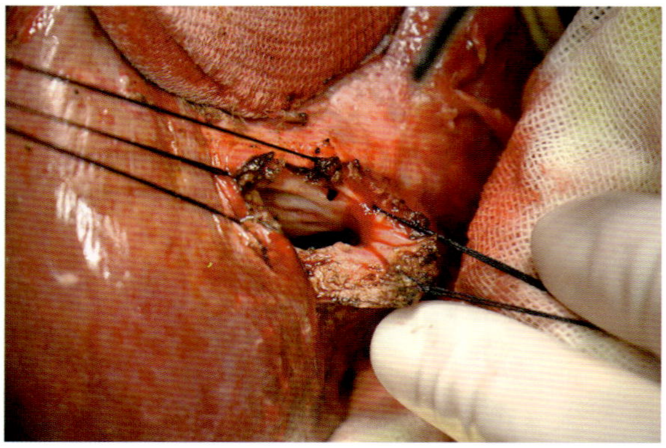

图 2-55-7　线牵引处为肝右后叶胆管切开

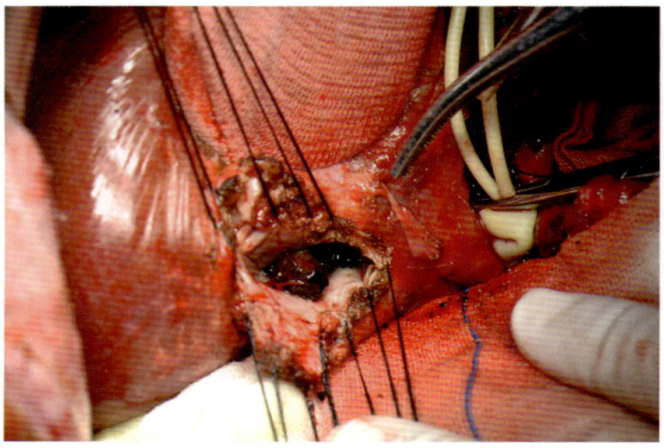

图 2-55-8　肝右后叶胆管有大量胆石

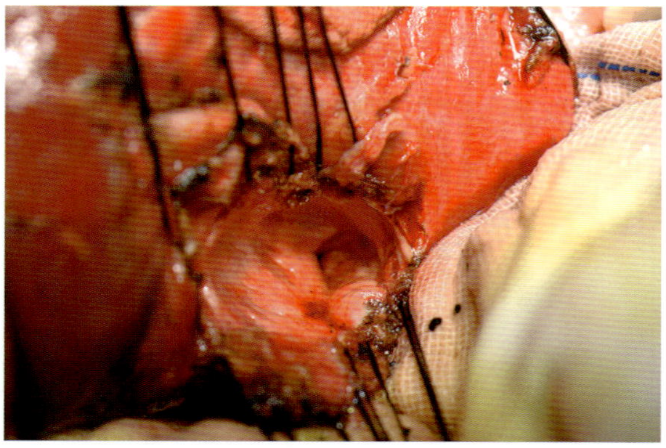

图 2-55-9　肝右后叶胆管口狭小

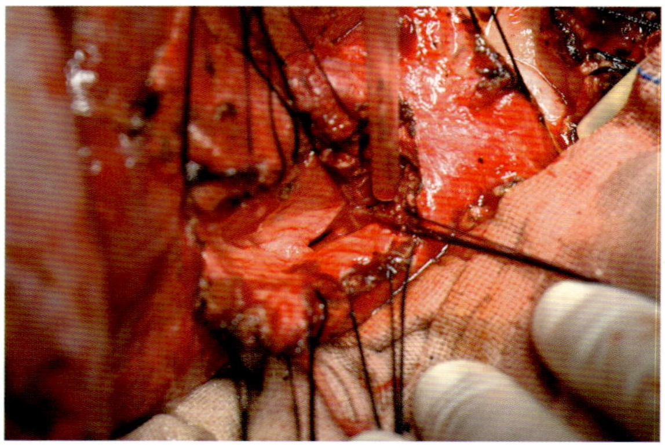

图 2-55-10　吸引器处为胆管内吻合口

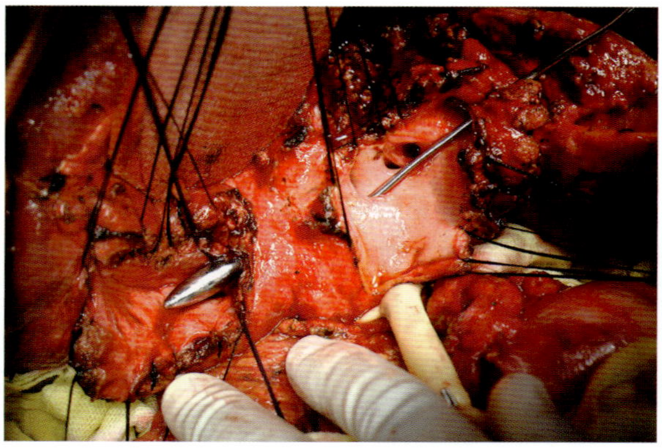

图 2-55-11　内吻合口通过 8 号胆道扩张器头

6. 横断肝总管（图 2-55-12），使其右侧壁与肝右后叶胆管拼合，组成直径达 12cm 的肝胆管盆（图 2-55-13）。

7. 完成改良盆式 Roux-en-Y 术。

8. 逐层关腹。手术历时 4.5 小时，失血量 100ml，安返病房。

9. 本例手术绘图见图 2-55-14。

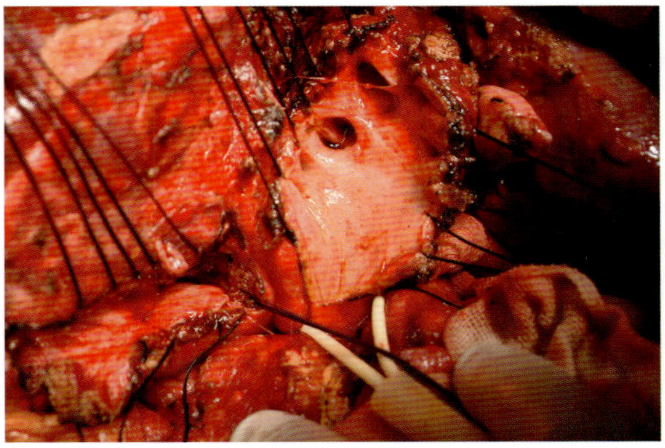

图 2-55-12 Pringle 止血带上方显示胆管横断

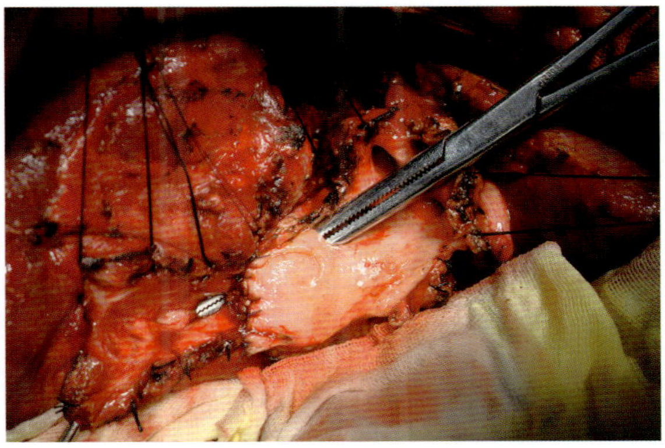

图 2-55-13 钳尖处前方显示肝总管右侧壁与肝右后叶胆管拼合后

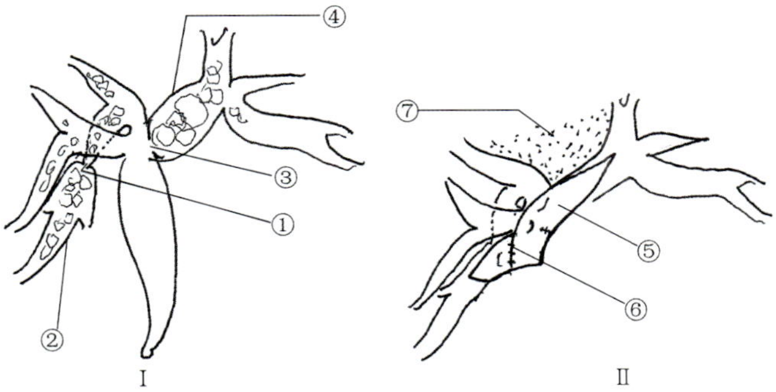

图 2-55-14 手术示意图

Ⅰ. 术前；Ⅱ. 术后

①肝右后叶下段胆管狭窄；②肝右前叶下段胆管；③肝左管口；④肝左管；⑤肝胆管盆；⑥肝总管左缘与肝右后叶下段胆管切缘拼合；⑦ S_4 肝断面

【术后诊断】肝胆管残留结石。S：S_5、S_7、S_9、LHD；St：LHD、RPBD；A：肝右管缺如，S_9 汇入 RPBD；C：胆汁性肝硬化、门静脉高压症、肝肥大 - 萎缩征（肝左外叶肥大、肝左内叶萎缩）。

【实施的手术】施行肝 S_4 切除、RPBD 末段内吻合及改良肝胆管盆式 Roux-en-Y 吻合术。

【术后】恢复平顺，无胆漏、出血、肝功能不全等，复查 CT 无胆石残留。

【讨论】

（一）胆管狭窄

本例肝左管口狭窄为环状、炎性、壁源性、良性、真性狭窄；肝右后叶末端为环状、炎性、壁源性、良性、真性狭窄。

（二）解除狭窄的难点

1. 肝 S_4 口狭窄，合并肝 S_4 纤维萎缩、多级胆管狭窄。

2. 右肝内胆管及其末端真性狭窄，而其远段即三级胆管扩张，位置深在。同时合并肝右管缺如、肝右后叶胆管异位于前叶胆管内侧，处理时十分困难。

3. 本例不能施行右肝切除。

（三）解除狭窄的方法

1. 肝左管口狭窄的解除。经肝圆韧带途径切除肝左内叶，保存肝左管。

2. 肝右后叶胆管末狭窄的解除。施行肝右后叶胆管末端内吻合、肝总管右切缘与肝右后叶胆管切缘拼合，组成宽大肝胆管盆的右侧部。

3. 施行改良盆式 Roux-en-Y 术。

（四）相关外科手术技术

1. 保留肝左管、肝左外叶胆管，切除肝左内叶。注意以下几点。

（1）保护好肝左管、肝左外叶胆管，结扎、切断 $S_{4\text{-}b}$ 及 $S_{4\text{-}a}$ 脉管。

（2）在肝中静脉左侧腹面劈离肝，保护好肝中静脉。

（3）剔除纤维萎缩的肝左内叶。

（4）安置 Pringle 止血带，切除肝。

2. 肝右管缺如，肝右后叶胆管与肝右前叶胆管异位，肝右后叶胆管末端真性狭窄的解除，内吻合难度大、危险，手术时宜注意以下几点。

（1）经肝圆韧带途径充分切开肝左管，显现肝右前叶、后叶胆管口。

（2）经 S_6 结石感途径切开 S_6，清除其内胆石。

（3）经肝右后叶胆管插入胆道扩张器头，顶出针尖大小胆管口。

（4）用“四边法”将胆管切开、内吻合，使共内径达 1.5cm。

3. 组成肝胆管盆。本例肝胆管盆内径 12cm，术中宜注意：①横断肝总管；②以 4-0 薇乔线做肝总管左切缘与 S_6 近切缘拼合；③拼合邻近胆管其他切缘。

病例 56：肝胆管结石、二级肝门狭窄、胆管壁静脉曲张，施行改良盆式 Roux-en-Y 术

【病史】患者，男，45 岁。反复右上腹痛 40 年，复发伴寒热 25 天。患者于 20 年前、10 年前诊为“肝胆管结石”，先后在当地县医院施行胆道手术 2 次（术式不详）。

T 36.7℃，P 84 次 / 分，R 20 次 / 分，BP 118/70mmHg。神清，皮肤、巩膜无黄染。心律齐，双肺清。腹平，右上腹经腹直肌切口瘢痕长约 15cm。腹壁软，剑突右下方压痛，右肝区叩击示心窝部不适，肝、胆囊及脾未触及，腹水征（－）。

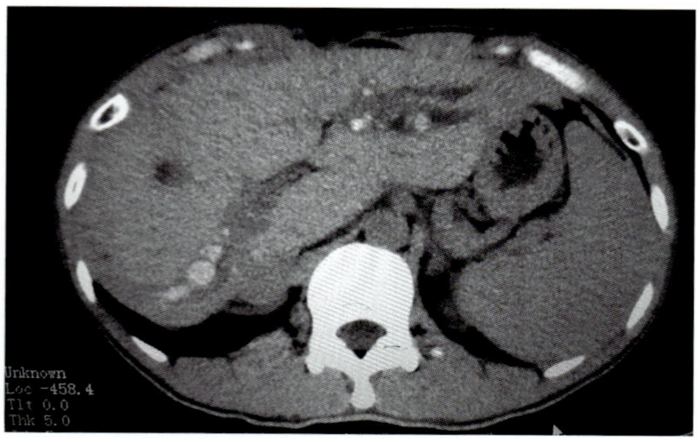

图 2-56-1　CT：肝内胆管中度扩张，充填胆石

WBC 8.4×10^9/L，N 0.814，PLT 122×10^9/L，TBIL 27μmol/L，DBIL 18.7μmol/L，TP 57g/L，ALB 35.4g/L，AST 38U/L，ALT 22U/L，ALP 336U/L，γ-Gt 317U/L，PA 87mg/L，ChE 3432U/L，C-12 正常。

CT（2019-04-14，湖南省人民医院）：肝表面光整，左肝肥大、右肝萎缩。肝内胆管轻、中度扩张，以肝左外叶、肝右后叶胆管为显，其内充填胆石（图 2-56-1）。脾大 6 个肋单元。无门静脉海绵样变，但见肝外胆管壁静脉曲张，无腹水。

【术前诊断】肝胆管结石。S：S_2、S_3、S_6、S_7、S_5、S_8、S_9、CBD；St：RPBD、S_2、S_3；A：无；C：胆汁性肝硬化、门静脉高压症、胆管壁内静脉曲张、肝肥大 - 萎缩征（左肝肥大、右肝萎缩）。

【手术过程】

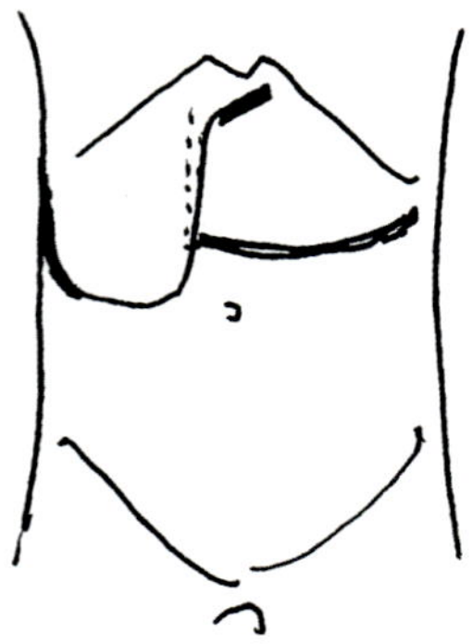

图 2-56-2　手术切口示意图

------ 原切口；—— “反 L”形切口；═══ Y 形切口

1. 择期，平仰卧位，全身麻醉，取右上腹“反 L”形切口入腹（图 2-56-2）。见：无腹水，肝周广泛粘连，大网膜无静脉曲张、无癌性结节。肝色泽呈棕红，左肝肥大、右肝萎缩，肝质地硬，肝左外叶、肝右后叶下段结石感明显。肝圆韧带隐于肝周瘢痕组织中，肝方叶肥大。肝左管未见。肝外胆管外径达 2cm，周围见静脉曲张，最粗处位于肝总管、

胆总管的左前壁，其直径约 0.8cm。胆管具结石感，胆囊已切除，胰头质地稍硬，脾不大。

2. 离断肝周粘连，显现、游离左、右肝及肝十二指肠韧带，安置 Pringle 止血带，用“四边法”切开胆总管，壁厚 0.2cm，腔内径约 1.8cm，取出其内胆石数枚，胆总管远端能通过 6 号胆道扩张器。肝内胆管结石取出困难。

3. 笔者见切口太小，肝深藏于右膈下。笔者完成以下手术。

（1）延长腹壁切口呈 Y 形，右膈下填塞纱布垫托出右肝，显现肝。

（2）阻断入肝血流，离断肝桥，切除肝方叶约 3cm × 2cm × 4cm，显现前纵沟及肝左管。用“四边法”切开肝左管口、肝左管及肝左内叶胆管，达 $S_{4\text{-}b}$ 脉管，显现肝左外叶胆管、尾状叶左管口及肝右管口，其内径分别为 0.7cm、0.2cm、1.0cm，可扪及肝左外叶胆管和肝右管内胆石。

（3）经 S_2 残端做切口达 2cm，取出 S_2 内结石，并与肝左管沟通。

（4）在 S_3 膈面结石感明显处切开，直视下清除 S_3 内结石，与肝左管沟通，原结石感消失。

（5）清除右肝内胆管结石。①扩张肝右管口，用取石钳取出肝右前叶与肝右后叶上、下段胆管结石，S_6 结石感仍存在；②于肝右后叶下段胆管（S_6）结石感明显处切除部分 S_6 肝，显现 S_6 肝终末胆管内径为 1.3cm，直视下取出其内胆石，经此与肝右管沟通，原结石感消失。安置好肝右后叶下段胆管内 14 号长臂 T 形管，其直臂用 4-0 薇乔线 2 针固定于肝总管后侧壁。

（6）组成肝胆管盆。拟横断胆总管，因其胆管静脉曲张，改用 3-0 Prolene 线将胆总管切缘与胆总管后壁间断缝闭。

4. 提取桥袢空肠，完成改良盆式 Roux-en-Y 术。长臂 T 形管直臂从桥袢空肠另戳孔引出，测试无胆漏、出血。

5. 逐层关腹。手术历时 5.5 小时，失血量约 300ml，生命体征平稳，安返病房。

6. 本例手术绘图见图 2-56-3。

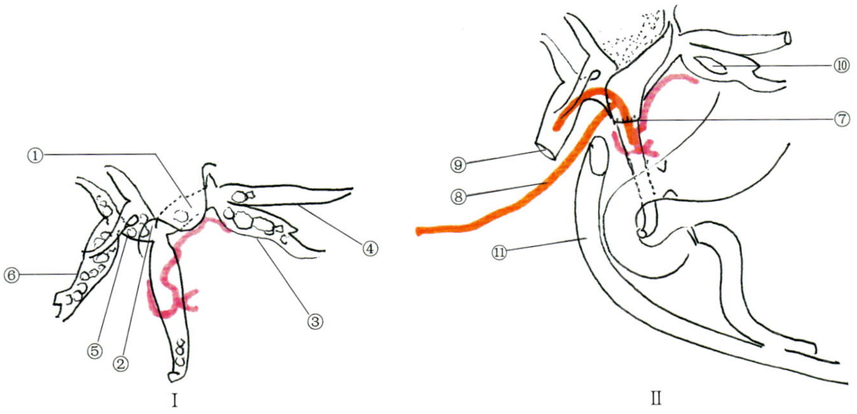

图 2-56-3　手术示意图

Ⅰ. 术前；Ⅱ. 术后

①肝方叶；②肝右管口；③ S_5；④ S_2；⑤肝右后叶胆管；⑥肝右后叶下段胆管；⑦胆总管前壁与后壁缝合；⑧长臂 T 形管；⑨肝右后叶下段胆管残端；⑩ S_3 切开；⑪桥袢空肠

【术后诊断】肝胆管结石。S：S_2、S_3、S_6、S_7、S_5、S_9、CBD；St：S_2、S_3、RPBD；A：无；C：胆汁性肝硬化、门静脉高压症、胆管壁内静脉曲张、肝肥大 - 萎缩征（左肝肥大、右肝萎缩）。

【实施的手术】经肝圆韧带途径、胆囊床途径，施行肝右后叶部分切除及胆总管切口末端前壁与后壁吻合、肝胆管盆式 Roux-en-Y 术。

【术后】恢复平顺，复查 CT 显示肝右后叶上段胆管仍有少许残石（图 2-56-4）。

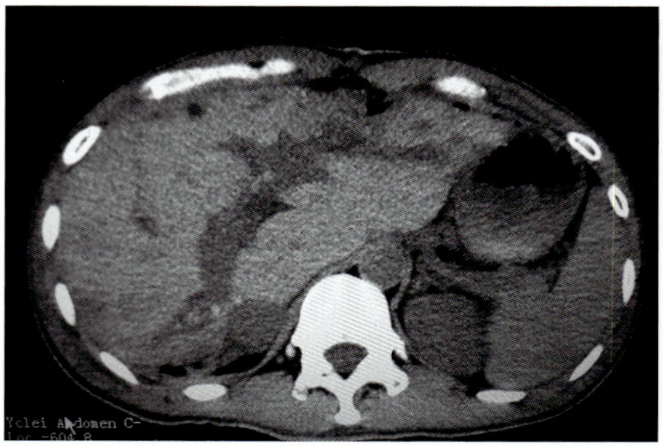

图 2-56-4　CT：仅肝右后叶叶少许残石

【讨论】

（一）胆管狭窄

本例 S_2、S_3 及肝右后叶胆管狭窄为壁源性、环状、良性、相对狭窄。

（二）解除狭窄的难点

1. 既往多次肝胆管手术，肝周粘连。
2. 胆汁性肝硬化、门静脉高压症、胆管壁内静脉曲张。
3. 肝右后叶下段胆管狭窄及 S_2、S_3 狭窄均为二级胆管下狭窄，位置深在。

（三）解除狭窄的方法

1. 离断肝周粘连，游离左、右肝。
2. 安置肝十二指肠韧带 Pringle 止血带止血。
3. 经肝圆韧带途径切开肝左管，经 S_2、S_3 结石感途径清除 S_2、S_3 内结石，扩张 S_2、S_3 口。
4. 肝右后叶胆管狭窄的解除

（1）经胆囊床途径切开肝右管口，直视下清除其内胆石大部分。

（2）部分切除肝右后叶，显露 S_6，直视下清除其内胆石，经此用取石钳扩张肝右后叶下段胆管，并与肝门沟通。

（3）放置长臂 T 形管于肝右后叶胆管。

（四）相关外科手术技术

1. 胆总管切缘远端缝扎。本例胆管壁静脉曲张，强行横断胆总管可能导致大出血，并影响肝功能，故宜采取用 4-0 Prolene 线将胆总管切缘远端与胆管后壁连续缝闭，关闭胆管远端。

2. 肝右后叶长臂 T 形管放置

（1）用胆道扩张器经肝门胆管引入一根 4 号线，从 S_6 引出肝门。

（2）临时制备 14 号长臂 T 形管，一侧横臂另吻合等直径 T 形管直臂。

（3）借助丝线将 T 形管长横臂牵入肝右后叶胆管。

（4）用可吸收的薇乔线将 T 形管直臂固定于胆总管后壁。

病例 57：肝胆管盆，S_3 口相对狭窄、尾状叶胆管口真性狭窄，施行尾状叶胆管、肝左管内吻合改良盆式 Roux-en-Y 术

【病史】 患者，女，43 岁。反复右上腹痛 30 余年，复发伴发热 10 天。21 年前，因“胆石症”在当地县医院施行“OC”。

T 38.3℃，P 78 次 / 分，R 21 次 / 分，BP 121/70mmHg。神清，无黄疸，心、肺正常。腹平，右肋缘下切口瘢痕长 13cm，无浅静脉曲张；肝、脾、胆囊未触及，剑突右下方压痛，叩击右肝区示心窝部疼痛，无腹水征。

WBC 7.8×10^9/L，N 0.819，PLT 227×10^9/L。肝、肾功能正常。

MRCP：显示胆总管内径 1.8cm，其内多发结石（图 2-57-1）。胆囊未见。肝左管内径 1.5cm，其内多个结石影（图 2-57-2），肝左管起始处下方见结石影，胆管轻度扩张。肝左外叶下段胆管内径约 1.6cm，多个结石影（图 2-57-3）。

【术前诊断】 肝胆管结石。S：S_1、CBD、LHD、S_3；St：S_1、LHD、S_3；A：无；C：肝肥大 - 萎缩征（左肝肥大、右肝萎缩）。

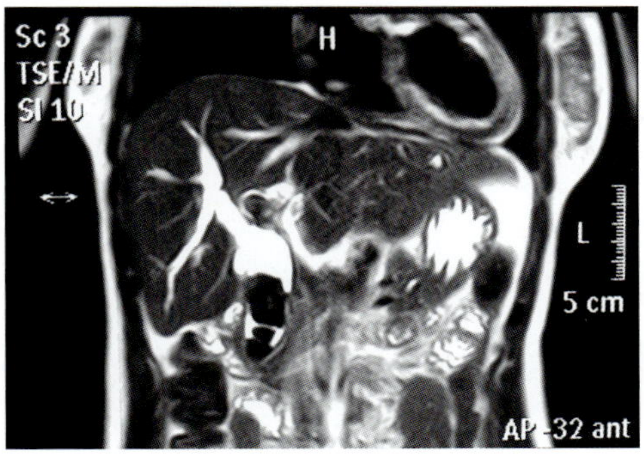

图 2-57-1　MRCP：显示胆总管扩张，充填结石

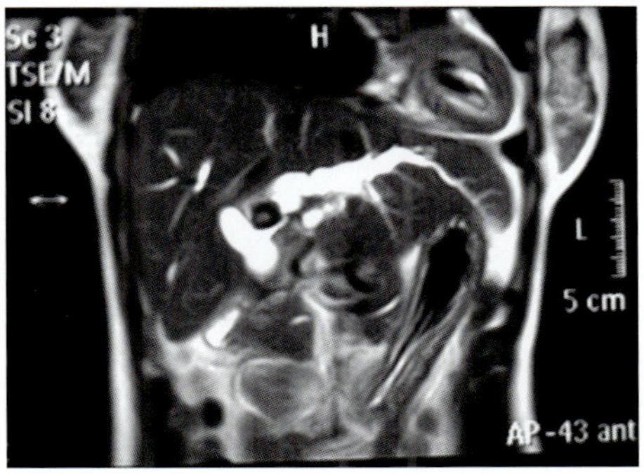

图 2-57-2　MRCP：显示肝左管扩张、积石

【手术过程】

1. 择期，平仰卧位，全身麻醉，取延长右肋缘下切口入腹（图 2-57-4）。见：无腹水，大网膜上无癌性结节，无静脉曲张。肝色泽呈棕红、表面光整、质软，肝左外叶肥大、右肝萎缩。一级肝门左侧、肝外胆管及 S_7 结石感明显。肝十二指肠韧带无静脉曲张，脾不大。

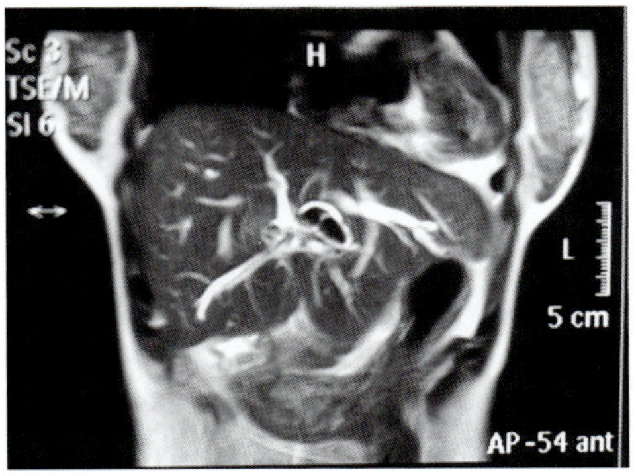

图 2-57-3　MRCP：显示肝左外叶下段胆管扩张、积石

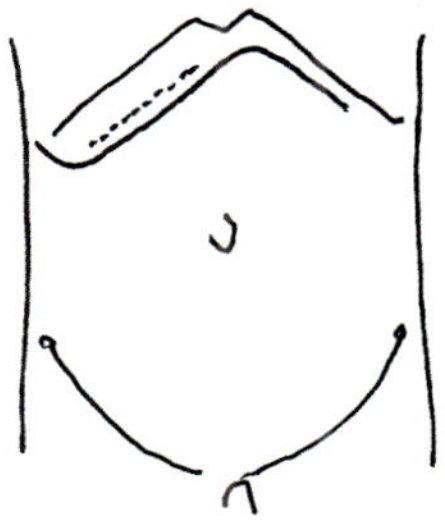

图 2-57-4　手术切口示意图

2. 离断肝周粘连，用“四边法”切开肝外胆管，取出其内胆石，胆管壁厚约 0.2cm，胆管内径约 2cm，胆管远端能通过示指，并显示肝左管口内径约 1.5cm，用取石钳取出肝左管内少许胆石。主管医师感觉进一步处理有困难，准备切除肝左外叶，请笔者会诊。

3. 笔者查看术野后洗手上台，完成以下手术。

（1）安置 Pringle 止血带。

（2）游离肝左外叶，结石位于肝左外叶胆管口。

（3）离断肝桥，直径约 2cm，切除肝方叶约 2cm × 3cm，显现肝左管全程。

（4）经肝圆韧带途径切开肝左管口（内径约 0.6cm）及肝左管（内径约 1.8cm），清除其内胆石，显现尾状叶胆管口（内径约 0.4cm）及肝左外叶胆管口（内径约 0.9cm），可见到其内胆石。

（5）施行尾状叶胆管与肝左管内吻合，使其胆管内径达 1cm，通过此清除其内胆石及 S_6、S_7 内胆石。

（6）经过肝左外叶胆管直视下清除 S_3 结石。

（7）横断肝总管，拼合组成肝胆管盆，内径达 5cm。

4. 切取桥袢空肠，完成改良盆式 Roux-en-Y 术。桥袢空肠长 40cm。

5. 逐层关腹。手术历时 3.5 小时，失血量约 100ml，取出胆石 25g，安返病房。

6. 本例手术绘图见图 2-57-5。

【术后诊断】 肝胆管结石。S：S_3、LHD、尾状叶胆管共干、S_6、S_7、CBD；St：尾状叶胆管（真性）、LHD（真性）、LLBD（相对）；A：肝右管缺如，S_6、S_7 汇入尾状叶胆管、S_9；C：肝肥大 - 萎缩征（左肝肥大、右肝萎缩）。

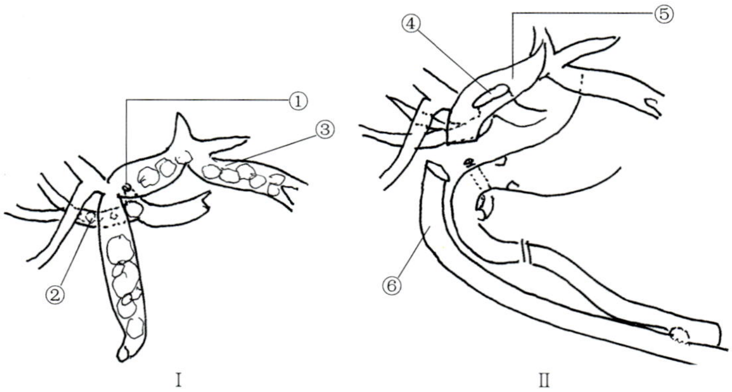

图 2-57-5　手术示意图

Ⅰ. 术前；Ⅱ. 术后

①尾状叶胆管口；② S_6、S_7 汇入尾状叶胆管；③ S_3；④尾状叶胆管口与肝左管口内吻合；⑤肝胆管盆；⑥桥袢空肠

【实施的手术】经肝圆韧带途径施行尾状叶胆管与肝左管内吻合及改良盆式 Roux-en-Y 术。

【术后】恢复平顺，复查 CT 无胆石残留。

【讨论】

（一）胆管狭窄

1. 本例尾状叶胆管为尾状叶左、右管共干开口于肝左管起始处后壁，为环状狭窄，S_3、LHD 为环状狭窄。

2. 尾状叶胆管为真性狭窄，LHD、S_3 胆管为相对狭窄。

3. 均为胆管壁源性狭窄。

（二）解除狭窄的难点

本例胆管狭窄的解决，最难的地方是尾状叶胆管狭窄的解除，其难点在于以下几点。

1. 肝左外叶胆管口狭窄，左肝桥盖于左肝前纵沟，肝左外叶包盖肝左管，是解除尾状叶胆管狭窄的第一道障碍。

2. 尾状叶胆管为真性狭窄，而且尾状叶左、右管共干，其位置在肝左管与肝右管汇合处、肝门隆突左侧，位置危险，易损伤伴行的肝门静脉主干。

（三）解除狭窄的方法

1. 尾状叶胆管狭窄的解除

（1）经肝圆韧带途径切除肝左管、肝左内叶胆管，显现尾状叶胆管口。

（2）做尾状叶胆管与肝左管内吻合。

2. LHD 狭窄的解除方法是经肝圆韧带途径切开肝左管口、肝左管。

3. S_3 狭窄的解除方法是扩张肝左外叶胆管及 S_3 口。

（四）相关外科手术技术

1. 本例肝左外叶肥大、红润、细嫩，没有切肝的指征，不能切除。

2. 尾状叶胆管与肝左管内吻合

（1）阻断入肝血流，经肝圆韧带途径切开肝左管口及肝左管，将尾状叶胆管口显露于术野。

（2）扪触或将止血钳插入尾状叶胆管，确定胆管软、薄之处，结合术前 MRI，确定切开点。切开并做胆管内吻合，一定要在入肝血流阻断的前提下进行。

（3）V 字形切开尾状叶胆管与肝左管叠合处，切缘用 4-0 薇乔线间断缝合。

3. S_3 结石的清除

（1）充分游离肝左外叶。

（2）经肝圆韧带途径用“四边法”切开肝左管口、肝左管，达肝左内叶胆管口。

（3）由于 S_3 口相对狭窄，故用刮匙、取石钳在可直视下清除 S_3 内结石。

病例 58：肝胆管结石及 S_2、S_3 相对狭窄，经肝圆韧带途径、结石感途径清除胆石，施行胆总管 T 形管引流术

【病史】患者，男，68 岁。反复右上腹痛 40 年，复发 6 天。30 年前诊为“胆石症”在当地县医院施行“OC 加胆总管 T 形管引流术”。

T、P、R 正常，BP 118/70mmHg。神清，无黄疸，心、肺正常。腹平，腹壁软，肝、胆囊及脾未触及，剑突右下方压痛，Murphy 征（+），腹水征（−）。

CT（2019-04，当地县医院）：肝轮廓清，表面光整，形态、比例无明显失衡。肝内、外胆管轻度扩张，胆总管及 S_2、S_3 充填胆石。胆囊约 4cm×3cm，壁厚约 0.2cm，含少许胆石。无门静脉海绵样变。

【术前诊断】肝胆管结石，多次胆道术后。S：S_2、S_3、CBD、残株胆囊结石；St：S_2、S_3；A：无；C：高位 AOSC。

【手术过程】

1. 择期，平仰卧位，全身麻醉，取右上腹“反 L”形切口入腹（图 2-58-1）。见：肝周广泛膜性粘连，腹膜无静脉曲张。肝色泽棕红，表面光整，肝脏面 S_2、S_3 结石感明显。胆外胆管外径约 1.5cm，可扪及结石感。胆囊约 5cm×3cm，可及胆石。脾不大。

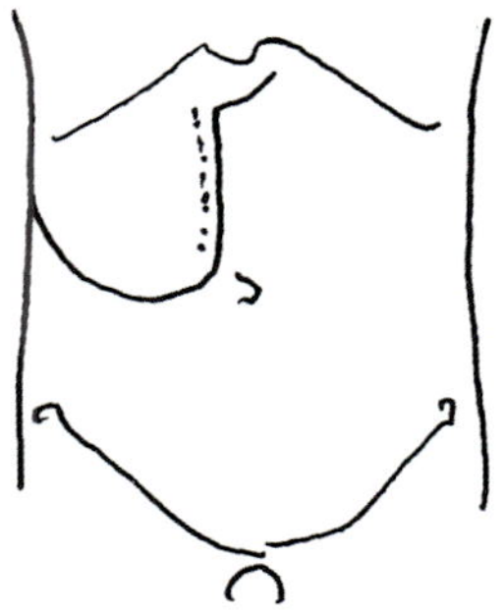

图 2-58-1 手术切口示意图

2. 切除胆囊，失血量约 100ml。

3. 用“四边法”切开胆总管，清除少许胆石，而 S_2、S_3 结石无法清除，拟施肝左外叶切除。请笔者会诊。

4. 笔者察看了术前 CT 片及术野，见肝左外叶色泽红润，仅切开肝外胆管。笔者洗手上台，完成以下手术。

（1）扪触肝左外叶结石感明显，而且靠近左肝前纵沟。

（2）安置 Pringle 止血带，敞开左肝前纵沟，显现肝左管，用“四边法”切开肝左管口。

（3）阻断入肝血流，横断肝桥，切除肝方叶 0.5cm×1.0cm×0.6cm，显现肝左管。用“四边法”切开肝左管、肝左内叶胆管，显现肝左外叶胆管口内径 1.0cm，窥见其胆管内结石。

（4）将肝左外叶牵向右前方，术者握住结石感明显处，先后切开 S_3、S_2 结石感明显处，清除其内胆石，并与肝左管沟通，原结石感消失。

（5）配合纤维胆道镜检查肝内各胆管，无残石。

（6）放置 14 号 T 形管入胆总管，用 3-0 Prolene 线先后缝闭 S_2、S_3 切缘，以及肝左管、肝外胆管，注水测试无胆漏、出血。

5. 逐层关腹。手术历时 2 小时，失血 300ml（笔者上台之前），生命体征平稳，安返病房。

6. 本例手术绘图见图 2-58-2。

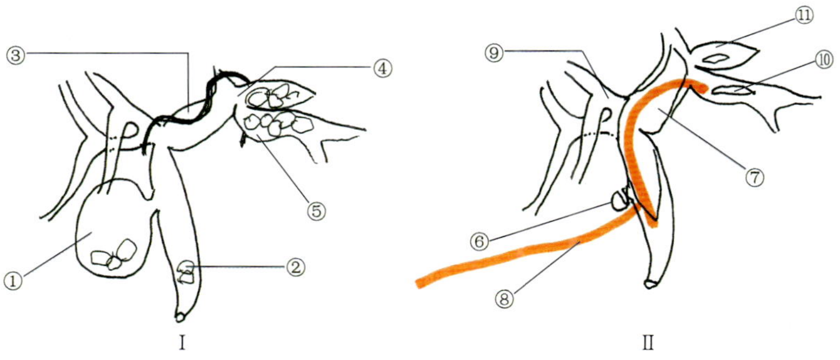

图 2-58-2 手术示意图

Ⅰ. 术前；Ⅱ. 术后

①胆囊残株；②胆总管结石；③肝方叶稍大；④肝左外叶胆管狭窄；⑤ S_3；⑥胆囊残端；⑦经肝圆韧带途径切开肝左管；⑧ T 形管；⑨肝右前叶胆管；⑩ S_3 切开；⑪ S_2

【术后诊断】肝胆管结石，多次胆道术后。S：S_2、S_3、CBD、残株胆囊结石；St：S_2、S_3；A：无；C：高位 AOSC。

【实施的手术】经肝圆韧带途径、结石感途径解除肝左外叶胆管相对狭窄，施行胆总管 T 形管引流术。

【术后】恢复平顺，复查 CT 无胆石残留。

【讨论】

（一）胆管狭窄

1. S_3、S_2 为相对狭窄，肝左外叶无纤维萎缩。

2. S_3、S_2 为口为环状、相对狭窄。

3. 胆管为壁源性狭窄。

（二）解除狭窄的难点

1.S_3、S_2 相对狭窄，左肝外叶细嫩，无肝切除指征。

2. 结石感明显处位于肝门静脉左侧矢状部左侧旁，如果在此处经 S_3、S_2 结石感途径切开 S_3、S_2，易损伤肝门静脉矢状部，术中出血多。

3. 拟切开胆管位置深在。

（三）解除狭窄的方法

1. 充分游离肝左外叶，将其向右前方牵拉，显现 S_3、S_2 的脏面。

2. 安置 Pringle 止血带，阻断入肝血流。

3. 经肝圆韧带途径切开肝左管及部分肝左内叶胆管，显现肝左外叶胆管口及 S_3、S_2 口。

4. 经 S_3、S_2 结石感明显处直接切开 S_3、S_2，清除胆石，经此与肝左管沟通。

（四）相关外科手术技术

1. 残株胆囊切除

（1）本例残株胆囊为 5cm × 3cm，其内有胆石，不甚多见。说明原胆囊切除不规范，仅仅做了胆囊底切除。

（2）本例原术者切除本次残株胆囊失血量达 300ml。遇此情况，切除胆囊宜注意以下几点。

①安置 Pringle 止血带，阻断入肝血流后再切除胆囊为宜。

②宜先做肝外胆管切开，阻断入肝血流，再在浆膜下切除胆囊，将使解剖层次清楚，防范医源性胆道损伤，失血量少。

③胆囊管残留的长度＜ 0.5cm 为宜。

2. S_3、S_2 结石的清除

（1）充分游离肝左外叶，显现 S_3、S_2 脏面。

（2）经肝圆韧带途径切开肝左管，显现肝左外叶胆管口。

（3）直接切开 S_3、S_2。

病例 59：肝胆管结石，送手术室时生命体征“特殊”，从取消急诊到再次决定急症手术的 3 分钟

【病史】患者，女，67 岁。诊为“肝胆管结石”送手术室，常规检查发现 P 127 次 / 分、R 32 次 / 分、BP 198/102mmHg、SpO_2 84%。神清，无黄疸。

主管医师报告：“此患者情况特殊，施行了 ENBD，B 超、CT 报告无肺炎，而生命体征异常，难以解释，先取消急诊，查清原因后再决定。已向患者家属解释，表示同意。”

笔者正在这间手术室，立即检查、询问病情。

患者主诉近 3 天心窝部剧痛，呼吸困难。

查体：额、腹部皮肤灼热，双肺无湿啰音，上腹部见许多烧伤后的水疱。腹部胀满、紧张，压痛、反

跳痛以上腹部剑突右下为显著，轻轻叩击右肝区出现右上腹剧痛。

3 天前 WBC 1.54×10^9/L、N 0.941、PLT 70×10^9/L、Hb 130g/L。ENBD 引流胆汁 120ml，墨绿色。

CT（ENBD 后 CT，3 天前）：肝左外叶胆管口狭窄，胆管重度扩张，充填胆石。右肝内及肝外胆管中度扩张。胆总管内径约 1.8cm，少许胆石，ENBD 导管头在胆总管内。无门静脉海绵样变。

3 分钟后，笔者嘱患者不能返回病房，应立即急症手术，并急查血象、血气分析及电解质。

【术前诊断】肝胆管结石，ENBD 后。S：S_2、S_3、CBD；St：LLBD；A：无；C：肝左外叶胆管积脓、高位 AOSC，ENBD 引流无效。

【手术过程】

1. 平仰卧位，全身麻醉，取上腹“屋顶”形切口入腹（图 2-59-1）。见：肝左外叶鲜红色，明显充血、水肿；左肝明显纤维瘢痕、囊性感、结石感。右肝呈红色，表面光整。胆囊萎陷。胆总管塌陷，外径约 1.5cm，有结石感，并可扪及 ENBD 导管。胰头不大。脾在肋缘上，不大。无腹水，无门静脉海绵样变。

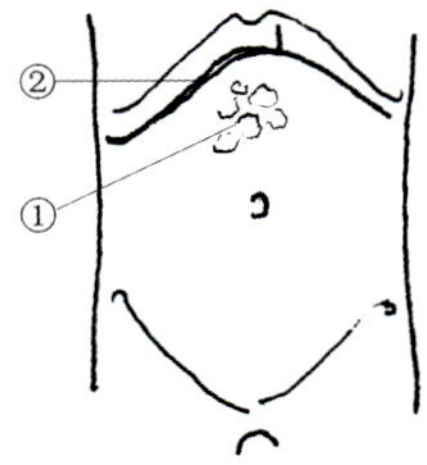

图 2-59-1　手术切口示意图

①烧伤水疱；②“屋顶”形切口

2. 用“四边法”切开胆总管，胆汁墨绿色、无脓汁，胆管内多块胆石，ENBD 导管在胆总管内、通畅，予以拔除。安置 Pringle 止血带，显现肝左管口狭窄，止血钳伸入肝左外叶胆管内，大量脓性胆汁涌出，肝左外叶胆管内径仅 0.3cm，并被胆石嵌顿。

3. 切除肝左外叶

（1）离断肝左外叶粘连韧带。

（2）阻断入肝血流，钳夹切除肝左外叶，其过程可见肝左外叶大量脓性胆汁流出，胆管内多块胆石。经左肝断面胆管与肝左管沟通。

（3）用“三合一液”冲洗肝内胆管及术野。

4. 顺行切除胆囊。

5. 放置 16 号 T 形管入胆总管，测试无胆漏、出血。

6. 逐层关腹。手术历时 1 小时 20 分，失血量 100ml。术毕时，P 87 次 / 分、R 22 次 / 分、BP 112/72mmHg、SpO_2 100%。安返病房。

7. 本例手术绘图见图 2-59-2。

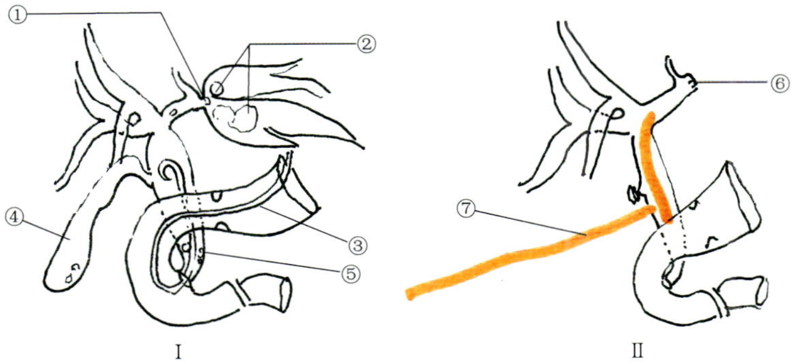

图 2-59-2　手术示意图

Ⅰ. 术前；Ⅱ. 术后

①肝左外叶胆管狭窄；②肝左外叶上、下段胆管结石；③ ENBD 导管；④胆囊；⑤胆总管结石；⑥肝左外叶胆管残端；⑦ T 形管

【术后诊断】肝胆管结石，ENBD 后。S：S_2、S_3、CBD、G；St：LLBD；A：无；C：高位 AOSC、肝左外叶胆管积脓、反应性胸膜炎。

【实施的手术】施行肝左外叶、胆囊切除及胆总管探查、ENBD 废除、T 形管引流术。

【术后】生命体征平稳，无胆瘘、肝功能不全、肺炎、出血等并发症；恢复平顺，术后第 10 天出院。

【讨论】

（一）胆管狭窄

肝左外叶胆管为环状、真性、炎性、胆管壁源性狭窄。

（二）解除狭窄的难点

1. 肝左外叶胆管急性梗阻，ENBD 后仍然有高位 AOSC，致使出现“特殊”体征，甚至欲“返回病房，查清原因再决定”。

2. 肝左外叶胆管梗阻，胆管积脓，炎症严重，手术切除困难。

3. 上腹部皮肤有多个烧伤水疱，采取什么切口入腹？

（三）解除狭窄的方法

1. 取上腹“屋顶”形切口入腹。

2. 安置 Pringle 止血带，切除肝左外叶。

3. 切除胆囊，拔除 ENBD 导管，放置 T 形管引流，患者生命体征恢复常态，P 87 次 / 分，R 22 次 / 分，BP 112/72mmHg，SpO_2 100%。

（四）相关外科手术技术

1. 患者的生命体征没有“特殊”。

（1）本病例患者剧烈心窝部疼痛，甚至呼吸困难 3 天，致使 R 32 次 / 分、P 127 次 / 分、BP 198/102mmHg、SpO_2 84%。

（2）患者上腹壁紧张，明显压痛、反跳痛，右上腹肝区拒叩，腹膜炎严重。

（3）本患者病变在肝左管，而 ENBD 放在胆总管，位置不当。

（4）本例术中见胆囊萎陷、胆总管塌陷，而肝左外叶肿胀、胆管积脓，导致高位 AOSC，患者的生命体征随着病灶（肝左外叶）的清除，从“特殊”到“恢复常态”仅 3 分钟，挽救了患者的生命。

2. 本病例入腹诊断是肝胆管结石、AOSC。

病例 60：肝胆管结石、肝左外叶胆管真性狭窄，施行肝左外叶胆管与肝左管内吻合、长臂 T 形管引流术

【病史】患者，女，53 岁。反复剑突下疼痛 3 年，再次复发 4 个月。

T 36.5℃，P 71 次 / 分，R 20 次 / 分，BP 176/99mmHg。无黄疸，心律齐、无杂音，双肺呼吸音清。腹平、软，肝、胆囊、脾未触及，剑突右下方压痛，Murphy 征（－），腹水征（－）。

WBC 4.87×10^9/L，N 0.714，PLT 149×10^9/L，TP 73.9g/L，ALB 41.9g/L，AST 29U/L，ALT 22U/L，ALP 86U/L，γ-Gt 76U/L，PA 149mg/L，ChE 4783U/L，BG 12.5mmol/L。

CT：右肝肥大，左肝萎缩。肝左外叶胆管中度扩张，充填胆石（图 2-60-1）。胆囊多发结石。胆总管内径约 2cm，其远段少许胆石（图 2-60-2）。

【术前诊断】

1. 肝胆管结石。S：S_3、S_2、胆囊（G）、CBD；St：S_3、S_2；A：无；C：肝肥大 - 萎缩征（左肝萎缩、右肝肥大）、高位 AOSC。

2. 高血压、糖尿病。

【手术过程】

1. 择期，平仰卧位，全身麻醉，取右上腹“反 L”形切口入腹。见：无腹水，腹膜上无癌性结节、无静脉曲张。肝色泽呈棕红，肝左内叶肥大，右肝萎缩、表面不平、见纤维瘢痕裂隙，明显结石感位于左肝

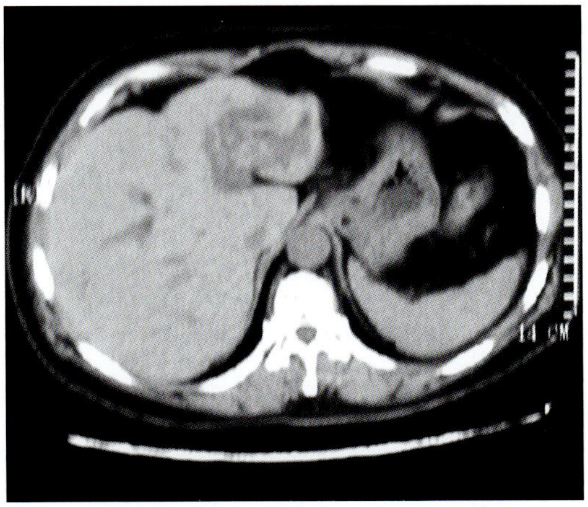

图 2-60-1　CT：显示肝左外叶胆管中度扩张，充填胆石

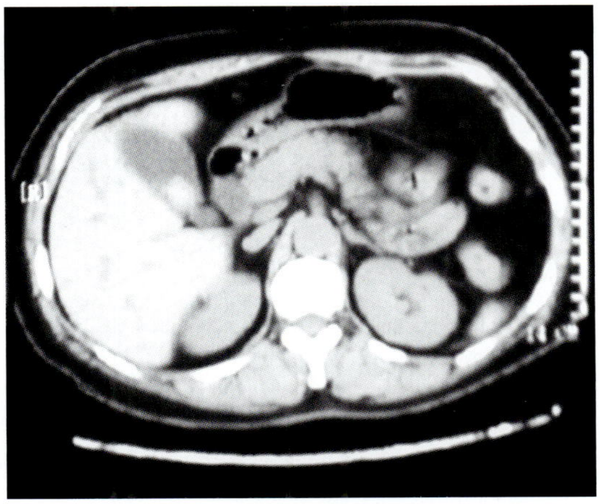

图 2-60-2　CT：显示胆总管远段胆石

外叶 S_2、S_3 膈面。肝外胆管外径达 2cm，有结石感。胆囊为 6cm × 3.5cm，亦有结石感。胰头软、不大，胃十二指肠正常，脾不大。

2. 结扎胆囊管、胆囊动脉，顺逆结合在浆膜下切除胆囊。

3. 胆总管探查，清除其内胆石，胆总管远端通过 6 号胆道扩张器，胆总管内径近 2cm，壁厚约 0.1cm。

4. 施行肝左外叶胆管与肝左管内吻合，清除 S_2、S_3 结石。

（1）安置 Pringle 止血带，切断肝桥，外径约 1cm，敞开左肝前纵沟，游离肝左外叶。

（2）经肝圆韧带途径用“四边法”切开肝左管口、肝左管达肝左内叶胆管。切断、结扎 $S_{4\text{-}b}$ 脉管，显现肝左外叶胆管口内径约 0.2cm，其内可见胆石。肝右管口、尾状叶左管口无狭窄，无胆石。

（3）V 形切开肝左外叶胆管口与肝左管，切缘用 4-0 Prolene 线间断缝扎，使其胆管口内径从 0.2cm 扩大至 1.5cm，直视下清除其内部分胆石（图 2-60-3）。

（4）于肝左外叶膈面结石感明显处先后切开 S_3、S_2，直视下清除 S_3、S_2 内胆石，与肝左管沟通，结石感消失。

（5）用 4-0 Prolene 线连续缝闭切开的 S_3、S_2 切缘，注水测试无胆瘘、出血。

5. 放置 14 号长臂 T 形管入肝左外叶胆管，用 4-0 Prolene 线连续缝合、关闭肝左管与肝外胆管，测试无胆漏、出血。

6. 逐层关腹。手术历时 2 小时，失血量 10ml，安返病房。

7. 本例手术绘图见图 2-60-4。

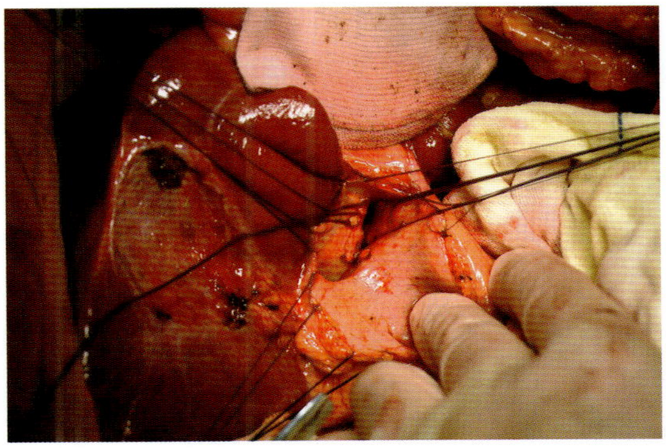

图 2-60-3　线牵开处为肝左外叶、肝左管口内吻合（V 形切开）

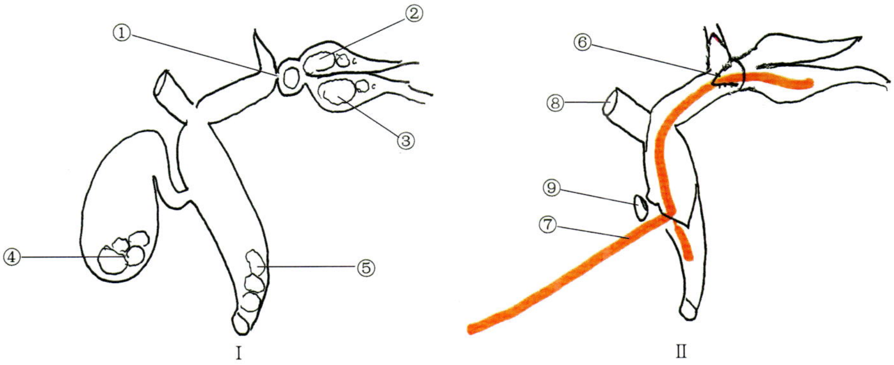

图 2-60-4　手术示意图

I．术前；II．术后

①肝左外叶胆管口狭窄；② S_2 结石；③ S_3 结石；④胆囊结石；⑤胆总管结石；⑥肝左外叶胆管、肝左管内吻合；⑦长臂 T 形管；⑧肝左管；⑨胆囊管残端

【术后诊断】肝胆管结石。S：S_3、S_2、G、CBD；St：LLBD（真性狭窄）；A：无；C：肝肥大-萎缩征（肝左内叶肥大、肝左外叶萎缩）、高位AOSC。

【实施的手术】施行胆囊切除、肝左外叶胆管及肝左管内吻合、胆道长臂T形管引流术。

【术后】恢复平顺，复查CT无胆石残留。

【讨论】

（一）胆管狭窄

本例肝左外叶胆管口狭窄为真性、环状、壁源性、良性狭窄。

（二）解除狭窄的难点

1. 肝左内叶肥大，肝左外叶萎缩，隐藏于膈下，术野深在。

2. 肝左外叶胆管口为真性狭窄，隐藏深在。

3. 肝左外叶胆管与肝左管内吻合是解除本例胆管狭窄的唯一手段。

（三）解除狭窄的方法

经肝圆韧带途径充分切开肝左管、肝左内叶胆管，充分显现肝左外叶胆管口，直视下做肝左外叶胆管与肝左管内吻合。

（四）相关外科手术技术

本例肝左外叶胆管狭窄的解除，宜注意以下几点。

1. 阻断入肝血流，充分游离左肝，使其能向右前方翻转。

2. 阻断入肝血流，敞开肝左外叶前纵沟及肝圆韧带途径。

3. 直视下V形切开肝左外叶胆管及肝左管，扩大肝左外叶胆管口，切缘用4-0薇乔线间断缝合。

病例61：肝胆管结石、肝右管口真性狭窄，PTCD效果不佳，施行改良盆式Roux-en-Y术

【病史】患者，男，67岁。间断发作右上腹痛50年，复发伴寒战、发热、黄疸13天。15年前诊为“胆石症”，在当地县医院施行“开腹胆囊切除术”。3年前诊为“胆石症”，在当地县医院施行“胆道损伤T形管引流术”。4个月前诊为“肝胆管结石”，仍在该院施行“PTCD”，每日引流墨绿色胆汁300ml，黄疸下降缓慢。

T 38.5℃，P 21次/分，R 94次/分，BP 124/71mmHg。神清，黄疸浅。心律正常，双肺呼吸音稍粗。腹平，右上腹多条手术切口瘢痕，无浅静脉曲张，无“切口疝”；腹壁软，未触及肝、胆囊、脾，剑突右下方深压痛，叩击右肝区示心窝部不适；无胃振水音，腹水征（-），右腰、背部无抬举痛。

WBC 11.8×10^9/L，N 0.84，PLT 93×10^9/L，TBIL 66.8μmol/L，DBIL 54.9μmol/L，TP 43.7g/L，ALB 28g/L，AST 54U/L，ALT 44U/L，ALP 386U/L，γ-Gt 347U/L，PA 87mg/L，ChE 3112U/L。

CT（2019-03，当地县医院）：肝轮廓清，表面光整，肝左外叶肥大、肝左内叶萎缩。右肝内胆管中度扩张，充填胆石；肝外胆管直径约1.1cm，未见胆石。全胰管无扩张，脾大8个肋单元，无腹水。

胸部X线片（2019-03，当地县医院）：广泛间质性肺炎。

【术前诊断】

1. 肝胆管结石，PTCD后。S：S_5、S_8、S_6、S_7，PTCD导管位于肝右后叶胆管；St：RHD；A：无；C：胆汁性肝硬化、门静脉高压症、肝肥大-萎缩征（肝左外叶肥大，肝左内叶萎缩）及高位AOSC、低蛋白血症。

2. 广泛间质性肺炎。

【手术过程】

1. 主管医师向笔者汇报患者病情复杂，黄疸难以消退，低蛋白血症难以纠正。笔者到该院会诊，经查询患者病情、检查后，嘱“PTCD引流胆管不力，立即手术”。

2. 急症，平仰卧位，全身麻醉，取延长原切口呈“鱼钩”形（图2-61-1）入腹。见：肝周广泛膜性粘连，其上轻度静脉曲张，无癌性结节，无腹水；肝色泽棕红，表面光整，肝左外叶肥大、肝左内叶萎缩，肝质

地硬，右肝膈面明显结石感；肝十二指肠韧带无静脉曲张，胆总管外径约 1.1cm，无结石感；胆囊已切除，胰头不大，脾下极于左肋缘下 4cm。

3. 解除肝右管口狭窄，组成肝胆管盆。

（1）离断肝周粘连，游离左、右肝，膈下填塞纱布垫托出右肝。

（2）安置 Pringle 止血带。

（3）用“四边法”切开肝外胆管，见肝右管口内径约 0.5cm，肝左管口内径约 0.7cm。胆总管内径约 1.0cm，其内无胆石，远端能通过 6 号胆道扩张器头。

（4）切除肝方叶，显现肝左管。

（5）用“四边法”沿肝圆韧带途径切开肝左管口、肝左管，其内无胆石，显现肝右管口及其内胆石。

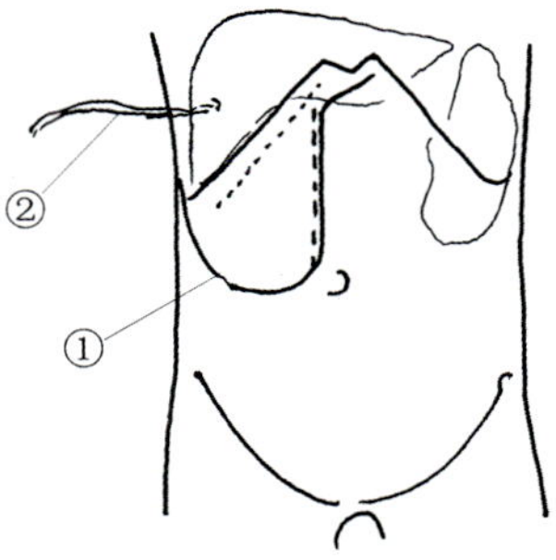

图 2-61-1　手术切口示意图

①现行切口；② PTCD 导管

（6）沿肝圆韧带途径切开肝右管口、肝右管及肝右前叶胆管，使其切口长达 2.5cm，直视下逐一清除肝右管、肝右前叶上段与下段及肝右后叶上段与下段胆管内结石。

（7）配合纤维胆道镜逐一检查肝内各胆管，无胆石残留。

（8）横断胆总管，拼合组成肝胆管盆，内径达 4.5cm。

4. 切取桥袢空肠，完成改良盆式 Roux-en-Y 术。拔除 PTCD 导管。

5. 逐层关腹。手术历时 3 小时，失血量约 100ml，生命体征平稳，安返病房。

6. 本例手术绘图见图 2-61-2。

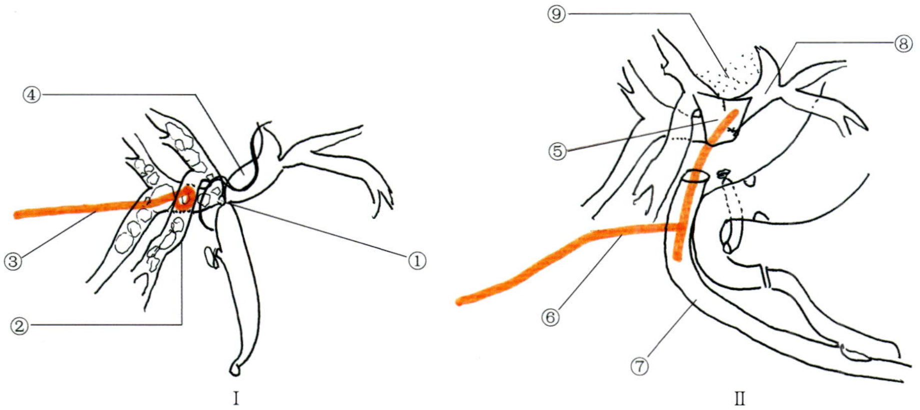

图 2-61-2　手术示意图

Ⅰ. 术前；Ⅱ. 术后

①肝右管口；②肝右前叶下段胆管；③ PTCD 导管；④肝方叶；⑤肝胆管盆；⑥ T 形管；⑦桥袢空肠；⑧肝左管；⑨肝方叶断面

【术后诊断】肝胆管结石，PTCD 后。S：S_5、S_8、S_6、S_7、S_9；St：RHD（真性）；A：无；C：胆汁性肝硬化、门静脉高压症，肝肥大 - 萎缩征（肝左外叶肥大，肝左内叶萎缩）及高位 AOSC、低蛋白血症。

【实施的手术】经肝圆韧带途径、胆囊床途径，施行改良盆式 Roux-en-Y 术。

【术后】继续使用亚胺培南、输注白蛋白等，患者体温正常，黄疸逐渐减退，无肺功能不全。复查 CT 无胆石残留，恢复平顺，1 个月后康复出院。

【讨论】

（一）胆管狭窄

本例肝右管口狭窄为环状、炎性、真性狭窄，为胆管壁源性狭窄。

（二）解除狭窄的难点

1. 既往因肝胆管结石多次胆道手术。

2. 肝方叶肥大、肝左管口相对狭窄，阻碍了肝右管口真性狭窄的解除。

3. 肝右管口真性狭窄，而且肝管口内陷、深在。

4. 合并胆汁性肝硬化、门静脉高压症。

5. 患者广泛间质性肺炎，加之肝胆管结石并发低蛋白血症，增加了手术的风险。

（三）解除狭窄的方法

1. 适当的切口，游离左、右肝，托出右肝，变浅术野。

2. 安置 Pringle 止血带，经肝圆韧带途径切开肝左管，显露肝右管口。

3. 经胆囊床途径切开肝右管口、肝右管及肝右前叶胆管，使胆管口从 0.5cm 延长达 2.5cm。

（四）相关外科手术技术

1.PTCD 是治疗 AOSC 的有益手段，救治过许多患者，但也有许多患者因此而受影响。PTCD 效果不佳的原因：①胆汁（系脓性胆泥）、胆石阻塞了 PTCD 导管；② PTCD 导管被血块堵塞；③ PTCD 导管被胶冻样胆液堵塞；④肝内胆管被胆石堵塞或胆管狭窄梗阻，相互不通达，引流效果不佳，甚至长期胆道的不完全梗阻致使低蛋白血症（本例属此情况）。

2. 肝右管口狭窄的解除

（1）适当的腹壁切口，托出右肝，以及安置 Pringle 止血带。

（2）先切开肝左管口、肝左管，清除肝右管口前的阻碍。

（3）经胆囊床途径切开肝右管口、肝右管、肝右前叶胆管。

病例 62：肝胆管结石、多处胆管口狭窄，经多条途径解除胆管狭窄，施行改良盆式 Roux-en-Y 术

【病史】患者，男，62 岁。间断发作右上腹痛 50 年，复发伴发热、黄疸 13 天。30 年前、10 年前患者先后因“胆石症”在当地医院施行“胆道探查、T 形管引流术”。患者饮酒 35 年、吸烟 40 年。

T 38.5℃，P 87 次 / 分，R 21 次 / 分，BP 121/75mmHg。神清，黄疸浅。心律齐，双肺呼吸音粗糙。腹平，无浅静脉曲张，见右上腹腹直肌切口瘢痕一条，长约 13cm；腹壁软，肝在剑突下 4cm 可触及，无触痛。胆囊及脾未触及，腹水征（–）。双下肢无水肿。

WBC 8.7 × 10^9/L，N 0.793，PLT 79 × 10^9/L，TBIL 44.8μmol/L，DBIL 31.8μmol/L，TP 54g/L，ALP 34.5U/L，PA 98mg/L，ChE 3378U/L，AST 10.8U/L，ALT 21.2U/L。

CT（2019-03-24，当地医院）：肝轮廓清，表面光整，左肝肥大、右肝萎缩。左肝及肝右后叶胆管中度扩张，充满胆石（图 2-62-1）。无门静脉海绵样变，脾大 8 个肋单元，无腹水。

MRCP（2019-03，当地医院）：肝内、外胆管中度扩张，胆总管内径最大处为 1.6cm，肝左管、肝左外叶胆管、肝右后叶胆管内径分别为 1.8cm、1.5cm、1.5cm，均充填胆石（图 2-62-2）。

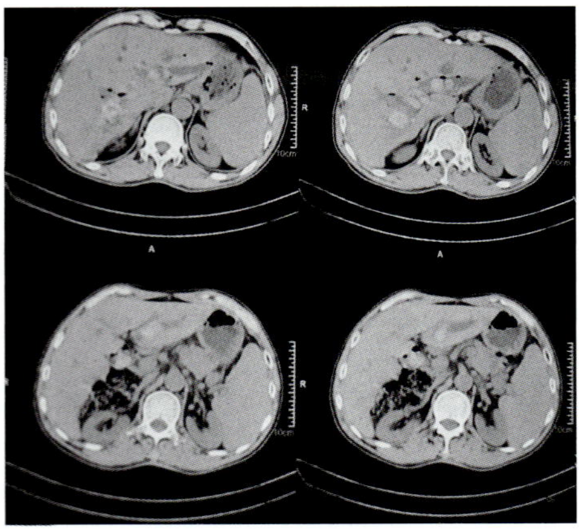

图 2-62-1　CT：显示肝内胆管扩张，充填胆石

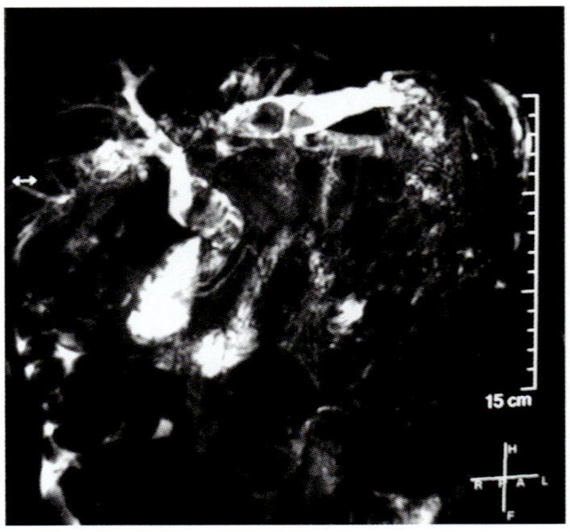

图 2-62-2　MRCP：显示肝内、外胆管扩张，充填胆石

【术前诊断】肝胆管结石。S：S_2、S_3、LHD、S_1、S_6、S_7、S_5、CBD；St：LHD、RHD；A：无；C：肝肥大 - 萎缩征（左肝肥大，右肝萎缩）、胆汁性肝硬化、门静脉高压症。

【手术过程】

1. 择期，平仰卧位，全身麻醉，取“倒 T”形切口入腹（图 2-62-3）。见：无腹水，大网膜无癌性结节及静脉曲张；肝呈棕红色，表面尚光整，左肝肥大、右肝萎缩，肝质地较硬，肝左外叶及肝右后叶可扪及结石感；肝总管外径约 1.8cm，明显结石感；胆囊未见，胰头不大，脾下极近左肋缘。

2. 离断肝周粘连，显现肝十二指肠韧带。用“四边法”切开胆总管，胆管壁厚 0.15cm，胆管腔达 1.8cm，直视下清除肝外胆管结石。

3. 克服重重困难切开肝左管及肝右管，清除胆石。

（1）网膜孔粘闭，无法安置 Pringle 止血带，手术室无血管艾利斯钳、门脉钳、心耳钳，肝固有动脉埋藏于瘢痕组织中，最后用肠钳夹持肝十二指肠韧带，用于控制入肝血流。

（2）阻断入肝血流，横断肝桥，显现肝圆韧带途径。用“四边法”切开肝左管口、肝左管，肝左管内径约 0.1cm，做尾状叶左管与肝左管内吻合，使其胆管口内径达 0.8cm，直视下清除其内胆石。

（3）阻断入肝血流，经 S_3 结石感途径切开 S_3，清除其内胆石，并与肝左管沟通后缝闭 S_3 切口。

（4）阻断入肝血流，经胆囊床途径切开肝右管、肝右前叶胆管，直视下清除肝右后叶胆管结石。

（5）配合纤维胆道镜逐一察看肝内各胆管，清除少许残石。

4. 横断肝总管，拼合组成肝胆管盆，内径达 4.5cm（图 2-62-4）。

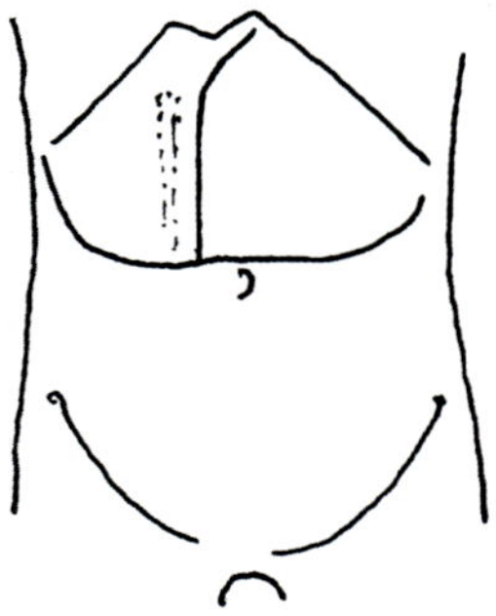

图 2-62-3　手术切口示意图

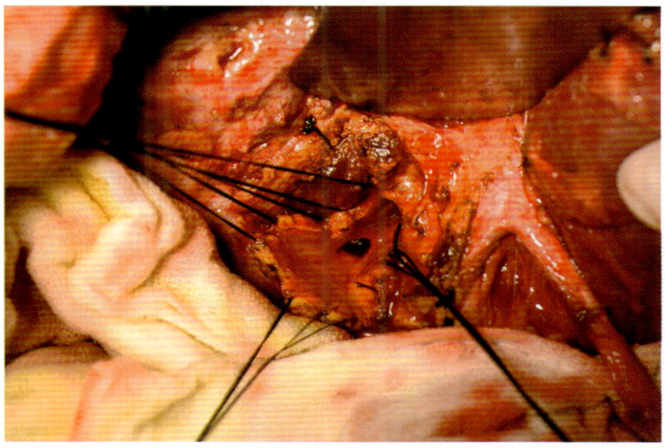

图 2-62-4　线牵引处为肝胆管盆

5. 提取桥袢空肠 40cm，完成改良盆式 Roux-en-Y 术。

6. 逐层关腹。手术历时 5 小时，失血量约 100ml，安返病房。

7. 本例手术绘图见图 2-62-5。

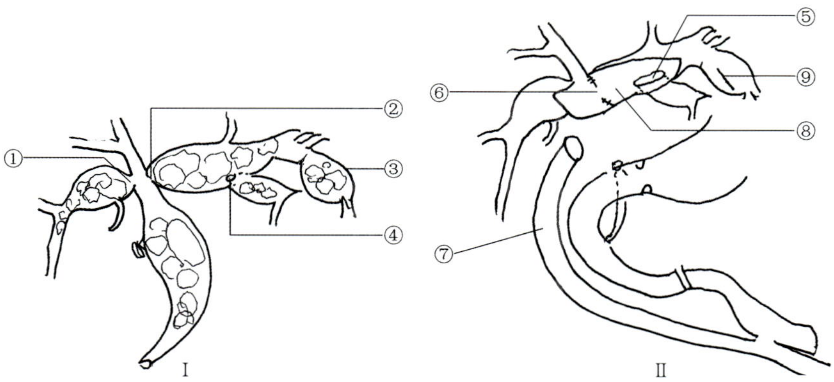

图 2-62-5　手术示意图

Ⅰ. 术前；Ⅱ. 术后

①肝右后叶胆管口；②肝左管口；③肝左外叶下段；④尾状叶胆管（S_1）；⑤ S_1 与肝左管内吻合；⑥肝左管口扩大；⑦桥袢空肠；⑧肝胆管盆；⑨ S_3 切口

【术后诊断】肝胆管结石；S：S_2、S_3、LHD、S_1、S_6、S_7、S_5、CBD；St：LHD、RHD、S_1、S_3；A：无；C：肝肥大 - 萎缩征（左肝肥大，右肝萎缩）、胆汁性肝硬化、门静脉高压症、高位 AOSC。

【实施的手术】施行 S_1 与肝左管内吻合及肝胆管盆式 Roux-en-Y 术。

【术后】恢复平顺，无胆漏、出血、胆道败血症；复查 CT 显示肝右后叶上段尚有少许胆石。

【讨论】

（一）胆管狭窄

本例肝左管口、肝右管口及 S_1 为环状狭窄，肝左、右管口及 S_1 口为真性炎性狭窄；均为胆管壁源性狭窄。

（二）解除狭窄的难点

1. 既往虽已施行过两次胆道手术（30 年、10 年前所做），网膜孔已粘连闭塞，给手术增加了很多困难。

2. 该医院血管器械欠缺。

3. 需要解除狭窄的胆管口分布范围宽，如肝左管口、肝右管口、S_1 口及 S_3 口。

（三）解除狭窄的方法

1. 用肠钳夹持肝十二指肠韧带，临时阻断入肝血流。

2. 经肝圆韧带途径解除肝左管口狭窄。

3. 做 S_1 与肝左管内吻合，解除 S_1 狭窄。

4. 经胆囊床途径解除肝右管口狭窄。

5. 经 S_3 结石感途径清除其内结石，解决 S_3 相对狭窄。

（四）相关外科手术技术

阻断入肝血流是肝外科手术常用的技术，其方法甚多，其中肝十二指肠入肝血流阻断（用 Pringle 止血带）用得最多，最为简便，效果确实。然而常因一些原因致使无法应用，本例网膜孔闭塞，粘连瘢痕很多，无法安置 Pringle 止血带。遇此，以下方法可供参考。

1. 游离肝固有动脉，单独线扎阻断。

2. 心耳钳钳夹肝十二指肠韧带。

3. 肠钳钳夹肝十二指肠韧带。

4. 手捏持肝十二指肠韧带。

本例用肠钳夹持肝十二指肠韧带，起到阻断入肝血流的作用。

病例 63：肝胆管结石及 S_3、S_6 真性狭窄，施行肝左内叶、外叶胆管内吻合及肝右后叶、肝总管内吻合和改良盆式 Roux-en-Y 术

【病史】患者，女，41 岁。反复右上腹痛 10 多年，加重伴发热 7 天。T、P、R、BP 正常。神清，无黄疸，心、肺正常。腹平、软，肝、胆囊、脾未触及，剑突右下方无压痛，叩击右肝区示心窝部不适，腹水征（－）。

WBC 8.4×10^9/L，N 0.765，PLT 128×10^9/L，TBIL 14.6μmol/L，DBIL 6.4μmol/L，TP 77g/L，ALB 41g/L，AST 38.6U/L，ALT 39.8U/L，PA 209mg/L，ChE 6590U/L，γ-Gt 299.4U/L，ALP 364U/L。

CT（2019-03-19，湖南省人民医院）：肝轮廓清，表面光整，肝叶（段）比例无明显失衡。S_2、S_3、S_6、S_7、S_5 轻度扩张，充填多个结石（图 2-63-1）。肝外胆管内径为 1.2cm，内有结石。胆囊不大，无胆石。脾大 8 个肋单元。

MRCP（2019-03-21，湖南省人民医院）：肝右后叶胆管轻度扩张，内有多个结石。肝左外叶胆管汇入肝左管，其内充填大量胆石（图 2-63-2）。

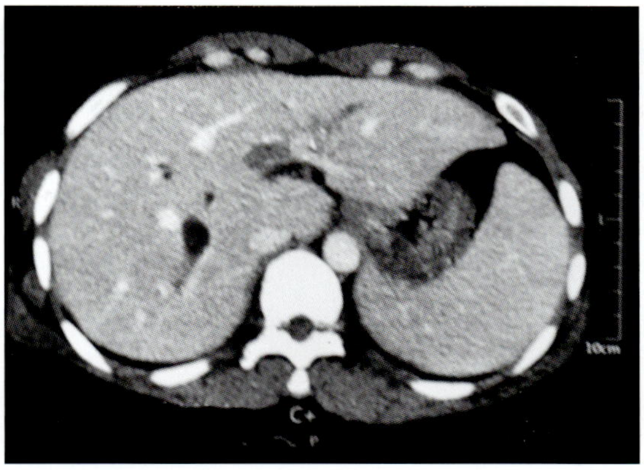

图 2-63-1　CT：显示肝内胆管轻度扩张，充填胆石

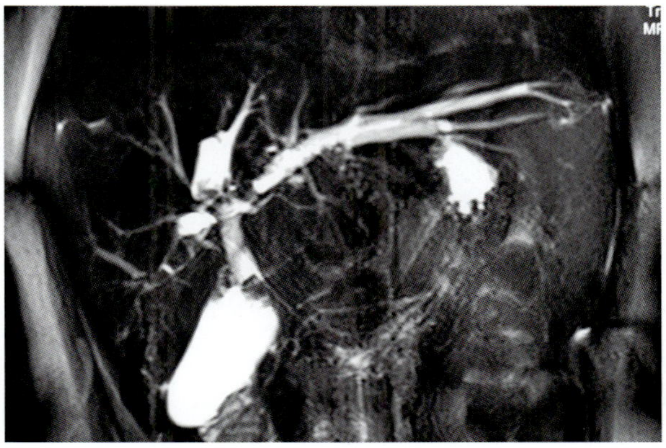

图 2-63-2　MRCP：显示肝内、外胆管轻度扩张，多发结石

【术前诊断】肝胆管结石。S：S_3、S_2、S_6、S_7、S_5、CBD；St：RABD、S_3；A：肝左、右管缺如，S_3 汇入肝左管；C：胆汁性肝硬化、门静脉高压症、胆管炎。

【手术过程】

1. 择期，高压氧舱治疗 10 天，平仰卧位，全身麻醉，取右上腹“反 L”形切口入腹。见：无腹水，大网膜上无癌性结节及静脉曲张；肝色泽棕红，右肝表面光整，左肝膈面一纤维裂隙，肝叶形态、比例无明显失衡，肝质地硬，肝左外叶结石感明显；肝外胆管外径约 1.5cm，可扪及结石感；胆囊不大，结石感不明显；胰头软，脾下极平左肋缘。

2. 切除胆囊，用“四边法”切开肝外胆管，取出少许胆石，进一步取肝内胆石感到困难，请笔者会诊。

3. 笔者查询病史、阅读术前血清生化资料及 CT、MRCP 检查结果，查看了术野，洗手上台完成了以下手术。

(1) 切断肝桥，显现肝圆韧带途径，安置 Pringle 止血带，经肝圆韧带途径切开肝左管达 $S_{4\text{-}b}$ 脉管下。所见：肝左外叶胆管口内径约 0.2cm，异位开口于肝左内叶胆管；肝右管缺如，肝右后叶胆管纤细，内径约 0.3cm；肝左后叶胆管内有结石。

(2) 用“四边法”做肝左外叶、肝左内叶胆管内吻合，使其口内径达 2cm（图 2-63-3），并配合做 S_3 结石感明显处切开，清除其内胆石，与肝左内、外叶胆管口沟通，胆管切口予以关闭（图 2-63-4）。

(3) 施行肝右后叶与肝右前叶胆管内吻合，使其吻合口内径达 2cm（图 2-63-5），清除其内胆石。

(4) 配合胆道镜察看肝内胆管未见残石。

(5) 组成肝胆管盆，完成改良盆式 Roux-en-Y 术。

4. 横断肝总管，组成肝胆管盆，内径约 5cm（图 2-63-6）。切取桥袢空肠 40cm，用 4-0 Prolene 线完成改良盆式 Roux-en-Y 术。

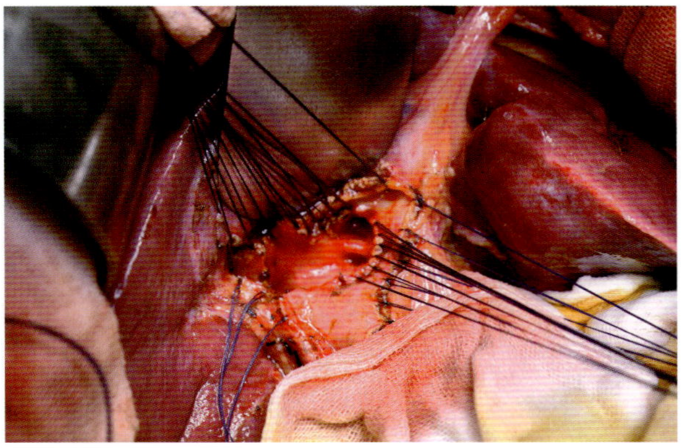

图 2-63-3　线牵引处为已切开的肝左管

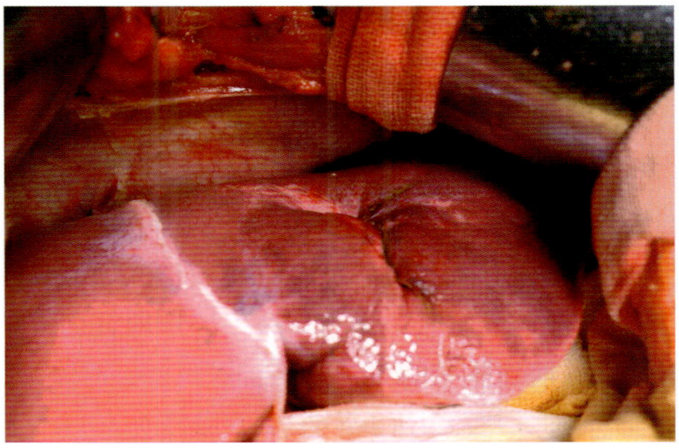

图 2-63-4　凹陷处显示胆管切口缝闭

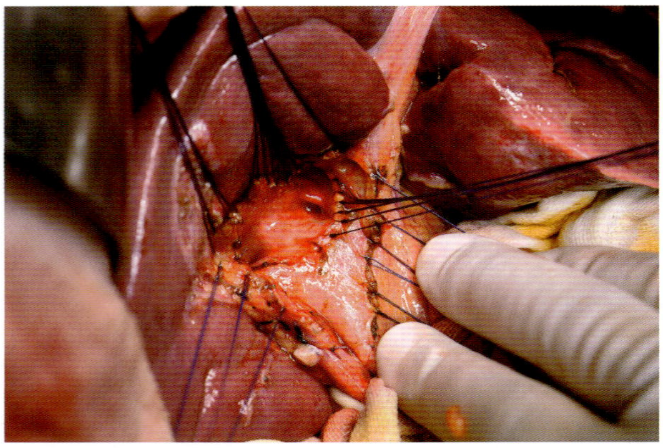

图 2-63-5　线牵引处为肝右前叶、右后叶胆管内吻合处

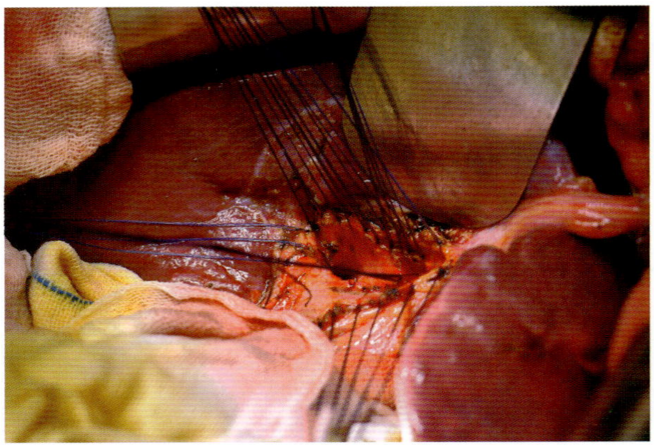

图 2-63-6　线牵引处为肝胆管盆边缘

5. 逐层关腹。手术历时 4 小时，失血量约 50ml，安返病房。

6. 本例手术绘图见图 2-63-7。

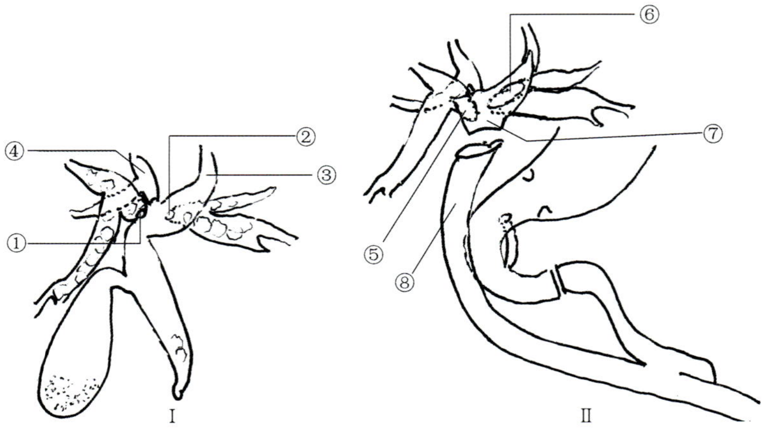

图 2-63-7　手术示意图

Ⅰ. 术前；Ⅱ. 术后

①肝右后叶胆管口狭窄；②肝左外叶胆管口汇于肝左内叶胆管口；③肝左内叶胆管；④肝右前叶胆管；⑤肝右后叶胆管内吻合口；⑥肝左外叶胆管内吻合口；⑦肝胆管盆；⑧桥袢空肠

【术后诊断】肝胆管结石。S：S_3、S_2、S_6、S_7、S_5、S_8、CBD；St：RPBD、S_3，A：肝右管缺如、LHD，S_3 汇入 S_4；C：胆汁性肝硬化、高位胆管炎。

【实施的手术】施行肝左内叶、肝左外叶胆管内吻合及肝右后叶、肝总管内吻合和改良盆式 Roux-en-Y 术。

【术后】无胆漏、出血、肝肾功能不全等并发症；恢复平顺，复查 CT 无胆石残留。

【讨论】

（一）胆管狭窄

本例肝右后叶胆管、肝左外叶胆管口狭窄为环状、炎性、真性狭窄；为胆管壁源性狭窄。

（二）解除狭窄的难点

1. 肝左外叶胆管口狭窄具有隐蔽性，如不充分切开肝左内叶胆管，其胆管口狭窄无法显现。

2. 肝右后叶胆管口为真性狭窄，解除其胆管口狭窄可能损伤肝右动脉或肝门静脉右支。

（三）解除狭窄的方法

1. 内吻合解除肝左外叶胆管口狭窄

（1）经肝圆韧带途径切开肝左内叶胆管，显现肝左外叶胆管口。

（2）阻断入肝血流，用“四边法”做肝左内叶与肝左外叶胆管内吻合。

（3）配合 S_3 结石感途径清除胆石。

2. 解除肝右后叶胆管狭窄

（1）阻断入肝血流。

（2）先充分切开肝左管，显现肝右前、后叶胆管。

（3）直视下行肝右后叶与肝总管内吻合，使其胆管口内径达 2cm。

（四）相关外科手术技术

1. 施行肝左内叶与左外叶胆管内吻合时，需注意：①胆管切开用刀片，均忌电凝或电刀；②胆管切开在胆管前壁中央；③胆管切缘缝线用可吸收的 4-0 或 5-0 薇乔线。

2. 施行肝右后叶胆管内吻合，需注意：①结合术前 CT 所示肝右动脉、肝门静脉走行与肝右管的关系，仔细扪触肝右后叶胆管周；②血管钳伸入肝右后叶胆管，寻找胆管的薄软处，以此为引导用“四边法”切开胆管薄软处，逐渐切开，逐渐缝扎。

病例 64：残留肝胆管结石、肝左外叶胆管狭窄、胆石落入腹膜腔，再次施行肝左外叶切除、膈下脓肿清创、改良盆式 Roux-en-Y 术

【病史】患者，女，61 岁。胆道术后反复右腹痛、寒战、发热 6 个月。1 年前因“肝胆管结石”施行“胆道探查、硬性输尿管镜钬激光碎石、胆道 T 形管引流术”。

T 36.6℃，P 80 次 / 分，R 20 次 / 分，BP 124/70mmHg。无黄疸。腹平、软，浅静脉无曲张，右上腹陈旧性“反 L”形切口瘢痕，剑突右下方压痛，叩击右肝区示心窝部疼痛；腹水征（－），右腰背部较紧张。肝、肾功能正常，C-12 正常。

CT（2019-03-14，湖南省人民医院）：肝轮廓清，表面光整，左肝肥大，右肝萎缩。肝内胆管轻度扩张，肝左外叶、右肝内胆管充填细小颗粒状胆石（图 2-64-1）。右肝肾区显示一低密度区约 3cm×4cm；第一肝门边界欠清，胆总管内径约 1.3cm，可见胆石。脾大 6 个肋单元，无腹水。增强扫描（静脉期）显示肝内胆管轻度扩张，第一肝门周围多个静脉曲张，周径约 0.1cm，肝门静脉直径约 1.1cm（图 2-64-2）。右肝肾区低密度影边界尚清。

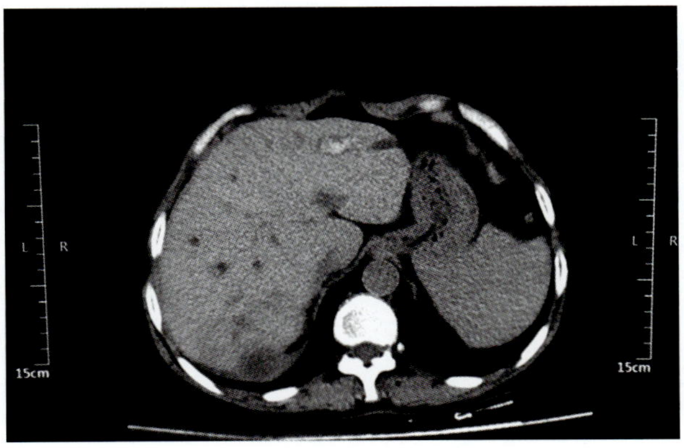

图 2-64-1　CT：显示肝左外叶胆管结石

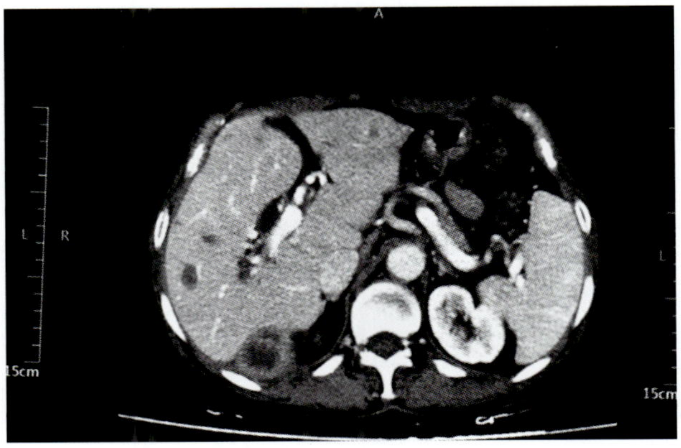

图 2-64-2　CT 增强扫描（静脉期）：显示第一肝门周围静脉曲张

【术前诊断】残留肝胆管结石。S：CBD、S_2、S_3、S_5、S_6、S_7、S_8；St：RHD（相对）、LLBD（相对）；A：无；C：胆汁性肝硬化、门静脉高压症、第一肝门周围静脉曲张，右肝肾夹角区脓肿（胆瘘？残石？）。

【手术过程】

1. 择期，术前高压氧舱治疗 10 天，平仰卧位，全身麻醉，取延长原腹部切口入腹。见：无腹水，大

网膜静脉曲张，无癌性结节；肝周广泛致密粘连，肝色泽棕红，质地中等硬度；左肝肥大，尤以左内叶为显，肝左外叶二段肝外侧显示纤维囊性改变，结石感不显；右肝膈胼底样粘连，右肝膈脓肿外径约4cm，右肝无结石感；肝外胆管外径约1.4cm，可扪及结石；胆囊管长约3cm，外径达1cm，无结石感；肝方叶肥大，覆盖肝左管，肝桥直径约2cm。

2. 沟通网膜孔，安置Pringle止血带。

3. 离断肝周粘连韧带，游离左、右肝，清创右肝肾夹角区脓肿（图2-64-3），以“三合一液”纱布垫湿敷，离断肝左外叶三角韧带。

4. 经肝圆韧带途径切开肝外胆管、肝左管至肝左内叶胆管，清除肝外胆管结石，显现肝右管口、肝左外叶胆管口、尾状叶左管，肝外胆管内径约1.3cm，肝左管口内径约0.6cm，肝左外叶胆管内径约0.4cm。

（1）以刮匙伸入右肝各胆管，清除其内胆石。

（2）离断肝左外叶二段囊状扩张胆管，其内积胆汁约1ml，未找到与肝左管的通道，故钳夹切除肝左外叶大部，肝断面显现肝左外叶下段胆管，内径达1cm，充填胆石。清除胆管内结石后，与肝左管沟通，盐水冲洗通畅。以4-0 Prolene线连续缝闭左肝断面胆管，注水测试无胆漏、出血。

（3）配合胆道镜检查，无胆石残留。

5. 横断胆总管，拼合组成肝胆管盆，完成改良盆式Roux-en-Y术，肝胆管盆内径达4cm（图2-64-4）。

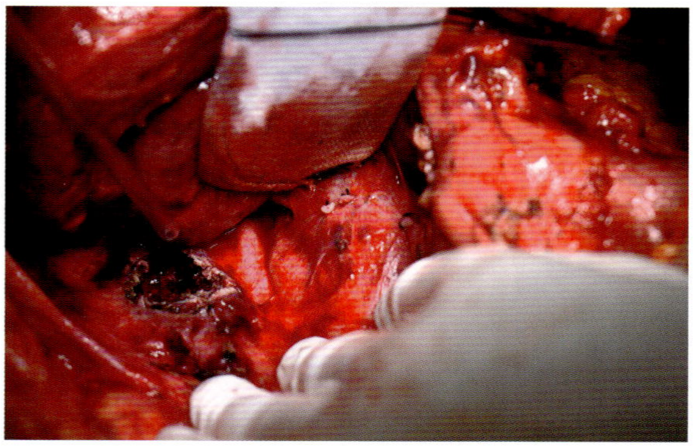

图2-64-3 吸引器与钳子间为脓肿

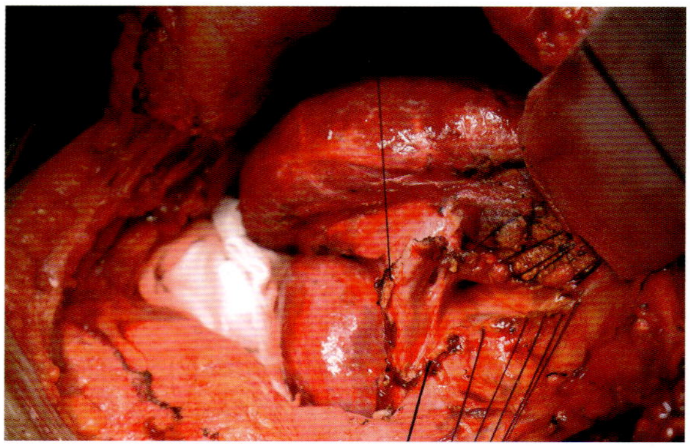

图2-64-4 线牵引处为肝胆管盆

6. 放置右膈下引流管，逐层关腹。手术历时4.5小时，失血量200ml，取出胆石15g。术后生命体征平稳，安返病房。

7. 本例手术绘图见图2-64-5。

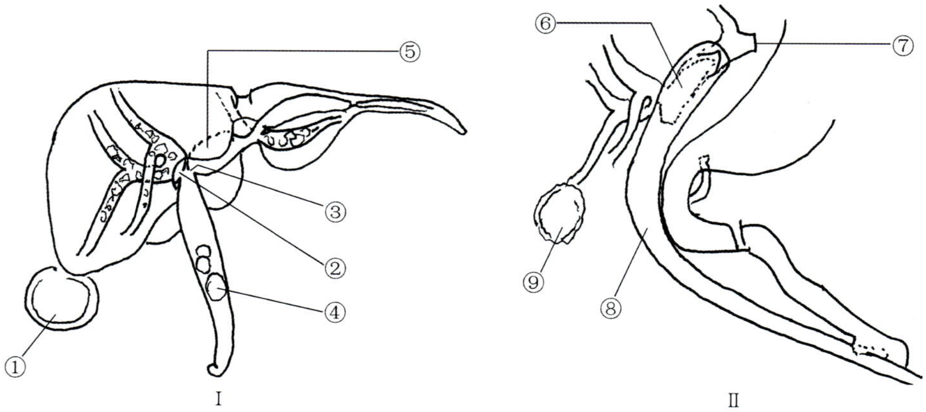

图2-64-5 手术示意图

Ⅰ. 术前；Ⅱ. 术后

①肝肾夹角处脓肿；②肝右管口狭窄；③肝左外叶胆管狭窄；④胆总管结石；⑤肝方叶；⑥肝胆管盆；⑦肝左外叶胆管残端；⑧桥袢空肠；⑨脓肿清创后

【术后诊断】残留肝胆管结石。S：CBD、S_2、S_3、S_5、S_6、S_7、S_8；St：RHD（相对）、LLBD（真性）；A：无；C：胆汁性肝硬化、门静脉高压症、第一肝门周围静脉曲张、腹内胆石残留，右肝肾夹角脓肿。

【实施的手术】施行腹腔脓肿清创、肝左外叶切除及改良盆式 Roux-en-Y 术。

【术后】无胆漏、出血、膈下脓肿；恢复平顺，复查 CT 无胆石残留。

【讨论】

（一）胆管狭窄

本例肝右管口狭窄为相对、环状狭窄，肝左外叶胆管为真性、管状狭窄；均为壁内形、良性狭窄。

（二）解除狭窄的难点

1. 前次手术，电凝、电刀广泛分离粘连，致使肝脏面致密粘连。

2. 肝方叶肥大，阻断了经肝圆韧带途径的进路。

3. 前次手术时，胆石误落腹膜腔，形成右膈下脓肿，致使分离肝膈粘连困难，易出血。

4. 肝右管口狭窄，肝右管轻度扩张，结石感不明显。

5. 肝左外叶上段胆管囊状扩张，其内无胆石，与肝左外叶胆管“不相通”。而肝左外叶下段胆管有胆石，胆管轻度扩张，居肝实质中心，结石感不显。

6. 第一肝门周围静脉曲张。

（三）解除狭窄的方法

1. 止血钳或胆道扩张器扩张肝右管口，使之内径达 1cm。

2. 经肝圆韧带途径切开肝左管口、肝左管，显现肝左外叶胆管口后仍然无法清除肝左外叶下段胆管结石。

3. 阻断入肝血流，钳夹切除肝左外叶，经肝断面的肝左外叶胆管插入取石钳，与肝左管沟通。

（四）相关外科手术技术

1. 肝左外叶切除。本例肝左外叶胆管呈管状狭窄，无法施行肝左外叶上、下段胆管内吻合，结石感不明显，施行肝左外叶切除指征明显，而且也能承受这手术。切除时注意阻断入肝血流、充分游离左肝、快速钳夹切除肝左外叶。

2. 前次手术显示许多错误，其关键是只注意取石，不解除胆管狭窄。

病例 65：肝胆管结石及肝左、右管口狭窄，以及左、右肝萎缩、尾状叶肥大，施行保留尾状叶的左、右半肝切除术

【病史】患者，女，35 岁。反复右上腹痛及寒战、发热 30 年。

T、P、R 正常，BP 115/70mmHg。无黄疸，心、肺正常。腹平，浅静脉无曲张；腹壁软，肝、胆囊及脾未触及，剑突右下方压痛，叩击右肝区示心窝部不适，腹水征（－）。

B 型超声波（2018-08-26，湖南省人民医院）：左、右肝内胆管扩张，充填胆石。胆囊不大，多发胆石。胆总管内径 1.8cm，多发胆石。无腹水。

MRCP（2019-02-28，湖南省人民医院）：左、右肝内胆管重度扩张，充填胆石（图 2-65-1）。胆总管扩张，亦有胆石。胆囊不大，其内亦存胆石。

CT（2019-03-11，湖南省人民医院）：左、右肝萎缩，尾状叶肥大。左、右肝内胆管扩张达重度，其内充填胆石，无积气（图 2-65-2）。肝外胆管内径 2cm，充填胆石。胆囊增大，亦见胆石。脾大 6 个肋单元。

3D 肝胆管三维重建（2019-03-13）：显示尾状叶肝门静脉支汇入肝门静脉右、左支分叉处后方肝尾状叶（图 2-65-3）。

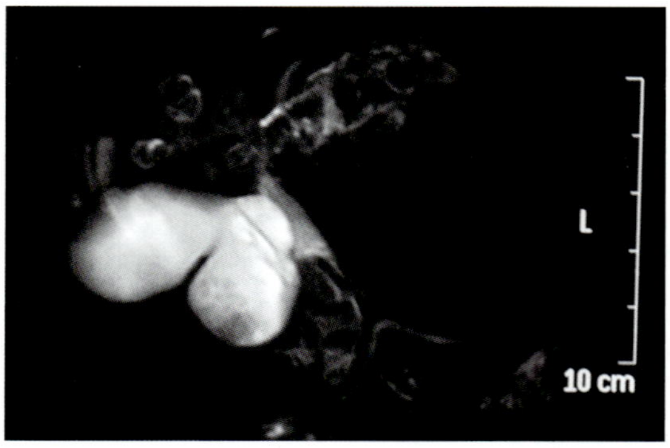

图 2-65-1 MRCP：显示肝内胆管重度扩张，充填胆石；一级肝门狭窄

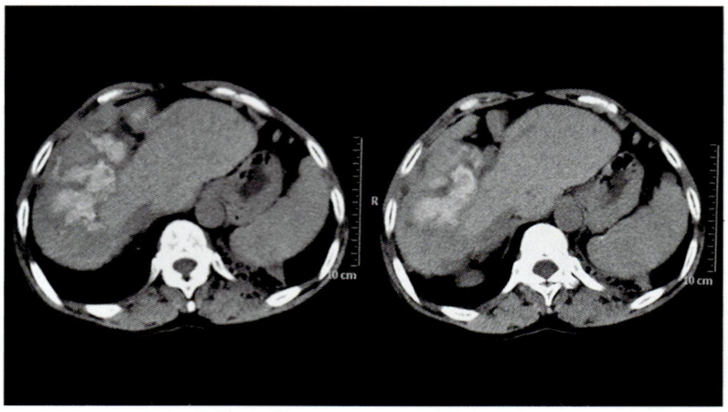

图 2-65-2 CT：显示左、右肝内胆管重度扩张，充填胆石

【术前诊断】肝胆管结石。S：S_2、S_3、S_4、S_5、S_6、S_7、S_8、G、CBD；St：LHD、RHD（真性狭窄）；A：无；C：肝肥大-萎缩征（左、右肝萎缩；肝尾状叶肥大，以尾状叶左段为显）、胆汁性肝硬化、门静脉高压症。

【手术过程】

1. 择期（高压氧舱治疗 10 天），平仰卧位，取右上腹“鱼钩”形切口入腹。见：左、右肝萎缩及纤维囊性变，结石感明显（图 2-65-4）；尾状叶肥大，表面光整，质软，无结石感；胆囊不大，胆总管外径 2cm，多发结石感；肝十二指肠韧带无静脉曲张，肝左、右动脉可见，无腹水。

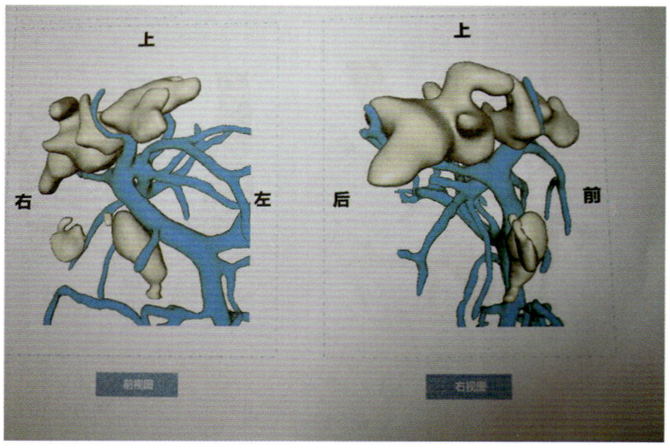

图 2-65-3 3D 肝胆管三维重建：显示尾状叶肝门静脉支汇入肝门静脉左、右支分叉处后方

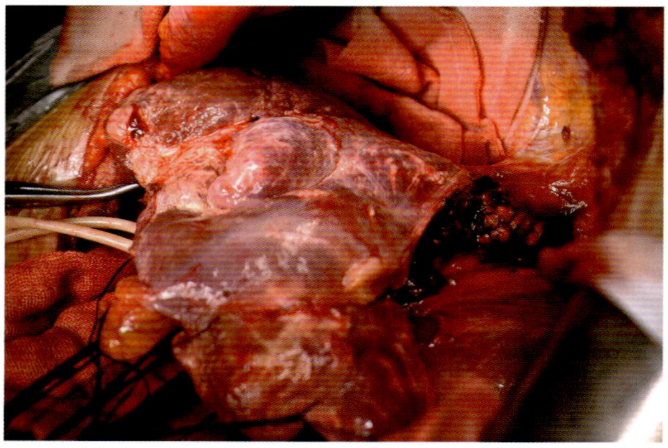

图 2-65-4 左、右肝纤维囊性变

2. 离断肝周粘连及韧带，解剖第一、第二肝门，显现肝十二指肠韧带，安置 Pringle 止血带。
3. 切除胆囊，切断肝左、肝右动脉，用“四边法”切开胆总管、肝总管及肝左、右管。显现尾状叶右管、尾状叶左管口，尾状叶右管位于肝门隆突右侧，尾状叶左管口外径达 1cm。于尾状叶胆管以远横断肝左管、肝右管及肝门静脉左、右支。
4. 于 Alantius 沟平面劈离左肝（图 2-65-5），先后结扎、切断肝左静脉及肝中静脉（图 2-65-6）。
5. 紧贴充满胆石的右肝各胆管背面，从第一肝门向肝右静脉劈离右肝（图 2-65-7），结扎、切断肝右静脉（图 2-65-8），整块移除左、右半肝。
6. 整形尾状叶胆管，放置 16 号 T 形管，注水测试无胆漏、出血，肝尾状叶血供、色泽正常。
7. 放置左、右膈下引流管，逐层关腹。手术历时 3.5 小时，失血量 200ml，生命体征平稳。

【术后诊断】肝胆管结石。S：S_2、S_3、S_4、S_5、S_6、S_7、S_8、G、CBD；St：LHD、RHD（真性狭窄）；A：无；C：肝肥大-萎缩征（左、右肝萎缩；肝尾状叶肥大，以尾状叶左段明显）、胆汁性肝硬化、门静脉高压症。

【实施的手术】施行左、右半肝切除及胆总管 T 形管引流术。

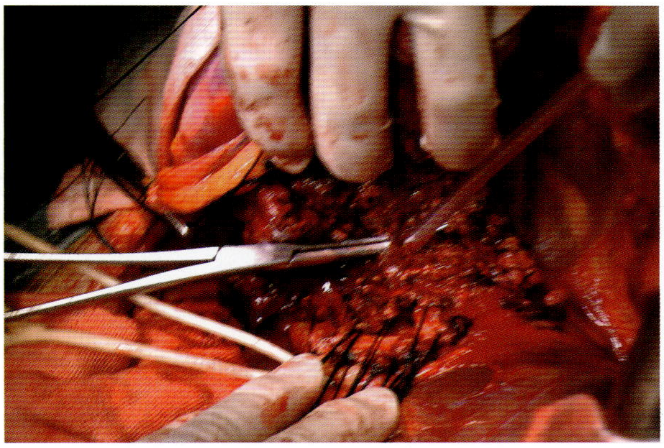

图 2-65-5　钳子尖处为 Alantius 沟

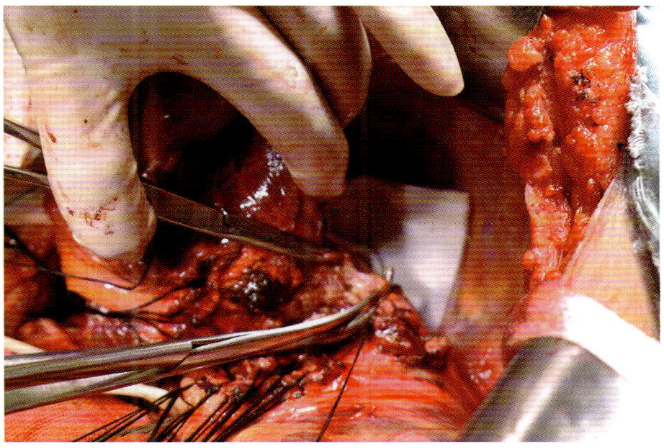

图 2-65-6　钳子尖处为肝左、肝中静脉

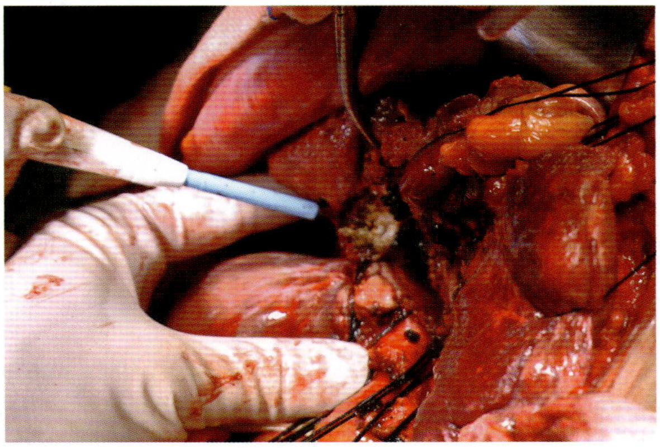

图 2-65-7　劈离右肝

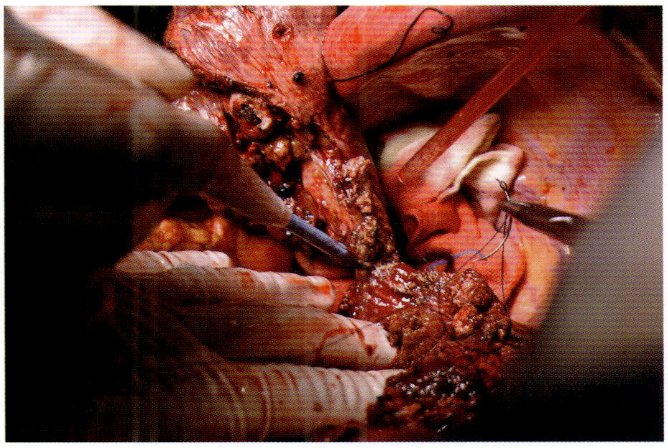

图 2-65-8　电刀前方为肝右静脉

【术后】无膈下脓肿、胆漏、出血，复查 CT 无胆石残留。

【讨论】

（一）胆管狭窄

本例肝左、右管口真性、环状狭窄，左、右肝内多级胆管狭窄；为壁内形、良性狭窄。

（二）解除狭窄的难点

1. 左、右肝内胆管重度扩张，弥散结石。

2. 肝胆管结石并发左、右肝纤维囊样改变、肝尾状叶肥大。

3. 必须同时结扎、切断肝左、中、右静脉。

4. 切除左、右半肝，完好保留尾状叶胆管、肝门静脉、肝动脉。

（三）解除狭窄的方法

1. 放置 Pringle 止血带控制入肝血流。

2. 用“四边法”切开胆总管及肝左、右管，确定尾状叶胆管口及肝左管、肝右管、肝门静脉左干、肝左动脉切断处。

3. 解剖第二肝门，显现肝左、中、右静脉及 Alantius 沟，确定断肝面。

4. 从左至右、从下而上，在左、右肝内胆管的背面劈离左、右半肝。先后结扎、切断肝左、中、右静脉，整块移除左、右半肝。

（四）相关外科手术技术

1. 肝左、右管离断平面

（1）据术前 3D 三维肝胆管成像初步确定进入尾状叶的胆管、肝门静脉及肝动脉。

（2）仔细解剖第一肝门，切开肝总管及肝左、右管，辨清尾状叶胆管的位置，其远端便是离断肝左、右管及门静脉、肝动脉的部位。

2. 左、右半肝的移除

（1）确定第一肝门、第二肝门及 Alantius 沟，“二点一线”为左、右半肝移除的平面。

（2）肝的移除路线是从左向右、从下而上，在左、右肝内充满胆石的胆管背面劈离肝，结扎、切断肝左、中、右静脉，整块移除左、右半肝。

3. 本例左、右半肝切除后，尾状叶胆管无狭窄、无胆石，胆总管通畅，故仅做胆总管 T 形管引流。

病例 66：肝胆管结石、门静脉海绵样变、肝右管真性狭窄，施行经头侧前路切除右半肝、盆式 Roux-en-Y 术

【病史】患者，男，68 岁。间断发作寒战、发热 50 年，发现肝内胆管结石 15 天。

T 37.4℃，P 86 次 / 分，R 20 次 / 分，BP 129/86mmHg。无黄疸，心、肺正常。腹平，浅静脉无曲张；腹壁软，肝、胆囊、脾未触及，剑突右下方压痛，叩击右肝区示心窝部疼痛，腹水征（－）。

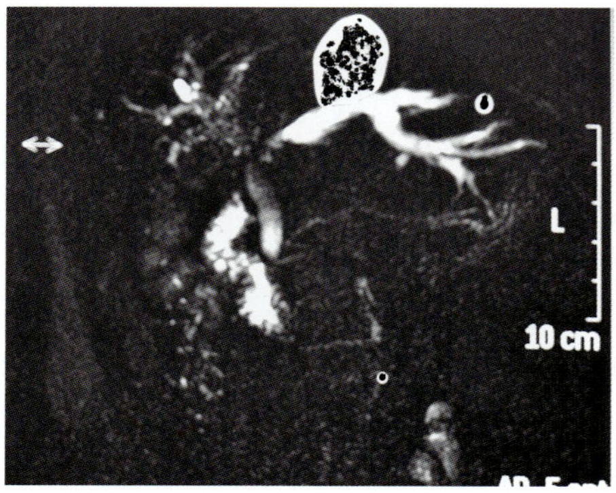

图 2-66-1　MRCP：显示右肝内胆管扩张，肝右管口狭窄

WBC 3.22×10^9/L，N 0.631，PLT 81×10^9/L，TBIL 19μmol/L，DBIL 13μmol/L，TP 6.3g/L，ALB 36.5g/L，ALP 375U/L，γ-Gt 315U/L，PA 225mg/L，ChE 6574U/L，C-12 正常。

MRCP（2019-03-06，湖南省人民医院）：肝内、外胆管轻度扩张，胆总管内径约 1.3cm，肝总管充填缺损。肝左管口狭窄，肝左管内径 1.5cm，无胆石。肝右管口狭窄，肝右管内径约 1.4cm，充填大量胆石（图 2-66-1）。胆囊未见，胰管内径约 0.15cm。

CT（2019-03-09，湖南省人民医院）：肝轮廓清，表面光整，左肝肥大，右肝萎缩。左肝内胆管轻度扩张，肝右管中度扩张，其内充填胆石，肝内胆管不积气（图 2-66-2）。肝外胆管不扩张，无胆石。胆囊不清。肝门静脉增粗，外径约 2cm。增强扫描（静脉期）显示肝门静脉增粗，肝十二指肠韧带静脉曲张（图 2-66-3）。

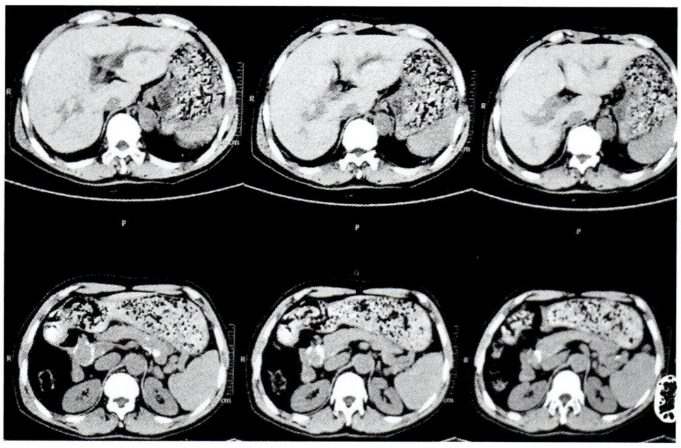
图 2-66-2　CT：显示肝内胆管轻度至中度扩张，充填胆石

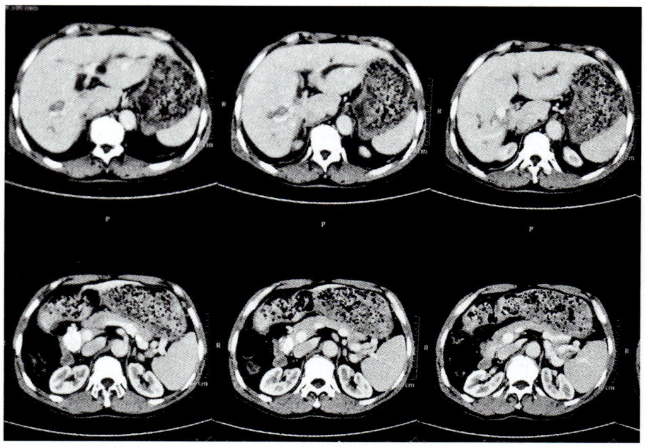
图 2-66-3　CT 增强扫描（静脉期）：门静脉海绵样变

【术前诊断】肝胆管结石。S：S_5、S_8、S_6、S_7；St：RHD、LHD、CHD；A：无；C：胆源性肝硬化、门静脉高压症、门静脉海绵样变、肝肥大 - 萎缩征（左肝肥大，右肝萎缩）。

【手术过程】

1. 择期，平仰卧位，气管内插管全身麻醉，取右上腹“反 L”形切口入腹（图 2-66-4）。见：无腹水，腹膜上无癌性结节；肝色泽棕红，表面光整，左肝肥大，右肝萎缩，肝质地软，无明显结石感；胆囊萎陷，

大小约 3cm × 2cm，无胆石，胆囊管周围静脉曲张；肝外胆管约 1cm，壁增厚，无结石感，肝十二指肠韧带静脉曲张，最粗者达 2.3cm；脾大，胰头不大、质地软。

2. 安置 Pringle 止血带，移除胆囊，切除肝方叶。经肝圆韧带途径切开肝左管长度 3cm，胆管内静脉曲张，壁厚约 0.2cm，肝左管内径约 1.5cm，易出血。拟切开肝右管、肝总管，因胆管壁内出血而终止，失血量达 1000ml。探查左肝内胆管有胆石，右肝内胆管结石能碰触但不能取出。肝总管内径约 0.5cm，肝右管口内径约 0.4cm。

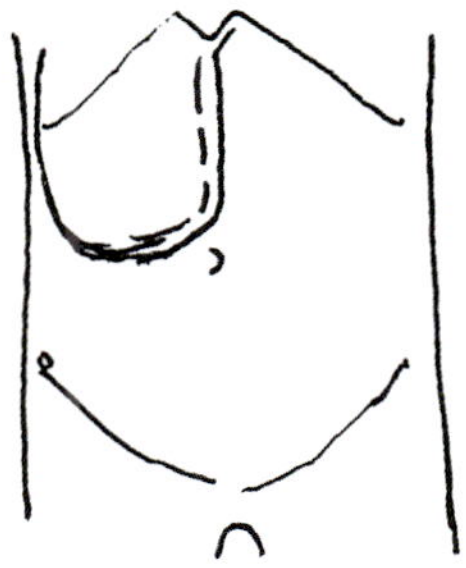

图 2-66-4　手术切口示意图

------. 手术开始切口；——. 延长切口

3. 从头侧开始切除右半肝

（1）延长皮肤切口呈“鱼钩”形。

（2）解剖第二肝门及第三肝门，显现肝右静脉、肝中静脉及肝后腔静脉。

（3）钳夹右肝蒂，见到右肝缺血分界，电凝标定。

（4）阻断入肝血流，从肝中静脉右侧开始对准右肝蒂劈离右肝（图 2-66-5），先后结扎、切断 S_8、S_5 肝静脉，显现肝右静脉及右肝蒂。以直线切割闭合器先后钳夹、切断右肝蒂（图 2-66-6）及肝右静脉，移去右半肝。

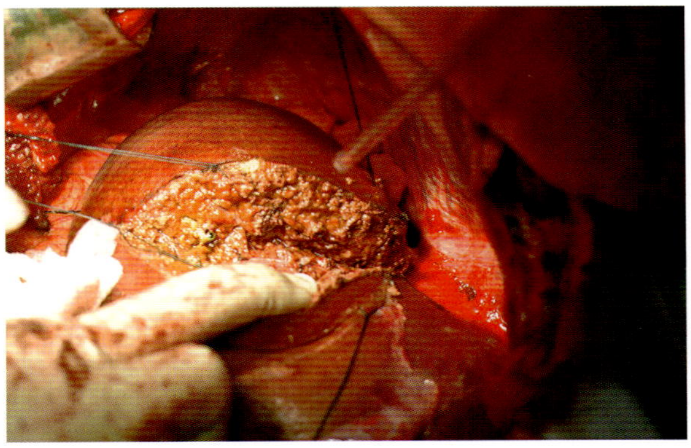

图 2-66-5　劈离右肝

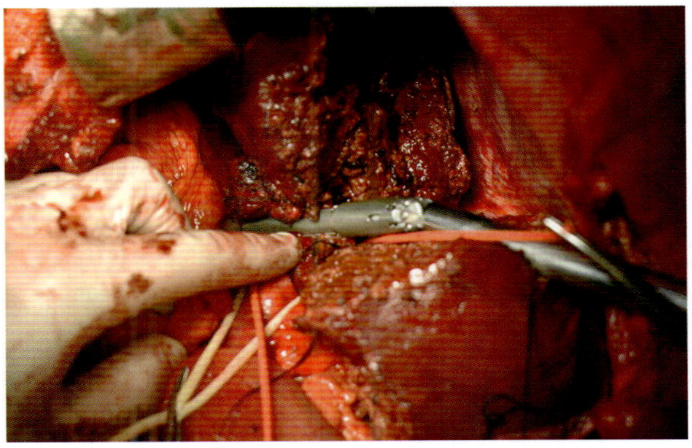

图 2-66-6　示指前方为直线切割闭合器

4. 切取桥袢空肠，在结肠前完成肝胆管盆式 Roux-en-Y 术，肝胆管盆内未放置 T 形管。

5. 放置右膈下引流管，逐层关腹。手术历时 6 小时，失血量 1200ml，输注浓缩红细胞 5 个单位，安返病房。

6. 本例手术绘图见图 2-66-7。

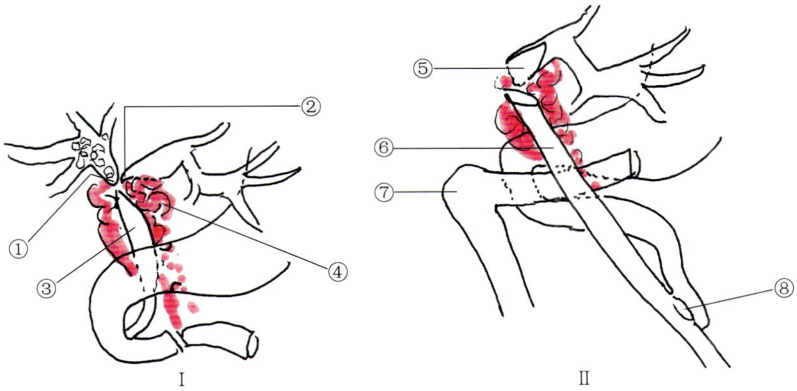

图 2-66-7　手术示意图

Ⅰ. 术前；Ⅱ. 术后

①肝右管口；②肝左管口；③肝总管；④粗大、曲张的肝门静脉；⑤肝胆管盆；⑥桥袢空肠；⑦结肠；⑧空肠与桥袢空肠侧 - 侧吻合

【术后诊断】肝胆管结石。S：S_5、S_8、S_6、S_7；St：RHD、LHD、CHD；A：无；C：胆汁性肝硬化、门静脉高压症、门静脉海绵样变、胆管壁静脉曲张、肝肥大-萎缩征（左肝肥大，右肝萎缩）。

【实施的手术】施行经头侧前入路右半肝切除及肝胆管盆式 Roux-en-Y 术。

【术后】恢复平顺，术后复查 CT 无胆石残留。

【讨论】

（一）胆管狭窄

1. 肝左管、肝右管、肝总管为真性狭窄。
2. 肝右管为管状狭窄，肝左管为环状狭窄，肝总管为近管状狭窄。
3. 狭窄是由壁内形、炎性并壁内静脉曲张所致。

（二）解除狭窄的难点

1. 左肝肥大，右肝萎缩，第一肝门右升、移位于右肾前。
2. 肝十二指肠韧带静脉曲张，门静脉海绵样变，第一肝门被曲张静脉包裹。
3. 肝左、右管壁内静脉曲张。

（三）解除狭窄的方法

1. 放置 Pringle 止血带。
2. 切除肝方叶，经肝圆韧带途径切开肝左管。
3. 经头侧前路切除右半肝，历时 30 分钟。
4. 在结肠前位施行肝胆管盆式 Roux-en-Y 术。

（四）相关外科手术技术

1. 切开肝左管

（1）阻断入肝血流，安置 Pringle 止血带。

（2）切除肝方叶，显现肝左管。

（3）用“四边法”切开肝左管，缝线用 4-0 Prolene 线。

2. 经头侧前路切除右半肝

（1）延长腹壁切口，充分显露右肝，阻断入肝血流。

（2）离断右肝膈粘连、韧带，用纱布托出右肝。

（3）钳夹右肝蒂，标示右肝缺血分界线。

（4）解剖第二肝门，显现肝中静脉右侧，劈离肝，以切割闭合器先后离断右肝蒂、肝右静脉，右肝蒂残端用 4-0 Prolene 线连续缝合，连同曲张静脉一并缝合。

3. 施行肝胆管盆式 Roux-en-Y 术

（1）肝胆管切缘用 4-0 薇乔线缝合牵引 8 针，其内腔达 3cm。

（2）桥袢空肠系膜松弛，位于结肠前位。其原因为肝胆管盆壁静脉曲张、质脆，故系膜应尽量松弛。另外肝十二指肠韧带静脉曲张、门静脉海绵样变，结肠右曲不便于戳孔，故桥袢放置在结肠前。

（3）肝胆管盆桥袢空肠吻合宜用 4-0 Prolene 线。

（4）本例肝胆管盆未放置 T 形管，与胆管壁静脉曲张有关。

病例 67：全肝结石、肝左管狭窄，经肝圆韧带途径施行改良盆式 Roux-en-Y 术

【病史】患者，女，32 岁。胆肠内引流术后腹痛 18 年，加重伴黄疸、发热 2 个月。18 年前因肝胆管结石在某医院施行“肝肠内引流”，当时“不能进达一级肝门，失血量 2400ml”。术后先后施行 5 次经 T 形管瘘、胆道镜取石。

T、P、R、BP 正常。神清，面色苍黄，心、肺（－）。腹平，浅静脉（－），可见右肋缘下切口瘢痕；

肝在剑突下 3cm 可触及，质较硬。剑突右下方压痛，叩击右肝区示心窝部疼痛。

TBIL 78.6μmol/L，DBIL 28.1μmol/L，TP 79g/L，PA 38mg/L，ChE 2494U/L。

MRCP：一级肝门以上各肝内胆管重度扩张，充填胆石。肝外胆管内径约 0.6cm，无胆石。右肝肥大，左肝萎缩，无门静脉海绵样变。脾大，无胃底食管静脉曲张，无腹水。

CT：右肝肥大，左肝萎缩。肝内各胆管重度扩张，充填胆石，无积气。肝外胆管纤细，无门静脉海绵样变。脾大 8 个肋单元，无腹水。

【术前诊断】肝胆管结石，胆肠内引流术后。S：全肝；St：CHD、LHD、RHD；A：无；C：胆汁性肝硬化、门静脉高压症、肝肥大 - 萎缩征（右肝肥大，左肝萎缩）、高位 AOSC。

【手术过程】

1. 择期，平仰卧位，取右上腹“反 L”形切口入腹。见：无腹水，肝周广泛致密粘连，右肝肥大、肝方叶肥大，左肝萎缩；肝外胆管纤细，内径约 0.6cm；肝质地硬，肝左内叶结石感明显。原为肝左外叶下段胆管空肠吻合术（Longmire 术），吻合口外径约 2cm，桥袢长约 40cm。

2. 经肝左内叶结石感明显处切开，取出其内胆石，顺此用“四边法”逐渐延长胆管切口，达肝左管终末端。顺行经肝圆韧带途径切开肝左管、肝左管口达肝总管；肝左管位于肝方叶壁后，切开肝左管厚度为 1 ～ 1.5cm，肝左管腔内径达 2cm，肝左管口内径约 0.6cm，清除其内胆石。显示肝右管口内径约 1cm，肝左外叶胆管内径约 1cm，尾状叶左管口内径约 0.5cm。

3. 直视下逐个清除各肝内胆管结石约 60g，并用“三合一液”冲洗各肝内胆管。横断胆总管，组成肝胆管盆，内径达 6cm。

4. 配合硬性输尿管镜钬激光碎石，清除终末端胆管结石约 5g。

5. 取原桥袢空肠与肝胆管盆吻合，内放置肝胆管盆引流管。

6. 清点器械、敷料无误，逐层关腹。手术历时 5 小时，失血量约 200ml，取出胆石 65g。

7. 本例手术绘图见图 2-67-1。

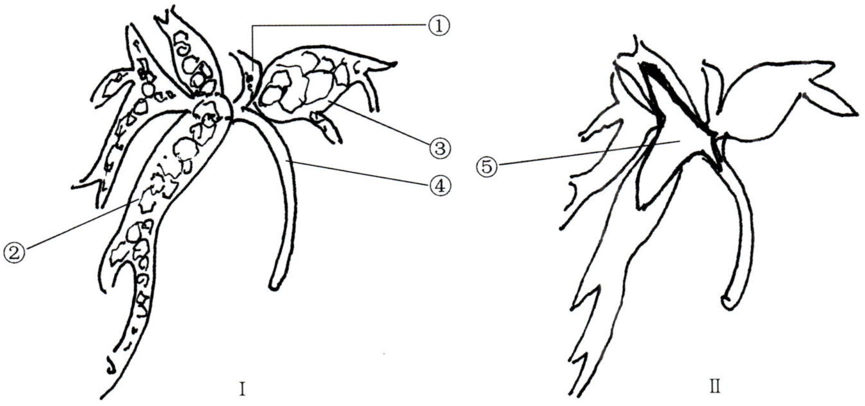

图 2-67-1　手术示意图

Ⅰ. 术前；Ⅱ. 术后

①肝左内叶胆管；②肝右后叶胆管；③肝左外叶胆管；④胆总管；⑤肝胆管盆

【术后诊断】肝胆管结石，胆肠内引流术后。S：全肝；St：CHD、LHD、RHD；A：无；C：胆汁性肝硬化、门静脉高压症、肝肥大 - 萎缩征（右肝肥大，左肝萎缩）、高位 AOSC。

【实施的手术】施行肝左管狭窄解除及改良盆式 Roux-en-Y 术。

【术后】恢复平顺，无胆漏、出血、肝功能不全等并发症，复查 CT 无胆石残留。

【讨论】

（一）胆管狭窄

本例属于一级肝门环状、真性狭窄，并且是胆管壁源性、单发、良性狭窄。

（二）解除狭窄的难点

1. 高位胆管真性狭窄。
2. 胆汁性肝硬化、门静脉高压症。
3. 右肝肥大、左肝萎缩。
4. 常规入肝途径难以实施，经胆总管途径、肝圆韧带途径、桥袢空肠途径无法进达肝门。
5. 既往曾施行过胆肠内引流术。

（三）解除狭窄的方法

1. 离断原肝左外叶下段胆管与空肠吻合口。
2. 安置 Pringle 止血带。
3. 经肝左内叶胆管结石感途径，顺行进达肝左内叶胆管，经肝圆韧带途径切开肝左管、肝总管，敞开肝门。
4. 配合硬性输尿管镜钬激光。
5. 施行肝胆管盆、桥袢空肠吻合。

（四）相关外科手术技术

肝圆韧带途径有两种，即经肝圆韧带途径，逆行切开肝左管口、肝左管，称为逆行肝圆韧带途径；经肝圆韧带途径，顺行切开肝左管、肝左管口，称为顺行肝圆韧带途径。临床上常用逆行肝圆韧带途径，如果一级肝门位置深在，入肝困难，亦可顺行肝圆韧带途径。不管是逆行还是顺行，均应注意以下几点。

1. 阻断入肝血流。
2. 横断肝桥，切除肝方叶，敞开左肝前纵沟，显现肝左管口、肝左管。
3. 用“四边法”切开胆管，缝线用可吸收的“薇乔线”。
4. 门静脉海绵样变者，切开肝左管时宜用门脉钳先纵行夹持胆管壁，而后在两个钳间切开胆管壁。

病例 68：全肝结石及肝左、右管口狭窄、右肝肥大，经肝圆韧带途径施行改良盆式 Roux-en-Y 术

【病史】患者，女，56 岁。反复右上腹痛 20 年，PTCD 后 2 个月。患者先后在当地县、市医院诊为“肝胆管结石”，施行了“胆囊切除”“肝左外叶切除”“胆总管探查，T 形管引流”等共 5 次手术。

T、P、R、BP 正常。心、肺无明显异常。腹平，有多条陈旧性切口瘢痕，剑突右下方压痛。肝、肾功能正常，C-12 正常。

CT：肝内胆管中度扩张，充填弥散胆石，肝左管狭窄。脾大 8 个肋单元，门静脉无海绵样变。

MRCP：肝内胆管中度扩张，肝左管口狭窄。

【术前诊断】残留肝胆管结石，PTCD 后。S：全肝；St：肝左管口（真性）、肝右管口（相对）；A：无；C：胆汁性肝硬化、门静脉高压症、肝肥大 - 萎缩征（方叶肥大，肝左外叶切除），高位 AOSC，PTCD 后。

【手术过程】

1. 择期，平仰卧位，取右上腹“反 L”形切口入腹。见：无腹水，腹膜上无癌性结节，大网膜上无静脉曲张，原来施行胆肠内引流术。肝呈棕红色，表面光整，肝方叶、肝左内叶肥大，呈马铃薯样，约 10cm × 8cm × 5cm；肝左外叶未见，肝圆韧带未见，左肝前纵沟未显现。肝膈间显示有 3 个肝脓肿，分别约 3cm × 2cm、2cm × 2cm、3cm × 1cm。PTCD 导管经肝右前叶上段插入，肝质地较硬，无明显结石感。网膜孔闭塞，胃小弯与左肝断面紧密粘连，肝十二指肠韧带无静脉曲张。脾大，下极平左肋缘。

2. 分离粘连，显现肝十二指肠韧带，肝总管外径约 1.3cm，未能放置 Pringle 止血带，做肝固有动脉套带。

3. 从瘢痕组织中找出肝圆韧带，横断肝桥，手指钝性分开肝方叶与肝左管粘连，显现肝左管。

4. 切除肝方叶

（1）阻断肝固有动脉，切除肝叶时出血多，导致手术终止。

（2）以心耳钳钳夹肝十二指肠韧带，术野出血终止。钳夹切除肝方叶，失血量约 150ml，显现肝左管，肝方叶标本重约 400g。肝断面显示 S_{10} 破裂，内径约 0.4cm，其内明显胆石。

5. 切开肝左管口及肝左管、$S_{4\text{-}b}$ 胆管

（1）沿肝圆韧带途径切开肝左管，用“四边法”牵开胆管切缘。

（2）长弯钳插入肝左管及 $S_{4\text{-}b}$ 胆管、肝左管口，用“四边法”予以全程切开肝左管、$S_{4\text{-}b}$ 胆管及肝左管口，肝左管口直径为 0.6cm，肝左管内径约 1cm，直视下逐个清除肝左管、右肝内各胆管结石及肝左外叶胆管残石。

6. 横断胆总管，组成肝胆管盆，内径 6cm。

7. 提取桥袢空肠，完成改良盆式 Roux-en-Y 术，拔除 PTCD 导管。

8. 检查无胆漏、出血，放置网膜孔右侧引流管，逐层关腹。手术历时 6 小时，取出胆色素结石 60g，失血量约 700ml。

9. 术后第 7 天复查 CT，无胆石残留。

10. 本例手术绘图见图 2-68-1。

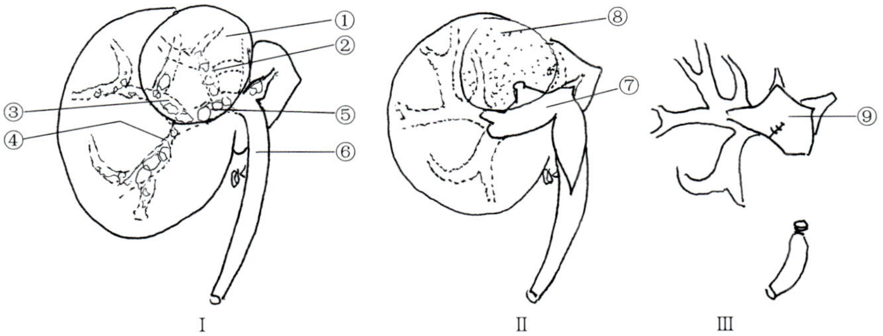

图 2-68-1　**手术示意图**

Ⅰ. 术前；Ⅱ. 术后；Ⅲ. 肝胆管盆

①肝方叶；② $S_{4\text{-}b}$ 胆管；③肝右前叶胆管；④肝右后叶胆管；⑤肝左管；⑥肝总管；⑦肝胆管盆；⑧肝方叶切除后基部；⑨肝胆管盆

【术后诊断】残留肝胆管结石，PTCD 后。S：全肝；St：肝左管口（真性）、肝右管口（相对）；A：无；C：胆汁性肝硬化、门静脉高压症、肝肥大 - 萎缩征（方叶肥大，肝左外叶切除），高位 AOSC，PTCD 后。

【实施的手术】施行肝方叶切除；经肝圆韧带途径、$S_{4\text{-}b}$ 胆管途径解除肝左管口狭窄，施行改良盆式 Roux-en-Y 术。

【术后】恢复平顺，高位胆管狭窄解除，无胆石残留。

【讨论】

（一）胆管狭窄

本例多级胆管狭窄，包括肝左管真性狭窄、肝右管相对狭窄、肝右后叶上段胆管相对狭窄；均为壁源性、环状、良性胆管狭窄。

（二）解除狭窄的难点

1. 由于肝胆管结石，先后施行 5 次胆道手术。

2. 肝周粘连，多发性肝脓肿。

3. 经肝圆韧带途径困难。

4. 肝方叶极度肥大，右肝呈马铃薯样。

5. 网膜孔闭塞，不能放置 Pringle 止血带。

6. 合并有胆汁性肝硬化、门静脉高压症。

（三）解除狭窄的方法

1. 预防性使用抗生素。本例术前 1 小时使用“亚胺培南”1g。

2. 离断肝周粘连，游离右肝，用“三合一液”清创腹膜腔脓肿。

3. 心耳钳钳夹肝十二指肠韧带，阻断入肝血流。

4. 切开肝方叶，断肝桥，敞开肝圆韧带途径，显现 S_{4-b} 胆管，借此切开肝左管口狭窄，切开肝左管与 S_{4-b} 胆管连通。

5. 横断胆总管，组成肝胆管盆，内径达 6cm。

（四）相关外科手术技术

入肝血流阻断方法有很多，临床用得最多的是 Pringle 止血带，而安置 Pringle 止血带的方式很多，如经网膜孔右侧入路，安置肝十二指肠韧带止血带；经网膜孔左侧入路，安置肝十二指肠韧带止血带；分别以血管钳夹持肝固有动脉、肝门静脉；以沙丁钳或心耳钳从网膜孔右侧或左侧夹持肝十二指肠韧带。阻断肝十二指肠韧带血供的时间一般是 15 分钟，而后放松 5 分钟，再重复多次使用。

病例 69：全肝结石及肝右管口、肝左管口、肝总管狭窄，施行扩大肝方叶切除、改良盆式 Roux-en-Y 术

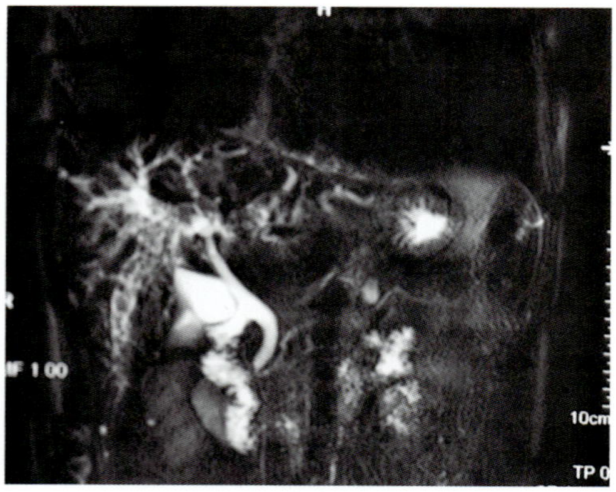

图 2-69-1　MRCP：显示肝外胆管纤细，肝内胆管重度扩张

【病史】患者，男，56 岁。反复右上腹痛及寒战、发热 20 年，复发 10 天。10 年前诊为“肝胆管结石”，拒绝手术。

T、P、R、BP 正常。皮肤轻度黄染，心、肺正常。腹平，浅静脉无曲张；腹壁软，剑突右下方压痛，叩击右肝区示心窝部不适，肝、胆囊及脾未触及，腹水征（－）。血象及肝、肾功能正常。

MRCP（2019-02-25，外院）：肝外胆管纤细，无胆石；肝左、右管口狭窄，其以上胆管中度扩张，充填大量胆石；见图 2-69-1。胆囊不大，无胆石。胰管无扩张，脾大，无腹水。

CT（2019-03-04，湖南省人民医院）：肝轮廓清，表面光整，形态、比例无失衡。肝内胆管中度扩张，均充填胆石（图 2-69-2），显示肝右管口狭窄。肝外胆管纤细，胆囊不大，脾大 8 个肋单元。增强扫描未见门静脉海绵样变（图 2-69-3）。

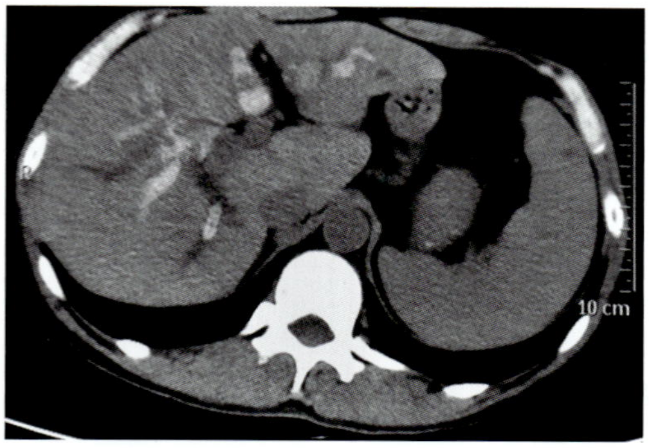

图 2-69-2　CT：显示肝内胆管扩张，充填胆石

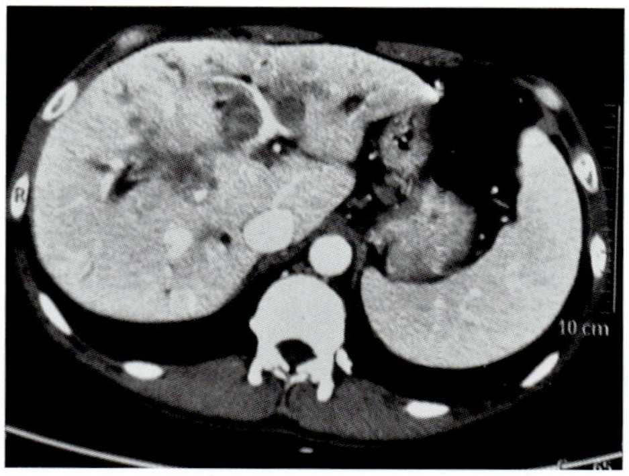

图 2-69-3　CT 增强扫描（静脉期）：无门静脉海绵样变

【术前诊断】肝胆管结石。S：肝内各胆管；St：左、右胆管口及肝总管狭窄；A：无；C：胆汁性肝硬化、门静脉高压症。

【手术过程】

1. 择期，平仰卧位，气管内插管全身麻醉，取右上腹“反 L”形切口入腹。见：无腹水，腹膜上无静脉曲张；肝色泽棕红，形态、比例无明显失衡，肝质地硬，肝左外叶可扪及结石感，肝方叶肥大；胆囊不大，肝外胆管外径约 0.7cm，无结石感；肝十二指肠韧带无静脉曲张。

2. 切除胆囊，安置 Pringle 止血带。

3. 于肝中静脉左侧切除肝左内叶及肝方叶，显现肝中静脉、肝右管及肝左管、肝左内叶胆管（图 2-69-4）。

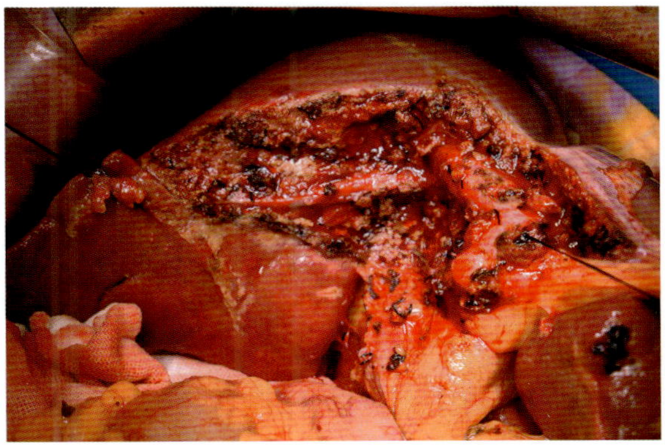

图 2-69-4　肝方叶切除后的肝断面

4. 经肝圆韧带途径、结石感途径清除左肝内胆管结石，解除肝左管口、肝左内叶胆管口狭窄。

（1）经肝圆韧带途径切开肝左管口、肝左管，其内径分别约 0.3cm、0.7cm，显现尾状叶左段及肝左内叶、外叶胆管口。

（2）用“四边法”切开肝左内叶、肝左内叶下段胆管，清除其内胆石，肝左内叶、左肝 S_{4-b} 胆管内径分别为 1.3cm、1cm。

（3）经肝左外叶胆管口清除部分肝内胆石，经肝左外叶下段、上段结石感清除其内胆石，并与肝左管沟通。用 4-0 Prolene 线缝闭胆管切口，注水测试无胆漏。

5. 切开肝右管，清除肝内各胆管结石。

（1）经胆囊床途径切开肝左管，使其胆管口内径从 0.3cm 扩大至 2cm（图 2-69-5）。

（2）直视下逐一清除右肝各胆管内胆石，用“三合一液”反复冲洗胆管。

6. 横断胆管，拼合组成肝胆管盆，内径约 5cm（图 2-69-6）。

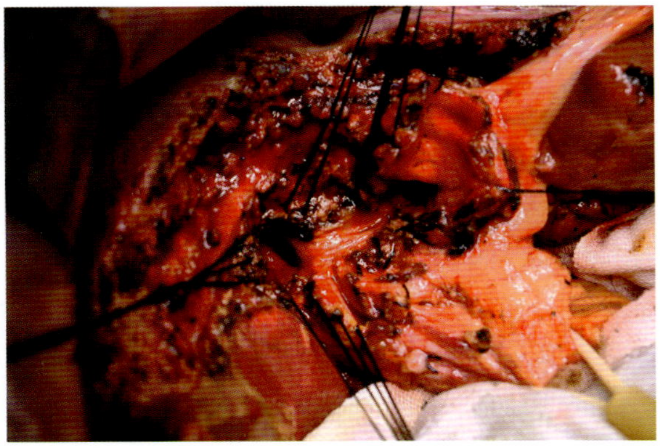

图 2-69-5　线牵引处显示肝右前叶胆管切开

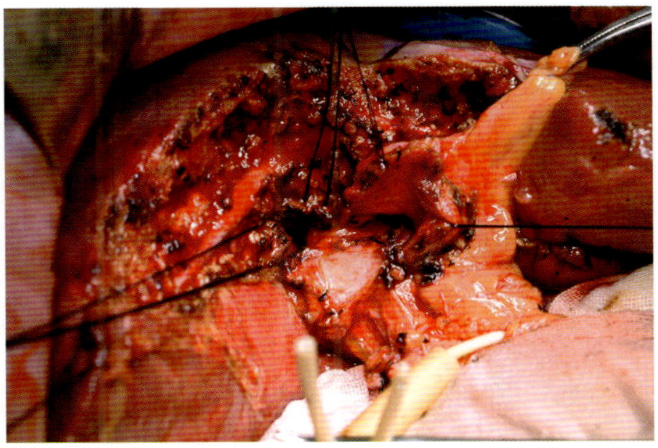

图 2-69-6　线牵引处为肝胆管盆

7. 提取桥袢空肠，完成改良盆式 Roux-en-Y 术。

8. 逐层关腹。手术历时 5 小时，失血量 150ml，取出胆石 65g。术中生命体征平稳，安返病房。

【术后诊断】肝胆管结石。S：肝内各胆管；St：左、右胆管口及肝总管狭窄；A：无；C：胆汁性肝硬化、门静脉高压症。

【实施的手术】施行扩大肝方叶切除及改良肝胆管盆式 Roux-en-Y 术。

【术后】无胆漏、出血、肝功能不全；恢复平顺，复查 CT 无胆石残留。

【讨论】

（一）胆管狭窄

1. 肝右管口为真性狭窄，肝总管、肝左管狭小，肝左内叶胆管口狭窄，肝左外叶上、下段胆管为相对狭窄。

2. 肝右管口、肝左内叶胆管口为环状狭窄，肝总管、肝左管为管状狭窄。

3. 均为壁内形、良性狭窄。

（二）解除狭窄的难点

1. 本例为全肝内、外胆管结石。

2. 肝胆管结石并发肝总管及左、右胆管口真性狭窄，肝方叶肥大，致使进入肝门困难。

3. 并发胆汁性肝硬化、门静脉高压症，特别是右肝表面结石感不明显。

（三）解除狭窄的方法

1. 放置 Pringle 止血带。

2. 扩大肝方叶切除达肝中静脉左侧，并部分切除肝中静脉下缘至肝左管间的肝组织，以显现肝右管。

3. 经肝圆韧带途径，结合肝左外叶结石感途径，清除肝左外叶结石。

4. 经胆囊床途径切开肝右管口及肝右管，解除胆管狭窄。

5. 横断胆总管，组成肝胆管盆。

（四）相关外科手术技术

1. 清除肝左外叶胆管结石

（1）经肝圆韧带途径切开肝左管、肝左外叶胆管口。

（2）经结石感途径清除肝左外叶上、下段胆管结石。

（3）用 4-0 Prolene 线缝闭胆管切缘。

2. 解除肝右管口狭窄

（1）扩大肝方叶切除，显现肝右管。

（2）经胆囊床途径切开肝右管，先插入胆道刮匙达肝右管内刮除一些胆石，然后以取石钳插入肝右管探明胆管壁薄位置，用电刀切开该处胆管壁，以无损伤可吸收薇乔线将切缘缝扎，牵引逐渐延长切口，解除胆管狭窄。

（3）直视下逐一清除右肝内各胆管结石，注意取石可在阻断入肝血流下进行。

3. 建立肝胆管盆

（1）横断肝总管，以肝总管右切缘与肝右管下切缘吻合。

（2）肝总管左切缘与肝左管下切缘吻合。

（3）选择 4-0 薇乔线做间断、外翻缝合。

病例 70：肝胆管结石、多次胆道术后合并巨大切口疝，尿毒症、糖尿病，施行肝左外叶切除、疝修补术，配合血液透析

【病史】患者，女，60 岁。反复右上腹痛伴寒战、发热 20 余年，复发 30 天。近 20 年，诊为“肝内、外胆管结石”在外院先后实施“胆总管探查”“T 形管引流术”3 次，第 3 次术后并发切口疝，逐渐长大如篮球大小。2 个月前诊为肝胆管结石、AOSC，在我院施行 PTCD。10 年前发现糖尿病；2 个月前诊为肾衰竭、尿毒症，做血液净化，每 3 天 1 次。

T 36.8℃，P 80 次 / 分，R 21 次 / 分，BP 120/84mmHg。神清合作，无黄疸。心律齐、无杂音，双肺呼吸音清。右上腹见可复性肿块，最大时约 25cm × 20cm，还纳过程中可闻气过水声，肿块位于右肋下切口全段；浅静脉不曲张，腹壁软，肝、胆囊、脾未触及，腹水征（–）。

WBC 4.98×10^9/L，N 0.513，PLT 130×10^9/L，血红蛋白（Hb）106g/L，TP 62.2g/L，ALB 39g/L，TBIL 8.4μmol/L，DBIL 2.4μmol/L，PA 264mg/L，ChE 5254U/L，AST 26.7U/L，ALT 27.5U/L，γ-Gt 650U/L，ALP 190U/L，葡萄糖（GLU）797mmol/L，血尿素氮（BUN）17.04mmol/L，尿酸（UA）396.1μmol/L，血清钾 7.2mmol/L，pH 7.2。

CT（2019-01-26，湖南省人民医院）：肝左外叶较大，肝内胆管扩张，其内充填胆石，肝左外叶胆管狭窄。肝右前叶较大，肝右后叶萎缩。右肝内胆管中度扩张，少许胆石；右肝外胆管内径约 1.8cm，充填胆石。可见 PTCD 导管位于右肝，胆囊未见。

【术前诊断】

1. 肝胆管结石，多次胆道手术后。S：S_2、S_3、S_6、S_7、CBD；St：LIBD；A：无；C：肝肥大 - 萎缩征（肝左外叶肥大，肝右后叶萎缩）、巨大切口疝。

2. 糖尿病、尿毒症及水电解质紊乱、高钾血症、酸中毒。

【手术过程】

1. 择期，平仰卧位，全身麻醉，取右上腹原切口入腹（图 2-70-1）。切开皮肤达疝囊，内环口为原右肋缘切口腹壁肌缘，长约 18cm，疝环宽约 10cm。见：肝周广泛膜性粘连，左肝肥大，明显结石感；肝右后叶萎缩，其色泽棕红，表面光整，质地较硬，无明显结石感；肝外胆管外径 2cm，明显结石感；胆囊已切除，脾不大。

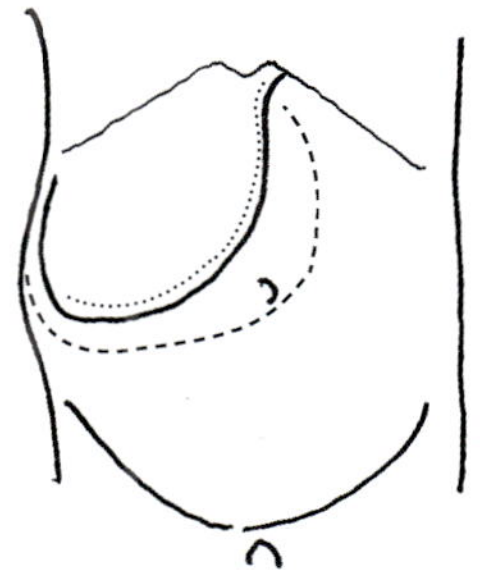

图 2-70-1 手术切口示意图

……原切口瘢痕；—— 现切口线；----- 切口疝

2. 肝胆管结石、胆管狭窄处理

（1）离断肝周粘连及韧带，显现肝左外叶及右肝、肝十二指肠韧带，安置 Pringle 止血带。

（2）用“四边法”切开肝外胆管，清除其内及右肝内胆管泥沙；阻断入肝血流，配合“微榨法”解剖切除肝左外叶；肝左外叶胆管内径约 0.9cm，肝左外叶上、下段胆管内径达 2cm，均充填胆石。

（3）放置胆管 T 形管，一横臂伸入肝左管，用 4-0 Prolene 线先后缝闭肝外胆管及左肝断面，注水测试无胆漏、出血。

（4）术野用“三合一液”冲洗，用“三合一液”纱布垫隔离，放置好引流管。

3. 切口疝修补。用缝皮肤的 POS 线做疝囊颈连续缝合关闭；用 4-0 Prolene 线做疝囊壁包埋疝囊颈。

4. 切除多余皮肤，切缘做“褥式”间断缝合。

5. 清点器械、敷料无误，关腹。术中配合做血液透析，术毕时血清钾 4.8mmol/L，pH 7.4。手术历时 3 小时，失血量约 100ml，安返病房。

【术后诊断】

1. 肝胆管结石，多次胆道术后。S：S_2、S_3、S_6、S_7、CBD；St：LIBD；A：无；C：肝肥大 - 萎缩征（肝左外叶肥大，肝右后叶萎缩）、巨大切口疝。

2. 糖尿病、尿毒症及水电解质紊乱、高钾血症、酸中毒。

【实施的手术】施行肝左外叶切除、T 形管引流、切口疝修补术，配合血液透析。

【术后】继续做血液透析，每 3 天 1 次；继续使用亚胺培南 1g 静脉注射，每 8 小时 1 次；用胰岛素调控血糖；维持水电解质、酸碱平衡。

【讨论】

（一）胆管狭窄

本例为肝左外叶胆管真性、管状狭窄；为壁内形、良性狭窄。

（二）解除狭窄的难点

肝胆管结石、肝左外叶胆管狭窄，合并巨大切口疝、糖尿病、尿毒症及酸碱失衡、高钾血症。

（三）解除狭窄的方法

本例简便、快捷地切除肝左外叶；做切口疝修补，同时血液净化。

（四）相关外科手术技术

1. 肝左外叶切除时，注意安置 Pringle 止血带；解剖性切除肝左外叶；配合使用预防性抗生素。

2. 切口疝修补

（1）本例虽然切口疝巨大，但由于肝胆管结石，术野污染，不能使用补片。

（2）用缝皮肤的 POS 线做疝囊修补，不宜用丝线。

病例 71：肝胆管结石、肝左外叶下段及肝右后叶上段胆管真性狭窄，施行肝右后叶下段属支切除、盆式 Roux-en-Y 术

【病史】患者，女，65 岁。反复右上腹痛 50 年，复发 7 天。

T 36.8℃，P 18 次 / 分，R 78 次 / 分，BP 120/70mmHg。无黄疸，心、肺正常。腹平，肝、胆囊、脾未触及，右肝区无叩击痛。肝、肾功能正常。

胃镜（2019-01，湖南省人民医院）：胆总管十二指肠瘘。

CT（2019-01，湖南省人民医院）：肝内胆管中度至重度扩张，尤以肝左外叶下段及肝右后叶上段明显，肝内胆管广泛积气，肝左外叶下段及肝右前叶上段积石。肝外胆管内径达 1.6cm，无胆石。胆囊显现不清，主胰管无扩张，脾大 8 个肋单元。

MRCP（2019-01，湖南省人民医院）：肝右后叶上段、肝左外叶下段胆管扩张，多发胆石；肝左外叶肥大。主胰管无扩张，胆囊不清。

【术前诊断】肝胆管结石。S：S_7、S_6、S_3；St：RPBD、LLBD；A：无；C：胆汁性肝硬化、门静脉高压症、肝肥大 - 萎缩征（肝左外叶肥大，肝右后叶上段肝萎缩）及胆总管十二指肠瘘、反流性胆管炎。

【手术过程】

1. 择期，平仰卧位，取右上腹“鱼钩”形切口入腹。见：无腹水，腹膜上无癌性结节。肝色泽棕红，表面光整；肝左外叶肥大，肝 S_3 可扪及结石感；肝右后叶萎缩，结石感明显，以下段为甚。肝外胆管外径达 2.8cm，未扪及结石感。胆囊萎缩，脾稍大。

2. 切开肝左管、胆总管，探查、取出肝 S_3 内部分结石。

（1）离断肝周粘连带、韧带，游离右肝、肝左外叶，显现肝十二指肠韧带。

（2）切除肝方叶约 3cm × 2cm × 1.5cm，显现肝左管、肝右前和后叶胆管口及肝左外叶胆管口。

（3）用“四边法”切开肝左外叶胆管口，使其内径从 0.5cm 扩大至 1cm，直视下取出肝 S_3 结石 1 枚，约 1.5cm × 1cm × 0.8cm。

（4）探查胆总管远端，未见瘘口。

（5）取石钳伸入肝右前、后叶胆管，未触及胆石。

3. 笔者完成以下手术。

（1）扪触肝左外叶下段仍具有明显结石感，经结石感途径切开，取出胆石多枚，并与肝左管沟通，用 4-0 Prolene 线缝闭胆管切口。

（2）用 3 号胆道括匙插入胆总管远端，轻松经瘘口伸入十二指肠，确定胆管十二指肠内瘘存在。

（3）安置 Pringle 止血带，将右肝向左前方翻转，经结石感明显处用“四边法”予以切开，切口长约 3cm，直视下取出其内胆石、脓汁。经肝右后叶胆管与上段胆管沟通，胆管口内径仅 0.2cm，显示肝右后叶下段胆管内壁增厚，似菜花样，面积约 1.5cm × 1.5cm，疑有恶性变可能。

（4）阻断入肝血流，切除肝右后叶上段肝，历时 15 分钟 + 5 分钟时段二次，失血量约 200ml。肝断面残端胆管用 4-0 Prolene 线缝闭，注水测试无胆漏。

4. 切取桥袢空肠，完成改良盆式 Roux-en-Y 术，肝胆管盆放置 14 号 T 形管。
5. 逐层关腹。
6. 本例手术绘图见图 2-71-1。

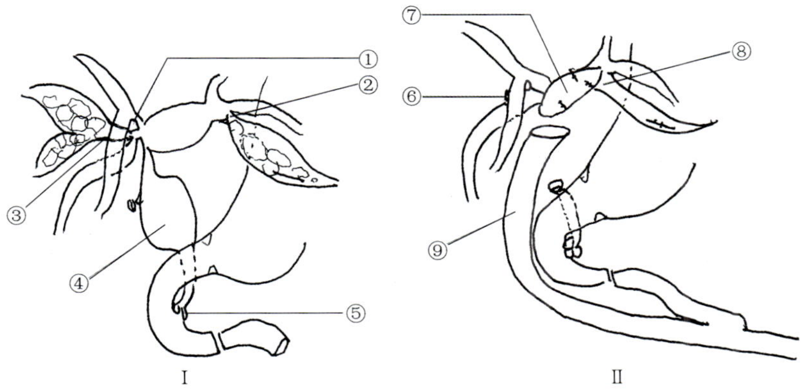

图 2-71-1　手术示意图

Ⅰ. 术前；Ⅱ. 术后

①肝右后叶上段胆管口；②肝左外叶胆管口；③肝右后叶上段胆管癌；④胆总管；⑤胆总管十二指肠内瘘；⑥肝右后叶胆管残端；⑦肝胆管盆；⑧肝左外叶胆管口扩大、成形；⑨桥袢空肠

【术后诊断】 肝胆管结石，多次胆道手术后。S：S_2、S_3、S_6、S_7、CBD；St：S_7、LLBD；A：无；C：胆汁性肝硬化、门静脉高压症、肝肥大 - 萎缩征（肝左外叶肥大，肝右后叶萎缩）及胆总管十二指肠瘘、肝右后叶上段胆管癌。

【实施的手术】 切除肝方叶、肝右后叶上段，施行改良盆式 Roux-en-Y 术。

【术后】 恢复平顺，第 7 天复查 CT 无胆石残留。病检报告为胆管癌。

【讨论】

（一）胆管狭窄

1. 本例胆管狭窄表现在肝右后叶上段胆管口（三级胆管）及肝左外叶下段胆管口（三级胆管）。

2. 肝左外叶下段胆管口为胆石所致胆管炎性、环状狭窄及壁源性良性狭窄；而肝右后叶胆管口亦为胆石所致胆管炎性、环状狭窄及壁源性狭窄，据肉眼所见，可有恶性变的可能。术后组织病理学检查为胆管癌（肝右后叶上段胆管）。

（二）解除狭窄的难点

1. 解除肝左外叶下段胆管狭窄的难点

（1）合并肝左外叶肥大，不宜切肝。

（2）肝左外叶下段胆管口位于肝门静脉矢状部后方、肝左外叶胆管的左侧。

（3）肝左外叶下段胆管多个属支胆管扩张，具有结石。

（4）由于多个属支充填胆石，当取出肝左外叶下段胆管口胆石后，术者易被成就感蒙蔽而遗留残石。

2. 解除肝右后叶上段胆管狭窄的难点

（1）胆管狭窄位置深在，位于三级胆管，当切开左、右肝管后，未见到狭窄胆管口。由于胆管狭窄呈针尖大小，取石钳、胆道镜无法进达。肝右后叶上段位于右肾前方、腔静脉右侧。

（2）肝右后叶上段胆管囊状扩张，内积胆石、脓液，肝膈粘连。

（3）切开肝右后叶上段胆管后，由于胆管口针尖大小，寻找十分困难。

（三）解除狭窄的方法

1. 解除肝左外叶胆管狭窄

（1）离断左肝周粘连及左肝三角韧带、左肝冠状韧带，安置 Pringle 止血带。

（2）沿肝圆韧带途径切开肝左管、肝左内叶胆管，用“四边法”切开肝左外叶胆管，解除肝左外叶胆管及肝左外叶下段胆管的狭窄，使其口从针尖大小扩大到1cm。

（3）经肝左外叶下段胆管结石感途径切开胆管，清除胆石，并经切口与肝左管沟通。

2. 肝右后叶上段胆管狭窄的处理

（1）离断右肝周粘连及韧带，显现肝后腔静脉右侧缘。

（2）托出右肝，于结石感处切开肝右后叶下段扩张胆管，清除胆石，显现“菜花样”胆管壁。

（3）阻断入肝血流，沿纤维化肝切除肝右后叶上段肝，用4-0 Prolene线连续缝闭胆管口。注水测试无胆瘘、出血。

（四）相关外科手术技术

1. 清除肝左外叶下段胆管残石。本例原术者经肝圆韧带途径解除肝左外叶下段胆管狭窄，轻松取出胆管口胆石后，忽视仔细扪触“肝结石感”，而致胆石残留。为此，应注意：①取出的胆石数量是否与术前影像显示的相符，如果取出的胆石数量少，应继续仔细触诊，以防胆石残留；②仔细扪及结石感，至结石感消失。

2. 肝右后叶上段肝切除。本例切除的肝只是肝右后叶上段肝的一个属支，而不是整个的肝右后叶上段，即Ⅶ段肝。切除时宜注意：①先切开肝右后叶上段囊状扩张的胆管，清除胆石、脓汁后，察看胆管壁，发现呈菜花样改变的胆管壁，有恶性变的可能，方做切开的准备和决定；②沿着纤维瘢痕的肝切除病变的肝右后叶上段的属支。

病例72：肝胆管结石，胆肠Roux-en-Y术后肝右管真性狭窄，经顺行胆囊床途径解除狭窄，施行改良盆式Roux-en-Y术

【病史】患者，女，71岁。20年前，在外院施OC。11年前，施行左肝部分切除术。2年前，在外院施行胆肠Roux-en-Y术。

T、P、R、BP正常。无黄疸，心、肺（－）。腹平，多条手术切口瘢痕，浅静脉无曲张；肝、胆囊、脾未触及，剑突右下方压痛，叩击右肝示心窝部不适，腹水（－）。

TBIL 5.9μmol/L，DBIL 2.4μmol/L，TP 71.2g/L，ALB 32.2g/L，PA 80mg/L，ChE 3605U/L，WBC 4.17×10^9/L，N 0.738，PLT 117×10^9/L，CA19-9 4.1U/ml。

CT（2019-01-17，湖南省人民医院）：肝左外叶肥大，右肝萎缩。右肝内胆管扩张（中度），其内充填大量胆石，肝右管口真性狭窄。肝左外叶胆管无扩张、无胆石。肝外胆管显示欠清，未见胆石。胆囊未见，脾大8个肋单元。增强扫描未见门静脉曲张。

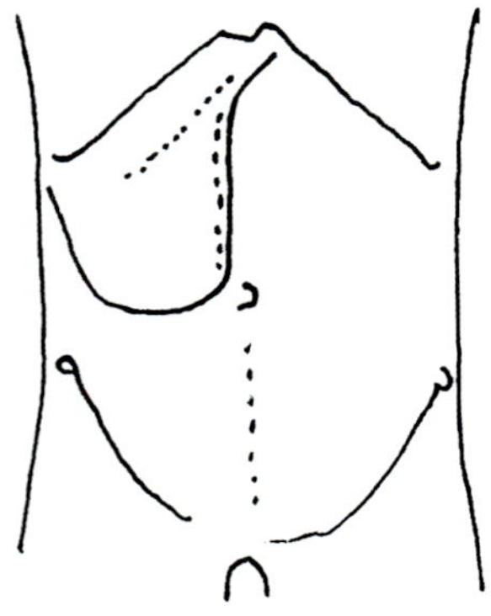

图2-72-1　手术切口示意图

------ 原切口；—— 鱼钩状“反L”形切口

MRCP（2019-01-19，湖南省人民医院）：显示肝右管口真性狭窄，其上肝内胆管中度扩张，充填大量胆石。左肝内胆管纤细、延长，未见胆石。肝外胆管内径约1.5cm，未见胆石。胰管不扩张，无腹水。

【术前诊断】残留肝胆管结石，胆肠Roux-en-Y术后。S：S_5、S_6、S_7、S_8、S_9；St：RHD（真性）；A：无；C：胆汁性肝硬化、门静脉高压症、肝肥大-萎缩征（肝左外叶肥大，右肝萎缩）、高位AOSC、反流性胆管炎

【手术过程】

1. 择期，平仰卧位，取右上腹“反L”形切口（图2-72-1）入腹。见：无腹水，大网膜上无静脉曲张、无癌性结节。右肝萎缩，肝左外叶肥大，肝色泽棕红；右肝脏面广泛粘连，右肝结石感明显。原为结肠前胆肠Roux-en-Y术，桥袢空肠长为60cm，胆肠吻合口外径约1.5cm，为胆

总管上段与桥袢空肠吻合。空肠、桥袢空肠吻合为端 - 侧吻合，呈现轻度反流“小胃”。

2. 沿肝圆韧带途径切开肝左管，未见胆石及肝右管口。离断肝周粘连及韧带，显现肝十二指肠韧带及桥袢空肠、肝圆韧带及肝方叶基部、肝桥，安置 Pringle 止血带。游离桥袢空肠，门脉钳钳夹胆肠吻合口近侧桥袢空肠，见胆肠吻合口内径为 1.5cm。横断肝桥，经肝圆韧带途径切开肝总管、肝左管口及肝左管，未见胆石，亦未找见肝右管口。探查胆总管远端，16 号胆道扩张器顺利通过，未见胆石。

3. 笔者完成以下手术

(1) 进一步游离右肝周粘连，用“三合一液”纱布垫填塞在右膈下，托出右肝。

(2) 扪触肝右前叶下段膈面结石感明显处，阻断入肝血流，用“四边法”切开、显现肝右前叶下段胆管，清除其内胆石。

(3) 经已切开的肝右前叶下段胆管口，插入长弯钳达肝右前叶胆管，以此做引导，用“四边法”予以切开，切口达 1.5cm，直视下清除其内胆石。

(4) 经已切开的肝右前叶胆管注水，显示肝右管口溢水，察见肝右管口水柱直径约 0.1cm，借此逐渐插入 1 号胆道扩张器，直视下清除肝右管、肝右前叶及肝右前叶下段胆管内结石，其胆管内径分别为 0.1cm、1.5cm、1.0cm，其长度达 3cm。

(5) 察见肝右后叶胆管口内径约 0.5cm，做肝右后叶胆管与肝右前叶胆管口内吻合，使切口达 1.5cm，直视下逐一清除肝右后叶各胆管内胆石。

(6) 横断胆总管，拼合组成肝胆管盆，内径约 4.5cm。

(7) 彻底游离原桥袢空肠，做横结肠右曲系膜戳孔，引原桥袢空肠达肝胆管盆，施行肝胆管盆与桥袢空肠吻合，放置 14 号 T 形管于肝胆管盆，原空肠与桥袢空肠吻合口未变。

4. 清点器械、敷料无误，逐层关腹。手术历时 4.5 小时，失血量约 200ml。

5. 本例手术绘图见图 2-72-2。

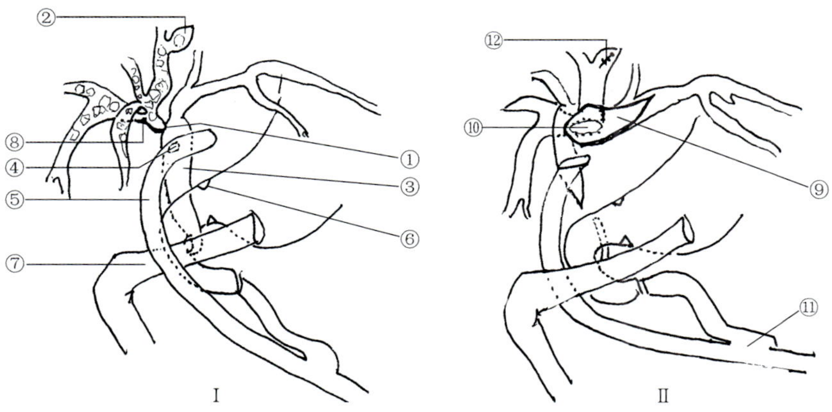

图 2-72-2　手术示意图

Ⅰ. 术前；Ⅱ. 术后

①肝右管口；②肝右前叶上段胆管终末端；③肝总管；④原胆肠吻合口；⑤原桥袢空肠；⑥幽门环；⑦横结肠；⑧肝右后叶胆管口；⑨肝胆管盆；⑩肝右后叶胆管内吻合；⑪空肠及桥袢空肠吻合；⑫肝右前叶胆管终末端切口关闭

【术后诊断】 残留肝胆管结石，结肠前胆肠 Roux-en-Y 术后。S：S_5、S_6、S_7、S_8、S_9；St：RHD（真性）；A：无；C：胆汁性肝硬化、门静脉高压症、肝肥大 - 萎缩征（肝左外叶肥大、右肝萎缩）、高位 AOSC、反流性胆管炎。

【实施的手术】 顺行胆囊床途径，施行肝右后叶胆管与肝右前叶胆管口内吻合及改良盆式 Roux-en-Y 术。

【术后】 恢复平顺，无胆石残留。

【讨论】

（一）胆管狭窄

本例肝右管为真性狭窄，肝右后叶胆管为相对狭窄；肝右管为环状、良性狭窄，肝右后叶胆管为良性狭窄；二者均为胆管壁源性狭窄。

（二）解除狭窄的难点

1. 既往 3 次肝胆管手术，粘连较重。

2. 经肝圆韧带途径切开肝左管后未见肝右管口，常规逆行胆囊床途径不能实施。

3. 如果不首先解除肝右管狭窄，无法解除肝右后叶胆管狭窄。

（三）解除狭窄的方法

1. 离断肝周粘连、韧带，充分游离右肝及桥袢空肠，托出右肝。

2. 经肝圆韧带途径切开肝左管及肝外胆管。

3. 顺胆囊床途径切开肝右前叶下段胆管、肝右前叶胆管及肝右管。

4. 做肝右后叶胆管与肝右前叶胆管口内吻合。

5. 组成肝胆管盆，完成改良盆式 Roux-en-Y 术。

（四）相关外科手术技术

1. 肝右管的发现与切开。经肝右前叶下段胆管结石感途径切开胆管，顺行逐一切开肝右前叶胆管及肝右管；经已切开的胆管注水，发现肝右管。

2. 建立肝胆管盆。顺行切开肝右前叶各级胆管，施行肝右后叶胆管内吻合；横断胆总管，拼合组成肝胆管盆。

3. 原桥袢空肠充分游离，变结肠前型为结肠后型。

病例 73：残留肝胆管结石及肝左、右管狭窄、肝肥大 - 萎缩征，经肝圆韧带途径施行改良盆式 Roux-en-Y 术

【病史】患者，男，59 岁。复发间歇性右上腹痛、寒战、发热 6 个月，再次复发 10 天。6 个月前，诊为“脓毒血症、肝内结石、胆源性肝脓肿”，予以抗感染等处理好转。2 年前，因“肝胆管结石”于当地医院施行“左肝外叶切除、胆囊切除、T 形管引流术”。术后胆瘘，迁延 1 年，再施行“瘘管清创”，逐渐痊愈。

T 36.3℃，R 20 次 / 分，P 84 次 / 分，BP 111/63mmHg。神清合作，轻度黄疸，心、肺无异常。腹平，浅静脉无曲张，可见右上腹经腹直肌切口瘢痕长约 13cm，无胃肠型。腹壁软，剑突右下方压痛，肝、胆囊、脾未触及，叩击右肝区示心窝部疼痛，无胃振水音，腹水征（－）。双下肢无水肿。

WBC 14.3×10^9/L，N 0.893，PLT 223×10^9/L，TBIL 66.4μmol/L，DBIL 49.8μmol/L，TP 61g/L，ALB 35.4g/L，AST 68U/L，ALT 59U/L，C-12 正常。

MRCP（2018-10-14，湖南省人民医院）：肝内、外胆管扩张，充填胆石。

CT（2018-10-15，湖南省人民医院）：肝轮廓清，表面光整，肝左外叶未见，尾状叶左段肥大。肝内左、右胆管中度扩张，充填大量胆石。肝外胆管内径约 2cm，亦充填胆石。胆囊未见，脾大 7 个肋单元，无腹水。增强扫描（静脉期）未见肝十二指肠韧带静脉曲张。

【术前诊断】残留肝胆管结石。S：S_6、S_7、S_8、RHD、CBD、S_1；St：LHD、RHD；A：无；C：肝肥大 - 萎缩征（S_1 肥大，肝左外叶已切除，右肝肥大）、胆汁性肝硬化、AOSC。

【手术过程】

1. 择期，平仰卧位，全身麻醉，取延长原切口呈“S 形”（图 2-73-1）入腹。见：无腹水，腹膜无癌性结节，大网膜无静脉曲张，大网膜、小肠与腹壁切口、肝脏面粘连广泛，右肝与膈致密粘连；肝色泽棕红，肝左外叶未见，尾状叶左段、右肝肥大，肝左内叶萎缩，肝质地较硬，肝右前叶、肝右后叶及肝左内叶明显结石感；肝外胆管外径约 2cm，亦示结石感；未见胆囊；肝方叶较大，覆盖包埋肝左管；肝桥纤细，外径约

1cm，肝圆韧带未见；胰头不大，胃十二指肠正常，脾不大。

2. 离断肝周粘连，显现肝十二指肠韧带，安置 Pringle 止血带。用“四边法”切开胆总管，清除其内胆石，胆总管远端松弛，轻松通过 8 号胆道扩张器头。肝内胆石清除困难。

3. 横断肝桥，切除部分肝方叶，沿肝圆韧带途径用“四边法”切开狭窄的肝左管口、肝左管至肝左内叶胆管，其内径分别为 1cm、2cm、1.5cm。显现肝左内叶胆管、尾状叶左管口，以及肝右管口，直视下清除肝左内叶及尾状叶左管结石。肝右管口内径约 1.4cm。

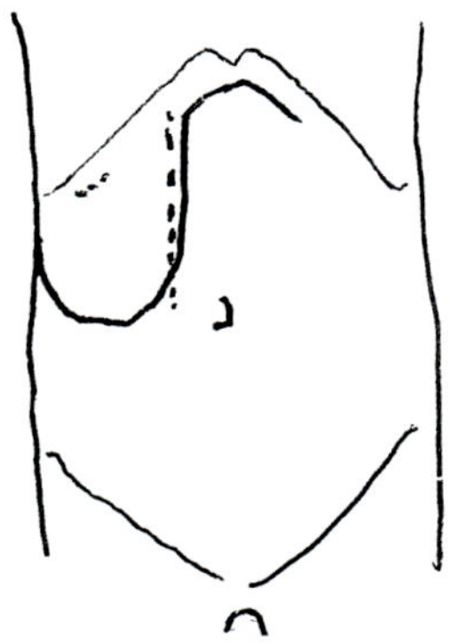

图 2-73-1　手术切口示意图

4. 直视下清除右肝内各胆管结石。先后以取石钳、刮匙逐一清除肝右前叶、肝右后叶胆管内结石，至各胆管清晰、无石，外结石感消失。

5. 横断胆总管，拼合肝总管左切缘与肝左管下切缘，组成肝胆管盆，内径达 4cm。

6. 提取桥袢空肠长 35cm，完成改良盆式 Roux-en-Y 术。

7. 逐层关腹。手术历时 3.5 小时，失血量 50ml，取出胆色素结石 35g。

【术后诊断】残留肝胆管结石。S：S_5、S_8、S_6、S_7、S_1、CBD、RHD、LHD；St：LHD（真性）、RHD（相对）；A：无；C：肝肥大 - 萎缩征（S_1、右肝肥大，肝左内叶萎缩，肝左外叶已切除）、胆汁性肝硬化、AOSC。

【实施的手术】经肝圆韧带途径，配合纤维胆道镜，施行改良盆式 Roux-en-Y 术。

【术后】无胆漏、出血、肝功能不全等并发症；恢复平顺，复查 CT 无胆石残留。

【讨论】

（一）胆管狭窄

本例肝左管狭窄系环状、炎性、壁源性、良性、真性狭窄。

（二）解除狭窄的难点

1. 曾施行过肝左外叶切除、胆囊切除、T 形管引流术。

2. 曾患过胆源性右肝脓肿，肝膈致密粘连。

3. 肝肥大 - 萎缩征，尾状叶左段、右肝肥大，肝左内叶萎缩，肝左管较短，影响肝圆韧带途径切开。

（三）解除狭窄的方法

经肝圆韧带途径，配合纤维胆道镜清除胆石，施行改良盆式 Roux-en-Y 术。

（四）相关外科手术技术

1. 延长原切口呈“S 形”，有助于本例手术的进行。

2. 经肝圆韧带途径

（1）本例胆石分布在右肝及尾状叶左段，而肝右、左管口相对狭窄，同时并发肝肥大 - 萎缩征及胆汁性肝硬化。手术的关键是解除肝左管口狭窄，切开肝左管，敞开肝右管及尾状叶左管，因此，经肝圆韧带途径是必然之道。

（2）经肝圆韧带途径横断肝桥，敞开左肝前纵沟；阻断入肝血流，切除肝方叶，显现肝左管前壁。用“四边法”切开肝左管口、肝左管及 $S_{4\text{-}b}$ 脉管以下的肝左内叶胆管，充分显现相对狭窄的肝右管及尾状叶左管。

（3）右肝内胆管取石。直视下钳夹、刮取胆石，并配合胆道镜清除胆石。

3. 建立肝胆管盆。本例主要是用肝总管左切缘与肝左管下切缘拼合，横断胆总管，组成直径达 4cm 的肝胆管盆。

病例 74：肝右前叶上、下段胆管结石，合并胆管口狭窄，施行肝右前叶上、下段胆管盆式 Roux-en-Y 术

【病史】患者，女，42 岁。反复间歇性右上腹痛 6 个月。6 年前诊为“胆石症”，在外院施行“肝左外

叶切除”。2 年前诊为“胆石症”，在外院施行“胆总管探查、T 形管引流术”。

T 36.7℃，P 74 次 / 分，R 20 次 / 分，BP 118/72mmHg。神清合作，皮肤、巩膜无黄染。心律齐，双肺呼吸音清。腹平，浅静脉不曲张，右上腹经腹直肌陈旧性切口瘢痕一条，长 10cm；腹壁软，未触及肝、脾，剑突右下方压痛，叩击右肝区示心窝部疼痛；无胃振水音，腹水征（-）。

WBC 3.46 × 10^9/L，N 0.566，PLT 138 × 10^9/L，TBIL 18.6μmol/L，DBIL 6.1μmol/L，TP 68.3g/L，ALB 38.1g/L，AST 115.06U/L，ALT 131.9U/L，PA 184mg/L，ChE 5417U/L，γ-Gt 349U/L，ALP 441U/L，CA19-9 31.8U/ml。

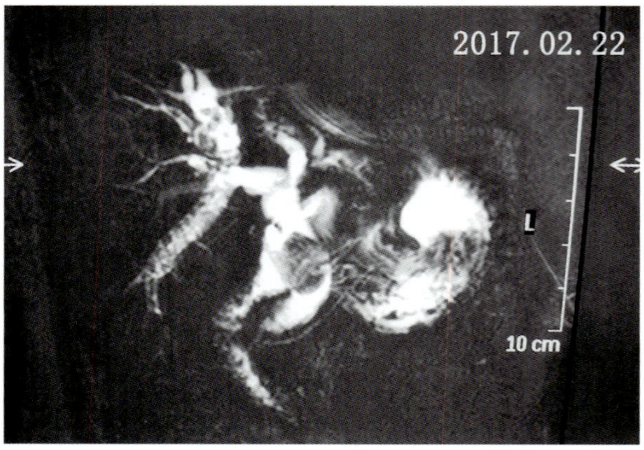

图 2-74-1 MRCP：显示肝右前叶胆管、肝外胆管结石

MRCP（2017-02-22，湖南省人民医院）：显示肝内外胆管扩张，胆总管外径约 1.5cm，肝右前叶胆管内径约 0.5cm，肝右前叶上段胆管内径约 1.3cm，肝外胆管、肝右前叶胆管内充填大量颗粒状结石（图 2-74-1）。

【术前诊断】肝胆管结石。S：S_5、S_8、CBD；St：肝右前叶胆管；A：无；C：肝肥大 - 萎缩征（肝右前叶上段萎缩，肝右后叶肥大）。

【手术过程】

1. 择期，平仰卧位，取延长原切口成“反 L”形入腹。见：无腹水；肝色泽棕红，肝左外叶已切除，肝右前叶上段萎缩，肝右后叶肥大，肝质地较硬，肝右前叶结石感明显；胆总管外径达 1.5cm，结石感清；胰、脾正常，胆囊未见。

2. 离断肝周粘连，显露肝外胆管。用“四边法”切开肝外胆管、肝右前叶胆管及肝左管，取出肝右前叶下段胆管少许胆石。

3. 剔除肝右前叶上段胆管前面的肝组织，充分显露肝右前叶胆管（图 2-74-2）、肝右前叶上段胆管，肝右前叶上段胆管口如针尖大小，肝右前叶下段胆管口内径约 0.6cm。

4. 用“四边法”切开肝右前叶上段胆管，长度达 1.5cm，用 4-0 薇乔线间断缝合。直视下清除肝右前叶各胆管内胆石约 15g，拼合组成肝胆管盆（图 2-74-3）。

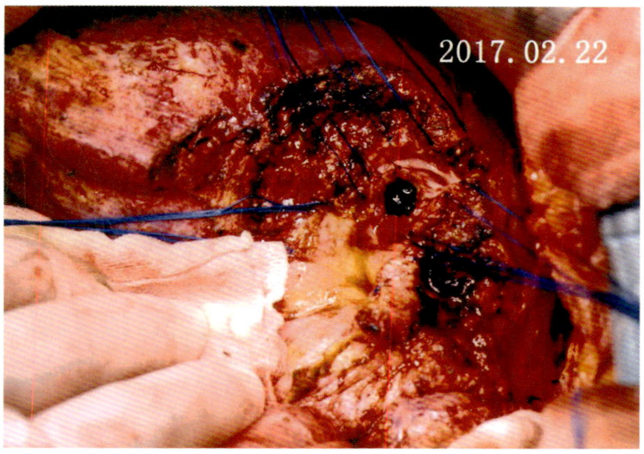

图 2-74-2 肝右前叶部分肝切除，显现肝右前叶胆管

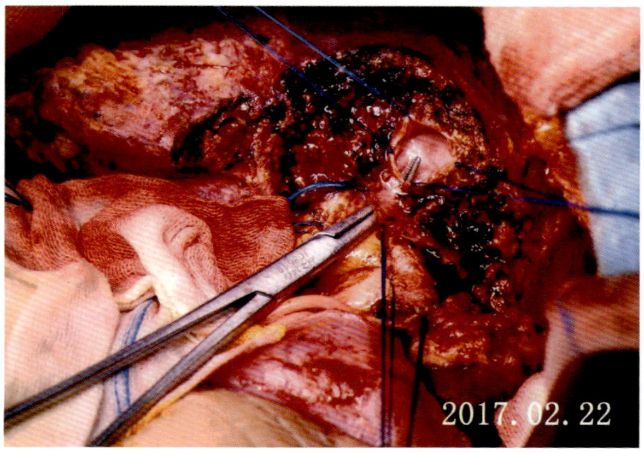

图 2-74-3 钳尖插入肝右前叶胆管，引导切开肝右前叶胆管，组成肝胆管盆

5. 切取桥袢空肠，完成改良盆式 Roux-en-Y 术。

6. 逐层关腹。手术历时 4 小时，失血量 50ml，取出胆色素结石 20g。

7. 本例手术绘图见图 2-74-4。

【术后诊断】肝胆管结石。S：S_5、S_8、CBD；St：肝右前叶上段胆管口；A：肝右管缺如，肝右后叶胆管开口于肝左管；C：肝肥大 - 萎缩征（肝右前叶萎缩，肝右后叶肥大）。

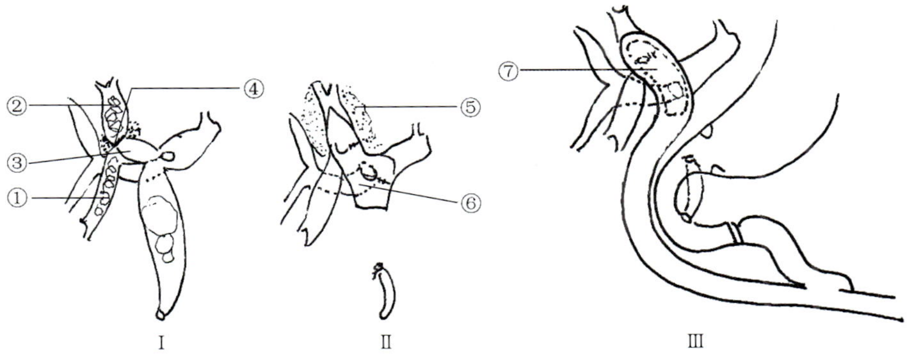

图 2-74-4　**手术示意图**

Ⅰ．术前；Ⅱ．肝胆管盆建立后；Ⅲ．盆式 Roux-en-Y 术

① S_5；② S_8；③肝右前叶胆管；④ S_8 口针尖状狭窄；⑤切除肝右前叶胆管前面肝组织；⑥肝胆管盆；⑦肝胆管盆桥袢空肠吻合口

【实施的手术】施行肝右前叶上段胆管整形及改良肝胆管盆式 Roux-en-Y 术。

【术后】恢复平顺，复查 CT 无胆石残留。

【讨论】

（一）胆管狭窄

本例肝右前叶、肝右后叶胆管狭窄为环状、壁源性、炎性、良性、真性狭窄。

（二）解除狭窄的难点

1. 肝右前叶二级肝门狭窄。

2. 肝右后叶胆管异位开口于肝左管。

（三）解除狭窄的方法

1. 沿胆囊床途径切开肝右前叶胆管，沿肝圆韧带途径切开肝左管，显现肝右前叶上段胆管狭窄，肝右后叶胆管口开口于肝左管。

2. 部分切除肝右前叶胆管上段前面的肝组织，显现肝右前叶上段胆管，直视下切开肝右前叶胆管，解除肝右前叶胆管口狭窄，显现肝右前叶下段胆管口，直视下清除肝右前叶各胆管内胆石。

3. 拼合组成肝胆管盆，完成改良盆式 Roux-en-Y 术。

（四）相关外科手术技术

1. 沿肝圆韧带途径切开肝左管，显现肝右前叶、肝右后叶胆管口。

2. 切除肝右前叶上段胆管前面的肝组织，宜注意以下几点。

（1）安置 Pringle 止血带，在阻断入肝血流下切肝。

（2）顺着裸露的肝右前叶胆管前壁做引导，剥开肝，显露肝右前叶上段胆管基部，再剔除肝右前叶上段部分肝，显露肝右前叶胆管。

（3）把蚊式钳插入狭窄的肝右前叶上段胆管，用“四边法”予以切开。

（4）直视下逐一清除肝右前叶各胆管结石后，用 4-0 薇乔线拼合邻近胆管切缘，组成肝胆管盆。

病例 75：全肝结石、马铃薯样肝、胆囊结肠瘘、多发膈下脓肿，施行脓肿清创、胆囊切除、肝外及肝左、右管切开术，配合硬性输尿管镜，放置 T 形管

【病史】患者，女，56 岁。间歇性右上腹痛 13 年，再发 15 天。

T 36.7℃，P 78 次 / 分，R 20 次 / 分，BP 128/79mmHg。神清合作，皮肤、巩膜轻度黄染。心律齐，

双肺呼吸音清。腹平、软，浅静脉无曲张。右肋缘下可扪及肿块，圆形，下缘距肋缘下 4cm，无触痛；未触及胆囊，Murphy 征（+），肝、脾未触及，叩击右肝区示心窝部疼痛，无胃振水音，腹水征（－）。双侧腰背部软，无抬举痛，脊柱、四肢无畸形。

WBC 9.27×10^9/L，N 0.81，PLT 185×10^9/L，TBIL 59.5μmol/L，DBIL 41μmol/L，TP 62g/L，ALB 28.7g/L，PA 134.1mg/L，ChE 2189U/L，CA19-9 102U/ml。

CT（2017-02-05，外院）：平扫显示肝轮廓清，呈一串马铃薯样，左肝肥大，肝右后叶、尾状叶肥大，肝右前叶萎缩；肝内胆管中度扩张，均示多发结石（图 2-75-1）。胆囊增大，约 10cm × 6cm，见胆石（图 2-75-2）。肝外胆管内径约 1.5cm，亦见多发胆石。膈下多发液体积聚。增强扫描（静脉期）显示“狗尾征”（－）、“日晕征”（－）。

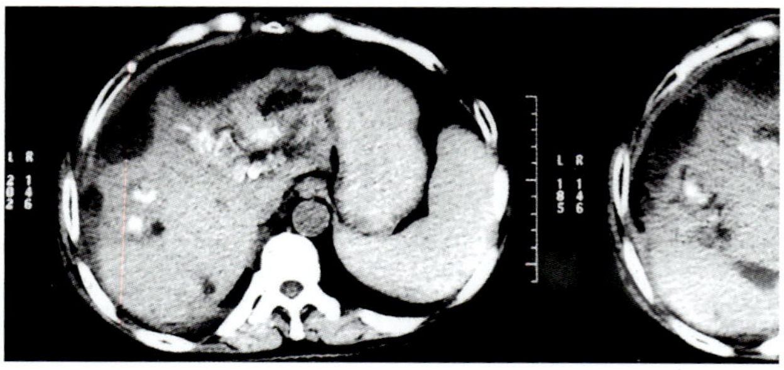

图 2-75-1 CT：平扫肝呈马铃薯样，左肝、肝右后叶肥大，肝内胆管扩张、充填胆石

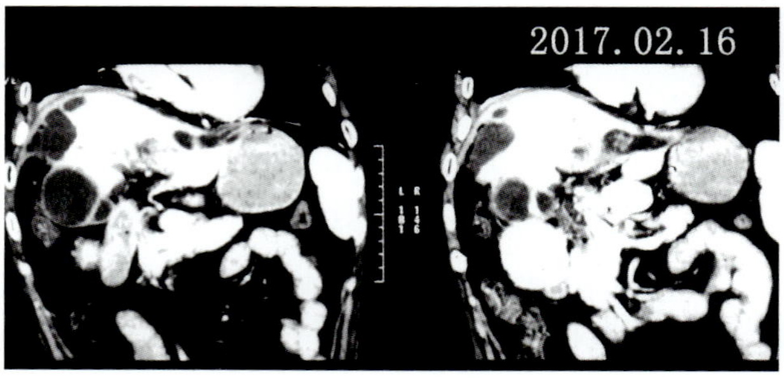

图 2-75-2 CT：平扫显示胆囊增大，内有胆石

【术前诊断】肝胆管结石。S：全肝、G、CBD；St：CBD（相对）；A：无；C：胆汁性肝硬化、肝肥大-萎缩征（左肝、肝右后叶、尾状叶肥大，肝右前叶萎缩）、慢性胆囊炎、膈下多发脓肿。

【手术过程】

1. 择期，平仰卧位，取右上腹“反 L”形切口入腹。见：无腹水，腹膜上无癌性结节。肝色泽棕红，呈马铃薯样；左肝及肝右后叶肥大，质地较硬，肝右前叶萎缩，结石感不明显。左、右膈下有多个脓肿。胆囊增大、质硬，约 10cm × 5cm，与横结肠形成内瘘。肝外胆管外径约 1.6cm，明显结石感。肝十二指肠韧带无静脉曲张。

2. 离断肝周粘连带，显露肝，戳孔，清创膈下脓肿，脓液呈黄色，量约 150ml，无胆石、无特臭。由于炎症粘连，失血量达 300ml。

3. 离断胆囊结肠瘘口，瘘口内径 1cm，修补横结肠。

4. 由于胆囊较大，炎症明显，胆囊三角及解剖层次不清，笔者用“四边法”切开胆总管、肝总管及肝左、右管，清除其内胆石。安置 Pringle 止血带，阻断入肝血流 15 分钟，紧贴胆囊壁用高频电刀切削，迅速剥离胆囊。残端胆囊管用 4-0 Prolene 线缝闭，切除胆囊，失血量约 2ml，历时 15 分钟。

5. 配合硬性输尿管镜钬激光清除肝内各胆管残石。

6. 放置 16 号 T 形管，测试无胆漏、出血。

7. 用“三合一液”冲洗、清洁膈下脓腔、术野及肝内、外胆管，逐层关腹。手术历时 4 小时，总失血量约 500ml，术中生命体征平稳。

8. 本例手术绘图见图 2-75-3。

【术后诊断】肝胆管结石。S：全肝、G、CBD；St：CBD（相对性）；A：无；C：胆汁性肝硬化、肝肥大、萎缩征（左肝、肝右后叶、尾状叶肥大，肝右前叶萎缩）、慢性结石性胆囊炎，合并胆囊结肠瘘、膈下多发脓肿。

【实施的手术】膈下脓肿清创、切除胆囊、结肠瘘修补、肝内胆管取石，配合硬性输尿管镜钬激光，行胆总管 T 形管引流。

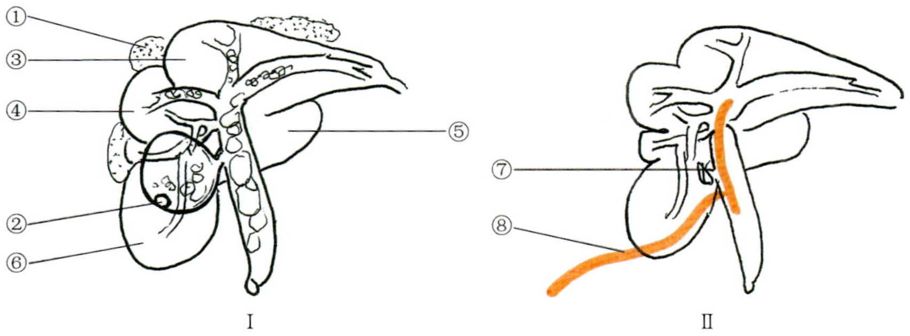

图 2-75-3　**手术示意图**

Ⅰ. 术前；Ⅱ. 术后

①膈下脓肿；②胆囊结肠瘘口；③肝左外叶；④肝左内叶；⑤尾状叶（S_1）；⑥肝右后叶下段；⑦胆囊管残端；⑧ T 形管

【术后】恢复平顺，复查 CT 未见胆石残留。

【讨论】

（一）胆管狭窄

本例肝总管、肝左管为炎性、壁源性、良性、相对狭窄。

（二）解除狭窄的难点

1. 全肝结石，胆汁性肝硬化。
2. 肝呈马铃薯样，左肝、肝右后叶、尾状叶肥大，肝右前叶萎缩，入肝须在肝叶裂隙内进行。
3. 膈下多发脓肿，炎症、充血、水肿，易出血。
4. 慢性结石性胆囊炎，合并胆囊结肠瘘。

（三）解除狭窄的方法

对一个高危、高难度的病例，手术配合硬性输尿管镜清除胆石，获得成功。

（四）相关外科手术技术

1. 清除膈下脓肿，用“三合一液”冲洗、清创。
2. 阻断入肝血流切除胆囊，使一个严重炎症的胆囊切除失血量仅约 2ml。
3. 术中切开肝外胆管及肝左、右管，配合术中硬性输尿管镜钬激光碎石，能有效地降低残石率。

第 3 章 医源性近段胆管损伤致高位胆管狭窄

医源性近段胆管损伤是指胆囊切除致使胆管损伤，其发生率为 0.1% ～ 3%。医源性近段胆管损伤形形色色，其分类方法不甚统一。

一、医源性近段胆管损伤分型

笔者所在湖南省人民医院 1990—2018 年先后收治各种近段胆管损伤患者 604 例，将其分成以下 5 型。

Ⅰ型（Type Ⅰ）：肝右管、胆总管裂伤。

Ⅱ型（Type Ⅱ）：胆囊管过长、漏胆汁。

Ⅲ型（Type Ⅲ）：肝门隆突上或隆突下胆管横断，或节段性切除。

Ⅳ型（Type Ⅳ）：胆管变异、胆管损伤。

Ⅴ型（Type Ⅴ）：胆管损伤合并血管损伤。

其中Ⅲ型近段胆管损伤最为常见，占 90%。医源性近段胆管损伤常见并发症是高位胆管狭窄，其狭窄的特点多为良性、环状、壁源性、真性狭窄。

二、医源性近段胆管损伤的手术方式

医源性近段胆管损伤的类型及与其匹配的手术方式如下。

Ⅰ型：修补＋ T 形管引流术。

Ⅱ型：切除残存胆囊＋ T 形管引流术。

Ⅲ型：改良盆式 Roux-en-Y 术及端端吻合＋ T 形管引流或外引流术。

Ⅳ型：夹心 T 形管引流术。

Ⅴ型：酌情施行相应手术。

确诊医源性近段胆管损伤常用的方法是 CT，配合 MRCP，显示肝门胆管“菱角”征。解除胆管狭窄常用肝圆韧带途径。施行改良胆肠 Roux-en-Y 术时，应注意切除毁损的胆管，肝胆管盆建在正常胆管上。判定医源性近段胆管损伤的手术效果，需观察 5 年、10 年，甚至 20 年。

典型病例

病例 1：腹腔镜胆总管探查，合并胆漏、胆汁性腹膜炎，第 10 天再施行腹膜腔清创、T 形管引流术

【病史】患者，女，54 岁。腹腔镜胆囊切除、胆总管探查术后腹痛、发热 4 天。10 天前诊为“结石性胆囊炎、胆总管结石”，施行“电视腹腔镜胆囊切除、胆总管探查术，一期缝闭胆总管”。术后第 6 天，出

现右上腹剧烈疼痛伴发热、呕吐。CT 检查发现肝周大量液体积聚，肝内胆管无扩张、无积气，施 ENBD 及腹腔穿刺引流。ENBD 每日引流出墨绿色胆汁 150 ～ 200ml，腹腔引流管引流出脓性液体 1800ml。腹水涂片 WBC 46 200 × 10^6/L，配合使用亚胺培南。经处理仍然有右侧腹痛，复查 CT 显示肝周、盆腔仍有积液。为进一步处理，请笔者急会诊。

T 37℃，R 21 次 / 分，P 87 次 / 分，BP 148/81mmHg。神清合作，无黄疸。心律齐、无杂音，右肺背部呼吸音低，无啰音。腹稍胀满，无肠型；右腹壁紧张，压痛、反跳痛以右上腹为显著，无胃振水音，腹部移动性浊音（+）。双下肢无水肿。

WBC 14.99 × 10^9/L，N 0.933，PLT 192 × 10^9/L，肌酐 333.5μmol/L，尿酸 379μmol/L，BUN 23.2mmol/L，TBIL 3.48μmol/L，DBIL 2.4μmol/L，TP 47.3g/L，ALB 28.1g/L，AST 13.7U/L，ALT 12U/L，PA 73mg/L，ChE 4014U/L，ALP 120U/L，γ-Gt 88.9U/L。

CT（2020-04-18，湖南省人民医院）：右侧胸腔积液（图 3-1-1），右肝周、盆腔积液（图 3-1-2），肝内胆管无扩张、无积气。

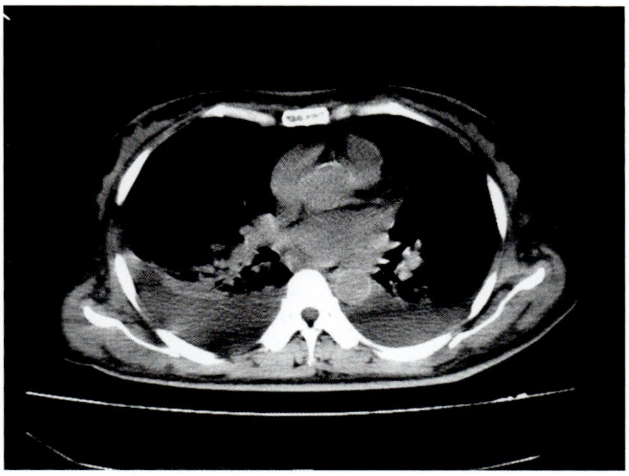

图 3-1-1　CT：显示右侧胸腔积液

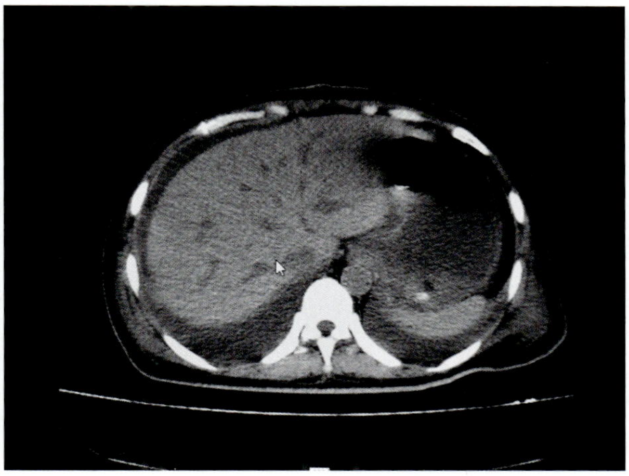

图 3-1-2　CT：显示肝周积液

【术前诊断】结石性胆囊炎，腹腔镜胆总管探查、胆囊切除术后；合并弥漫性腹膜炎、肾病综合征、糖尿病、高血压。

【手术过程】

1. 会诊后，立即送手术室急症手术。平仰卧位，气管内插管全身麻醉，取右上腹“反 L”形切口（图 3-1-3）入腹。见：腹膜腔乳糜样脓性腹水 1500ml。肝呈暗棕红色。一级肝门右侧、肝十二指肠韧带右侧可见白色脓苔（图 3-1-4）。胃肠浆膜无胆汁着色，但显示充血、水肿，未见胃十二指肠溃疡穿孔。胃腔不大，胃壁不厚。阑尾、结肠正常，无穿孔征。胆囊已切除，肝外胆管外径约 0.7cm，胰腺无肿胀。

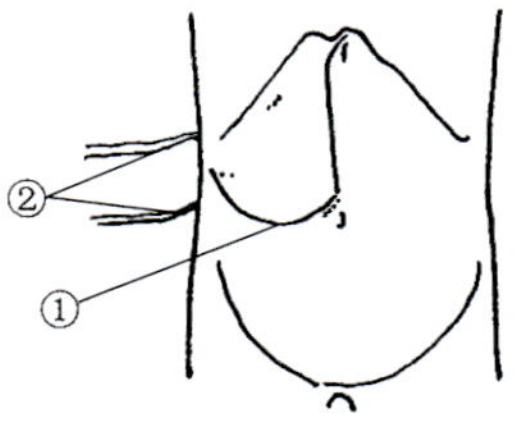

图 3-1-3　手术切口示意图
①切口；②腹腔引流管

2. 入腹先探查腹腔，挽出肠道，用 0.9% 氯化钠注射液 6000ml 彻底冲洗、清洁腹膜腔后，还纳肠管入腹。

3. 清除一级肝门、肝十二指肠韧带上脓苔，见残留胆囊管长约 0.5cm，由 2 枚哈氏夹夹持，见肝总管与胆囊管汇合处上缘破损，破口内径约 0.3cm，持续有胆汁溢出（图 3-1-5），确定为医源性近段胆管损伤。

4. 清除脓苔，拔除哈氏夹，清除炎性坏死组织，用 3 号胆道扩张器经此破口进达十二指肠，并逆行进入肝左、右管；经此破口置入 12 号 T 形管（图 3-1-6），直臂经肝总管右侧壁另戳孔引出。用 4-0 Prolene 线 3 针间断修补胆管破口。

5. 游离肝圆韧带覆盖胆管破损处（图 3-1-7），经 T 形管注水测试无胆漏。

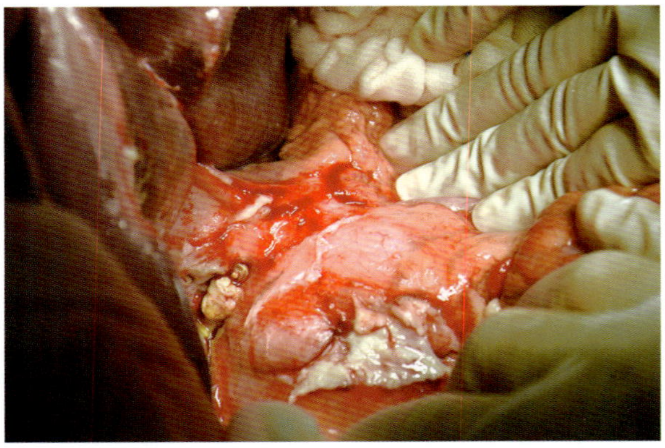

图 3-1-4　一级肝门右侧、十二指肠韧带右侧脓苔

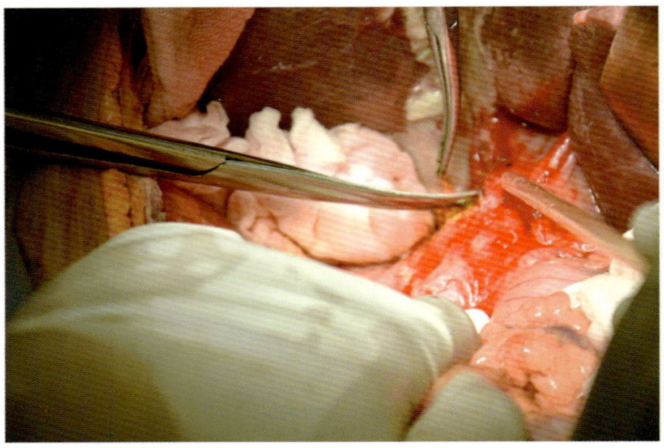

图 3-1-5　肝总管破损处溢出胆汁

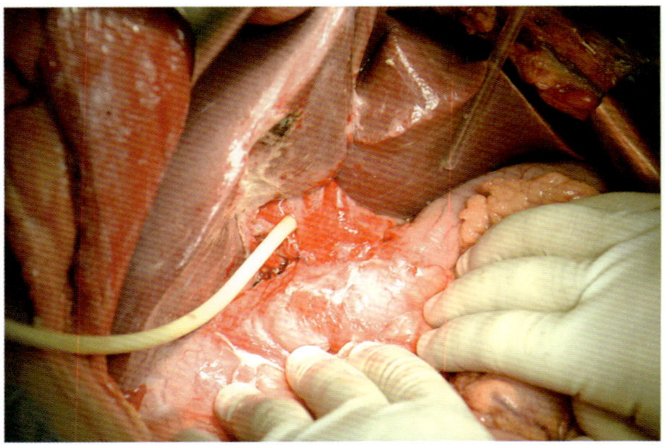

图 3-1-6　橡皮管为 T 形管

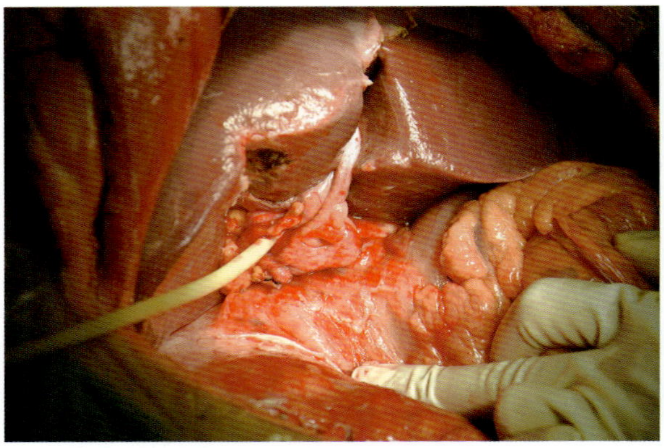

图 3-1-7　胆管前方为肝圆韧带

6. 放置腹腔引流管及 T 形管，逐层关腹。手术历时 2 小时，失血量约 20ml。

7. 本例手术绘图见图 3-1-8。

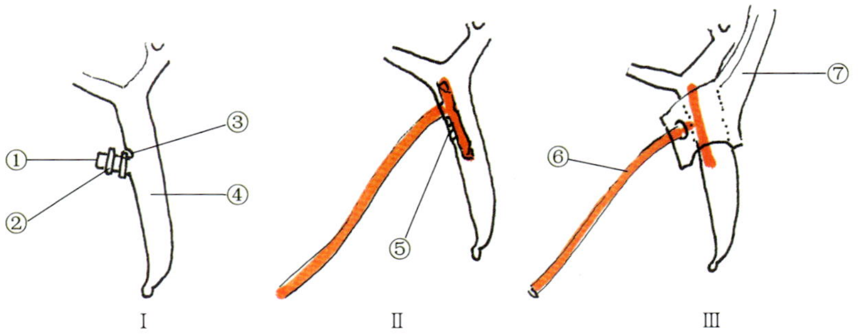

图 3-1-8　手术示意图

Ⅰ. 术前；Ⅱ. 修补、放置 T 形管后；Ⅲ. 肝圆韧带覆盖后

①残留胆囊管；②哈氏夹；③胆管破口；④胆总管；⑤胆管修补处；⑥ T 形管；⑦肝圆韧带

【术后诊断】

1. 结石性胆囊炎，腹腔镜胆囊切除、胆总管探查术后；合并Ⅲ型医源性近段胆管损伤、胆漏、弥漫性胆汁性腹膜炎。

2. 肾病综合征、糖尿病、高血压。

【实施的手术】施行腹膜腔清创、引流及胆总管 T 形管引流术。

【术后】无腹腔脓肿、胆瘘、出血等并发症，恢复平顺。

【讨论】

1. 本例具有欺骗性，医师应在临床中认真识别。

（1）患者过去胃镜检查有十二指肠溃疡病史。

（2）术后无黄疸，CT 显示肝内、外胆管无扩张。

（3）腹腔镜胆囊切除术后第 6 天，患者出现剧烈腹痛，CT 复查显示胸膜腔、腹膜腔大量液体积聚，腹腔插管的引流液呈乳糜样，不含胆汁。检测腹水 WBC 为 46 200 × 10^6/L，不管是乳糜样腹水还是血液，首先考虑胆道损伤。

2. 本例是继发性腹膜炎，急症手术是首选。

3. 本例说明胆道探查后宜放置 T 形管。

病例 2：Ⅲ型医源性近段胆管损伤、胆总管十二指肠吻合口闭塞及肝左、右管壁增厚，施行改良盆式 Roux-en-Y 术

【病史】患者，男，62 岁。皮肤痒、黄疸 2 个月，PTCD 后 4 周。近期去外院就诊，CT、MRI 检查发现胆管壁增厚，诊为“胆管癌”，嘱“不能手术”。2 年前因“胆囊结石”在外院手术，施行“胆囊切除、胆总管探查、T 形管引流术”，手术历时 5 小时。

T 36.5℃，R 20 次 / 分，P 64 次 / 分，BP 99/66mmHg。神清合作，皮肤、巩膜深度黄染，心、肺正常。腹平，浅静脉无曲张，见右肋缘下切口瘢痕长约 13cm 及 4 个腹腔镜港口瘢痕。腹壁软，未触及肝、胆囊、脾，剑突右下方压痛，叩击右肝区示心窝部不适，无胃振水音，腹水征（-）。双下肢无水肿。

WBC 5.87 × 10^9/L，N 0.664，PLT 244 × 10^9/L，CA19-9 16.63U/ml，AFP 3.45ng/ml，TBIL 278μmol/L，DBIL 213μmol/L，TP 56g/L，ALB 33.7g/L，AST 49.8U/L，ALT 48U/L，PA 89mg/L，ChE 4427U/L，ALP 43U/L，γ-Gt 131U/L。

CT（2020-02-11，湖南省人民医院）：肝轮廓清，表面光整。肝内胆管提示轻度扩张，无胆石、无积气（图 3-2-1）。肝外胆管、胆囊未见。脾不大，全胰管无扩张，无腹水。

MRCP（2020-03，湖南省人民医院）：显示“菱角”征（+）（图 3-2-2），胆总管纤细，内径约 0.1cm。肝总管内径为 1.3cm，无胆石、无积气。

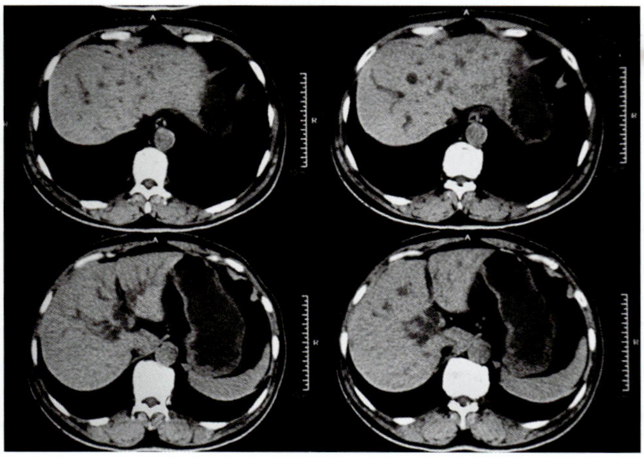

图 3-2-1　CT：显示肝内胆管轻度扩张

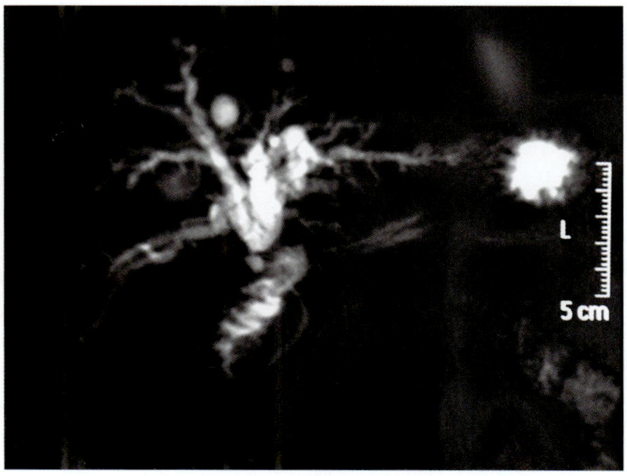

图 3-2-2　MRCP：显示毁损以上胆管扩张呈菱角样（“菱角”征）

【术前诊断】Ⅲ型医源性近段胆管损伤，PTCD 及胆肠内引流术后，合并高位 AOSC。

【手术过程】

1. 择期，平仰卧位，全身麻醉，取原切口延长（图 3-2-3）入腹。见：无腹水，腹膜无癌性结节，

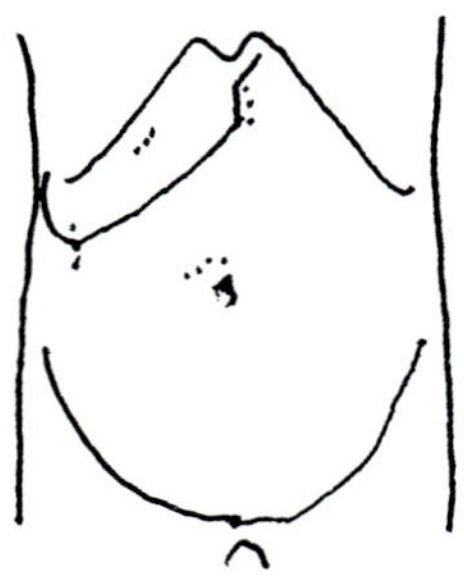

图 3-2-3 手术切口示意图

大网膜无静脉曲张；大网膜、十二指肠球部与一级肝门粘连成块，大小约5cm × 6cm × 4cm。肝呈墨绿色，表面光整，未见肝膈粘连，肝叶形态、比例无失常，质地硬，无结节感、结石感。未见胆囊，横结肠下未见桥袢空肠。胰头不大，质地软，脾不大。

2. 离断肝脏面粘连带，显现十二指肠球部一索状物与肝总管相连，外径为1cm、长约2cm，予以离断，未见胆液及十二指肠液漏出。安置Pringle止血带。

3. 横断肝桥，剥离肝方叶基部，显现肝左管、肝右管，外径分别为1.5cm、1.4cm。未能扪及其内PTCD导管，反复穿刺5次未获得胆汁（图3-2-4）。经PTCD导管注入0.9%氯化钠注射液，见肝右管口一破损处喷出水柱（图3-2-5），经此用“四边法”逐渐延长切口，切开肝右管、肝左管，示其壁厚约0.6cm，内径分别约1cm、1.2cm。未见肝总管，右肝内PTCD导管自动展现（图3-2-6）。

4. 拼合组成肝胆管盆，内径约3cm（图3-2-7）。

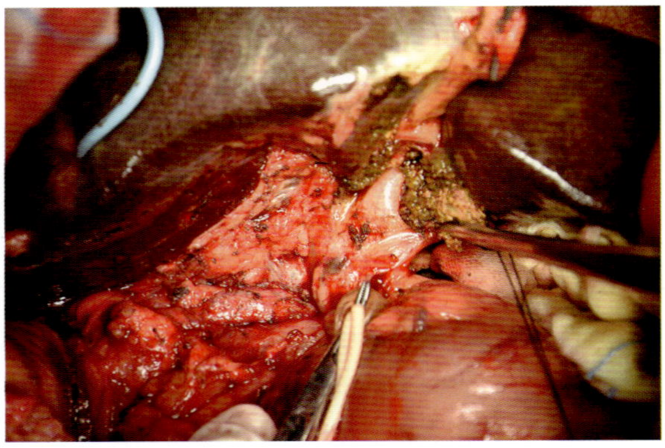

图 3-2-4 Pringle 止血带上面为毁损以上胆管

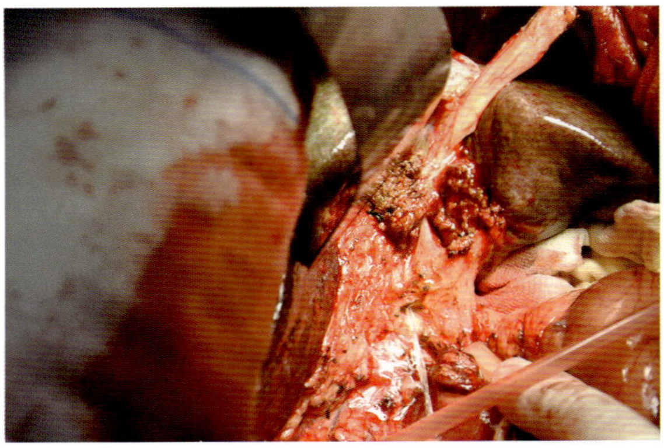

图 3-2-5 经 PTCD 导管注水，胆管破损处喷水

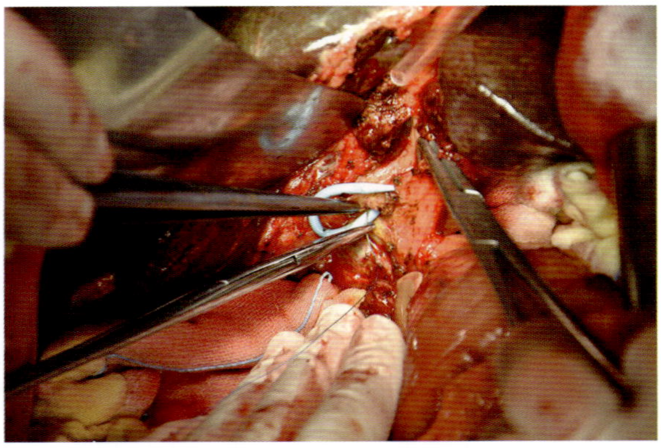

图 3-2-6 镊子夹持 PTCD 导管

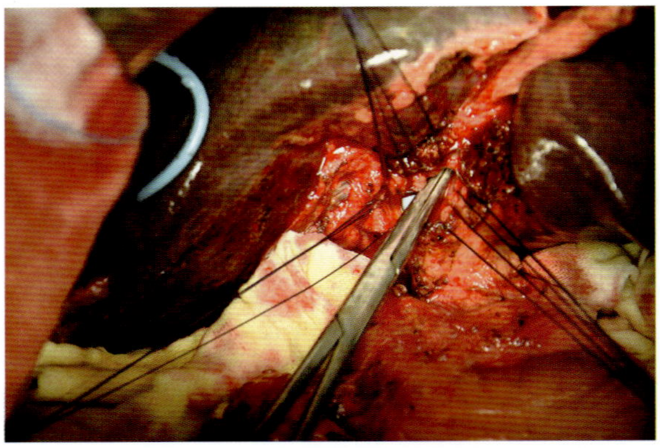

图 3-2-7 线牵引处为肝胆管盆

5. 提取桥袢空肠，完成改良盆式Roux-en-Y术，经PTCD导管注水测试，无胆漏、无出血。

6. 逐层关腹。手术历时3小时，失血量50ml，安返病房。

7. 本例手术绘图见图3-2-8。

【术后诊断】 Ⅲ型医源性近段胆管损伤，PTCD、肝总管十二指肠吻合术及T形管引流术后；合并吻合口闭塞、AOSC。

【实施的手术】 施行改良肝胆管盆式Roux-en-Y术。

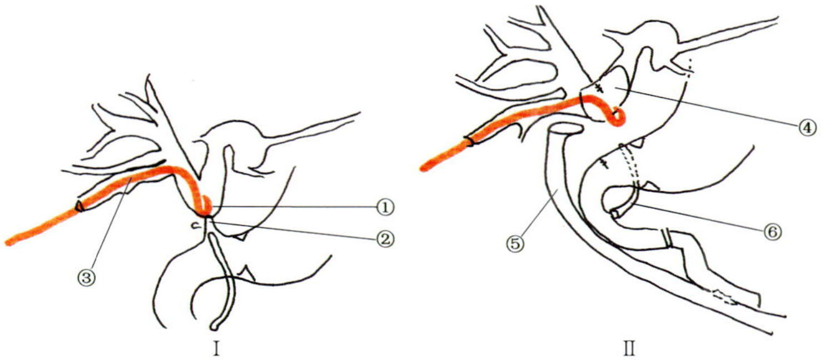

图 3-2-8　手术示意图

Ⅰ. 术前；Ⅱ. 术后

①肝总管残端；②胆管十二指肠吻合口；③ PTCD 导管；④肝胆管盆；⑤桥袢空肠；⑥胆总管远段

【术后】无胆漏、出血、败血症等并发症。术后 PTCD 导管每日引流出墨绿色胆汁 150 ～ 200ml，第 5 天后未引流出胆汁，第 28 天拔管。

【讨论】

（一）胆管狭窄

胆肠吻合口狭窄、闭塞，为炎性、良性、真性狭窄。

（二）解除狭窄的难点

1. Ⅲ型医源性近段胆管损伤已 2 年，反复胆道梗阻、炎症，胆管壁厚达 0.5cm，甚至外院诊为“胆管癌，且无法手术”。

2. 胆管壁增厚，放置有 PTCD 导管，给穿刺胆管、发现胆管带来不便。

（三）解除狭窄的方法

1. 放置 Pringle 止血带。

2. 经肝圆韧带途径显现肝左管、肝右管。

3. 经 PTCD 导管注入 0.9% 氯化钠注射液，发现胆漏，用“四边法”切开胆管。

4. 组成肝胆管盆，完成改良盆式 Roux-en-Y 术。

（四）相关外科手术技术

1. 本例手术的关键是发现毁损以上的胆管。发现毁损以上胆管的方法很多，如下。

（1）穿刺胆管，获得胆汁。

（2）经肝门区的硬索样囊性管道，或经肝圆韧带途径显现肝左管。

（3）扪触毁损以上胆管内的引流管道，如 PTCD 导管。

（4）经毁损以上导管注水，通过其胆漏或胆管膨缩发现。

（5）术中 B 超。

2. 本例通过 PTCD 导管注水，出现胆漏而发现毁损以上胆管。

病例 3：Ⅳ型医源性近段胆管损伤，多次腹膜腔清创、引流术后，施行改良盆式 Roux-en-Y 术

【病史】患者，女，65 岁。胆囊切除后胆瘘 3 个多月。102 天前诊为胆囊结石，在某院施行腹腔镜胆囊切除术。术后第 5 天患者出现腹痛、发热，就诊于当地医院，确诊为“胆漏”，做腹腔穿刺置管引流，术后每日引流胆汁 200 ～ 300ml。至术后 30 天转至上级医院，做腹腔镜探查、灌洗，并置管引流，每日引流量为 150 ～ 200ml，为绿色浑浊胆汁。门诊以“胆囊切除后胆瘘”收治入院。

T 37.3℃，R 21 次 / 分，P 76 次 / 分，BP 165/95mmHg。神清合作，无黄疸。心律齐、无杂音，双肺呼吸音清。腹平，浅静脉无曲张，右上腹可见腹腔引流管 2 根，引流液为绿色浑浊胆汁，无恶臭（图 3-3-1）；

腹壁软，未触及肝、胆囊、脾，无胃振水痛，右上腹壁稍紧张饱满，轻度触痛，叩击右肝区心窝部疼痛，无腹水征。双下肢无水肿。

WBC 4.01×10^9/L，N 0.577，PLT 207×10^9/L，Hb 102g/L，TP 68.2g/L，ALB 37g/L，TBIL 8μmol/L，DBIL 4.2μmol/L，AST 19.4U/L，ALT 16U/L，ALP 103U/L，γ-Gt 143.6U/L，PA 194mg/L，ChE 5435U/L。

MRI（2020-01-23，湖南省人民医院）：钆塞酸二钠注射液（普美显）增强扫描显示如下。①“胆囊切除术后”上腹部平扫＋肝胆特异性对比剂增强扫描，肝实质内未见明显异常信号灶，肝内胆管轻度扩张，胆囊床呈术后改变（图 3-3-2）。②静脉注射普美显后增强扫描，肝实质内未见明显异常强化征象，分泌期见肝右管壁不光整（图 3-3-3），局部见少量高信号造影剂漏出胆管外，部分进入引流管；肝左管和胆总管未见明显异常，肝包膜下和腹膜腔内少量积液。

MRCP：肝内、外胆管扩张，肝右管似横断，肝左管、肝左外叶胆管通畅、无明显异常（图 3-3-4）。

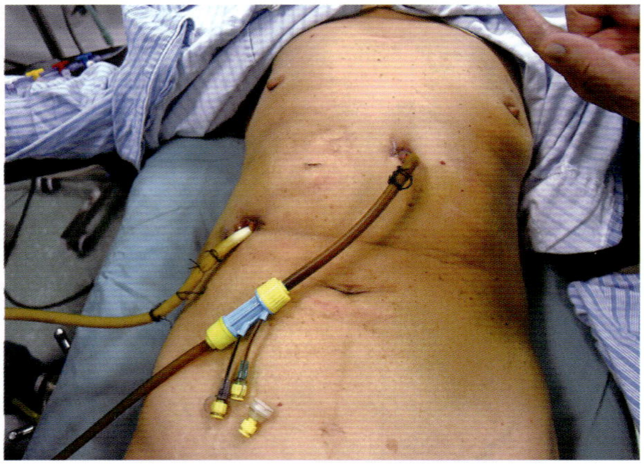

图 3-3-1 右上腹 2 根橡皮管为腹腔引流管

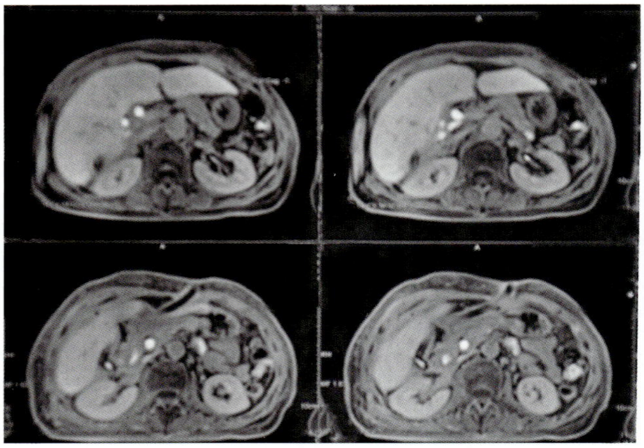

图 3-3-2 MRI（普美显显影）：显示肝内胆管轻度扩张，胆管清晰

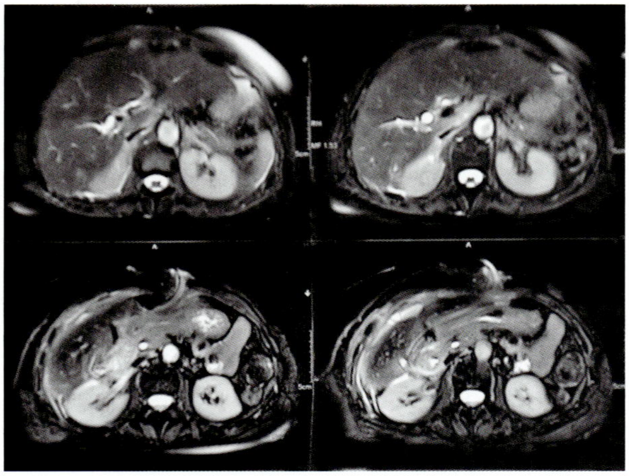

图 3-3-3 MRI（普美显增强扫描）：显示肝右管壁不光整

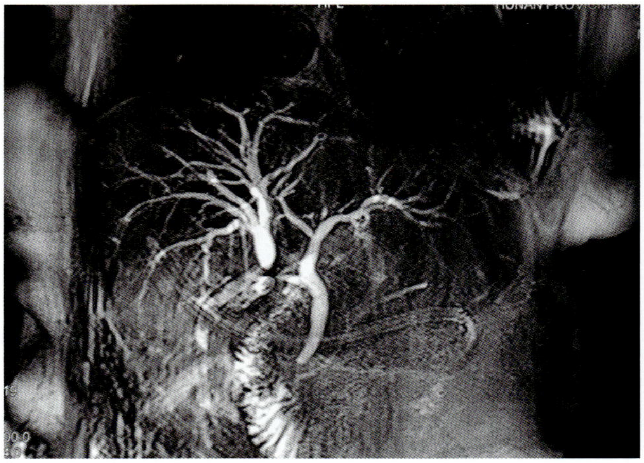

图 3-3-4 MRCP：显示肝右管切断，肝左管、肝外胆管光整

【术前诊断】Ⅳ型医源性近段胆管损伤，合并胆瘘，腹腔镜腹膜腔冲洗、引流术后。

【手术过程】

1. 择期，平仰卧位，全身麻醉，右上腹“反 L”形切口（图 3-3-5）入腹。见：无腹水，大网膜粘连、覆盖右上腹，显示充血、水肿，2 根腹腔引流管置于其间（图 3-3-6），形成一约 15cm × 10cm × 10cm 的炎性包块。分离炎性包块，显示肝十二指肠韧带，发现肝左管、肝右前叶胆管、肝外胆管完好，胆总管外径约 0.8cm，肝右管缺如；肝右后叶胆管外径约 0.8cm，长约 3cm，远端被夹闭，有少许漏胆汁。

2. 钝性离断胆囊床上炎性包块，显现肝右后叶胆管、肝外胆管及肝左管。

3. 术中在 B 超引导下，确定为肝右后叶胆管、胆总管，用“四边法”切开肝右后叶胆管（图 3-3-7），发现出口扎闭；同样切开肝左管（图 3-3-8），胆总管远端通过 2 号胆道扩张器。

4. 横断胆总管，将胆总管、肝总管右切缘与肝右后叶胆管左切缘拼合，缝线用 7-0 薇乔线，拼合长度达 1.3cm，组成肝胆管盆（图 3-3-9）。

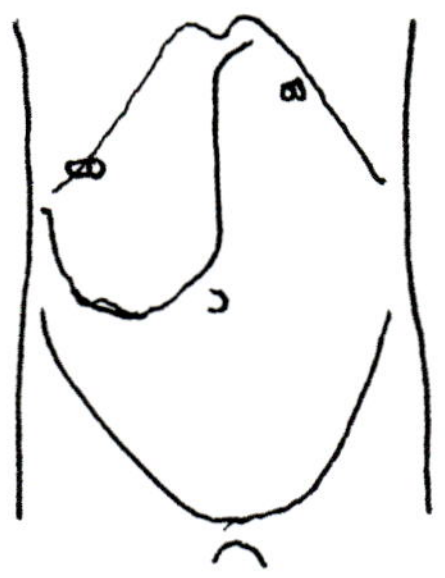

图 3-3-5 手术切口示意图

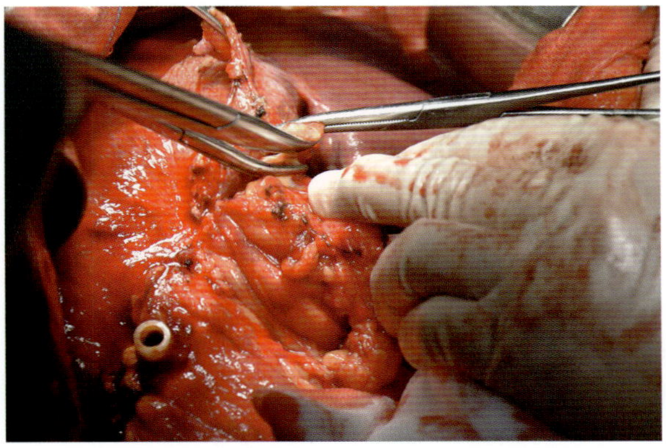

图 3-3-6 钳夹处为腹腔引流管

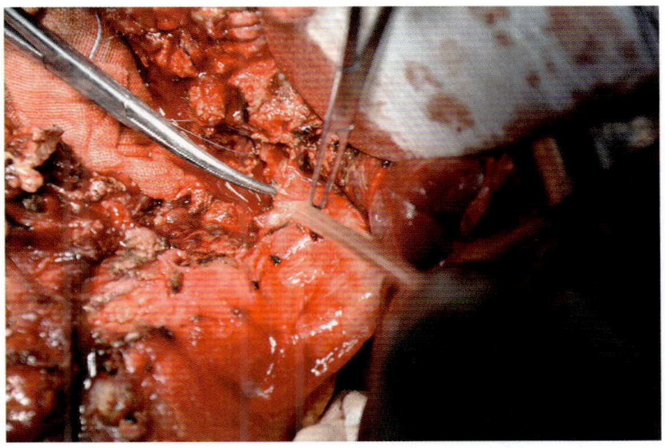

图 3-3-7 钳尖处为肝右后叶胆管

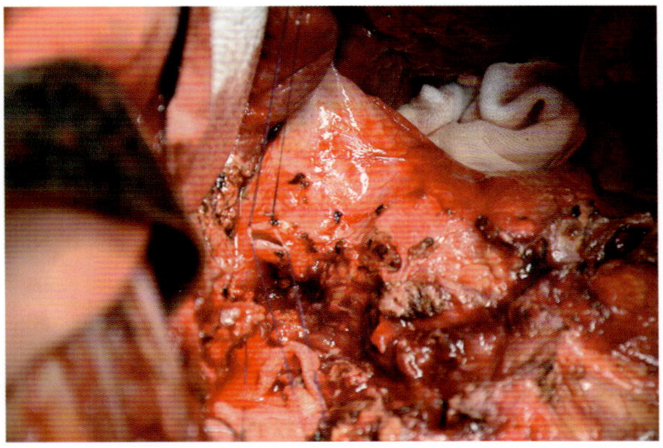

图 3-3-8 线牵引的胆管右侧为肝左管

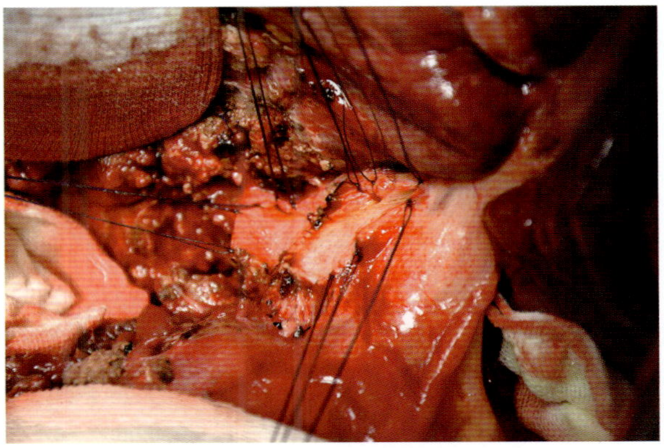

图 3-3-9 线牵拉处为肝胆管盆

5. 提取桥袢空肠，完成改良盆式 Roux-en-Y 术，放置肝胆管盆引流管，注水测试无胆漏、出血。

6. 逐层关腹。手术历时 5 小时，失血量约 300ml，安返病房。

7. 本例手术绘图见图 3-3-10。

【术后诊断】 Ⅳ型医源性近段胆管损伤，合并胆瘘，腹腔镜腹膜腔冲洗、引流术后。

【实施的手术】 施行改良盆式 Roux-en-Y 术。

【术后】 无腹腔脓肿、胆漏、出血等并发症，恢复平顺。

【讨论】

（一）胆管狭窄

本例肝右前叶胆管狭窄为医源性胆管扎闭及良性、真性狭窄。

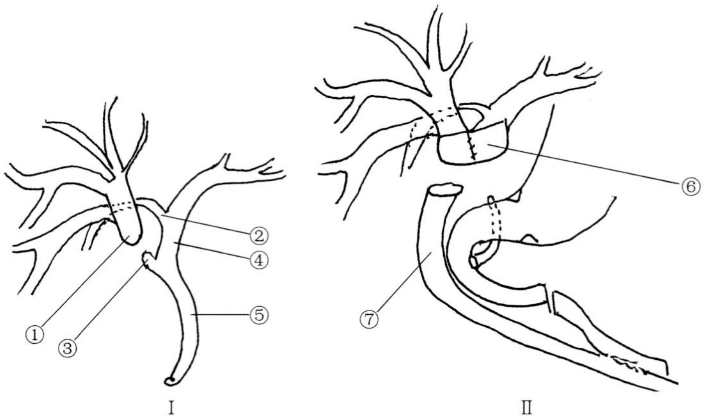

图 3-3-10　**手术示意图**

Ⅰ．术前；Ⅱ．术后

①肝右后叶胆管；②肝右前叶胆管；③肝右后叶胆管残端；④肝左管；⑤胆总管；⑥肝胆管盆；⑦桥袢空肠

（二）解除狭窄的难点

1. Ⅳ型医源性近段胆管损伤合并胆瘘、胆汁性腹膜炎，先后两次腹腔镜冲洗、置管引流，腹内形成约15cm × 10cm × 10cm 的炎性包块。

2. 胆管变异，肝右管缺如，胆管轻度扩张，而且肝断面残端胆管多。

3. 肝十二指肠韧带粗大，而肝外胆管纤细，不易找到。

4. 肝右后叶胆管周肝组织破碎，细小胆管漏胆汁，给寻找胆管带来困难。

（三）解除狭窄的方法

1. 足够宽大的腹部切口，背部加垫托出右肝。

2. 沟通网膜孔，钝性离断胆囊床前粘连，显现肝十二指肠韧带。

3. 借助术中 B 超，确定胆总管、肝左管及肝右后叶胆管。

4. 用“四边法”切开肝右后叶胆管、肝总管及肝左管。

5. 横断胆总管，拼合组成肝胆管盆，约 1.5cm × 3.5cm。

6. 施行改良盆式 Roux-en-Y 术。

（四）相关外科手术技术

1. 本例术前 MRI 普美显增强扫描，显示清晰图像，对术前评估有十分重要的价值。

2. 本例采取横断胆总管与肝右后叶胆管拼合，组成肝胆管盆，完成改良盆式 Roux-en-Y 术，是有效的选择。拼合胆管缝线取用 7-0 薇乔线，而且做胆管切缘连续、外翻缝合，是合理的方法。

病例 4：Ⅲ型医源性近段胆管损伤后 37 天，施行改良盆式 Roux-en-Y 术

【病史】患者，女，24 岁。胆囊切除后黄疸 6 天。37 天前，患者因右上腹痛、发热入住当地医院，诊为“结石性急性胆囊炎”，施行“急症腹腔镜胆囊切除术”，手术历时 2 小时，“平顺”。术后腹部剧烈疼痛，腹胀、高热。术后第 9 天转往上级医院，诊为腹膜炎，做“阴道后穹窿穿刺”获得胆汁，而再次急症剖腹探查，发现胆总管切断、腹膜腔大量脓性胆汁，施行“肝总管 T 形管引流、腹膜腔清创引流术”，术后予以抗生素等治疗，每日经 T 形管引流墨绿色胆汁 700ml。至术后 28 天，引流管无胆汁流出，但发现黄疸，逐日加深，而来我院。

T 36.1℃，R 21 次 / 分，P 83 次 / 分，BP 127/70mmHg。神清合作，皮肤、巩膜明显黄染，心、肺正常。腹平，浅静脉无曲张，见右上腹经腹直肌陈旧性切口瘢痕，右上腹 T 形管 1 根，无胆汁流出；腹壁软，未触及肝、脾，剑突右下方压痛，右肝区叩击示心窝部不适，无胃振水音，腹水征（－）。双下肢无水肿。

WBC 2.52 × 10^9/L，N 0.457，PLT 258 × 10^9/L，Hb 115g/L，TBIL 152.6μmol/L，DBIL 127μmol/L，TP 60.4g/L，ALB 40.3g/L，AST 220U/L，ALT 170U/L，PA 114mg/L，ChE 4215U/L，ALP 611U/L，γ-Gt 321U/L。

MRCP（2020-01-05，湖南省人民医院）：显示"菱角"征（+），无腹水（图 3-4-1）。

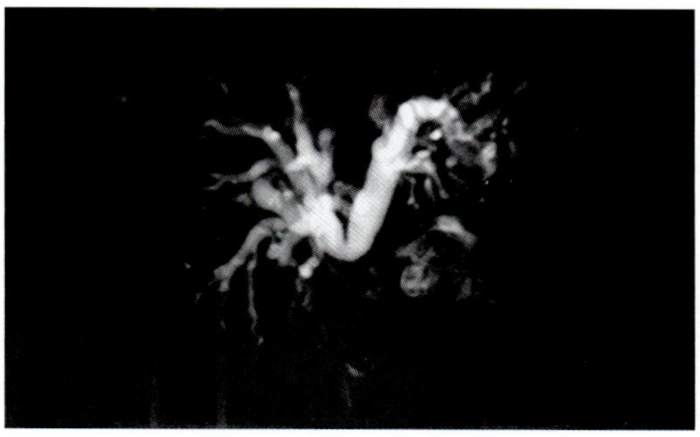

图 3-4-1　MRCP：毁损以上胆管呈"菱角"征

【术前诊断】Ⅲ型医源性近段胆管损伤，T 形管引流术后，合并胆瘘、胆汁性腹膜炎、T 形管闭塞。

【手术过程】

1. 择期，平仰卧位，全身麻醉，取延长原切口呈"反 L"形切口（图 3-4-2）入腹。见：无腹水，腹膜上无胆汁染色，大网膜无静脉曲张。肝呈暗棕色，瘀胆肝，表面细嫩、光整，肝形态无明显异常，质地软。胆囊未见。肝总管以上扩张，外径约 1.3cm。胆总管完全离断，局部呈瘢痕硬块。胃十二指肠无异常，胰头软。
2. 分离一级肝门周围粘连，显现一级肝门、肝总管，安置 Pringle 止血带，切除肝方叶，显现肝左管。
3. 穿刺肝左管获得胆汁，用"四边法"经肝圆韧带途径切开肝左管，经胆囊床途径切开肝右管，组成肝胆管盆，内径达 3.5cm。
4. 提取桥袢空肠，完成改良盆式 Roux-en-Y 术（图 3-4-3）。

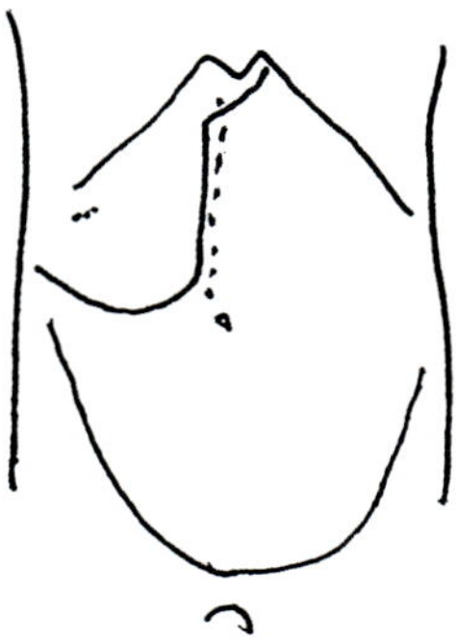

图 3-4-2　手术切口示意图

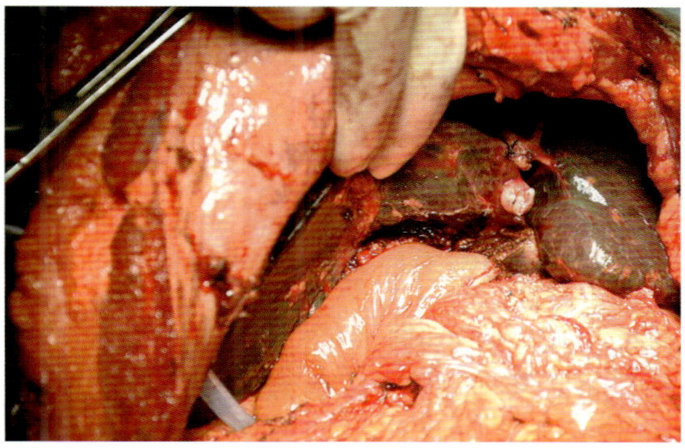

图 3-4-3　肝下为桥袢空肠

5. 逐层关腹，网膜孔右侧放置引流管 1 根。手术历时 2.5 小时，失血量约 50ml，安返病房。
6. 本例手术绘图见图 3-4-4。

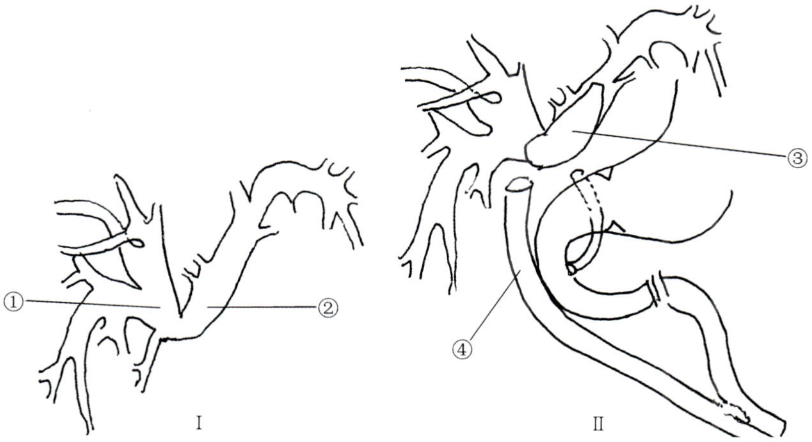

图 3-4-4　手术示意图

Ⅰ．术前；Ⅱ．术后

①肝左管；②肝右管；③肝胆管盆；④桥袢空肠

【术后诊断】Ⅲ型医源性近段胆管损伤，T形管引流术后；合并胆瘘、胆汁性腹膜炎、T形管闭塞。

【实施的手术】施行改良盆式Roux-en-Y术。

【术后】黄疸迅速消退，无腹膜腔残余脓肿，无胆漏、出血、肝功能不全等并发症，恢复平顺。

【讨论】

（一）胆管狭窄

本例为医源性近段胆管损伤，肝总管被切断、扎闭，属于壁源性、良性、环状、真性完全闭塞。

（二）解除狭窄的难点

1. 本例这次手术距上次手术后仅37天，间隔时间短，腹内炎症水肿尚较重。
2. 胆道损伤后合并胆瘘、胆汁性腹膜炎。
3. 胆道损伤后第9天，再次手术施T形管放置、胆管远端扎闭、腹膜腔清创，后继发胆道梗阻，黄疸逐日加深，增加了再次手术的困难。

（三）解除狭窄的方法

1. 经肝圆韧带途径切开肝左管，进而沿胆囊床途径切开肝右管。
2. 组成肝胆管盆。
3. 完成改良盆式Roux-en-Y术。

（四）相关外科手术技术

本例毁损以下胆管已做缝闭，胆管腔空虚、纤细，因此，进达肝门最简便可靠的方法是从毁损以上胆管入手。

1. 分离粘连，显现毁损以上的肝左管、肝总管。
2. 经肝圆韧带途径，穿刺肝左管，切开肝左管，逐步延长胆管切口。
3. 经胆囊床途径切开肝右管。
4. 拼合组成肝胆管盆。

病例5：Ⅳ型医源性近段胆管损伤，施行改良盆式Roux-en-Y术

【病史】患者，男，63岁。胆囊切除术后黄疸7天。1个月前（2019-11），患者因结石性胆囊炎合并胰腺炎在当地医院全身麻醉下施行"胆囊切除、胆道T形管引流术"，手术历时4小时。术后每日从T形管引流出绿色胆汁500～300ml，至7天前无胆汁流出，并出现黄疸，而转来我院。

T 36.8℃，R 21次/分，P 83次/分，BP 135/73mmHg。神清合作，皮肤、巩膜明显黄染。心律齐、无杂音，双肺呼吸音清。腹平，见右上腹经腹直肌切口瘢痕，长为14cm，一根T形管及一根腹腔引流管经右上腹引出，未见胆汁流出；右上腹压痛，以剑突右上方为显著，叩击右肝区示心窝部疼痛；未触及肝、胆囊、脾，胃振水音（－），腹水征（－）。双侧腰背部无抬举痛，双下肢无水肿。

WBC 5.91×10^9/L，N 0.531，PLT 219×10^9/L，TBIL 251μmol/L，DBIL 187μmol/L，TP 61.6g/L，ALB 36g/L，AST 69U/L，ALT 62.6U/L，ALP 472U/L，γ-Gt 474U/L，PA 258mg/L，ChE 5628U/L。

MRCP（2019-12-24，湖南省人民医院）：肝总管呈"菱角"征（+），肝内胆管扩张，肝左管内径约0.9cm，肝右前叶胆管内径约0.6cm，肝右后叶胆管内径约0.4cm、似与肝右前叶胆管分离，胆总管显像欠清（图3-5-1）。

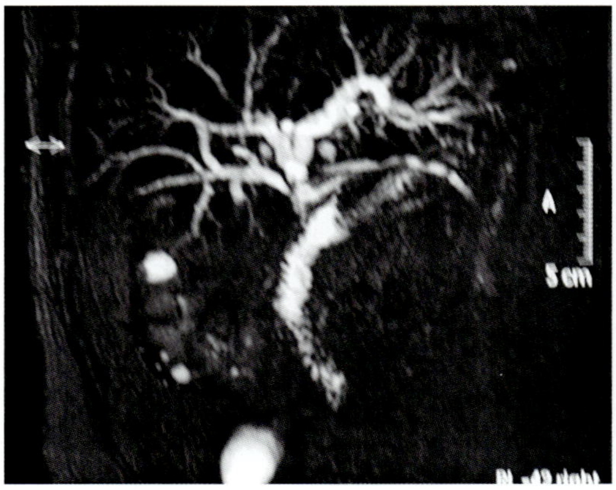

图3-5-1 MRCP：胆总管呈"菱角"征

CT（2019-12-24，湖南省人民医院）：肝轮廓清，表面光整，

肝叶（段）比例无明显失调。肝内胆管轻度扩张，无胆石、无积气（图 3-5-2）。一级肝门右侧见一枚钛夹及引流管一根，肝周无液体积聚。胆囊未见（图 3-5-3）。

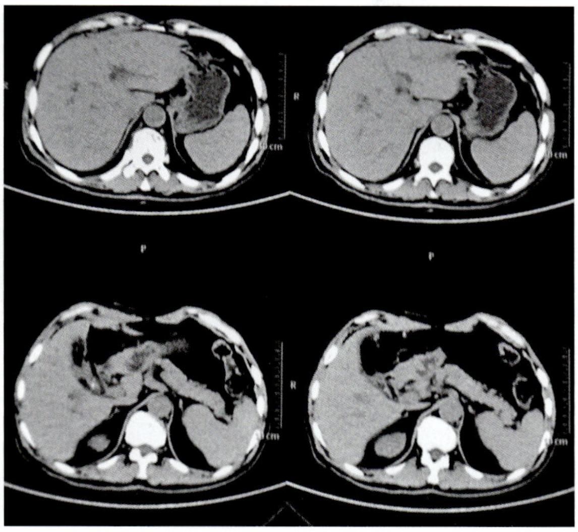

图 3-5-2　CT：显示肝内胆管轻度扩张

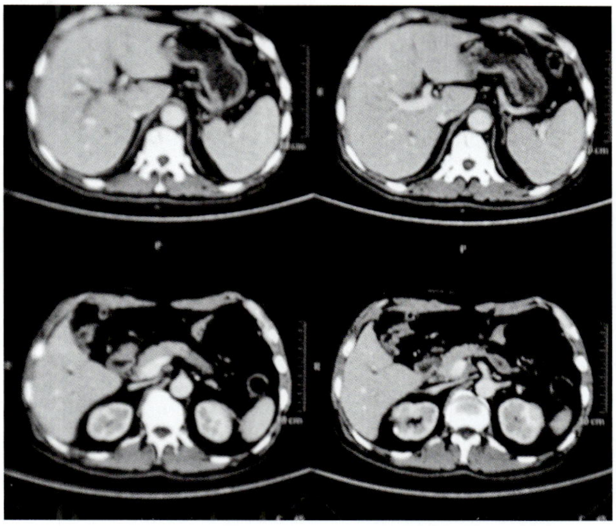

图 3-5-3　CT（增强扫描）：显示肝内胆管轻度扩张

【术前诊断】Ⅳ型医源性近段胆管损伤。

【手术过程】

1. 择期，平仰卧位，全身麻醉，取右上腹“反 L”形切口（图 3-5-4）入腹。见：无腹水，腹膜上无癌结节，大网膜无静脉曲张。肝呈暗棕色，表面光整，肝形态、比例无失衡，质地稍硬，无结石感、结节感。十二指肠球部、大网膜与一级肝门粘连。T 形管横臂已脱出胆总管，腹腔引流管在网膜孔右侧，位置无变化。胆囊未见，肝十二指肠韧带与十二指肠、大网膜粘连成块。脾不大，胰头软。

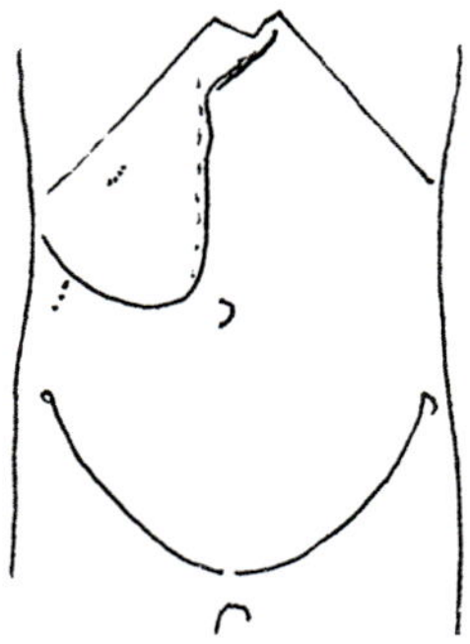

图 3-5-4　手术切口示意图

2. 经肝圆韧带途径显露肝左管、肝右前叶胆管，未找到肝右后叶胆管。

（1）离断一级肝门周围粘连，显现肝左管、胆总管，移除 T 形管、腹腔引流管。

（2）经肝总管 T 形管瘘管用“四边法”沿肝圆韧带途径切开肝总管、肝左管，显现肝左外叶胆管、肝右前叶胆管，未能发现肝右后叶胆管。急请笔者会诊。

3. 笔者了解病情、阅读术前影像学资料、查看了术野后，立即洗手上台完成以下手术。

（1）胆管毁损处位于胆管末与肝总管汇合处，胆总管远段通过 3 号胆道扩张器头，进达十二指肠，胆管远段无胆石及其他梗阻因素存在。已切开的胆管确定为肝总管、肝右前叶胆管，未找到肝右后叶胆管。

（2）扪触一级肝门右侧瘢痕组织，清除纤维结缔组织，显示一级肝门右侧钛夹，予以拆除，白色胆汁由此处涌出，胆管口内径约 0.6cm，插入 1 号胆道扩张器深达 10cm，经此注水不能从已切开的胆管漏出，从而确定为肝右管缺如。前次手术将肝右后叶胆管当胆囊管一并切除。

（3）做肝右后叶胆管口与肝右前叶胆管拼合，横断胆总管，组成肝胆管盆，内径约 3.5cm。

（4）提取桥袢空肠，完成改良盆式 Roux-en-Y 术，放置夹心 T 形管。

4. 逐层关腹。手术历时 3 小时，失血量约 50ml，安返病房。

5. 本例手术绘图见图 3-5-5。

【术后诊断】Ⅳ型医源性近段胆管损伤。

【实施的手术】施行改良盆式 Roux-en-Y 术。

【术后】无胆漏、出血等并发症，恢复平顺。

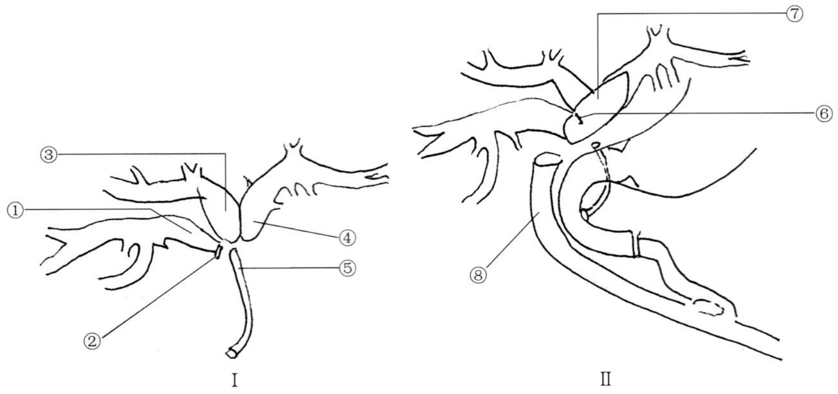

图 3-5-5　手术示意图

Ⅰ. 术前；Ⅱ. 术后

①肝右后叶胆管；②钛夹；③肝右前叶胆管；④肝左管；⑤胆总管；⑥肝右后叶、前叶胆管拼合；⑦肝胆管盆；⑧桥袢空肠

【讨论】

（一）胆管狭窄

本例胆管狭窄表现为肝总管医源性、良性、真性狭窄；肝右后叶胆管为医源性、钛夹夹闭、真性、良性狭窄。

（二）解除狭窄的难点

1. 胆道损伤后仅 1 个月，胆管壁炎症较重。

2. 胆道损伤后并发胆瘘、局限性腹膜炎。

3. 肝右管缺如，如何发现肝右后叶胆管及处理好肝右后叶胆管。

（三）解除狭窄的方法

1. 经 T 形管、腹腔引流管瘘管进达肝门。

2. 经肝圆韧带途径用“四边法”切开毁损以上的肝总管、肝左管。

3. 剔除一级肝门右侧瘢痕组织，找到肝右后叶胆管。

4. 做肝右后叶、前叶胆管口拼合，放置夹心 T 形管。

5. 施行改良盆式 Roux-en-Y 术。

（四）相关外科手术技术

肝右后叶胆管与肝右前叶胆管拼合见图 3-5-6。

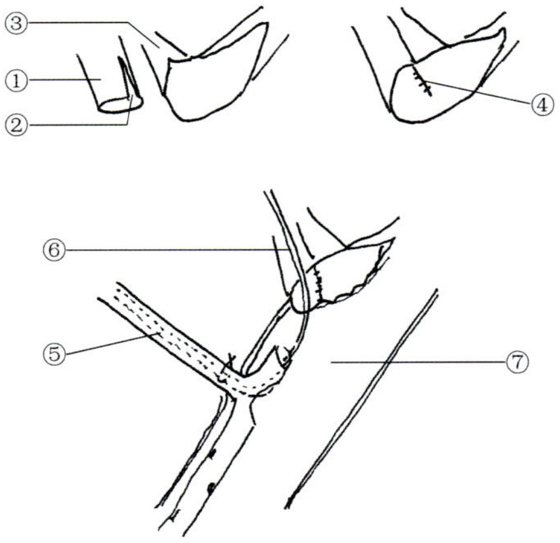

图 3-5-6　肝右后叶、前叶胆管拼合及内置夹心 T 形管示意图

①肝右后叶胆管；②纵切口；③肝右前叶胆管；④肝右前叶、后叶胆管拼合后；⑤夹心 T 形管；⑥夹心 T 形管伸入肝右后叶胆管；⑦桥袢空肠

病例 6：V 型医源性近段胆管损伤（肝右动脉结扎、切断），4 个月后施行改良盆式 Roux-en-Y 术

【病史】患者，男，38 岁。腹腔镜胆囊切除术（LC）后再次手术后 4 个月，T 形管无胆汁流出 3 天。4 个月前（2019-07-31）在当地医院诊为“结石性胆囊炎”，施“LC”，手术历时 5 小时，术后“腹痛并发胆漏、胆汁性腹膜炎”；第 4 天（2019-08-04）再次入腹，施行“腹膜腔清创引流、胆管 T 形管引流术”，术后每日引流胆汁 300 ～ 500ml。术后 14 天复查 CT 显示右肝缺血，至今日皮肤黄染，诊为医源性胆道损伤，而转来我院。

T 36℃，R 22 次 / 分，P 120 次 / 分，BP 128/80mmHg。神清合作，皮肤、巩膜轻度黄染。心律齐、无杂音，双肺呼吸音清。腹平，无浅静脉曲张，可见经腹直肌切口瘢痕，长约 25cm，T 形管已脱至皮下，无胆汁引流出；腹壁软，肝、胆囊、脾未触及，剑突右下方压痛，叩击右肝区示心窝部疼痛，无胃振水音，无腹水征。双侧腰背部无抬举痛，双下肢无水肿。

WBC 3.98×10^9/L，N 0.562，PLT 153×10^9/L，C-12 正常。TBIL 182.5μmol/L，DBIL 149μmol/L，TP 59.2g/L，ALB 34g/L，AST 107U/L，ALT 38U/L，ALP 182U/L，ChE 4986U/L，γ-Gt 264U/L。

CT（2019-11-18，外院）：肝轮廓清，表面光整，形态、比例、密度无异常。肝内胆管无扩张，无胆石、无积气。胆囊未见，肝外胆管不显示。一级肝门右侧见钛夹 1 枚（图 3-6-1），并显示一囊肿约 2.5cm × 3cm。胃十二指肠覆盖在肝十二指肠韧带前方。

CT 血管成像（CTA）：见肝左动脉向右肝延伸（图 3-6-2）。

MRCP（2019-12-05，外院）：显示“菱角”征（+）（图 3-6-3）。肝左管及肝右前叶、后叶胆管内径分别为 1cm、0.6cm、0.7cm，无气体，无胆石。肝总管末端狭窄、似缺如，胆总管未见。肝总管区显示囊状液体积聚区，约 3.5cm × 2cm。

【术前诊断】V 型医源性近段胆管损伤，T 形管引流术后；合并胆瘘、胆汁性腹膜炎、一级肝门右侧囊肿及肝右动脉结扎后肝左动脉再生、延长，以及胆汁性肝硬化、门静脉高压症。

【手术过程】

1. 择期，平仰卧位，全身麻醉，取延长原切口呈“反 L 鱼钩”形切口（图 3-6-4）入腹。见：无腹水，腹膜上无癌性结节，大网膜上无静脉曲张。肝色泽棕色，表面光整，形态、比例无明显失衡，质地硬。肝脏面广泛粘连，胃窦、十二指肠粘连覆盖肝脏面、肝十二指肠韧带。一级肝门右侧见一囊肿，外径约 3cm，胆囊未见，胰头、脾不大。

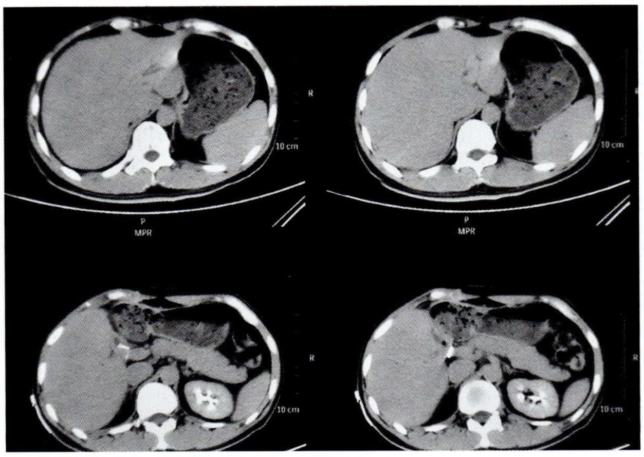

图 3-6-1　CT：显示一级肝门右侧钛夹

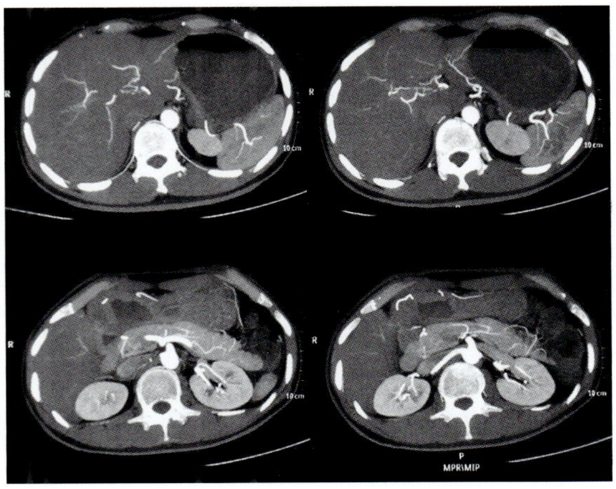

图 3-6-2　CTA：显示肝左动脉向右肝延伸

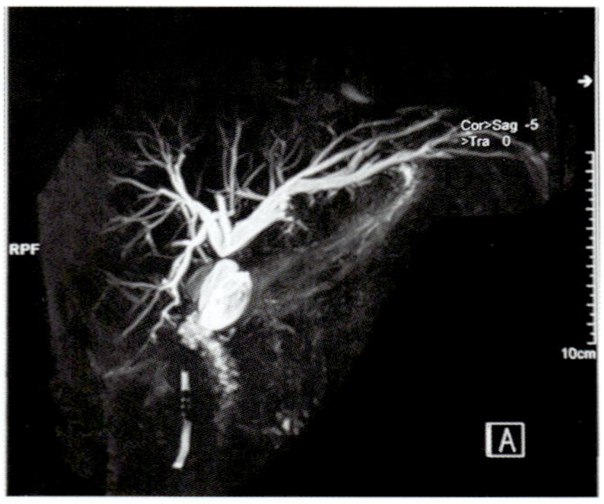

图 3-6-3　MRCP：显示“菱角”征（+）

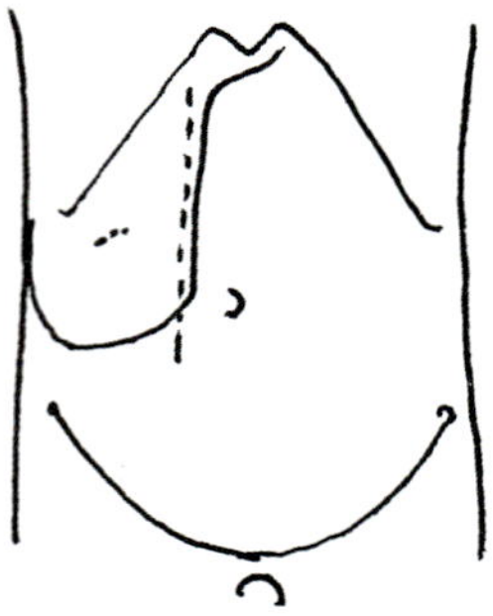

图 3-6-4　手术切口示意图

2. 离断肝膈粘连，膈下填塞盐水纱布垫托出右肝，离断胃窦、十二指肠与肝门、胃十二指肠韧带粘连，戳破囊肿，显现肝十二指肠韧带，仅能扪及毁损胆管瘢痕块。

3. 经肝圆韧带途径进达肝左管

（1）安置 Pringle 止血带。

（2）切断肝桥，切除肝方叶约 2cm × 1.5cm × 1cm，显现肝左管，外径约 1cm。先后穿刺局部 5 次，获取液均为血性液体。

（3）阻断入肝血流，用“四边法”缝扎肝左管前壁，切开肝左管，溢出无色清水样胆液。顺胆管腔用“四边法”逐步延长切开，见肝左外叶胆管、尾状叶左管及肝右前叶、后叶胆管均无胆管口狭窄。

4. 胆管远侧完全闭塞不通，拼合整修胆管，组成肝胆管盆，内径约 3.5cm（图 3-6-5）。

5. 提取桥袢空肠，完成改良盆式 Roux-en-Y 术（图 3-6-6）。

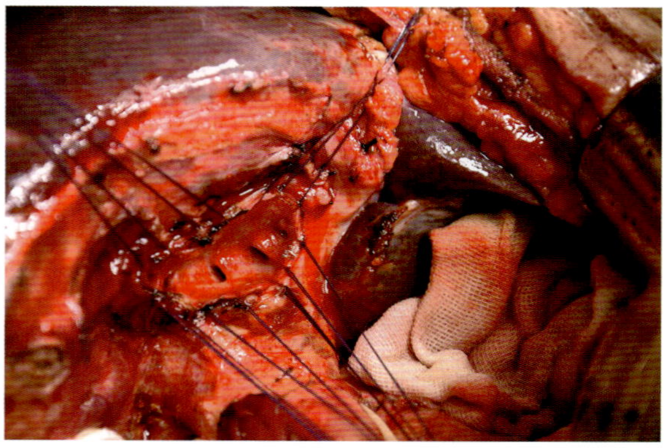

图 3-6-5　线牵处为肝胆管盆边缘

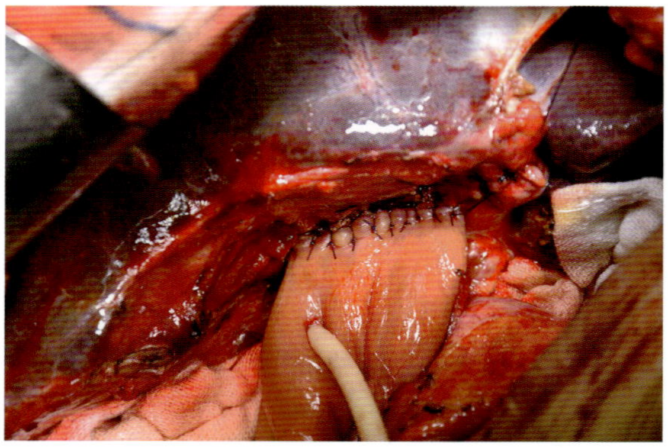

图 3-6-6　肝胆管盆、空肠吻合口

6. 逐层关腹。手术历时 3 小时，失血量约 50ml，安返病房。

7. 本例手术绘图见图 3-6-7。

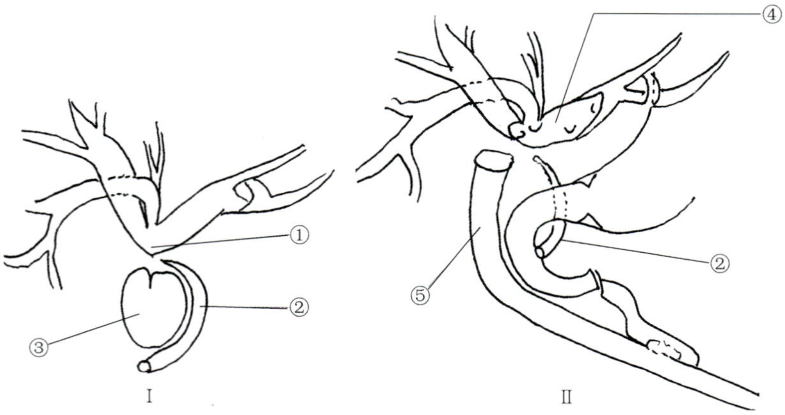

图 3-6-7　手术示意图

Ⅰ. 术前；Ⅱ. 术后

①“菱角”征；②胆管远段；③假性囊肿；④肝胆管盆；⑤桥袢空肠

【术后诊断】V 型医源性近段胆管损伤，T 形管引流术后；合并胆瘘、胆汁性腹膜炎、一级肝门右侧囊肿及肝右动脉结扎后肝左动脉再生、延长，以及胆汁性肝硬化、门静脉高压症。

【实施的手术】施行改良盆式 Roux-en-Y 术。

【术后】恢复平顺。

【讨论】

（一）胆管狭窄

本例为医源性近段胆管损伤，合并肝右动脉结扎、切断，故属于V型医源性近段胆管损伤。肝总管狭窄为环状、炎性、壁源性、良性、真性狭窄，同时合并胆汁性腹膜炎、一级肝门右前方囊肿。

（二）解除狭窄的难点

1. 由于医源性近段胆管损伤，先后两次行胆道手术。

2. 胆道损伤后并发胆汁性腹膜炎，胃窦、十二指肠与肝门、胃十二指肠韧带胼底样粘连。

3. 毁损以下胆总管上段缺如，毁损以上胆管穿刺 3 次均为血性液体，而且出现胆管黏膜与胆管浆肌层分离现象。

（三）解除狭窄的方法

1. 胸背部加垫顶出肝，安置 Pringle 止血带。

2. 经肝圆韧带途径用“四边法”切开肝左管，顺管腔延长切口，形成肝胆管盆。

3. 施行改良盆式 Roux-en-Y 术。

（四）相关外科手术技术

1. 使毁损以上胆管显露，本例取用肝左管经肝圆韧带途径切开是上策。

2. 当穿刺胆管连续 3 次均为血性液体时，笔者的处理方法如下。

（1）沿肝圆韧带途径离断肝桥、切除肝方叶，显现肝左管。

（2）安置好 Pringle 止血带。

（3）扪触毁损胆管瘢痕上的囊性“硬”脉管，用“四边法”切开胆管。

3. 进行胆管壁与胆管粘连分离，笔者处理时注意以下几点。

（1）阻断入肝血流。

（2）切开胆管浆肌层后未见胆汁溢出时，注意观察，看到一层绿色或白色的黏膜层，以刀尖予以“挑破”，即刻有胆汁溢出。

（3）另用薇乔线将胆管切缘单独缝扎，延长切口。

4. 本例肝右动脉结扎、切断，既往的经验是做动脉端端吻合，或胃十二指肠动脉转位与肝右动脉吻合，或切除右肝，故原准备损伤后 3 个月做肝右动脉处理或切除右半肝。但本例损伤后 3 个月做 CT 增强扫描动脉期显示肝左动脉增长，供给右肝动脉血，而且右肝密度与左肝一致，建立了良好的侧支循环，说明医源性胆道损伤、肝右动脉损伤后，可以等待、观察 3 个月，右肝可建立良好的侧支循环，无须做右肝切除或肝右动脉移植。

病例 7：Ⅲ型医源性近段胆管损伤，合并肝胆管结石、胆汁性肝硬化，施行改良盆式 Roux-en-Y 术

【病史】患者，女，69 岁。LC 后黄疸 12 个月，有时伴有发热、寒战。2 年前诊为“胆囊结石”，在当地医院施行“LC、T 形管引流术”，术后 6 个月 T 形管脱出。

T 36.9℃，R 20 次 / 分，P 82 次 / 分，BP 119/80mmHg。神清合作，皮肤、巩膜轻度黄染。心律齐、无杂音，双肺呼吸音清。腹平，见 4 个腹腔镜港口瘢痕，无浅静脉曲张。腹壁软，肝在剑突下 2cm 可及，质硬，无触痛；剑突右下方压痛，叩击右肝区示心窝部不适，无胃振水音，未触及胆囊、脾，腹水征（－）。双下肢无水肿。

WBC 10.88×10^9/L，N 0.78，PLT 185×10^9/L，TBIL 52.2μmol/L，DBIL 32.4μmol/L，AST 49U/L，ALT 59U/L，PA 76mg/L，ChE 3118U/L，ALP 236U/L，γ-Gt 720U/L。

CT（2019-11-13，湖南省人民医院）：肝总管见胆石，直径 1.1cm（图 3-7-1）。肝内胆管扩张，肝左、右管内径分别为 1.3cm、1cm。

B 超（2019-11-14，湖南省人民医院）：肝总管多发结石。

胃镜（2019-11-15，湖南省人民医院）：十二指肠乳头无异常。

【术前诊断】医源性近段胆管损伤，合并肝总管结石、胆汁性肝硬化、门静脉高压症、高位 AOSC。

【手术过程】

1. 择期，平仰卧位，全身麻醉，腹腔镜四港口入腹，中转经右上腹“反 L”形切口（图 3-7-2）入腹。见：无腹水，腹膜无癌性结节。肝呈暗棕色，表面呈“苦瓜皮样”，肝叶（段）比例无明显失衡，质地坚硬，无结石感。胆囊未见，胆总管纤细。肝总管呈瘢痕结节样，其上胆管扩张，外径约 1.5cm，可扪及结石感。肝右动脉跨越肝总管瘢痕的前下方。肝方叶肥大，覆盖掩埋肝左管。胰头不大，脾大。

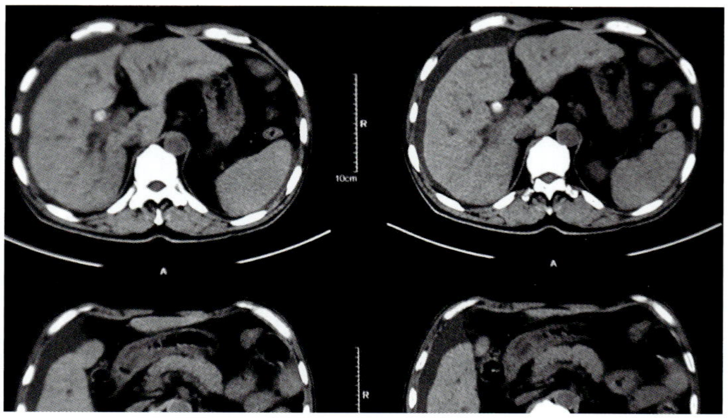

图 3-7-1　CT：显示一级肝门胆石

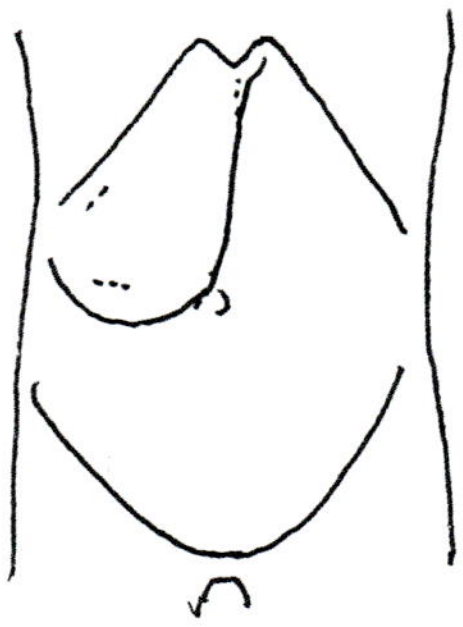

图 3-7-2　手术切口示意图

2. 离断肝脏面、一级肝门前粘连带，显现肝总管的肝左、右管起始处，于结石感明显处切开肝总管，清除其内胆石，但要进一步探查胆管及肝总管狭窄的部位、原因，腹腔镜已无能为力，而中转开腹。

3. 开腹后进一步探查，发现肝右动脉横行跨越肝总管狭窄处（图 3-7-3），狭窄的胆管内径约 0.3cm。肝右管口已切开，内径约 1.3cm，壁厚约 0.3cm。肝左管口内径约 0.5cm，肝左管切口长约 0.5cm，内径约 1.4cm。据此立即安置 Pringle 止血带，用“四边法”沿肝圆韧带途径切开肝左管长约 1.6cm，切开肝右管长约 1cm。3 号胆道扩张器经肝总管狭窄处进入胆总管，再进达十二指肠腔内。

4. 组成肝胆管盆。以 4-0 Prolene 线缝闭肝总管狭窄处；用整修拼合肝门胆管，组成肝胆管盆，内径约 3cm（图 3-7-4）。

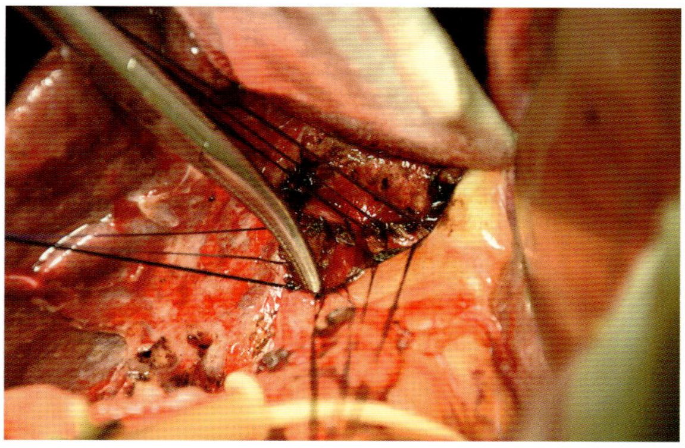

图 3-7-3　剪刀尖处为肝右动脉

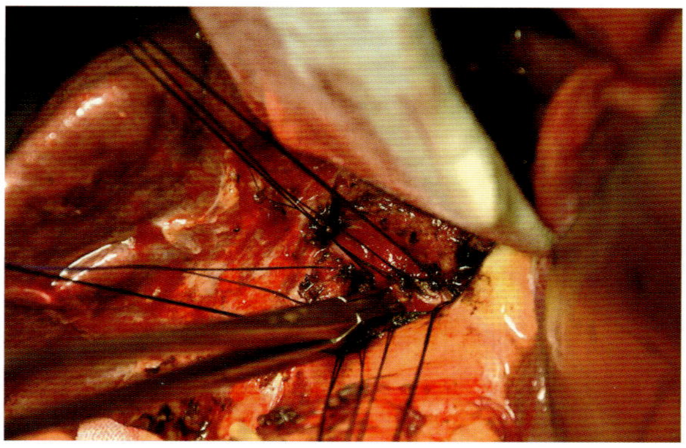

图 3-7-4　线牵引处为肝胆管盆边缘

5. 提取桥袢空肠，完成改良盆式 Roux-en-Y 术。
6. 逐层关腹。手术历时 3.5 小时，失血量约 50ml，取出胆石约 5g，安返病房。
7. 本例手术绘图见图 3-7-5。

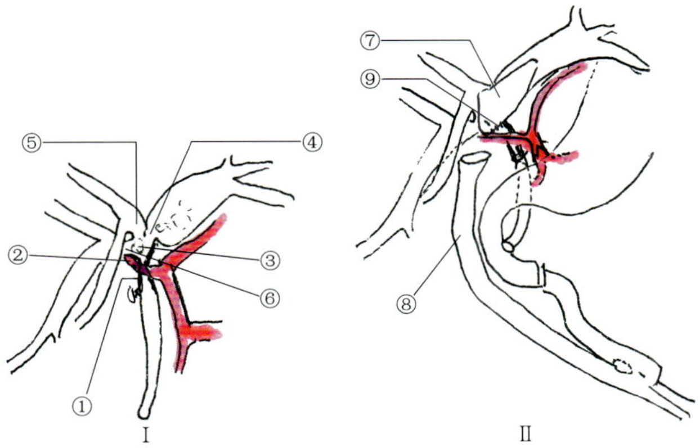

图 3-7-5　手术示意图

Ⅰ. 术前；Ⅱ. 术后

①肝总管狭窄；②肝右动脉；③胆石；④肝左管口；⑤肝右前叶胆管；⑥肝右后叶胆管；⑦肝胆管盆；⑧桥袢空肠；⑨肝总管缝扎处

【术后诊断】Ⅲ型医源性近段胆管损伤，合并肝总管结石、肝总管毁损处狭窄、胆汁性肝硬化、门静脉高压症、高位 AOSC；肝右动脉变异，移位于肝总管前方。

【实施的手术】施行改良肝胆管盆式 Roux-en-Y 术。

【术后】无胆漏、出血等并发症；术后 10 天复查，TBIL 为 21.3μmol/L，DBIL 为 16.4μmol/L，恢复平顺。

【讨论】

（一）胆管狭窄

本例胆管狭窄主要表现为肝总管的环形、炎性、壁源性、良性、真性狭窄；由于胆道损伤及感染、梗阻导致胆汁性肝硬化、门静脉高压症。

（二）解除狭窄的难点

1. 医源性胆管损伤已 2 年，长期胆道梗阻、感染导致胆汁性肝硬化、门静脉高压症，致使肝右管深藏于肝内，肝方叶盖埋肝左管。

2. 肝右动脉跨越肝总管。

（三）解除狭窄的方法

1. 即时中转开腹，充分显现一级肝门。
2. 经由肝圆韧带途径切开肝左管。
3. 缝扎肝总管狭窄处。
4. 完成改良盆式 Roux-en-Y 术。

（四）相关外科手术技术

1. 腹腔镜外科进步很快，但应该严格掌握腹腔镜外科应用的指征，本例中转开腹，对患者有利。

2. 本例肝右动脉跨越肝总管，而且紧密与肝总管毁损处粘连，不宜剥离，本例采用缝扎肝总管口是恰当的。

3. 医源性近段胆管损伤后，欲获真相很难。本例为明确诊断，主管医师做了许多检查，先后诊为“肝门胆管癌”“Mirrizi 综合征”“肝炎后肝硬化”等。实际上经过仔细查询，诊断为医源性近段胆管损伤是有根据的。

（1）原为结石性胆囊炎，施行 LC。

（2）LC 后反复胆道梗阻、感染，最后致使梗阻性黄疸长达 1 年。

（3）这次术中见肝总管狭窄为环状瘢痕样狭窄。

（4）本次术后原症状缓解。

（5）本次术中所见推测，2 年前胆管损伤后，术中施行端端吻合、T 形管支撑引流术，时间长达 6 个月。

病例 8：1 例罕见的 LC 致胆道损伤、右膈下积脓性胆汁，施行急症胆道探查、胆道修复术

【病史】患者，男，54 岁。LC 后黄疸 7 天。10 天前患者右上腹剧痛，诊为“结石性胆囊炎”，在外院施行“LC、腹腔引流术”，手术历时 1 小时。术后第 1 天，腹腔引流血性液体 150ml；第 2 天腹腔引流管无液体流出而拔管、出院；第 3 天发现皮肤、巩膜、小便黄染，不发热、无腹痛。而转住当地医院，予以输液后黄疸明显减退，TBIL 365μmol/L、DBIL 214μmol/L 降至 TBIL 190μmol/L、DBIL 148μmol/L。2 天前黄疸再次加重，查 TBIL 242μmol/L、DBIL 104μmol/L。B 超报告肝内外胆管不扩张，但右膈下积液（图 3-8-1）。CT 报告右膈下积液。肝内胆管无扩张，一级肝门周围无液体积聚（图 3-8-2）。MRCP 报告肝内、外胆管完整，无扩张（图 3-8-3）。

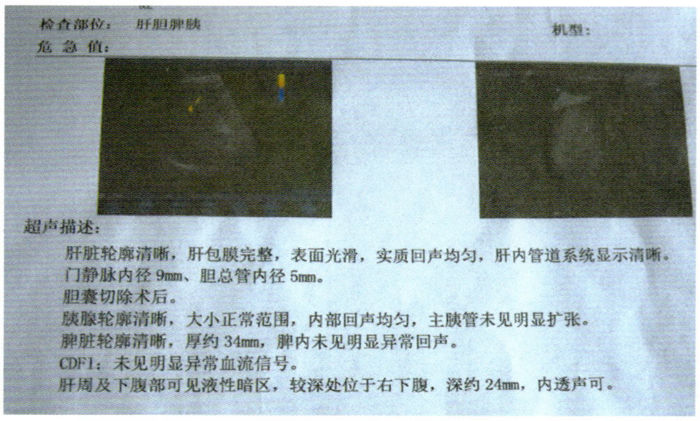
检查部位：肝胆脾胰　　机型：
危 急 值：
超声描述：
肝脏轮廓清晰，肝包膜完整，表面光滑，实质回声均匀，肝内管道系统显示清晰。
门静脉内径 9mm、胆总管内径 5mm。
胆囊切除术后。
胰腺轮廓清晰，大小正常范围，内部回声均匀，主胰管未见明显扩张。
脾脏轮廓清晰，厚约 34mm，脾内未见明显异常回声。
CDFI：未见明显异常血流信号。
肝周及下腹部可见液性暗区，较深处位于右下腹，深约 24mm，内透声可。

图 3-8-1　B 超报告单

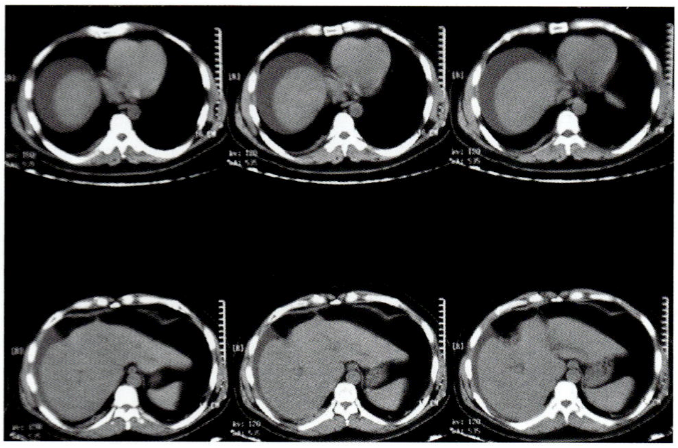

图 3-8-2　CT：显示右膈下积液

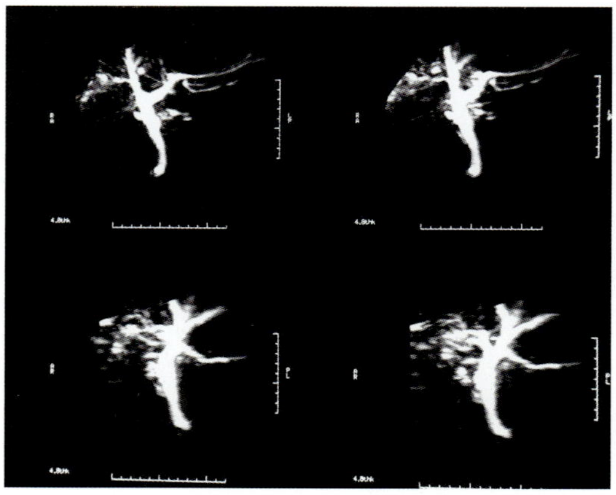

图 3-8-3　MRCP：显示肝内、外胆管无扩张

于术后第 8 天在 B 超引导下行腹腔穿刺，2 小时获黄色胆汁 800ml，而急请笔者会诊。3 小时后笔者到达该院。

T 36.8℃，R 24 次 / 分，P 101 次 / 分，BP 114/79mmHg。神清合作，皮肤、巩膜中度黄染。心律齐，无杂音；双肺呼吸音清，右肺呼吸音较左侧弱。腹平，浅静脉无曲张，见右上腹引流管的引流液呈绿色；腹软，剑突右下方无压痛，右肝区叩击示右上腹剧痛，未触及肝、胆囊、脾，无胃振水音，腹水征（–）。

右腰背部较紧张，左腰背部软，双下肢无水肿。

WBC 32.74×10^9/L，N 0.79，PLT 325×10^9/L，TBIL 155.4μmol/L，DBIL 139μmol/L，TP 75g/L，ALB 39.1g/L，AST 105U/L，ALT 61U/L，ALP 540U/L。

【术前诊断】LC 致医源性近段胆管损伤，合并胆汁性腹膜炎。

【手术过程】

1. 急症，平仰卧位，全身麻醉，取右上腹“反 L”形切口（图 3-8-4）入腹。见：右膈下积脓性胆汁 600ml，局部显示黄色脓苔。肝色泽棕红，表面光泽、嫩，无结石感、结节感。一级肝门、胆囊床清洁，无胆瘘。胆囊颈管长度约 1.5cm，无结石感、无胆瘘。肝外胆管外径约 0.8cm，未扪及结石感。除右膈下外，余腹膜腔无胆汁。胰头软，脾不大。

2. 吸取右膈下胆汁（图 3-8-5），用“三合一液”冲洗，并用“三合一液”纱布垫湿敷。

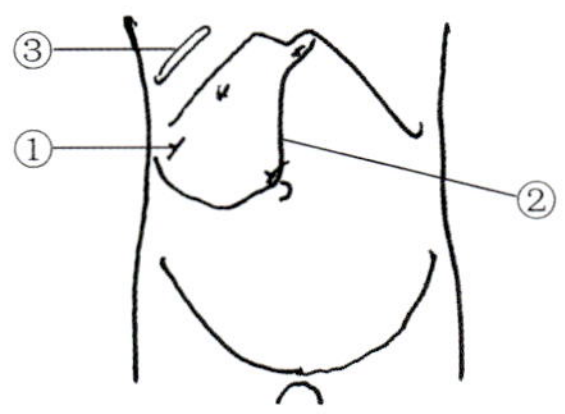

图 3-8-4　手术切口示意图

①腹腔镜港口；②切口；③腹腔引流管

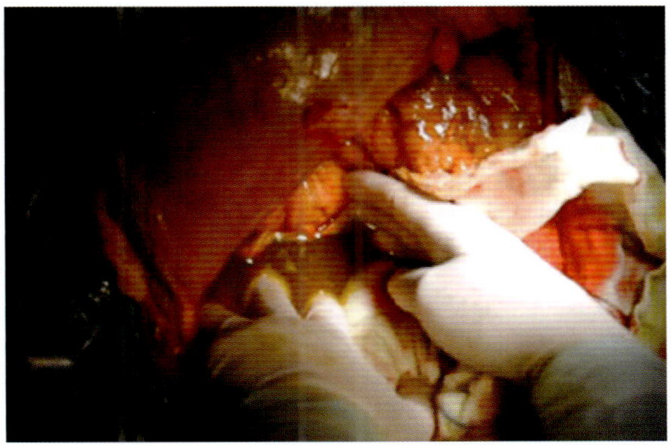

图 3-8-5　膈下脓性胆汁

3. 钝性分离肝脏面粘连，显现胆囊床、肝外胆管、残株胆囊管及肝左、右管。残株胆囊管长约 1.5cm，外径约 0.9cm；肝外胆管外径约 0.8cm；肝左、右管完整，无胆漏。

4. 拆除胆囊管残端哈氏夹，直角弯钳进达肝总管做引导，用“四边法”切开肝总管、胆总管，用注射器向肝内胆管注水、注气，发现胆囊床右前侧缘有气泡及液体漏出（图 3-8-6），小儿 8 号导尿管顺利进达十二指肠。用纤维胆道镜察看胆管远端见一胆石（图 3-8-7），予以取出。用 4-0 Prolene 线缝扎肝右前叶下段胆瘘处 2 针，再次注水、注气，未见胆漏。

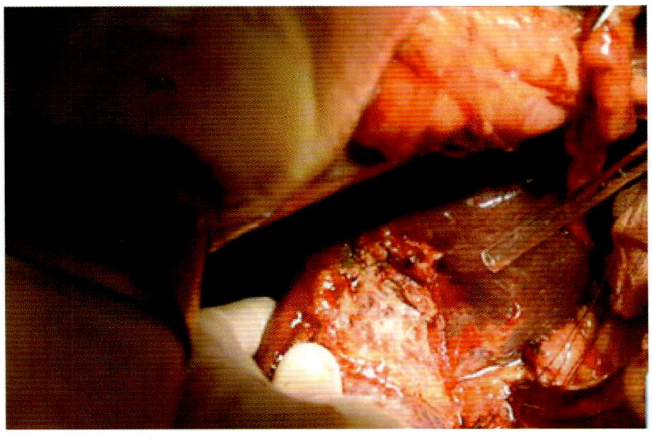

图 3-8-6　手握持处为胆囊床，显示气泡

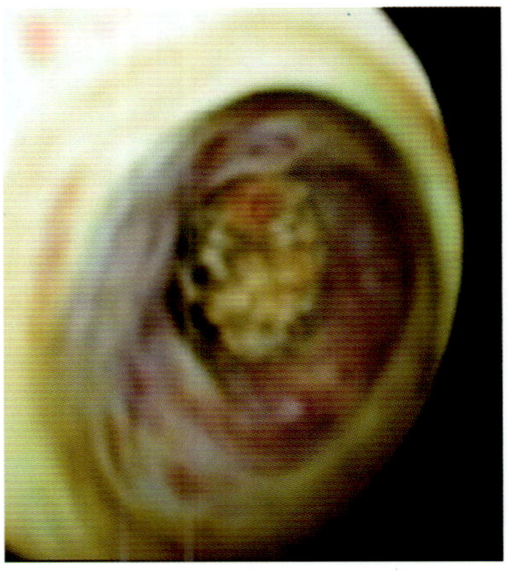

图 3-8-7　纤维胆道镜下见胆石

5. 切除过长胆囊管。

6. 放置 12 号 T 形管入胆总管，直臂经胆总管右侧戳孔引出，注水测试无胆漏。

7. 逐层关腹。手术历时 1.5 小时，失血量 10ml。取出胆总管远段结石一枚，圆形，外径约 0.3cm。安返病房。

8. 本例手术绘图见图 3-8-8。

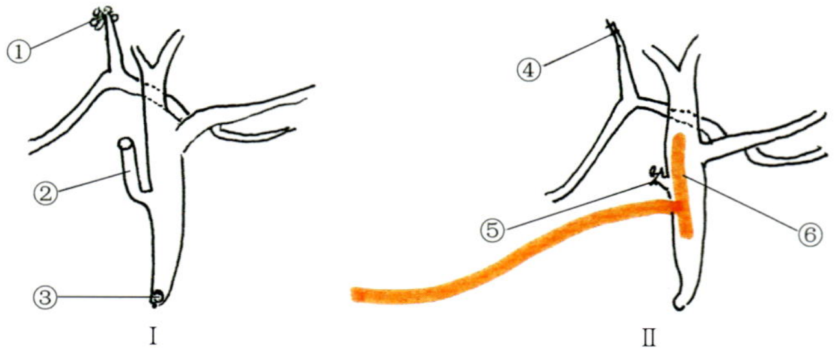

图 3-8-8　手术示意图

Ⅰ. 术前；Ⅱ. 术后

①肝右前叶下段胆管瘘；②残留胆囊管；③胆总管结石；④缝扎肝右前叶下段胆管；⑤残留胆囊管；⑥ T 形管

【术后诊断】LC 致医源性肝内胆管损伤，合并胆汁性局限性腹膜炎；肝总管远段结石、残株胆囊管过长。

【实施的手术】施行残株胆囊切除、胆总管探查取石、肝右前叶下段胆管修补及胆总管 T 形管引流、膈下脓肿清创术。

【术后】无胆漏、膈下脓肿、败血症等并发症，恢复平顺。

【讨论】

（一）胆管狭窄

本例胆管狭窄表现在胆总管出口，一颗直径约 0.3cm 的圆形胆石嵌顿在胆总管出口，而胆总管内径达 0.7cm，并且由此出现梗阻性黄疸、肝右前叶下段终末胆管胆瘘、胆汁性腹膜炎。说明胆总管出口为炎性、壁源性、环形、良性、真性狭窄。

（二）解除狭窄的难点

1. 医源性胆管损伤后，胆汁性腹膜炎具有欺骗性，再手术时间达 10 天。

（1）术后第 1 天，腹腔引流管引流液为洗肉水样血性液；第 2 天无引流液、无腹痛、无发热，而拔除引流管，出院。

（2）第 3 天发现重度黄疸，经输液、抗生素治疗，第 4 天黄疸减退。B 超、CT 显示胆管无扩张，仅见右膈下积液，无腹痛、发热，认为是术中腹腔冲洗液留置所致。

（3）B 超、CT 检查未见胆总管末端胆石嵌顿。

（4）右上腹无明显腹膜炎体征，影像学检查一级肝门结构清楚，无液体积聚。

2. 再次手术时，切开胆总管向胆总管远端注水无梗阻，小儿 8 号导尿管顺利进达十二指肠。

（三）解除狭窄的方法

1.B 超引导下做右膈下穿刺，发现胆汁，而且量达 1400ml，肯定为胆瘘、胆汁性腹膜炎。

2. 急症再次剖腹探查，发现右膈下积脓性胆汁，局部腹膜胆汁染色。

3. 切开胆管，向肝内胆管注水，发现肝右前叶下段胆管、胆囊床边缘漏气、漏液。

4. 纤维胆道镜检查发现胆管远端胆石，取出结石后注水测试胆总管通畅。局部再次扪诊，原结石感消失。

5. 缝扎已损伤的肝右前叶下段胆管，放置胆总管 T 形管，注水测试无胆漏、无梗阻。

（四）相关外科手术技术

1. 医源性近段胆管损伤的诊断。本例的诊断依据有以下几点。

（1）LC 后出现梗阻性黄疸，而且本例黄疸波动幅度很大，说明胆石嵌顿壶腹后黄疸急剧上升。当胆管梗阻后，胆管压力剧升的肝右前叶下段胆管裂破，胆汁流入右膈下，黄疸下降。而且由于体位（患者多为平卧位）原因，胆汁自然积聚于右膈下。

（2）胆道损伤后，表现为轻度梗阻性黄疸，胆管无扩张，而腹腔有液体积聚。当使用大剂量广谱抗生素时，患者腹膜炎症状、体征不明显，呈非典型性胆汁性腹膜炎。

（3）腹腔穿刺是诊断腹膜炎的有力、便捷手段，常有“一针定乾坤”之效力。

（4）本例胆道损伤在胆囊床左侧缘、肝右前叶下段终末胆管，经切开胆总管，向肝内胆管注水测试而发现损伤、胆瘘的具体部位。

（5）术中用纤维胆道镜发现胆石，说明术中胆道镜是诊疗胆道疾病的有力手段，不能因胆道能通过细小导尿管而否定胆石的存在。

2. 本例胆总管远端狭窄只需取出胆石，无须其他手术介入。

3. 根据本例 LC 的诊疗失误，有以下几点值得总结。

（1）胆囊切除宜在浆膜下剥离，或胆囊壁肌层剥离为妥，而本例 LC 时剥离层次较深或电灼较深，一旦胆道梗阻后胆压升高，易发生胆漏。

（2）本例再次手术时，胆囊管外径粗大，达 0.9cm，提示有过排石过程，临床上若胆石细小，术中见胆囊管粗大达 1cm 左右，应考虑做胆道检查。

（3）原术者对于术后第 1 天引流出血性腹水 150ml，而第 2 天引流液突然为零，拔除腹腔引流管是欠妥的。此种情况下，应观察有无黄疸，同时做腹部 B 超检查是应该有价值的。

（4）术后 B 超、CT 提示右膈下液体积聚，在 B 超引导下做穿刺，应该有重要诊断价值。

4. 如果本例发生在有 ERCP 等设备的条件较好的医院，术后做 ERCP 并通过胆道纤维镜取出胆石，放置 ENBD，并在 B 超引导下做右膈下脓肿穿刺引流，第 2 次手术就可以避免。

5. 无论是 OC 还是 LC，胆囊切除后的残端胆囊管长度应在 0.5cm 以内，绝不要留得过长。

病例 9：肝胆管结石、肝右后叶胆管口狭窄，合并肝门静脉、肝中动脉变异，以及医源性胆道损伤、胆瘘，施行改良盆式 Roux-en-Y 术

【病史】患者，女，65 岁。胆道术后，经瘘管流脓 1 年。1 年前诊为“胆石症”，施行“OC、胆管取石、T 形管引流术”。术后 3 个月拔除 T 形管，以后经 T 形管瘘管反复流出胆汁，伴右上腹痛、发热至今。

T 36.8℃，R 20 次 / 分，P 78 次 / 分，BP 99/64mmHg。神清合作，无黄疸。心律齐、无杂音，双肺呼吸音清。腹平，见右上腹陈旧性“反 L”形切口瘢痕长 24cm，右肋缘下引出 T 形管，引流液为脓性胆汁，无特臭味；腹壁软，剑突右下方压痛，叩击右肝区示心窝部不适，未触及肝、胆囊、脾，无胃振水音，无腹部移动性浊音。双下肢无水肿，双侧腰背部无抬举痛。

WBC 5.06×10^9/L，N 0.606，PLT 150×10^9/L，TBIL 10.2μmol/L，DBIL 1.2μmol/L，TP 61.6g/L，ALB 38.9g/L，AST 16.56U/L，ALT 11.2U/L，ALP 93U/L，γ-Gt 19.3U/L，PA 182mg/L，ChE 7416U/L，CA19-9 15.3U/ml。

经 T 形管瘘管胆道造影（2019-11-07，湖南省人民医院）：肝右后叶胆管轻度扩张，与肝总管不通（图 3-9-1）。

CT（2019-08-23，湖南省人民医院）：见肝右后叶胆管轻度扩张，少许胆石（图 3-9-2）。

【术前诊断】残留肝胆管结石。S：S_6、S_7；St：PRBD；A：无；C：胆管外瘘。

【手术过程】

1. 择期，平仰卧位，全身麻醉，取“反 L 鱼钩”形切口（图 3-9-3）入腹。见：无腹水，腹膜上无癌性结节。肝色泽棕红色，表面光整，肝形态、比例无明显失衡，质地稍硬，无明显结石感。胆囊未见。肝外胆管外径约 1.5cm，无结石感。无门静脉海绵样变，胰头不大，胃十二指肠无异常，胆道瘘管与肝右后叶胆管连通。

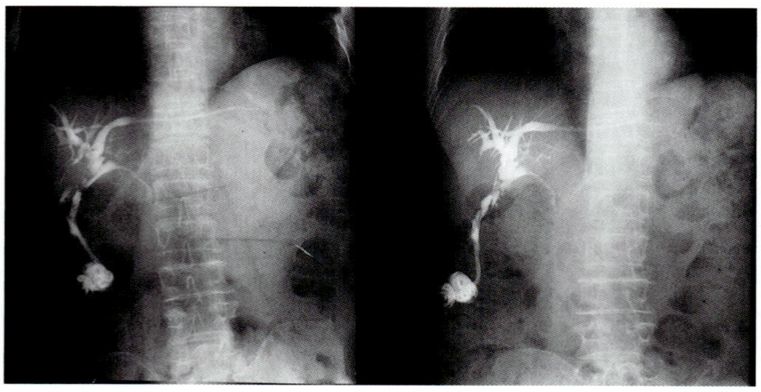

图 3-9-1　经 T 形管胆道造影：显示肝右后叶胆管轻度扩张

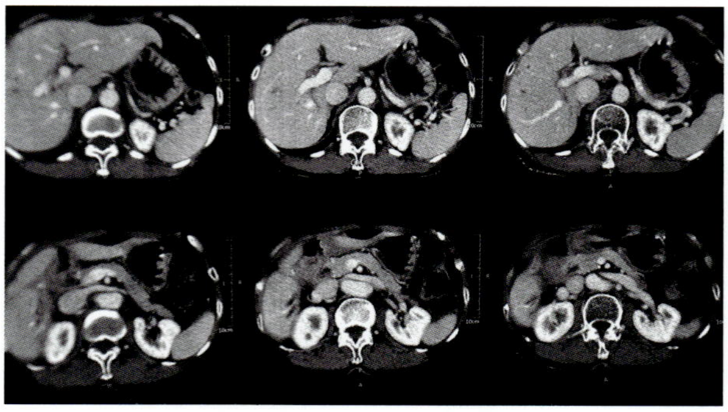

图 3-9-2　CT：显示肝右后叶胆管轻度扩张，少许胆石

2. 离断右肝膈面、肝脏面粘连，显现肝十二指肠韧带，肝外胆管外径约 1.3cm，肝中动脉跨越肝左管前方。用“四边法”切开肝总管至肝门隆突处，分别显现肝左管口、肝右前叶胆管口，内径分别为 1.1cm、0.9cm，其胆管内无胆石。

3. 沿瘘管分离达肝右后叶胆管，其近端瘘口内径为 0.5cm，达肝总管，但不通；其远端瘘口约 0.4cm。用“四边法”逐步顺胆管先后延长切口达 2cm，肝右后叶下段胆管开口内径约 0.9cm，肝右后叶胆管开口内径约 0.7cm，先后刮取、钳夹、冲洗、清除其内胆石，最大一颗圆形胆石外径约 0.8cm，刮匙、取石钳均与肝总管相通。在术中发现肝门静脉右前支跨越在肝右后叶胆管前方，而肝中动脉紧贴肝左管口左侧前壁，故未能全程切开肝右后叶胆管及肝左管。

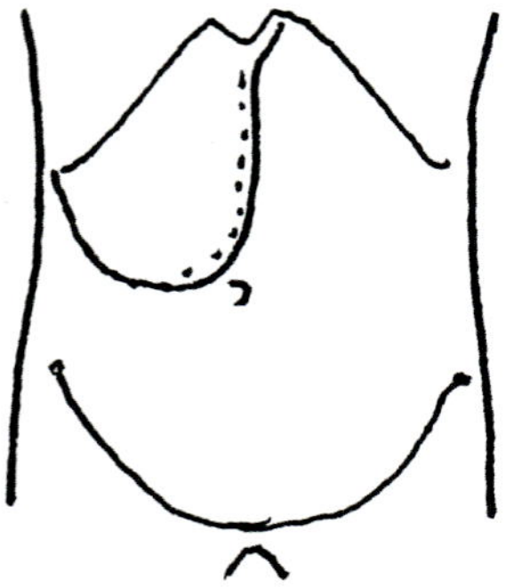

图 3-9-3　手术切口示意图

4. 探查胆总管远端通畅，通过 8 号胆道扩张器，故横断肝总管，取其左切缘与肝右后叶下段胆管内切缘拼合形成肝胆管盆，内径达 3.5cm。

5. 提取桥袢空肠，完成改良盆式 Roux-en-Y 术，放置肝胆管盆引流管。

6. 放置网膜孔右侧引流管，经右侧腹壁戳孔引出肝胆管盆引流管。清点器械、敷料无误，逐层关腹。术中生命体征平稳，失血量约 30ml，取出胆石 2g，安返病房。

7. 本例手术绘图见图 3-9-4。

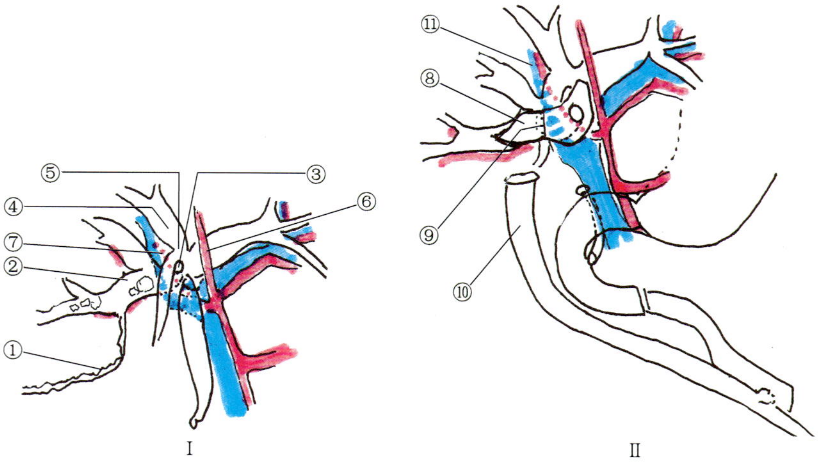

图 3-9-4　手术示意图

Ⅰ. 术前；Ⅱ. 术后

①瘘管；②肝右后叶下段胆管；③肝右后叶胆管口；④肝右前叶胆管；⑤肝右前叶胆管口；⑥肝中动脉；⑦肝右动脉前支；⑧肝胆管盆；⑨肝右后叶胆管与肝总管左切缘吻合；⑩桥袢空肠；⑪肝门静脉右前支

【术后诊断】残留肝胆管结石。S：S_6、S_7；St：PRBD；A：肝右管缺如，肝门静脉右前支跨越肝右后叶胆管，肝中动脉跨越肝左管；C：肝右后叶胆管损伤，合并胆管外瘘。

【实施的手术】施行肝右后叶下段胆管成形、改良盆式 Roux-en-Y 术。

【术后】无胆漏、出血、肝功能不全等并发症；复查 CT 无胆石残留，恢复平顺。

【讨论】

（一）胆管狭窄

本例肝右后叶胆管口狭窄为壁源性、环形、炎性、真性、良性狭窄。

（二）解除狭窄的难点

1. 胆囊切除、胆管探查术后并发胆瘘、腹膜炎，致胆管外瘘长达 1 年。

2. 胆管变异，肝门静脉变异，肝中动脉变异，三者并存。

3. 肝右后叶胆管位置深，并发医源性胆管损伤。

（三）解除狭窄的方法

1. 采用右上腹“反 L 鱼钩”形切口，托出右肝。

2. 循胆道瘘管途径达到肝右后叶胆管，显现肝右后叶胆管口狭窄，合并三变异。

3. 做肝右后叶胆管整形，完成改良盆式 Roux-en-Y 术。

（四）相关外科手术技术（图 3-9-5）

肝门胆管扩大整形是矫治肝门胆管狭窄常见的方法。本例肝右后叶胆管口狭窄，其前方有肝门静脉右前支跨越，加之上次术中医源性胆管损伤，整形扩大时宜注意：①肝右后叶胆管瘘口应尽量延长扩大，去除瘢痕组织；②切开肝总管、胆总管，使其右侧缘尽量长、松弛；③沟通肝右后叶胆管口，清除胆石；④用 4-0 Prolene 线做肝总管右切缘与肝右后叶胆管瘘口缝合。

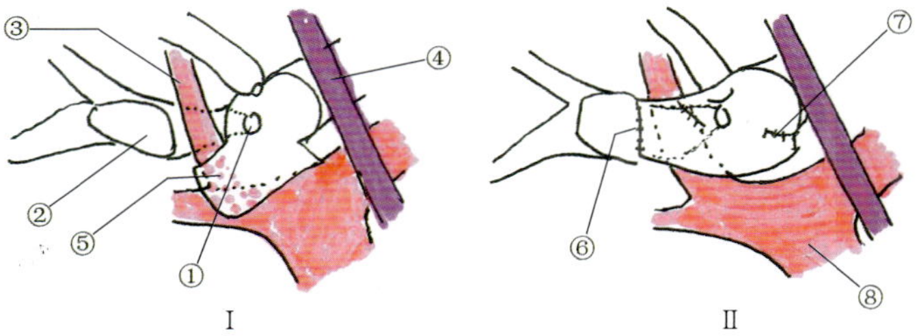

图 3-9-5　肝门胆管整形示意图

Ⅰ. 整形前；Ⅱ. 整形后

①肝右后叶胆管口；②肝右后叶胆管瘘口；③肝门静脉右前支；④肝中动脉；⑤胆总管右侧瓣；⑥肝总管右侧缘与肝右后叶胆管瘘口缘吻合；⑦胆总管左侧缘与肝左管下切缘拼合；⑧肝门静脉

病例 10：医源性近段胆管损伤、多次胆道支架置入后，施行改良盆式 Roux-en-Y 术

【病史】患者，男，39 岁。胆囊切除后反复出现黄疸、寒热 13 个月。2 年前诊为“胆囊结石”，在当地医院施“OC”，术后并发胆瘘、腹膜炎，转上级医院施行“胆总管 T 形管引流术”。3 个月后 T 形管脱出，此后反复右上腹痛、寒热、黄疸，先后于 2019-01、2019-04、2019-08 施行 ERCP、EST、胆道支架置入术。

T 36.3℃，R 18 次 / 分，P 85 次 / 分，BP 100/61mmHg。神清合作，皮肤、巩膜明显黄染。心律齐、无杂音，双肺呼吸音清。腹平，浅静脉无曲张，见右上腹经腹直肌陈旧性切口瘢痕；腹壁软，肝、胆囊、脾未触及，剑突右下方压痛，右肝区叩击示心窝部疼痛，无胃振水音，腹水征（－）。双下肢无水肿。

WBC 6.71 × 10^9/L，N 0.77，PLT 137 × 10^9/L，Hb 124g/L，TBIL 189μmol/L，DBIL 110μmol/L，TP 61.8g/L，ALB 36.9g/L，AST 84U/L，ALT 83.2U/L，PA 83mg/L，ChE 3091U/L，ALP 526U/L，γ-Gt 187.7U/L，CA19-9 27.8U/ml。

ERCP（2019-08-06，外院）：肝内、外胆管轻度扩张，胆总管上段狭窄、纤细，肝内胆管多发胆石（图 3-10-1）。

CT（2019-10-07，外院）：肝轮廓清，表面光整，肝形态、比例无明显失衡。肝内、外胆管轻度扩张，左肝、肝右前叶内多发颗粒样胆石，无积气（图 3-10-2）。一级肝门右侧见钛夹，肝十二指肠韧带无门静脉海绵样变，胆囊未见，脾大 6 个肋单元，无腹水。

MRCP（2019-10，湖南省人民医院）：肝内、外胆管轻度扩张，胆总管上段纤细，内径约 0.3cm，胆总管中段内径约 0.7cm。肝内胆管显示多发胆石，肝左、右管、胆总管内见导管。见图 3-10-3。

【术前诊断】医源性近段胆管损伤，胆道支架置入后，合并肝胆管结石。S：S_5、S_8、RHD、LHD、S_4、CHD；St：CHD；A：无；C：胆汁性肝硬化、门静脉高压症、AOSC。

【手术过程】

1. 择期，平仰卧位，全身麻醉，取右上腹“反 L”形切口（图 3-10-4）入腹。见：无腹水，腹膜上无癌性结节，大网膜见曲张静脉。肝周广泛致密粘连，大网膜、胃窦十二指肠与肝脏面、肝十二指肠韧带粘连甚紧。肝呈暗棕色，表面尚光整，质地硬，无结石感、结节感。胆囊已切除，肝十二指肠韧带外径达 5cm。肝总管质地硬，可扪及肝总管、胆总管上段，外径达 2cm，其内可扪及导管、哈氏夹。胰头不大，质地稍硬。脾不大，棕红色。

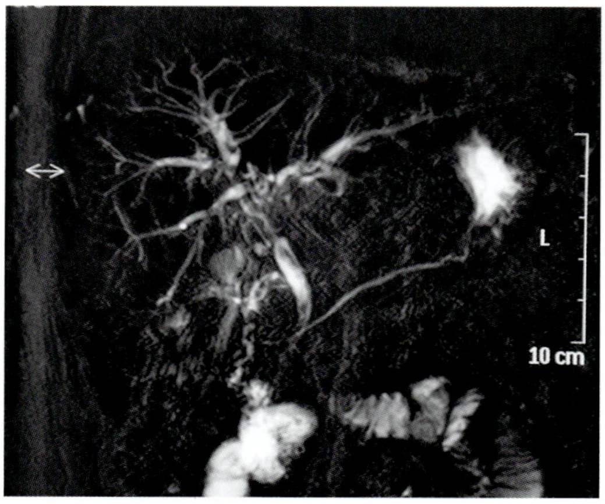

图 3-10-1　ERCP：显示肝内、外胆管多发结石（外院）

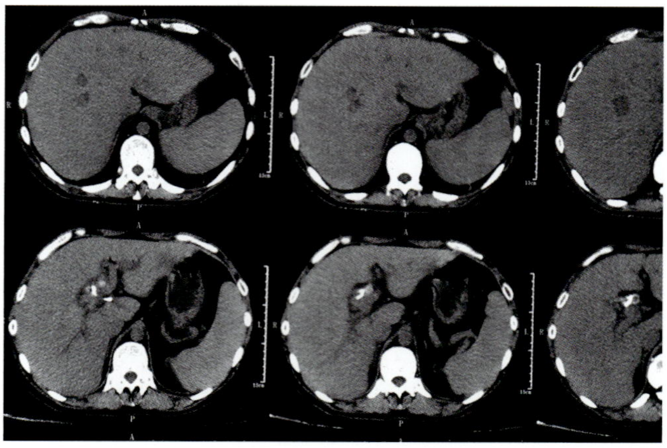

图 3-10-2　CT：显示肝内胆管多发结石（外院）

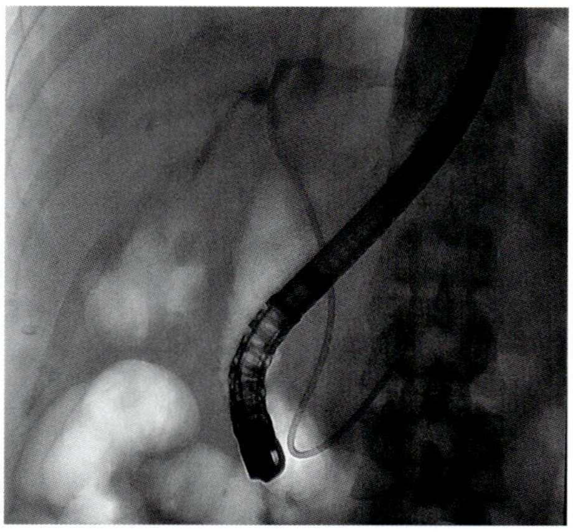

图 3-10-3　ERCP：图中弯管为十二指肠纤维镜

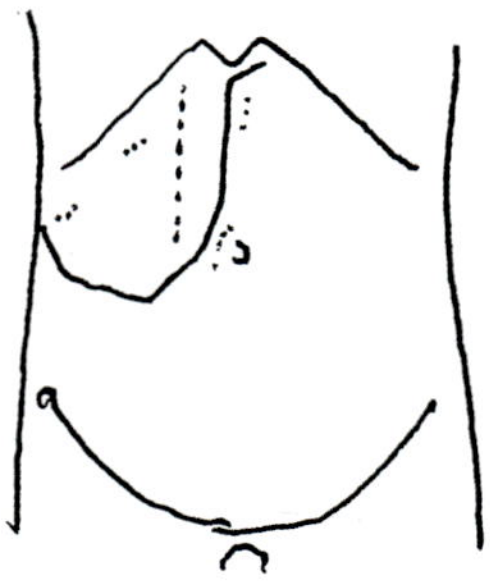

图 3-10-4　手术切口示意图

2. 发现、切开肝左、右管及肝总管、胆总管

（1）离断肝周粘连，安置 Pringle 止血带。

（2）切断肝桥，切除肝方叶，显现肝左管，敞开肝圆韧带途径（图 3-10-5）。

（3）离断十二指肠与肝总管、胆总管粘连，显露肝外胆管。

（4）先后 9 次穿刺肝总管、肝左管未获得胆汁。

（5）于一级肝门左侧哈氏夹处直接切开，取出 2 枚哈氏夹。进一步扪触其深面有导管夹，直接予以切开，显现肝总管壁厚 0.5cm、胆管腔约 1.2cm，堆积大量泥沙、脓性胆汁，拔出导管 2 根，外径约 1.5cm、长 14cm（图 3-10-6）。

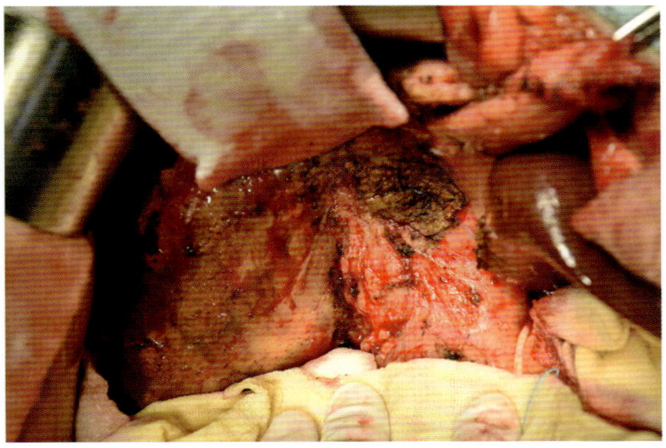

图 3-10-5　拉钩下为肝左管

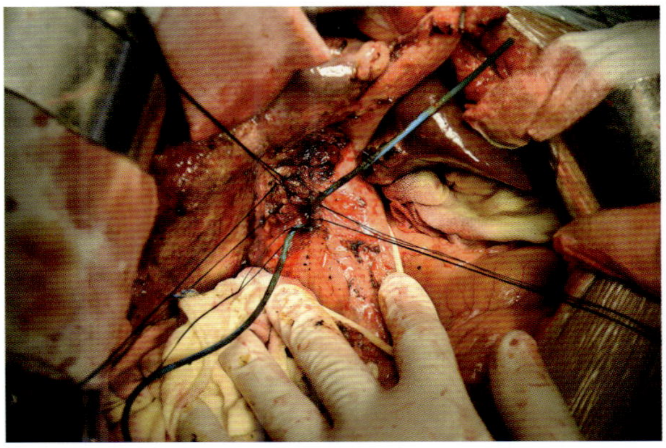

图 3-10-6　线牵引处为已切开的肝左管内 ENBD 导管

（6）顺胆管腔，经肝圆韧带途径切开肝左管，清除其内胆石，胆管壁厚 0.3cm，管腔约 1cm，充血水肿，质地硬（图 3-10-7）。

（7）顺胆囊床途径切开肝右管（图 3-10-8），显现肝右前叶、后叶胆管口，其内径约 0.7cm、0.5cm，充填胆石，以刮匙逐渐清除其内胆石及脓性胆汁。

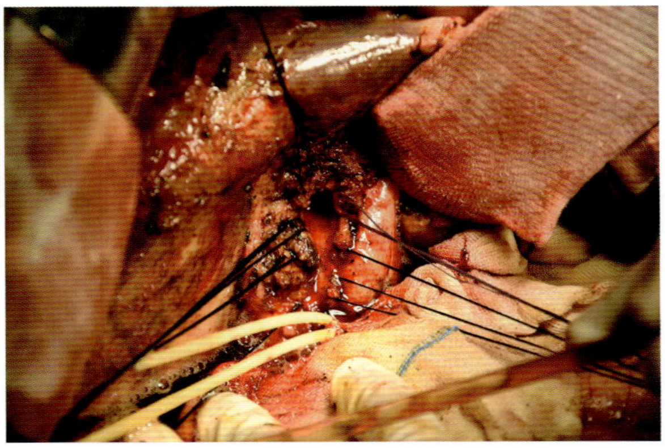

图 3-10-7　线牵处为已切开的肝左管

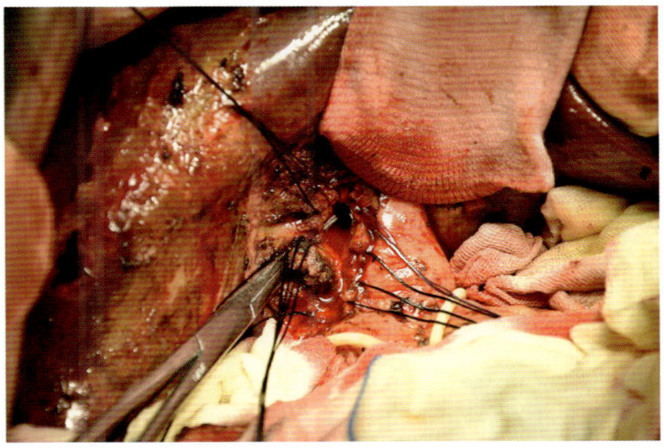

图 3-10-8　线牵外为已切开的肝右管

3. 横断胆总管，胆总管远端通过 3 号胆道扩张器，缝闭远端，近段拼合组成肝胆管盆，内径达 3.5cm（图 3-10-9）。

4. 提取桥袢空肠，完成改良盆式 Roux-en-Y 术。

5. 逐层关腹。手术历时 4 小时，失血量约 30ml，取出胆石约 15g，安返病房。胆石、导管送给家属察看（图 3-10-10）。

6. 本例手术绘图见图 3-10-11。

【术后诊断】医源性近段胆管损伤，胆道支架置入后，合并肝胆管结石。S：S_5、S_8、S_4、RHD、LHD、CHD；St：CHD；A：肝左、右管低位汇合；C：胆汁性肝硬化、门静脉高压症、AOSC。

【实施的手术】施行改良盆式 Roux-en-Y 术。

【术后】无胆漏、出血、肝功能不全等并发症，恢复平顺。

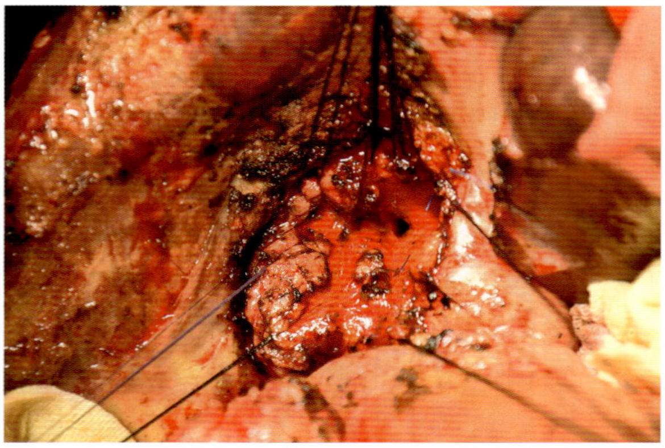

图 3-10-9　线牵处为肝胆管盆边缘

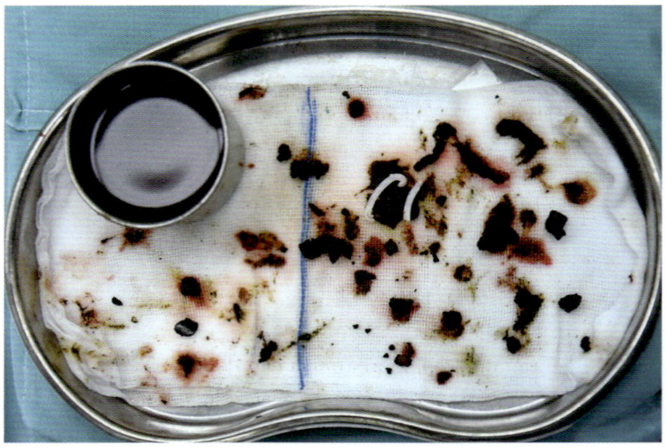

图 3-10-10　胆石

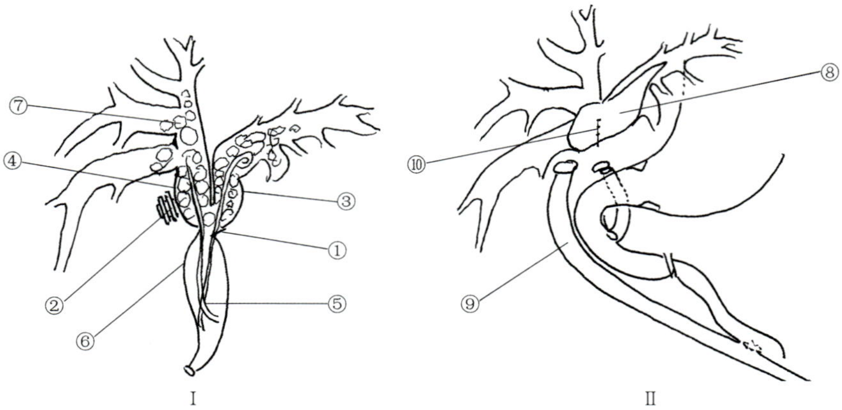

图 3-10-11　手术示意图

Ⅰ. 术前；Ⅱ. 术后

①肝总管损伤处；②钛夹；③肝左管；④肝右管；⑤导管；⑥胆总管；⑦胆石；⑧肝胆管盆；⑨桥袢空肠；⑩胆管膈膜切除处

【讨论】

（一）胆管狭窄

本例医源性近段胆管狭窄为胆总管上段壁源性、炎性、环形、真性、良性狭窄。

（二）解除狭窄的难点

1. 胆道损伤后胆瘘、腹膜炎再次手术。
2. 术后复发胆道梗阻、感染，先后 3 次 EST、胆道支架置入，病程长达 2 年。
3. 有肝左、右管低位汇合。
4. 合并胆汁性肝硬化、门静脉高压症。

（三）解除狭窄的方法

1. 宽大的腹壁切口，托出右肝，术野浅显宽大。
2. 以哈氏夹、胆道支架为引导，经肝圆韧带途径、胆囊床途径，安置止血带，切开肝左、右管。
3. 横断胆总管，组成肝胆管盆，完成改良盆式 Roux-en-Y 术。

（四）相关外科手术技术

1. 本例说明医源性胆管损伤行胆肠 Roux-en-Y 术是较为理想的选择，放置支架不当，延误了病情。

2. 毁损以上的发现，方法很多，宜酌情选择，如扪触肝十二指肠韧带右前方、肝圆韧带上脉管；穿刺胆管获得胆汁；Pringle 止血带放置，直接切开、穿刺未获得胆汁的胆管。

3. 穿刺胆管获得胆汁证实为胆管，但穿刺未获得胆汁，亦不能排除胆管。如下情况穿刺胆管常不能获得胆汁，如胆管积黏液冻、胆管内癌栓、胆管内充填血凝块、毁损胆管以下胆管纤细。

4. 医源性胆道损伤为良性病变，不宜过久放置支架。

病例 11：肝胆管结石合并肝内胆管癌，右半肝切除后并发医源性近段胆管损伤，施行修复、T 形管引流术

【病史】患者，女，61 岁。右上腹痛 2 个月，无寒战、发热，无波动性黄疸。30 年前，因“胆石症”在当地医院施行“OC、胆总管 T 形管引流术”。

T 36.7℃，R 20 次 / 分，P 65 次 / 分，BP 118/65mmHg。神清合作，皮肤、巩膜无黄疸。心律齐，无杂音。腹平，无浅静脉曲张，见右侧经腹直肌切口陈旧性瘢痕；腹壁软，未触及肝、胆囊、脾，剑突右下方压痛，叩击右肝区示心窝部不适，无胃振水音，腹水征（－）。双下肢无水肿，双侧腰背部无抬举痛。

WBC 7.3 × 10^9/L，N 0.643，PLT 176 × 10^9/L，TP 64g/L，ALB 36.5g/L，TBIL 21.4μmol/L，DBIL 16μmol/L，AST 45U/L，ALT 41U/L，ALP 224U/L，γ-Gt 218U/L，PA 128mg/L，ChE 4513U/L，CA19-9 71 000U/ml。

CT（2019-09，外院）：肝轮廓清，表面光整，肝叶形态、比例无明显失衡。右肝内胆管中度扩张，其内多发结石。肝右后叶显示低密度肿块，约 6cm × 5cm，与一级肝门右侧紧密相连。胆囊未见。肝外胆管内径约 1.3cm，其内有胆石。无腹水，全胰管无扩张，脾不大。

【术前诊断】肝胆管结石。S：S_6、S_7、S_5、CBD；St：RHD；A：无；C：肝内胆管癌。

【手术过程】

1. 择期，平仰卧位，胸背部加垫，全身麻醉，取右上腹“反 L 鱼钩”形切口（图 3-11-1）入腹。见：无腹水，腹膜上未见癌性结节，大网膜无静脉曲张。肝呈棕红色，表面光整。肝右后叶可扪及一肿块，直径约 8cm，基底部累及一级肝门右侧，与右肝蒂融合。左肝稍大，质地软。肿块及所处的肝与右膈肌无粘连。胆囊已切除。肝外胆管外径约 1.5cm，可扪及少许胆石。肝十二指肠韧带无门静脉海绵样变。

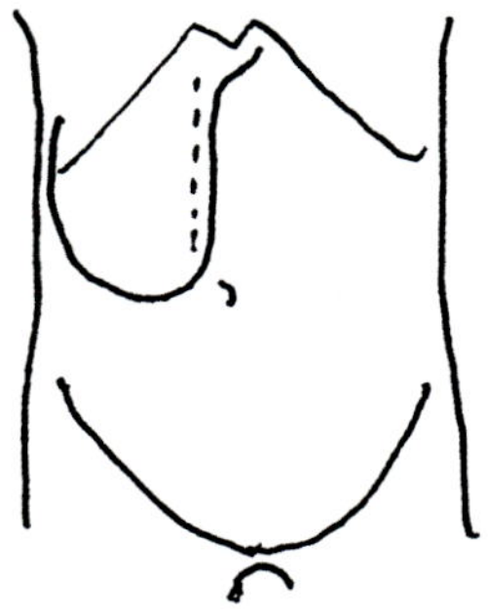

图 3-11-1　手术切口示意图

2. 安置 Pringle 止血带，欲放置 Glisson 鞘止血带在肝蒂失败。

3. 于肝中静脉右侧劈离右肝达肝后腔静脉，钳夹、切断肝右静脉、肝短静脉，以肾蒂钳钳夹、切断右肝蒂，移除右肝。显现肝门静脉、肝右管致密粘连，无法分离，故辨清肝门静脉右支残端与肝右管残端，用 4-0 Prolene 线将其做连续缝合。左肝色泽正常。

4. 笔者发现，由于肝右管、肝门静脉残端缝合致肝左管口闭塞，观察 30 分钟无胆汁流出，并见肝总管裂开，胆总管远段多发结石。

5. 游离肝方叶基部，显示肝左管外径约 1cm，多次穿刺未获得胆汁。

6. 阻断入肝血流，用“四边法”切开肝左管达肝总管右角。

7. 清除胆总管内胆石，胆总管远端通过 6 号胆道扩张器。

8. 做肝左管下切缘与肝总管左切缘拼合。

9. 放置 14 号 T 形管，直臂经胆总管右侧壁戳孔引出，用 4-0 Prolene 线做肝总管、肝左管切缘封闭，注水测试无胆漏、出血。

10. 放置右膈下引流管，清点器械、敷料无误，逐层关腹。手术历时 4 小时，失血量 200ml。

11. 本例手术绘图见图 3-11-2。

【术后诊断】肝胆管结石。S：S_6、S_7、S_5；St：RHD；A：无；C：肝内胆管癌、医源性近段胆管损伤。

【实施的手术】施行右半肝切除、近段胆管修复及 T 形管引流术。

【术后】无胆漏、出血、肝功能不全、膈下脓肿等并发症；复查 CA19-9 为 165U/ml，恢复平顺。

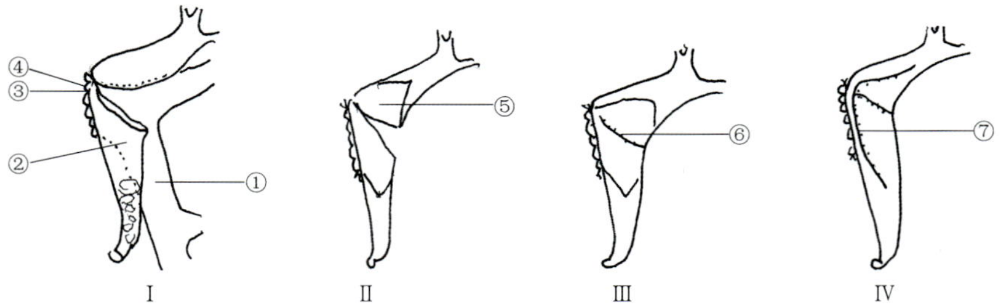

图 3-11-2　胆管损伤修补示意图

I. 胆管损伤后；II . 肝左管切开；III . 修复胆管；IV . 放置 T 形管

①肝门静脉；②肝总管；③肝右管残端；④肝门静脉右支残端；⑤肝左管切开；⑥肝左管、肝总管拼合；⑦肝左管、肝总管缝闭

【讨论】

（一）胆管狭窄

1. 本例左肝口狭窄为医源性、真性狭窄，狭窄与右肝蒂钳夹、切除相关。

2. 本例胆管癌累及肝右管，致使肝左管被牵拉成角。

（二）解除狭窄的难点

1. 肝右管与肝门静脉右支癌性粘连，融合“成块”，不易分离，强行分离易致大出血。

2. 肝方叶肥大，盖被肝左管。

3. 胆总管撕裂。

（三）解除狭窄的方法

1. 安置肾蒂钳，用 4-0 Prolene 线连续缝合胆管、肝门静脉残端。

2. 经肝圆韧带途径显露肝左管、切开肝左管。

3. 做肝总管与肝左管吻合。

4. 放置 T 形管。

（四）相关外科手术技术

1. 本例肝胆管结石并发右肝内胆管癌，癌累及肝右管、肝总管右侧角，做右半肝切除，切除肝的范围小。若做右肝三联、肝总管切除及肝门静脉节段性切除重建，效果应好些，但患者不能承受，故取前者，显然是姑息性的减瘤术。

2. 右半肝切除路径很多，一般是先游离、显现、结扎、进入拟切肝的 Glisson 鞘蒂，于缺血分界线上劈离肝，离断肝蒂，切断肝右静脉，移除右半肝。而本例无法首先结扎右侧 Glisson 鞘蒂，采取 Pringle 止血带劈肝，先行离断肝右静脉，钳夹、离断右肝蒂，移除右半肝，这种方法出血多、危险性大。

3. 肝左管的显露。本例肝左管的显露十分困难、危险，经肝圆韧带途径是一条重要的可取之路，宜注意：①安置好 Pringle 止血带，阻断入肝血流；②切除肝桥，敞开左肝前纵沟，显现肝方叶左侧缘，辨清肝门静脉左支；③以手指钝性分离肝方叶基部，显现肝左管。

4. 肝左管切开。本例肝左管显现后，先后 4 次穿刺肝左管，均获得“血性液体”，是否切开，如何切开，会不会损伤肝门静脉，笔者注意了以下几点：①辨清肝门静脉、肝门静脉左支；②辨清肝总管、肝左管；③应用 Pringle 止血带，阻断入肝血流，用“四边法”切开肝左管一小孔，直视下辨定渗出液为血性胆汁，而逐渐延长肝左管切口。

病例 12：S_7 结石、狭窄及胆管十二指肠瘘、医源性十二指肠球部破裂，施行钬激光碎石、十二指肠破裂修补及改良盆式 Roux-en-Y 术

【病史】患者，男，65 岁。间断发作右上腹痛 40 年，复发伴寒战、发热 1 年。28 年前诊为“胆石症”，

施行“开腹胆囊切除术”。5 个月后因“胆石症”施行“胆总管探查术”。

T 37.2℃，R 20 次 / 分，P 98 次 / 分，BP 138/68mmHg，WG 40kg。神清合作，皮肤、巩膜轻度黄染。心律齐，无杂音，双肺呼吸音清。腹平，浅静脉无曲张，见经腹直肌旁切口瘢痕一条，长 15cm；腹壁软，肝、胆囊、脾未触及，剑突右下方压痛，叩击右肝区示心窝部痛，无胃振水音，腹水征（－）。双下肢无水肿。

WBC 8.43×10^9/L，N 0.862，PLT 81×10^9/L，TBIL 42.3μmol/L，DBIL 35.6μmol/L，TP 54.9g/L，ALB 34.5g/L，AST 38.4U/L，ALT 34.8U/L，PA 89mg/L，ChE 8828U/L，ALP 92U/L，γ-Gt 37.5U/L，CA19-9 13.4U/ml。

CT（2019-08-11，湖南省人民医院）：肝轮廓清，表面光整，肝形态、比例无明显失衡。肝右后叶胆管轻度扩张、积胆石，左肝、肝右前叶胆管大量积气（图 3-12-1）。胆囊未见。肝外胆管无扩张，未见胆石。肝方叶包绕肝左管，肝门静脉左支裸露。

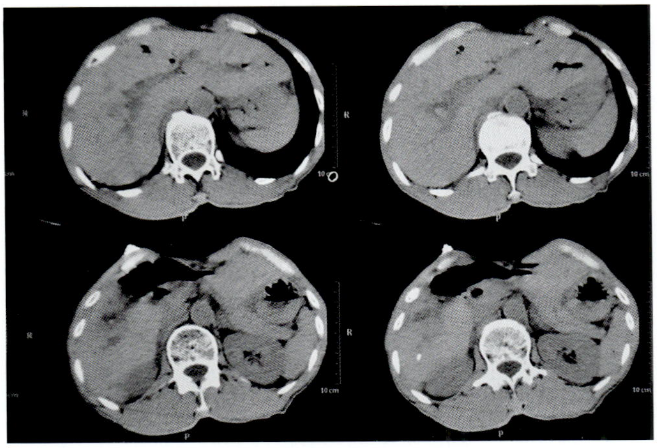

图 3-12-1　CT：显示肝内胆管轻度扩张、积气

【术前诊断】 肝胆管结石。S：S_7；St：S_7，A：无；C：胆管十二指肠瘘、反流性胆管炎。

【手术过程】

1. 择期，平仰卧位，全身麻醉，取右上腹“反 L”形切口（图 3-12-2）入腹。见：无腹水，腹膜上无癌性结节。肝呈棕红色，表面光整，肝叶（段）形态、比例无失衡。十二指肠球部、胃窦与肝方叶、一级肝门致密粘连，肝方叶包埋肝左管，肝门静脉左支裸露于术野。胆囊未见。肝外胆管外径约 1.3cm，肝及肝外胆管无结石感。肝十二指肠韧带无肝门脉海绵样变。胰头不大、质软，脾不大。

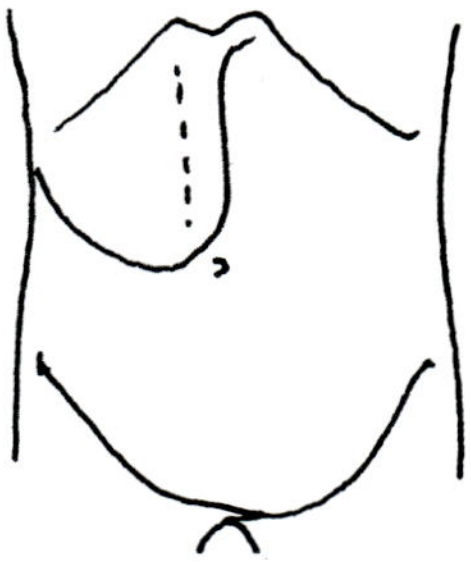

图 3-12-2　手术切口示意图

2. 离断肝周粘连，此间灼伤致十二指肠球部破裂，破口约 1cm × 1.5cm。显现肝十二指肠韧带，肝门脉左支裸露于术野，外径约 1cm，肝左管被肝方叶包埋。主管医师请笔者洗手上台，切开胆总管。

3. 笔者完成以下手术

（1）延长腹部切口，托出肝，安置 Pringle 止血带。

（2）切除肝方叶，离断肝桥，敞开肝圆韧带途径，显现肝左管。

（3）沿肝圆韧带途径用“四边法”切开肝总管、肝左管、肝右管。显现肝右前叶胆管口、肝右后叶胆管口、肝左内叶胆管口、肝左外叶胆管口及尾状叶左管，其内径分别为 0.3cm、0.6cm、0.3cm、0.4cm、0.4cm，将取石刮匙伸入各胆管，仅从肝右后叶胆管取出脓性胆汁，碰及胆石但不能取出，其结石的位置距肝右后叶胆管口约 2cm。

（4）配合硬性输尿管镜钬激光清除肝右后叶胆管内胆石。

（5）横断胆总管。以胆道扩张器伸入胆总管远端，发现胆总管十二指肠瘘，而横断胆总管，缝扎胆总管远切端，近端组成肝胆管盆，内径约 4cm。

（6）经十二指肠破口放置胃造瘘管，切除破口周围毁损十二指肠壁，用 4-0 Prolene 线连续内翻修补，往返 2 次，外加用 4-0 薇乔线浆肌层包埋。

4. 提取桥袢空肠，做改良盆式 Roux-en-Y 术，14 号 T 形管放入肝胆管盆。

5. 逐层关腹。手术历时 3.5 小时，失血量约 150ml，取出胆石约 10g，安返病房。

6. 本例手术绘图见图 3-12-3。

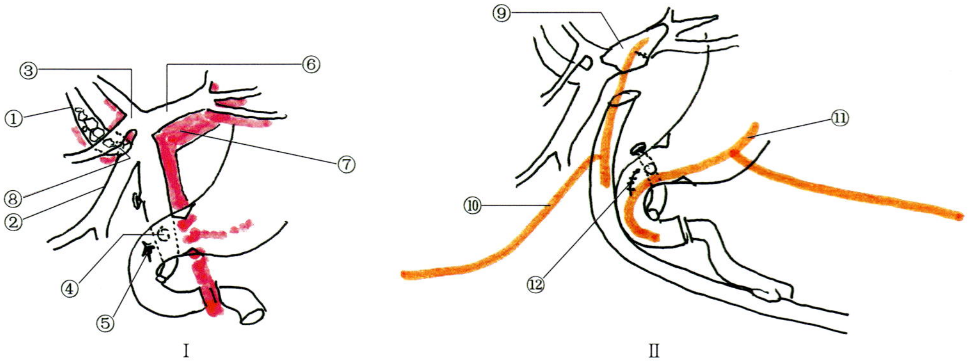

图 3-12-3　**手术示意图**

Ⅰ. 术前；Ⅱ. 术后

①肝右后叶上段胆管；②肝左后叶下段胆管；③肝右前叶胆管；④胆总管十二指肠瘘；⑤十二指肠破裂；⑥肝左管；⑦肝门静脉左支；⑧肝右后叶上段胆管口；⑨肝胆管盆；⑩胆道引流管；⑪胃造瘘引流管；⑫十二指肠修补处

【术后诊断】肝胆管结石。S：RPBD；St：RPIBD（相对）；A：无；C：胆总管十二指肠瘘、反流性胆管炎、医源性十二指肠破裂。

【实施的手术】经肝圆韧带途径、胆囊床途径，配合硬性输尿管镜钬激光，施行改良盆式 Roux-en-Y 术及十二指肠破口修补、胃造瘘术。

【术后】无胆漏、十二指肠漏、幽门梗阻等并发症，无残石，恢复平顺。

【讨论】

（一）胆管狭窄

本例的胆管狭窄主要表现在肝右后叶上段胆管口，其胆管狭窄为环状、炎性、壁源性、相对、良性狭窄；肝右后叶上段胆管与肝右后叶胆管呈直角相交。

（二）解除狭窄的难点

1. 肝门静脉裸露，肝左管被肝方叶包盖、深藏。

2. 肝右后叶上段胆管与肝右后叶胆管垂直相交、深藏。

3. 术中导致医源性十二指肠破裂，增加了肝右后叶胆管狭窄解除及其内胆石清除的困难。

（三）解除狭窄的方法

1. 安置 Pringle 止血带，切除肝方叶，显现肝左管。

2. 经肝圆韧带途径、胆囊床途径先后切开肝左、右管，显现肝右后叶胆管、肝右前叶胆管。

3. 借助硬性输尿管镜钬激光清除肝右后叶上段胆管结石，以胆道扩张器扩张肝右后叶上段胆管。

（四）相关外科手术技术

本例十二指肠球部损伤为电刀灼伤破坏，修补时宜注意：①切除灼伤处十二指肠壁失活组织；②放置长臂 T 形管做胃造瘘，一横臂进入十二指肠；③用 4-0 Prolene 线修补十二指肠，再用 4-0 薇乔线做浆肌层包埋。

病例 13：Ⅳ型医源性近段胆管损伤、肝右后叶胆管双瘘，施行胆管修补、T 形管引流术

【病史】患者，女，71 岁。间断发作右上腹痛 14 年，复发加重 11 天。14 年前，B 超检查发现“结石性胆囊炎”，此后诊为“急性胰腺炎”“肝胆管结石”“冠心病”“高血压”“2 型糖尿病”。

T 36.7℃，R 20 次 / 分，P 74 次 / 分，BP 128/74mmHg。神清合作，皮肤、巩膜无黄染。心律齐、无杂音，双肺呼吸音清。腹平，浅静脉无曲张；腹壁软，肝、胆囊、脾未触及，剑突右下方压痛，Murphy 征（+），叩击右肝区示心窝部不适，无胃振水音，腹水征（－）。双下肢无水肿。

WBC 6.0 × 10^9/L，N 0.659，PLT 152 × 10^9/L，TBIL 14μmol/L，DBIL 7.4μmol/L，TP 55.9g/L，ALB 36.1g/L，AST 32U/L，ALT 48.6U/L，PA 143mg/L，ChE 4576U/L，γ-Gt 112.3U/L，ALP 72U/L，GLU 8.1mmol/L，CA19-9 14U/ml。

MRCP（2019-07-27，外院）：肝内、外胆管轻度扩张，肝右管缺如，肝右后叶胆管根部约 0.5cm 缺损，似与胆囊相连通。胆总管、肝左管内显示多颗（块）胆石（图 3-13-1）。胰管无扩张（图 3-13-2）。

B 超（2019-08，湖南省人民医院）：提示脂肪肝声像，胆囊充填胆石，肝内胆管结石（图 3-13-3）。

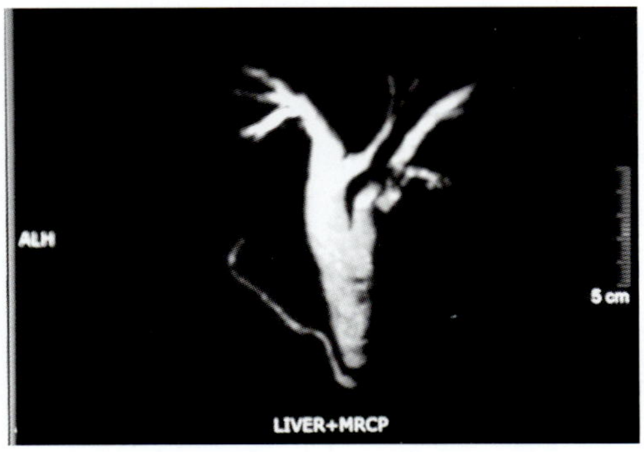

图 3-13-1　MRCP：显示肝左管内多颗胆石

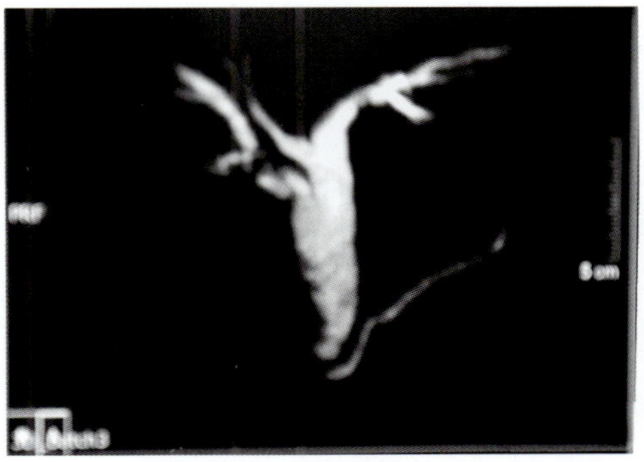

图 3-13-2　MRCP：显示肝右管缺如，胰管无扩张

超声描述：

肝上界第 6 肋间、肋下(-)；左肝长正常；厚正常；斜径正常；肝轮廓清晰，肝表面光滑，左肝内伴管系走行似可见强光团，大小约37mmx13mm，后伴声影，肝实质光点细密，近场回声增强，远场回声显示不清，回声分布欠均匀。肝内管系走向清晰；门静脉内径正常。

脾厚正常；肋下(-)；实质回声分布均匀。

胆囊床区未探及正常充盈胆囊回声，可见一长约60mmx28mm的强光带后伴宽声影，其后方组织回声受声影影响，显示不清。

胆总管内径正常；管壁回声可，胆总管内未见明显异常回声。

胰头厚正常；胰体厚正常；胰尾显示欠清；实质回声增强，结构模糊，分布欠均匀；主胰管内径不扩张。

双肾形态规则，轮廓清晰，大小正常；包膜完整，左肾实质可见无回声区，大小约14mmx10mm，形态规则，内透声可，余实质回声分布均匀；集合系统无分离，内未见明显光团声像。

CDFI：肝内未探及明显异常血流信号，门脉流速正常，为入肝血流。

超声提示：

脂肪肝声像胆囊床区声像 考虑 充填型胆囊结石 胆囊炎
肝内强光团 考虑 肝内胆管结石
胰腺声像 请结合临床
左肾囊肿
以上声像 建议进一步检查

图 3-13-3　B 超报告单

【术前诊断】

1. 结石性慢性胆囊炎，合并肝胆管结石。S：S_6、S_7、CBD、LHD；St：RPBD；A：肝右管缺如；C：高位胆管炎、胆囊管肝右后叶胆管瘘、胆囊肝右后叶胆管瘘。

2. 2 型糖尿病。

【手术过程】

1. 择期，平仰卧位，全身麻醉，取腹腔镜四孔入腹。见：肝呈棕红色，形态、比例无失衡。胆囊约 5cm × 5cm，质硬，表面苍白，胆囊三角不清。肝外胆管外径约 1.2cm。

2. 次全切胆囊，发现胆囊与肝右后叶形成瘘口，内径 0.5cm（图 3-13-4），历时 2 小时，中转开腹，取右“屋顶”形切口（图 3-13-5）入腹。见：肝右后叶胆管瘘口，经此插入止血钳，进入肝右后叶胆管深度达 6cm。残留胆囊管、肝总管、胆总管未切开。扪处胰头质地较硬，脾不大。腹膜腔被胆汁浸染。

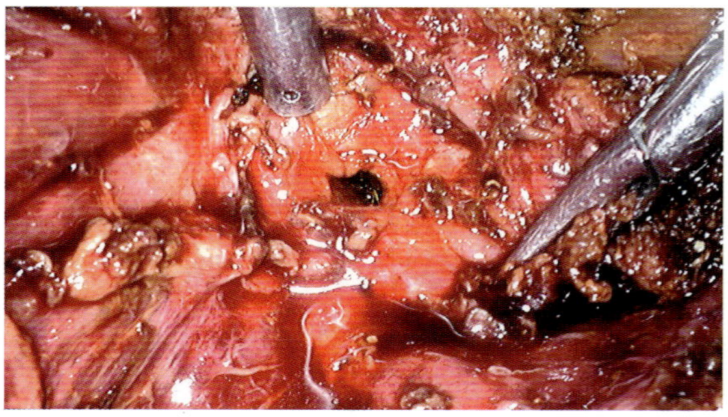

图 3-13-4 图中央为胆囊与肝右后叶胆管的瘘口

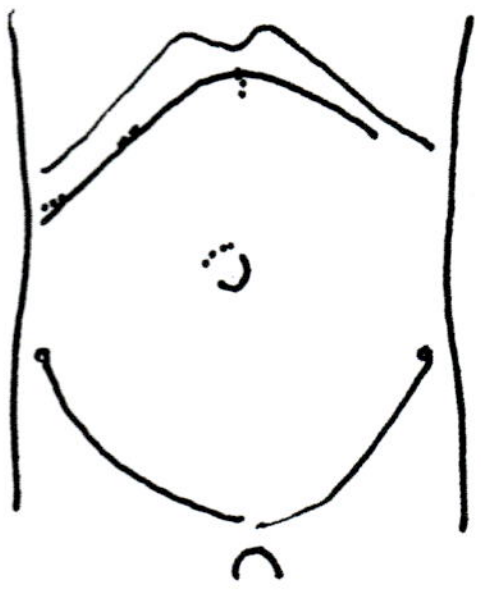

图 3-13-5 手术切口示意图

3. 笔者洗手上台，完成以下手术

（1）确定为肝右管缺如，肝右后叶胆管异位开口于胆囊，肝右后叶胆管与胆囊管内瘘。①安置 Pringle 止血带；②横断肝桥，剥离肝方叶基部，显现肝左管，用“四边法”切开胆总管、肝总管、肝左管，切开残留胆囊管，清除肝左管、胆总管结石，胆管远端通畅；③经肝右前叶胆管注水，未从肝右后叶胆管流出，确定肝右后叶胆管与胆囊内瘘；④经胆囊管口插入胆道扩张器，经胆囊管伸入已切开的胆囊管，确定为肝右后叶胆管与胆囊管瘘；⑤经胆囊管口、胆囊管与肝右后叶胆管瘘口、胆管与胆囊瘘口进入肝右后叶胆管深达 6cm，进一步确定为肝右后叶胆管与胆囊、胆囊管双重瘘。

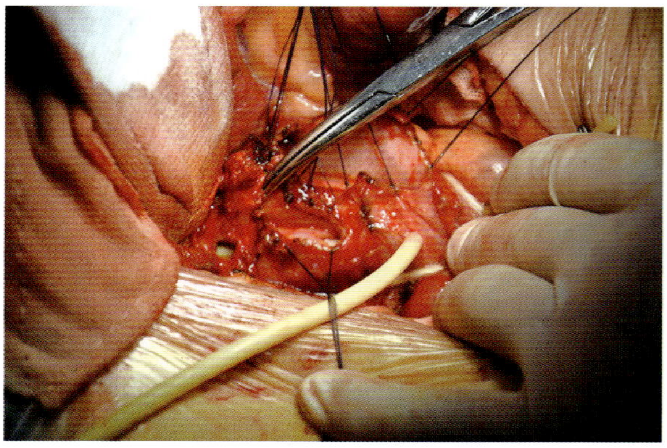

图 3-13-6 橡皮管为 T 形管

（2）经胆囊管口放置 14 号 T 形管，一横臂经由肝右后叶胆管进达肝右后叶胆管瘘口以远（图 3-13-6）。

（3）剔除残存过多的破损胆囊、胆囊管残壁，直视下用 4-0 薇乔线先后间断缝合肝右后叶胆管与胆囊瘘、胆囊管与肝右后叶胆管瘘及残留胆囊壁、胆管壁。

（4）用 4-0 薇乔线间断缝合肝左管、肝总管、胆总管切口，经 T 形管注水测试无胆漏、出血。

（5）修剪肝圆韧带，移位盖被肝右后叶胆管瘘口（图 3-13-7）。

4. 放置网膜孔右侧腹腔引流管，逐层关腹，安返病房。手术历时 5 小时，失血量约 200ml，取出胆石 30g（图 3-13-8）。

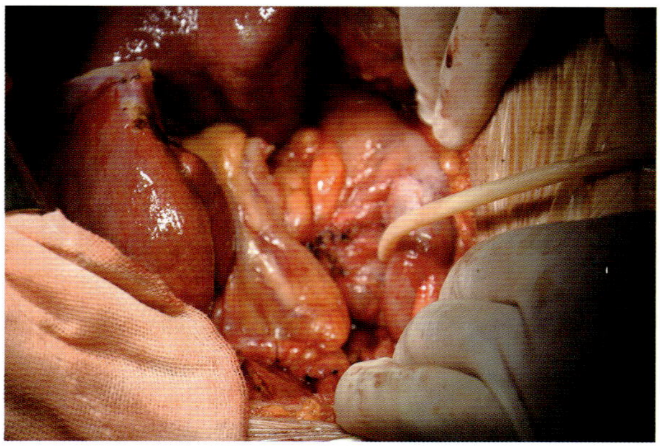

图 3-13-7 T 形管左侧为肝圆韧带

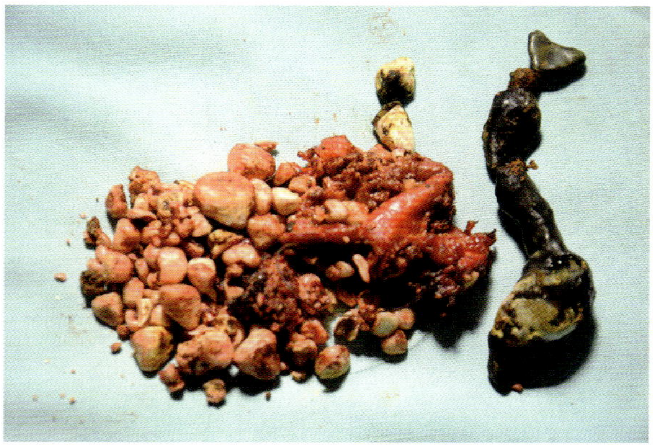

图 3-13-8 胆石

5. 本例手术绘图见图 3-13-9。

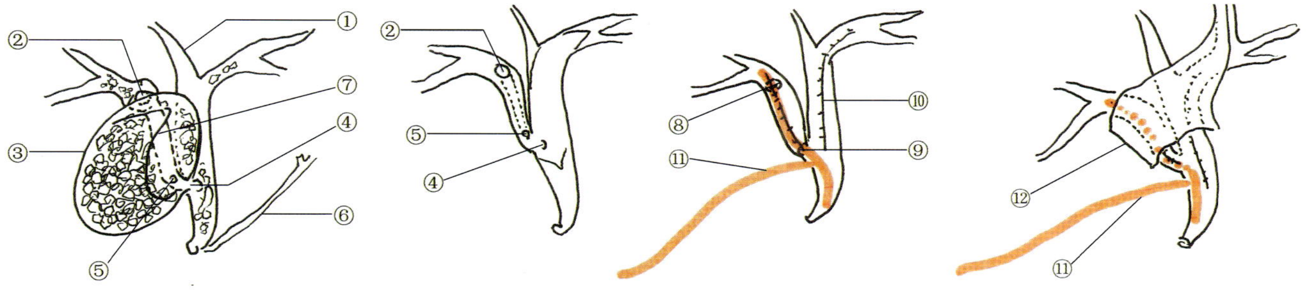

图 3-13-9　手术示意图

Ⅰ. 术前；Ⅱ. 胆管变异、瘘管弄清后；Ⅲ. 放置 T 形管后；Ⅳ. 术后

①肝右前叶胆管；②肝右后叶胆管与胆囊瘘口；③胆囊；④胆囊管口；⑤胆囊管、肝右后叶胆管瘘；⑥胰管；⑦胆囊管；⑧肝右后叶胆管、胆囊瘘口缝闭；⑨胆囊管、肝右后叶胆管瘘关闭；⑩胆管切口缝闭；⑪ T 形管；⑫肝圆韧带

【术后诊断】肝右管缺如，肝右后叶胆管、胆囊瘘，肝右后叶胆管、胆囊管瘘，结石性慢性胆囊炎合并胆囊管、胆囊双重瘘，肝内、外胆管结石。

【实施的手术】施行胆囊次全切除、肝右后叶胆管双瘘修补、T 形管引流术。

【术后】无胆漏、出血等并发症，恢复平顺；经 T 形管胆道造影，胆道通畅，肝右管缺如。

【讨论】

（一）胆管狭窄

本例胆管狭窄表现为肝右后叶胆管废用性、相对狭窄，致使肝右后叶胆管与胆囊壁内瘘形成。

（二）解除狭窄的难点

1. 并发胆囊炎、胆囊多发结石。
2. 并发肝内、外胆管结石。
3. 并发肝右后叶胆管与胆囊管瘘及肝右后叶胆管与胆囊瘘。
4. 肝右管缺如，Ⅳ型医源性近段胆管损伤后。

（三）解除狭窄的方法

1. 医源性近段胆管损伤后解除狭窄方法

（1）辨别胆道损伤的类型：①导管、止血钳经胆囊与肝右后叶胆管瘘口插入肝内，确定为肝右后叶胆管；②切开肝总管、胆总管及肝左管，经肝右前叶胆管注水，冲洗液不从肝右后叶胆管流出；③经胆囊管口插入胆道扩张器，再经胆囊管与肝右后叶胆管瘘口及肝右后叶胆管进达肝右后叶胆管与胆囊壁瘘。

（2）放置 T 形管，一横臂伸入肝右后叶胆管，然后缝闭胆管口。

2. 未发生医源性近段胆管损伤解除狭窄方法（图 3-13-10）

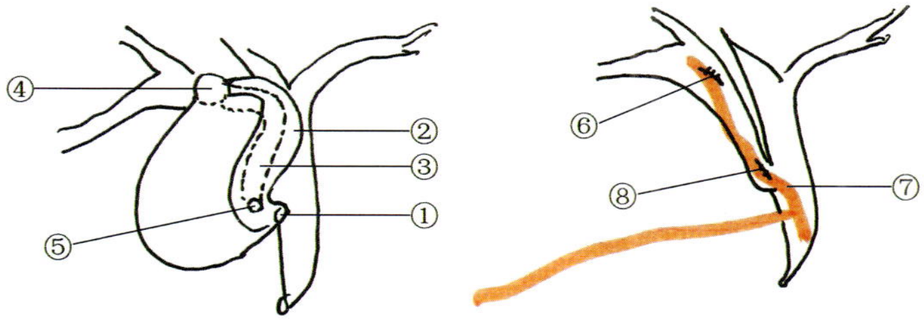

图 3-13-10　手术示意图

Ⅰ. 术前；Ⅱ. 术后

①胆囊管口；②胆囊管；③肝右后叶胆管；④胆囊管与肝右后叶胆管瘘；⑤肝右后叶胆管与胆囊瘘；⑥胆囊切除后缝闭瘘口；⑦ T 形管；⑧胆囊管与肝右后叶胆管瘘口缝闭

4. 做胃造瘘，放置 14 号长臂 T 形管，其长臂长度为 15cm，达十二指肠，做十二指肠球部原吻合口修补。
5. 提取桥袢空肠，施行改良盆式 Roux-en-Y 术。
6. 逐层关腹。手术历时 3 小时，失血量约 20ml，安返病房。
7. 本例手术绘图见图 3-14-8。

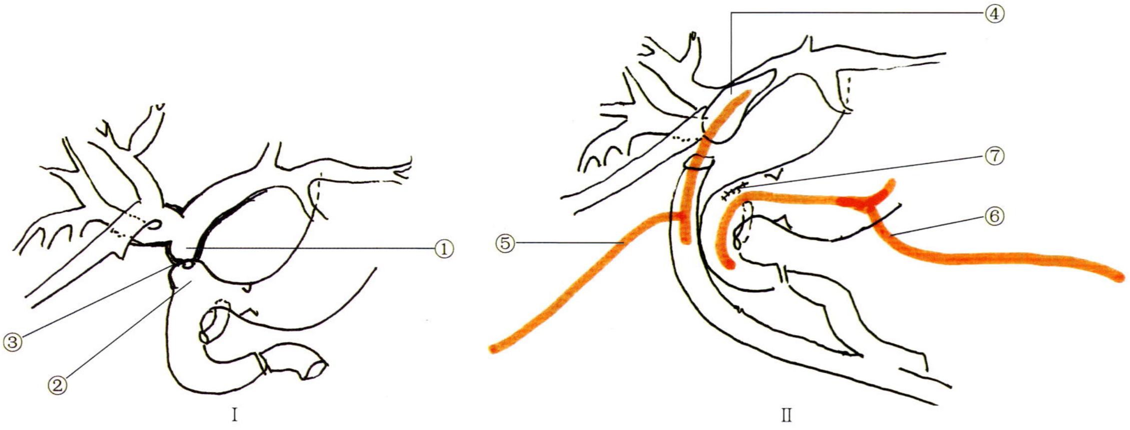

图 3-14-8　手术示意图

Ⅰ. 术前；Ⅱ. 术后

①肝总管；②十二指肠球部；③肝总管、十二指肠吻合口；④肝胆管盆；⑤肝胆管盆引流管；⑥胃造瘘管；⑦胆肠吻合口修补处

【术后诊断】医源性近段胆管损伤，胆总管、十二指肠吻合术后，合并吻合口狭窄、反流性胆管炎。

【实施的手术】施行胃造瘘、长臂 T 形管放置、改良盆式 Roux-en-Y 术。

【术后】无胆漏、胃瘘、十二指肠瘘等并发症，恢复平顺。

【讨论】

（一）胆管狭窄

本例为近段医源性胆管损伤，施行肝总管、十二指肠吻合术后并发胆肠吻合口环形、良性、壁源性、炎性、真性狭窄。

（二）解除狭窄的难点

1. 胆囊切除后胆瘘、胆汁性腹膜炎，再施行肝总管、十二指肠吻合，腹膜腔特别是一级肝门粘连严重。

2. 除了胆管狭窄应解除外，还有十二指肠吻合口要修补。

（三）解除狭窄的方法

1. 经肝圆韧带途径、胆囊床途径切开肝左、右管，组成肝胆管盆。

2. 施行改良盆式 Roux-en-Y 术。

（四）相关外科手术技术

1. 肝总管、十二指肠吻合。早在 20 世纪 70 年代，曾有一些医师推荐胆总管、十二指肠吻合术，当时认为“反流是肯定的，只要能进又能出”，这种手术亦风靡过一段时间。但反流带来的坏处甚多，特别是对于肝内胆管结石的病例，这种吻合早已很少施行。本例是 30 年以前施行的这种手术。这次，本例采用改良盆式 Roux-en-Y 术，手术成功，近期效果良好。笔者的经验是：对医源性近段胆管损伤，特别是Ⅲ型，还是施行改良盆式 Roux-en-Y 术为好。

2. 医源性胆道损伤后，选择实施胆肠内引流，其手术成功的关键在于肝胆管盆一定要做在肝左、右管上；胆肠内引流选择改良盆式 Roux-en-Y 术。

病例 15：Ⅲ型医源性近段胆管损伤，施行改良盆式 Roux-en-Y 术

【病史】患者，男，69 岁。胆囊切除术后黄疸 7 天。9 天前，因“结石性胆囊炎”在当地医院施行“OC”，手术历时 2 小时，“顺利”。术后第 2 天出现尿黄、皮肤发黄，伴上腹胀满，黄疸逐日加深。

T 37.4℃，R 21 次 / 分，P 84 次 / 分，BP 169/96mmHg。神清，重度黄疸。心律齐、无杂音，双肺呼吸音清。腹平，浅静脉无曲张，右上腹经腹直肌切口长 15cm；腹壁软，剑突右下方深压痛，右肝区叩击示心窝部疼痛，无胃振水音，腹水征（－）。双侧腰背部无抬举痛，双下肢无水肿。

WBC $6.5 \times 10^9/L$，N 0.812，PLT $233 \times 10^9/L$，TBIL 281.4μmol/L，DBIL 184μmol/L，TP 56g/L，ALB 32g/L，AST 160U/L，ALT 114U/L，ALP 503U/L，γ-Gt 855U/L，PA 150mg/L，ChE 5022U/L。

MRCP（2019-05-26，湖南省人民医院）：肝总管长 2cm，内径达 1.3cm，其上肝内胆管轻度扩张；肝左、右管内径达 1.2cm，无结石、积气；胆总管纤细，内径约 0.3cm（图 3-15-1）。腹内无积液，膈下无游离气体。脾大 6 个肋单元，全胰管无扩张。

【术前诊断】Ⅲ型医源性近段胆管损伤，合并梗阻性黄疸。

【手术过程】

1. 急症，平仰卧位，全身麻醉，取右上腹延长原切口呈“鱼钩”形切口（图 3-15-2）入腹。见：无腹水，无腹膜胆汁着色，无大网膜静脉曲张，大网膜、十二指肠与肝脏面炎性粘连。肝呈暗棕色，表面光整，肝形态、比例无明显失调。胆囊床小破损、出血，量约 50ml。肝总管外径达 1.5cm、长 2cm，远端被 2 枚钛夹夹闭。胆总管未见。胰头软，脾不大，腹腔无脓肿。

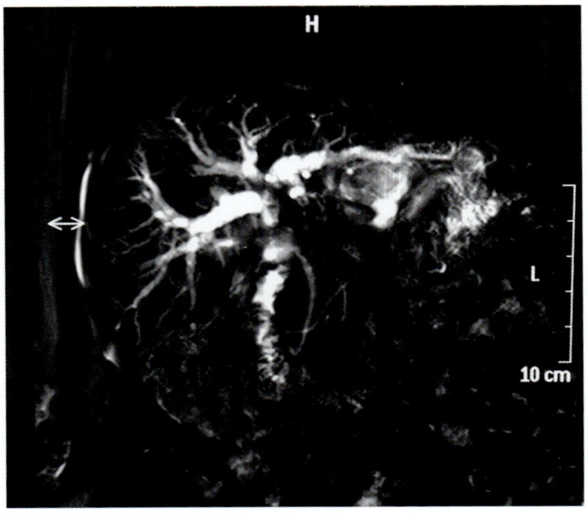

图 3-15-1　MRCP：显示肝内胆管轻度扩张，胆总管纤细

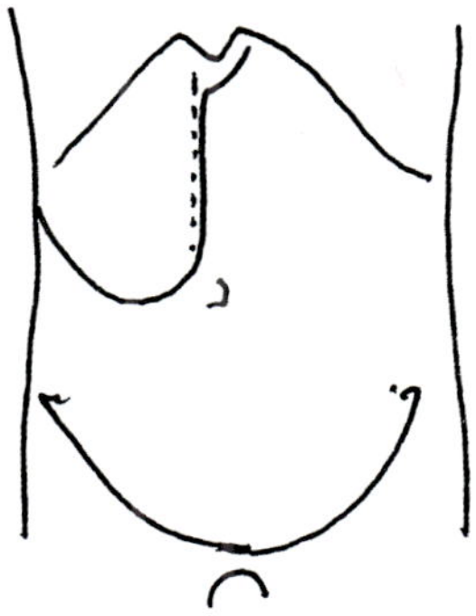
图 3-15-2　手术切口示意图

2. 组成肝胆管盆

（1）分离肝脏面粘连带，创面以“三合一液”冲洗、湿敷。

（2）显现肝总管、肝左管、肝右管及肝总管末端夹持的 2 枚钛夹（图 3-15-3），穿刺肝总管，获清水样胆汁。用“四边法”切开肝总管、肝左管口、肝左管，长度达 3.5cm，显示胆管壁厚 0.2cm，管腔内径分别为 1.3cm、1cm、1.2cm，肝右管口内径约 0.9cm。

（3）剪去钛夹夹持的肝总管，一并移除钛夹。胆总管已结扎、切断。

（4）组成肝胆管盆，内径 3cm（图 3-15-4）。

3. 提取桥袢空肠，施行改良盆式 Roux-en-Y 术，放置乳胶管入肝胆管盆，注水测试无胆漏、出血。

4. 逐层关腹。手术历时 3 小时，失血量约 200ml，安返病房。

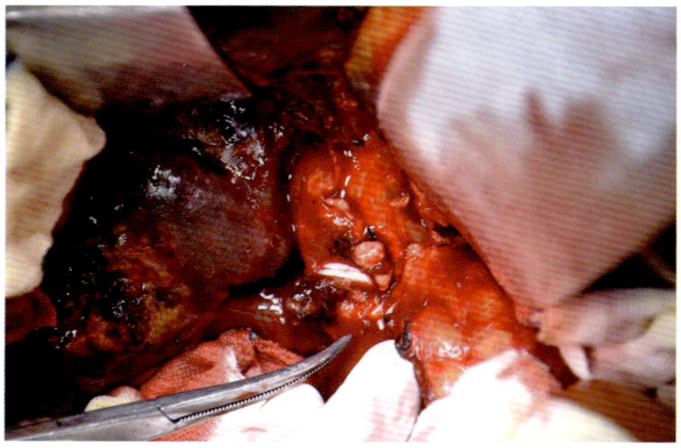

图 3-15-3　止血钳尖处为钛夹

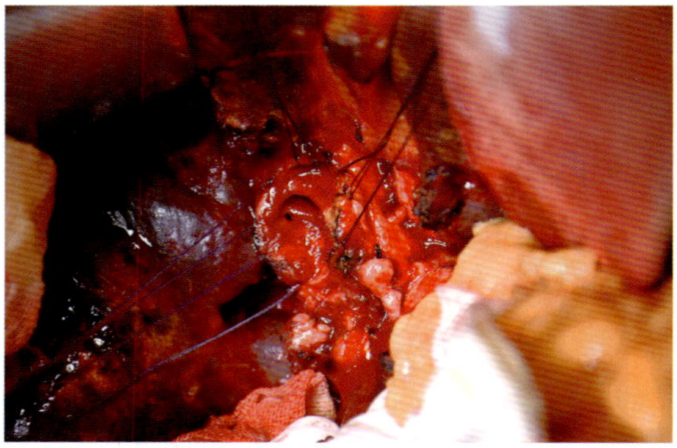

图 3-15-4　线牵引处为肝胆管盆

5. 本例手术绘图见 3-15-5。

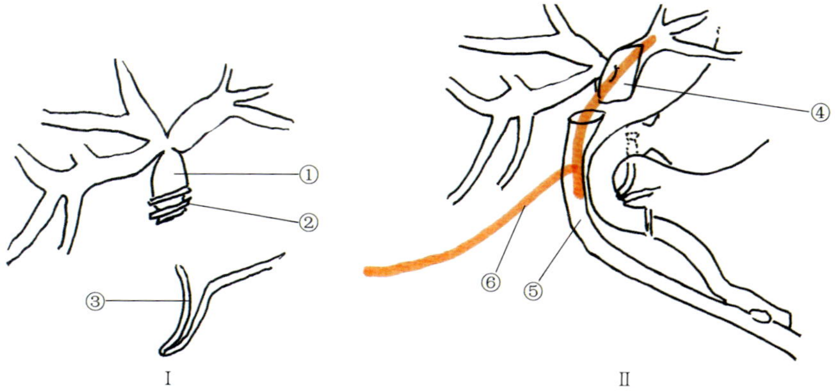

图 3-15-5　手术示意图

I．术前；II．术后

①肝总管；②钛夹；③胆总管；④肝胆管盆；⑤桥袢空肠；⑥引流导管

【术后诊断】 III型医源性近段胆管损伤，合并梗阻性黄疸。

【实施的手术】 施行改良盆式 Roux-en-Y 术。

【术后】 无胆瘘、出血、腹膜腔脓肿等并发症；黄疸迅速消退，术后第 7 天检测 TBIL 为 64μmol/L、DBIL 为 48μmol/L。

【讨论】

（一）胆管狭窄

医源性肝总管夹闭，肝总管为环状、真性狭窄。

（二）解除狭窄的难点

1. 胆囊切除术后第 9 天，肝门解剖结构较紊乱，有炎症、渗血、粘连。

2. 毁损以上胆管壁水肿，组织脆，术后易发生吻合口漏。

（三）解除狭窄的方法

1. “三合一液”冲洗及“三合一液”纱布垫湿敷术野。

2. 施行改良肝胆管盆式 Roux-en-Y 术。

（四）相关外科手术技术

1. 经肝圆韧带途径切开肝左管，去除钛夹，组成肝胆管盆。

2. 肝胆管盆与桥袢空肠吻合时，需注意：①桥袢空肠系膜尽量松弛，使吻合口无张力；②吻合口宜先做吻合口后壁间断缝合，再做前壁吻合；③放置肝胆管盆引流管。

病例 16：Ⅲ型医源性近段胆管损伤，放置胆道支架 3 年，施行改良盆式 Roux-en-Y 术

【病史】 患者，女，52 岁。胆囊切除后带支架 3 年，拔除支架后出现畏寒、发热 1 个月。3 年前，因“结石性胆囊炎”在当地医院施行“胆囊切除术”，术后出现黄疸，在外院放置胆道支架。3 年后拔除支架，1 个月来反复出现畏寒、发热至今。小便深黄，大便淡黄。

T 37.8℃，R 20 次 / 分，P 80 次 / 分，BP 118/70mmHg。神清合作，皮肤、巩膜轻度黄染，心、肺正常。腹平，右上腹腹直肌切口瘢痕一条，长约 13cm，浅静脉无曲张；腹壁软，未触及肝、胆囊、脾，剑突右下方压痛，叩击右肝区示心窝部疼痛，腹水征（−）。双下肢无水肿。

WBC 8.3×10^9/L，N0.84，PLT 227×10^9/L，TP 60.2g/L，ALB 34g/L，TBIL 45μmol/L，DBIL 37.5μmol/L，ALT 140U/L，AST 260U/L，ALP 516U/L，γ-Gt 709U/L，ChE 6405U/L，PA 135mg/L，C-12 正常。

MRCP（2019-05-25，湖南省人民医院）：肝总管缺如，长度约 1cm，其上肝左、右管外径分别约 0.9cm、1.3cm，无胆石、无积气，呈“菱角”征（+）（图 3-16-1）；其下胆管纤细。

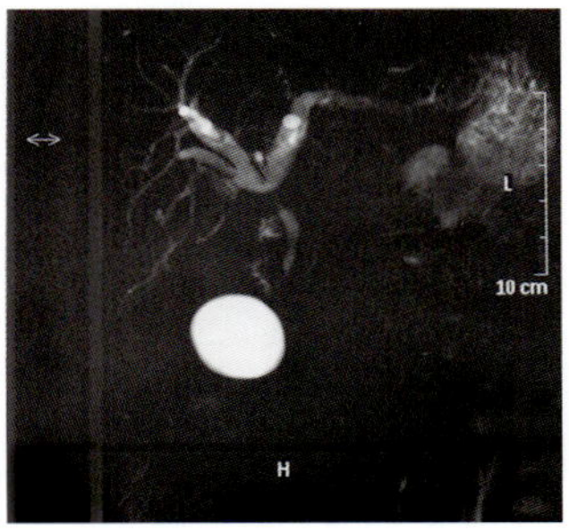

图 3-16-1　MRCP：胆管呈“菱角”征（+）

【术前诊断】 Ⅲ型医源性近段胆管损伤，放置胆道支架后，合并高位 AOSC。

【手术过程】

1. 择期，高压氧舱治疗 14 天，平仰卧位，全身麻醉，取右上腹“反 L”形切口（图 3-16-2）入腹。见：无腹水，腹膜上无癌性结节，大网膜上无静脉曲张，大网膜、十二指肠与肝脏面广泛膜性粘连。肝呈暗棕色，表面尚光整，肝叶比例无明显失衡，质地稍硬，无结石感。胆囊未见。肝总管、肝左管呈索状，外径约 1.5cm，无结石感。

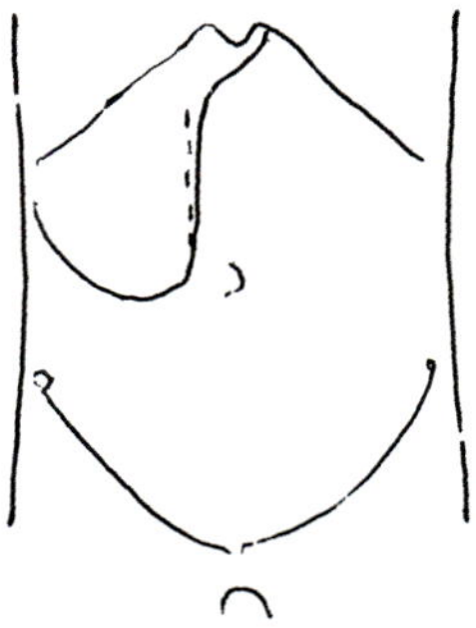

图 3-16-2　手术切口示意图

2. 显现、切开肝左、右管及肝总管、胆总管

（1）离断肝周粘连，右膈下填塞纱布垫，托出肝，安置 Pringle 止血带。

（2）显现肝外胆管、肝左管及肝右管。

（3）穿刺肝左管获得胆汁，用“四边法”切开肝左管长度达 3cm，大量胆砂溢出（图 3-16-3），仔细予以清除，胆管壁厚 0.2cm、管腔为 1.2cm。

（4）把止血钳伸入肝左管（图 3-16-4），用“四边法”切开长度达 1.5cm，壁厚 0.2cm，管腔约 0.9cm，清除其内胆砂。

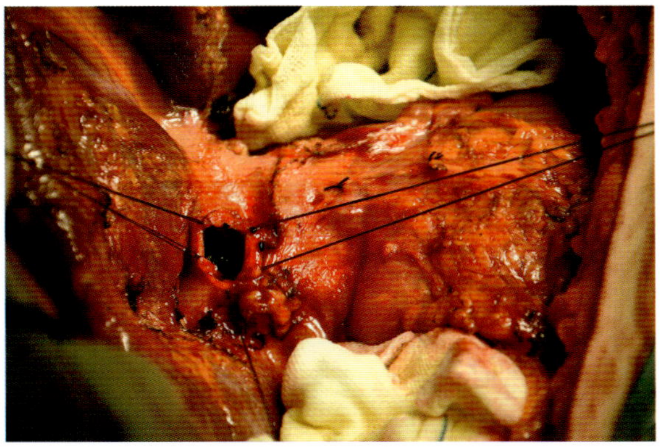

图 3-16-3　线牵引处为切开胆管内胆管

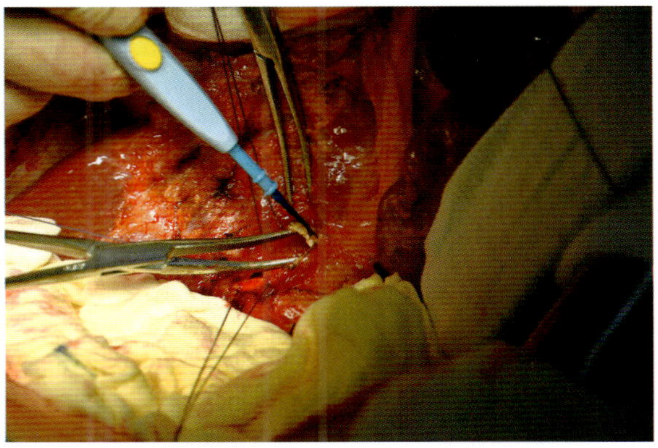

图 3-16-4　横向钳尖处为肝左管

（5）肝总管呈瘢痕样，长度约 1cm，管壁厚 0.5cm，管腔内径约 0.1cm。予以纵行切开达胆总管，壁

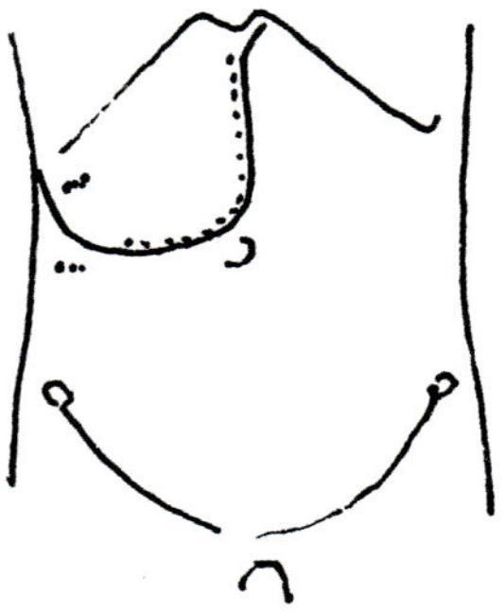

图 3-17-4　手术切口示意图

【手术过程】

1. 急症，平仰卧位，全身麻醉，取右上腹“鱼钩”形切口（图 3-17-4）入腹。见：无腹水，大网膜无静脉曲张，腹膜上无癌性结节。肝呈暗棕色，表面光整，肝叶（段）比例无明显失衡，质地硬，无结石感、结节感。肝方叶约 3cm×2cm×1.5cm，肝桥宽 1.5cm。胆总管外径约 0.2cm，无结石感。未见胆囊，脾不大。胰头不大，质地软。

2. 离断粘连，显现肝十二指肠韧带（图 3-17-5），安置 Pringle 止血带，横断肝桥；切除肝约 3cm×2cm×2.5cm，显现肝左管、肝右管及肝外胆管，外径分别约 2cm、1.5cm、2.5cm，扪触无明显结石感。

3. 顺行切开肝左管、肝右管及肝总管、胆总管

（1）敞开肝圆韧带途径，穿刺索样囊状扩张肝左管获得胆汁，用“四边法”切开肝左管，逐渐延长切口，胆管壁厚 0.3cm，腔内径达 1cm。

（2）弯钳循肝右管走行，切开肝右管及肝右前叶胆管长度达 2cm，显现肝右前叶、后叶胆管口，肝右管缺如；肝右前叶胆管口内径约 0.5cm，清除其内胆石。

4. 配合纤维胆道镜检查各肝内胆管，未见残石。

5. 循胆汁流出方向逐渐切开毁损肝总管，内径约 0.15cm，壁厚约 0.6cm，长度为 1cm，其壁内见 4-0 Prolene 线结 2 枚，切口延长至胆总管。

6. 横断胆总管，剔除毁损胆管瘢痕，拼合组成肝胆管盆，内径达 3cm（图 3-17-6）。

7. 提取桥袢空肠，完成改良盆式 Roux-en-Y 术，桥袢空肠长 40cm，放置肝胆管盆引流管。

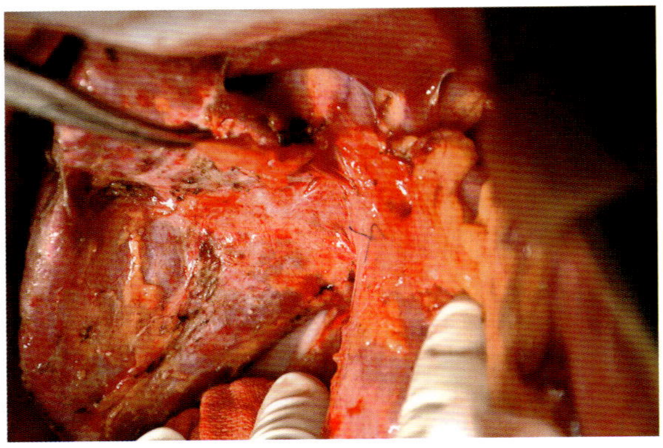

图 3-17-5　指间为肝十二指肠韧带

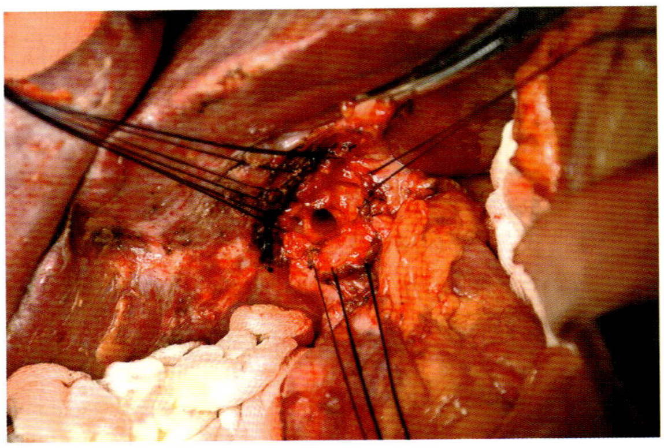

图 3-17-6　线牵引处为肝胆管盆边缘

8. 放置好肝胆管盆及网膜孔右侧引流管，清点器械、敷料无误，逐层关腹。手术历时 2 小时，失血量约 20ml，安返病房。

9. 本例手术绘图见图 3-17-7。

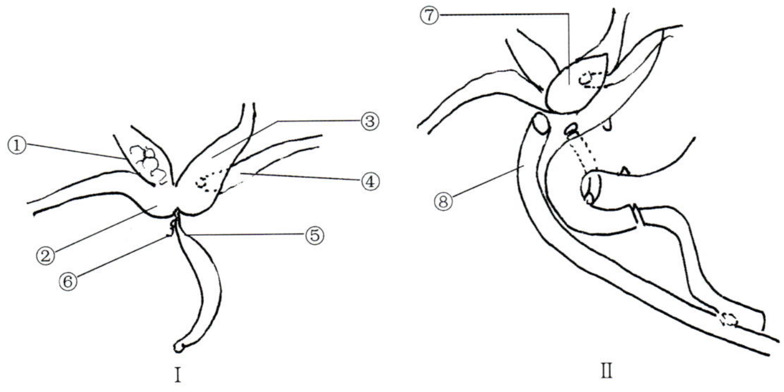

图 3-17-7　手术示意图

Ⅰ．术前；Ⅱ．术后

①肝右后叶胆管；②肝右前叶胆管；③肝左内叶胆管；④肝左外叶胆管；⑤肝总管；⑥ 4-0 Prolene 缝线；⑦肝胆管盆；⑧桥袢空肠

【术后诊断】Ⅲ型医源性近段胆管损伤，合并肝内胆管结石（PRBD）、高位 AOSC、胆汁性肝硬化。
【实施的手术】顺行经肝圆韧带途径、胆囊床途径施行改良盆式 Roux-en-Y 术。
【术后】无胆漏、出血、腹腔脓肿等并发症，恢复平顺。病理切片报告为胆管瘢痕未见癌细胞。
【讨论】

（一）胆管狭窄

胆囊切除导致医源性近段胆管损伤、狭窄，胆管狭窄为环状、炎性、真性狭窄，为胆管壁源性狭窄。

（二）解除狭窄的难点

1. 原手术为胆囊切除、导致胆道损伤，修复损伤历时 6 小时，提示一级肝门结构可能紊乱。
2. 术后胆漏、切口感染，腹内粘连较重。

（三）解除狭窄的方法

1. 横断一级肝门、肝十二指肠韧带粘连。
2. 经肝圆韧带途径、胆囊床途径，顺胆汁流出方向先切开肝左管，而后切开肝右管、毁损狭窄的胆管。
3. 横断胆总管，切除毁损的肝总管，组成肝胆管盆，完成改良盆式 Roux-en-Y 术。

（四）相关外科手术技术

医源性近段胆管损伤的外科手术处理，主要包括毁损以上胆管的发现和新的胆肠通道的建立。

1. 毁损以上胆管的发现。笔者从 1990 年至今先后收治医源性近段胆管损伤 830 例。此前，近段胆管的发现 95% 均是从毁损以上胆管开始，逆胆汁流向逐渐寻找发现毁损以上的胆管，称为逆行寻找。而本例，笔者顺胆汁流向先发现损伤以上扩大的胆管，而后顺胆汁流向进一步发现毁损胆管，称为顺行寻找，本例历时仅 7 分钟。相对于逆行寻找复杂、缓慢、不安全等缺点，顺行寻找显示出简便、快捷、安全的优点。这说明对医源性近段胆管损伤的处理已进行到了一个新的里程碑。

2. 发现毁损以上胆管“顺行寻找”的基础

（1）笔者有处理医源性近段胆管损伤的经验、教训。

（2）毁损以上的肝左管或肝右管扩张、易寻找。

（3）毁损以上的肝左管位于肝方叶之后，位置恒定、易寻找。

3.“顺行寻找”和“逆行寻找”的比较（表 3-17-1）

表 3-17-1　寻找毁损以上胆管方法比较

	顺行寻找	逆行寻找
①首先寻找的胆管	扩张的肝左、右管	纤细、狭窄的胆总管
②难度	小	大
③出血	少	多
④胆管穿刺	易获得胆汁	难获得胆汁
⑤危险性	小	大
⑥历时	短、快	长、慢

4.“顺行寻找”时，需注意安置 Pringle 止血带；切断肝桥，切除肝方叶，敞开肝圆韧带途径；胆管梗阻、感染、毁损以上肝左管壁厚、质硬，具有索状囊性感；穿刺获得胆汁，确定胆管，用“四边法”予以切开。

5. 实践出真知，“顺行寻找”尚需进一步完善、发展。

病例 18：Ⅲ型医源性近段胆管损伤，ENBD 后 3 个月，施行改良盆式 Roux-en-Y 术

【病史】患者，女，50 岁。胆囊切除后黄疸 3 个月。6 个月前，因“结石性胆囊炎”在当地县医院施

行“开腹胆囊切除、胆总管T形管引流术”，手术历时7小时，主管医师诊为“Mirizzi综合征，手术困难”。术后3个月拔除T形管，出现小便黄、面色黄染。在当地所属地区医院诊为“肝炎”，而放置ENBD，术后黄疸逐渐下降（TBIL 80μmol/L，DBIL 61μmol/L），但常伴有畏寒、发热，而要求转来我院。

T 36.7℃，P 75次/分，R 19次/分，BP 117/65mmHg。神清，黄疸浅，ENBD导管从鼻孔引出，心、肺正常。腹平，浅静脉无曲张，见右上腹肋缘下切口瘢痕一条，长13cm。腹壁软，未触及肝、胆囊、脾，剑突右下方压痛，叩击右肝区示心窝部疼痛，胃振水音（-），腹水征（-）。

WBC 8.5×10^9/L，N 0.824，PLT 306×10^9/L，TBIL 92.6μmol/L，DBIL 62.7μmol/L，TP 70g/L，ALB 36g/L，AST 42U/L，ALT 43U/L，PA 130mg/L，ChE 4870U/L。

CT（2019-05-01，当地地区医院）：肝轮廓清，表面光整。一级肝门以上胆管轻度扩张，无胆石、无积气（图3-18-1）。肝门胆管未见显示，脾大12个肋单元，无腹水。增强扫描显示肝动脉、肝门静脉正常（图3-18-2）。

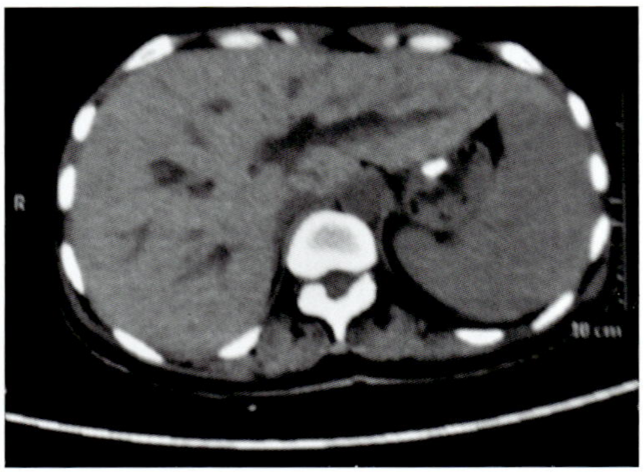

图3-18-1　CT：显示肝内胆管轻度扩张

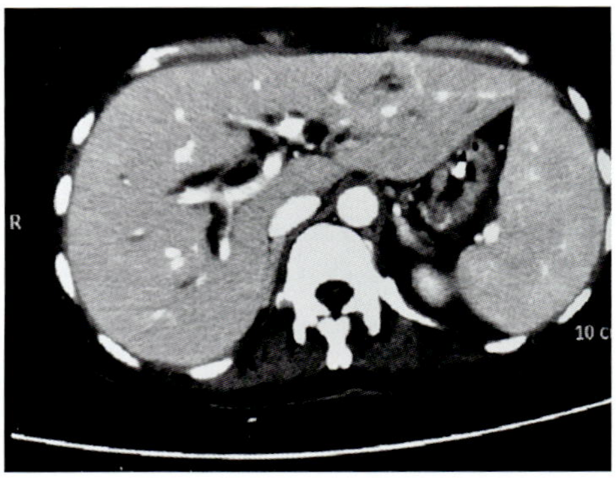

图3-18-2　CT（增强扫描）：显示肝门静脉正常

MRCP（2019-05-16，湖南省人民医院）：肝总管近肝门处缺如，长约1cm，其以上肝内胆管扩张，呈“菱角”征（+），肝左管内径约0.9cm，肝右管缺如（图3-18-3）。肝右前叶、后叶胆管内径分别为0.4cm、0.5cm，无结石、无积气。胆总管内径约0.6cm，无胆石。

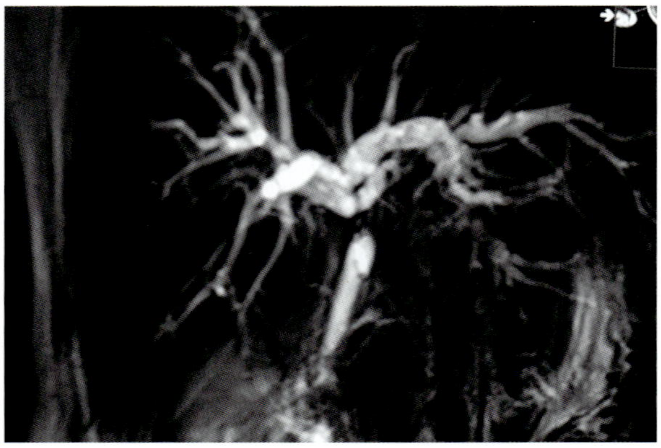

图3-18-3　MRCP：显示“菱角”征（+）

【术前诊断】Ⅲ型医源性近段胆管损伤，ENBD后，合并胆汁性肝硬化、门静脉高压症。

【手术过程】

1. 择期，高压氧舱治疗14天，平仰卧位，全身麻醉，取“屋顶”形切口入腹（图3-18-4）。见：无腹水，大网膜无静脉曲张。肝呈暗棕色，肝叶、段比例无明显异常，质地稍硬，无结石、结节感。胆囊未见。肝总管呈硬索状，外径约1.3cm，长约1.5cm。胆总管外径约0.7cm，可扪及ENBD导管于其内。肝十二指肠韧带无静脉曲张。胰头不大，质地软。脾下极平左肋缘。

2. 离断肝外胆管周围粘连，显现肝总管、胆总管。穿刺胆总管获得胆汁，用“四边法”予以切开，见 ENBD 导管（图 3-18-5），拔除 ENBD 导管，继续向肝门方向延长切口，见肝总管壁厚 0.35cm，管腔内径约 0.1cm。

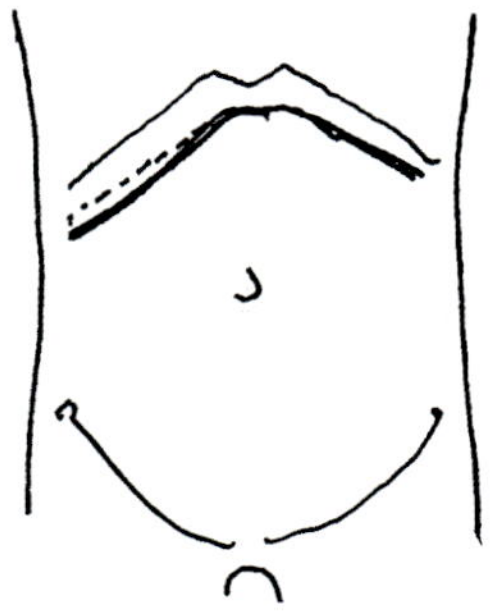

图 3-18-4 手术切口示意图

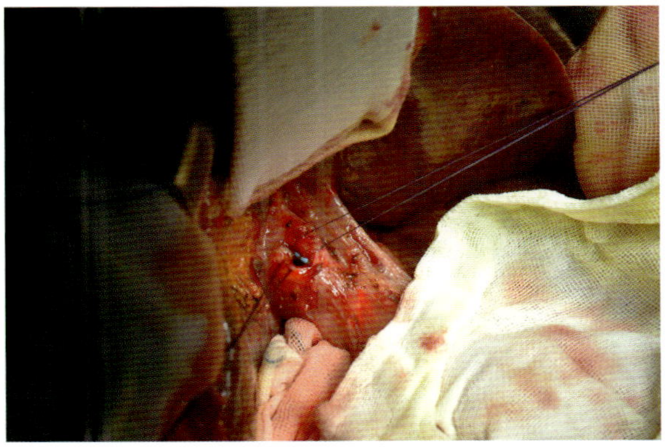

图 3-18-5 线牵拉处为已切开胆管

3. 安置 Pringle 止血带，阻断入肝血流，切断肝桥，直径约 0.5cm，切除肝方叶约 3cm × 2cm，显现肝左管。经肝圆韧带途径切开肝总管、肝左管长约 3cm，见肝总管毁损段长度达 1cm，其内有多个 4 号丝线结（图 3-18-6），局部胆管内径约 0.1cm ；肝左管内径 0.9cm，壁厚 0.1cm ；“肝右管口”直径约 0.5cm。

4. 经胆囊床途径切开肝右前叶胆管长约 1cm，见肝右前叶胆管口内径约 0.4cm，无肝右管；用“三合一液”冲洗、清洁胆管。

5. 切除毁损肝总管，组成肝胆管盆（图 3-18-7）

（1）于十二指肠球部上缘横断胆总管，其远段通畅，能通过 3 号胆道扩张器头，缝扎胆管远切端。

（2）紧贴胆管壁，显现肝门静脉，游离胆管达肝门隆突正常胆管，予以切除。

（3）拼合邻近胆管切缘，组成肝胆管盆，内径 3cm。

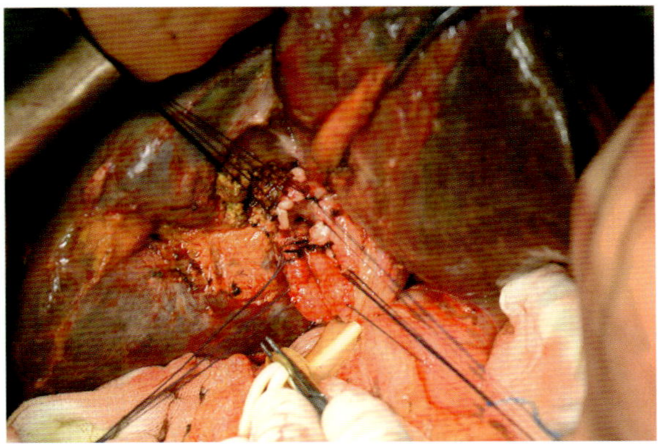

图 3-18-6 线牵引处为毁损胆管内线结

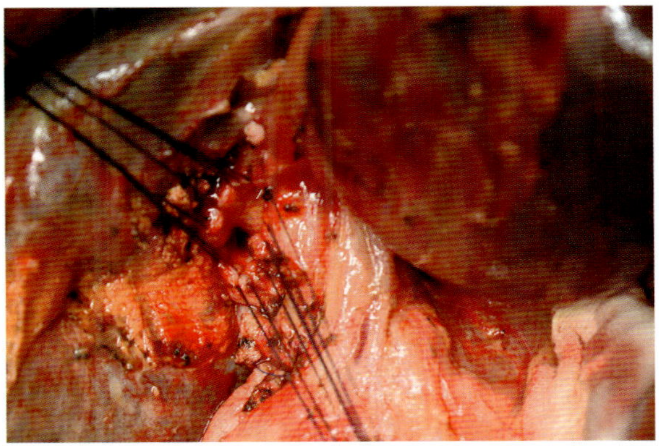

图 3-18-7 线牵引处为肝胆管盆边缘

6. 提取桥袢空肠 40cm，完成改良盆式 Roux-en-Y 吻合，放置肝胆管引流管。

7. 逐层关腹。手术历时 3 小时，失血量 50ml，安返病房。

8. 本例手术绘图见图 3-18-8。

【术后诊断】Ⅲ型医源性近段胆管损伤，ENBD 后，合并胆汁性肝硬化、门静脉高压症。

【实施的手术】施行改良盆式 Roux-en-Y 术。

【术后】无胆漏、出血，恢复平顺；第 7 天复查肝功能（TBIL、DBIL）正常。

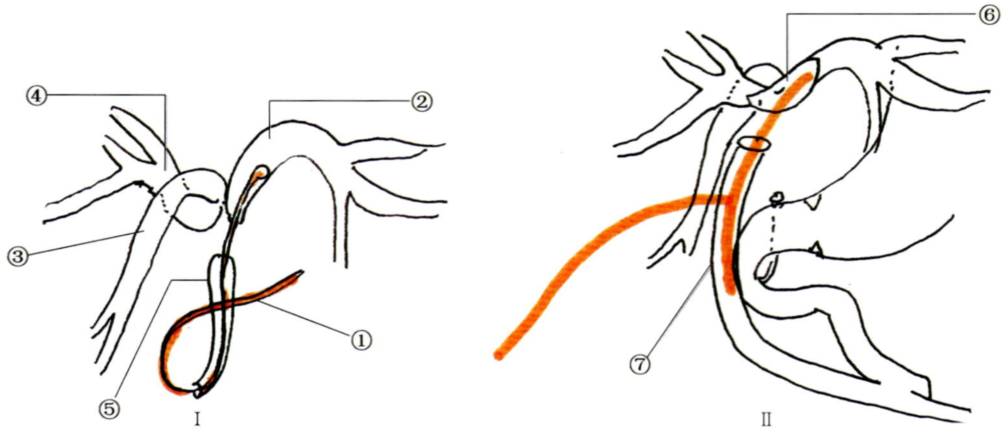

图 3-18-8 手术示意图

Ⅰ. 术前；Ⅱ. 术后

① ENBD 导管；②肝左管；③肝右前叶胆管；④肝右后叶胆管；⑤胆总管上段；⑥肝胆管盆；⑦桥袢空肠

【讨论】

（一）胆管狭窄

本例肝总管狭窄是胆囊切除时医源性损伤所致，肝总管狭窄长度达 1cm，属于管状、胆管壁源性、真性狭窄。

（二）解除狭窄的难点

1. 胆管狭窄处为肝总管，位于肝门隆突以下，位置较深在。
2. 肝总管狭窄与肝门静脉粘连融合较致密，难于游离。
3. 肝方叶较肥大，覆盖肝左管，经肝圆韧带途径显现肝左管较难。
4. 本例肝右管缺如，敞开肝右前叶、后叶胆管困难。

（三）解除狭窄的方法

1. 先穿刺胆总管，用“四边法”切开胆总管达毁损狭窄处肝总管。
2. 横断肝桥，切除肝方叶，敞开肝圆韧带途径，显现肝左管，经肝圆韧带途径切开肝左管。
3. 用“四边法”切开肝右前叶胆管，显现肝右前叶胆管口。
4. 切除毁损肝总管，组成肝胆管盆，完成改良盆式 Roux-en-Y 术。

（四）相关外科手术技术

1. 肝胆管盆一定要建立在正常胆管上，一定要切除毁损胆管。
2. 切除毁损胆管时，宜注意：①先横断胆总管，紧贴胆管由下而上，辨清肝门静脉，游离毁损胆管壁，予以切除；②切开肝左、右管，显示正常胆管。

病例 19：Ⅲ型医源性近段胆管损伤，并发胆汁性腹膜炎 7 天，施行改良盆式 Roux-en-Y 术

【病史】患者，男，68 岁。胆囊切除后腹痛、胆汁外漏 7 天。9 天前诊为“结石性胆囊炎”，在某院施行“胆囊切除术”，历时 7 小时，术后腹痛。7 天前腹腔引流管每日流出胆汁 1300ml。5 天前转住某地区医院，B 超、CT 检查诊为“医源性胆道损伤”，非手术治疗，效果不佳，要求转入我院。

T 38.1℃，P 121 次 / 分，R 30 次 / 分，BP 136/80mmHg。神清，皮肤、巩膜轻度黄染。心律齐、无杂音，双肺呼吸音清。腹稍胀满，腹壁紧张，压痛、反跳痛以右上腹为显著；见右上腹经腹直肌切口瘢痕，皮肤缝线处红肿；右侧腹腔引流管及周围流出黄色胆汁，腹水征不明显。双下肢无水肿，右腰背部肌肉紧张，抬举痛存在。

WBC 14.7 × 10^9/L，N 0.885，PLT 496 × 10^9/L，TBIL 63.7μmol/L，DBIL 41.8μmol/L，TP 48g/L，ALB 29.2g/L，PA 84mg/L，ChE 3104U/L，ALP 232U/L，γ-Gt 214U/L，AST 57.1U/L，ALT 2915U/L。pH 7.454，PCO_2 31.8mmHg，PO_2 66.7mmHg。

【术前诊断】医源性近段胆管损伤，合并肝内、外胆瘘及弥漫性胆汁性腹膜炎。

【手术过程】

1. 急症，平仰卧位，取“倒 S”形切口入腹（图 3-19-1）。见：腹膜腔积墨绿色胆汁，腹膜被染成墨绿色。肝表面光整，肝叶形态、比例无失衡，质地稍硬，无结石感、结节感。胆囊已切除。肝门隆突下见胆管灼伤、坏死破口，内径约 0.3cm，不断溢出胆汁。肝总管、胆总管上段有长约 6cm 未见，胆总管远段残端见丝线双重结扎。网膜孔右侧见 2 根乳胶引流管。胰头不大，脾不大。

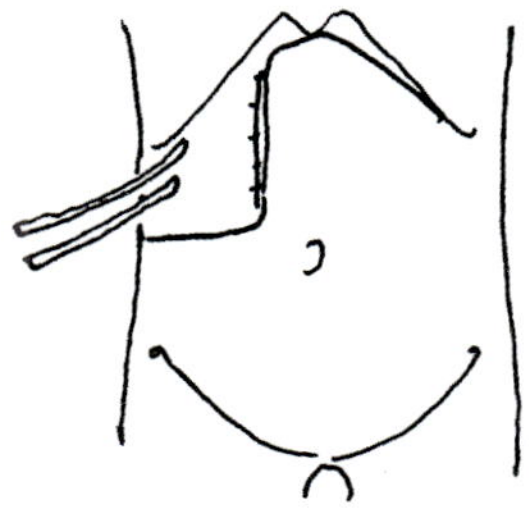

图 3-19-1　手术切口示意图

2. 清创腹膜腔。钝性离断粘连，挽出肠管，用 5000ml“三合一液”冲洗清洁腹膜腔，而后还纳肠管于腹膜腔。

3. 组成肝胆管盆

（1）分离肝周粘连，右膈下填塞“三合一液”纱布垫，托出右肝。

（2）剔除一级肝门、肝十二指肠韧带上腐朽组织，显现一级肝门及肝左、右管。

（3）用“四边法”经肝门隆突瘘口及经肝圆韧带途径、胆囊床途径逐一延长切开肝左管、肝右管，组成肝胆管盆，其内径长度达 3cm，肝左、右管内径分别为 0.8cm、0.7cm。

4. 切取桥袢空肠 40cm，完成改良盆式 Roux-en-Y 术，放置导管于肝胆管盆。

5. 放置网膜孔右侧、盆腔引流管各一根，肝胆管盆引流管经腹壁右侧戳孔引出。

6. 逐层关腹。手术历时 2.5 小时，失血量 50ml，安返病房。

7. 本例手术绘图见图 3-19-2。

【术后诊断】Ⅲ型医源性近段胆管损伤，合并胆内、外瘘及胆汁性弥漫性腹膜炎。

【实施的手术】施行腹膜腔清创、改良盆式 Roux-en-Y 术。

【术后】无胆漏、出血、腹腔残余脓肿，恢复平顺，术后第 2 天起床活动并进食。随访至今，健康。

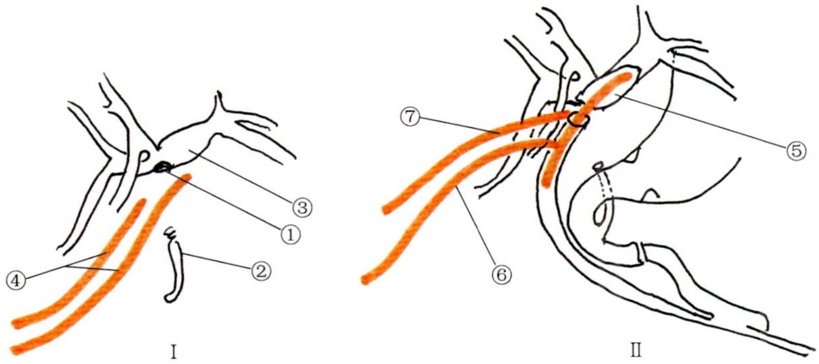

图 3-19-2　手术示意图

Ⅰ. 术前；Ⅱ. 术后

①瘘口；②远段胆总管；③肝左管；④腹腔引流管；⑤肝胆管盆；⑥肝胆管引流管；⑦腹腔引流管

【讨论】

（一）胆管狭窄

本例医源性胆管损伤导致胆管狭窄，由电灼伤所致。损伤合并感染，导致胆管炎性狭窄；为胆管壁源性、环状、相对狭窄。

（二）解除狭窄的难点

1. 胆瘘导致胆汁性弥漫性腹膜炎，组织炎症、水肿、松脆。

2. 肝外胆管切除长度达 6cm，不能施胆管端端吻合。
3. 寻找、发现胆管损伤处，易误将肝门静脉当成胆管。

（三）解除狭窄的方法

施行改良盆式 Roux-en-Y 术。

（四）相关外科手术技术

1. 手术时机。就本例而言，急症手术是十分合理的选择。
2. 腹膜腔清创。清创时注意挽出肠管，腾空腹膜腔，彻底冲洗；冲洗液以“三合一液”较妥。
3. 肝胆管盆的建立。剔除一级肝门周围坏死组织；安置 Pringle 止血带，阻断入肝血流，经肝圆韧带途径、胆囊床途径切开肝左、右管，组成肝胆管盆。
4. 完成改良盆式 Roux-en-Y 术时，注意桥袢系膜充分松弛；用 4-0 Prolene 线做吻合线，放置肝胆管盆引流管。

病例 20：Ⅲ型医源性近段胆管损伤，胆肠 Roux-en-Y 术后 8 年，再施行改良盆式 Roux-en-Y 术

【病史】患者，男，56 岁。反复右上腹痛 10 多年，复发伴寒热 10 天。8 年前（2011 年）因“胆囊结石”在当地县医院施行“电视腹腔镜胆囊切除术”，术后出现胆漏、腹膜炎。术后第 3 天诊为“胆漏、腹膜炎”在某省级医院急症施行“腹膜腔清创、胆总管 T 形管引流术”，术后仍有发热、黄疸。于术后 1 个月再次在该院诊为“高位 AOSC”，施行“胆肠 Roux-en-Y 术”。

T 36.5℃，P 82 次 / 分，R 20 次 / 分，BP 118/70mmHg。神清，无黄疸，心、肺正常。腹平，浅静脉无曲张，见右上腹“反 L”形切口瘢痕一条，长约 20cm。腹壁软，肝、脾未触及，剑突右下方压痛，叩击右肝区示心窝部疼痛，腹水征（−）。

WBC 8.4×10^9/L，N 0.814，PLT 127×10^9/L，TBIL 17μmol/L，DBIL 10.6μmol/L，TP 60g/L，ALB 36.6g/L，AST 38U/L，ALT 58U/L，ALP 236U/L，γ-Gt 217U/L，PA 187mg/L，ChE 5096U/L，C-12 正常。

CT（2019-04，湖南省人民医院）：胆肠吻合口以上肝内胆管轻度扩张，肝左、右管充填胆石并少量积气，肝外胆管不清（图 3-20-1，图 3-20-2）。脾大 8 个肋单元，胰管无扩张。

MRCP（2019-04，湖南省人民医院）：胆肠吻合口狭窄，其以上胆管轻度扩张，充填胆石（图 3-20-3），胆管远段内径约 0.3cm。全胰管无扩张。

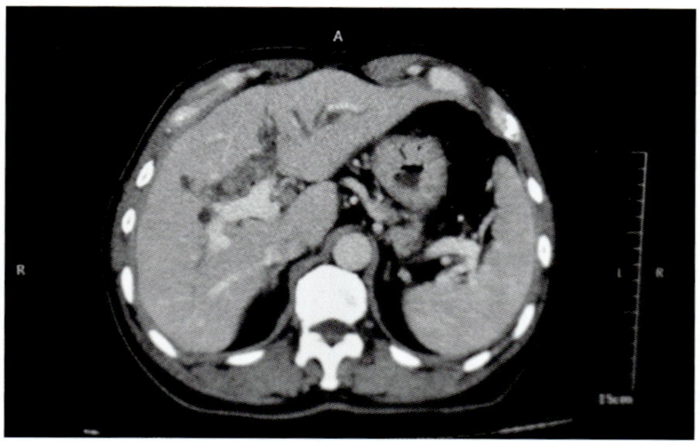

图 3-20-1　CT：显示肝内胆管轻度扩张，充填胆石

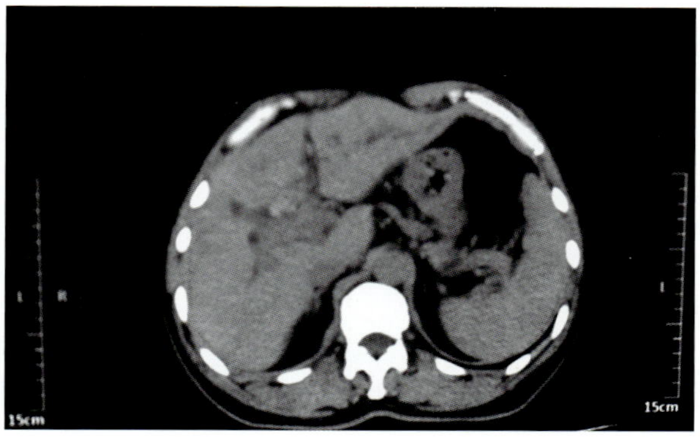

图 3-20-2　CT（增强扫描）：显示肝内胆管清晰，无门静脉海绵样变

【术前诊断】Ⅲ型医源性近段胆管损伤，胆肠 Roux-en-Y 术后，肝胆管结石。S：LHD、RHD、S_6、S_7、CHD；St：胆肠吻合口；A：无；C：胆汁性肝硬化、门静脉高压症、巨脾、反流胆管炎。

【手术过程】

1. 择期，平仰卧位，全身麻醉，取延长原切口入腹（图 3-20-4）。见：无腹水，大网膜上无静脉曲张

及癌性结节。肝色泽棕红，肝叶（段）比例无明显失调，质地硬，无明显结石感及结节感；肝方叶肥大。原为胆肠 Roux-en-Y 术，胆肠吻合口外径约 0.7cm，其上肝左、右管可扪及结石感。桥袢空肠长约 40cm，位于横结肠后位，桥袢空肠、空肠吻合为端侧吻合，未见反流“小胃”。肝外胆管未见，胰头、体不大，脾下极平左肋缘。

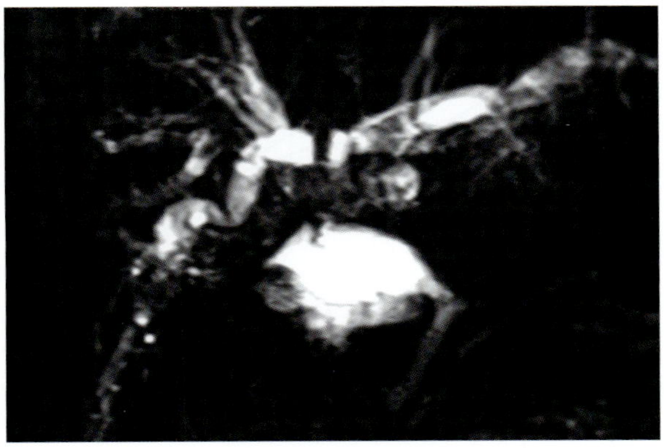

图 3-20-3　MRCP：显示胆肠吻合口狭窄

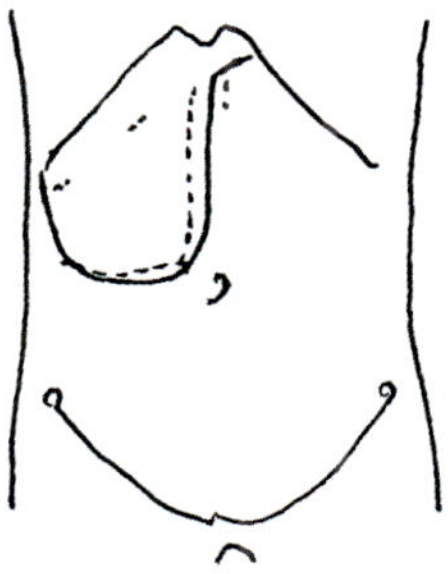

图 3-20-4　手术切口示意图

------ 原切口；—— 现切口

2. 离断肝周粘连，显现原胆肠吻合口，外径约 1cm，予以离断。显现胆肠吻合口内径约 0.7cm，清除肝左、右管内部分结石。由于肝方叶肥大，术者感觉进一步扩大胆管切口困难，请笔者会诊。

3. 笔者完成以下手术

（1）安置 Pringle 止血带，离断肝桥，切除肝方叶，显现肝左管，敞开左肝前纵沟。

（2）用“四边法”沿肝圆韧带途径切开肝左管长度达 2cm，沿胆囊床途径切开肝右管长度达 1cm，直视下清除肝内各胆管脓性胆汁、胆泥。

（3）离断胆总管，拼合组成肝胆管盆，内径 3cm（图 3-20-5）。

（4）游离桥袢空肠，另做结肠右曲系膜戳孔（图 3-20-6），经此达肝胆管盆，完成改良盆式 Roux-en-Y 术。肝胆管盆放置 14 号 T 形管。

4. 清点器械、敷料无误，逐层关腹。手术历时 4 小时，失血量 100ml，安返病房。

5. 本例手术绘图见图 3-20-7。

【术后诊断】Ⅲ型医源性近段胆管损伤，胆肠 Roux-en-Y 术后，肝胆管结石。S：LHD、RHD、S_6、S_7、CHD；St：胆肠吻合口；A：无；C：胆汁性肝硬化、门静脉高压症、巨脾、反流胆管炎。

【实施的手术】施行改良盆式 Roux-en-Y 术。

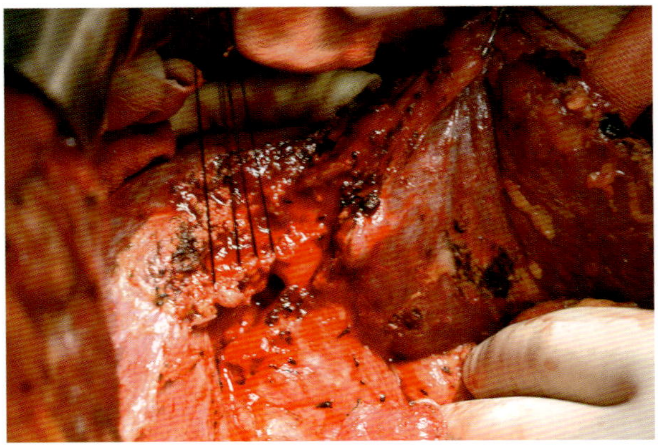

图 3-20-5　线牵引处为肝胆管盆

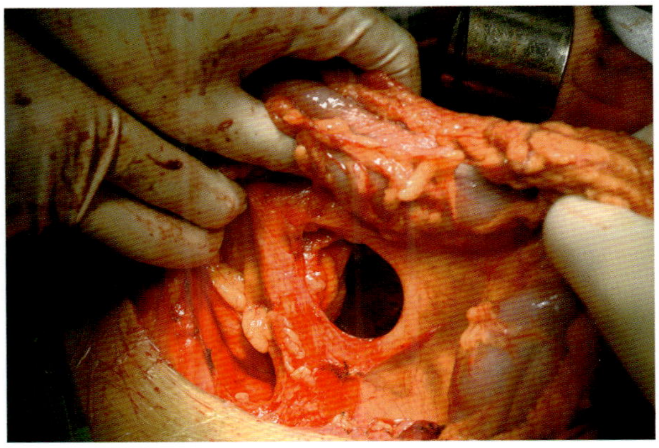

图 3-20-6　横结肠系膜大圆孔为原孔，其左侧为本次手术结肠系膜戳孔

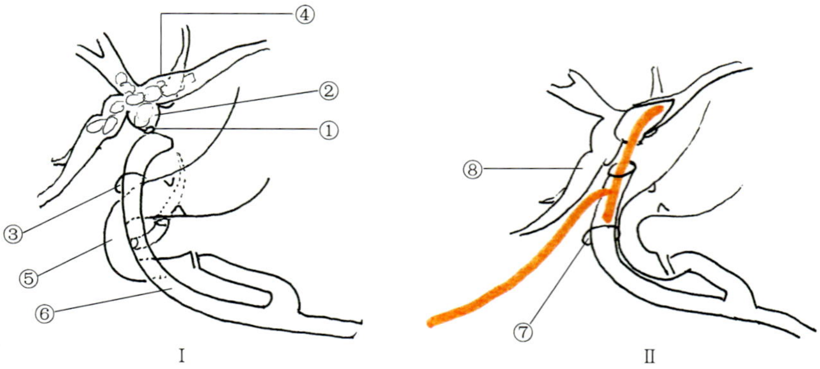

图 3-20-7 手术示意图

Ⅰ. 术前；Ⅱ. 术后

①胆肠吻合口；②肝总管；③横结肠系膜戳孔；④肝左管；⑤十二指肠；⑥桥袢空肠；⑦结肠右曲系膜戳孔；⑧肝右后叶胆管

【术后】恢复平顺，复查 CT 无胆石残留。

【讨论】

（一）胆管狭窄

本例原胆肠吻合口为环状、炎性、良性、真性狭窄；为胆管壁源性狭窄。

（二）解除狭窄的难点

1. 既往Ⅲ型医源性胆管损伤，并发胆瘘、胆汁性腹膜炎，多次胆道手术，最终由于胆管炎亚急性期施行胆肠 Roux-en-Y 术。

2. 本次术中见肝方叶肥大，肝圆韧带途径闭塞。

3. 本次手术处于高位 AOSC，胆管壁充血、水肿，而且为胆管口真性狭窄。

（三）解除狭窄的方法

经肝圆韧带途径、胆囊床途径解除肝左、右管及肝总管口狭窄，形成肝胆管盆，内径从 0.7cm 扩大到 3cm，而且肝左、右管口及肝管充分切开。

（四）相关外科手术技术

1. 经肝圆韧带途径在瘢痕组织中寻找出肝圆韧带，肝桥横断，敞开左肝前纵沟，阻断入肝血流，切除肝方叶，显现肝左管。

2. 组成肝胆管盆。本例为医源性胆管损伤，并出现过一系列并发症，从中可吸取许多教训。

（1）Ⅲ型医源性近段胆管损伤，虽然损伤平面在肝总管，其胆管宜扩大、延长切开至肝左、右管。

（2）胆肠内引流宜选在伤后 10 周左右，不宜在急性期施行。

（3）本次为择期手术，宜充分切开胆管，清除原胆肠吻合口瘢痕，组成肝胆管盆，本例肝胆管盆内径达 3cm。

病例 21：肝胆管结石，多次胆道术后左、右二级胆管狭窄，施行肝右前叶和后叶胆管内吻合、肝左外叶胆管和肝左管内吻合及改良盆式 Roux-en-Y 术

【病史】患者，女，67 岁。间歇性上腹痛 30 年，复发伴寒热 3 天。30 年前，因“胆石症”在当地县医院施行“OC”。20 年前，因“胆石症”在当地县医院施行“胆总管探查、T 形管引流术”。

T 36.1℃，P 78 次 / 分，R 20 次 / 分，BP 112/74mmHg。神清合作，无黄疸，心、肺正常。腹平，浅静脉无曲张，见经腹直肌旁切口瘢痕一条，长约 13cm，无可复性肿块；腹壁软，未触及肝、胆囊、脾，剑突右下方压痛，叩击右肝区示心窝部不适，腹水征（－）。

WBC 7.4×10^9/L，N 0.781，PLT 124×10^9/L，TP 74.2g/L，ALB 39.1g/L，TBIL 8.0μmol/L，DBIL 2.3μmol/L，PA 166mg/L，ChE 5247U/L，AST 42.4U/L，ALT 27.9U/L，ALP 204U/L，γ-Gt 275U/L。

CT：肝表面光整，形态无失衡。肝内胆管中度扩张，尤以肝左外叶、肝右后叶胆管显著，其内充填胆石（图 3-21-1）。肝外胆管轻度扩张，无胆石。胆囊已切除，脾不大，肝十二指肠韧带无曲张静脉丛，肝门静脉内径约 1cm。

MRCP：肝外胆管无扩张，曲折呈“>”形，无胆石；肝内胆管中度扩张，充填胆石，尤以肝右后叶及肝左外叶显著（图 3-21-2）。

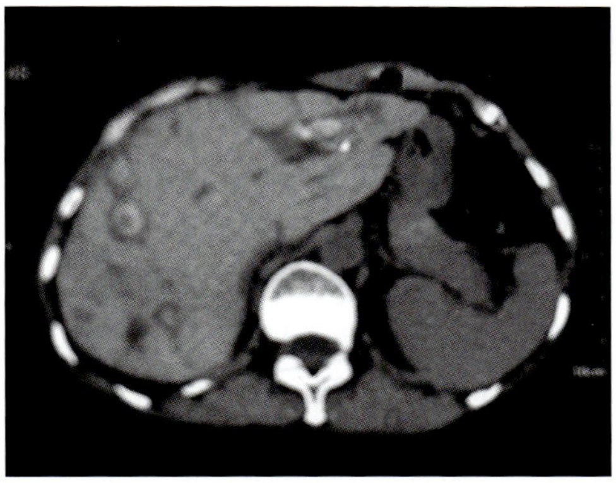

图 3-21-1　CT：显示肝内胆管中度扩张，充填胆石

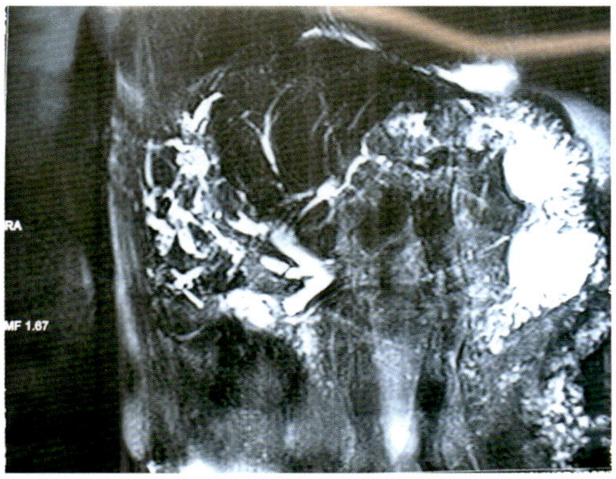

图 3-21-2　MRCP：肝外胆管呈“>”形，肝右后叶、肝左外叶胆管扩张，充填胆石

【**术前诊断**】肝胆管结石。S：S_6、S_7、S_5、S_8、S_2、S_3；St：RHD、LLBD；A：无；C：高位 AOSC、胆汁性肝硬化。

【**手术过程**】

1. 高压氧舱治疗 14 天，预防性应用抗生素亚胺培南 1g。

2. 择期，平仰卧位，放置胸背垫，全身麻醉，取上腹部“Y”形切口（图 3-21-3）入腹。见：无腹水，腹膜上无癌性结节。肝色泽棕红，表面尚光整，肝叶形态、比例无明显失衡；右肝膈面结石感明显，肝左外叶结石感更清楚。肝十二指肠韧带表面可见数支曲张静脉支。肝总管外径约 1cm，无结石感。肝方叶稍肥大，显现肝左管下缘。肝桥肥大，外径约 1.5cm。胆囊未见，脾不大。

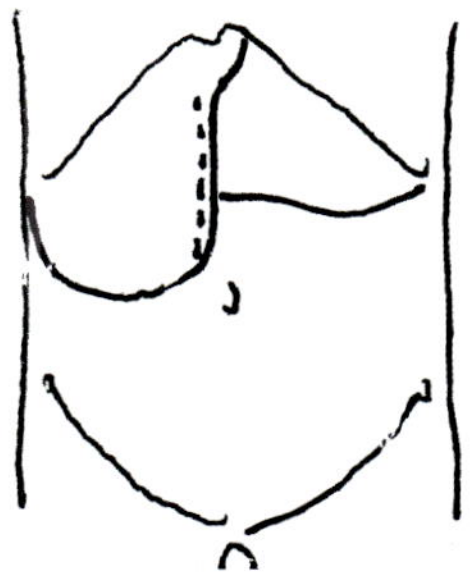

图 3-21-3　手术切口示意图

3. 显现肝外胆管、肝左、右管及狭窄的肝右后叶胆管

（1）离断肝周粘连带，显现肝十二指肠韧带，安置 Pringle 止血带。

（2）穿刺肝总管右侧 3 针，回抽均为鲜血。游离肝方叶基部，显现肝左管及肝总管左侧，经此分离粘连，切开肝总管、胆总管及肝左管。

（3）经胆囊床途径切开肝右管，显现肝左、右管口及尾状叶左、右管口、肝左外叶胆管口均无狭窄；而肝右前叶及肝右后叶胆管为相对狭窄，肝右后叶胆管口为真性狭窄、内径约 0.4cm，肝右前叶胆管口内径约 0.7cm，其胆管充填胆石。

4. 阻断入肝血流，切除肝方叶及部分肝 S_5，充分敞开一级肝门。

5. 做肝右前叶、后叶胆管内吻合，充分解除肝右后叶胆管口狭窄，清除右肝内胆管结石。

（1）经胆囊床途径切开肝右前叶胆管及肝右前叶中、下段胆管，清除其内胆石。

（2）用尖刀片“V”形切开肝右前叶、后叶胆管间壁，使其胆管口达到 1.8cm，直视下清除其内胆石。

（3）经肝右后叶下段及结石感途径清除 S_6 终末结石，结石感消失，用 3-0 Prolene 线做胆管切口连续缝闭。

6. 经结石感途径切开肝左外叶上、下段胆管，清除胆石，并与肝左管沟通。

肝门静脉期及延迟扫描期显示强化减退（图 4-1-3）。肝门静脉右支、肝右静脉未显影（图 4-1-4）。肝左外叶内无异常密度灶及强化灶，肝内胆管无扩张。胆囊显示欠清，脾无异常，全胰主胰管无扩张。

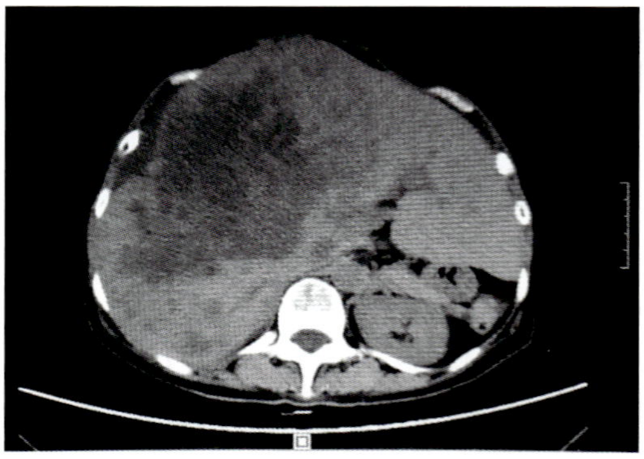

图 4-1-1　CT：显示右肝、肝左内叶低密度区

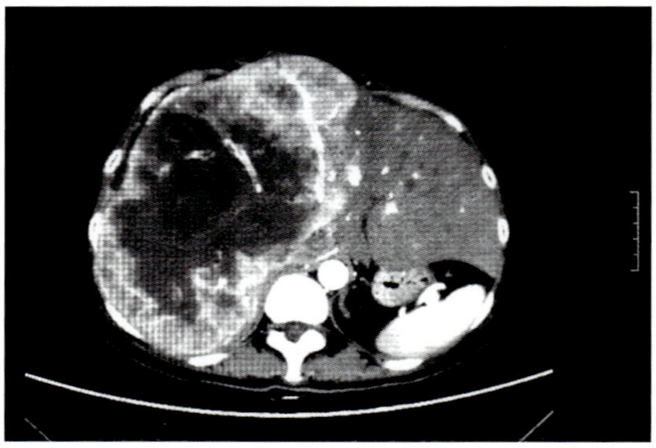

图 4-1-2　CT 增强扫描（动脉期）：显示肿块内不均质强化

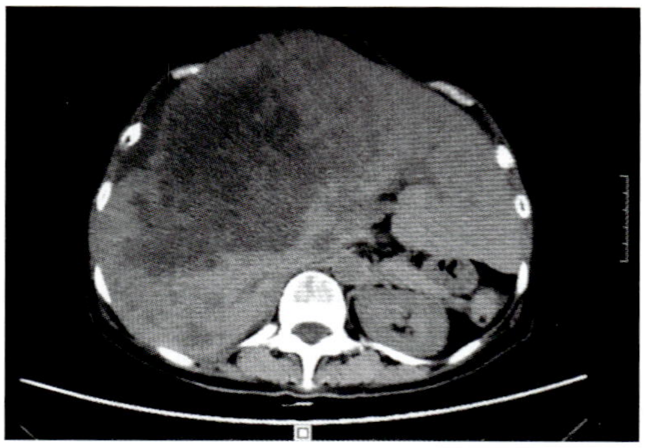

图 4-1-3　CT（增强扫描肝门静脉期）：显示强化减退

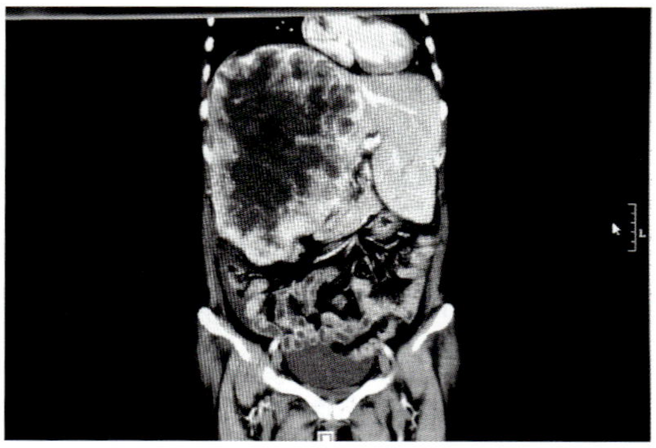

图 4-1-4　CT（矢状面）：肝门静脉右支、肝右静脉未显影

【术前诊断】巨块型肝癌，肝门静脉右支、肝右静脉受累。

【手术过程】

1. 择期，平仰卧位，全身麻醉，取右上腹“反 L 鱼钩”形切口（图 4-1-5）、断开右侧第 9 肋缘入腹。见：无腹水，腹膜上未见癌性结节，大网膜无静脉曲张。右肝巨大，下缘达脐下 3cm，表面呈白色巨块（图 4-1-6），质地坚硬如石。肝左外叶增大，棕红色，表面光整，质地软。胆囊不大。胆总管外径约 1.3cm，无胆石。无门静脉海绵样变，一级肝门内陷深在，肝膈间无粘连。胰头不大，脾未见肿大。

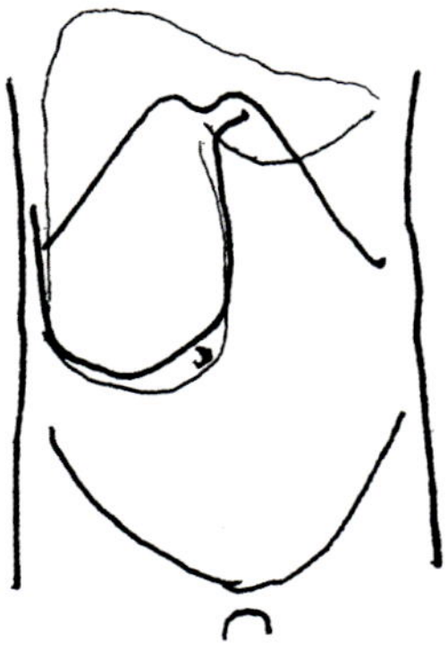

图 4-1-5　手术切口示意图

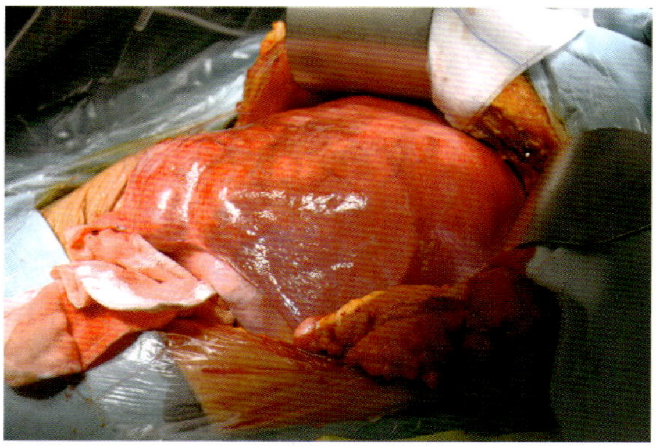

图 4-1-6　右肝巨大肿块，色白

2. 完成腹部皮肤切口，安置腹部自动牵开器。

3. 解剖第一肝门，结扎、切断胆囊管（图 4-1-7），显现肝外胆管、肝右动脉、肝门静脉右支，先后予以结扎、切断（图 4-1-8）。安置 Pringle 止血带及肝下腔静脉止血带（图 4-1-9，图 4-1-10）。进一步向第一肝门左侧游离、结扎、切断肝中动脉及通向肝左内叶的肝门静脉分支和胆管，见右肝三联变紫、缺血（图 4-1-11）。

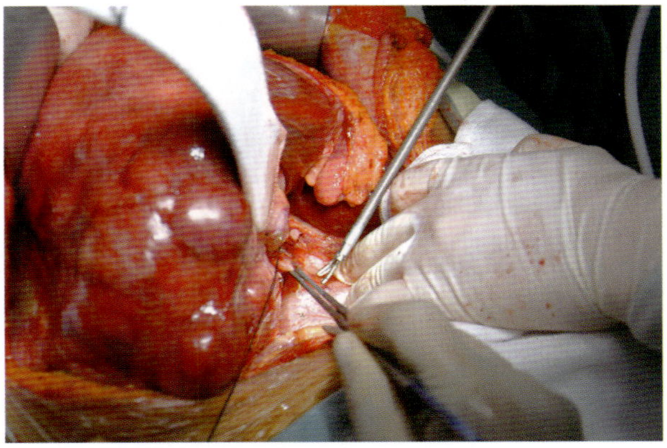

图 4-1-7　超声刀处为第一肝门

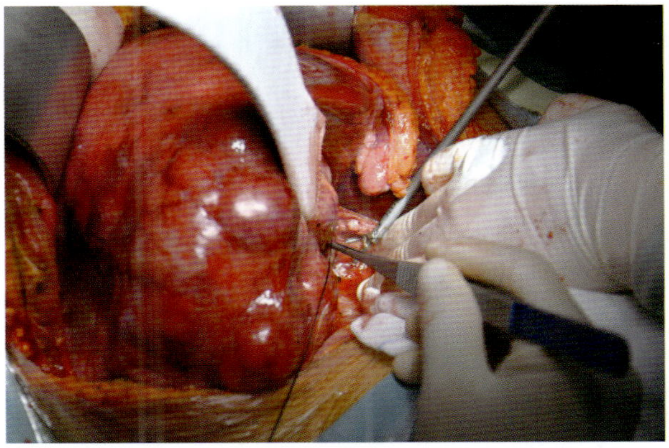

图 4-1-8　超声刀处为肝右动脉、肝门静脉右支

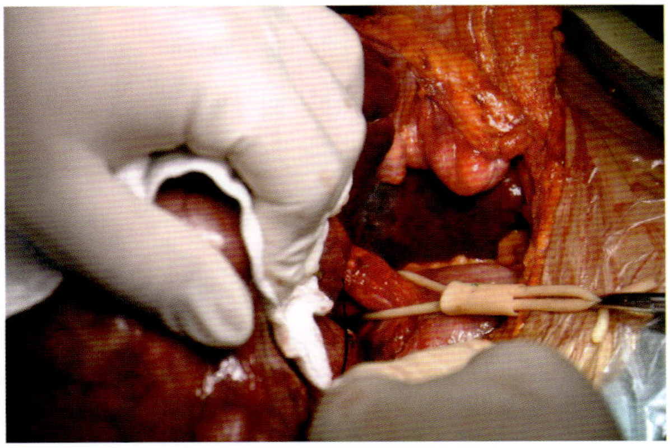

图 4-1-9　橡皮管为 Pringle 止血带

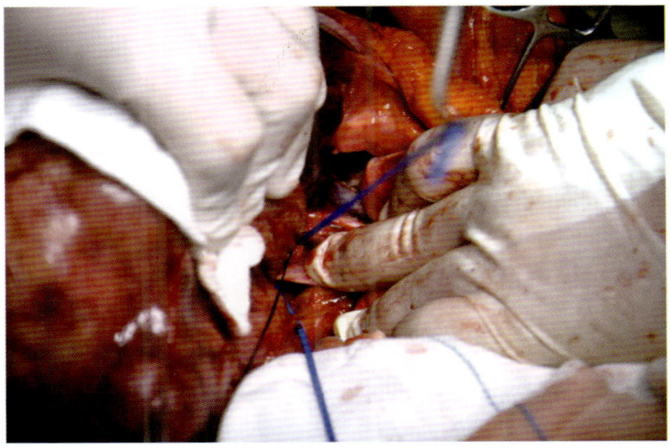

图 4-1-10　左手中指处为肝下腔静脉止血带

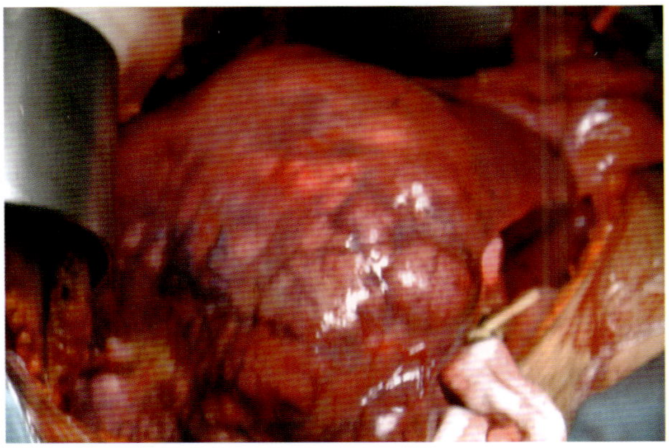

图 4-1-11　右肝缺血

4. 离断冠状韧带、右肝肾韧带达第三肝门。

5. 解剖第二肝门，显现肝中静脉、肝右静脉根部。

6. 劈离肝。于肝镰状韧带右侧劈离肝（图 4-1-12），达肝中静脉。离断肝短静脉先后 5 支，显现肝后腔静脉，先后以切割闭合器离断肝中静脉、肝右静脉（图 4-1-13），而后紧贴右肝快速剥离移除右肝三联。术野显示肝左外叶完好（图 4-1-14）、肝后腔静脉完好（图 4-1-15）。

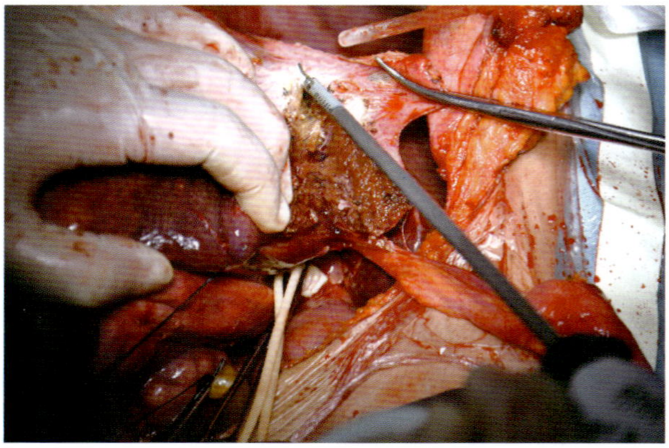

图 4-1-12　长弯钳牵拉处为肝镰状韧带

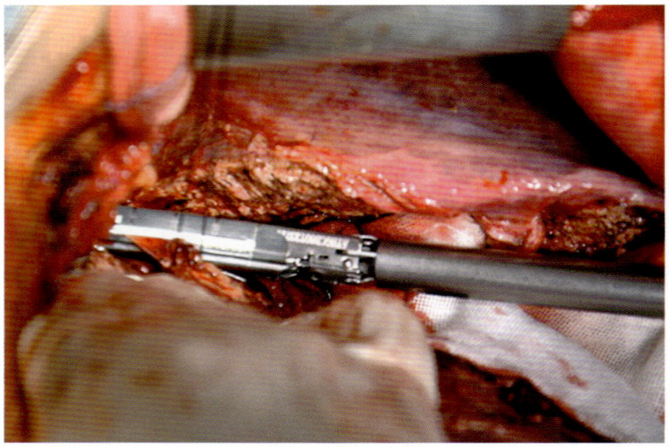

图 4-1-13　直线切割闭合器

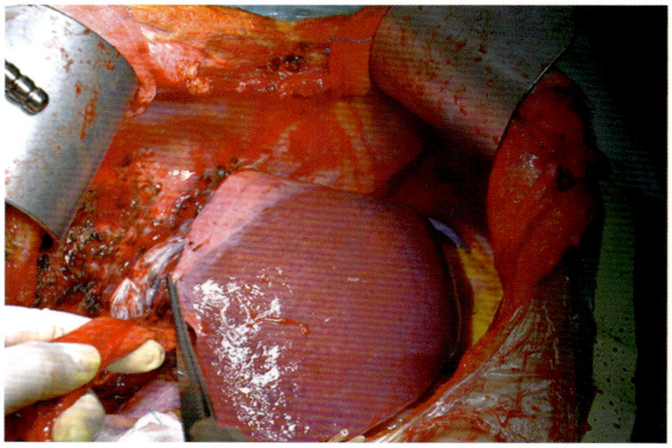

图 4-1-14　肝左外叶

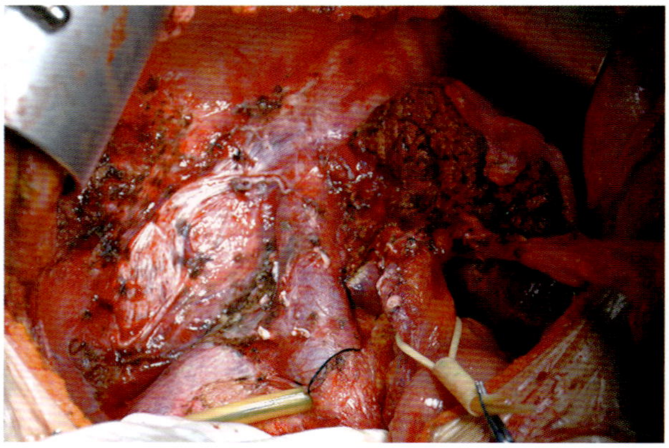

图 4-1-15　中央为肝后腔静脉

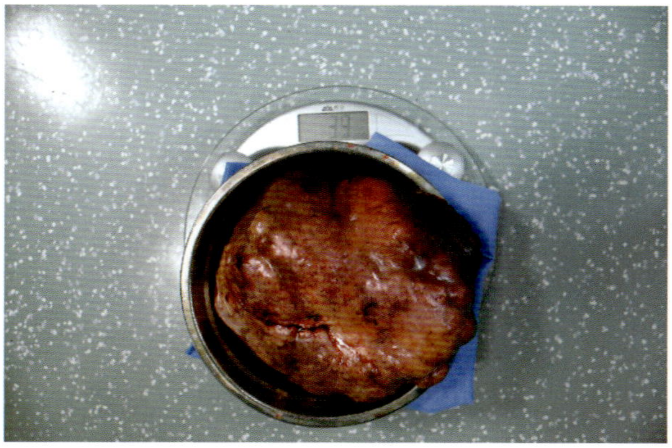

图 4-1-16　肝标本

7. 放置胆总管 T 形管，注水测试无胆漏。

8. 逐层关腹。手术历时 3 小时，失血 200ml，离体肝重 3.9kg（图 4-1-16）。

【术后诊断】巨块型肝癌，肝门静脉右支、肝右静脉受累。

【实施的手术】施行右肝三联切除、胆管 T 形管引流术。

【术后】无腹腔脓肿、肝功能不全、肺部感染等并发症，恢复平顺。

【讨论】

（一）胆管狭窄

本例胆管狭窄表现在肝左管受肝肿瘤压迫变扁狭窄，故本例为壁外源性、良性、管状狭窄。

（二）解除狭窄的难点

1. 肝癌肿块巨大，离体肝重 3.9kg，如果在活体上其重约 6kg。

2. 肝上界在右锁骨中线上第 4 肋间，瘤右下缘位于脐下三横指，致使供手术操作的空间很少。一级肝门藏于深坑内。

3. 由于肝癌肿块巨大，致使第二肝门、第三肝门显现困难。

（三）解除狭窄的方法

1. 足够宽大的腹部切口，本例切开右侧第 9 肋缘，并安置全腹自动牵开器。
2. 安置 Pringle 止血带、肝下下腔静脉止血带。
3. 解剖第一肝门，先后结扎、切断通向右肝三联的胆管、动脉及肝门静脉分支。
4. 经前路劈肝，离断肝短静脉及肝中、肝右静脉，移去右肝三联。

（四）相关外科手术技术

本例巨块型肝癌右肝三联切除，历时 3 小时，失血 200ml，术后恢复平顺，确实并非易事，值得庆幸。有几点经验值得提出：①术者非常熟悉肝的解剖；②先离断右肝三联的胆管、动脉、肝门静脉分支，使其缺血；③经前路入肝，劈离肝，主要血管用血管夹、直线血管切割闭合器，省时、可靠、快捷；④结扎、切断肝短静脉、肝右静脉后，紧贴肝快速剥离、移除右肝三联。

病例 2：胆囊癌累及肝右管、肝总管，合并梗阻性黄疸，施行根治性切除、改良盆式 Roux-en-Y 术

【病史】患者，女，58 岁。右上腹不适 6 个月，黄疸 10 天。无腹痛、寒战、发热，粪便呈色白，无黏液及血便。否认胆石症病史，无乙型肝炎病史。

T 36.4℃，R 20 次 / 分，P 101 次 / 分，BP 113/62mmHg。神清合作，皮肤、巩膜中度黄染。心律齐、无杂音，双肺呼吸音清。腹平，浅静脉无曲张；腹壁软，未触及肝、胆囊、脾，剑突右下方轻压痛，Murphy 征（−），右肝区叩击示心窝部不适，无胃振水音，腹水征（−）。双下肢无水肿。

WBC 5.49×10^9/L，N 0.717，PLT 271×10^9/L，CA19-9 365U/ml，TBIL 195.5μmol/L，DBIL 150.7μmol/L，TP 58.3g/L，ALB 35g/L，AST 42.6U/L，ALT 51U/L，ALP 292U/L，γ-Gt 342U/L，PA 141mg/L，ChE 5000U/L。

CT（2020-02，湖南省人民医院）：肝门区见一不规则软组织影，约 5.7cm × 4.4cm × 5.2cm，边界不清，密度不均（图 4-2-1）。肝内胆管轻度至中度扩张，无胆石、无积气。增强扫描动脉期显示肝门区肿块不均强化，病灶累及肝右管、肝总管、胆囊管，胆囊颈不清，胆囊壁厚薄不均（图 4-2-2）。静脉期显示胆总管中段管壁软组织向管腔凸出，无门静脉海绵样变（图 4-2-3）。

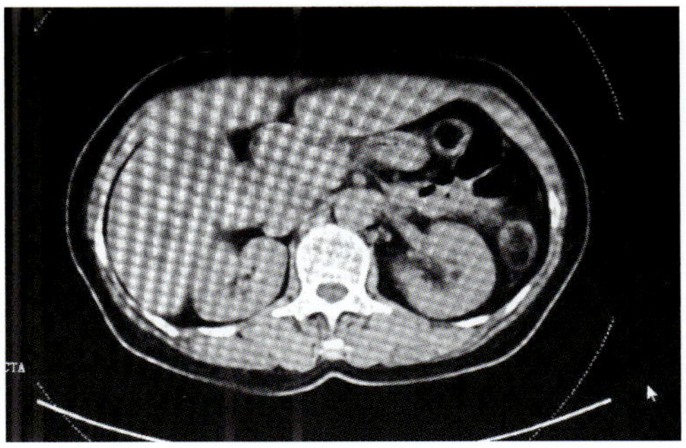

图 4-2-1　CT：肝门右侧显示胆囊

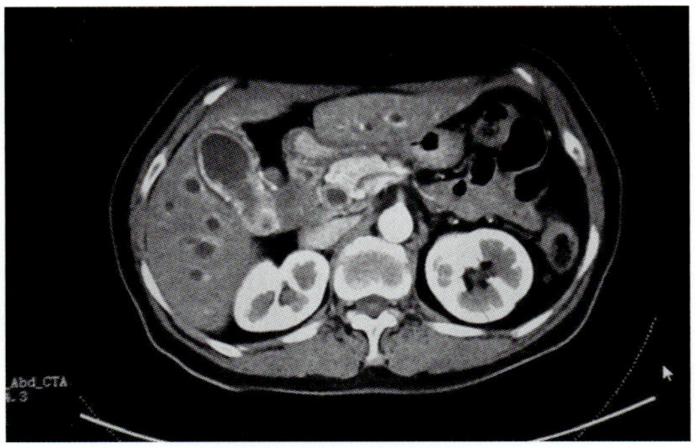

图 4-2-2　CT 增强扫描（动脉期）：显示胆囊壁厚薄不均

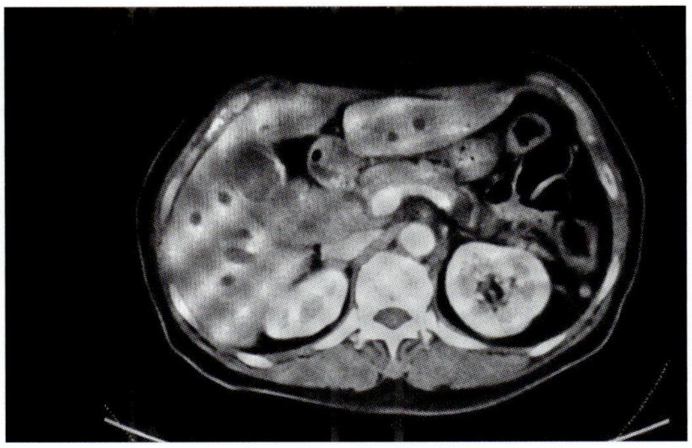

图 4-2-3　CT 增强扫描（静脉期）：显示胆总管腔闭塞

【术前诊断】非结石性胆囊炎合并胆囊癌，累及肝总管、肝右管。

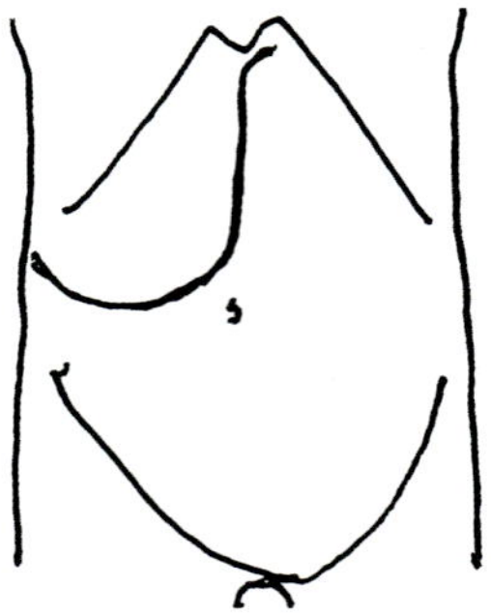

图 4-2-4 手术切口示意图

【手术过程】

1. 择期，平仰卧位，全身麻醉，取右上腹“反 L”形切口（图 4-2-4）入腹。见：无腹水，大网膜无静脉曲张，无癌性结节。肝呈棕红色，表面尚光整，肝叶（段）比例无明显失衡，除肝右前叶下段、肝方叶外，余肝质地软。胆囊塌陷，大小约 6cm × 4cm × 4cm，胆囊壁厚，以胆囊管为显著，胆囊管外径约 3cm，与肝总管融合粘连呈硬索状。肝总管外径约 3cm。肝十二指肠 L_{12}、L_{13}、L_7、L_8 组淋巴结肿大，质较硬。肝动脉、肝门静脉周围均有肿大淋巴结相连。胰头稍大、质较硬，脾不大。结肠与肿块不相连，亦无肿块。

2. 脉络化腹腔干、肝总动脉、肝固有动脉及肝左、右动脉，结扎、切断胃十二指肠动脉（图 4-2-5），显现裸露肝门静脉、肝门静脉左支及右支（图 4-2-6），并剔除 L_7、L_8、L_{12}、L_{13} 组淋巴结。

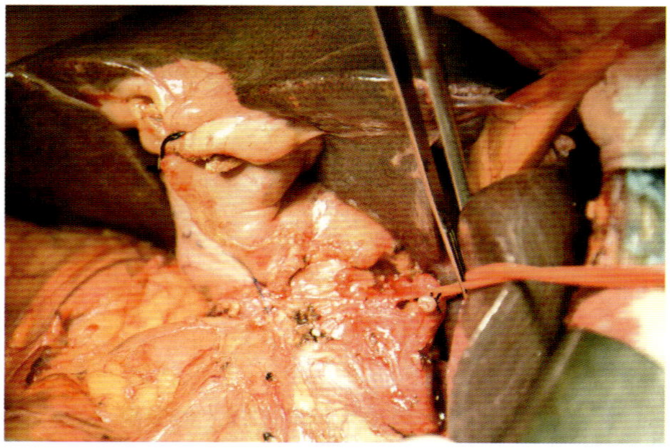

图 4-2-5 橡皮筋牵拉处为胃十二指肠动脉

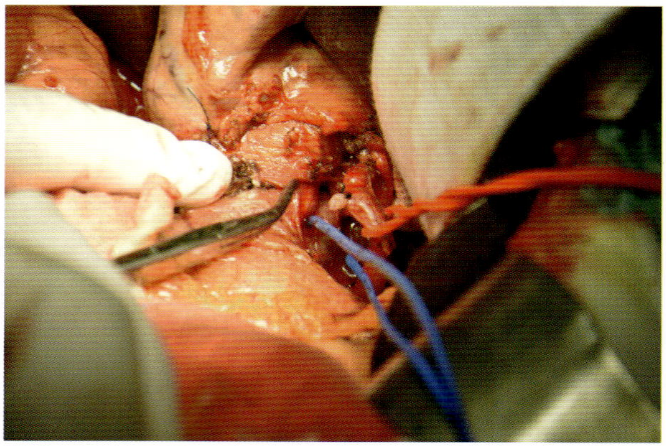

图 4-2-6 钳尖处为肝门静脉

3. 劈离肝右前叶、肝右后叶及肝左内叶（图 4-2-7），先后切断肝右前叶胆管、肝右后叶胆管、肝左管及尾状叶左管、胆总管上段，其胆管内径分别为 0.7cm、0.6cm、0.5cm、0.7cm、1.3cm（图 4-2-8），移除标本（图 4-2-9）。

4. 拼合组成肝胆管盆（图 4-2-10），约 1.3cm × 3cm。

5. 提取桥袢空肠，完成改良盆式 Roux-en-Y 术，肝胆管盆放置 12 号 T 形管（图 4-2-11）。

6. 逐层关腹。手术历时 4 小时，失血 500ml，标本送病理科。

7. 本例手术绘图见图 4-2-12。

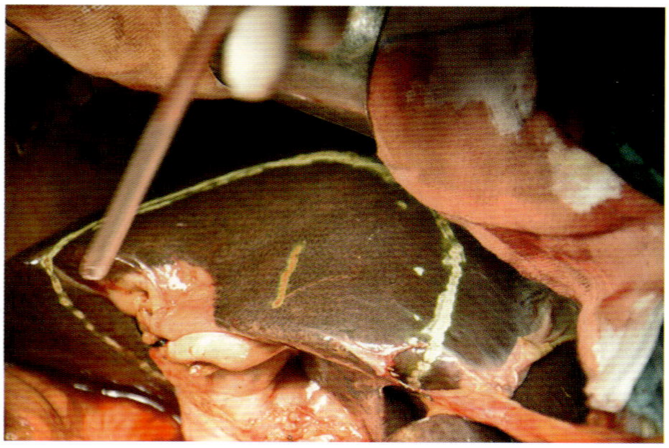

图 4-2-7 肝表面拟切肝线

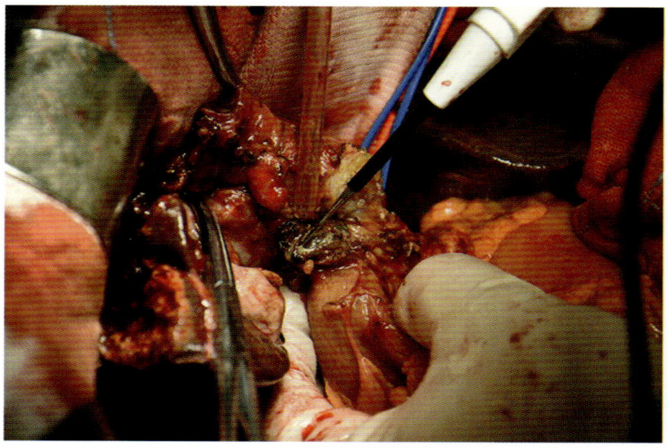

图 4-2-8 手握持处为一级肝门

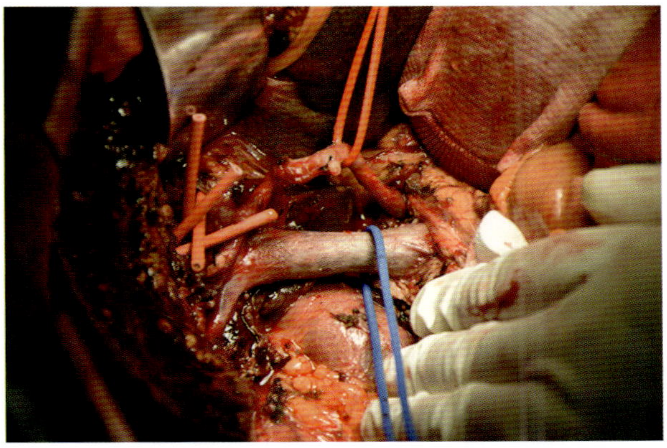

图 4-2-9　胆囊、一级肝门移除后的术野

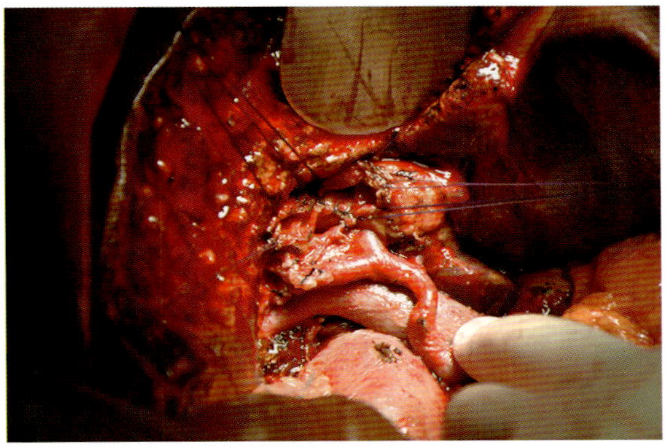

图 4-2-10　线牵引处为肝胆管盆

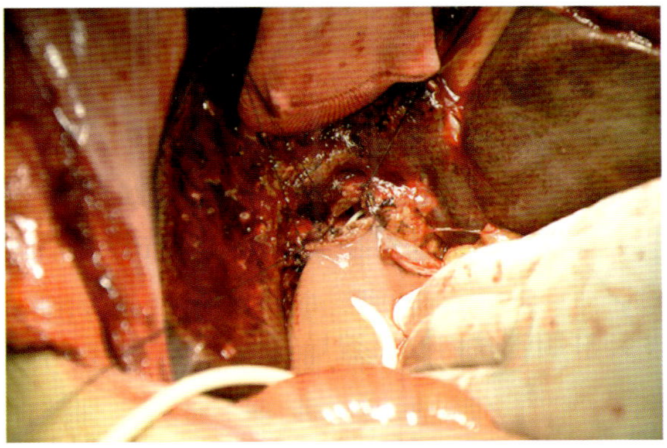

图 4-2-11　空肠为桥袢空肠

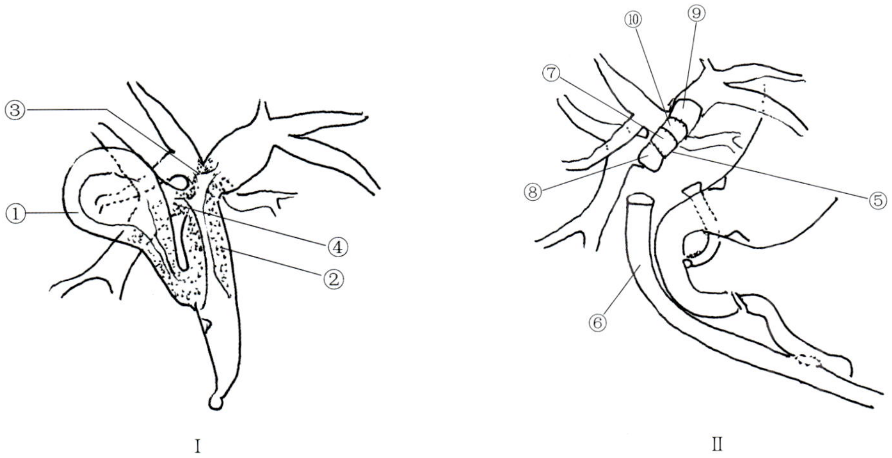

图 4-2-12　手术示意图

Ⅰ．术前；Ⅱ．术后

① 胆囊癌；② 肝总管；③ 肝右前叶胆管；④ 肝右后叶胆管；⑤ 肝胆管盆；⑥ 桥袢空肠；⑦ 肝右前叶胆管残端；⑧ 肝右后叶胆管残端；⑨ 肝左外叶胆管残端；⑩ 尾状叶左管残端

【术后诊断】非结石性胆囊炎合并胆囊癌，累及肝总管、肝右管，并有肝内、外胆管积脓。

【实施的手术】施行胆囊癌根治术。

【术后】无胆漏、出血、肝功能不全等并发症，恢复平顺。

【讨论】

（一）胆管狭窄

本例胆管狭窄表现在胆囊管癌致胆囊管壁源性、管状、真性、癌性狭窄；肝总管、肝右管受胆囊管癌成右、左肝胆管盆（图 4-3-8，图 4-3-9），内径分别为 1.3cm、1cm。

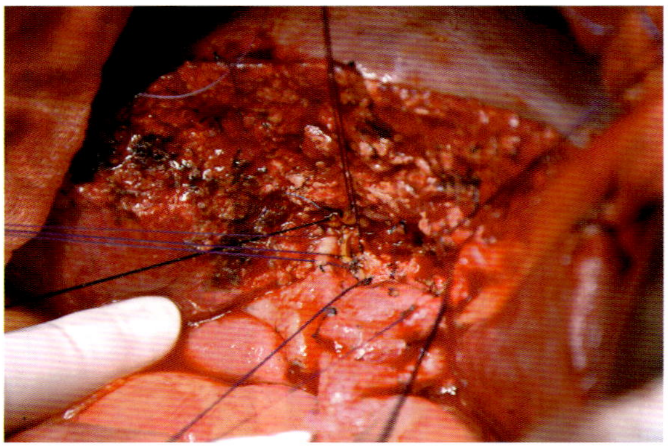

图 4-3-8　线牵引处为肝胆管盆（右盆）

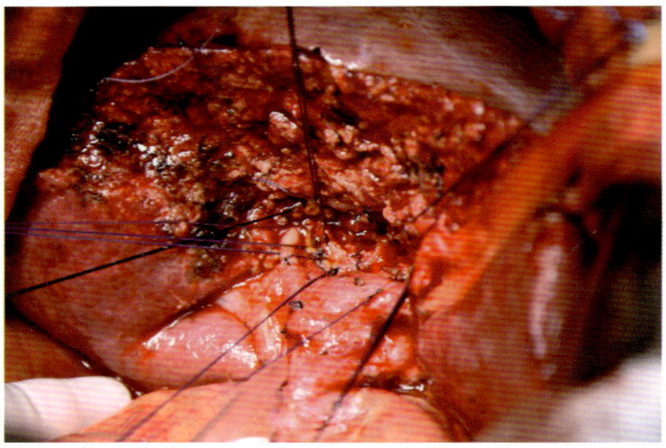

图 4-3-9　线牵引处为肝胆管盆（左盆）

7. 提取桥袢空肠，完成双口 Roux-en-Y 吻合，左、右肝胆管盆分别放置引流管。

8. 放置好肝胆管及腹腔引流管，清点器械、敷料无误，逐层关腹。手术历时 5 小时，失血量约 150ml，安返病房

9. 本例手术绘图见图 4-3-10。

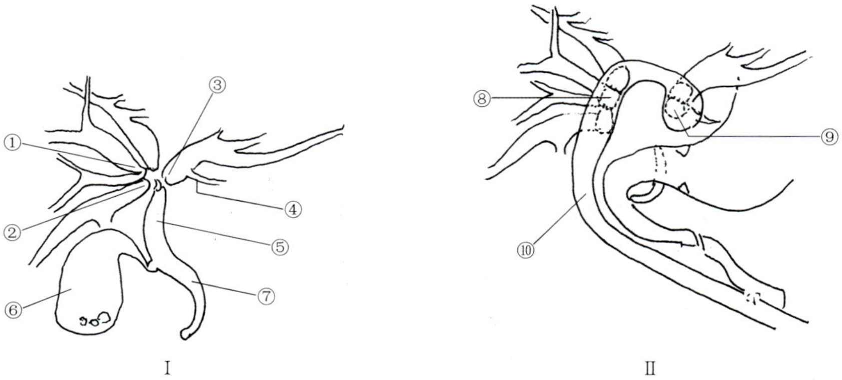

图 4-3-10　手术示意图

Ⅰ. 术前；Ⅱ. 术后

①肝右前叶胆管；②肝右后叶胆管；③肝左管；④尾状叶左管；⑤肝总管；⑥胆囊；⑦胆总管；⑧右肝胆管盆；⑨左肝胆管盆；⑩桥袢空肠

【术后诊断】Ⅲ a 型肝门胆管癌合并胆管变异（肝右管缺如）、胆囊结石。

【实施的手术】施行肝方叶切除、肝门胆管挖除及胆肠双口盆式 Roux-en-Y 术。

【术后】无胆漏、出血、肝功能不全等并发症，恢复平顺。病理切片提示胆管中分化腺癌。

【讨论】

（一）胆管狭窄

本例胆管狭窄为壁源性、管状、真性、癌性狭窄。

（二）解除狭窄的难点

1. 为肝门胆管癌性狭窄。

2. 合并胆管变异，如肝右管缺如，致肝断面胆管残端多，而且胆管内径细小，胆肠吻合。实际所见与术前影像差距大。

3. 选择手术方式困难，选择左半肝、尾状叶切除或右半肝、尾状叶切除，或肝中叶切除加尾状叶切除都不理想。

（三）解除狭窄的方法

1. 首先扪触肝门胆管癌的范围及与正常肝、肝动脉、肝门静脉的关系，确定手术方式。

2. 安置 Pringle 止血带，切除胆囊、肝方叶。

3. 脉络化肝动脉、肝门静脉。

4. 横断胆总管，显现、游离肝外胆管、左肝管、肝右管及肝右前叶、肝右后叶、尾状叶胆管，先后予以切断。

5. 拼合组成肝胆管盆，完成双口盆式 Roux-en-Y 术。

（四）相关外科手术技术

1. 本例肝方叶及部分肝 S_5 切除，对本例手术进行有裨益。

2. 先脉络化肝动脉、肝门静脉，而后大胆地做胆管周围肝组织剔除达胆管壁软薄处，是可行的。

病例 4：多囊肝、全肝结石、肝左外叶胆管壁囊肿，经胆囊床途径、肝圆韧带途径，施行肝左外叶胆管囊肿去顶、改良盆式 Roux-en-Y 术

【**病史**】患者，女，56 岁。发现肝胆管结石 8 年。2 个月前，因“肝胆管结石、AOSC”施行“ENBD”。17 天前拔除引流管出院。10 个月前，因“左肾结石”行“左肾切开取石术”。

T 36.8℃，R 20 次 / 分，P 85 次 / 分，BP 132/72mmHg。神清合作，皮肤、巩膜无黄染。心律齐、心音可，双肺呼吸音清。腹平，浅静脉无曲张；腹壁软，剑突右下方压痛，Murphy 征（－），叩击右肝区示心窝部疼痛，未触及肝、胆囊、脾，无胃振水音，腹水征（－）。双肾区无叩击痛。

WBC 8.0×10^9/L，N 0.863，PLT 452×10^9/L，TBIL 12.5μmol/L，DBIL 5.2μmol/L，TP 76.7g/L，ALB 39.6g/L，AST 25U/L，ALT 22.1U/L，PA 255mg/L，ChE 3831U/L，ALP 127U/L，γ-Gt 48.2U/L。

CT（2019-12-12，湖南省人民医院）：肝轮廓清，表面光整，肝叶（段）比例无明显失衡。肝内胆管中度至重度扩张，充填多发胆石（图 4-4-1）。肝内多发细小囊肿。肝外胆管内径 1.5cm，显示充填大量胆石。胆囊约 6cm × 3cm，亦见胆石。全胰管无扩张，脾大 5 个肋单元。

MRCP（2019-12-13，湖南省人民医院）：肝内外胆管中度扩张，充填大量胆石；肝内弥散细小囊肿（图 4-4-2）。

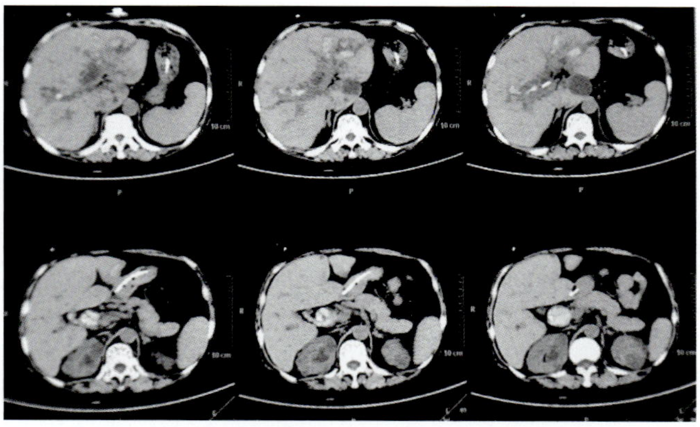

图 4-4-1　CT：显示肝内胆管中度至重度扩张，多发结石

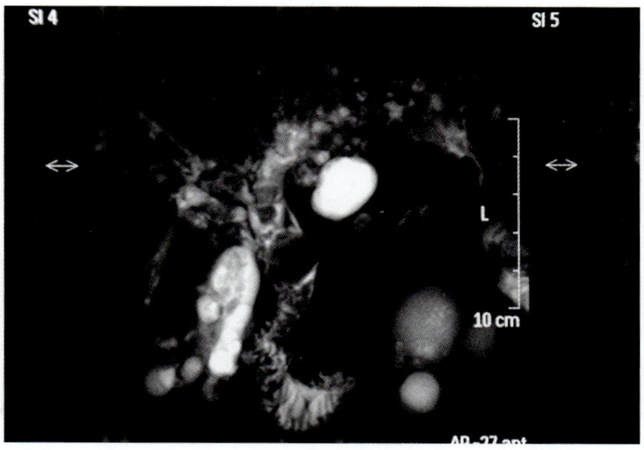

图 4-4-2　MRCP：图中央高密度影，提示囊肿

【**术前诊断**】

1. 肝胆管结石。S：S_2、S_3、S_4、S_6、S_7、S_5、S_8、CBD、CHD、G；St：LLBD、RABD、RPBD；A：肝右管缺如；C：胆汁性肝硬化。

2. 多囊肝、右肾结石。

【手术过程】

1. 择期，平仰卧位，全身麻醉，取右上腹“反 L 鱼钩”形切口（图 4-4-3）入腹。见：无腹水，腹膜上无癌性结节。右肝及肝左内叶色泽棕红，表面光整，肝左内叶肥大。肝左外叶下段呈纤维瘢痕裂隙，此处可及扪结石感。全肝质地硬，可扪及许多大小不等囊肿。肝右前叶上、下段可扪及结石感。肝外胆管外径约 1.5cm，结石感明显。胆囊约 6cm × 3cm，拟可扪及结石感。胰头软、不大，脾不大。

2. 离断肝周粘连带及韧带，膈下填塞纱布垫，托出肝，安置好肝十二指肠韧带止血带，切除胆囊。

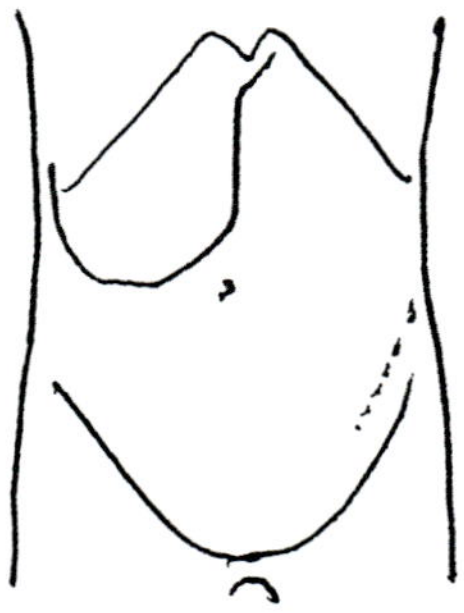

图 4-4-3　手术切口示意图

3. 用“四边法”切开肝外胆管，清除其内胆石。横断肝桥，切除肝方叶约 2cm × 3cm × 1.5cm，显现肝左管、肝左内叶胆管及肝左外叶胆管。用 Pringle 止血带阻断入肝血流，经肝圆韧带途径逆行切开肝左管口、肝左管及肝左内叶胆管，清除其内胆石，显示其内径分别为 1cm、1.3cm、0.7cm。

4. 肝左外叶胆管口内径约 0.7cm，窥见一囊肿梗阻肝左外叶胆管口（图 4-4-4），囊肿外径约 1.5cm，张力大。经囊肿与胆管壁间隙可插入中号止血钳进达肝左外叶上、下段胆管，有结石感。以 1ml 空针穿刺囊肿，获清亮液体约 1ml。以电刀戳孔开窗，孔眼内径约 1cm（图 4-4-5），切缘用 4-0 薇乔线间断缝扎。至此，肝左外叶胆管梗阻得以解除。

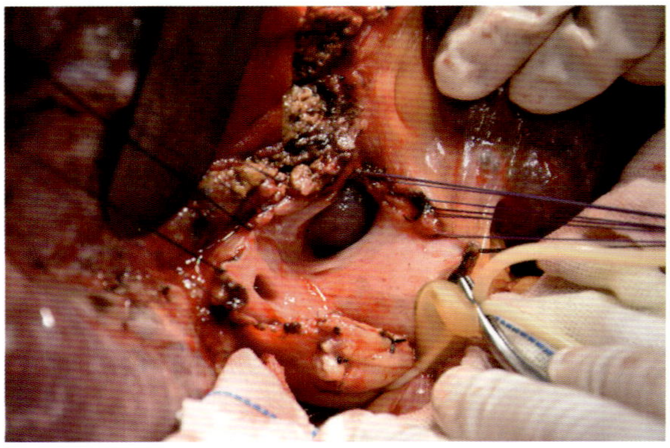

图 4-4-4　线牵拉处为胆管壁囊肿

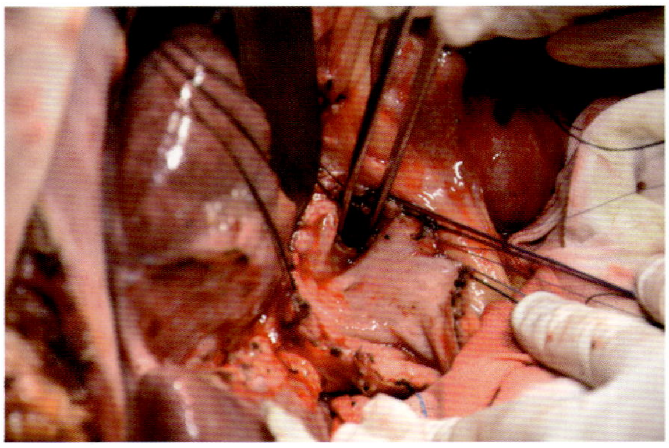

图 4-4-5　镊子尖处为胆管壁囊肿戳破后

5. 阻断入肝血流，先后在 S_3 结石感明显处切开胆管壁 2 处，直视下清除其内胆石，并与肝左管沟通，至原结石感消失，先后用 4-0 Prolene 线连续缝闭已切开的胆管（图 4-4-6），注水测试无胆漏、无出血（图 4-4-7）。

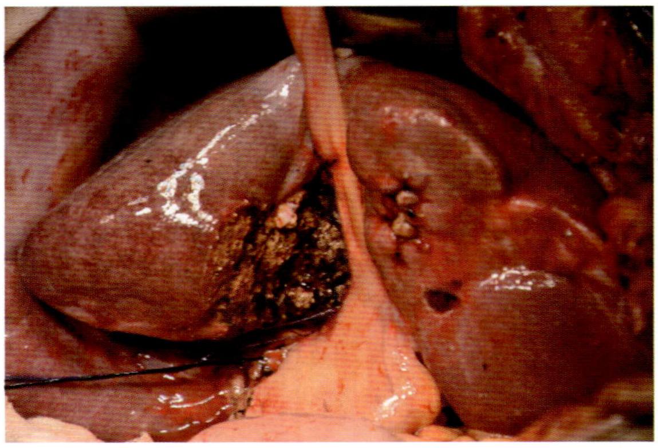

图 4-4-6　缝闭已切开的胆管壁

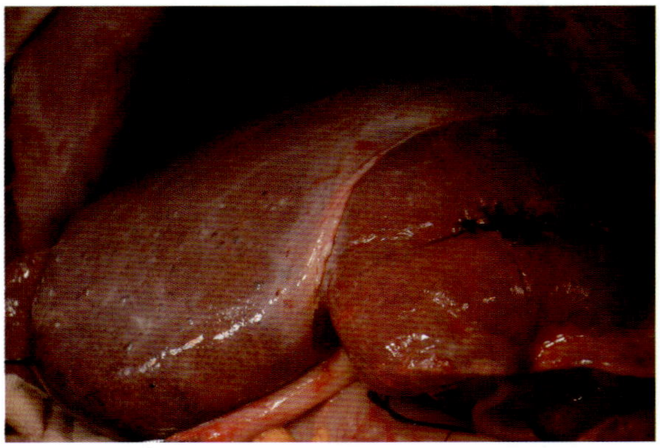

图 4-4-7　注水测试，无胆漏、无出血

6. 经胆囊床途径切开肝右管，显现肝右前叶、后叶胆管口，其内径分别为 0.8cm、0.6cm。切开肝右后叶胆管达 1.3cm，直视下逐一清除肝右前叶、后叶胆管内结石，至原结石感消失。

7. 横断胆总管，拼合组成肝胆管盆，内径达 3.5cm（图 4-4-8）。

8. 提取桥袢空肠，完成改良盆式 Roux-en-Y 术。

9. 逐层关腹。手术历时 4 小时，失血量约 50ml，取出胆石量约 35g（图 4-4-9），安返病房。

10. 本例手术绘图见图 4-4-10。

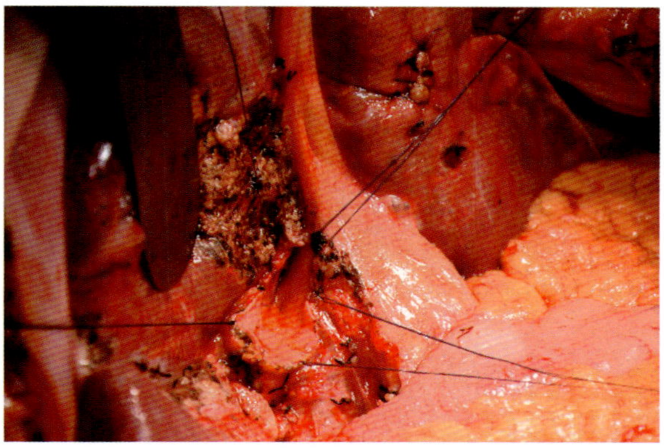

图 4-4-8　线牵引处为肝胆管盆边缘

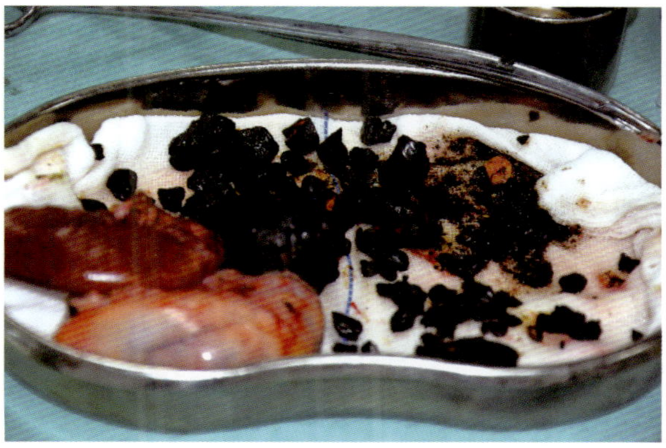

图 4-4-9　胆石

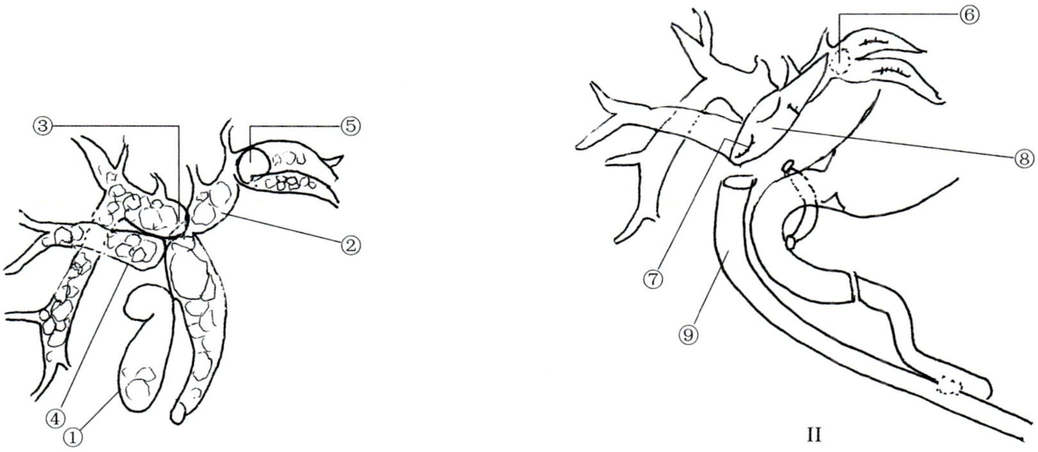

I　　II

图 4-4-10　手术示意图

Ⅰ. 术前；Ⅱ. 术后

①胆囊；②肝左管；③肝右前叶胆管；④肝右后叶胆管；⑤肝左外叶胆管壁囊肿；⑥肝左外叶胆管开窗后；⑦肝右后叶胆管切开；⑧肝胆管盆；⑨桥袢空肠

【术后诊断】

1. 多囊肝，肝胆管结石。S：S_2、S_3、S_4、S_5、S_8、S_6、S_7、CBD、CHD、G；St：LLBD、RABD、RPBD；A：肝右管缺如；C：胆汁性肝硬化、门静脉高压症、肝左外叶胆管壁囊肿梗阻肝左外叶胆管。

2. 右肾多发结石。

【实施的手术】经肝圆韧带途径、胆囊床途径、肝左外叶结石感途径，施行肝左外叶胆管壁囊肿开窗、改良盆式 Roux-en-Y 术。

【术后】无胆漏、出血及膈下脓肿等并发症，复查 CT 无胆石残留，恢复平顺。

【讨论】

（一）胆管狭窄

本例胆管狭窄显示两种不同形式：①肝右前叶胆管口、肝右后叶胆管口狭窄为环状、壁源性、炎性、良性、相对狭窄；②肝左外叶胆管狭窄是胆管壁囊肿嵌顿，致使局部胆管腔狭窄，是一种囊肿所致的胆管良性、真性狭窄。

（二）解除狭窄的难点

1. 肝胆管结石病史长，反复胆道梗阻、感染。

2. 全肝结石，多囊肝。

3. 肝左外叶胆管壁囊肿致使胆管狭窄、梗阻，为笔者首次遇到，处理无经验。

（三）解除狭窄的方法

1. 足够宽大的切口，托出肝。

2. 经肝圆韧带途径、结石感途径、胆囊床途径等敞开肝门。

3. 肝左外叶胆管囊肿开窗。

4. 改良盆式 Roux-en-Y 术。

（四）相关外科手术技术

肝左外叶胆管壁囊肿致使肝左外叶胆管真性梗阻很少。在处理时，注意以下几点。

1. 宽大的术野。

2. 鉴定是囊肿，不是血管瘤。其根据为：①患者患有多囊肝；②肿块质硬，张力大，不能压缩，无搏动感；③阻断入肝血流；④穿刺获清水。

3. 戳孔囊肿，切缘用薇乔线间断缝扎。

病例 5：Ⅳ型肝门胆管癌，施行Ⅳ、Ⅴ、Ⅷ段肝、全尾状叶肝切除及改良盆式 Roux-en-Y 术

【病史】患者，女，63 岁。无痛性黄疸 1 个月，PTCD 后 15 天。

T 36℃，R 20 次 / 分，P 100 次 / 分，BP 124/84mmHg。神清合作，皮肤、巩膜轻度黄染。心律齐、无杂音，双肺呼吸音清。腹部平坦，浅静脉无曲张；腹壁不紧张，未触及肝、胆囊、脾，无胃振水音，腹水征（-）。双下肢无水肿。

WBC 9.20×10^9/L，N 0.487，PLT 224×10^9/L，CA19-9 79.94U/ml，TBIL 43.8μmol/L，DBIL 21μmol/L，TP 78g/L，ALB 46g/L，AST 98U/L，ALT 126.6U/L，PA 219mg/L，ChE 6702U/L，ALP 167U/L，γ-Gt 315U/L。

MRCP（2019-07，湖南省人民医院）：显示肿块位于肝总管、肝门隆突及尾状叶胆管，其以上肝内胆管轻度扩张。

经 PTCD 导管胆道造影：显示肿块位于肝总管（图 4-5-1）。

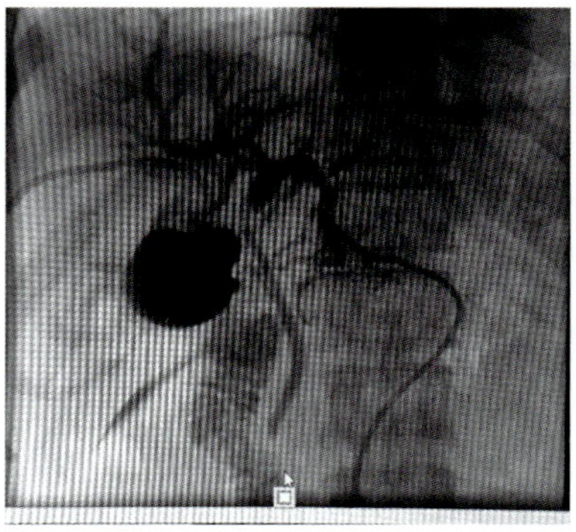

图 4-5-1 经 PTCD 胆道造影：图左上处、右下处显示 PTCD 导管

3D 肝胆脉管成像（2019-07）：显示肿瘤位于肝门隆突（图 4-5-2），肝右动脉跨越肝总管前方。肝静脉显示肝右静脉、肝右下静脉及肝中、肝左静脉，肝门静脉圆润。肝静脉图显示肝左静脉、肝右静脉及肝中静脉（图 4-5-3）。胆道图像显示肿瘤位于一级肝门，肝左管狭小（图 4-5-4）。胆管、肝门静脉图显示肿瘤位于胆总管（图 4-5-5）。肝体积为 1575ml，其中肝右后叶为 373ml、肝右前叶为 548ml、肝左内叶为 253ml、肝左外叶为 401ml、右半肝为 921ml、左半肝为 654ml。保留肝右后叶、肝左外叶：373ml + 401ml=774ml，占肝体积的 49%。

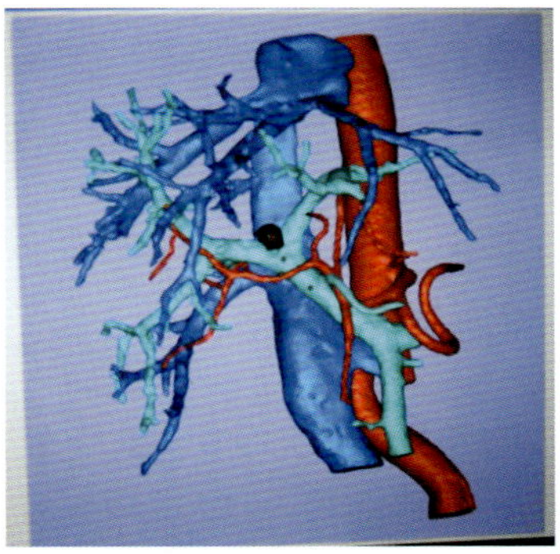

图 4-5-2　3D 肝胆脉管成像：肝左、右管分叉处显示肿瘤

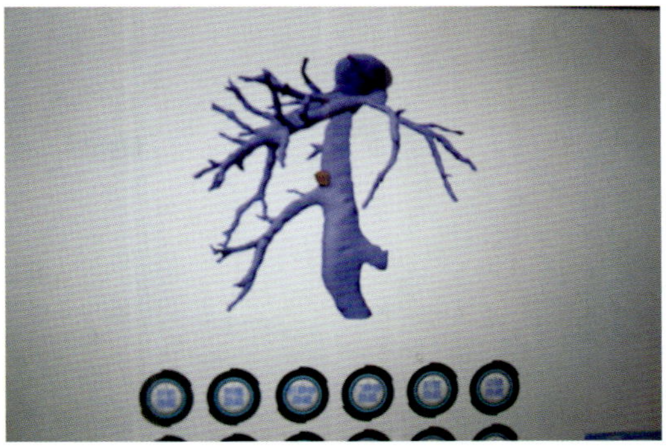

图 4-5-3　3D 肝胆脉管成像：显示肝静脉支

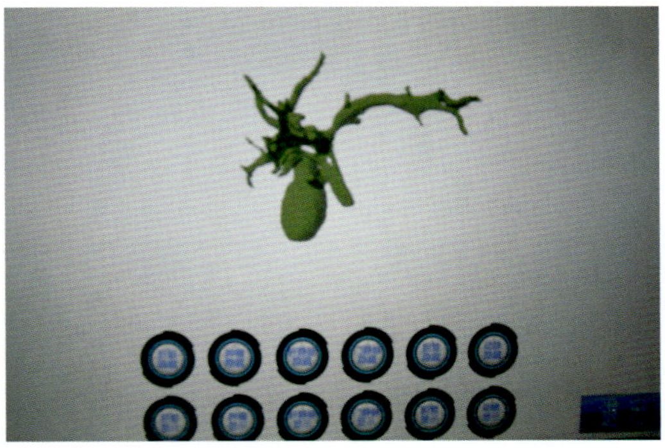

图 4-5-4　3D 肝胆脉管成像：胆道图像显示肿瘤位于一级肝门

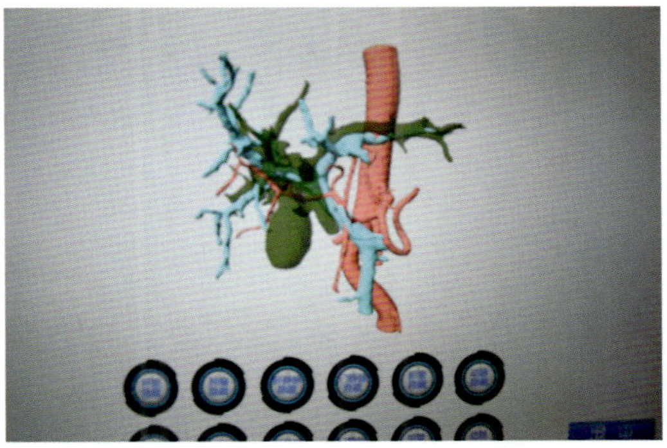

图 4-5-5　3D 肝胆脉管成像：肝门静脉图显示肿瘤位于肝总管

双侧肝内胆管 PTCD 后 15 天，查 CT 显示肝轮廓清，表面光整，肝叶形态、比例无失衡，可见左、右肝内胆管有 PTCD 导管，肝内胆管不扩张（图 4-5-6，图 4-5-7）。

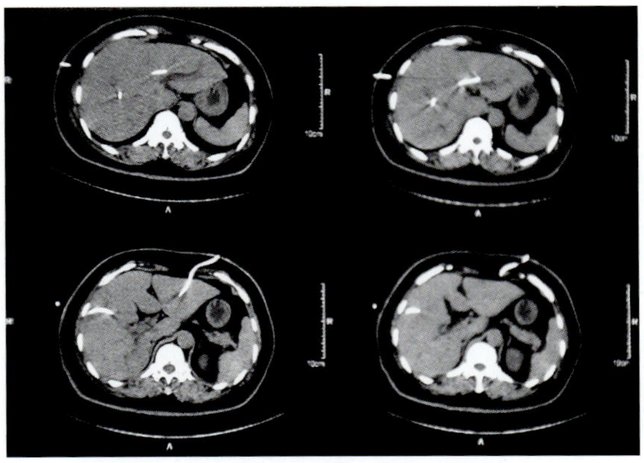

图 4-5-6　CT：显示左肝 PTCD 导管

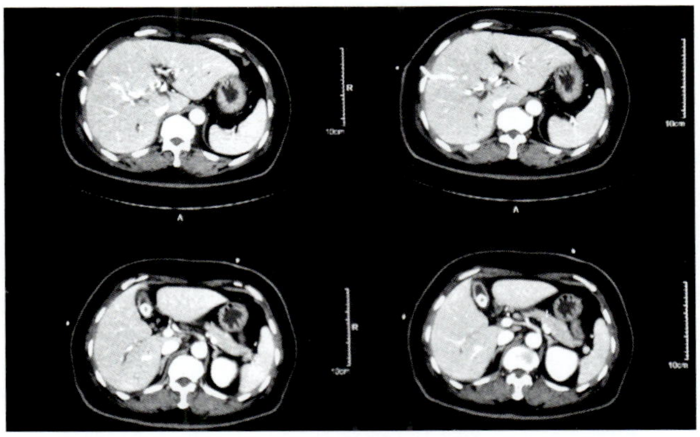

图 4-5-7　CT：显示右肝 PTCD 导管

【术前诊断】Ⅳ型肝门胆管癌，左、右肝 PTCD 后。

【手术过程】

1. 择期，平仰卧位，全身麻醉，取右上腹“反 L 鱼钩”形切口（图 4-5-8）入腹。见：无腹水，腹膜上无癌性结节。肝呈棕红色，肝右前叶呈暗紫色，肝表面平整（图 4-5-9），肝叶形态、比例无失衡，肝质地稍硬，无结石感、结节感。见肝右前叶上段、肝左外叶各一根 PTCD 导管。胆囊约 6cm×3cm，塌陷，无结石感，未扪及肿瘤。胆总管外径约 1cm，未扪及肿瘤，质地软。肝总管、肝右前叶胆管、肝左管质地较硬，扪及一肿块约 1cm×0.8cm。肝右后叶胆管、肝左管末质地软，L_{12}、L_{13} 可扪及数个淋巴结，但质软。

肝动脉、肝门静脉尚好，肝右动脉跨越肝总管前方。十二指肠、胃正常，脾不大，L_8、L_9淋巴结无肿大。

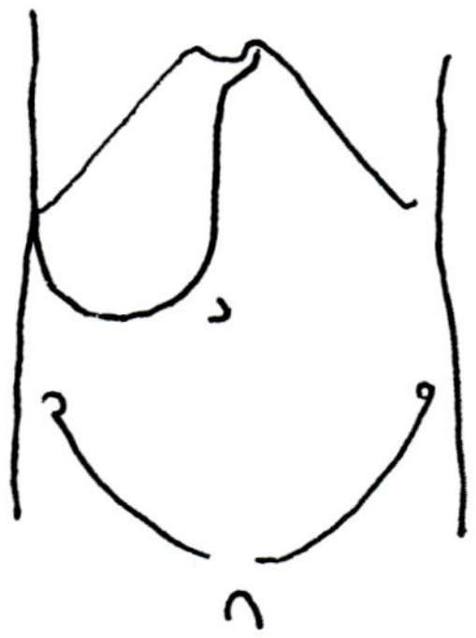

图 4-5-8 手术切口示意图

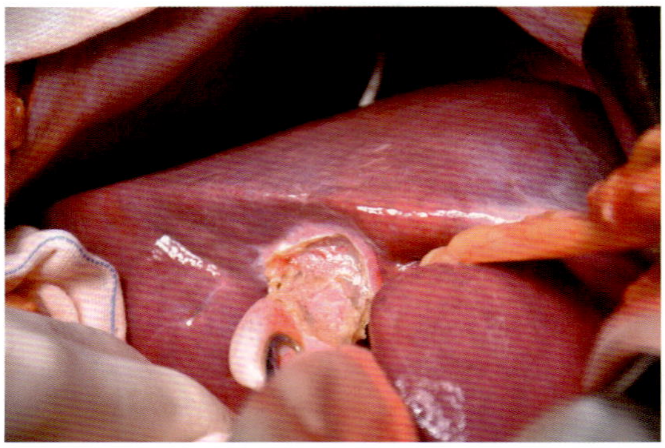

图 4-5-9 肝呈棕红色，表面平整

2. 剥离胆囊，横断胆总管，游离胆总管、肝总管及肝左、右管，显现肝门静脉及其左、右支、肝固有动脉、肝中动脉，以及肝左、右动脉（图 4-5-10），结扎肝右前动脉（图 4-5-11）、肝门静脉右前支，显示肝右前叶缺血。

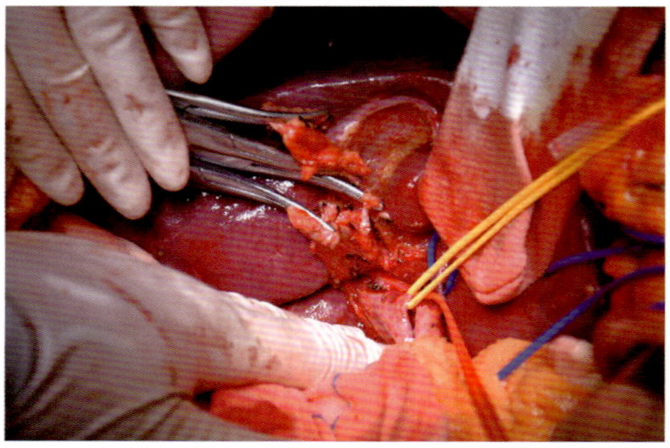

图 4-5-10 镊尖夹持右侧为肝固有动脉

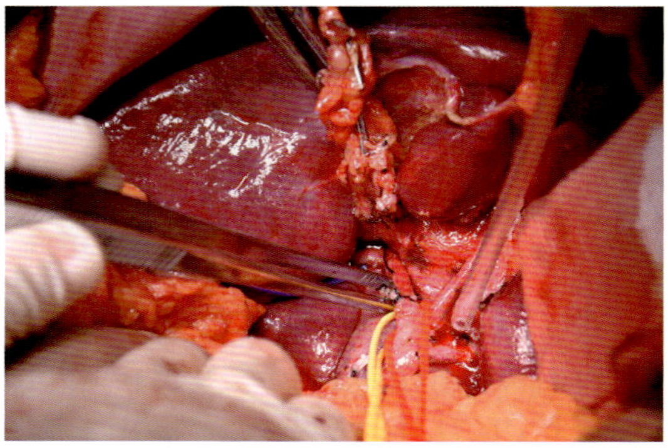

图 4-5-11 镊尖夹持处为肝右前动脉

3. 劈离肝镰状韧带右侧左肝，先后离断肝左外叶上、下段胆管及 S_{4-a}、S_{4-b} 脉管和 S_1、S_9 脉管，达肝上下腔静脉、肝中静脉根部左侧（图 4-5-12）。

4. 于肝右静脉侧劈离肝右前叶，先后结扎、切断肝右前叶动脉、肝门静脉支及肝右后叶上、下段胆管，达肝上下腔静脉、肝右静脉根部左侧。

5. 切割闭合器离断肝中静脉，先后离断左、右肝短静脉支 5 支，显现肝后腔静脉，一并移除Ⅳ、Ⅴ、Ⅷ段肝及全尾状叶，术野显示肝左外叶、肝右后叶血供良好，肝右后叶肝门静脉支、动脉支及肝左外叶肝门静脉支、动脉支良好（图 4-5-13）。

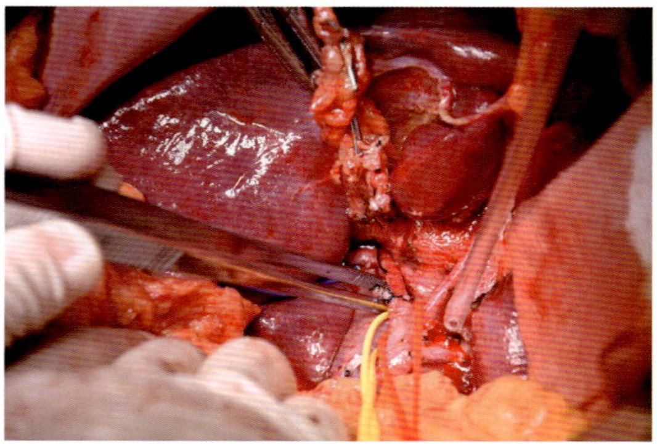

图 4-5-12 劈离镰状韧带右侧肝外叶

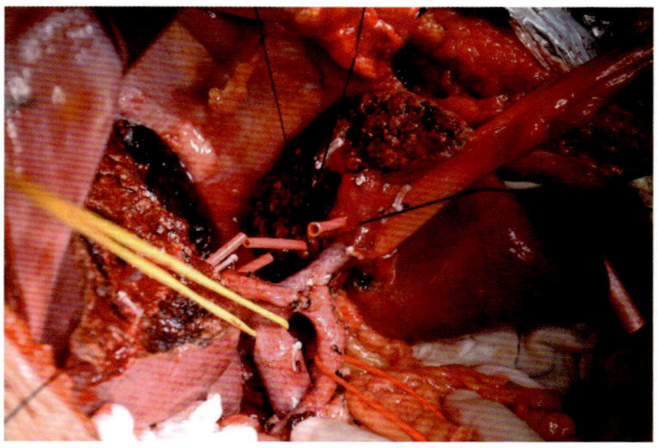

图 4-5-13 橡皮管牵拉处右侧为肝固有动脉

6. 施肝内胆管与桥袢空肠 Roux-en-Y 术

（1）先后拼合 S_2、S_3 及肝右后叶上段胆管（图 4-5-14）、肝右后叶下段胆管组成肝胆管盆，使其内径分别为 1.0cm、1.1cm、0.8cm。

（2）桥袢空肠经结肠系膜戳孔达肝断面，先后施桥袢空肠与肝胆管盆吻合，缝线为 4-0 薇乔线，做间断缝合（图 4-5-15）。桥袢空肠放置引流管一根，双侧 PTCD 导管留置。

（3）做空肠、桥袢空肠侧侧吻合。

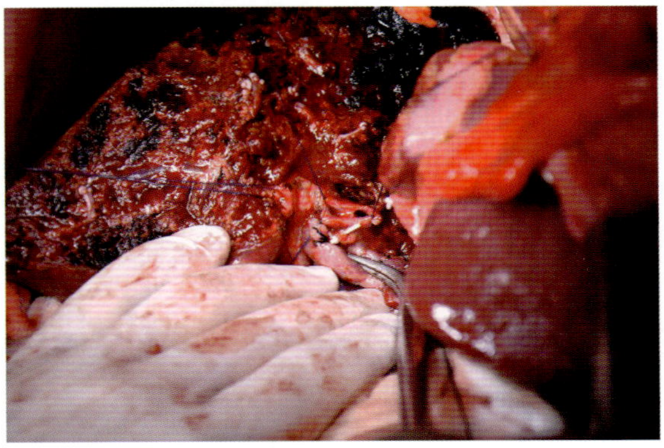

图 4-5-14　钳尖处为拼合的 S_2、S_3

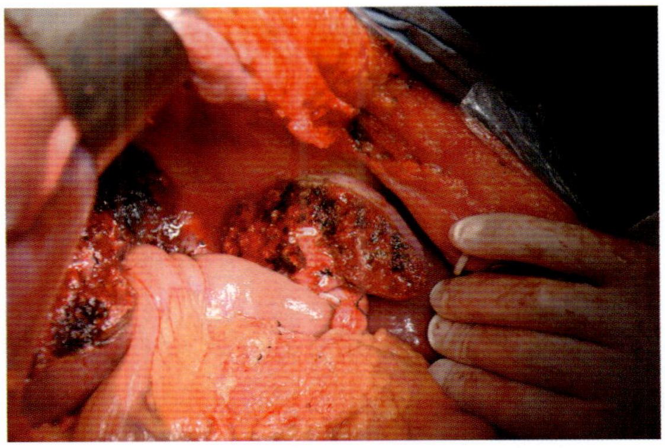

图 4-5-15　肝胆管盆与桥袢空肠吻合

7. 逐层关腹。手术历时 7 小时，失血量约 200ml。术中多次病理切片报告为切缘净（图 4-5-16）。

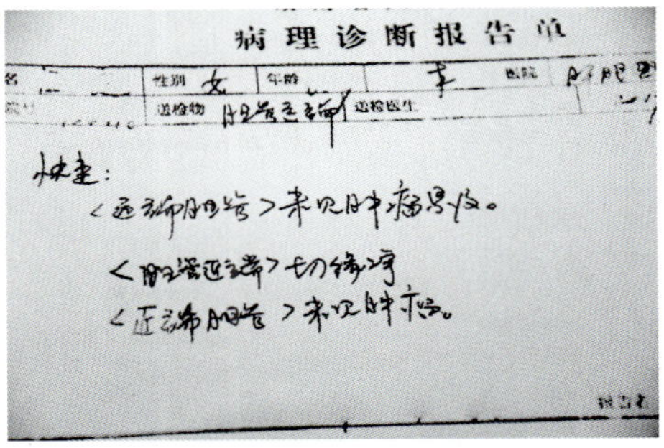

病理诊断报告单

性别 女	年龄		医院
送检物	送检医生		

图 4-5-16　病理切片诊断报告单

【术后诊断】Ⅳ型肝门胆管癌，左肝、右肝 PTCD 后。

【实施的手术】施行Ⅳ、Ⅴ、Ⅷ段肝、全尾状叶肝切除及改良肝胆管盆式 Roux-en-Y 术。

【术后】无胆漏、膈下脓肿、胆道出血及肝功能不全等并发症，恢复平顺。

【讨论】

（一）胆管狭窄

1. 本例胆管狭窄位于肝门隆突，累及肝右前叶胆管与肝左管，为胆管管状狭窄。

2. 胆管狭窄为壁源性、真性、恶性狭窄，累及肝右后叶与肝左管及邻近肝实质。

（二）解除狭窄的难点

1. 致使胆管狭窄的胆管肿瘤位置深在，而且累及肝右前叶胆管、肝左管及尾状叶胆管。

2. 并存在肝右静脉、肝右下静脉。

（三）解除狭窄的方法

1. 仔细阅读术前影像资料，术中仔细扪触，明确诊断，确定切除胆管、肝的范围。

2. 仔细解剖一级肝门，先后切断肝右前叶及肝左内叶的胆管、动脉及肝门静脉支，使切除肝缺血分界明显。

3. 劈离肝左内叶、肝右前叶，离断肝中静脉、肝短静脉，脉络化肝后腔静脉，一并移除Ⅳ、Ⅴ、Ⅷ段肝及全尾状叶肝。

（四）相关外科手术技术

本例先后做了 3 次肝胆管盆与桥袢空肠吻合，而且肝胆管盆内径小，做好这类肝胆管盆与桥袢空肠吻合十分困难，如果吻合不当，易导致吻合口漏，严重影响效果。对此，吻合时宜注意：①桥袢空肠系膜宜松弛；②用 4-0 薇乔线先做吻合口后壁间断缝合，线排好队，同法再做吻合口前壁缝合，再逐一结扎、切断缝线；③保留 PTCD 导管；④桥袢空肠放置引流管；⑤放置吻合口后腹膜腔引流管。

病例 6：Ⅲ b 型肝门胆管癌施行左半肝根治性切除后复发，再施行右肝前叶切除、胃大部切除及胆肠双 Roux-en-Y 术

【**病史**】患者，女，54 岁。肝门胆管癌，根治性切除术后复发 3 个月。11 个月前因“肝门胆管癌（Ⅲ $_b$ 型）”施行“左半肝切除、胆肠 Roux-en-Y 术”。病理切片报告：肝门胆管癌，中分化，侵犯神经，切缘净；肝十二指肠淋巴结 1/2 转移癌。免疫组化结果：CK（+），CD34（－），CK20（－），Ki-67（+），CA19-9（+）；特殊染色 VA（+）。出院遵嘱服用安罗替尼。3 个月前复查 CA19-9 升高，PET-CT 提示肝癌复发。

T 36.7℃，R 20 次 / 分，P 74 次 / 分，BP 118/82mmHg。神清合作，皮肤、巩膜无黄染，心、肺正常。腹平，浅静脉无曲张，见右上腹陈旧性“反 L”形切口瘢痕一条，长 25cm；腹软，未触及肝、脾，剑突右下方无压痛，叩击右肝区无上腹不适，无胃振水音，腹水征（－）。双下肢无水肿。

WBC 4.15 × 10^9/L，N 0.616，PLT 204 × 10^9/L，CA19-9 384.43U/ml，CEA 6.76ng/ml，TBIL 10.9μmol/L，DBIL 3.7μmol/L，AST 56.76U/L，ALT 43.7U/L，PA 246mg/L，ChE 7947U/L，ALP 333U/L，γ-Gt 558U/L，TP 63.8g/L，ALB 41.5g/L。

CT（2019-07，湖南省人民医院）：左半肝已切除，右半肝肥大。肝右前叶切缘见低密度区，约 5cm × 4cm（图 4-6-1），肝内胆管未见明显扩张。胃小弯与肝右前叶断面紧密粘连、浸润。脾大 8 个肋单元，无腹水。增强扫描（静脉期）显示肝右前叶切缘低密度区（图 4-6-2）。

PET-CT（2019-07，湖南省人民医院）：肝右前叶葡萄糖浓聚影约 4cm × 3cm（图 4-6-3）。

【**术前诊断**】肝门胆管癌（Ⅲ a），左半肝根治性切除后复发（肝右前叶）。

【**手术过程**】

1. 择期，平仰卧位，全身麻醉，依原右上腹“反 L”形切口（图 4-6-4）入腹。见：无腹水，腹膜上无癌性结节。原为左半肝切除、胆肠 Roux-en-Y 术（图 4-6-5）。右肝前叶可扪及肿块，大小如 CT、PET-CT 所示，肝断面与胃小弯致密粘连融合，质地硬。原胆管、桥袢空肠吻合口质地硬、壁厚。

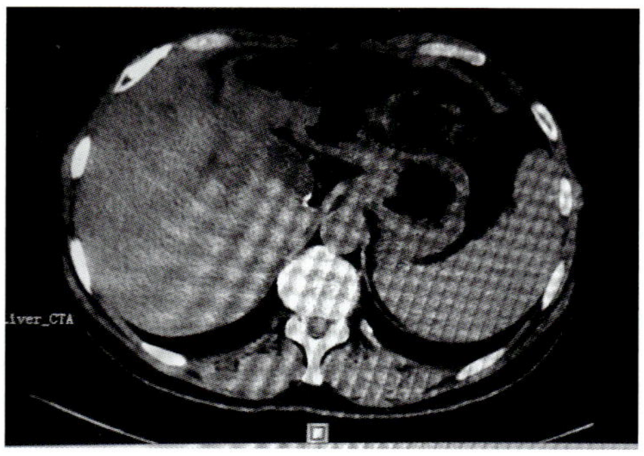

图 4-6-1　CT：显示肝右前叶切缘低密度区

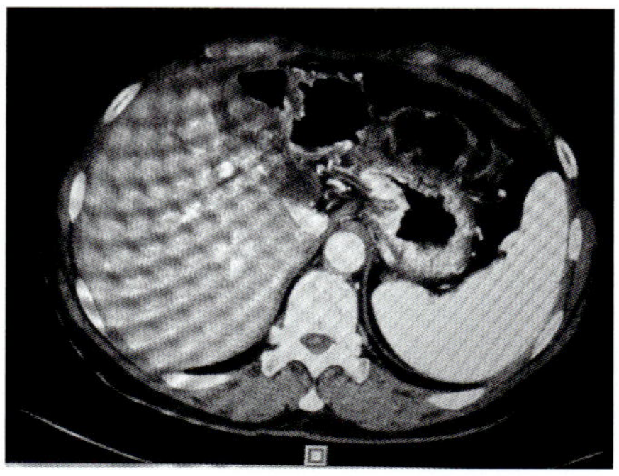

图 4-6-2　CT 增强扫描（静脉期）：显示肝右前叶切缘低密度区

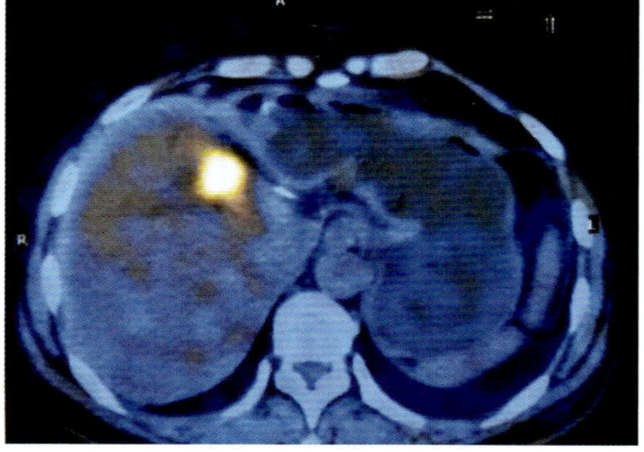

图 4-6-3　PET-CT：显示肝右前叶葡萄糖浓聚影

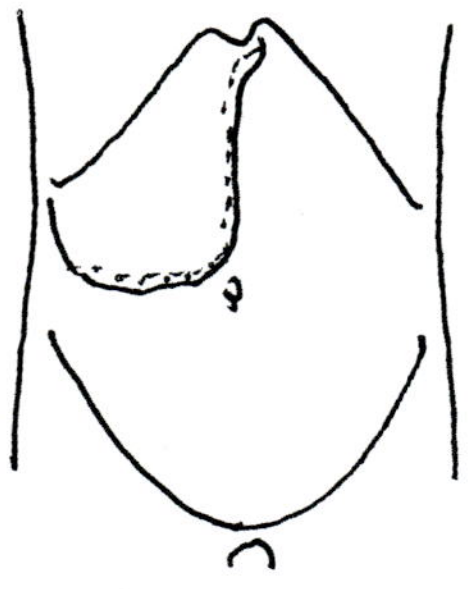

图 4-6-4　手术切口示意图

2. 离断右肝周粘连、冠状韧带、肝肾韧带，安置 Pringle 止血带，距食管贲门 3.5cm 断胃，游离胃大弯、胃小弯至幽门环，断胃、移除胃。

3. 先后解剖分离第一、第二肝门，Glisson 鞘内显现肝右前叶胆管、肝右前叶动脉及肝门静脉右前支，分别予以切断、缝扎。于肝右静脉左侧劈离肝右前叶达肝右静脉、肝中静脉根部，钳夹、切断、缝扎肝中静脉，移除肝右前叶（图 4-6-6）。

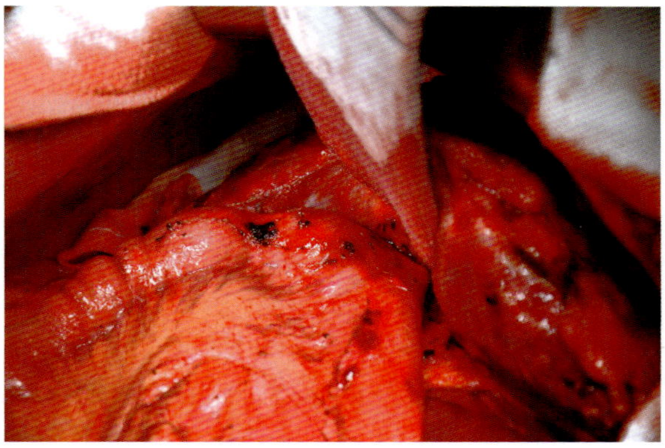

图 4-6-5　原为胆肠 Roux-en-Y 术

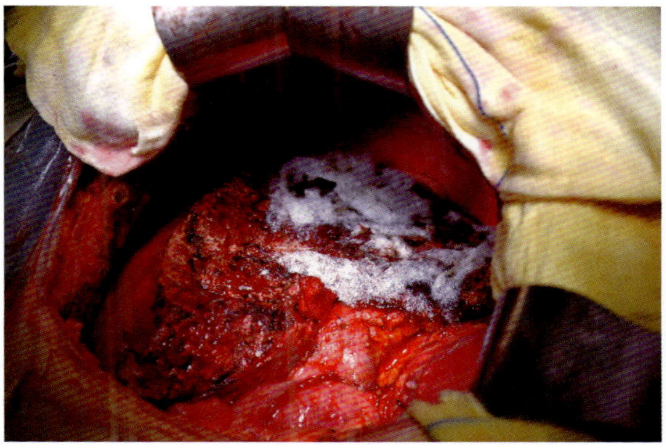

图 4-6-6　白色速吸纱处为右肝断面

4. 用“四边法”延长切开肝右后叶胆管，拼合组成肝胆管盆，内径约 2cm。局部胆管壁厚约 0.1cm，切除、修整原桥袢空肠近端，与肝胆管吻合，其内放置 T 形管。

5. 距空肠与桥袢空肠吻合口 20cm 处离断空肠，取其近端与胃残端做端侧吻合。距胃空肠吻合口 20cm 与桥袢空肠做侧侧吻合。

6. 查看术野无出血、无胆漏，各吻合口顺位，血供良好。清点器械、敷料无误，逐层关腹，安返病房。

7. 本例手术绘图见图 4-6-7。

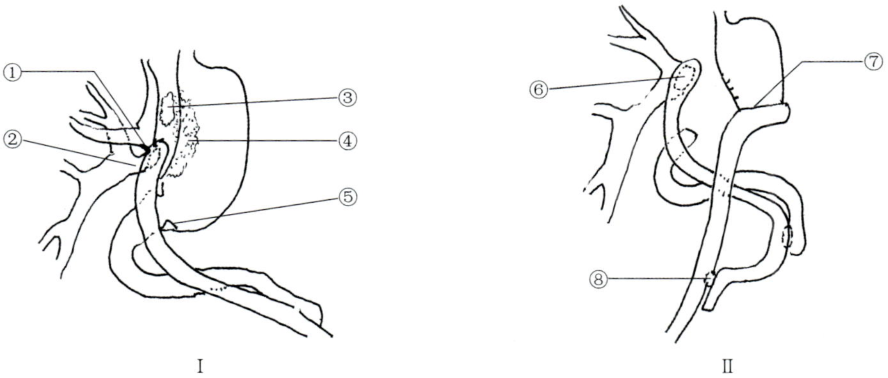

图 4-6-7　手术示意图

Ⅰ. 术前；Ⅱ. 术后

①肝右前叶胆管壁增厚；②肝右后叶胆管；③肿块；④胃受癌块累及；⑤幽门环；⑥肝右后叶肝胆管盆与桥袢空肠吻合；⑦胃与空肠吻合；⑧空肠与桥袢空肠吻合

【术后诊断】肝门胆管癌（Ⅲ a），左半肝根治性切除后复发（肝右前叶）。

【实施的手术】施行肝右前叶、胃大部切除术及肝胆管盆与桥袢空肠、胃与空肠双 Roux-en-Y 吻合术。

【术后】无胆瘘、出血、肝功能不全等并发症，恢复平顺，CA19-9 正常；随访 7 个月，健康。

【讨论】

（一）胆管狭窄

本例肝右前叶胆管狭窄为壁源性、管状、癌性、相对狭窄。

（二）解除狭窄的难点

1. 11 个月前因肝门胆管癌Ⅲ b 已施左半肝根治性切除、胆肠 Roux-en-Y 术。
2. 胆管癌复发于肝右前叶及胃小弯。
3. 术前影像学资料没有提示肝右管恶变。

（三）解除狭窄的方法

1. 术前影像学检查紧密配合术中的扪触，确定肝右前叶胆管恶变，确定切除的范围。
2. 分离粘连，先做胃大部切除，后做肝右前叶切除。
3. 放置 Pringle 止血带，Glisson 鞘外解剖第一肝门，劈离肝右前叶。
4. 施行胆肠、胃肠双 Roux-en-Y 术。

（四）相关外科手术技术

1. 胃大部切除。本例胃小弯与右肝断面癌性粘连融合，上缘离贲门仅 3.5cm，受癌累及的胃下缘距幽门环约 2cm，选择胃大部切除是合理的。

2. 选择肝右前叶切除是本例有价值的选择。如果仅依据术前影像资料，施肝右前叶上段切除是可选的，但患者术前影像与实际有差距。值得提出的是，虽然肝右管有癌的侵犯，术前影像没有肝右管扩张，术中扪诊肝右管壁厚、质硬，病理切片检查为肝右前叶胆管癌，施肝右前叶切除是有价值、负责任的选择。

病例 7：Ⅱ型肝门胆管癌，施行胆管根治性切除、改良盆式 Roux-en-Y 术

【病史】患者，女，50 岁。无痛性、进行性加深黄疸 15 天。否认胆石症病史。

T 36.5℃，R 20 次 / 分，P 70 次 / 分，BP 118/68mmHg。神清合作，重度黄疸，心、肺正常。腹平、软，未扪及肝、胆囊、脾，剑突右下方压痛，Murphy 征（−），叩击右肝区示心窝部不适，无胃振水音，腹水征（−）。双下肢无水肿。

WBC 7.4×10^9/L，N 0.54，PLT 325×10^9/L，TBIL 284μmol/L，DBIL 216μmol/L，TP 64g/L，ALB 37.5g/L，γ-Gt 451U/L，ALP 576U/L，AST 256U/L，ALT 224U/L，CA19-9 645U/ml。

MRCP（2019-07-02，湖南省人民医院）：肝内胆管中度扩张，胆总管未见，胆囊约 6cm × 3cm（图 4-7-1）。

CT（2019-07-04，湖南省人民医院）：肝轮廓清，表面光整，肝叶（段）形态、比例无失衡。肝内胆管中度扩张，梗阻平面在肝总管，肝内胆管无积气、无胆石（图 4-7-2）。胆囊约 6cm × 3cm，壁不厚，囊内无胆石。胆总管内径约 0.3cm。增强扫描（动脉期）显示肝总管壁增强（图 4-7-3）。增强扫描（静脉期）显示肝门静脉内径走行正常（图 4-7-4）。

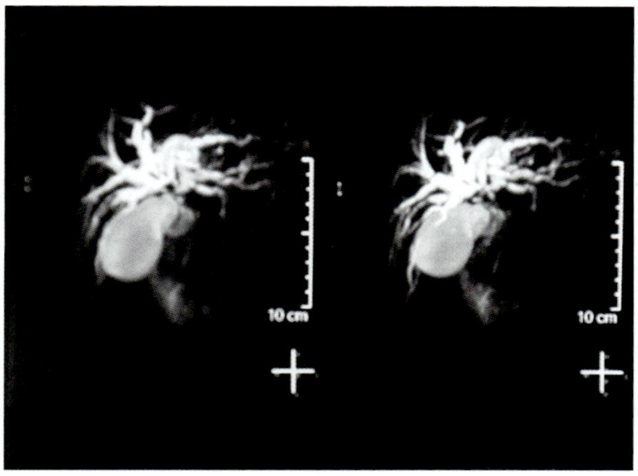

图 4-7-1　MRCP：显示肝内胆管中度扩张，未见肝总管

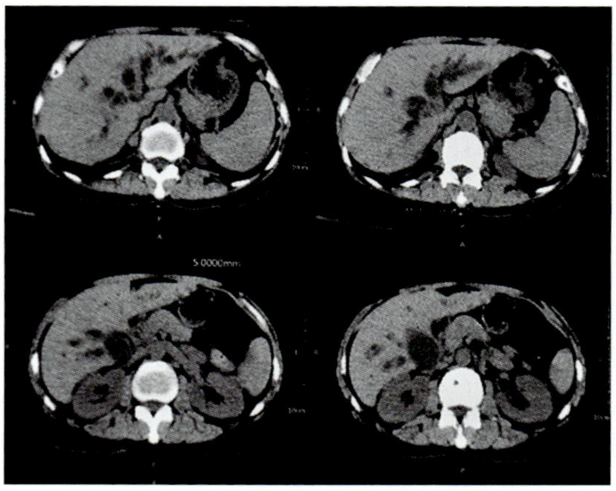

图 4-7-2　CT：显示肝内胆管中度扩张，梗阻平面在肝总管

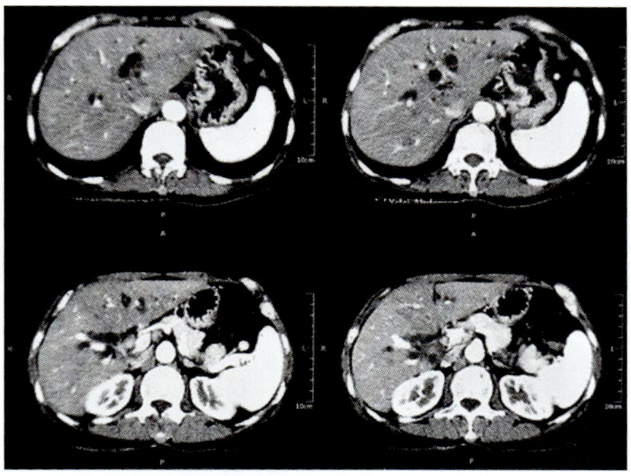

图 4-7-3　CT 增强扫描（动脉期）：显示肝总管壁增强

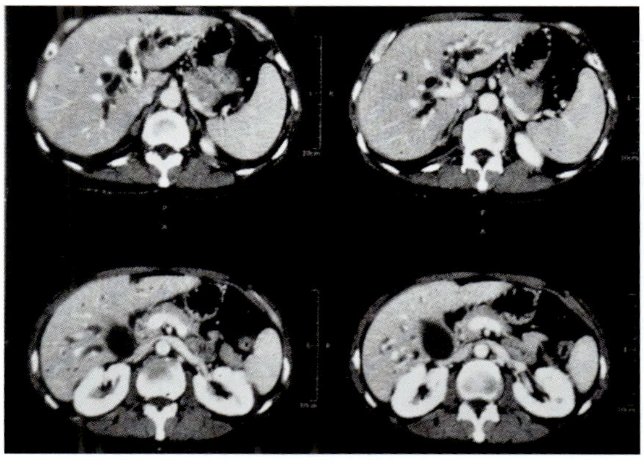

图 4-7-4　CT 增强扫描（静脉期）：显示肝门静脉走行正常

【术前诊断】Ⅱ型肝门胆管癌。

【手术过程】

1. 择期，平仰卧位，全身麻醉，取右肋缘下切口（图 4-7-5）入腹。见：无腹水，腹膜上无癌性淋巴结。肝呈墨绿色，表面光整，肝形态、比例无失衡（图 4-7-6），质地较硬，无结石感、结节感。胆囊约 6cm × 3cm，未扪及胆石，胆囊管质地较硬，与肝总管肿块相连。L_7、L_8、L_{12}、L_{13} 组淋巴结肿大，质地较硬。肝十二指肠韧带无静脉曲张。胰头不大，质地软。脾大 8 个肋单元。

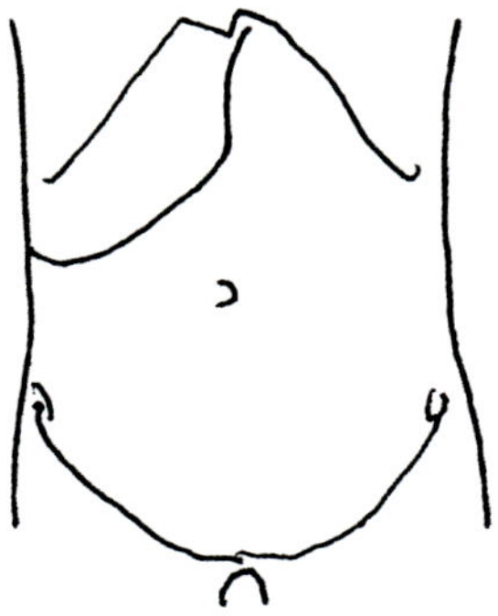

图 4-7-5　手术切口示意图

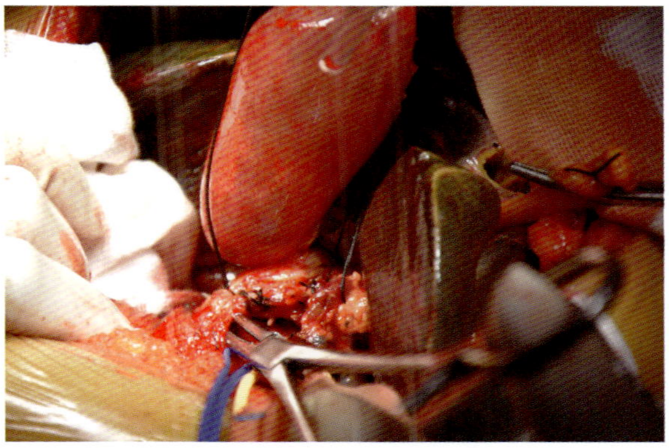

图 4-7-6　肝呈“淤胆肝”

2. 游离胆囊（图 4-7-7）。脉络化肝固有动脉、肝左动脉、肝右动脉、肝总动脉、腹腔干、肝静脉及左、右支（图 4-7-8）。肝右动脉位于肝门静脉右侧（图 4-7-9），外径达 0.35cm；肝左动脉被淋巴结包绕，显示纤细，外径约 0.2cm，但血管壁色泽红润。

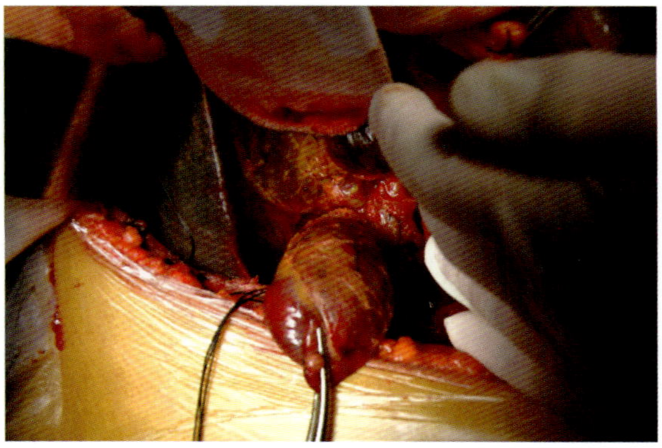

图 4-7-7　钳夹处为胆囊

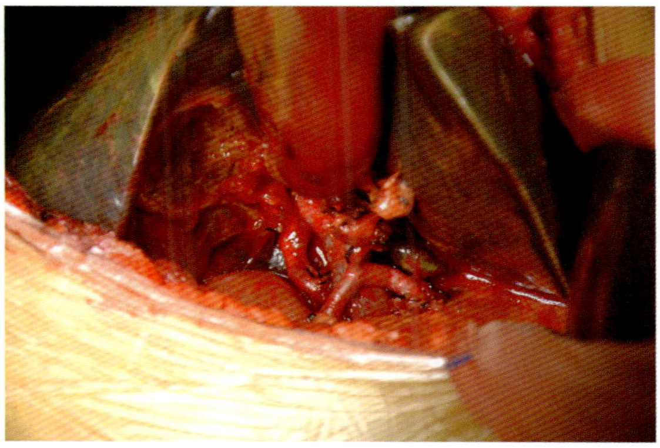

图 4-7-8　脉络化肝动脉

3. 移除胆囊、肝总管、胆总管，组成肝胆管盆，内径 4cm

(1) 切断胆总管，用“四边法”切开肝右管、肝左管及肝总管上段，显示肝右前叶、肝右后叶及尾状叶左、右管口，以及肝左内叶、外叶胆管口，均光整柔软。肝总管闭塞。

(2) 于肝门隆突处横断肝总管，一并移除胆囊、肝总管及胆总管（图 4-7-10）。

(3) 肝门隆突上沿胆管有一硬结如黄豆大小，直视下予以切除，左、右切缘用 4-0 薇乔线拼合，组成肝胆管盆（图 4-7-11）。

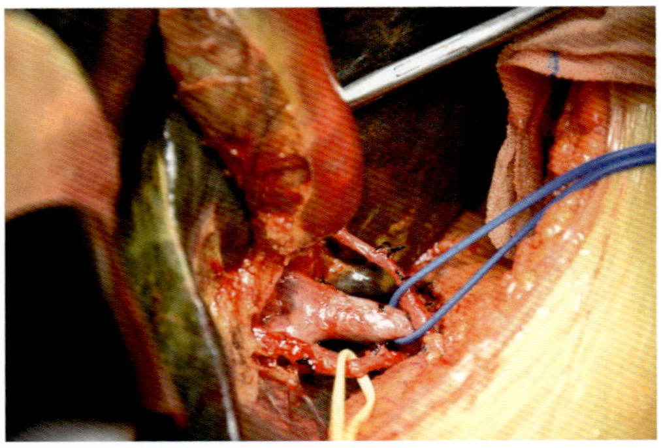

图 4-7-9　蓝色橡皮筋牵拉者为肝门静脉

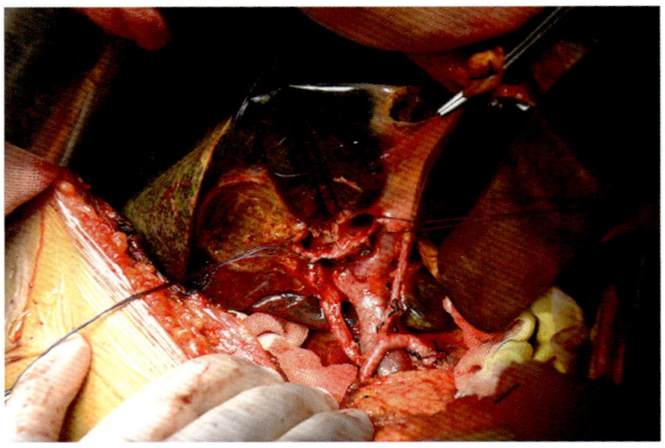

图 4-7-10　胆囊、肝总管及胆总管上、中段切除后

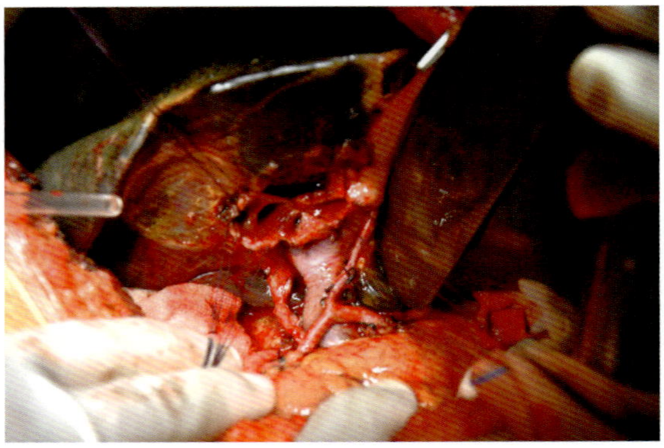

图 4-7-11　线牵拉处为肝胆管盆

4. 提取桥袢空肠，完成改良盆式 Roux-en-Y 术。

5. 逐层关腹。手术历时 4 小时，失血量约 50ml，安返病房。术中病理检查报告为肝门胆管癌，切缘净。

6. 本例手术绘图见图 4-7-12。

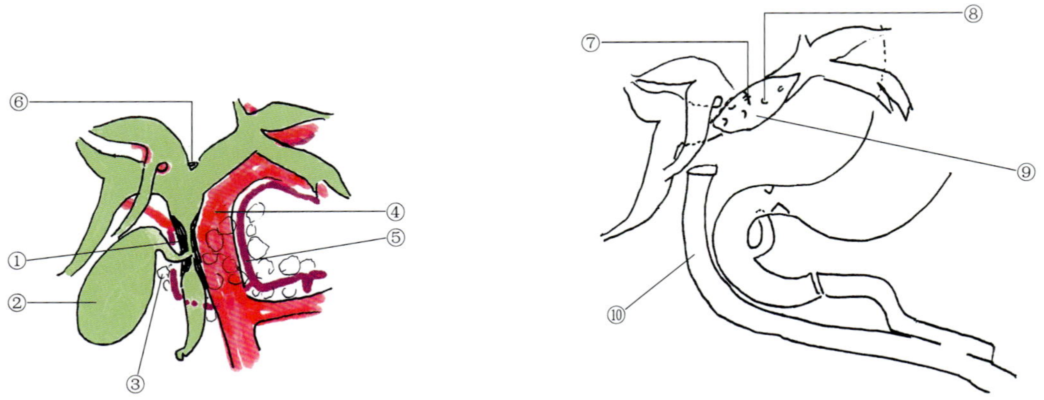

Ⅰ　　Ⅱ

图 4-7-12　手术示意图

Ⅰ. 术前；Ⅱ. 术后

①胆管癌；②胆囊；③淋巴结；④肝门静脉；⑤肝固有动脉；⑥肝门隆突硬结；⑦肝门隆突硬结切除后；⑧尾状叶左管；⑨肝胆管盆；⑩桥袢空肠

【**术后诊断**】Ⅱ型肝门胆管癌。

【**实施的手术**】施行肝门胆管癌根治性切除及改良盆式 Roux-en-Y 术。

【**术后**】无胆漏、出血、肝功能不全等并发症，恢复平顺。

【讨论】

（一）胆管狭窄

1. 本例肝总管、胆总管上段的狭窄为胆管壁源性、管状、真性狭窄。

2. 本例胆管狭窄为癌性狭窄。

（二）解除狭窄的难点

1. 本例胆管狭窄位于肝门，位置深在。

2. 胆管狭窄合并 L_7、L_8、L_{12}、L_{13} 组淋巴结转移、肿大，而且胆管与肝动脉、肝门静脉粘连，特别是肝左动脉被肿大淋巴结包绕。

3. 肝门隆突前上方胆管壁受累及。

（三）解除狭窄的方法

1. 循肝固有动脉及左、右支解剖脉络化，游离胆囊。

2. 离断胆总管，将其与肝门静脉分离，显现肝门静脉及左、右支。

3. 用“四边法”先切开肝右管、肝左管及肝总管，于肝门隆突下离断肝总管。

4. 直视下切除肝门隆突上小硬结，组成肝胆管盆。

5. 完成改良盆式 Roux-en-Y 术。

（四）相关外科手术技术

1. 胆管肿瘤切除。本例手术与以往不同，宜注意：①脉络化肝动脉、肝门静脉后，先横断胆总管；②切开肝右管、肝左管及肝总管后，于肝门隆突平面离断肝总管；③直视下切除肝门隆突“硬结”，由于尾状叶胆管口正常，无须切除尾状叶肝。

2. 肝胆管盆的建立。应先移除胆管肿瘤、胆囊，再切除肝门隆突上“肿瘤”，拼合整形肝管，组成肝胆管盆。

3. 施行改良肝胆管盆式 Roux-en-Y 术。宜注意：①先拼合组成肝胆管盆，内径达 4cm；②桥袢空肠系膜应尽量松弛；③用 4-0 Prolene 线做肝胆管盆与桥袢空肠连续外翻缝合，肝胆管盆内放置导管外引流。

病例 8：肝胆管结石合并肝右后叶下段癌、萎缩性胆囊炎、肝总管炎性狭窄，施行肝 S_7、胆囊、肝总管切除及改良盆式 Roux-en-Y 术

【病史】患者，男，54 岁。间断右上腹痛 3 年，体检发现右肝占位 7 天。有乙型肝炎病史 20 年，曾施行“右斜疝修补术”。

T 36.3℃，P 65 次 / 分，R 17 次 / 分，BP 99/66mmHg。神清合作，无黄疸，心、肺正常。腹平，浅静脉无曲张；腹壁软，未触及肝、胆囊、脾，剑突右下方压痛，叩击右肝区示心窝部不适，无胃振水音，腹水征（－）。

WBC 6.1×10^9/L，N 0.64，PLT 224×10^9/L，TBIL 11.6μmol/L，DBIL 5.4μmol/L，AST 56.1U/L，ALT 37.7U/L，PA 120mg/L，ChE 4126U/L，TP 72.3g/L，ALB 36.7g/L，ALP 125U/L，γ-Gt 128U/L，AFP 128ng/ml。

CT（2019-05-06，湖南省人民医院）：肝轮廓清，表面光整，形态、比例无失衡。右肝内胆管无明显扩张、无积气。肝右后叶上段显示一圆形低密度区，约 3cm × 4cm（图 4-8-1）。肝左外叶显示高密度结石（图 4-8-2）。脾大 6 个肋单元，胆囊不清，无腹水。增强扫描（动脉期）显示肝右后叶肿块周围小血管支（图 4-8-3）。增强扫描（静脉期）显示 S_3 扩张，内有胆石（图 4-8-4）。胆总管内径约 1.4cm，未见胆石（图 4-8-5）。胆囊小、壁厚，未见胆石（图 4-8-6）。

MRCP：肝总管狭窄、壁厚；肝左、右管口狭窄，其上胆管扩张，内径分别达 0.9cm、0.6cm；胆囊萎小（图 4-8-7）。胰管内径为 0.3cm。

术野显示肝右后叶下段及左半肝血供良好（图 4-9-14），肝断面无胆汁漏出、出血，副肝右下静脉、肝中静脉充血良好（图 4-9-15）。

4. 逐层关腹。手术历时 3 小时，失血量约 200ml，安返病房。

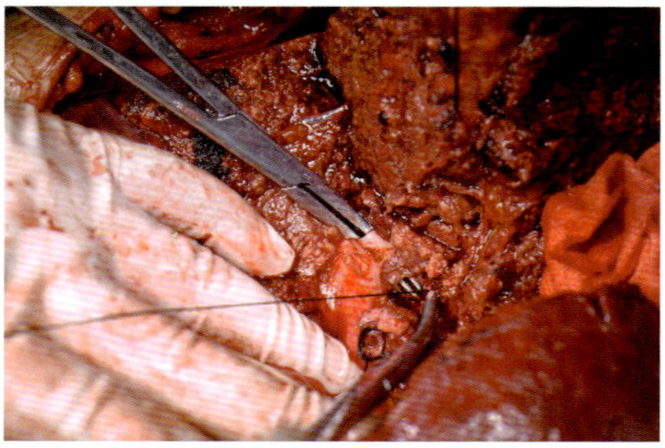
图 4-9-9　钳尖处为肝右后叶上段 Glisson 鞘

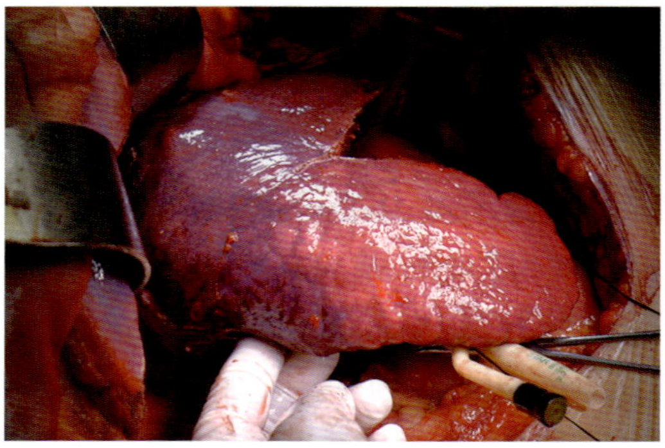
图 4-9-10　肝右后叶上段缺血

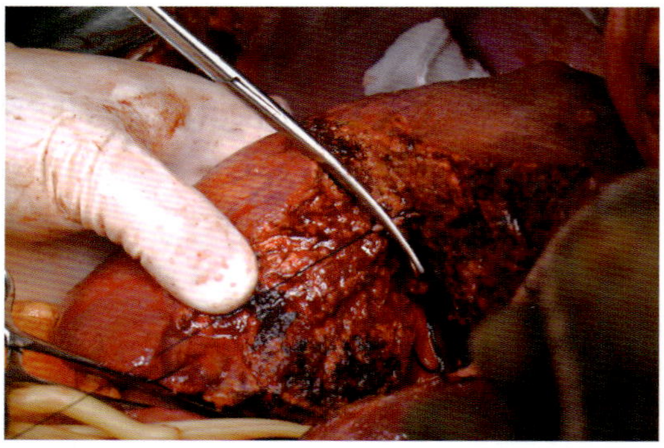
图 4-9-11　劈离肝右后叶上段

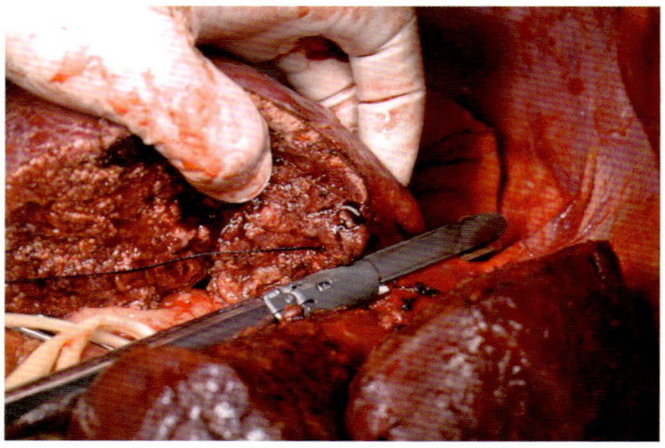
图 4-9-12　直线切割闭合器切断肝右静脉

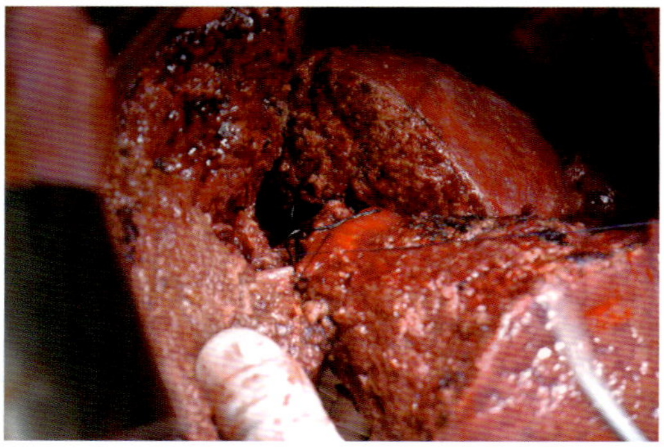
图 4-9-13　肝断面

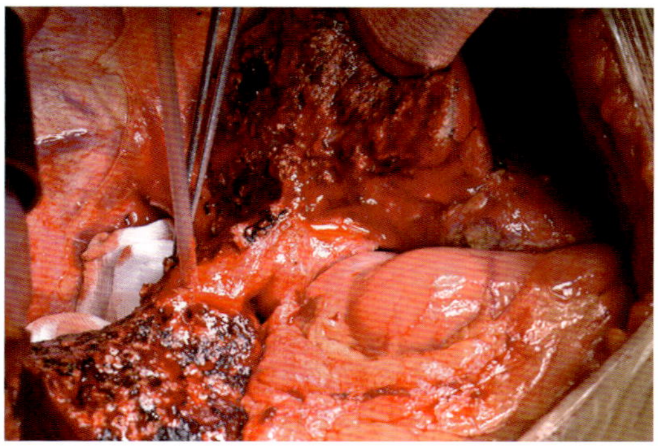
图 4-9-14　肝右后叶下段、左半肝血供好

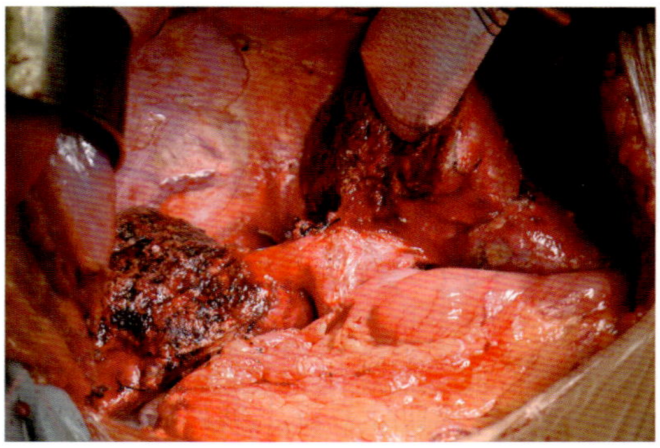
图 4-9-15　术野

【术后诊断】结肠癌肝转移，肝癌根治术后复发。

【实施的手术】施行肝 S_4、S_5、S_8、S_7 切除术。

【术后】无胆漏、肝功能不全、出血等并发症，恢复平顺。病理切片报告为转移癌。

【讨论】

（一）本例再手术指征

1. 结肠癌根治术后肝转移，局限在肝右前叶及肝右后叶上段，而左肝及肝右后叶下段正常，能维持正常的生理功能。

2. 术前肝、心脏、肺、肾功能正常，能承受肝右前叶有肝 S_7 的切除。

（二）本例手术的难点

1. 在右肝瘢痕组织中显现肝右前叶 Glisson 鞘，难度大。

2. 显现、结扎肝右后叶 Glisson 鞘，难度大。

（三）相关外科手术技术

克服重重困难，精准切除肝右前叶及肝右后叶上段，整个手术一步一个脚印、一环套一套，历时 3 小时，失血量 200ml，手术获得成功。

病例 10：肝胆管结石、多次胆道术后，复发右肝内胆管结石、肝右管口狭窄，合并肝左内叶胆管癌，施行左半肝切除、改良肝胆管盆式 Roux-en-Y 术

【病史】患者，男，65 岁。反复右上腹痛、黄疸伴寒热 4 个月。20 年前诊为“肝胆管结石”，在外院施行“胆总管探查、T 形管引流术”。术后 10 个月又因“肝胆管结石”施行“胆总管探查、T 形管引流术”。4 个月前，再诊为肝胆管结石，入住我院，当时 TBIL 286μmol/L、DBIL 188μmol/L，做 PTCD，黄疸逐渐下降，查 TBIL 60μmol/L、DBIL 40μmol/L、但反复高热（40℃）。CT 检查发现左肝内占位病变，CA19-9 269U/ml。

T 37.8℃，P 88 次 / 分，R 20 次 / 分，BP 118/74mmHg。神清，轻度黄疸，心、肺正常。腹平，浅静脉无曲张，经腹直肌陈旧性切口瘢痕一条，长 13cm；腹壁软，未触及肝、胆囊、脾，剑突右下方无压痛，叩击右肝区示心窝部疼痛，腹水征（－）。

WBC 4.6×10^9/L，N 0.863，PLT 156×10^9/L，TP 65g/L，ALB 36.5g/L，TBIL 56μmol/L，DBIL 41μmol/L，AST 66U/L，ALT 46U/L，PA 156mg/L，ChE 3264U/L，CA19-9 297U/ml。

B 超：左肝萎缩、右肝肥大。右肝内胆管扩张，多发结石光团。肝右内叶显示强回声光团，不伴声影，约 3cm×4cm。脾不大，无腹水。

MRCP：显示一级肝门狭窄。右肝内胆管中度扩张，其内见多个结石（图 4-10-1）。肝外胆管内径约 1cm，肝总管内径约 0.4cm。

PET-CT：肝左内叶见一葡萄糖浓聚影，约 4cm×3cm（图 4-10-2）。腹膜后无淋巴结转移征象，膈肌、贲门无肿大淋巴结。

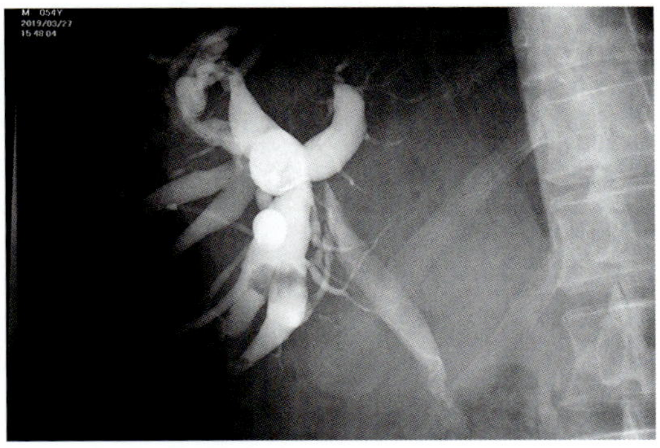

图 4-10-1　MRCP：显示右肝内胆管扩张、胆石

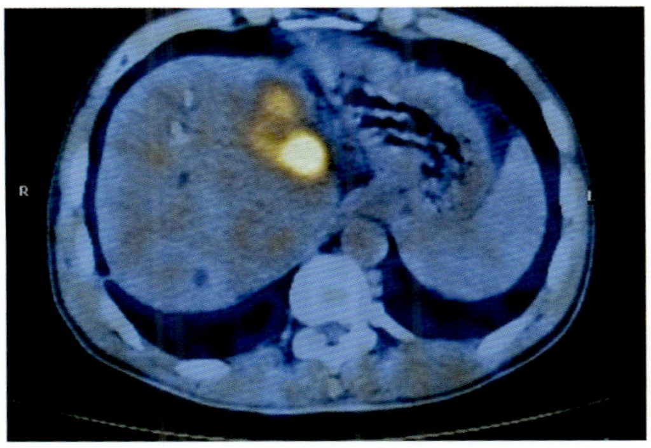

图 4-10-2　PET-CT：显示左肝葡萄糖浓聚影

CT：未见肝左外叶，右肝肥大，肝左内叶萎缩。右肝内胆管中度扩张，内有多个胆石，可见 PTCD 导管。肝左内叶示一低密度区，约 3cm×4cm。左肝与心包、胃小弯间显示一低密度区（图 4-10-3）。脾不大。CTA 显示肝固有动脉、肝右动脉完好（图 4-10-4）。CTV 显示肝门静脉右支完好，左支显影不佳（图 4-10-5）。

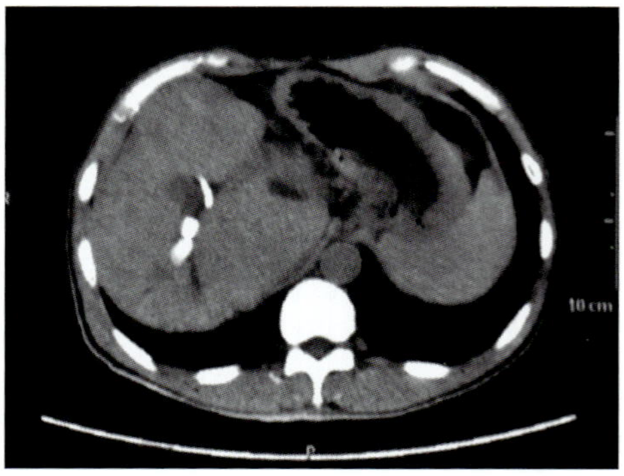

图 4-10-3　CT：显示左肝内低密度区

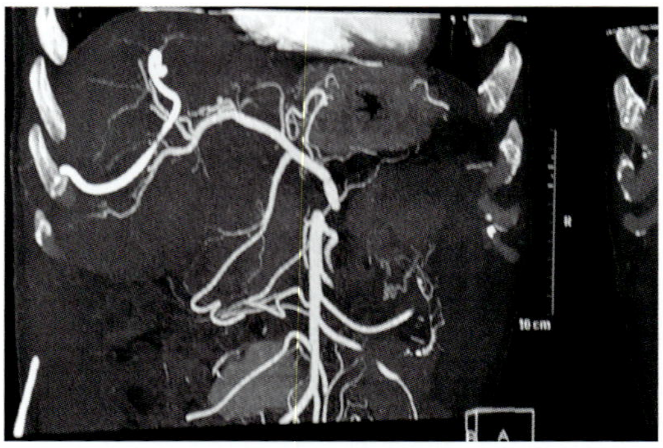

图 4-10-4　CTA：显示肝固有动脉、肝右动脉完好

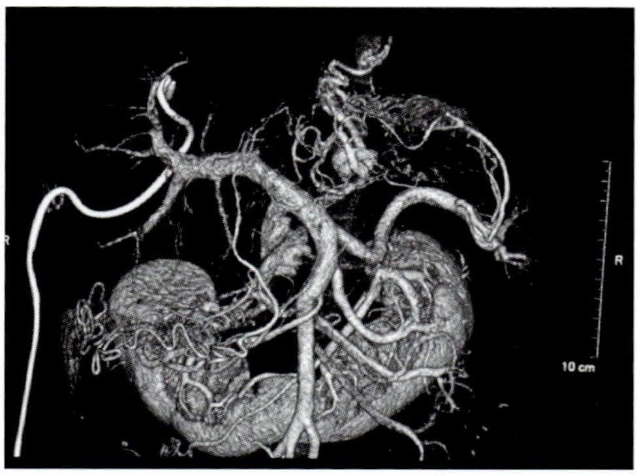

图 4-10-5　CTV：肝门静脉右支完好，左支未显影

【术前诊断】肝胆管结石，多次胆道探查、PTCD 后。S：S_6、S_7；St：CHD、RHD、LHD；A：无；C：肝肥大 - 萎缩征（右肝肥大、左肝萎缩）、肝内胆管癌（肝左内叶）、高位 AOSC。

【手术过程】

1. 择期，平仰卧位，右上腹“反 L”形切口入腹。见：无腹水，腹膜上无肿大癌性淋巴结。右肝肥大、左肝萎缩，肝左外叶呈一薄片状。肝左内叶呈棕红色，质地硬，有结石感。右肝亦呈棕红色，质地较肝左内叶稍软，结石感不清。胃与左肝呈炎性粘连，肝胃韧带仍存，无转移癌征象。胆囊已切除。肝外胆管外径约 1cm，无结石感，胆管壁增厚，约 0.2cm。脾不大，腹腔干周无肿大淋巴结。

2. 游离、切除左半肝

（1）离断肝周粘连，显现肝十二指肠韧带，放置 Pringle 止血带。分离肝膈、肝胃粘连，显现左半肝，结扎、切断肝左动脉、肝左管及肝门静脉左支，显现左、右肝缺血分界线。

（2）解剖第二肝门，显现肝左静脉及肝中静脉根部。

（3）于肝中静脉左侧劈离左肝，并仔细分离肝中静脉与肝肿瘤间粘连，钳夹、切断肝左静脉，移除左半肝。

3. 组建肝胆管盆

（1）用“四边法”切开肝右管口、肝右管、肝右前叶胆管，做部分肝右后叶胆管与肝右管内吻合，其胆管内径扩大为 1.5cm，胆管壁厚约 0.2cm，直视下清除肝右后叶胆管内胆石，配合胆道镜检查右肝内各胆管，胆管壁光整，无胆石残留。

（2）纵行切开尾状叶右管，长度约 1cm，用 4-0 薇乔线与肝右管壁间断缝合 4 针。

（3）横断肝总管，拼合组成肝胆管盆，内径约 4cm。

4. 提取桥袢空肠，完成改良盆式 Roux-en-Y 术，放置 14 号 T 形管于肝胆管盆，注水测试无胆漏、出血。

5. 放置左膈下引流管，清点器械、敷料无误，逐层关腹。手术历时 5 小时，失血量约 200ml，安返病房。

6. 本例手术绘图见图 4-10-6。

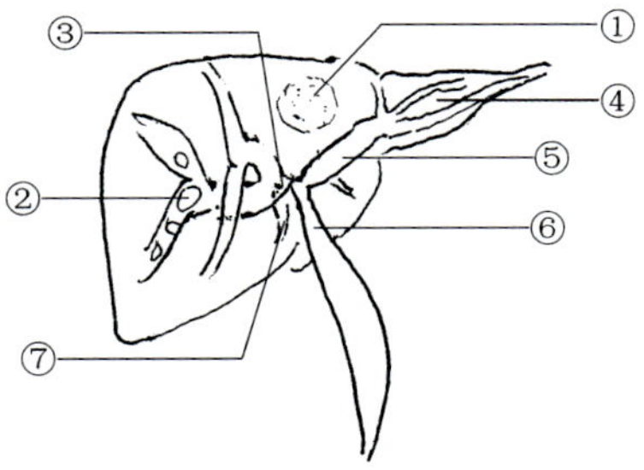

Ⅰ

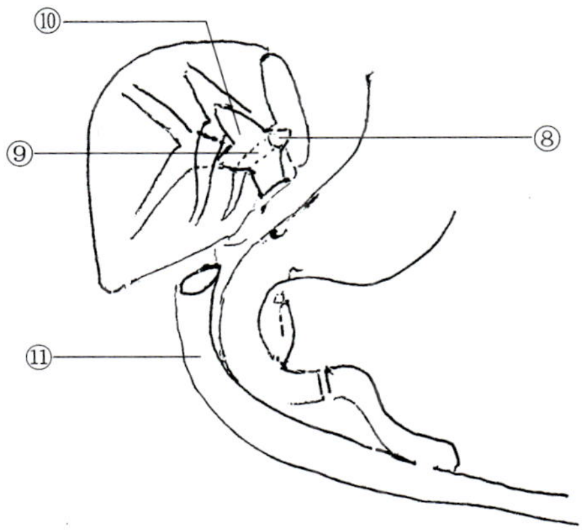

Ⅱ

图 4-10-6　手术示意图

Ⅰ. 术前；Ⅱ. 术后

①肝左内叶肿瘤；②肝右后叶胆管结石；③肝右管口；④肝左外叶；⑤肝左管；⑥肝总管；⑦尾状叶右管；⑧尾状叶胆管切开与肝右管吻合；⑨肝右前叶胆管与肝右后叶胆管内吻合；⑩肝胆管盆；⑪桥袢空肠

【术后诊断】肝胆管结石，多次胆道探查、PTCD 后。S：S_6、S_7；St：CHD、RHD、LHD；A：无；C：肝肥大 - 萎缩征（右肝肥大、左肝萎缩）、肝内胆管癌（肝左内叶）、高位 AOSC。

【实施的手术】施行左半肝切除、改良盆式 Roux-en-Y 术。

【术后】无膈下脓肿、出血、肝功能不全等并发症，恢复平顺。病理切片提示胆管癌。

【讨论】

（一）胆管狭窄

1. 肝左管口为相对狭窄，肝右管口为真性狭窄，肝右后叶胆管为相对狭窄，尾状叶右管为相对狭窄，肝左内叶胆管为真性狭窄。

2. 肝左、右管口为环状狭窄，肝左内叶胆管为管状狭窄。

3. 肝左内叶胆管为外源性压迫狭窄，肝右管为炎性壁内性狭窄，前者与肝左内叶肿瘤相关，为恶性狭窄。

（二）解除狭窄的难点

1. 既往 2 次胆管手术，致一级肝门粘连，增加了一级肝门和第二肝门解剖的困难。

2. 肝、胃，以及肝左膈粘连致密。

3. 左肝肿瘤与肝中静脉粘连致密，分离困难。

4. 肝右管口狭窄，而肝右后叶胆管口为相对狭窄，故解除其狭窄更加困难。

（三）解除狭窄的方法

1. 左半肝切除，解除肝左管管状狭窄及清除肿瘤

（1）分离肝膈与肝胃粘连，游离左半肝。

（2）解剖第一肝门、第二肝门，先后切断肝左动脉、肝门静脉左支及肝左管。

（3）于肝中静脉左侧分离左肝及左肝肿瘤，最终离断肝左静脉。

（4）手术在阻断入肝血流中进行。

2. 肝右管口及肝右后叶胆管口狭窄的解除

（1）沿胆囊床途径切开肝右管口、肝右管及肝右前叶胆管，显现肝右后叶胆管口。

（2）做肝右后叶胆管与肝右管内吻合，使其胆管口达到 1.3cm，充分解除狭窄。

3. 组成肝胆管盆

（1）沿胆囊床途径先后切开肝右管口、肝右管及肝右前叶下段胆管。

（2）做肝右后叶胆管与肝右管内吻合。

（3）做尾状叶右管与肝右管内吻合。

（4）横断肝总管。

（5）拼合已切开胆管邻近切缘，组成肝胆管盆，使其内径达 4cm。

（四）相关外科手术技术

1. 本例手术是否该进行，有不同的看法。一些医师认为，肝胆管结石并发肝左内叶胆管癌，而且有膈肌、胃小弯转移，手术意义不大，无须手术。但笔者的意见是尊重患者的意见，积极手术为妥。其理由如下。

（1）患者右肝内胆管多发结石，并有肝右管口、肝右后叶胆管口狭窄，右肝胆管呈良性狭窄，并因此致高位 AOSC，影响生活质量。

（2）PET-CT 显示左肝内胆管癌没有转移，可以切除左半肝。

（3）患者及其家属强烈要求手术治疗。

（4）术后恢复平顺，病检肝左管无癌症依据。

2. 肝右管口及肝右后叶胆管口狭窄的解除。就本例而言，单纯切开肝右管口狭窄价值不大，同时肝右管口狭窄不解除，肝右后叶胆管口的狭窄无法解除。因此，手术中宜切除左半肝，经胆囊床途径首先切开肝右管口、肝右管，显现肝右后叶胆管，做肝右后叶胆管与肝右管内吻合。

病例 11：Ⅳ型肝门胆管癌，施行根治性切除、胆肠 Roux-en-Y 术

【病史】患者，男，56 岁。尿黄、皮肤黄染、皮痒 1 个月，大便色浅。1 个月前，就诊于湖南省人民医院，诊为“肝门胆管癌”，施行 PTCD 后返回当地县医院。

T、P、R、BP 正常。神清，轻度黄疸，心、肺正常。腹平，肝、胆囊、脾未触及，腹水征（－）。

TP 63.1g/L，ALB 34g/L，AST 157U/L，ALT 140U/L，ALP 1274U/L，γ-Gt 157.9U/L，CA19-9 111.8U/ml，TBIL 48μmol/L，DBIL 39μmol/L。

CT（2018-11-21，湖南省人民医院）：肝门胆管壁浸润性增厚。增强后持续性强化，病变胆管累及肝总管、肝左管，相应胆管腔狭窄。其以上肝内胆管扩张，管腔无异常密度灶。胆囊萎缩，肝体积增大。

CTA：腹腔干稍窄，肝固有动脉走行纡曲，肝左动脉欠完整。

CTV：肝门静脉左支稍狭窄，管壁欠完整，肝门静脉主干及右支无异常，肝静脉、肝后腔静脉无狭窄。

【术前诊断】Ⅳ型肝门胆管癌，肝门静脉左支受累、肝左动脉受累，合并肝总管、肝左管、胆管真性管状狭窄。

【手术过程】

1. 择期，取右上腹“反 L”形切口入腹。见：无腹水，大网膜上无癌性结节。肝色泽棕红，肝肥大，肝叶比例无失衡，表面光整。肝总管、肝左管呈硬索状，外径约 1.2cm，肝左管索状延伸至二级肝门。肝右管质地硬，似延伸至二级肝门。尾状叶胆管质硬。胆囊萎小，约 6cm × 1.5cm。L_{13}、L_{12}、L_8、L_7 组淋巴结肿大。

2. 解剖第一肝门，脉络化肝动脉、肝门静脉

（1）游离、显露腹腔干、肝总动脉、肝右动脉、肝门静脉及肝门静脉右支，清理其周围淋巴结，使其脉络化。结扎、切断肝左动脉，做门静脉右支套线。

（2）横断胆总管，紧贴胆管壁游离达肝右管。

3. 解剖第二肝门、第三肝门

（1）离断肝镰状韧带、左肝冠状韧带，显现肝左静脉根部、肝中静脉根部左侧。

（2）将肝左外叶向右前方翻转，结扎、切断左、右肝短静脉，显现肝后腔静脉、肝左静脉及肝中静脉腹面。

4. 劈离左肝，配合 Pringle 止血带，控制中心静脉压为 2cmH_2O，以 15 分钟 + 5 分钟模式阻抗入肝血流。

于肝中静脉左侧，用超声刀配合"微榨法"劈离左肝及尾状叶，先后直视下钳夹、切断肝静脉Ⅴ、Ⅷ段支及肝门静脉左支、肝右前叶和后叶胆管，整块移除左半肝、全尾状叶。右肝断面呈现肝右前叶、后叶胆管，其内径分别为 1cm、0.8cm。肝门静脉、肝门静脉右支、肝右动脉完好。

5. 组成肝胆管盆。用 5-0 薇乔线拼合肝右前叶、后叶胆管邻近胆管壁，间断缝合，使肝胆管盆的内径达 1.5cm。

6. 提取桥袢空肠，完成改良盆式 Roux-en-Y 术，8 号 T 形管放入肝胆管盆，注水测试无胆漏。

7. 查术野无出血、无胆漏，右肝血供好，放置腹腔引流管，逐层关腹。手术历时 5 小时，失血量约 200ml。

8. 本例手术绘图见图 4-11-1。

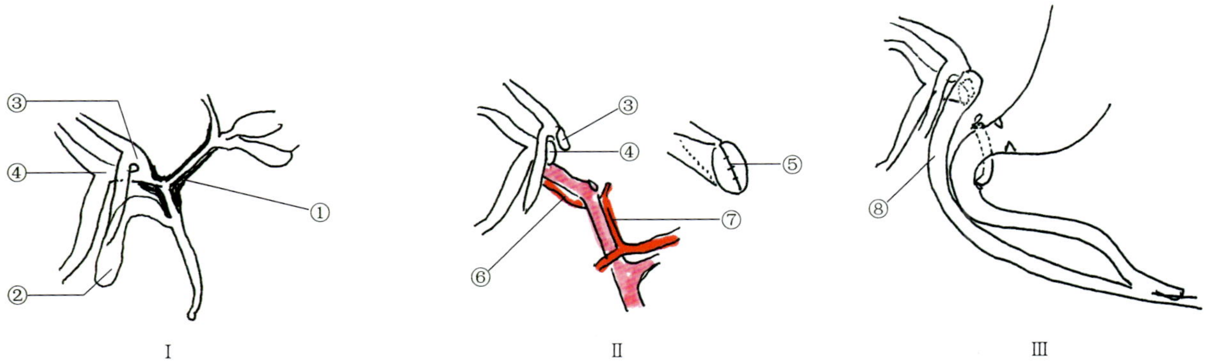

图 4-11-1　手术示意图

Ⅰ. 术前；Ⅱ. 左半肝、全尾状叶切除后；Ⅲ. 术后

①肝左管；②胆囊；③肝右前叶胆管；④肝右后叶胆管；⑤肝胆管盆；⑥肝右动脉；⑦肝固有动脉；⑧桥袢空肠

【术后诊断】Ⅳ型肝门胆管癌，肝门静脉左支受累、肝左动脉受累，合并肝总管、肝左管、胆管真性管状狭窄。

【实施的手术】施行根治性切除、胆肠 Roux-en-Y 术。

【术后】恢复平顺。病理切片报告为中分化胆管腺癌，切缘净，L_{12}、L_{13} 组淋巴结转移。

【讨论】

（一）胆管狭窄

1. 本例为肝左管、肝右管口、肝总管、尾状叶胆管多发性、管状、恶性狭窄。

2. 为壁源性、管状、真性狭窄。

（二）解除狭窄的难点

1. 多级胆管恶性、管状狭窄。

2. 肿瘤累及肝门静脉、肝动脉及邻近肝，并有淋巴结转移。

3. 右肝断面多个胆管残端。

（三）解除狭窄的方法

1. 解剖性切除左半肝、全尾状叶及部分右肝。

2. 改良盆式 Roux-en-Y 术。

（四）相关外科手术技术

1. 尚不能先离断左肝 Glisson 鞘蒂时，无须勉强先行离断左肝蒂。此时宜先劈离肝，直视下逐渐离断肝门静脉左支及肝右前、后叶胆管，移除左半肝及全尾状叶。

2. 右肝断面胆管残端宜拼合组成肝胆管盆，施盆式 Roux-en-Y 术。

3. 肝胆管盆宜置入引流管，防止胆瘘。

第5章 胆管囊状扩张症致高位胆管狭窄

一、胆管囊状扩张症分型

1723年，VATER首次报告先天性胆总管囊肿；1979年，Lilly提出胆管囊性扩张分为3型；1958年，Caroli提出肝内、外胆管囊状扩张的部位分为3型，后称为Caroli病；Todani将其分成5型（图5-0-1），临床上以Ⅰ型最为多见，占90%～95%。

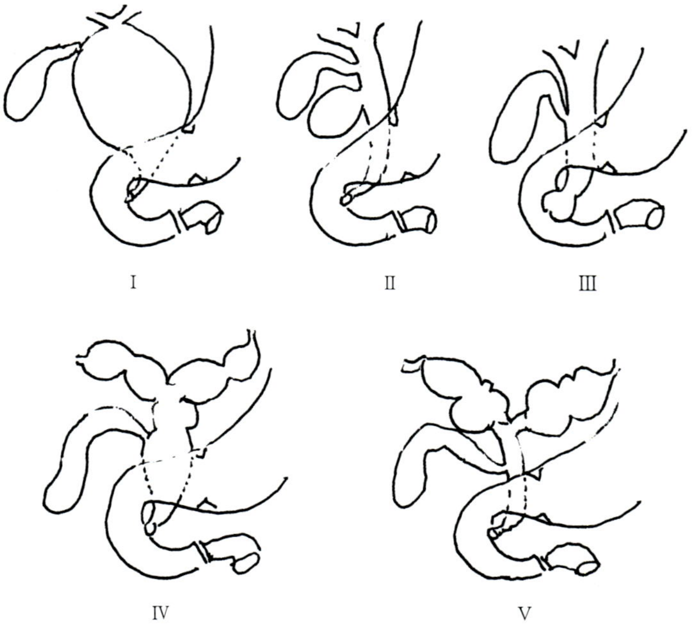

图5-0-1　胆管囊状扩张症分型示意图

Ⅰ.肝外胆管梭形扩张型；Ⅱ.肝外胆管憩室样扩张型；Ⅲ.胆总管囊性脱垂型；Ⅳ.肝内、外胆管扩张型；Ⅴ.肝内胆管扩张型（Caroli病）

胆总管囊状扩张症癌变发生率高达25.9%，故称之为癌前病变，手术切除囊肿是理想的选择。术前仔细认真的影像学检查及肿瘤标志物、肝肾功能的检查十分重要。

二、引起胆管囊状扩张症高位狭窄的原因

引起胆管囊状扩张症高位狭窄的原因有以下几种情况。

1. Caroli病。
2. 囊状扩张Ⅰ型、Ⅳ型、Ⅴ型，一级肝门胆管恶性变。
3. 囊状扩张Ⅰ型、Ⅳ型、Ⅴ型，胆肠吻合口狭窄恶性变。

4. 囊肿切除后吻合口（一级肝门以上）狭窄、恶性变。

三、胆管囊状扩张症致高位胆管狭窄的手术方式

手术方式包括囊肿切除、肝胆管盆式 Roux-en-Y 术及肝叶切除术。

典型病例

病例 1：施行巨大胆管囊肿切除及改良盆式 Roux-en-Y 术

【病史】患者，女，12 岁。反复右上腹痛 1 个月，伴黄疸 7 天。

T 36.4℃，R 20 次 / 分，P 78 次 / 分，BP 114/65mmHg。神清合作，皮肤、巩膜明显黄染，心、肺正常。腹部浅静脉无曲张，未见胃蠕动波形；腹软，右侧腹部饱满，似可扪及囊性包块约 20cm × 10cm，无明显触痛。未触及肝、胆囊、脾，无胃振水音，腹水征（－），叩击右肝区示右上腹部不适。双下肢无水肿。

WBC 7.93 × 10^9/L，N 0.601，PLT 245 × 10^9/L，Hb 118g/L，TP 62g/L，ALB 41.2g/L，TBIL 141μmol/L，DBIL 106.6μmol/L，ALT 196U/L，AST 133U/L，ALP 542U/L，ChE 6433U/L，PA 147mg/L，γ-Gt 1046.6U/L。

MRI（2020-01-16，湖南省人民医院）：显示肝外胆管呈囊样扩张，约 15cm × 10cm（图 5-1-1）。肝内胆管中度扩张。胆囊折曲，约 10cm × 3cm，未见胆石，囊壁光整，与胰头脂肪间隙存在。胰管无扩张，脾不大，无腹水。

MRCP（2020-01-16，湖南省人民医院）：肝外胆管呈梭形扩张，无胆石（图 5-1-2）。肝内胆管显示中度扩张。

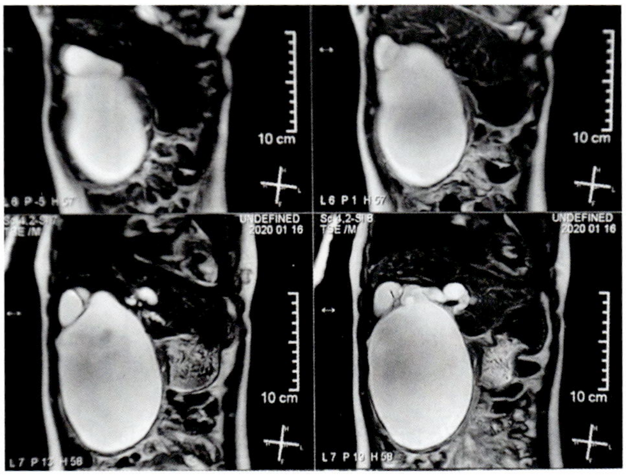

图 5-1-1　CT：显示巨大胆管囊肿

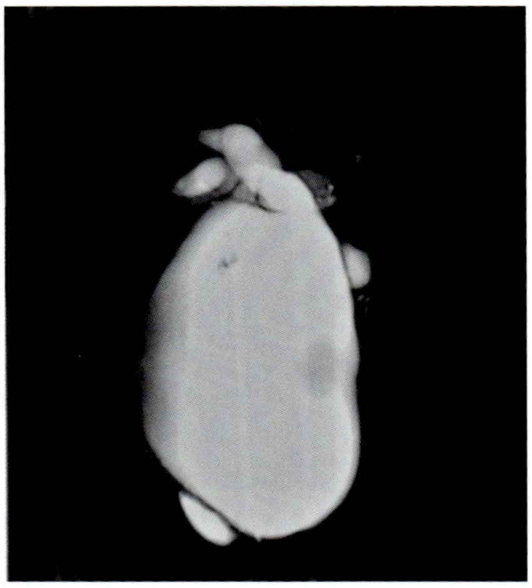

图 5-1-2　MRCP：显示肝外胆管囊状扩张

【术前诊断】Ⅰ型胆管囊状扩张症，合并胆汁性肝硬化、门静脉高压症。

【手术过程】

1. 择期，平仰卧位，全身麻醉，取右上腹横切口（图 5-1-3）入腹。见：无腹水，大网膜上无静脉曲张。肝墨绿色，淤胆肝，肝表面光整，肝叶大小无失常，质地稍硬。肝外胆管约 1.5cm × 10cm × 10cm，囊性感，张力较大。胆囊折曲，约 10cm × 3cm，未见胆石。胰质地软，脾不大。

2. 先做囊肿戳孔，吸出囊肿液 1600ml（图 5-1-4）。延长囊肿切口，辨清肝左、右管开口及胆囊管口，剥离胆囊（图 5-1-5）。并做囊肿与肝总管连接处后壁分离，横断囊肿与胆总管后壁，显现肝门静脉，紧贴

【手术过程】

1. 择期，平仰卧位，全身麻醉，取右上腹延长原经腹直肌“⌡⌞”形切口（图 5-4-3）入腹。见：无腹水，腹膜上未见癌性结节，大网膜上无静脉曲张。腹内广泛膜性粘连（图 5-4-4）。肝色泽棕红，表面光整，形态、比例无失调，质地软，无结石感、结节感。原为胆肠 Roux-en-Y 术，囊肿与空肠吻合，桥袢空肠于横结肠后，长约 40cm，空肠盲袢长 26cm（图 5-4-5）。胆肠吻合口呈硬块，约 6cm × 5cm × 4cm，质地坚硬（图 5-4-6）。胆囊约 6cm × 3cm，无胆石。肝方叶肥大，盖被肝左管。胰头不大、质软，脾不大。

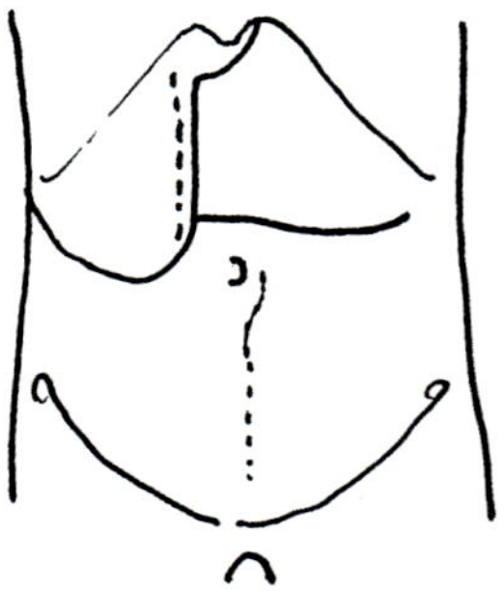

图 5-4-3　手术切口示意图

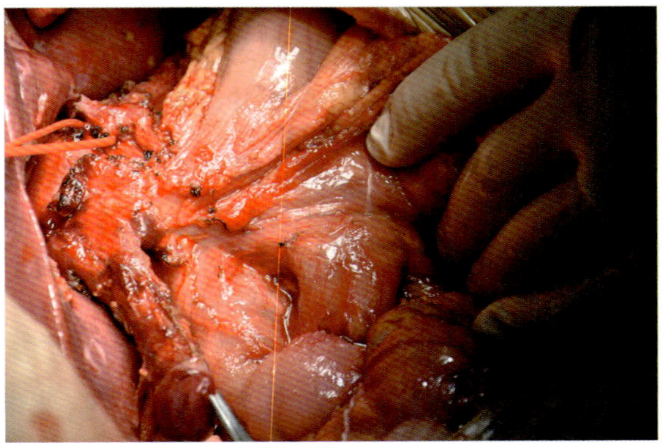

图 5-4-4　原胆肠吻合口广泛粘连

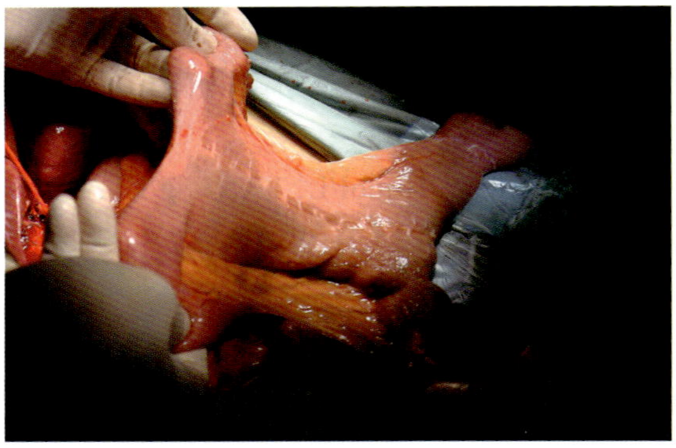

图 5-4-5　手牵拉处为空肠盲袢

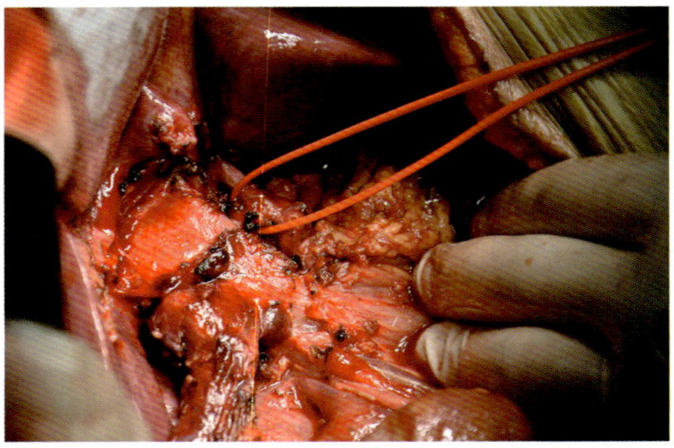

图 5-4-6　红色导管牵拉处为原胆肠吻合口

2. 剥离胆囊，游离十二指肠，显现肝固有动脉、肝左动脉、胃十二指肠动脉（图 5-4-7）。

3. 安置 Pringle 止血带，横断肝桥，切除肝方叶（图 5-4-8），敞开肝圆韧带途径。

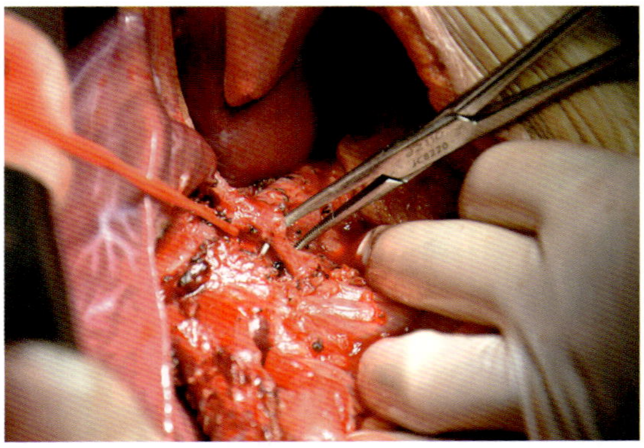

图 5-4-7　钳子尖处为胃十二指肠动脉

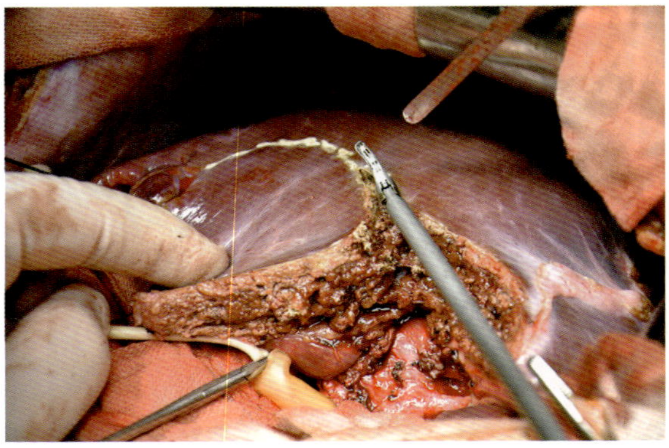

图 5-4-8　超声刀处为肝切除线

4. 移除原胆肠吻合口及胆管囊肿

（1）纵行切开肝总管，肝门隆突下横断肝总管，显现肝右管、尾状叶右管、肝左管及尾状叶左管管口，组成肝胆管盆，内径 4cm。

（2）距胆肠吻合口右侧缘 5cm 处横断桥袢空肠。

（3）用“四边法”纵行切开囊肿前壁。

（4）距胆总管远端 2.5cm 处横断胆总管，其远端见胆管出口约 0.2cm，溢出胰液。缝闭胆总管远切端。

（5）于囊肿壁后剥离、显现肝门静脉，紧贴囊肿壁剥离，全程显现肝门静脉。

（6）于囊肿壁左侧仔细游离肝固有动脉、肝左动脉，结扎、切断细小肝右动脉，整块移除囊肿、胆囊及桥袢空肠。术野清楚显现肝胆管盆、肝门静脉、肝固有动脉、肝左动脉（图 5-4-9），切除过长空肠盲袢。

5. 施改良盆式 Roux-en-Y 术（图 5-4-10），放置肝胆管盆引流管。

6. 逐层关腹。手术历时 4.5 小时，失血量约 100ml，安返病房。标本送病检。

7. 本例手术绘图见图 5-4-11。

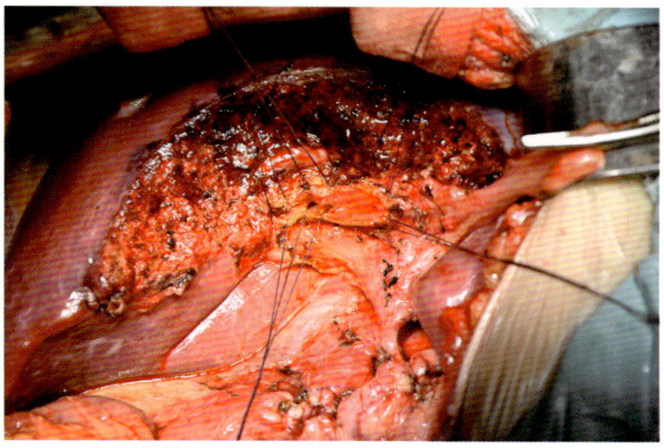

图 5-4-9　术野，线牵引处为肝胆管盆

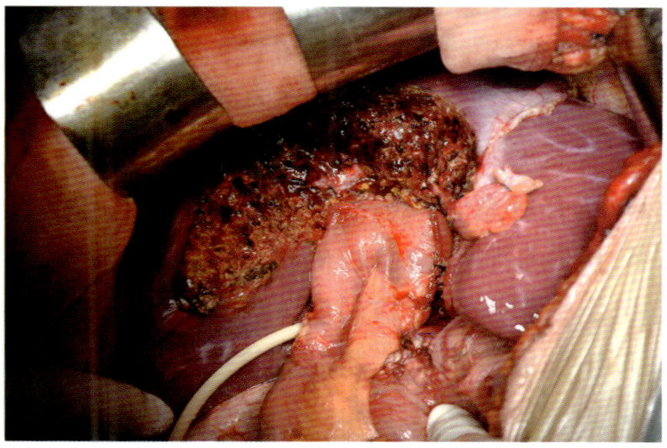

图 5-4-10　引流管上方为肝胆管盆与空肠吻合口

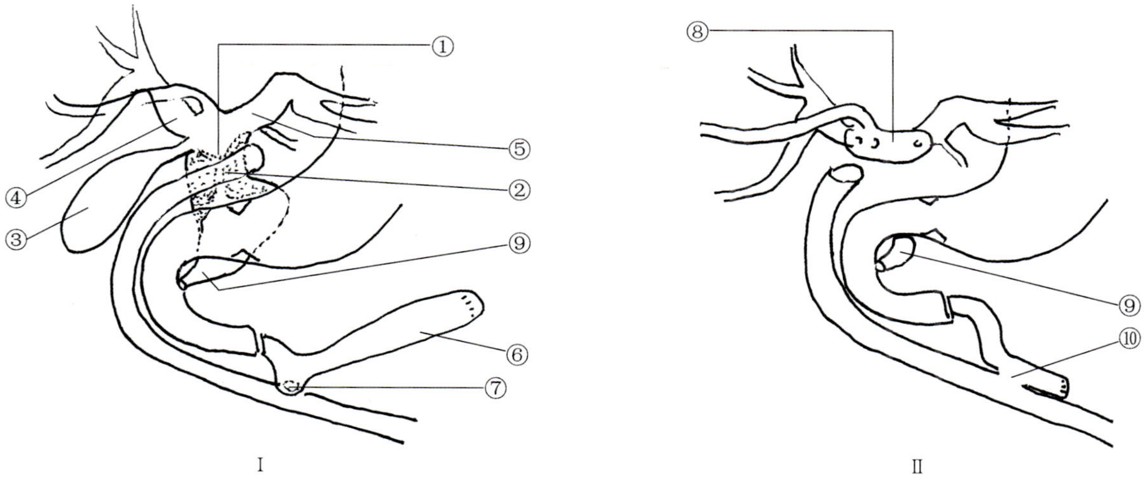

图 5-4-11　手术示意图

Ⅰ. 术前；Ⅱ. 术后

①肝总管；②桥袢空肠、囊肿吻合口癌；③胆囊；④肝右管；⑤肝左管；⑥空肠盲袢；⑦空肠、桥袢空肠吻合口；⑧肝胆管盆；⑨囊肿远端；⑩空肠、桥袢空肠吻合口

【术后诊断】 Ⅰ型胆管囊状扩张症，囊肿与空肠 Roux-en-Y 术后，胆肠吻合口癌，残留慢性胆囊炎，空肠盲袢过长。

【实施的手术】 施行囊肿、吻合口癌根治性切除，以及过长盲袢切除、改良盆式 Roux-en-Y 术。

【术后】 无胆漏、出血、腹腔脓肿、肠梗阻、肝功能不全等并发症，恢复平顺。病理切片示胆肠吻合口癌。

【术后诊断】 I 型胆管囊状扩张症、合并肝胆管结石。S：全肝、G；St：CBD（真性）、LHD、LLBD；A：无；C：胆汁性肝硬化、门静脉高压症。

【实施的手术】 施行胆管囊肿切除、改良盆式 Roux-en-Y 术。

【术后】 无胆漏、出血、肝功能不全等并发症，复查无胆石残留。

【讨论】

（一）胆管狭窄

本例系胆管囊状扩张，主要表现为胆总管下段真性、环状、病理性狭窄，肝左外叶胆管、肝左管口为相对、环状、炎性狭窄。

（二）解除狭窄的难点

1. 胆管囊状扩张症合并肝胆管结石，病史长达 40 多年，胆管（主要是胆总管）极度扩张，与邻近的脉管、胰腺炎性粘连，侧支静脉曲张较多，剥离囊肿易出血，易损伤胰及胰管。另外本例肝右动脉位于胆总管右侧，与囊壁粘连，易损伤。

2. 肝内、外胆管合并胆石，弥散全肝，难以清除干净。特别是肝左外叶胆管相对狭窄，肝左外叶胆石难以处理。

（三）解除狭窄的方法

1. 安置 Pringle 止血带，先用“四边法”切开胆总管，清除肝外胆管结石。

2. 阻断入肝血流，切除胆囊。

3. 经肝圆韧带途径、胆囊床途径切开肝左管口、肝左管、肝右管，清除右肝内各胆管结石。经 S_3 结石感途径清除左肝内胆石。

4. 切除胆管囊肿。

5. 完成盆式 Roux-en-Y 术。

（四）相关外科手术技术

胆管囊状扩张症是临床常见疾病，胆管囊肿合并胆石约占 30%，但胆管囊状扩张症合并如此多胆石，临床上不甚多见。

本例是 I 型胆管囊状扩张症，其癌变发生率约为 21%，切除扩张的囊状胆管是治疗首选。就本例的外科手术切除并非易事，术中宜注意：①宜先清除肝内、外胆管结石，切除胆囊；②囊肿切除宜从肝门隆突平面开始横断，横断前宜局部注射肾上腺素盐水，以减少出血；③剥离囊肿宜用推剥为好，切断的平面宜在胆管远端上 1cm 为宜；④胆管囊肿的残端宜用 4-0 Prolene 线连续缝闭。

病例 7：肝胆管结石、胆总管十二指肠瘘、右肝 Caroli 病，施行右半肝切除、胆总管横断、改良盆式 Roux-en-Y 术

【病史】 患者，女，70 岁。间断发作右上腹痛 60 年。60 年前诊为“结石性胆囊炎”，在当地县医院施行“开腹胆囊切除术”。3 个月前，就诊于当地医院，B 超检查发现“肝胆管结石”。2 天后就诊于湖南省人民医院，CT 检查诊为“肝胆管结石，合并 AOSC”，施行“PTCD”。

T 36.7℃，P 81 次 / 分，R 20 次 / 分，BP 127/84mmHg。神清合作，无黄疸。心律齐、无杂音，双肺呼吸音清。腹平，浅静脉无曲张；腹壁软，未触及肝、胆囊、脾，剑突右下方压痛，叩击右肝区示心窝部疼痛，腹水征（−）。双下肢无水肿。

TBIL 17.8μmol/L，DBIL 6.5μmol/L，TP 72g/L，ALB 39.2g/L，PA 171mg/L，ChE 5094U/L，ALP 86U/L，γ-Gt 56.4U/L。

CT（2019-03-07，湖南省人民医院）：肝轮廓清，表面光整。右肝内胆管重度囊样扩张，梗阻平面在肝右管，右肝内胆管显示少量胆石（图 5-7-1）；左肝内胆管中度扩张，积少量胆石及气体。肝外胆管内径

约 1.8cm，少量气体。胆囊未见。

【术前诊断】

1. 肝胆管结石。S：S_5、S_6、S_3、LHD、S_3；St：RHD；A：无；C：胆总管十二指肠瘘。

2. Caroli 病。

【手术过程】

1. 择期，平仰卧位，全麻，取右上腹“反 L”形切口入腹（图 5-7-2）。见：无腹水，大网膜上无静脉曲张，腹膜上无癌性结节。肝色泽棕红，右肝较左肝肥大，肝质地稍硬，无结石感、结节感。胆囊未见。肝外胆管外径约 2cm，少许结石感。胰头不大，质地软。脾不大。

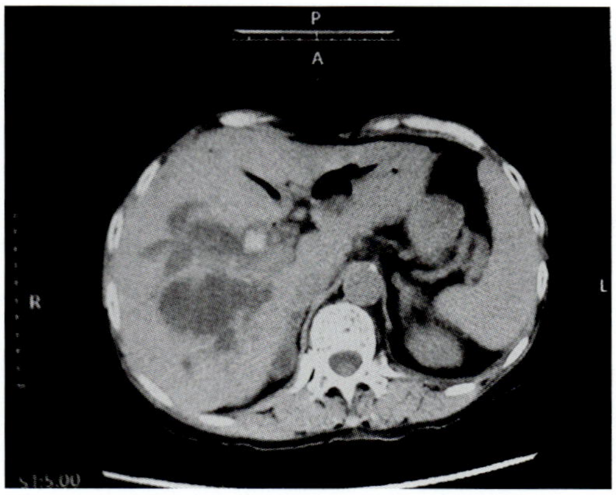

图 5-7-1　CT：显示右肝内胆管囊样扩张

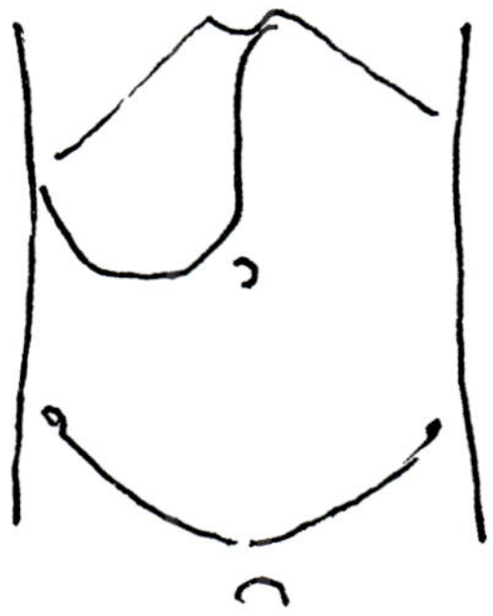
图 5-7-2　手术切口示意图

2. 切除右半肝

（1）离断肝周粘连，游离左、右肝，安置 Pringle 止血带。

（2）做右肝蒂 Glisson 鞘结扎、切断，瞬间右半肝缺血明显。

（3）解剖第二、第三肝门。

（4）超声刀劈离右肝，显现肝中静脉右侧，离断肝右静脉，移除右半肝。

3. 沿肝圆韧带途径切开胆总管、肝总管及肝左管，清除左肝内胆管结石。探查胆管中、下段，发现胆总管中段有一瘘口，与十二指肠球部相通，内径约 1cm。

4. 于十二指肠上缘离断胆总管，近段组成肝胆管盆，内径 4cm。

5. 提取桥袢空肠 40cm，完成改良盆式 Roux-en-Y 术，放置肝胆管盆引流导管。

6. 放置好引流管，清点器械、敷料无误，逐层关腹。手术历时 3 小时，失血量 200ml，安返病房。

7. 本例手术绘图见图 5-7-3。

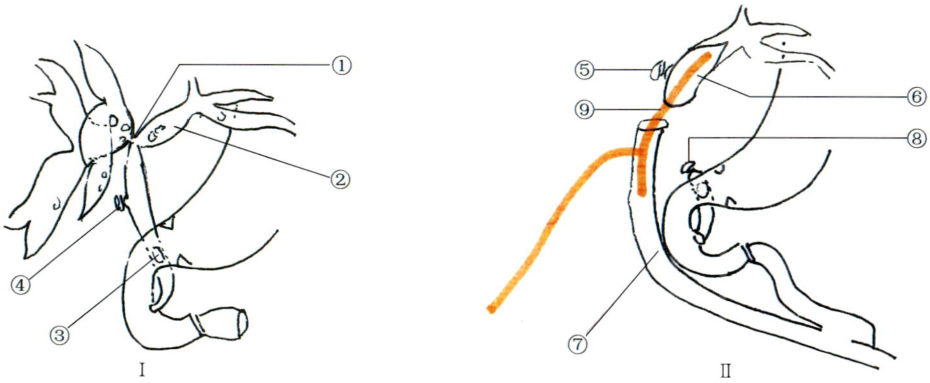

图 5-7-3　手术示意图

Ⅰ. 术前；Ⅱ. 术后

①肝右管口；②肝左管；③胆总管十二指肠；④残留胆囊管；⑤残留肝右管残端；⑥胆总管残端；⑦桥袢空肠；⑧肝胆管盆；⑨肝胆管盆引流管

【术后诊断】肝胆管结石。S：S_5、S_6、S_3、LHD、S_{3} ; St：RHD；A：无；C：胆总管十二指肠瘘。

【实施的手术】施行右半肝切除、胆总管上段横断及改良肝胆管盆式 Roux-en-Y 术。

【术后】无胆漏、出血、十二指肠梗阻，恢复平顺。病理切片报告为右肝 Caroli 病。

【讨论】

（一）胆管狭窄

本例肝右管口为真性狭窄、癌前病变；胆管为壁源性、环状狭窄。

（二）解除狭窄的难点

1. 本例为肝右管口真性狭窄、癌前病变，做右半肝切除。

2. 合并胆总管十二指肠瘘，需一并处理。

（三）解除狭窄的方法

本例方法为切除右半肝，横断胆总管，做改良盆式 Roux-en-Y 术。

（四）相关外科手术技术

1. 右半肝切除时，宜注意做 Glisson 鞘的解剖，并解剖性切除右半肝。

2. 处理胆总管十二指肠瘘时，宜注意横断胆总管一定要在瘘口以上的胆总管，不可分离瘘管；胆管组成肝胆管盆，完成改良盆式 Roux-en-Y 术。

第6章 外伤性高位胆管狭窄

外伤性高位胆管狭窄是指外伤导致肝总管以上的胆管损伤，占胆道损伤的2.3%～5%。外伤性高位胆管狭窄的原因很多，如车祸、高处坠落、刀棍、子弹穿通伤等，车祸、高处坠落伤约占67%。湖南省人民医院1990—2019年收治的外伤性高位胆管狭窄中，车祸、高处坠落伤占63%（10/16）。

一、临床表现

1. 胆道梗阻。出现反复寒战、发热、梗阻性黄疸等高位胆道梗阻的表现。有的患者表现为瘘（漏），迁延不愈；有的患者出现膈下脓肿、肝脓肿。

2. 伴随相应器官的损伤

（1）肝胆相连，高位胆道损伤常合并肝破裂、肝脓肿、肝坏死等。

（2）肝门静脉、肝动脉损伤及肝缺血萎缩、坏死等。

（3）十二指肠、脾、胰破裂、损伤，表现为十二指肠漏、脾破裂、胰漏等。

（4）膈肌破裂、胆道胸膜瘘。

二、诊断

1. 外伤病史，特别是初次手术见严重肝破裂、胆漏、高位胆管破裂，未获满意正确处理。

2. 辅助检查，包括B超、CT（表现为腹膜腔肝周积液；肝门区肝裂伤累及大血管、胆管，撕裂与低密度线条状影横贯肝内血管、胆管）、MRCP、PTCD、经瘘管胆道造影、ERCP。

三、治疗

外伤性高位胆管狭窄应根据病情施治，而高位胆管狭窄施行改良盆式Roux-en-Y术是一个有益的可选择的术式。

典型病例

病例1：外伤性肝破裂、肝外胆管损伤及右半肝切除后胆瘘8个月，施行肝胆管盆式Roux-en-Y术

【病史】患者，男，17岁。车祸致肝破裂，黄疸、寒热、胆汁外漏8个月。8个月前，车祸致肝破裂、小肠损伤，就近在当地医院急症施行“右肝部分切除、胆囊切除术”。术后第2天腹痛、黄疸、尿少（每日100ml），诊断为“肾衰竭、弥漫性腹膜炎”。于伤后的15天急症施行“右半肝切除术”，胆总管放置外径0.2cm导管引流，每日引流量为150～300ml，有时无胆汁流出，伴黄疸、寒热，来院求治。

T 36.6℃，R 21 次 / 分，P 96 次 / 分，BP 114/74mmHg。神清，轻度黄染，心、肺正常。腹平，浅静脉无曲张，右上腹见多处瘢痕及一条“反 L”形切口瘢痕，一条墨色导管外径约 0.2cm，已闭塞（图 6-1-1）；腹壁软，肝在剑突下 6cm，无触痛，剑突右下方压痛，无胃振水音，腹水征（－）。

TP 56g/L，ALB 34g/L，TBIL 122μmol/L，DBIL 112μmol/L，AST 76U/L，ALT 67U/L。

CT（2019-04-14，湖南省人民医院）：左肝肥大，右半肝已切除。左肝内胆管无扩张，无胆石、无积气，显示一导管留置于肝左管，导管外径约 0.2cm（图 6-1-2）。肝外胆管未见。

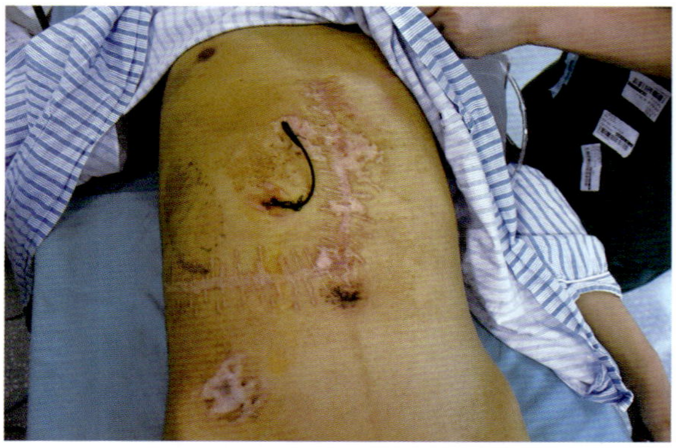

图 6-1-1　右上腹导管为胆总管引流管

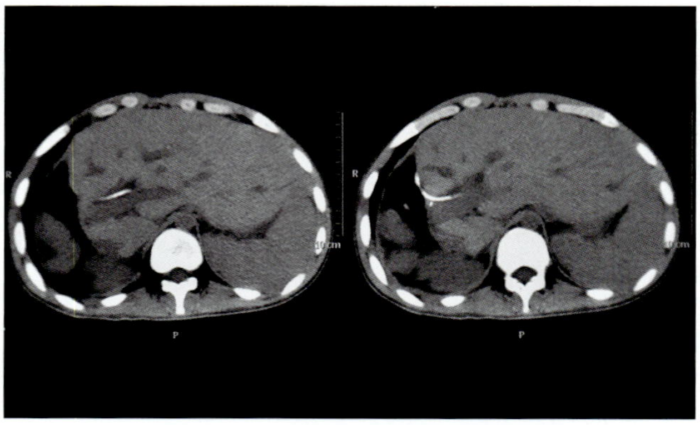

图 6-1-2　CT：显示左肝内胆管引流管

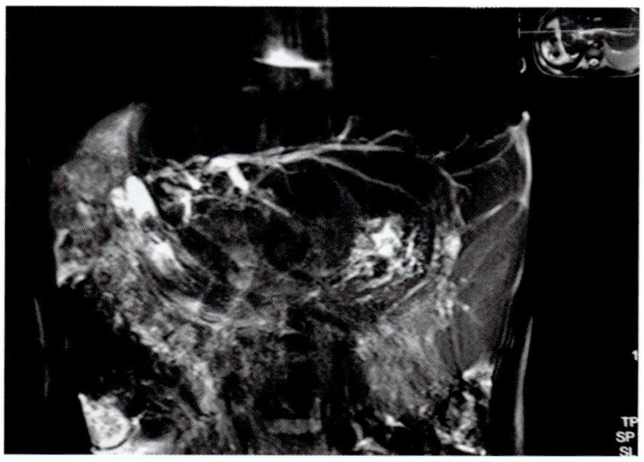

图 6-1-3　MRCP：显示左肝内胆管

MRCP（2019-04-16，湖南省人医院）：左肝肥大，肝内胆管无扩张，未见胆石，肝左管内径约 0.6cm（图 6-1-3）。

【术前诊断】外伤性肝破裂、肝外胆管损伤、胆漏，施右半肝切除、胆道外引流术后。合并高位 AOSC、胆道引流管闭塞、胆汁外漏。

【手术过程】

1. 择期，平仰卧位，全身麻醉，取延长原右上腹“反 L”形切口成“鱼钩”形（图 6-1-4）入腹。见：无腹水，大网膜无静脉曲张，腹膜上无癌性结节。肝周广泛粘连，右膈与肠、大网膜广泛粘连，胃及十二指肠与肝致密粘连。左肝肥大、右肝缺如，左肝色泽棕红，表面光整，肝质地硬，无结节感、结石感，一根塑料导管伸入一级肝门。脾不大，胰质地软。

2. 以双极电凝离断肝周粘连，显现胃十二指肠、肝十二指肠韧带及一级肝门，见一塑料导管伸入一级肝门（图 6-1-5），无法安置 Pringle 止血带。

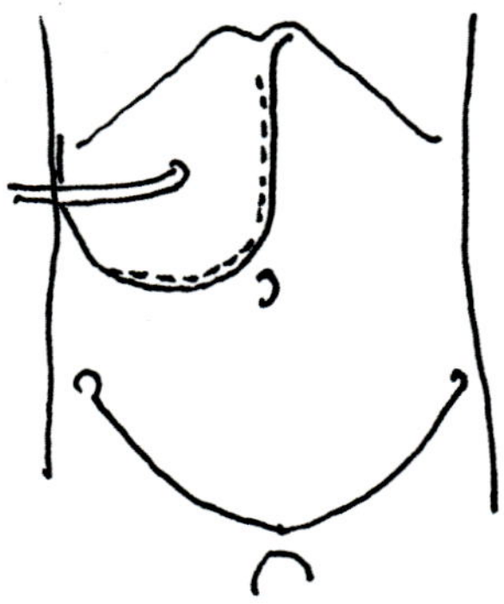

图 6-1-4　手术切口示意图

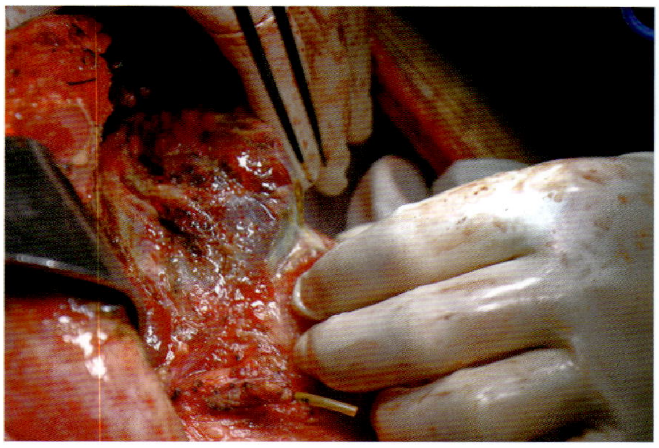

图 6-1-5　中指左下方为胆道引流管

3. 顺肝圆韧带途径显现左肝前纵沟、肝方叶及肝左管，拔除塑料导管，胆汁随之涌出，顺此插入长弯钳进达肝左管、左肝外叶胆管（图 6-1-6），用“四边法”延长切开肝左管长度达 2cm，肝左管内径约 0.8cm（图 6-1-7），组成肝胆管盆。

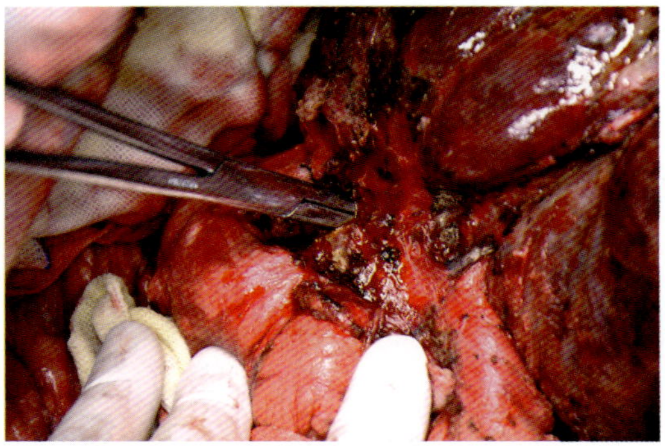

图 6-1-6　**钳子插入肝左管**

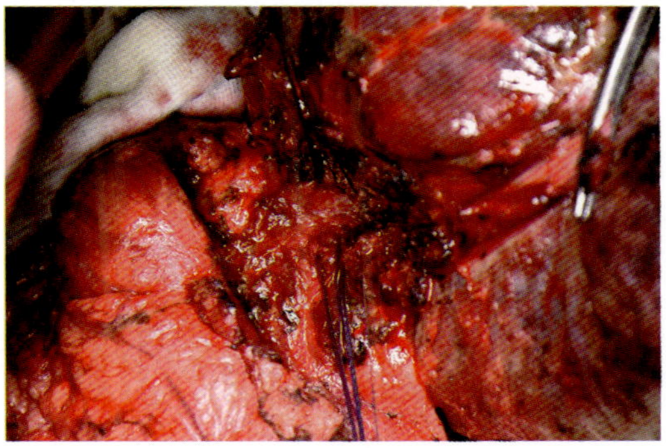

图 6-1-7　**线牵引处为肝左管**

4. 提取桥袢空肠，完成盆式 Roux-en-Y 术。肝胆管盆内放置导管引流，注水测试无胆漏、出血。
5. 放置好引流管，逐层关腹。手术历时 3 小时，失血量约 100ml，安返病房。
6. 本例手术绘图见图 6-1-8。

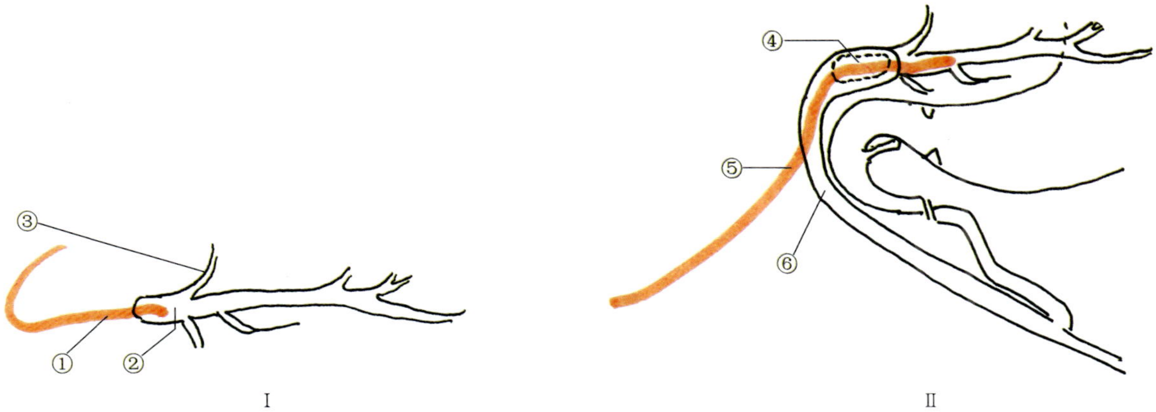

图 6-1-8　**手术示意图**

Ⅰ. 术前；Ⅱ. 术后

①塑料引流导管；②肝左管；③肝左内叶胆管；④肝胆管盆；⑤乳胶引流管；⑥桥袢空肠

【术后诊断】外伤性肝破裂、肝外胆管损伤、胆漏，施行右半肝切除、胆道外引流术后；合并高位 AOSC、胆道引流管闭塞、胆汁外漏。

【实施的手术】施行肝胆管盆式 Roux-en-Y 术。

【术后】无胆漏、出血、肝功能不全等并发症。

【讨论】

（一）胆管狭窄

1. 肝外胆管毁损、缺如，肝左管外伤后炎性狭窄，近管状狭窄。
2. 肝左管为壁源性、真性狭窄。

（二）解除狭窄的难点

1. 外伤性肝破裂、胆瘘，先后 2 次手术施行右半肝切除、胆道外引流术，肝周广泛致密粘连。
2. 胆瘘及一级肝门周围炎症、水肿，解剖结构不清，胆管组织结构松碎，易出血，而肝内胆管纤细。
3. 肝左管显现分离过程中易导致胃十二指肠、结肠损伤。

（三）解除狭窄的方法

1. 双极电凝分离肝周粘连，显现一级肝门、胃十二指肠。
2. 循胆管外引流的塑料管、瘘管为引导，进达肝左管。
3. 经肝圆韧带途径用“四边法”切开肝左管，形成肝胆管盆，施行肝胆管盆式 Roux-en-Y 术。

（四）相关外科手术技术

1. 分离肝周粘连的方法很多，如钳夹、结扎、切断及电刀、电凝、钝性分离、刀剪锐性切割等，本例使用双极电凝，解剖层次清楚，出血减少。

2. 施行肝胆管盆与桥袢空肠吻合时，宜注意以下几点

（1）桥袢空肠系膜宜尽量延长、松弛。

（2）肝胆管盆与桥袢空肠吻合，宜用 4-0 Prolene 线间断缝合，先缝后壁，再吻合前壁。

（3）肝胆管盆内宜放置引流管。

病例 2：外伤性肝总管狭窄，施行改良盆式 Roux-en-Y 术

【病史】患者，男，23 岁。肝破裂切除后，出现反复寒热、黄疸 3 个月，左髋臼骨折修复术后 1 个月。5 个月前，车祸致“肝破裂”“右股骨头骨折”“左骨盆骨折”，当即就近入事故当地医院，施行“肝左外叶、尾状叶部分切除、修补及胆管 T 形管引流术”。术后并发胆漏、右膈下脓肿，经非手术治疗渐愈。但近 3 个月出现反复右上腹痛、寒热、黄疸，经用抗生素处理症状缓倣。做 CT、MRI 检查发现一级肝门狭窄。左股骨头、骨盆骨折 1 个月前已去专科医院进行手术处理，恢复尚可。能正常进食，二便可。

T 38.5℃，P 82 次 / 分，R 20 次 / 分，BP 104/48mmHg，WG 51kg。神清合作，皮肤、巩膜轻度黄染，心、肺正常。腹平，浅静脉无曲张，上腹陈旧性白线切口瘢痕长 13cm，无切口可复性肿块；腹壁软，未触及肝、胆囊及脾，剑突右下方压痛，右肝区叩击示心窝部不适，无胃振水音，腹水征（－）。双下肢活动尚可，不能起床。

WBC 8.99×10^9/L，N 0.883，PLT 287×10^9/L，TBIL 111μmol/L，DBIL 73μmol/L，TP 68.5g/L，ALB 37g/L，AST 74U/L，ALT 147U/L，ALP 695U/L，γ-Gt 922U/L，PA 128mg/L，ChE 4519U/L。

CT（2019-05，外院）：肝轮廓清，表面光整，肝左外叶少许残留，尾状叶左段不清。肝左、右管轻度扩张，无积气、无胆石（图 6-2-1）。肝外胆管不清。左髋臼修复固定术后（图 6-2-2）。

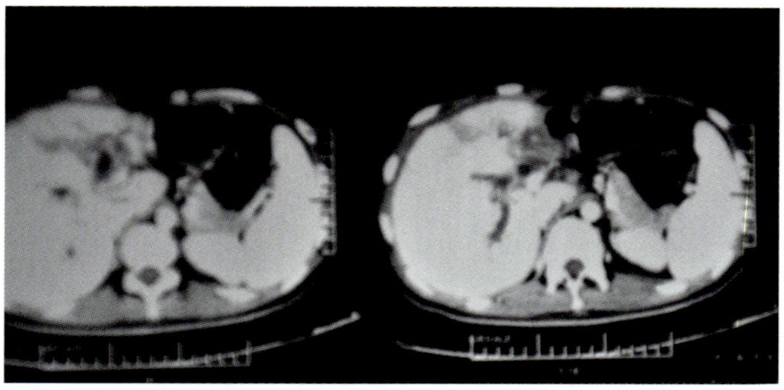

图 6-2-1　CT：显示肝左、右管轻度扩张

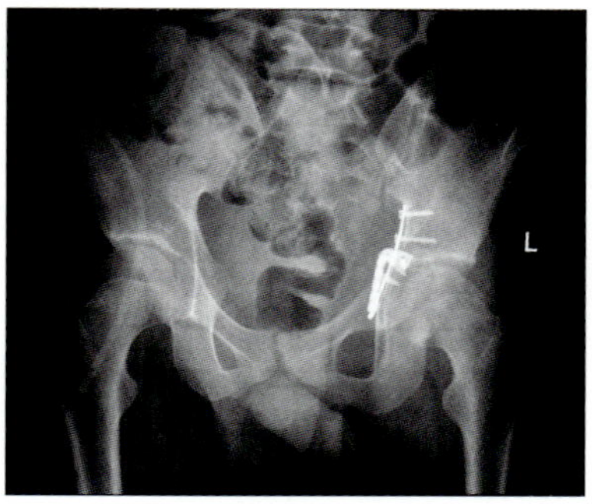

图 6-2-2　CT：显示骨盆骨折，左髋臼固定后

MRCP：肝总管狭窄段长约 2.5cm，其上肝内胆管轻度扩张，其下胆总管内径约 0.3cm，无胆石、无积气（图 6-2-3）。

【术前诊断】腹部、股骨复合伤，外伤性近段胆管损伤，右骨盆骨折固定修复术后。

【手术过程】

1. 择期，平仰卧位，全身麻醉，取右上腹“鱼钩”形切口（图 6-2-4）入腹。见：无腹水，大网膜上

无静脉曲张，腹膜上无癌性结节。肝膈间、肝脏面广泛粘连（图 6-2-5）。肝膈间未见脓肿，肝色泽棕红，右肝较肥大，肝左外叶仍有少许残留，肝方叶萎小。肝圆韧带未见，大网膜、胃十二指肠、胆囊致密粘连成“板”（图 6-2-6）。胆囊轮廓不清，肝十二指肠韧带未见，尾状叶处大量明胶海绵块。网膜孔粘连封闭，胰头处质地较硬，脾不大。

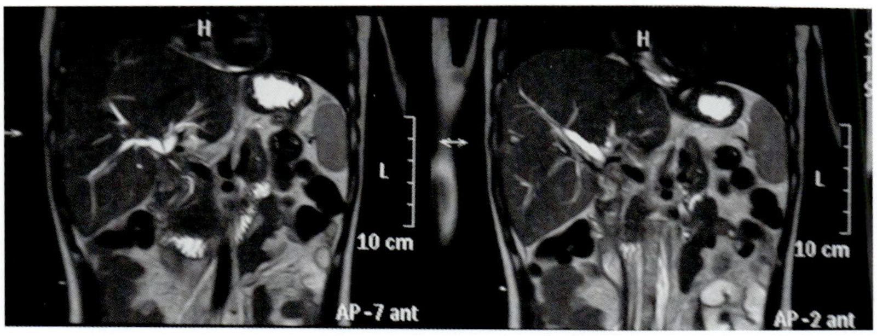

图 6-2-3　MRCP：显示肝内胆管轻度扩张

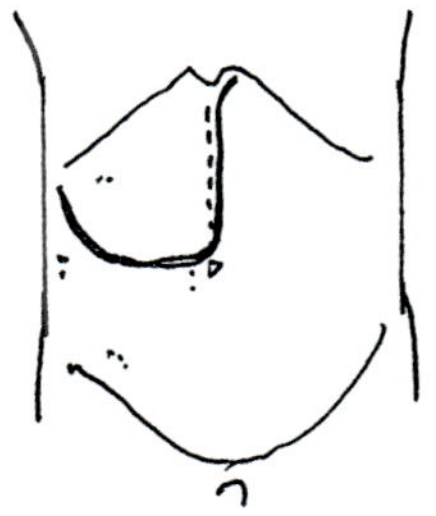

图 6-2-4　手术切口示意图

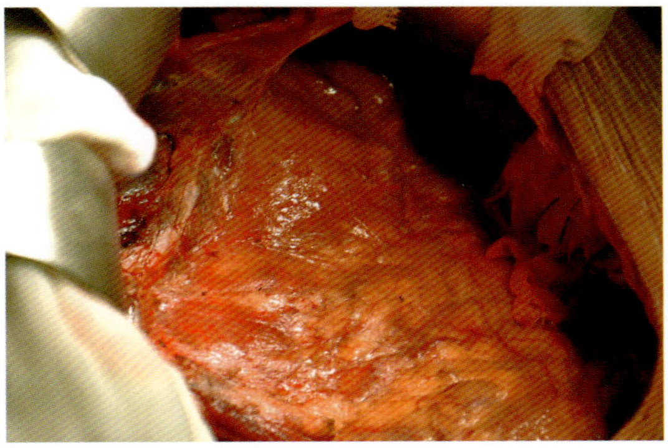

图 6-2-5　肝膈面

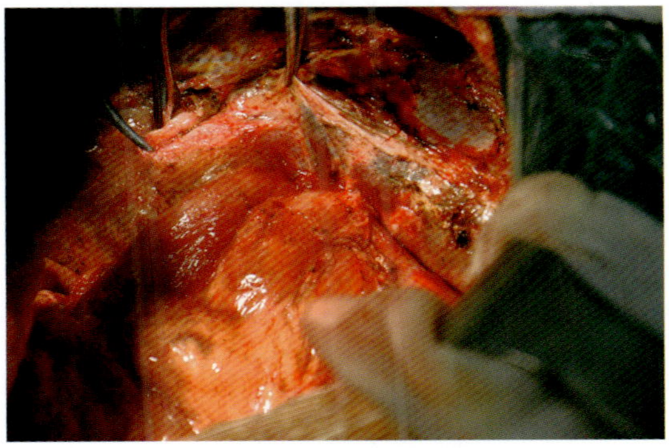

图 6-2-6　一级肝门致密粘连

2. 显现一级肝门

（1）离断肝胃、肝十二指肠粘连，锐性分开十二指肠球部，显现一级肝门处。

（2）离断胆囊管、十二指肠粘连，切除胆囊（图 6-2-7）。

（3）清除尾状叶、网膜孔右上明胶海绵块约 3.5cm × 3cm × 2cm（图 6-2-8）网膜孔仍不能沟通，未能安置 Pringle 止血带。

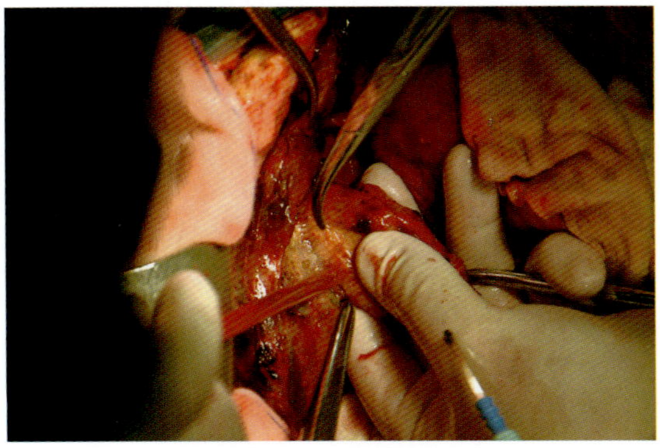

图 6-2-7　手捏处为胆囊

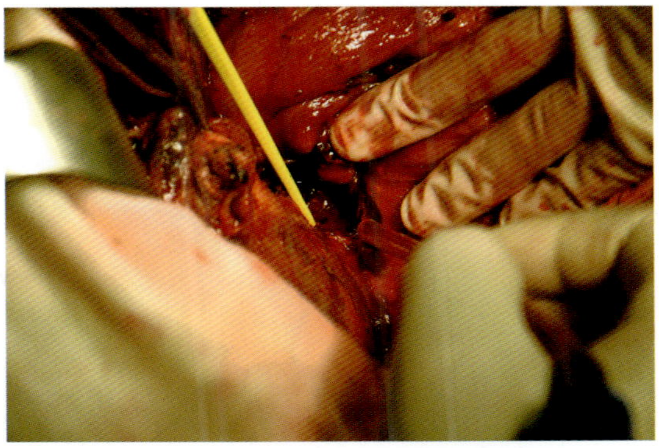

图 6-2-8　镊子夹持处为明胶海绵块

3. 切开肝左、右管，组成肝胆管盆

（1）辨清肝圆韧带途径，多次穿刺肝左管未获得胆汁。

（2）清除肝左管、肝总管前瘢痕组织，发现肝左管口溢出胆汁，立即用“四边法”沿肝圆韧带途径切开肝左管长达 2cm（图 6-2-9），其壁厚 0.2cm、腔大约 1cm，少许胆石一并溢出。

（3）于肝门隆突基部右侧见一针尖大小孔眼溢出胆汁，立即予以扩大，用“四边法”切开达 1cm，其壁厚 0.2cm、腔大 0.8cm，并切开肝右管（图 6-2-10）。

（4）横断胆总管，外径 0.5cm、内径 0.1cm，以 1 号胆道扩张器自然进达十二指肠，而不能进达肝左、右管（图 6-2-11），予以结扎、横断。

（5）拼合组成肝胆管盆，内径达 3.5cm（图 6-2-12）。

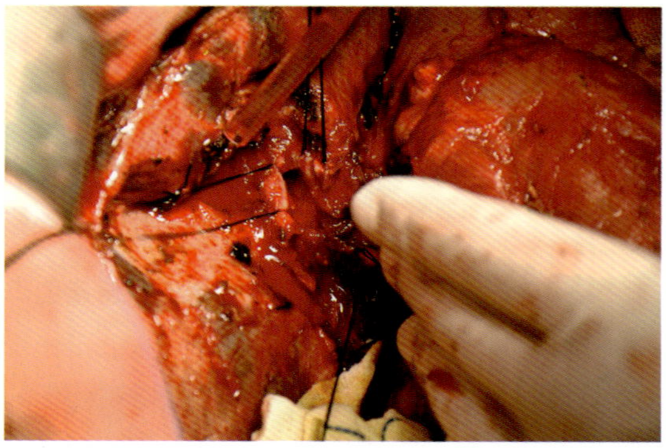

图 6-2-9　示指尖处为肝左管

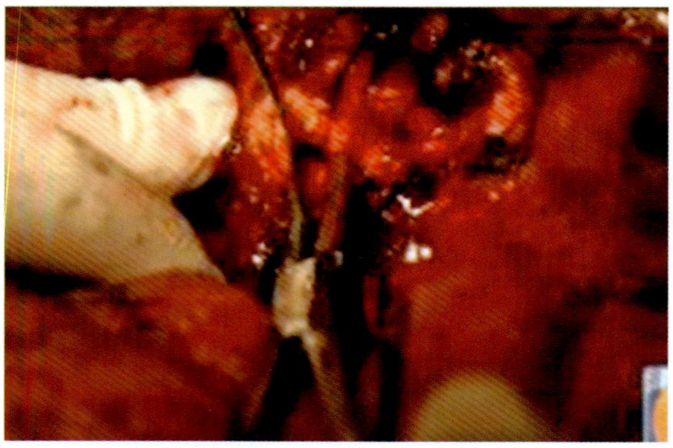

图 6-2-10　钳尖处为肝右管

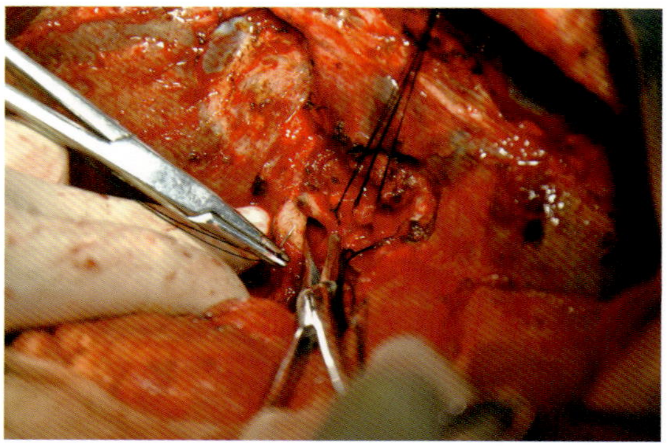

图 6-2-11　钳尖处为横断胆总管

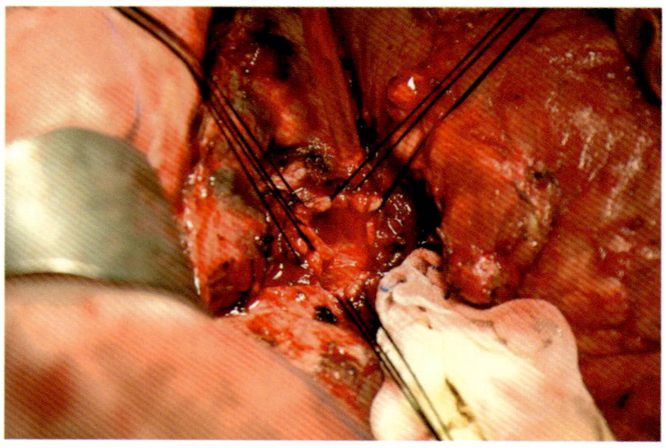

图 6-2-12　线牵引处为肝胆管盆

4. 提取桥袢空肠，完成改良盆式 Roux-en-Y 术。桥袢空肠长约 40cm，经横结肠后达肝胆管盆（图 6-2-13），吻合线用 4-0 Prolene 线，连续、外翻缝合（图 6-2-14）。肝胆管盆放置 14 号 T 形管。

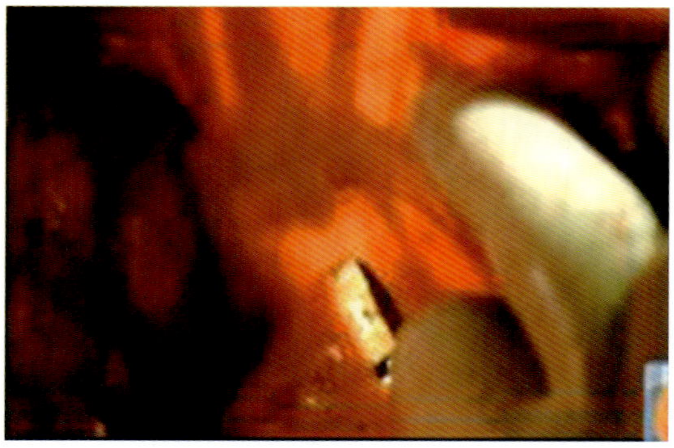

图 6-2-13　横结肠系膜戳孔

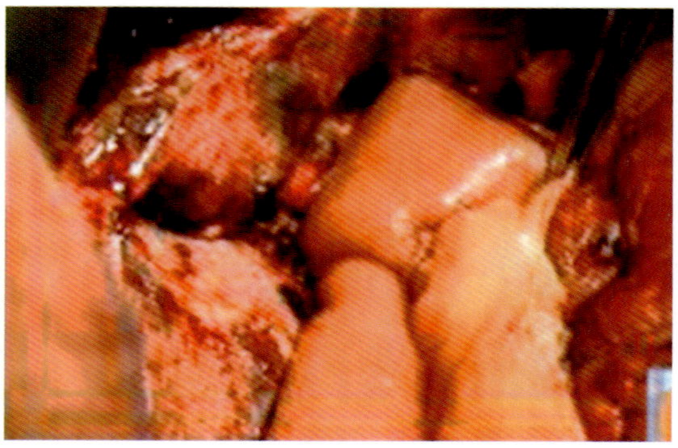

图 6-2-14　中央为桥袢空肠、肝胆管盆吻合

5. 清点器械、敷料无误，逐层关腹。手术历时 3 小时，失血量 50ml，安返病房。

6. 本例手术绘图见图 6-2-15。

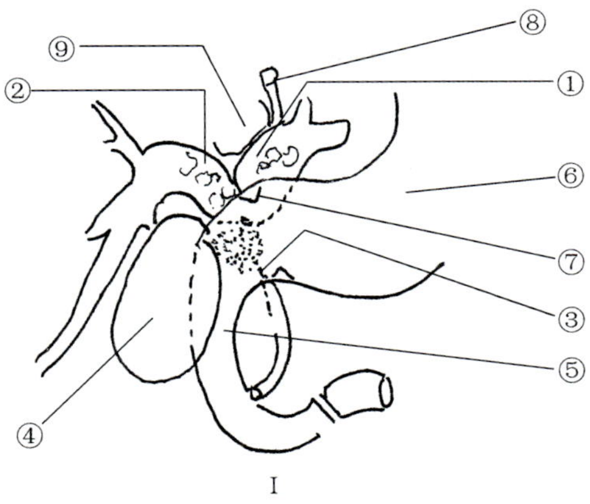

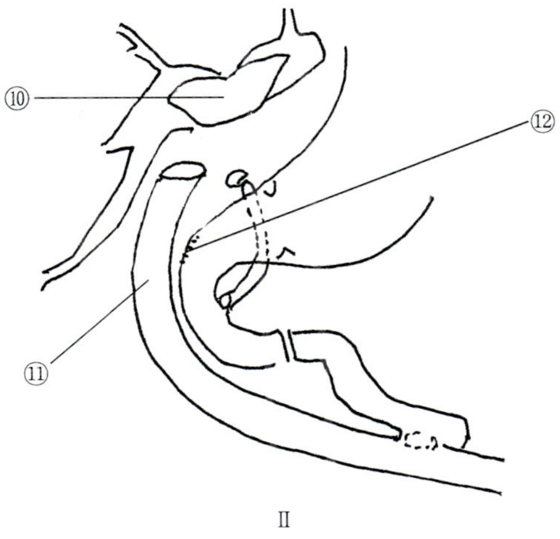

图 6-2-15　手术示意图

Ⅰ. 术前；Ⅱ. 术后

①肝左管；②肝右管；③毁损的肝总管；④胆囊；⑤十二指肠；⑥胃；⑦十二指肠幽门环；⑧肝圆韧带残留；⑨肝方叶；⑩肝胆管盆；⑪桥袢空肠；⑫残留胆囊壁

【术后诊断】腹部、骨复合伤，胆道 T 形管引流、左髋臼骨折修复术后。合并外伤性肝总管狭窄、胆管结石、高位 AOSC。

【实施的手术】施行改良肝胆管盆式 Roux-en-Y 术。

【术后】无胆漏、出血、肝功能不全，恢复平顺。

【讨论】

（一）胆管狭窄

本例外伤导致肝破裂、胆管损伤，致使胆总管管状狭窄；肝总管狭窄为炎性、真性、壁源性狭窄。

（二）解除狭窄的难点

1. 外伤导致肝总管管状狭窄，胆管位置改变。

2. 合并外伤性肝破裂，已做肝左外叶的切除、肝尾状叶的缝扎、明胶海绵片的局部填塞。

3. 肝与胃十二指肠致密粘连，胆囊与十二指肠致密粘连。

4. 不能安置 Pringle 止血带，肝固有动脉扪触不清。

5. 肝左、右管前壁异常增厚，达 2cm。

（三）解除狭窄的方法

1. 锐性离断肝与胃十二指肠粘连，切除胆囊，显现第一肝门。

2. 剔除肝左、右管前的瘢痕组织。

3. 沿肝圆韧带途径切开肝左管，而后沿胆囊床途径切开肝右管，组成肝胆管盆。

4. 施行改良盆式 Roux-en-Y 术。

（四）相关外科手术技术

本例合并肝破裂、肝门胆管损伤狭窄的解除，较医源性胆道损伤的外科手术处理困难得多，处理十分费神、费力。手术时宜注意以下几点。

1. 一级肝门的显露

（1）分离十二指肠、胃，宜用钝性加锐性分离。

（2）切除胆囊注意：①留少许胆囊壁在粘连最紧的十二指肠壁上；②电刀剥离胆囊，遵循“弃车保帅”原则切除胆囊。

（3）辨清肝方叶、肝圆韧带、肝十二指肠韧带，确定一级肝门的位置，清除尾状叶处原填塞的明胶海绵。

（4）确定肝左、右管位置，一级肝门硬索状物囊样感处为肝左、右管。肝固有动脉有搏动感，肝门静脉软，位于硬索状物肝总管后方，注意与之区别。

2. 肝左、右管切开，建立肝胆管盆

（1）于一级肝门瘢痕索状物囊样感处穿刺获取胆汁，但本例未成功。

（2）经肝圆韧带途径寻找、获取索状物囊性感，但本例失败。

（3）于硬索状物囊样感处仔细分离，使硬索状物变薄，发现溢出胆汁处，扩大破孔，用“四边法”延长切口，切开肝左管或肝右管。

（4）横断胆总管，拼合组成肝胆管盆，其内径达 3.5cm。

3. 施行改良盆式 Roux-en-Y 术

（1）认真探查全部小肠，离断粘连。

（2）横结肠系膜戳孔，能容三横指。

（3）使桥袢空肠系膜松弛，使空肠与肝胆管盆吻合口“无张力靠拢”。

（4）做肝胆管盆造瘘。

第7章 Mirizzi综合征致高位胆管狭窄

1948 年，Mirizzi 首先报道了由于胆囊结石嵌顿于胆囊管或壶腹部，压迫胆总管引起胆总管阻塞，继发胆管炎，后称为 Mirizzi 综合征，其发生率为 0.3% ～ 1.4%。

一、Mirizzi 综合征分型

1. 1982 年，Me Sharry 等将 Mirizzi 综合征分为两型，即 I 型：结石嵌顿于胆囊壶腹与胆囊管，压迫胆总管；Ⅱ型：在 I 型的病理改变基础上产生胆石、肝总管瘘。

2. 1989 年，Csendes 将 Mirizzi 综合征分成 3 型（图 7-0-1）。

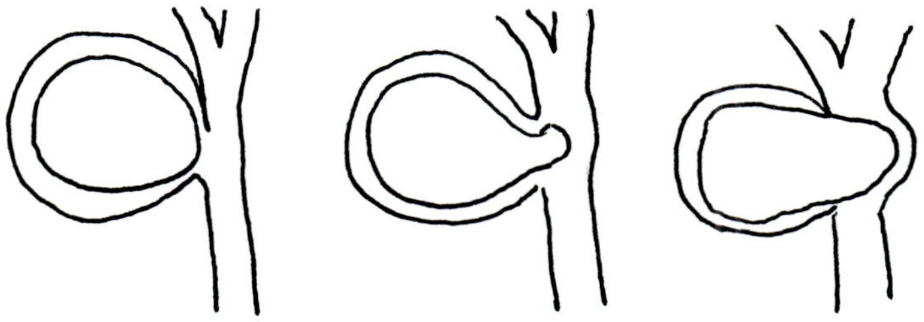

图 7-0-1　Csendes 分型示意图

A 型 . 肝总管受压，没有瘘；B 型 . 胆囊胆管瘘形成，并胆管部分梗阻；C 型 . 胆管完全梗阻

3. 1990 年，笔者发现一些 Mirizzi 综合征的病例累及到肝左、右管口及肝管，并将此列为 Miriizzi 综合征 D 型（图 7-0-2）。

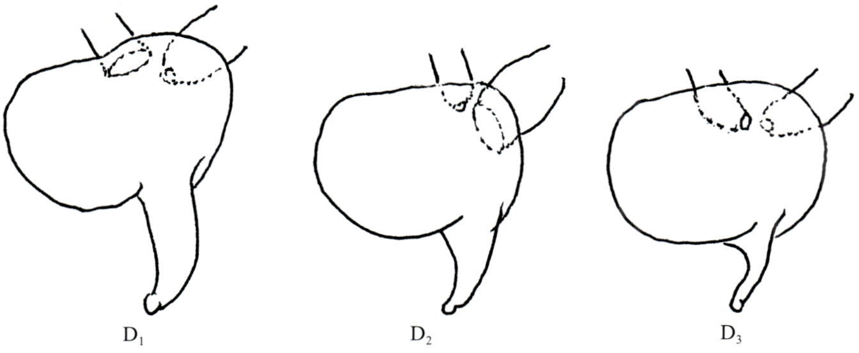

图 7-0-2　Mirizzi D 型示意图

D_1 型 . 肝右管受累；D_2 型 . 肝左管口受累；D_3 型 . 肝左、右管口受累

二、诊断

术前通过 B 超、CT、MRCP 等检查协助诊断。

三、治疗

外科手术一直是 Mirizzi 综合征的首选，瘘管的位置、大小决定手术方式，既往对于 B 型、C 型多倾向于胆总管十二指肠吻合或肝管空肠吻合术。1990 年至今，笔者对于 B 型、C 型甚至 D 型 Mirizzi 综合征，用胆管自身修补、T 形管引流获较好的效果。

典型病例

病例 1：残株结石性胆囊炎伴压迫肝右管，施行腹腔镜中转开腹切除胆囊术

【病史】患者，男，58 岁。复发右上腹痛 15 天。7 个月前，因“结石性胆囊炎”施行“LC”。

T 36.5℃，R 20 次 / 分，P 78 次 / 分，BP 132/80mmHg。神清合作，皮肤、巩膜无黄染，心、肺正常。腹平，见腹腔镜 4 个港口瘢痕，无浅静脉曲张；腹壁软，未触及肝、胆囊、脾，剑突右下方压痛，叩击右肝区无上腹不适，胃振水音（-），腹水征（-）。双下肢无水肿，双侧腰背部无抬举痛。

WBC 5.96×10^9/L，N 0.562，PLT 238×10^9/L，TP 73.3g/L，ALB 50.4g/L，TBIL 29.7μmol/L，DBIL 20.3μmol/L，AST 85.9U/L，ALT 32U/L，ALP 182U/L，γ-Gt 227U/L，ChE 10 665U/L，PA 343mg/L。

CT（2020-02-18，湖南省人民医院）：肝轮廓清，表面光整，肝叶形态、比例无失衡。肝内胆管无扩张，无胆石、无积气；肝外胆管内径约 0.7cm，未见胆石。一级肝门右侧见胆囊，约 1.5cm×1cm，其内见高密度胆石，直径约 1cm×1.2cm（图 7-1-1）。肝周无液体积聚。胰头不大，胰管无扩张，脾不大。

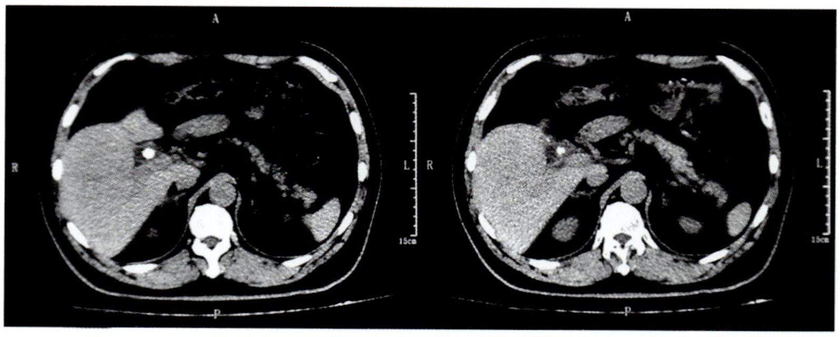

图 7-1-1　CT：一级肝门右侧显示胆囊及胆囊内结石

【术前诊断】残株结石性胆囊炎（Ⅰ型 Mirizzi 综合征），合并高位 AOSC。

【手术过程】

1. 择期，平仰卧位，全身麻醉，腹腔镜胆囊切除中转开腹，取右上腹“反 L”形切口（图 7-1-2）入腹。见：无腹水，腹膜上无癌性结节。肝色泽棕红，表面光整，形态、比例无失衡。肝脏面尤其是胆囊床被大网膜粘连覆盖，未见胆囊。肝十二指肠韧带上胆总管、肝总管、肝右管粘连致密，胆囊三角呈瘢痕一块，无法分解，历时约 2 小时，而中转开腹。

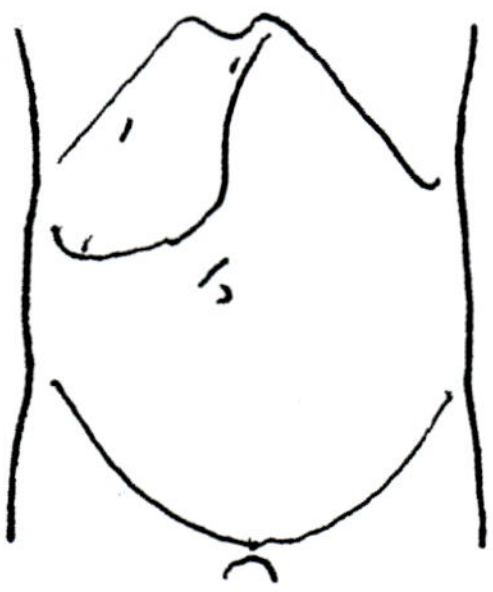

图 7-1-2　手术切口示意图

2. 入腹后右膈下填塞纱布垫托出右肝，扪触一级肝门右侧可触及胆囊内结石，胆囊大小不清

（1）穿刺胆总管获得胆汁，安置 Pringle 止血带，用“四边法”切开胆总

管、肝总管，发现胆管壁厚约 0.3cm，肝总管内径约 1cm，而胆管黏膜与壁分离。用弯止血钳能插入肝右管、肝左管，胆总管远端能通过 3 号胆道扩张器，胆管腔内无胆石。

（2）阻断入肝血流，直接切开一级肝门右侧结石感处，发现胆石直径约 1cm × 0.9cm，正位于胆囊内。胆囊腔约 1.2cm × 1.3cm × 1cm，壁厚约 0.5cm，取出胆囊内胆石，见胆囊正好压迫肝右管。经肝总管切口注水，未见胆囊漏胆汁。

（3）用双极电凝削除胆囊黏膜。

（4）经胆总管右侧壁戳孔，引出 13 号 T 形管直臂。

（5）用 4-0 Prolene 线连续缝合关闭胆管切口，测试无胆漏、出血。

（6）逐层关腹。手术历时 1 小时，失血量约 50ml，安返病房。

3. 本例手术绘图见图 7-1-3。

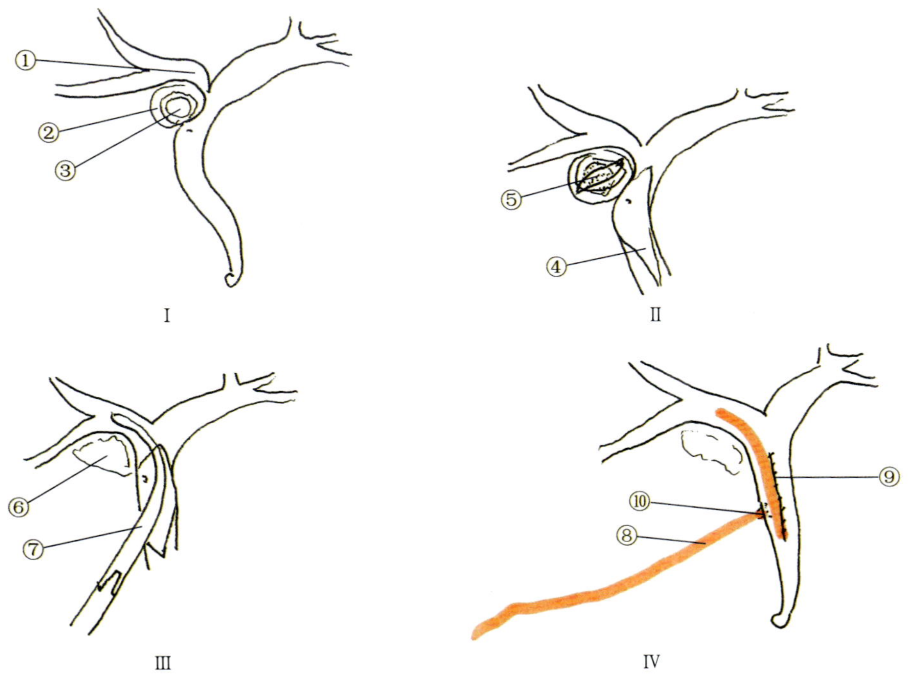

图 7-1-3　**手术示意图**

Ⅰ. 术前；Ⅱ. 肝总管切开；Ⅲ. 切除胆囊；Ⅳ. 术后

①肝右管；②残株胆囊；③胆石；④肝总管切开；⑤胆囊切开；⑥止血钳；⑦胆囊切除；⑧ T 形管；⑨胆管切口缝闭；⑩胆总管右侧壁戳孔

【术后诊断】残株结石性胆囊炎（Ⅰ型 Mirizzi 综合征），合并高位 AOSC。

【实施的手术】施行腹腔镜中转开腹及残株胆囊切除、胆总管 T 形管引流术。

【术后】无胆漏、出血、腹腔脓肿等并发症，恢复平顺。

【讨论】

（一）胆管狭窄

本例肝右管狭窄为外源性、良性、相对狭窄。

（二）解除狭窄的难点

1. 胆囊次全切除后，残株结石性胆囊炎。

2. 残株胆囊炎、胆囊结石压迫肝右管，致肝右管梗阻。

3. 残株胆囊与肝右管、肝总管致密粘连，胆囊三角不清，易致医源性近段胆管损伤。

4. 残株胆囊炎，胆囊壁厚，壁解剖层次不清。

5. 肝总管壁黏膜与胆管壁分离。

（三）解除狭窄的方法

1. 开腹施行本例胆囊切除是上策。
2. 先切开胆总管，辨清、指引肝右管是防止医源性近段胆管损伤的最有力措施。
3. 阻断入肝血流，切开胆囊、取石，再用双极电凝移除胆囊黏膜，是切除胆囊的安全手段。
4. 用“四边法”切开肝总管是处理胆管黏膜分离的方法。
5. 胆总管另戳孔引出 T 形管直臂，是防瘘、防胆管狭窄的有力手段。

（四）相关外科手术技术

1. 残株结石性胆囊炎再施手术切除，本例宜选择开腹为妥。
2. 本例切除胆囊，以先切开肝总管，辨清肝右管、肝左管后，再切除胆囊最为安全。
3. 切除胆囊的方法很多，本例阻断入肝血流、剥离胆囊黏膜，是最为简单安全之策。
4. 本例放置 T 形管，直臂经胆总管右侧壁另戳孔引出较好，此法能有效地防止胆瘘、胆管狭窄。

病例 2：Ⅱ型 Mirizzi 综合征合并肝左、右管口狭窄，施行肝左、右管口切开及胆囊壁修补肝总管、胆总管 T 形管引流术

【病史】患者，女，81 岁。间断发作右上腹痛 20 年，复发加重 2 天。20 年前，体检发现“胆囊结石”，此后间断发作右上腹痛伴寒热，经输液等治疗后好转。否认高血压、心脏病、糖尿病、脑血管疾病病史。

T 36.8℃，P 72 次 / 分，R 20 次 / 分，BP 118/68mmHg。神清，皮肤、巩膜轻度黄染。心律齐、无杂音，双肺呼吸音正常。腹平，浅静脉无曲张；腹壁软，肝、脾未触及，胆囊不大，剑突右下方压痛，叩击右肝区示心窝部疼痛，无胃振水音，腹水征（－）。右腰背部无抬举痛。

WBC 11.5×10^9/L，N 0.796，PLT 148×10^9/L，TP 65g/L，ALB 35g/L，TBIL 32.8μmol/L，DBIL 24.5μmol/L，AST 54U/L，ALT 45U/L，PA 23mg/L，ChE 3524U/L，γ-Gt 314U/L，ALP 306U/L，CA19-9 46U/ml。

CT（2019-05-22，湖南省人民医院）：肝轮廓清，表面光整，肝叶比例无失衡。肝内胆管无扩张，无胆石、无积气。胆囊约 4.5cm × 3cm，壁厚 0.6cm，其内充填胆石；胆囊与肝总管一管相连通，其管内径约 1.5cm（图 7-2-1）。胆总管内径约 0.8cm，胆总管末段见细小胆石。

B 超（2019-05-22，湖南省人民医院）：胆囊约 5cm × 4cm，壁厚 1cm，其内充填胆石。

MRCP（2019-05-23，湖南省人民医院）：胆囊不大，其内充填胆石，致使肝总管缺如，其长度约 1.5cm（图 7-2-2）。

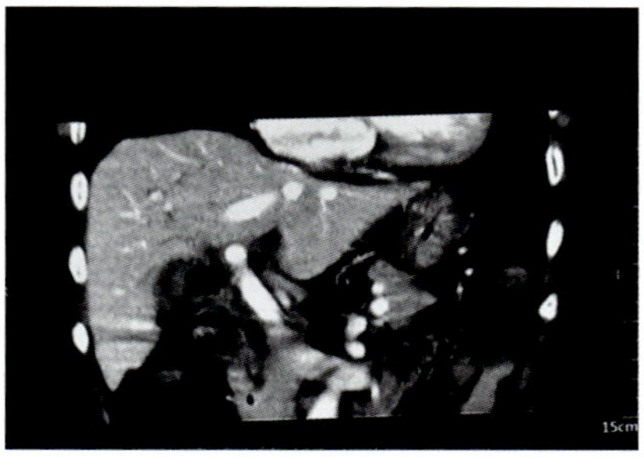

图 7-2-1　CT：显示胆囊充填胆石，胆囊、肝总管内瘘

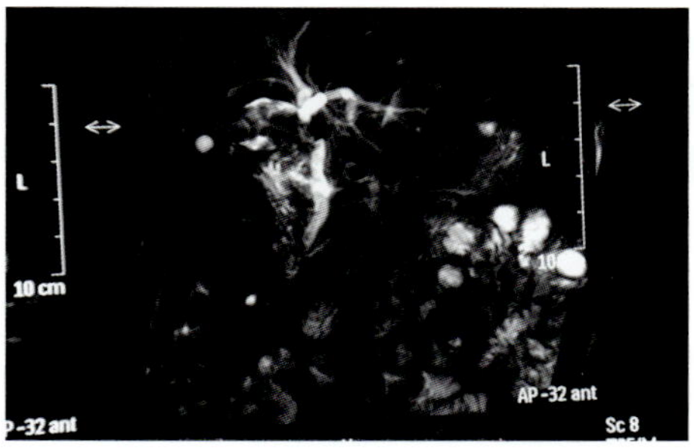

图 7-2-2　MRCP：显示肝总管缺如

【术前诊断】结石性慢性胆囊炎，合并Ⅱ型 Mirizzi 综合征、胆总管结石、恶性变?

【手术过程】

1. 择期，平仰卧位，全身麻醉，腹腔镜入腹。见胆囊、十二指肠、肝、大网膜粘连包裹成一包块，约

6cm × 5cm × 4cm，无法分离，符合炎性包块，而取右上腹肋缘下切口（图 7-2-3）入腹。

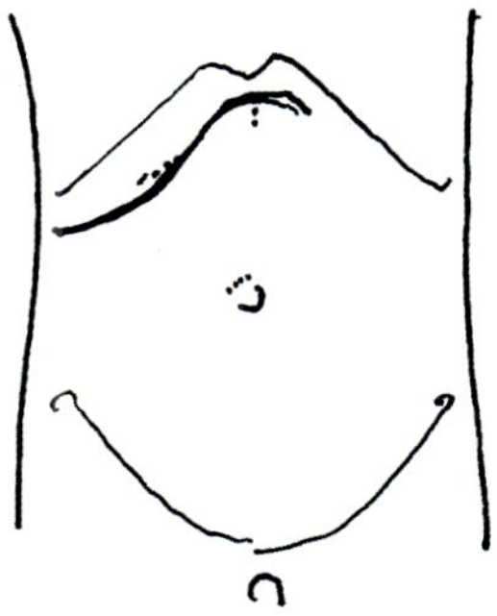

图 7-2-3　手术切口示意图

2. 分离胆囊周大网膜、十二指肠致密粘连，显现胆囊、肝十二指肠韧带、胆总管上段。

3. 切开胆囊，清除胆石，次全切胆囊（图 7-2-4），残存囊壁约 2cm × 1cm，壁厚 0.5cm。显现肝左管口内径约 0.7cm，肝右管口内径约 0.5cm，胆总管内径约 1cm。笔者完成以下手术。

4. 安置 Pringle 止血带，阻断入肝血流

（1）剥离残存胆囊壁，带蒂。

（2）剔除多余的肝总管周的瘢痕结缔组织，切开肝左、右管口，使其内径分别达 1.3cm、1.0cm。

（3）放置 14 号 T 形管，一横臂伸入肝左管，直臂经胆总管右侧壁另戳孔引出（图 7-2-5）。

5. 用 4-0 Prolene 线间断缝合、修补，覆盖肝总管缺损，注水测试不漏水。

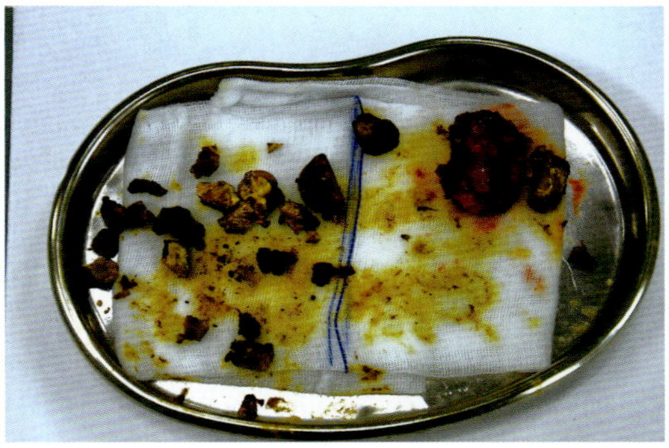

图 7-2-4　器械盘右侧为胆囊、左侧为胆石

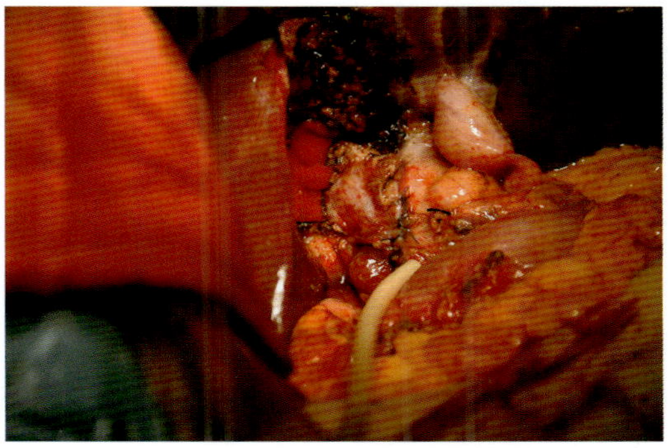

图 7-2-5　T 形管从胆总管右侧壁戳孔引出

6. 外以肝圆韧带片覆盖肝总管修补处。

7. 逐层关腹。放置好网膜孔右侧引流管，T 形管直臂经右侧腹壁戳孔引出。关腹，安返病房。

8. 本例手术绘图见图 7-2-6。

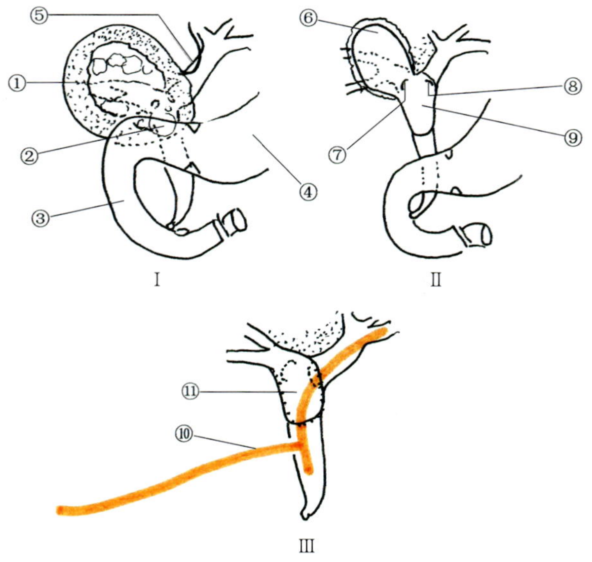

图 7-2-6　手术示意图

Ⅰ. 术前；Ⅱ. 胆囊次全切除；Ⅲ. 术后

①胆囊；②胆囊结石入肝总管；③十二指肠；④胃；⑤肝方叶；⑥残留胆囊壁；⑦肝右管口；⑧肝左管口；⑨肝总管后壁；⑩ 10 号 T 形管；⑪胆囊壁修补覆盖肝总管缺损

【术后诊断】结石性慢性胆囊炎，合并Ⅱ型 Mirizzi 综合征、胆总管结石及肝左、右管口相对狭窄。

【实施的手术】施行胆囊次全切除及肝左、右管口扩张、胆囊壁修补肝总管前壁、胆管 T 形管引流术。

【术后】恢复平顺，无胆漏、出血等并发症。病理切片报告为胆囊炎。

【讨论】

（一）胆管狭窄

本例肝左、右管口狭窄为相对、炎性、环状狭窄；胆管狭窄为壁源性狭窄。

（二）解除狭窄的难点

1. 由胆囊、十二指肠、肝炎性致密粘连形成炎性包块，如稍有不慎，将导致十二指肠、肝门静脉右支的损伤。

2. 本例如果施行盆式 Roux-en-Y 术容易，但破坏了生理胆道，而采用胆囊壁修补肝总管，技术上十分困难。

（三）解除狭窄的方法

本例用残留胆囊壁修补肝总管前壁缺损，胆管 T 形管引流。

（四）相关外科手术技术

1. Ⅱ型 Mirizzi 综合征，其外科处理的方法有以下几种

（1）胆囊全切，肝胆管盆式 Roux-en-Y 术。

（2）胆囊全切，胆肠改良布朗式吻合术。

（3）胆囊次全切除，胆囊壁修补肝总管缺损，胆管 T 形管引流术。

（4）胆囊切开取石，T 形管引流术。

从以上方法看来，第 4 种方法最简便，第 3 种方法最合乎生理。笔者先后用此法救治患者近 30 例，效果尚属满意。

2. 用胆囊壁修补肝总管缺损、T 形管引流时，应注意以下几点

（1）残留胆囊壁血供正常，无恶变依据。

（2）残留胆囊壁修补肝管壁，缝线用 4-0 Prolene 线，忌用丝线，而且做间断缝合。

（3）放置 T 形管引流。

（4）外用医用创面封闭胶粘贴肝圆韧带。

病例 3：结石性胆囊炎合并Ⅱ型 Mirizzi 综合征，致肝左管口狭窄，施行改良盆式 Roux-en-Y 术

【病史】患者，女，38 岁。尿黄 1 个月。

T、P、R、BP 正常。黄疸（－）。剑突右下方压痛，肝、胆囊、脾未触及。CA19-9 42.62U/ml。

CT：胆总管中段管壁增厚，其上胆管扩张。提示胆管癌、肝硬化、门静脉高压症，结肠右曲、右横结肠恶变。

CT（2019-01-15，湖南省人民医院）：肝内、外胆管明显增大，胆总管中段截断。胆囊不大，壁稍增厚。脾、胰（－）。

B 超：胆囊不大，壁厚，多发强光团。

【术前诊断】结石性胆囊炎、胆总管癌、肝左管口狭窄。

【手术过程】

1. 择期，平仰卧位，“四孔法”腹膜腔入腹。见：无腹水，腹膜无癌性结节。肝色泽棕红，表面光整、质软，无癌性结节，肝叶形态、比例无失衡。胆囊色苍白，圆形，约 3.5cm × 3cm × 4cm，质硬，覆盖、粘连于一级肝门。胆总管外径约 1.5cm，质地较硬，与结肠无粘连。十二指肠、胃无异常。胰、脾未见异常。

2. 在腹腔镜下切开胆囊，壁厚约 0.5cm，其内充填多角形黄色胆石 3 枚，分别约 1cm × 1.2cm × 0.8cm、

0.6cm × 0.5cm × 0.8cm、1cm × 0.6cm × 0.5cm，并见胆囊管与肝总管内瘘，其瘘口内径约 0.8cm。取出胆石，见肝门隆突、肝右管，其内径约 1cm。肝左管未见。肝总管内径约 1cm，壁厚，韧性可。而决定中转开腹。

3. 做右上腹“反 L”形切口入腹

（1）进一步探查，手感不支持为胆管癌、胆囊癌。肝右动脉跨越肝总管前方，做胆总管横断，游离肝右动脉置于肝总管壁后方。胆总管远段通畅，予以缝闭。

（2）安置 Pringle 止血带，阻断入肝血流，移除胆囊。

（3）探查肝左管，壁厚，管口近闭塞，溢出水样胆汁。

（4）切断肝桥，移除肝方叶，经肝圆韧带途径用“四边法”切开肝左管口近肝总管壁，组成肝胆管盆，内径达 4.5cm。

（5）提取桥袢空肠，完成改良盆式 Roux-en-Y 术，放置肝胆管引流管，注水测试无胆漏。

（6）逐层关腹。手术历时 4 小时，失血量约 100ml。术中胆管壁快速切片报告为胆管炎。

4. 本例手术绘图见图 7-3-1。

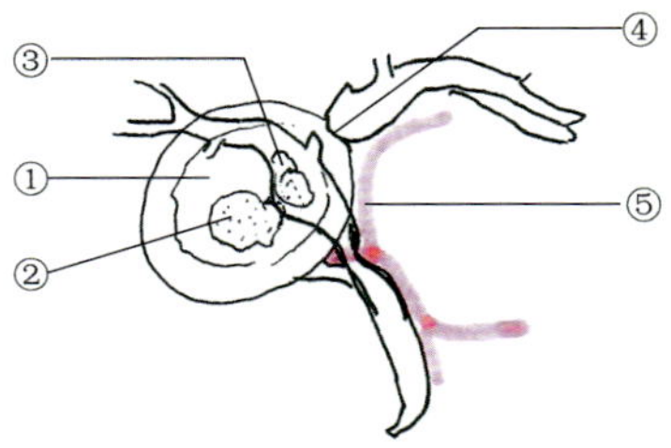

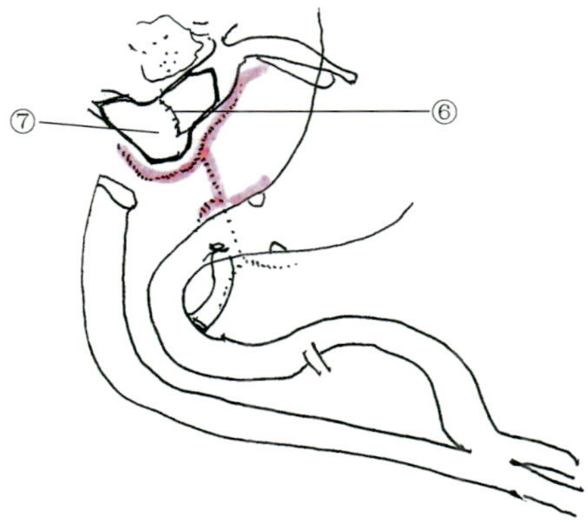

图 7-3-1 手术示意图

I . 术前；II . 术后

①胆囊；②胆石；③肝右管口；④肝左管闭塞；⑤肝右动脉；⑥肝左、右管口内吻合；⑦肝胆管盆

【术后诊断】结石性慢性胆囊炎，合并 II 型 Mirizzi 综合征、一级肝门狭窄。

【实施的手术】施行切除胆囊、改良盆式 Roux-en-Y 术。

【术后】无胆漏、出血，恢复平顺。

【讨论】

（一）胆管狭窄

本例肝左管口为炎性、良性、真性狭窄，并且是环状、胆管壁源性狭窄。

（二）解除狭窄的难点

1. 结石性慢性胆囊炎，合并 II 型 Mirizzi 综合征，胆管炎性溃疡一直延伸至肝门隆突，位置深在。

2. 肝右动脉跨越肝总管前方。

3. 肝圆韧带途径十分困难，包括肝方叶肥大、肝左管壁厚达 1cm。

4. 术前诊断与术中所见不符。

（三）解除狭窄的方法

1. 立即中转开腹手术。

2. 察看、扪触胆囊、胆管，不支持胆管癌。

3. 切开胆囊、肝总管，取出胆石，进一步明确诊断。并取胆石、胆管送快速切片确定诊断。

4. 切断肝桥，切除部分肝方叶，敞开肝圆韧带途径。

5. 安置 Pringle 止血带，用“四边法”延长切开肝左管、胆总管，并横断胆总管，移肝右动脉于肝总管后，组成肝胆管盆，其内径达 4.5cm。

6. 施行改良盆式 Roux-en-Y 术。

（四）相关外科手术技术

1. 胆囊切除需注意一定要在明确诊断后切开胆总管、肝总管，并决定采取的手术方式后，才在直视下切除胆囊。

2. 建立肝胆管盆，注意：①肝左管充分切开；②肝右管口清晰；③切除胆囊；④横断胆总管，移肝右动脉于肝总管后方。

3. 注意防止胆肠吻合口漏

（1）直视下用 4-0 Prolene 线做肝胆管盆与桥袢空肠外翻缝合。

（2）放置好肝胆管引流管。

（3）清清楚楚做肝胆管与桥袢空肠前壁吻合，注水测试无胆漏。

（4）吻合口后放置乳胶引流管。

病例 4：结石性慢性胆囊炎合并 II 型 Mirizzi 综合征、一级肝门狭窄，施行胆囊切除、肝门整形、T 形管引流术

【病史】患者，男，53 岁。间断发作右上腹痛 6 年，复发加重 10 天。近 2 年内先后就诊于新疆、广东等地医院，诊为胆囊结石，拒绝手术。

T 36.8℃，P 80 次 / 分，R 20 次 / 分，BP 118/80mmHg。无黄疸，心、肺正常。腹平，剑突右下方压痛，Murphy 征（-），腹水征（-）。

WBC 10.52×10^9/L，N 0.812，PLT 237×10^9/L，TBIL 25.2μmol/L，DBIL 13.8μmol/L，TP 60.9g/L，ALB 36g/L，PA 126mg/L，ChE 4928U/L，ALP 435U/L，γ-Gt 816U/L，C-12 正常。

MRCP（2019-01-18，湖南省人民医院）：肝内、外胆管轻度扩张，肝总管右侧缺损，其缺损周见胆囊不全影像，肝总管内径约 0.5cm。肝左管、肝右管内径分别为 1.3cm、0.8cm，未见胆石。胆总管内径约 1.4cm，末端见胆石。

【术前诊断】结石性慢性胆囊炎，合并 II 型 Mirizzi 综合征。

【手术过程】

1. 择期，经右上腹“反 L”形切口入腹。见：无腹水，腹膜上无癌性结节。肝表面光整，色泽、形态无异常，质地软。胆囊约 3cm × 3cm × 2.5cm，圆形、质硬，可扪及胆石，覆盖一级肝门右前方，与肝总管分界不清。胆总管扪诊不清，其十二指肠段似可扪及胆石，约 1.3cm × 1cm × 1cm。胰头稍硬，胰体、尾部不大、质软。胃十二指肠未见异常。

2. 切开胆囊底、体部，取出胆石。

3. 笔者完成以下手术

（1）延长腹部切口，膈下填塞纱布垫托出右肝，安置 Pringle 止血带。

（2）阻断入肝血流，切开胆总管，取出胆管远段结石，胆管远端顺利通过 6 号胆道扩张器。切断肝桥，经肝圆韧带途径切开肝左管口，肝左管长度约 3cm，胆管内径约 1.5cm。并清楚显现肝右管口，内径约 1cm。

（3）辨清肝总管左侧缘，阻断入肝血流，切除胆囊。

（4）用 4-0 薇乔线做肝右管口与肝左管上切缘拼合，矫治肝右管口狭窄。

（5）放置 14 号 T 形管，一横臂伸入肝右管，另一横臂伸入胆总管，直臂经胆总管右侧壁戳孔引出。

（6）用 4-0 Prolene 线连续、外翻缝闭胆管切口，注水测试无胆漏。

（7）游离肝圆韧带，用医用创面封闭胶 2 滴将其粘贴于胆管切口近心端。

4. 安置好 T 形管及网膜孔右侧引流管，清点器械敷料无误，逐层关腹。手术历时 3 小时，失血量约 30ml，安返病房。

5. 本例手术绘图见图 7-4-1。

【术后诊断】结石性慢性胆囊炎，合并Ⅱ型 Mirizzi 综合征、肝总管狭窄。

【实施的手术】施行胆囊切除、一级肝门整形、T 形管引流术。

【术后】恢复平顺，无肝总管狭窄。

【讨论】

（一）胆管狭窄

1. 为一级肝门、肝总管狭窄，肝右管口相对狭窄。

2. 肝总管为管状狭窄，而肝右管口为环状相对狭窄。

3. 均为壁内形、良性狭窄。

（二）解除狭窄的难点

1. 结石性胆囊炎合并Ⅱ型 Mirizzi 综合征，其瘘口紧贴一级肝门。

2. 胆囊切除困难，如胆囊壁厚、炎症、充血、水肿、组织脆、胆囊三角解剖结构紊乱等。

3. 肝右管口质脆，肝左管相对狭窄。

（三）解除狭窄的方法

1. 切开胆总管，经肝圆韧带途径切开肝左管口、肝左管。

2. 辨清肝总管，切除胆囊。

3. 做肝总管上切缘与肝右管口吻合，矫治肝右管口相对狭窄。

4. 放置 T 形管，用 4-0 Prolene 线连续缝闭胆管切口。

5. 肝圆韧带粘贴胆管切口。

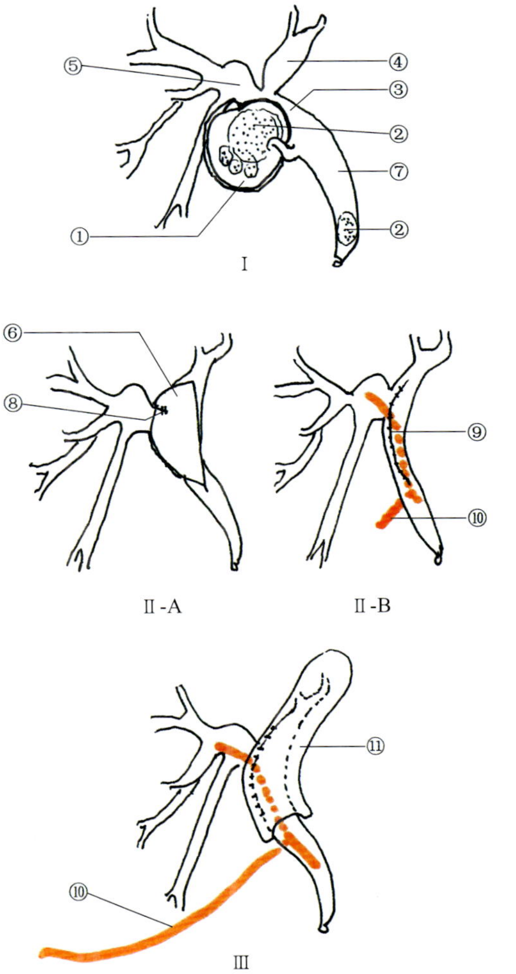

图 7-4-1　手术示意图

Ⅰ. 术前；Ⅱ. 胆囊切除、胆管切开后（A、B）；Ⅲ. 术后

①胆囊；② 胆石；③肝总管；④肝左管；⑤肝右管；⑥肝左管切开；⑦胆总管；⑧肝右管与肝左管拼合；⑨胆管切缘缝闭；⑩ T 形管；⑪肝圆韧带

（四）相关外科手术技术

1. 胆囊切除应注意先切开胆囊、取石，明确诊断；切开胆总管、肝总管、肝左管，辨清胆囊管、胆囊切除线。

2. 肝圆韧带粘贴时，需注意游离肝圆韧带；用 2 滴医用创面封闭胶粘贴。

第8章 胆肠内引流术后高位胆管狭窄

由于种种原因导致胆肠内引流术后胆肠吻合口及以上胆管狭窄，称为胆肠内引流术后高位胆管狭窄。

一、胆肠内引流术后高位胆管狭窄的原因

见（图 8-0-1）。

1. 原为肝胆管结石合并胆管口狭窄，施行胆肠内引流，胆肠吻合口做在狭窄胆管口以下。

2. 原为肝门胆管癌，施行胆肠内引流，吻合口做在胆管癌上。

3. 原为肝管癌，吻合口癌复发。

4. 胆肠吻合技术不当，如胆管、空肠端端吻合及胆肠吻合口黏膜外翻缝合、丝线做胆肠吻合等。

5. 胆肠吻合时机不当，急性化脓性胆管炎或一级肝门周围脓肿等。

6. 胆肠吻合后，严重反流性胆管炎，如肝内胆管结石合并胆管狭窄、布朗式吻合术后、胆肠吻合术后桥袢梗阻等。

7. 医源性近段胆管损伤，胆肠吻合口做在损伤处的瘢痕上。

8. 胆管囊状扩张症，胆肠内引流，施行囊肿与桥袢空肠吻合。

9. 肝门胆管狭窄，修复胆管的材料不佳，如肝圆韧带等。

10. 胆肠内引流后，胆肠吻合口漏等。

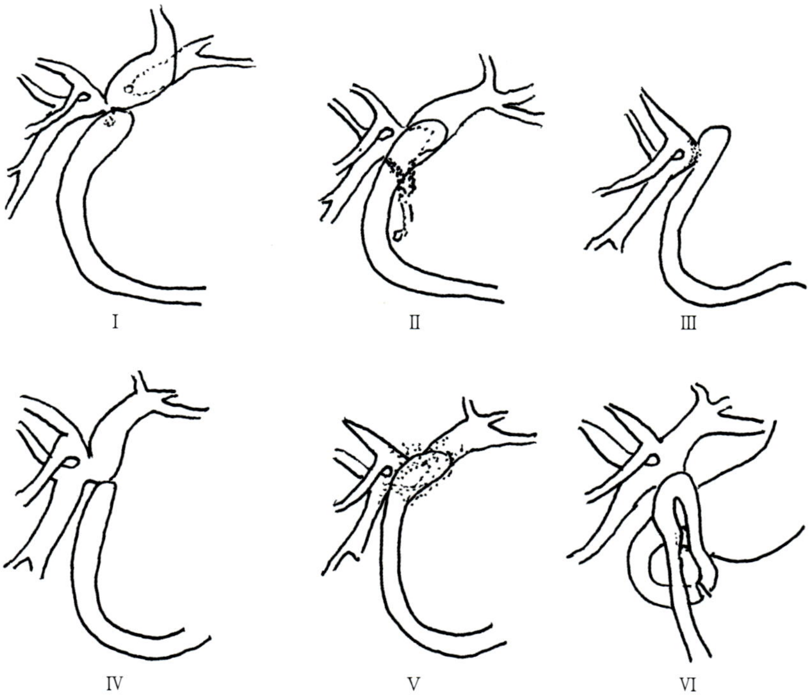

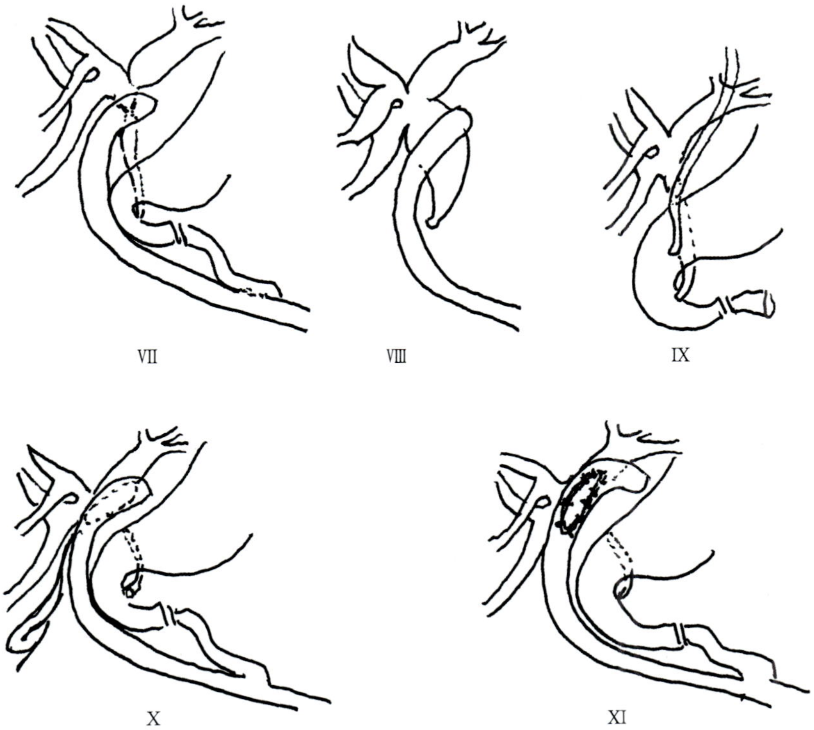

图 8-0-1　胆肠内引流后高位胆管狭窄示意图

Ⅰ. 胆肠吻合口做在右肝内胆管狭窄之下；Ⅱ. 胆肠吻合口做在胆管肿瘤之上；Ⅲ. 胆管肿瘤复发；Ⅳ. 胆管、桥袢空肠端端吻合；Ⅴ. 胆管急性炎症时施行胆肠吻合；Ⅵ. 胆肠布朗式吻合；Ⅶ. 医源性胆道损伤，胆肠吻合口做在损伤瘢痕处；Ⅷ. 胆管囊状扩张症，囊肿、桥袢空肠吻合；Ⅸ. 胆管修复，取用不恰适当的修补物；Ⅹ. 胆肠吻合口漏；Ⅺ. 胆肠吻合口丝线缝合线结石

二、诊断

1. 具有胆肠内引流手术病史。
2. 临床上反复出现高位胆管梗阻的症状、体征。
3. 血清学的检查及肿瘤标志物。
4. 影像学检查，如 B 超、CT、MRCP、PTCD、经瘘管胆道造影。

三、治疗

根据病情选择相应的治疗，如改良肝胆管盆式 Roux-en-Y 术、肝叶（段）切除术等。

典型病例

病例 1：肝胆管结石、肝右管缺如、肝右前叶胆管开口汇入尾状叶左管，先后 4 次施行肝胆手术，再施肝方叶切除、改良盆式 Roux-en-Y 术

【病史】患者，男，56 岁。间断发作右上腹痛 48 年，再次发作伴发热 1 天。1993 年在外院施行“胆囊切除、胆道探查术”。1994 年，因“肝胆管结石”施行第 2 次“胆道探查、T 形管引流术”。2010 年，又因“肝胆管结石”施行“肝右外叶切除、胆肠内引流术”。

T 37.3℃，R 20 次 / 分，P 89 次 / 分，BP 119/61mmHg。神清合作，皮肤、巩膜未见黄染。心律齐、无杂音，

双肺呼吸音清。腹平，右上腹多条手术切口瘢痕。腹壁软，未触及肝、胆囊、脾，右肝区叩击示心窝部疼痛，剑突右下方压痛，胃振水音（-），腹水征（-）。双侧腰背部无抬举痛，双下肢无水肿。

WBC 7.05 × 10^9/L，N 0.71，PLT 181 × 10^9/L，TBIL 12.6μmol/L，DBIL 9.2μmol/L，TP 63.7g/L，ALB 30.5g/L，ALP 386U/L，AST 25U/L，ALT 29.7U/L，PA 53mg/L，ChE 1949U/L，γ-Gt 555.4U/L。

CT（2019-02-02，湖南省人民医院）：肝轮廓清，表面光整，肝左外叶未见。肝内胆管中度至重度扩张，充填胆石，尤以肝右前叶、肝左内叶及尾状叶左管为显（图 8-1-1）。增强扫描未见门静脉海绵样变（图 8-1-2）。

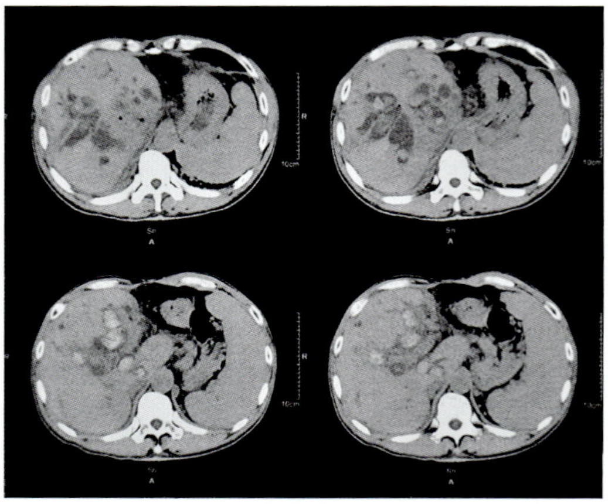

图 8-1-1　CT：显示肝内胆管中至重度扩张，充填胆石

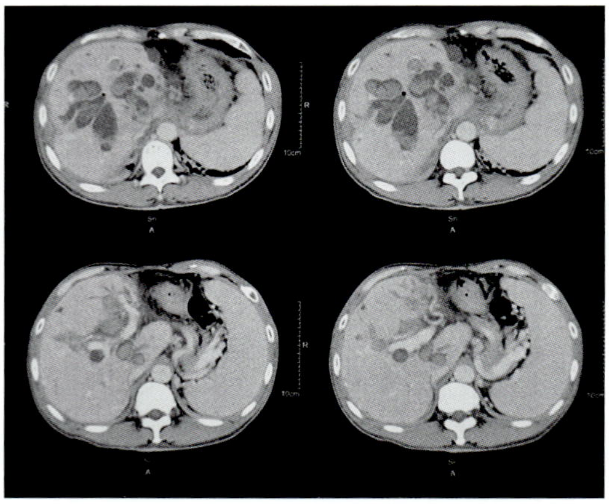

图 8-1-2　CT（增强扫描）：显示无门静脉海绵样变

【术前诊断】肝胆管结石，多次肝胆道术后。S：S_5、S_8、S_4、S_1；St：RABD、S_1、LHD；A：无；C：胆汁性肝硬化、门静脉高压症、肝肥大 - 萎缩征（肝右前叶肥大、左肝萎缩、尾状叶左段肥大）。

【手术过程】

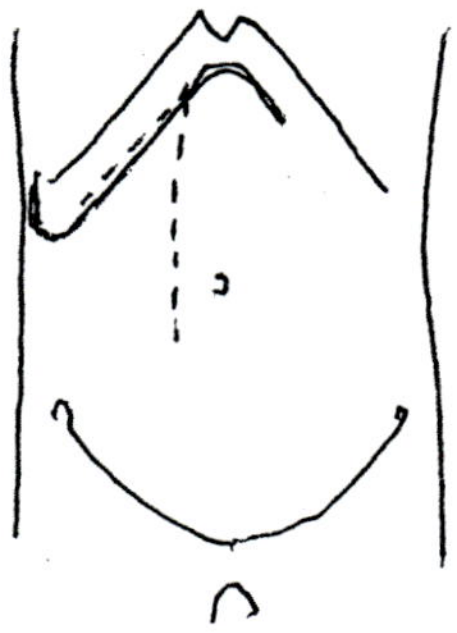

图 8-1-3　手术切口示意图

1. 择期，胸背部垫 6cm 厚纱布垫，平仰卧位，全身麻醉，取左肋缘下切口（图 8-1-3）入腹。见：无腹水，腹膜无癌性结节，大网膜无静脉曲张，大网膜、胃、桥袢空肠粘连覆盖肝脏面及一级肝门。肝呈暗棕红色，表面尚光整，肝左外叶已切除，肝右前叶肥大，肝质地稍硬，肝左内叶、肝右前叶及尾状叶左段明显结石感。胆囊已切除，肝外胆管扪诊不清。原为肝总管、空肠 Roux-en-Y 术，胆肠吻合口外径约 1.5cm，桥袢空肠长约 40cm，结肠后路与十二指肠同步平行，空肠、桥袢空肠吻合为端侧吻合，无反流小胃。

2. 离断肝周粘连，显现桥袢空肠、肝总管吻合口。离断胆肠吻合口，其内径约 1.3cm，内壁光整，未见胆石。同时发现原胆总管已横断。

3. 艰难地放置 Pringle 止血带。

4. 阻断入肝血流，切断肝桥，切除肝方叶，显现肝左管、肝左管口，肝左管口内径约 0.5cm。沿肝胃韧带途径用“四边法”切开肝左管口、肝左管，肝左管内径约 1.5cm，壁厚约 0.3cm，窥见肝左管末有一胆管口，内径为 1cm，其内见黄色胆石、胆泥。继续切开肝左内叶胆管，使肝左管末胆管内径达 2.5cm，直视下清除其内胆石，发现此处为肝左管、尾状叶左管及肝右前叶胆管汇合处，其胆管内径分别为 2.5cm、1.8cm、2cm，取石后术者示指能自由伸入，无结石感。进一步探查发现肝右后叶胆管单独与肝左管口汇合，肝右管缺如，其内无胆石。

5. 配合胆道镜探查各肝内胆管，仅取出少许纤维蛋白样絮状物。

6. 拼合整理组成肝胆管盆，内径达 4cm，完成盆式 Roux-en-Y 术。

7. 逐层关腹。手术历时 4 小时，失血量约 100ml，取出胆石约 40g，安返病房。

8. 本例手术绘图见图 8-1-4。

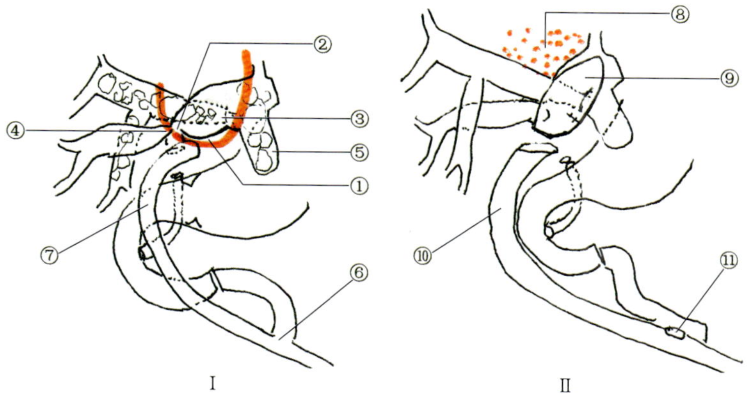

图 8-1-4　手术示意图

Ⅰ. 术前；Ⅱ. 术后

①肝方叶；②肝左管；③肝右前叶胆管；④肝右后叶胆管；⑤尾状叶左管；⑥原空肠、桥袢空肠端侧吻合；⑦原桥袢爬越十二指肠；⑧肝方叶断面；⑨肝胆管盆；⑩桥袢空肠；⑪桥袢空肠、空肠侧侧吻合

【术后诊断】肝胆管结石，多次肝胆管术后。S：S_4、S_1、S_5、S_8；St：LHD、S_1；A：肝右管缺如，RABD 汇入 S_1；C：胆汁性肝硬化、门静脉高压症、肝肥大萎缩征（肝右前叶、尾状叶左段肥大，肝左外叶切除，肝右后叶萎缩）。

【实施的手术】施行肝方叶切除、改良盆式 Roux-en-Y 术。

【术后】无胆漏、出血、肝功能不全等并发症；复查 CT 无胆石残留，恢复平顺。

【讨论】

（一）胆管狭窄

本例胆管狭窄显示为肝左管口、尾状叶左管口狭窄，为环状、炎性、壁源性、良性、真性狭窄。

（二）解除狭窄的难点

1. 既往先后 4 次施行肝叶切除、胆肠内引流等手术。
2. 并发胆汁性肝硬化、门静脉高压症、肝肥大 - 萎缩征，以及胆管的变异。
3. 多级胆管狭窄，尾状叶胆管口狭窄深藏，难以解除。

（三）解除狭窄的方法

1. 足够宽大的腹部手术切口，放置 Pringle 止血带。
2. 沿桥袢空肠途径、肝圆韧带途径到达肝门，切开肝左管及肝左内叶胆管，敞开尾状叶左管口，使其内径达 2.5cm，直视下清除肝左、右内胆管结石。
3. 配合胆道镜进一步探查，完成改良盆式 Roux-en-Y 术。

（四）相关外科手术技术

Pringle 止血带的放置。本例 Pringle 止血带放置十分困难，放置时宜注意以下几点。

1. 辨清网膜孔右侧的腔静脉、肝门静脉。
2. 切开肝胃韧带，辨清网膜孔左侧肝固有动脉及腔静脉左侧、尾状叶左段。
3. 用手指从网膜孔右侧向左或从网膜孔左侧向右钝性分离，沟通网膜孔。
4. 时刻注意勿损伤，撕裂肝门静脉及其分支。

病例 2：肝胆管结石，胆道探查术后合并一级肝门周围脓肿、多处胆管狭窄，施行改良盆式 Roux-en-Y 术

【病史】患者，男，70 岁。反复右上腹痛 16 年，复发伴发热 1 个月。12 年前（2007 年）诊为“肝胆

管结石”，施行“肝左外叶切除、胆道 T 形管引流术”。3 年前诊为“胆总管结石”，施行“胆总管探查、T 形管引流术”，术后 T 形管曾脱出，导致“胆汁性腹膜炎”。

T 36.7℃，R 20 次 / 分，P 74 次 / 分，BP 128/80mmHg。神清合作，皮肤、巩膜无明显黄染。心律齐、无杂音，双肺呼吸音清。腹平，可见右上腹“反 L”形陈旧性切口瘢痕，无浅静脉曲张；腹壁软，剑突右下方压痛，叩击右肝区示心窝部疼痛，无胃振水音，未触及肝、胆囊、脾，腹水征（-）。双侧腰背部无抬举痛，双下肢无水肿。

WBC 9.65 × 10^9/L，N 0.734，PLT 154 × 10^9/L，TBIL 29.7μmol/L，DBIL 27.1μmol/L，TP 52g/L，ALB 31.2g/L，AST 41.6U/L，ALT 34.5U/L，ALP 212U/L，γ-Gt 166.4U/L，PA 68mg/L，ChE 3526U/L。

CT（2019-11-29，湖南省人民医院）：肝轮廓清，表面尚光整，肝左外叶未见，尾状叶左段、肝左内叶肥大。肝左、右管及肝总管中度扩张，充填胆石（图 8-2-1，图 8-2-2）。增强扫描无门静脉海绵样变（图 8-2-3）。

MRCP（2019-11-30，湖南省人民医院）：肝内、外胆管中度扩张，肝总管及肝左、右管多发结石（图 8-2-4）。

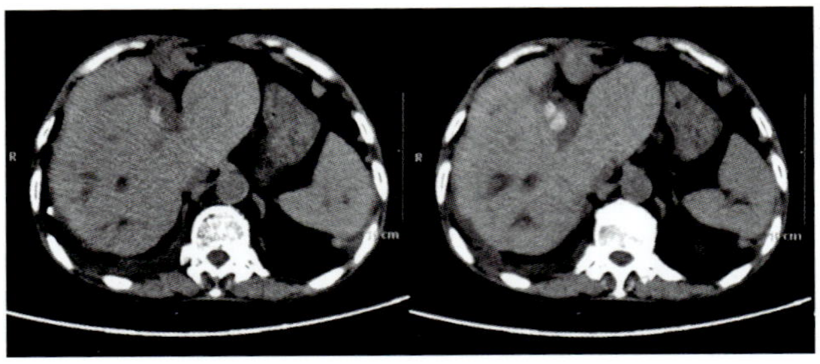

图 8-2-1 CT：显示左肝、右肝内胆管中度扩张，充填胆石

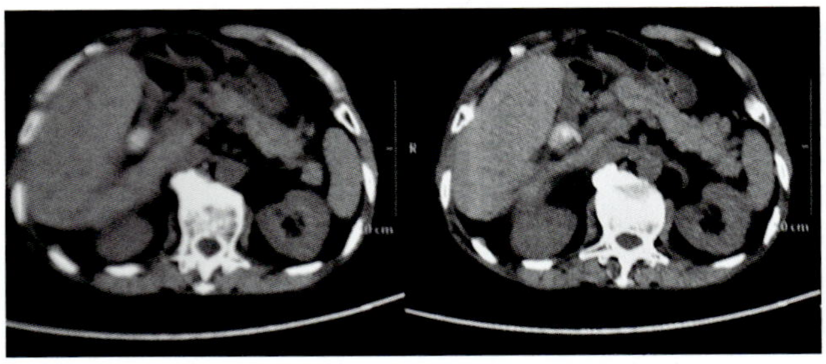

图 8-2-2 CT：显示肝总管结石

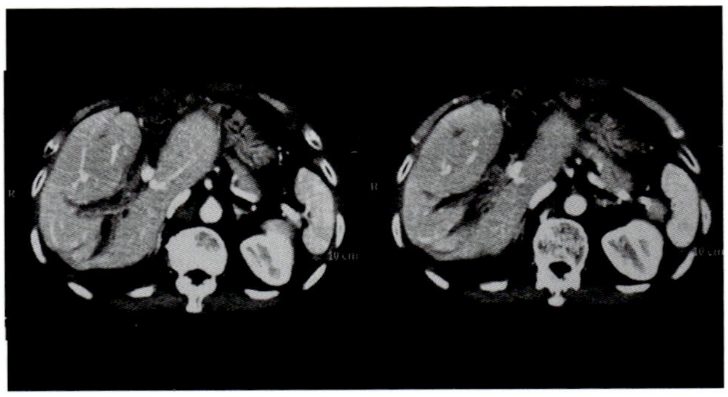

图 8-2-3 CT（增强扫描）：无门静脉海绵样变

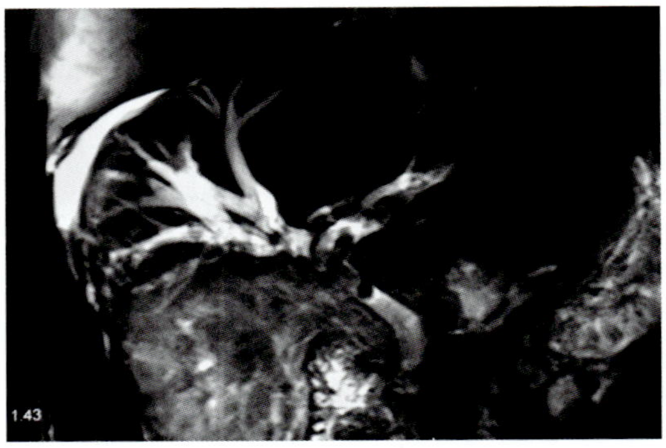

图 8-2-4 MRCP：肝左、右管、肝外胆管结石

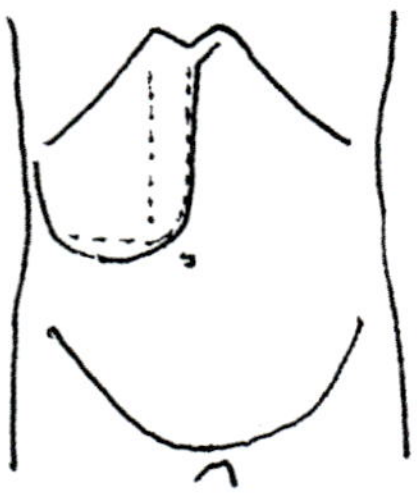

图 8-2-5 手术切口示意图

【术前诊断】肝胆管结石。S：CHD、LHD、RPBD、CBD；St：CHD、LHD；A：无；C：AOSC、胆汁性肝硬化、肝肥大 - 萎缩征（尾状叶左段、方叶肥大，肝左外叶切除）。

【手术过程】

1. 择期，平仰卧位，全身麻醉，取右上腹“反 L”形切口（图 8-2-5）入腹。见：无腹水，腹膜无癌性结节。肝膈面、肝脏面与大网膜、胃窦、十二指肠广泛致密粘连。一级肝门右后有一脓肿，脓液量约 5ml，脓腔与肝总管相连通，内径约 0.5cm。肝总管、胆总管上段外径约 1.2cm、长约 3cm，局部扪触均为结石感。肝方叶较大，覆盖肝左管，扪触肝左管壁厚，亦具有结石感。肝右管外径约 1.5cm，壁厚。胰头不大，脾亦不大。

2. 切开肝总管、胆总管，探查胆总管

（1）戳破一级肝门右后侧旁脓肿，脓肿腔液为脓性胆汁，量约 5ml，并见一瘘口内径约 0.3cm，与肝总管相连通，通过瘘口见肝总管内胆石，局部以“三合一液”纱布垫湿敷。

（2）由于网膜孔致密粘连闭塞，不能放置 Pringle 止血带。

（3）瘢痕组织中觅见肝圆韧带，横断肝桥，分离肝方叶基部，显现肝左管，其外径约 1.5cm、壁厚约 0.3cm，肝左管口内径约 0.3cm。经肝圆韧带途径用“四边法”切开肝左管口、肝左管，直视下清除其内胆石。

3. 肝右管口内径约 0.8cm，刮匙清除其内少许胆石、胆泥及脓块。

4. 探查胆总管，取出其内胆石，胆总管远端通过 3 号胆道扩张器达十二指肠。

5. 用 4-0 Prolene 线缝闭胆总管远段，拼合组成肝胆管盆，内径约 3.5cm。

6. 提取桥袢空肠，完成改良盆式 Roux-en-Y 术，放置 14 号 T 形管入肝胆管盆。

7. 逐层关腹。手术历时 4 小时，失血量约 50ml，取出胆石量约 80g，安返病房。

8. 本例手术绘图见图 8-2-6。

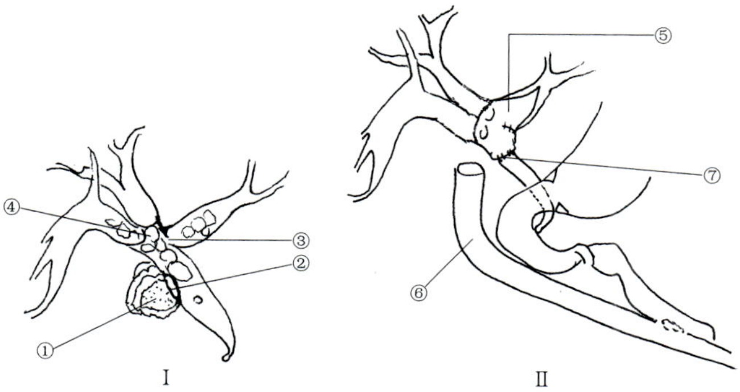

图 8-2-6　**手术示意图**

Ⅰ. 术前；Ⅱ. 术后

①脓肿；②胆管瘘口；③肝左管口；④肝右后叶胆管口；⑤肝胆管盆；⑥桥袢空肠；⑦胆管缝闭

【术后诊断】肝胆管结石。S：LHD、RPBD、CBD、CHD；St：LHD、RPBD、CBD；A：无；C：一级肝门右后侧脓肿、胆管脓肿瘘、AOSC、胆汁性肝硬化、肝肥大 - 萎缩征（尾状叶左段、方叶肥大，肝左外叶切除）。

【实施的手术】施行膈下脓肿清创、胆总管扎闭及改良盆式 Roux-en-Y 术。

【术后】无胆漏、出血、腹腔脓肿、肝功能不全等并发症，恢复平顺。

【讨论】

（一）胆管狭窄

本例胆管狭窄表现在肝总管、肝左管。肝总管为炎性、良性、相对狭窄，与一级肝门右后脓肿压迫亦相关；肝左管口狭窄为壁源性、环状、炎性、良性、真性狭窄。

（二）解除狭窄的难点

1. 既往先后 2 次胆道手术，第 2 次术后 T 形管脱出，导致腹膜炎、肝门右后侧脓肿。

2. 一级肝门炎症、水肿十分严重，给手术增添困难。

3. 合并胆汁性肝硬化、门静脉高压症及肝肥大 - 萎缩征。

（三）解除狭窄的方法

1. 足够宽大的腹部切口，游离托出肝。

2. 经肝圆韧带途径显现肝左管，经脓肿、肝总管瘘口途径进入肝门。

3. 施行改良盆式 Roux-en-Y 术。

（四）相关外科手术技术

1. 本例进达肝门。注意：①分离一级肝门周围粘连带，显现肝十二指肠韧带；②戳破一级肝门右后侧脓肿，发现肝总管脓肿瘘；③经脓肿、肝总管瘘道进达肝门。

2. 肝胆管盆的组成。先后切开胆总管、肝总管；再经肝圆韧带切开肝左管；用 4-0 Prolene 线缝闭胆总管。

病例 3：腹腔镜胆肠 Roux-en-Y 术后，并发桥袢空肠梗阻，施行桥袢空肠重建术

【病史】 患者，女，17 岁。腹腔镜胆肠 Roux-en-Y 术后，反复上腹痛伴肠鸣 1 个月。5 年前（2014 年），检查发现“胆石症”。3 年前、1 年前，先后诊为“胆总管多发胆石”，施行“ERCP+EST 取石”。3 个月前，诊为“肝胆管结石、反流性胆管炎”，施行“腹腔镜胆肠 Roux-en-Y 术”。

T 36.7℃，R 20 次 / 分，P 90 次 / 分，BP 112/70mmHg，体重（WG）32kg。神清合作，无黄疸，心、肺正常。腹无膨隆，右上腹显示肠型、肠蠕动，无浅静脉曲张；脐右上腹示压痛，腹壁软，未触及肝、胆囊、脾，无胃振水音，腹无移动性浊音，右上腹肠鸣音亢进，未闻及金属音。双侧腰背部无抬举痛，双下肢无水肿。

WBC 6.8×10^9/L，N 0.74，PLT 224×10^9/L，TBIL 19μmol/L，DBIL 10μmol/L，TP 67g/L，ALB 36g/L，AST 24U/L，ALT 18U/L，ALP 114U/L，γ-Gt 221U/L，PA 221mg/L，ChE 4536U/L。

CT（2019 年 11 月 9 日，湖南省人民医院）：显示右上腹多个气 - 液平面（图 8-3-1）。

钡餐（2019-11-17，湖南省人民医院）：显示空肠、桥袢空肠吻合口梗阻（图 8-3-2）。

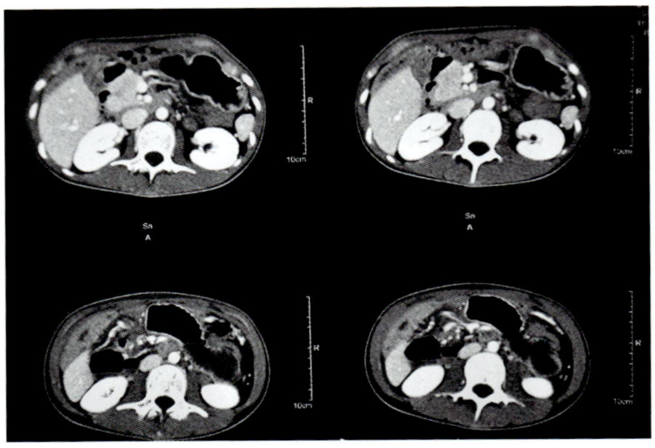

图 8-3-1　CT：显示右上腹多个液气平面

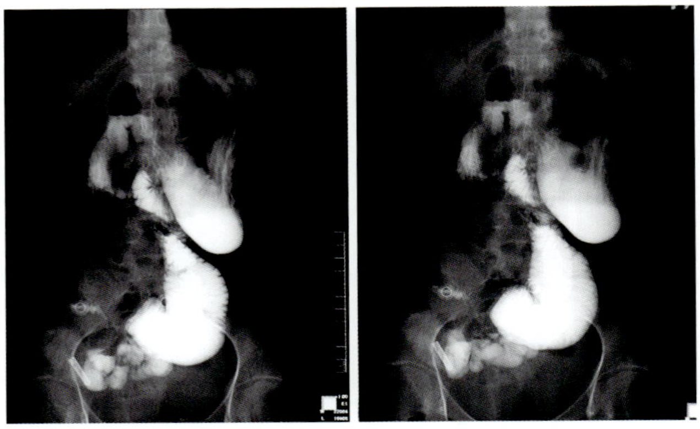

图 8-3-2　钡剂：显示桥袢空肠梗阻

【术前诊断】 腹腔镜胆肠 Roux-en-Y 术后，空肠、桥袢空肠吻合口不完全性梗阻。

【手术过程】

1. 择期，平仰卧位，全身麻醉，取右上腹“反 L”形切口（图 8-3-3）入腹。见：无腹水，腹膜上无癌性结节。肝色泽棕红，表面光整，形态、比例无失衡，肝质地软，无结节感、结石感。未见胆囊。原为胆肠 Roux-en-Y 术，桥袢空肠肥大，外径达 5cm、长约 6cm。空肠外径达 7cm，壁肥厚、水肿，长约 40cm。空肠、桥袢空肠吻合口呈反向扭曲、梗阻。胆管空肠吻合口外径约 3cm，无结石感。胆总管外径约 1cm，未横断。桥袢空肠经横结肠系膜戳孔，跨越胃窦、十二指肠。胰、脾不大。

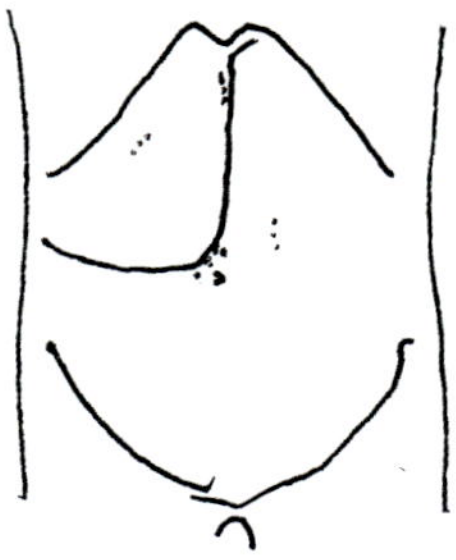

图 8-3-3　手术切口示意图

2. 切除原空肠、桥袢空肠吻合口及部分空肠、桥袢空肠

（1）离断肝周粘连带，显现一级肝门、胆管与桥袢空肠吻合口及桥袢空肠、空肠。

（2）距空肠、桥袢空肠吻合口 10cm 处横断空肠。

（3）贴近桥袢空肠系膜离断空肠系膜，达空肠、桥袢空肠吻合口以远 10cm，横断桥袢空肠，移去空肠、桥袢空肠吻合口和部分桥袢空肠。

3. 游离桥袢空肠，将其移至横结肠上。另做结肠右曲系膜戳孔，经此将桥袢空肠移至横结肠后，使该

桥袢空肠与十二指肠同步、平行。

4. 做桥袢空肠远、近端端端吻合。

5. 距桥袢空肠端端吻合口以远 10cm 施行空肠与桥袢空肠侧侧吻合。

6. 逐层关腹。手术历时 2.5 小时，失血量约 100ml，安返病房。

7. 本例手术绘图见图 8-3-4。

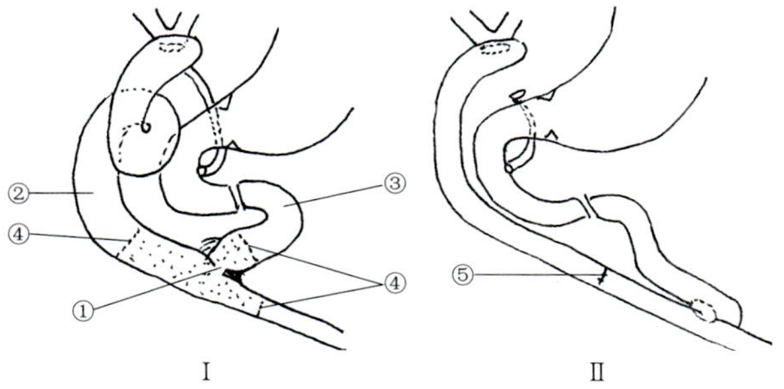

图 8-3-4　**手术示意图**

Ⅰ. 术前；Ⅱ. 术后

①空肠、桥袢空肠反向吻合；②桥袢空肠；③空肠；④切断线；⑤桥袢空肠端端吻合

【术后诊断】空肠、桥袢空肠反向吻合，扭曲、梗阻。

【实施的手术】切除原空肠、桥袢空肠吻合口，重施空肠、桥袢空肠侧侧吻合及改良盆式 Roux-en-Y 术。

【术后】恢复平顺。

【讨论】

（一）胆管狭窄

如果桥袢空肠作为胆管延长的一部分，则本例目前胆管狭窄为“胆管末端狭窄”，不属本书讨论之列，但由于腹腔镜外科手术迅速发展，这类并发症已不鲜见，而且对患者影响极大，故于此讨论。

（二）解除狭窄的难点

1. 患者年龄仅 17 岁，因“肝胆管结石”先后施行 2 次“EST”和 1 次腹腔镜胆肠 Roux-en-Y 术。

2. 腹腔镜胆肠 Roux-en-Y 术后并发空肠、桥袢空肠吻合口不完全梗阻，进食困难达 3 个月，导致消瘦，体重仅 32kg。

（三）解除狭窄的方法

1. 探查腹膜腔，明确诊断。

2. 切除反向、扭曲空肠与桥袢空肠吻合口及部分空肠、桥袢空肠，重做空肠与桥袢空肠吻合。

（四）相关外科手术技术

1. 小儿胆总管结石不宜施行 EST，应保护其生理胆道屏障。

2. 施行腹腔镜胆肠内引流，宜慎重、仔细进行。本例应注意：桥袢太长、扭曲，空肠与桥袢呈反向吻合；桥袢空肠不宜经横结肠系膜戳孔跨越胃窦、十二指肠球部。

病例 4：肝胆管结石，胆肠 Roux-en-Y 术后，再施行改良盆式 Roux-en-Y 术

【病史】患者，男，53 岁。复发右上腹痛伴寒热 6 天。17 年前，因“肝胆管结石”施行“胆总管探查、T 形管引流术”。

T 36.5℃，R 20 次 / 分，P 80 次 / 分，BP 120/74mmHg。神清合作，皮肤、巩膜无黄染，心、肺正常。腹平，浅静脉无曲张，右上腹见右肋缘下陈旧性切口瘢痕，长约 15cm；腹壁软，未触及肝、胆囊、脾，

剑突右下方压痛，叩击右上腹示心窝部不适，无胃振水音，腹水征（-）。双侧腰背部无抬举痛，双下肢无水肿。

WBC 6.56×10^9/L，N 0.519，PLT 171×10^9/L，TBIL 10.3μmol/L，DBIL 4.4μmol/L，TP 63.4g/L，ALB 41.1g/L，AST 30U/L，ALT 61.3U/L，ALP 184U/L，γ-Gt 493U/L，PA 326mg/L，ChE 7936U/L。

MRCP（2019-10，湖南省人民医院）：胆肠吻合口缺如，右肝及左肝内胆管扩张；肝右管内径约 1.6cm，其内积胆石；肝外胆管不粗，见胆石充填（图 8-4-1）。

CT（2019-10-11，湖南省人民医院）：肝轮廓清，表面光整，肝叶（段）形态、比例无失衡。肝内胆管轻度扩张、积气，尤以右肝、肝左内叶为显著；肝外胆管内径约 1cm，肝内、外胆管积胆石。胰管不扩张，脾大 7 个肋单元，无腹水（图 8-4-2）。

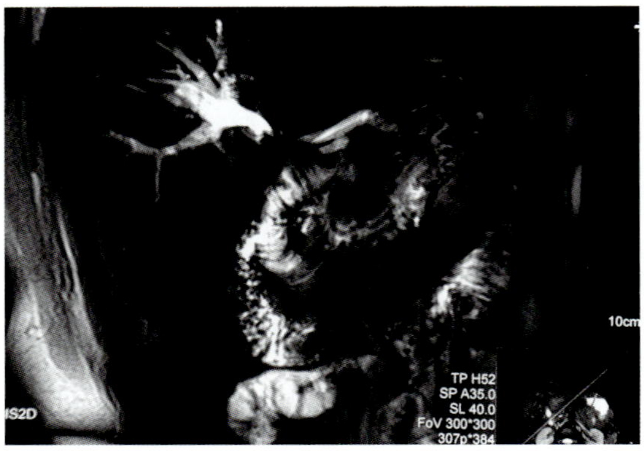

图 8-4-1　MRCP：显示胆肠吻合口以上胆管扩张、积胆石

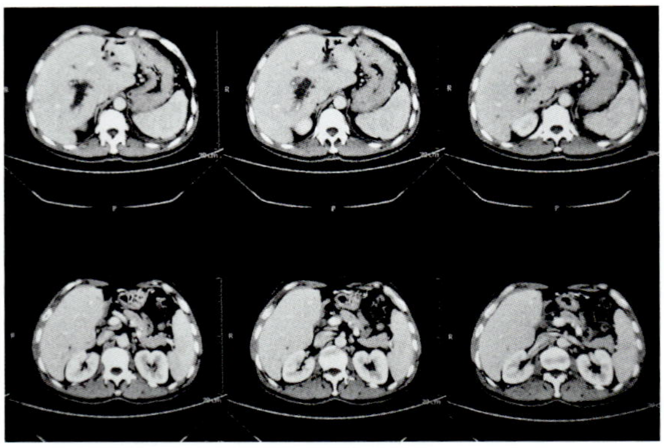

图 8-4-2　CT：显示肝内胆管轻度扩张，积气、积胆石

【术前诊断】肝胆管结石，胆肠 Roux-en-Y 术后。S：S_5、S_8、S_4、CBD；St：胆肠吻合口狭窄；A：无；C：胆汁性肝硬化、门静脉高压症。

【手术过程】

1. 择期，平仰卧位，全身麻醉，取右肋缘切口（图 8-4-3）入腹。见：无腹水，腹膜无癌性结节，大网膜无静脉曲张。肝色泽棕红，表面光整，肝叶（段）形态无失衡，肝质地稍硬，无结石感。原术式为胆肠 Roux-en-Y 术，桥袢空肠经横结肠后达一级肝门，桥袢空肠长 50cm，胆肠吻合口外径约 2cm，无反流小胃。原为空肠、桥袢空肠端侧吻合。胆总管外径约 1.5cm，其内可扪及多发结石感。胆囊已切除，胰软，无结节感。

2. 离断肝周粘连带，显现原胆肠吻合口及桥袢空肠。横断原胆肠吻合口，内径约 0.3cm。切开胆总管，清除其内胆石，5 号胆道扩张器自然进达十二指肠。经肝圆韧带途径切开肝总管、肝左管，肝左管口内径约 0.4cm。经胆囊床途径切开右肝管，显现肝右前叶、后叶胆管口，其内径分别为 0.8cm、0.9cm。

3. 切断肝总管，拼合组成肝胆管盆，其内径达 3.5cm（图 8-4-4）。

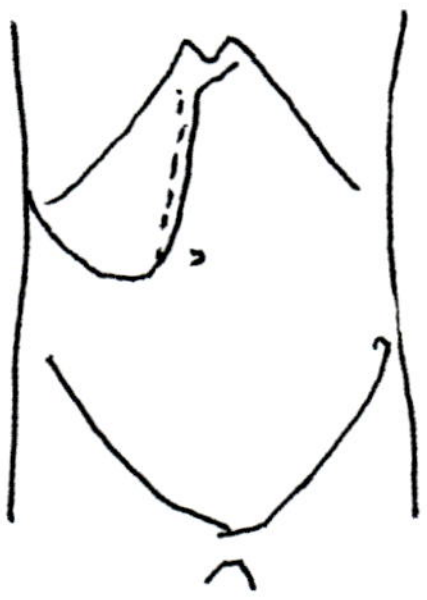

图 8-4-3　手术切口示意图

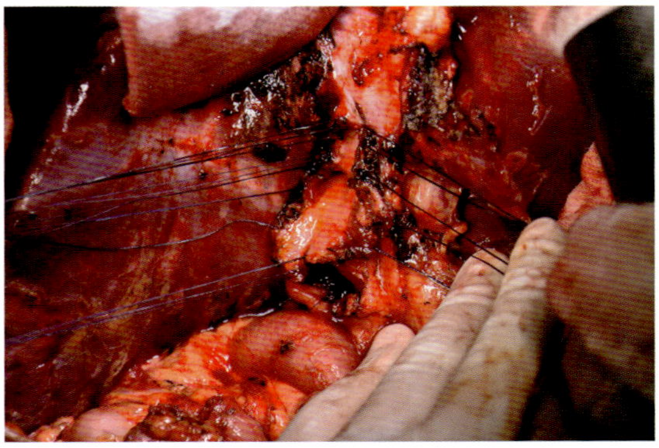

图 8-4-4　线牵引处为肝胆管盆边缘

4. 彻底游离桥袢空肠，切除桥袢近段的瘢痕破损处 10cm，重做桥袢空肠、肝胆管盆吻合。
5. 逐层关腹。手术历时 5 小时，失血量约 50ml，安返病房。
6. 本例手术绘图见图 8-4-5。

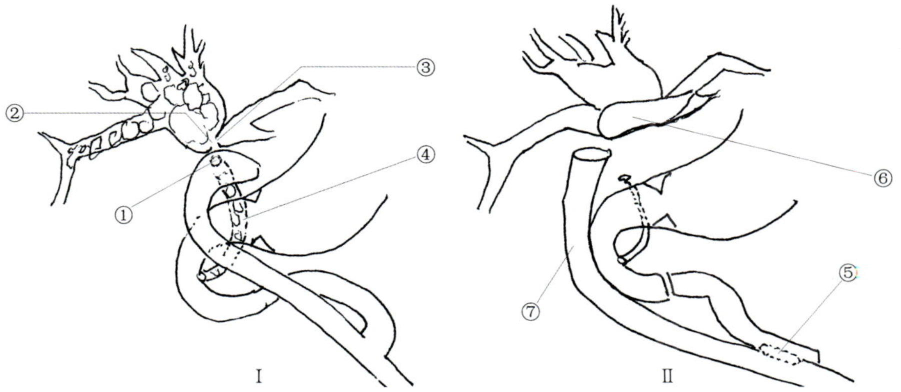

图 8-4-5　手术示意图

Ⅰ. 术前；Ⅱ. 术后

①胆肠吻合口；②右肝管口；③肝左管口；④胆总管；⑤空肠、桥袢空肠端侧吻合口；⑥肝胆管盆；⑦桥袢空肠

【术后诊断】肝胆管结石。S：CBD；St：胆肠吻合口狭窄、LHD；A：无；C：胆总管远段功能不佳、胆汁性肝硬化。

【实施的手术】施行改良盆式 Roux-en-Y 术。

【术后】无胆漏、出血等并发症，恢复平顺。

【讨论】

（一）胆管狭窄

胆肠吻合口狭窄为壁源性、环状、良性、真性狭窄；肝左管口及肝右前叶、后叶胆管口狭窄为壁源性、环状、良性、相对狭窄。

（二）解除狭窄的难点

1. 既往因肝胆管结石曾施行胆肠内引流，而且吻合口接近肝左、右管。
2. 由于胆石导致反复胆道梗阻、感染，形成胆汁性肝硬化。

（三）解除狭窄的方法

1. 经桥袢空肠途径进达一级肝门。
2. 经肝圆韧带途径、胆囊床途径进一步切开肝左、右管。
3. 施行改良盆式 Roux-en-Y 术。

（四）相关外科手术技术

桥袢空肠的处理技术。桥袢空肠只是肝胆管盆式 Roux-en-Y 的组成部分，“一针、一结、一剪”的失误都将导致整修手术的失误，可见重视桥袢空肠的外科处理技术十分重要，应注意以下几点。

1. 在一级肝门、十二指肠前方，或横结肠系膜下方寻找桥袢。
2. 辨清肠系膜血管，紧贴桥袢行钝性或锐性分离。
3. 桥袢空肠由于漏（瘘）、粘连致使分离过程中损坏桥袢空肠壁或桥袢萎缩变形，宜切除该段桥袢空肠。

病例 5：肝胆管结石，胆肠双口 Roux-en-Y 术后，施行单口改良盆式 Roux-en-Y 术

【病史】

患者，男，70 岁。胆道术后反复右上腹痛 29 年，复发加重 7 天。1990 年，因“肝胆管结石”施行“OC+T

形管引流术”。1990 年，因“肝胆管结石”在同一医院施行“肝部分切除、胆肠 Roux-en-Y 术”。2009 年，因“肝胆管结石”再在该院施行“胆管切开取石、T 形管引流术”。

T 36.6℃，R 20 次 / 分，P 72 次 / 分，BP 149/60mmHg。神清合作，皮肤、巩膜无黄染。心律齐、无杂音，双肺呼吸音清。腹平，右上腹多条陈旧性手术切口瘢痕，无浅静脉曲张；腹壁软，肝、胆囊、脾未触及，剑突右下方压痛，叩击右肝区示心窝部疼痛，无胃振水音，腹无移动性浊音。双下肢无水肿。

WBC 3.94 × 10^9/L，N 0.524%，PLT 167 × 10^9/L，CA19-9 11.95U/ml，ALP 3.01U/L，TBIL 30.1μmol/L，DBIL 9.7μmol/L，TP 70.3g/L，ALB 45.3g/L，AST 19U/L，ALT 21.5U/L，PA 261mg/L，ChE 6190U/L。

CT（2019-11-14，湖南省人民医院）：肝轮廓清，表面光整，肝形态、比例无明显失衡。肝内胆管中度扩张，少量积气，无胆石；肝外胆管内径约 2.5cm，积石（图 8-5-1）。脾不大。

【术前诊断】肝胆管结石，胆肠 Roux-en-Y 术后。S：CBD；St：桥袢空肠；A：无；C：胆汁性肝硬化。

【手术过程】

1. 择期，平仰卧位，取右上腹“反 L”形切口（图 8-5-2）入腹。见：无腹水，腹膜上无癌性结节及静脉曲张。肝呈棕红色，表面光整，肝膈、肝面广泛与大网膜致密粘连。原为双口 Roux-en-Y 术，一吻合口在肝左外叶下段，另一吻合口在一级肝门；桥袢空肠长约 60cm，与横结肠致密粘连。肝质地稍硬，无结石感。胆囊未见。肝总管外径约 2cm，明显结石感。胰头不大，质地稍硬，脾大小如常。

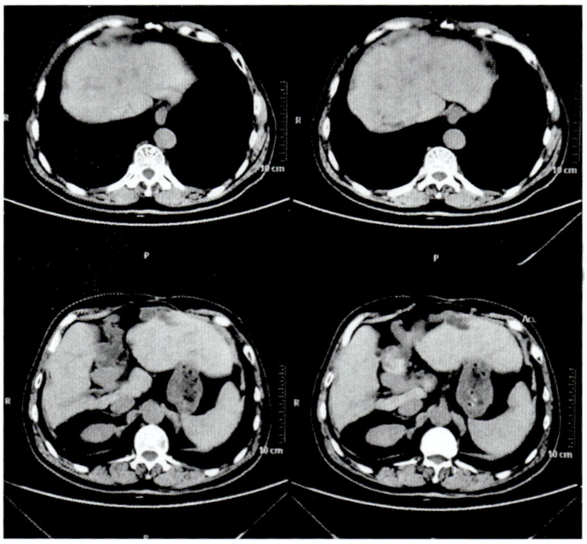

图 8-5-1　CT：显示肝内胆管中度扩张，肝外胆管扩张、积石

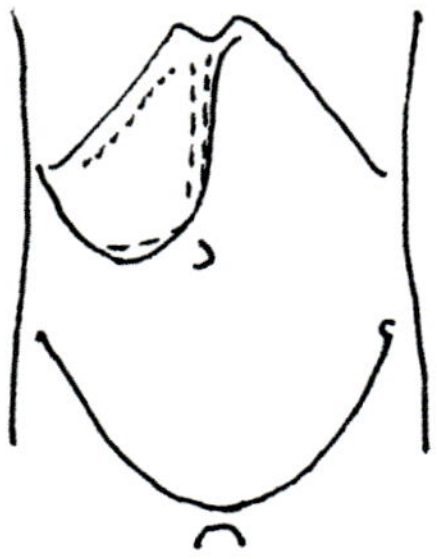

图 8-5-2　手术切口示意图

2. 离断肝周粘连，显现桥袢空肠及肝外胆管，安置 Pringle 止血带。
3. 离断桥袢空肠与肝的 2 个吻合口，封闭桥袢空肠近段。
4. 经肝圆韧带途径延长切开肝总管、肝左管，经肝左外叶原吻合口插入长弯钳与肝左管沟通，无胆石，无真性狭窄。胆总管未断，胆总管内径约 2cm，其内大量黄色泥样胆石，远端通过 6 号胆道扩张器。清除胆石后，横断胆总管，近段组成肝胆管盆，内径约 4cm。放置 14 号 T 形管，直臂经肝胆管右侧壁戳孔引出，两横臂分别放入肝左、右管，用 4-0 Prolene 线缝闭 S_3 口。
5. 游离原桥袢，切除近段破损肠管长度约 20cm，完成改良盆式 Roux-en-Y 术。
6. 逐层关腹。手术历时 5 小时，失血量 500ml，取出胆石 20g。
7. 本例手术绘图见图 8-5-3。

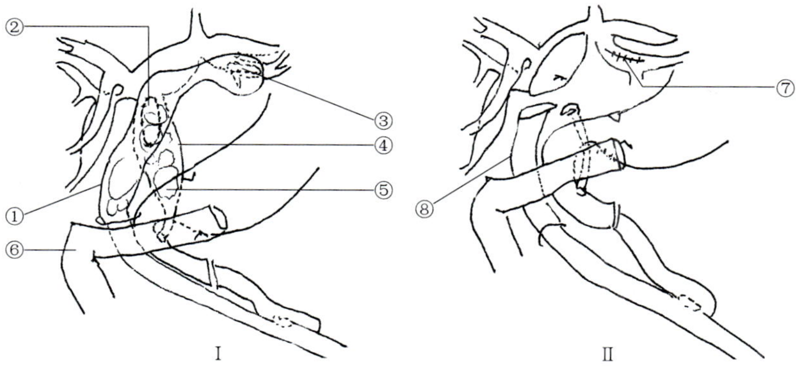

图 8-5-3　**手术示意图**

Ⅰ．术前；Ⅱ．术后

①桥袢空肠；②胆总管空肠吻合口；③肝左外叶下段胆管、桥袢空肠吻合口；④胆总管；⑤胆管内结石；⑥横结肠；⑦肝左外叶下段胆管封闭；⑧桥袢空肠

【术后诊断】肝胆管结石，双口胆肠 Roux-en-Y 术后。S：胆总管远段；St：CBD；A：无；C：胆汁性肝硬化、门脉静高压症、胆总管盲袢综合征。

【实施的手术】双口 Roux-en-Y 废止，施行单孔改良盆式 Roux-en-Y 术。

【术后】无胆漏、出血、十二指肠瘘、胰腺炎等并发症，恢复平顺。

【讨论】

（一）胆管狭窄

本例胆管狭窄表现在肝左外叶下段胆管口及胆总管口。肝左外叶胆管口狭窄为壁源性、炎性、环状、良性相对狭窄，而胆总管口为壁源性、炎性、环状、良性、真性狭窄。

（二）解除狭窄的难点

1. 多次肝胆道术后，腹内广泛粘连。

2. 原肝胆道手术方式不明，带有探查性质。

3. 桥袢空肠广泛粘连。

4. 胆总管因长时间胆汁淤滞，使胆道感染，并与周围组织炎性粘连，横断胆管易出血，横断困难。

（三）解除狭窄的方法

1. 足够宽大的手术切口，游离肝，托出肝，使术野变浅。

2. 安置 Pringle 止血带。

3. 离断胆肠吻合口，变浅术野。

4. 胆总管横断处注入去甲肾上腺素盐水。

（四）相关外科手术技术

1. 本例因肝胆管结石施行胆肠 Roux-en-Y 术已 30 年，无肝内结石复发，胆肠吻合口宽大光滑平整，这是很不容易的，效果是肯定的。问题是该病例无双口 Roux-en-Y 指征，本次术中未见肝左外叶下段胆管真性狭窄。其次施行胆肠 Roux-en-Y 术，胆总管是否要横断？本例说明横断胆总管可避免盲袢综合征及进而发展为胆管远端胆石，横断胆总管有积极的作用。

2. 胆总管横断宜在胆管壁内注射去甲肾上腺素盐水后，再做胆管横断，出血量明显减少。

3. 本例在横断胆总管时，一度出现心动过缓（36 次 / 分）、血压下降，即胆心反射（迷走神经反射），应立即停止牵拉胆管，局部应用利多卡因点滴浸泡，静脉给予阿托品，使病迅速好转。

病例 6：肝胆管结石，多次肝胆道术后，合并多级肝内外胆管狭窄，施行改良盆式 Roux-en-Y 术

【病史】 患者，女，62 岁。反复右上腹痛 50 年，“新胆肠 Roux-en-Y 术”后复发疼痛、发热 30 天。20 年前诊为“胆石症”，施行“肝脓肿引流术”，术后 15 天施“OC 胆道 T 形管引流术”。12 年前，又因“肝胆管结石”施行“新胆肠 Roux-en-Y 术”（具体术式不明），取出胆石 100g，输血 1000ml。术后症状如旧，每月施行“经 T 形管瘘管胆道取石”。

T 36.2℃，R 20 次 / 分，P 73 次 / 分，BP 98/56mmHg。神清合作，皮肤、巩膜无黄染，心、肺正常。腹平，浅静脉无曲张，见右上腹多条手术切口瘢痕。腹壁软，剑突右下方压痛，叩击右肝区示心窝部不适，未触及肝、胆囊、脾，无胃振水音，腹部无移动性浊音。双下肢无水肿。

WBC 4.7×10^9/L，N 0.802，PLT 220×10^9/L，AFP 2ng/ml，CA19-9 47.6U/ml，TBIL 15.5μmol/L，DBIL 7.5μmol/L，TP 64.6g/L，ALB 25.8g/L，AST 43U/L，ALT 23U/L，PA 77mg/L，ChE 1593U/L，ALP 203U/L，γ-Gt 506U/L。

CT（2019-10-16，湖南省人民医院）：肝轮廓清，表面光整，左肝肥大、右肝萎缩。肝内、外胆管重度扩张，充填胆石，无积气（图 8-6-1）。胆总管内径达 2.2cm，未见胆囊，脾大 10 个肋单元。增强扫描（静脉期）示门静脉无海绵样变（图 8-6-2）。

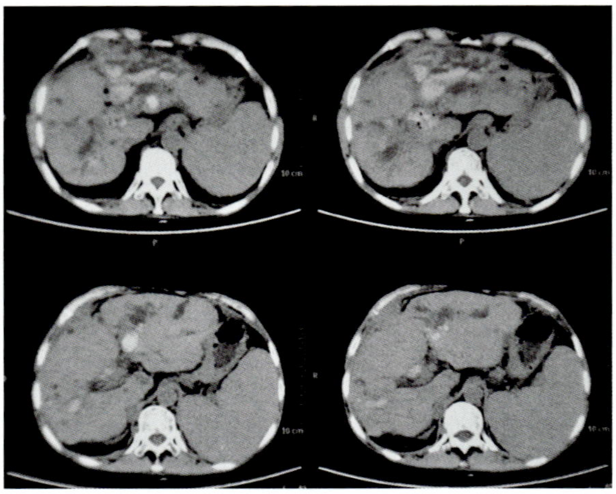

图 8-6-1　CT：显示肝内胆管重度扩张、积石

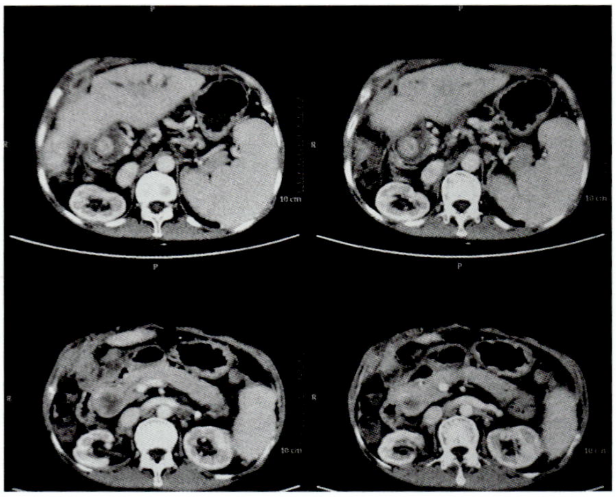

图 8-6-2　CT（增强扫描）：显示无门静脉海绵样变

MRCP（2019-10-16，湖南省人民医院）：肝内、外胆管重度扩张，充满胆石（图 8-6-3）。

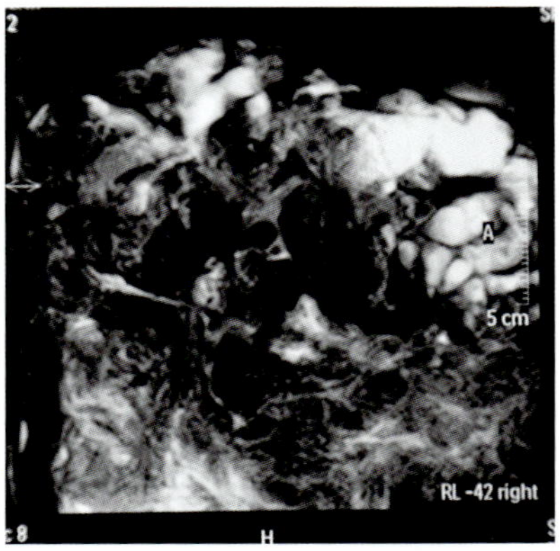

图 8-6-3　MRCP：显示肝内外胆管重度扩张、积石

【术前诊断】 肝胆管残留结石，多次经 T 形管瘘管取石术后。S：全肝；St：CBD、S_2；A：肝左管缺如；C：胆汁性肝硬化、门静脉高压症、肝肥大 - 萎缩征（左肝肥大、右肝萎缩）。

【手术过程】

1. 择期，平仰卧位，全身麻醉，取上腹“Y”形切口（图 8-6-4）入腹。见：无腹水，大网膜无癌性结节、无静脉曲张。肝色泽棕红，肝周广泛致密粘连，左肝肥大、右肝萎缩，肝质地硬，各叶结石感明显。胆囊未见。肝总管外径达 2.5cm，明显结石感。脾大与 CT 所示一致，胰头不大。原为胆肠 Roux-en-Y 术，桥袢长约 60cm，经十二指肠球部后方穿越达一级肝门（图 8-6-5）。空肠与桥袢空肠吻合为侧侧吻合，胆肠吻合为侧侧吻合，吻合口外径约 1cm。

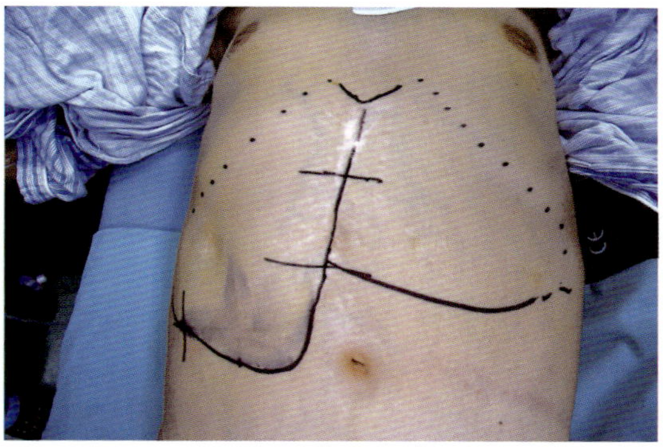

图 8-6-4　切口画线

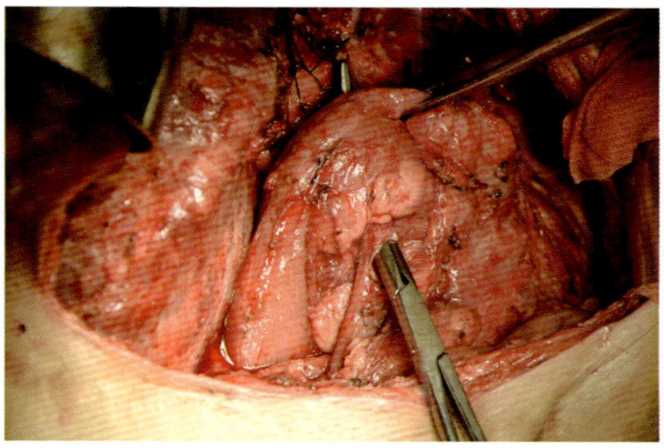

图 8-6-5　血管钳穿越十二指肠球部后方

2. 离断肝周粘连（图 8-6-6），显现肝十二指肠韧带、原桥袢空肠与胆总管吻合口。切断原胆肠吻合口，临时封闭肠切口。想安置 Pringle 止血带失败。

3. 直视下清除肝外胆管结石（图 8-6-7），经肝圆韧带途径、胆囊床途径用“四边法”切开肝左管口、肝左管、肝左外叶胆管及肝右管，其内径分别为 0.7cm、2cm、1cm、0.9cm，清除其内胆石。显现肝左外叶胆管口和肝右前叶、后叶胆管口，内径分别为 0.7cm、1.5cm、1.4cm，用“四边法”切开肝左外叶胆管，使其内径达 1.5cm，先后清除肝左外叶上段胆管及肝右前叶、后叶胆管内胆石。横断胆总管，近端组成肝胆管盆，内径达 5cm（图 8-6-8），胆总管远端仅能通过 6 号胆道扩张器，清洁后予以缝闭。

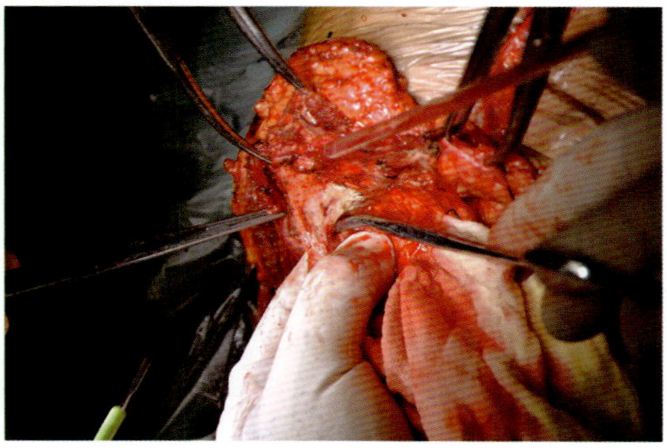

图 8-6-6　离断肝周粘连

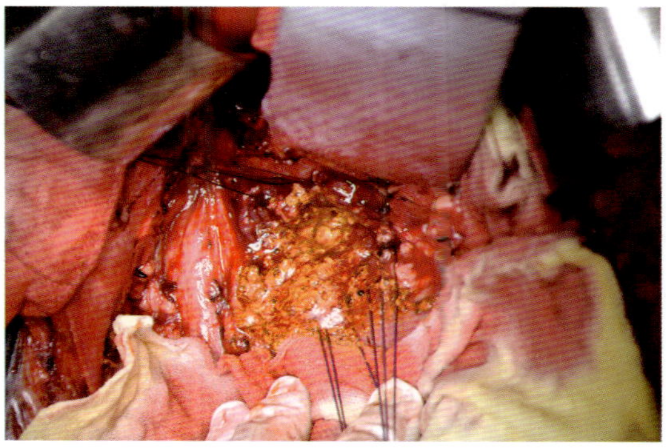

图 8-6-7　线牵引处为切开的胆管切缘

4. 重建桥袢空肠，完成改良盆式 Roux-en-Y 术

（1）从十二指肠后游离出桥袢空肠，分离桥袢周围粘连，游离桥袢，长度达 60cm。空肠、桥袢空肠为侧侧吻合，同步缝合 10cm，无反流“小胃”。

（2）切除桥袢近段长约 20cm，完成改良盆式 Roux-en-Y 术。

5. 逐层关腹。手术历时 6 小时，失血量约 200ml，取出胆石约 120g，安返病房。

6. 本例手术绘图见图 8-6-9。

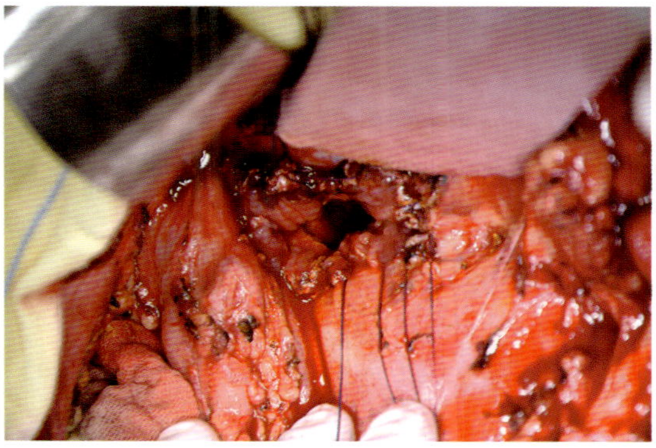

图 8-6-8　线牵引处为肝胆管盆边缘

【术后诊断】肝胆管残留结石，多次经皮胆道镜取石术后。S：全肝；St：CBD、S_2；A：肝左管缺如；C：胆汁性肝硬化、门静脉高压症、肝肥大 - 萎缩征（左肝肥大、右肝萎缩），经十二指肠后胆肠 Roux-en-Y 术后，桥袢空肠滞留。

【实施的手术】原十二指肠后胆肠 Roux-en-Y 废止，施行改良盆式 Roux-en-Y 术。

【术后】无胆漏、出血、败血症等并发症；恢复平顺，复查 CT 无残留胆石。

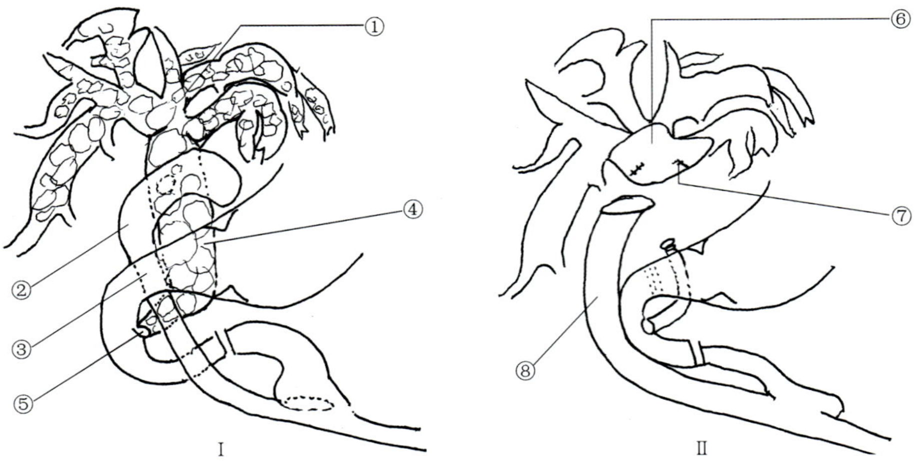

图 8-6-9　手术示意图

Ⅰ. 术前；Ⅱ. 术后

①肝左外叶上段胆管口；②原桥袢空肠；③十二指肠后原桥袢空肠段；④胆总管；⑤胆总管出口狭窄；⑥肝胆管盆；⑦胆总管左侧缘、肝左外叶胆管下切缘拼合；⑧桥袢空肠

【讨论】

（一）胆管狭窄

本例高位胆管狭窄指肝左外叶上段胆管口为壁源性、环形、炎性、良性、真性狭窄。而胆总管出口狭窄亦为壁源性、环形、炎性、良性、真性狭窄，不属于高位胆管狭窄。

（二）解除狭窄的难点

1. 多次肝胆道手术，肝周广泛致密粘连。

2. 合并胆汁性肝硬化、门静脉高压症、肝肥大 - 萎缩征。

3. 肝左外叶上段胆管口狭窄，而肝左外叶肥大，不能承受肝左外叶切除。

4. 合并胆石弥散全肝。

5. 胆总管远端真性狭窄，胆管壁周围炎症、水肿，横断胆总管易出血。

6. 原术式在本次术前不明，而不知桥袢放置在十二指肠球部后，增加了手术的难度。

7. 不能放置 Pringle 止血带。

（三）解除狭窄的方法

1.S_2 狭窄的解除。充分宽大的切口，托出肝，辨清肝固有动脉位置。离断粘连，显现原胆肠吻合口；离断吻合口，循肝圆韧带途径、胆囊床途径切开肝外、肝内胆管。做肝左外叶胆管及 S_2 切开，解除 S_2 狭窄。

2. 横断胆总管，予以缝闭，近端组成肝胆管盆。

3. 整修桥袢空肠，完成改良盆式 Roux-en-Y 术。

（四）相关外科手术技术

1. 本例因肝胆管结石病史程长达 50 年，近 20 年先后施行肝胆管手术 10 多次，效果不佳，说明肝胆管结石的外科手术应遵循“24 字原则”，而解除胆管狭窄是核心。

2. 本例所谓新式胆肠内引流，其新在桥袢空肠经十二指肠后，采用了一种新的抗反流装置，从本例的效果而言，尚属良好。

3. 桥袢空肠从十二指肠球部后解脱，宜注意：①离断原胆肠吻合口；②“弃车保帅”，紧贴桥袢空肠游离；③横断桥袢空肠，分别从十二指肠上或下移除桥袢空肠。

病例 7：肝胆管结石，合并胆总管、肝左管口狭窄及肝左外叶萎缩，施行肝左外叶切除、改良盆式 Roux-en-Y 术

【病史】患者，女，65 岁。复发间歇性右上腹痛、寒热、黄疸 30 天。10 年前诊为“肝胆管结石”，在我院施行“OC 肝左外叶切除、胆肠 Roux-en-Y 术”。

T 36.7℃，R 20 次 / 分，P 68 次 / 分，BP 112/55mmHg。神清合作，巩膜、皮肤轻度黄染，心、肺无明显异常。腹平，见右上腹陈旧性手术切口瘢痕一条，无浅静脉曲张；腹壁软，未触及肝、胆囊、脾，剑突左下方压痛，叩击右肝区示心窝部不适，无胃振水音，腹水征（－）。双侧腰背部无抬举痛，双下肢无水肿。

WBC 9.34×10^9/L，N 0.726%，PLT 162×10^9/L，TBIL 100.3μmol/L，DBIL 55.7μmol/L，TP 53.6g/L，ALB 30.6g/L，ALP 930U/L，γ-Gt 1027U/L，PA 96mg/L，ChE 1360U/L，AST 114U/L，ALT 124.3U/L，CA19-9 15.8U/ml。

MRCP（2019-10，湖南省人民医院）：胆总管上段显示狭窄、“缺如”，其以上肝内、外胆管轻度扩张，多发结石（图 8-7-1）。未见胆囊，全胰管无扩张，无腹水。

【术前诊断】肝胆管结石，胆肠 Roux-en-Y 术后。S：CHD、LHD、S_1；St：胆肠吻合口狭窄；A：无；C：肝肥大 - 萎缩征（右肝肥大、左肝萎缩）、高位 AOSC。

【手术过程】

1. 择期，平仰卧位，全身麻醉，取右上腹“反 L”形切口（图 8-7-2）入腹。见：无腹水，腹膜无癌性结节，大网膜上无静脉曲张，大网膜与肝脏面广泛粘连。肝呈淡棕红色，右肝肥大、左肝纤维萎缩（图 8-7-3），肝质地稍硬，无明显结节感、结石感。肝外胆管外径约 1.3cm，质地硬。肝总管可扪及结石感，胆总管上段可见狭窄瘢痕，十二指肠球部与肝总管粘连。无胆肠内引流征象，未见胆囊。胰头不大，质地软。脾不大。

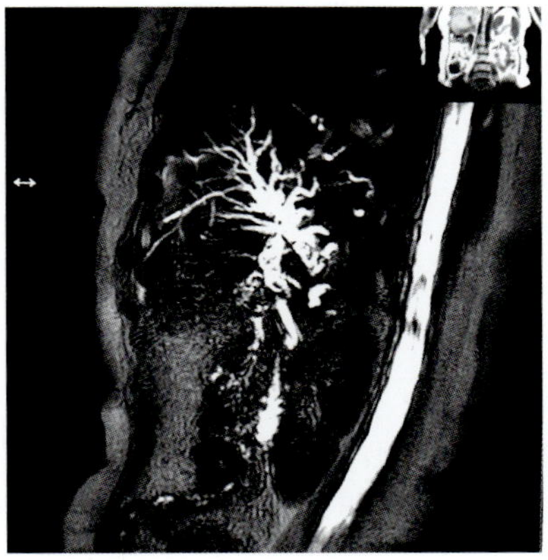

图 8-7-1　MRCP：显示胆总管上段狭窄，其以上肝内、外胆管扩张、积石

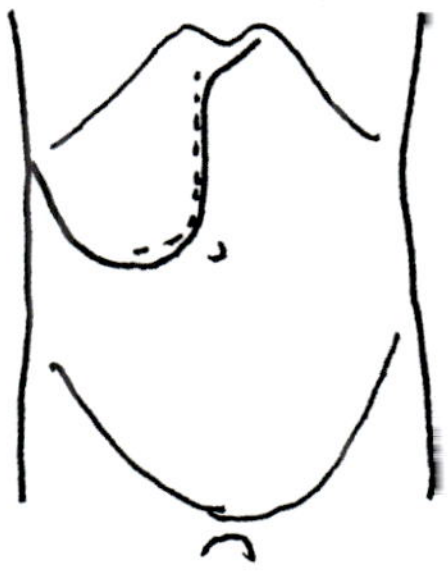

图 8-7-2　手术切口示意图

2. 切除肝左外叶。离断肝周粘连，显现肝左外叶、肝十二指肠韧带，直线切割闭合器切断肝左静脉，移去肝左外叶。

3. 组成肝胆管盆

（1）用“四边法”切开肝总管，逐步延长切开肝左管，清除肝总管、肝左管及 S_1 内胆石。

（2）胆总管上段腔狭窄，壁厚约 0.2cm，内径约 0.4cm，胆管远段通过取石钳。

（3）胆总管于狭窄处横断，缝闭远切端，近段拼合组成肝胆管盆，内径约 2cm（图 8-7-4）。

4. 提出桥袢空肠，完成改良盆式 Roux-en-Y 术，放置肝胆管盆内引流 T 形管，注水测试无胆漏。

5. 逐层关腹。手术历时 3 小时，失血量 100ml，取出胆石量约 6g，安返病房。

6. 本例手术绘图见图 8-7-5。

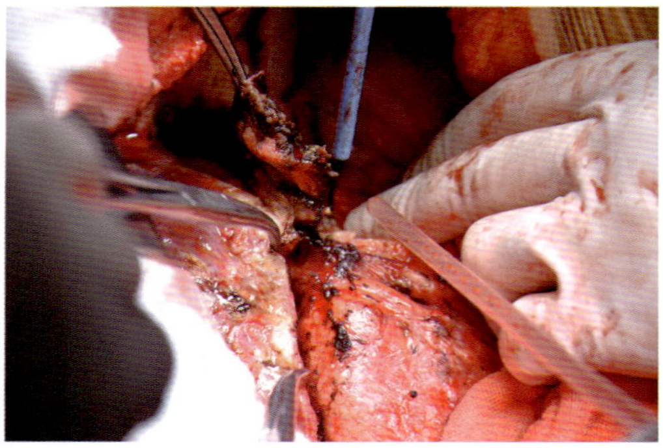

图 8-7-3　右肝肥大、左肝纤维萎缩

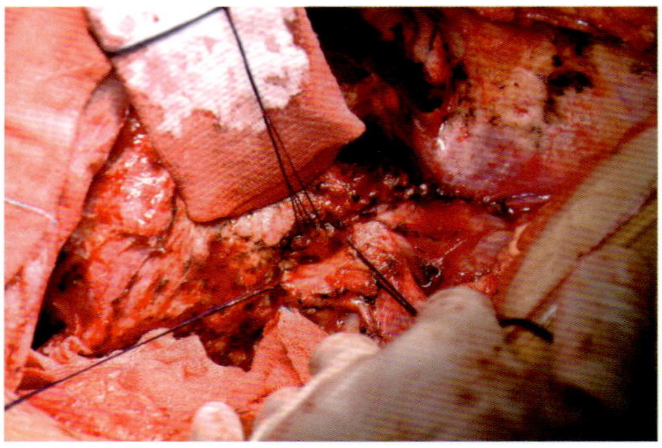

图 8-7-4　线牵引处为肝胆管盆边缘

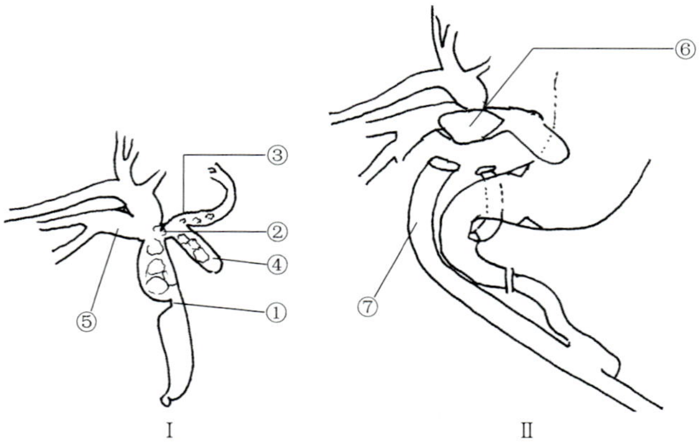

图 8-7-5　手术示意图

Ⅰ. 术前；Ⅱ. 术后

①胆总管狭窄；②肝左管口狭小；③肝左管；④尾状叶左管；⑤肝右后叶胆管；⑥肝胆管盆；⑦桥袢空肠

【术后诊断】肝胆管结石。S：CHD、LHD、S_1；St：CBD、LHD；A：无；C：肝肥大 - 萎缩征（右肝肥大、肝左外叶萎缩）、高位 AOSC、胆汁性肝硬化、门静脉高压症。

【实施的手术】施行肝左外叶切除及改良盆式 Roux-en-Y 术。

【术后】无胆漏、出血，复查 CT 无胆石残留。

【讨论】

（一）胆管狭窄

胆总管狭窄为真性、环状、壁源性、良性狭窄；肝左管口狭窄同样为环状、壁源性、良性、相对狭窄。

（二）解除狭窄的难点

1. 既往曾施行过胆管探查术，致肝周致密粘连。
2. 肝左外叶纤维萎缩、炎性，致左肝与胃间致密粘连。
3. 十二指肠与肝总管、胆总管炎性粘连。
4. 肝总管、肝左管壁厚，肝总管与肝门静脉粘连致密，网膜孔闭塞。

（三）解除狭窄的方法

1. 手指钝性分离，配合超声刀分割、游离，显现肝左外叶，切除肝左外叶。
2. 用“四边法”切开肝总管、肝左管。
3. 横断胆总管，组成肝胆管盆，完成改良盆式 Roux-en-Y 术。

（四）相关外科手术技术

1. 建立肝胆管盆。需注意：①切除肝左外叶；②用“四边法”沿肝圆韧带途径切开肝总管、肝左管；③去甲肾上腺素盐水注入胆管壁内后，再切断胆总管；④拼合组成肝胆管盆。

2. 肝外胆管切开。需注意：①宜扪触、穿刺有胆汁的肝总管；②用“四边法”先切开狭窄以上的肝总管，而不是胆总管。

病例 8：肝胆管结石，胆肠 Roux-en-Y 术后，合并桥袢空肠狭窄、梗阻，施行原空肠、桥袢吻合口切除、重建术

【病史】患者，女，71 岁。胆肠内引流术后反复上腹痛、呕吐 2 个月，加重 3 天。2 年前诊为“肝胆管结石”，施行“胆肠 Roux-en-Y 术”，近 8 个月出现反复腹痛，先后就诊过多家医院，诊为“反流性胆管炎”“肠粘连”。

T 37.7℃，R 20 次 / 分，P 84 次 / 分，BP 127/81mmHg。神清合作，皮肤、巩膜无黄染。心律齐、无杂音，双肺呼吸音清。腹平，未见胃肠型及蠕动波；腹壁软，肝、胆、脾未触及，剑突右下方无压痛，左上腹压痛，无胃振水音，腹水征（–），可闻及右上腹高调、活跃肠鸣音，无金属音。双侧腰背部无抬举痛，双下肢无水肿。

WBC 9.1×10^9/L，N 0.84，PLT 231×10^9/L，TBIL 31μmol/L，DBIL 25μmol/L，TP 64g/L，ALB 36g/L，AST 51U/L，ALT 48U/L，PA 243mg/L，ChE 5241U/L。

CT（2019-09，外院）：肝轮廓清，表面光整。肝内胆管无扩张，胆管内积气，无胆石（图 8-8-1）。

腹部 X 线平片（2019-09，外院）：右上腹肝下显示桥袢空肠轻度扩张、气 - 液平面，右侧中腹部显示一直径达 0.6cm 气 - 液平面，周围无液体积聚（图 8-8-2）。

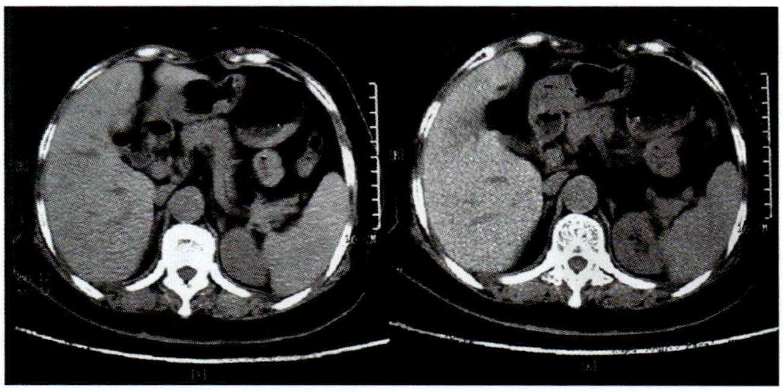

图 8-8-1　CT：显示肝内胆管无扩张，少量积气

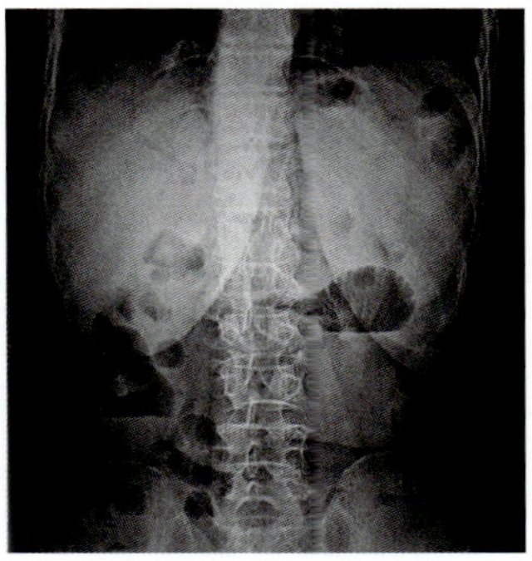

图 8-8-2　腹部 X 线平片：显示右侧中腹部气 - 液平面

【术前诊断】肝胆管结石，胆肠 Roux-en-Y 术后并发桥袢梗阻、狭窄？

【手术过程】

1. 急症，平仰卧位，全身麻醉，取右上腹“反 L”形切口（图 8-8-3）入腹。见：无腹水，腹膜上无癌性结节。原为胆肠 Roux-en-Y 术，桥袢空肠较为粗大，充满气、液，外径约 4cm，其末端膨大呈球形，约 6cm × 5cm × 5cm（图 8-8-4），内为气体、液体及食物硬块，其基部被粘连带卡压（图 8-8-5）。系膜缘缺血坏死，稍牵拉桥袢立即破裂，其破口内径为 0.6cm（图 8-8-6），立即用“三合一液”纱布垫压堵，并以肠钳钳夹。原空肠近段长度约 15cm，空肠与桥袢空肠吻合口长约 6cm，同步缝合长约 4cm，无反流“小胃”。胆肠吻合口无瘘，外壁尚光整。桥袢空肠经结肠右曲系膜戳孔达一级肝门，桥袢空肠长度约 40cm。

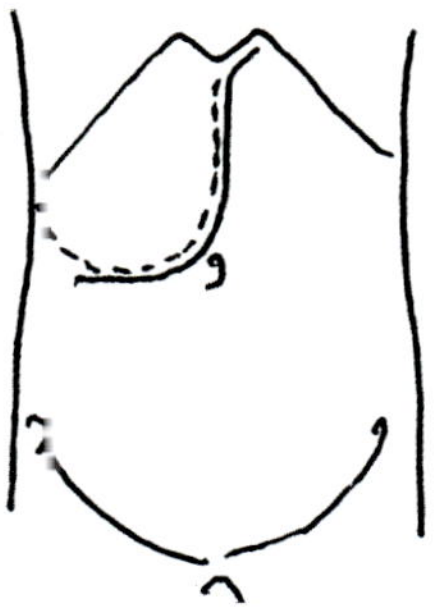

图 8-8-3　手术切口示意图

2. 切断卡压肠吻合口粘连带，游离吻合口肠系膜，钳夹、切除原吻合口（图 8-8-7，图 8-8-8），做桥袢空肠远、近端的端端吻合术（图 8-8-9），吻合口能通过拇指。游离屈氏韧带，取切割闭合器做空肠与桥袢空肠侧侧吻合，吻合口长约 3cm，同步缝合 6cm，察看肠吻合口血供良好，无扭曲。

3. 探查腹内肠、胃、肝无异常。

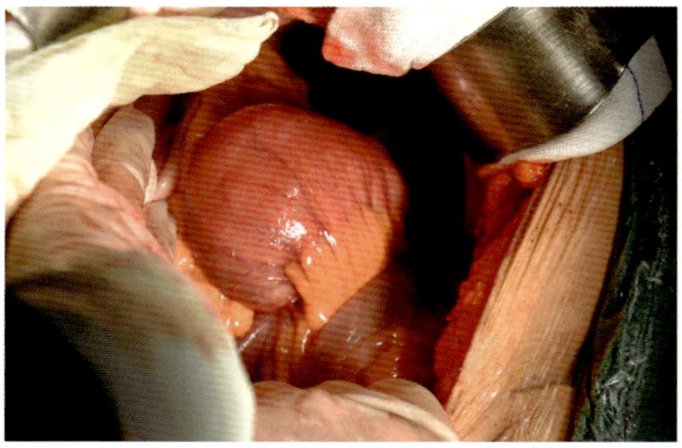

图 8-8-4　梗阻膨胀的桥袢空肠

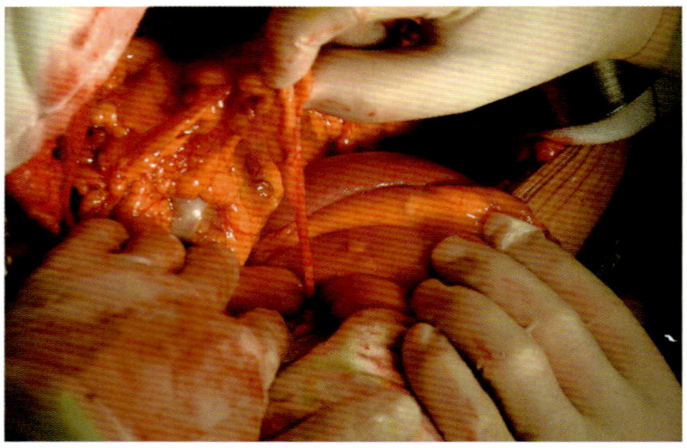

图 8-8-5　右手牵拉处为粘连带

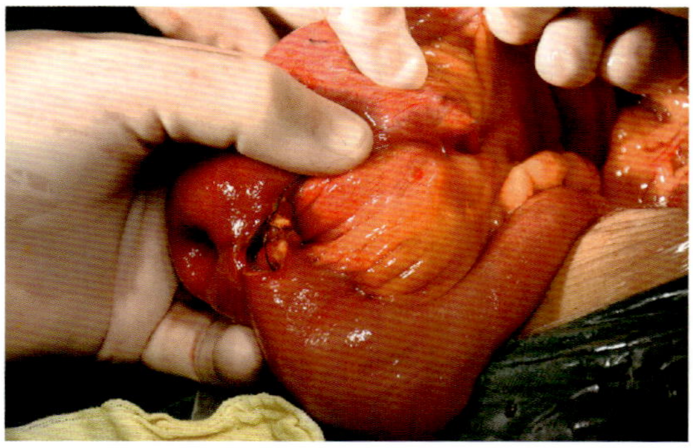

图 8-8-6　左手握持处为桥袢破裂处

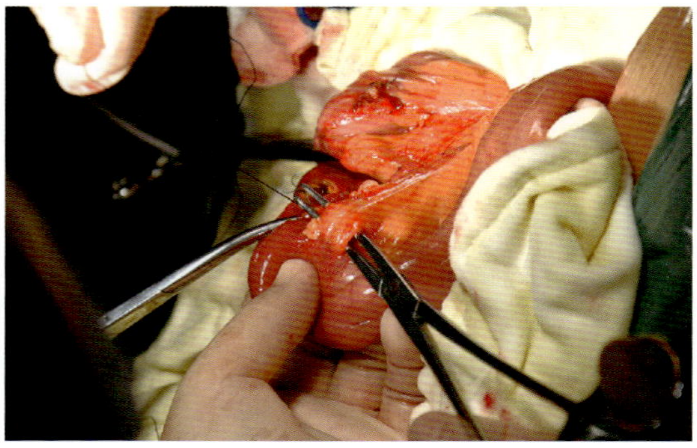

图 8-8-7　游离、切除原吻合口

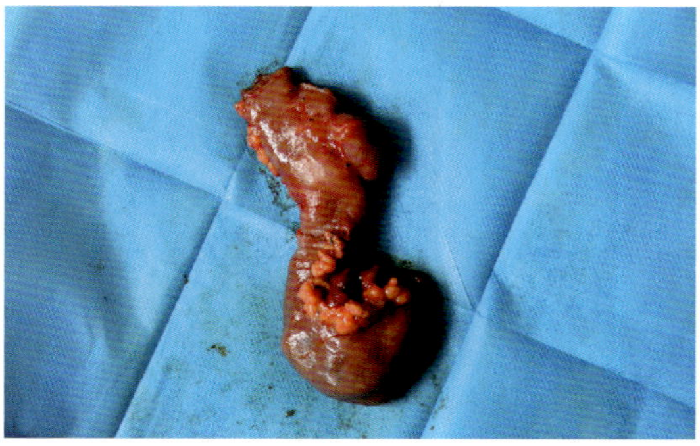

图 8-8-8　切除的肠标本

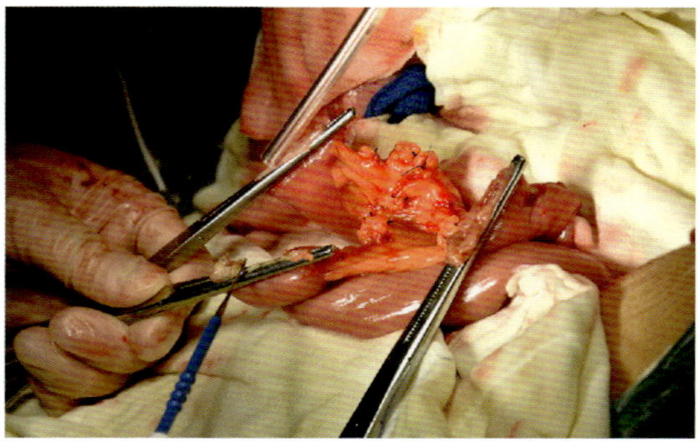

图 8-8-9　肠吻合

4. 逐层关腹。手术历时 2 小时，失血量约 50ml，安返病房。

5. 本例手术绘图见图 8-8-10。

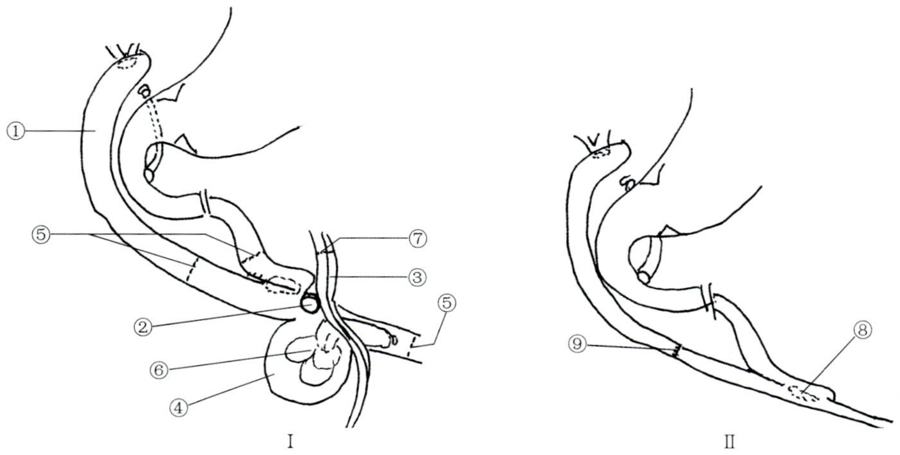

图 8-8-10　手术示意图

Ⅰ. 术前；Ⅱ. 术后

①桥袢空肠；②桥袢空肠坏死、穿孔；③粘连带；④扩张、梗阻桥袢空肠段；⑤肠管切断处；⑥肠内容物块；⑦粘连带切断处；⑧新建空肠、桥袢空肠吻合；⑨桥袢空肠端端吻合处

【术后诊断】肝胆管结石，胆肠 Roux-en-Y 术后并发粘连性、绞窄性桥袢梗阻。

【实施的手术】施行原空肠、桥袢吻合口切除、重建术。

【术后】无肠漏、出血、腹腔脓肿等并发症，恢复平顺。

【讨论】本例为肝胆管结石并发一级肝门真性、良性狭窄。2 年前施行胆肠 Roux-en-Y 术，近 2 个月并发粘连性肠梗阻，至近 3 天并发狭窄性肠梗阻，外院邀请笔者会诊，施行急症肠切除吻合术，术后效果良好。显然本例不是讨论胆管狭窄，而是就绞窄性肠梗阻展开讨论。

（一）绞窄性肠梗阻的诊断

本例诊断为绞窄性肠梗阻，其理由如下。

1.2 年前，施行过胆肠 Roux-en-Y 术。

2. 由间断发作至持续绞窄性腹痛，同时伴有肠鸣音增强，到后来为持续剧烈腹痛。

3. 近 2 天低热，腹部检查发现左上中腹固定压痛点。

4. WBC、N 升高。

5. CT 显示肝内胆管全部胀气，桥袢空肠扩张、气 - 液平面，而左中腹巨大气 - 液平面直径达 6cm。

（二）处理

急症手术，施行肠切除吻合是上策。手术中注意以下几点。

1. 肠切除的范围宜选择正常肠管处，不可姑息迁就，避免再次手术，保障手术成功。

2. 注意无菌原则，如肠坏死穿孔处用“三合一液”临时封闭，纱布垫保护隔离。

3. 贴近肠系膜缘离断肠系膜血管。

4. 肠钳钳夹拟切断肠管处。

5. 先做桥袢空肠吻合，再做空肠、桥袢空肠吻合，缝线宜用可吸收薇乔线，进行间断、内翻缝合。

病例 9：肝胆管结石，胆肠内引流术后吻合口狭窄，施行肝胆盆式 Roux-en-Y 术

【病史】患者，男，71 岁。反复右上腹痛 22 年，复发伴寒热 15 天。23 年前（1996 年），因“肝胆管结石”施行“胆肠 Roux-en-Y 术”。2 年前，又因“肝胆管结石”施行“肝左外叶切除术”。

T 36.7℃，R 20 次 / 分，P 72 次 / 分，BP124/74mmHg。神清合作，皮肤、巩膜轻度黄染。心律齐、无杂音，双肺呼吸音清。腹平，浅静脉无曲张，见腹部陈旧性手术切口瘢痕。腹壁软，剑突右下方压痛，肝、胆囊、脾未触及，右肝区叩击示心窝部不适，无胃振水音，腹水征（－）。双侧腰背部无抬举痛，双下肢无水肿。

WBC 3.7×10^9/L，N 0.455，PLT 85×10^9/L，TBIL 47μmol/L，DBIL 20.3μmol/L，TP 66g/L，ALB 40.2g/L，AST 35.3U/L，ALT 38.9U/L，ALP 93U/L，γ-Gt 144.3U/L，PA 158mg/L，ChE 5146U/L。

CT（2019-08，湖南省人民医院）：肝轮廓清，表面光整，肝左外叶已切除，右肝肥大。一级肝门见胆石，大小约 1.5cm × 1cm（图 8-9-1）。肝内胆管轻度扩张，无积气。主胰管无扩张，脾不大（图 8-9-2）。

MRCP（2019-08，湖南省人民医院）：胆肠吻合口狭小，其以上肝内胆管轻度扩张，肝外胆管纤细（图 8-9-3）。胰管无扩张。

【术前诊断】肝胆管结石，胆肠 Roux-en-Y 术后。S：CHD、RHD、S_4；St：胆肠吻合口；A：无；C：胆汁性肝硬化、门静脉高压症、高位 AOSC。

【手术过程】

1. 择期，平仰卧位，全身麻醉，取右上腹“反 L”形切口（图 8-9-4）入腹。见：无腹水，腹膜上无癌性结节。肝色泽棕红，肝左外叶已切除；右肝肥大，质地较硬，无结石感、结节感；肝方叶肥大，肝圆韧带未见。原为胆肠 Roux-en-Y 术，胆肠吻合口陷入肝内，桥袢空肠长约 40cm，位于结肠后位，空肠、桥袢空肠无反流“小胃”。胰头不大，脾无肿大。

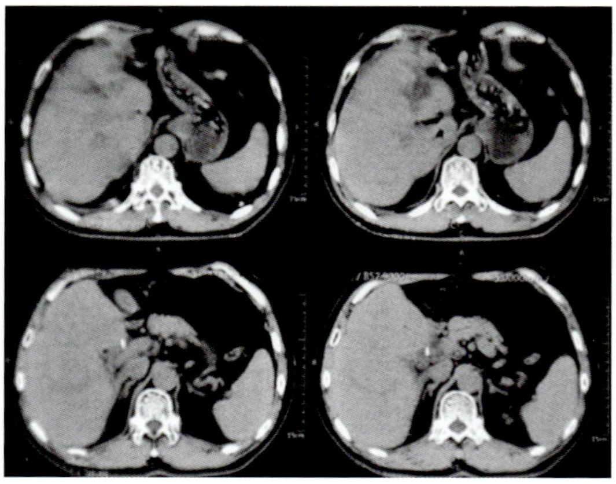

图 8-9-1　CT：显示一级肝门胆石

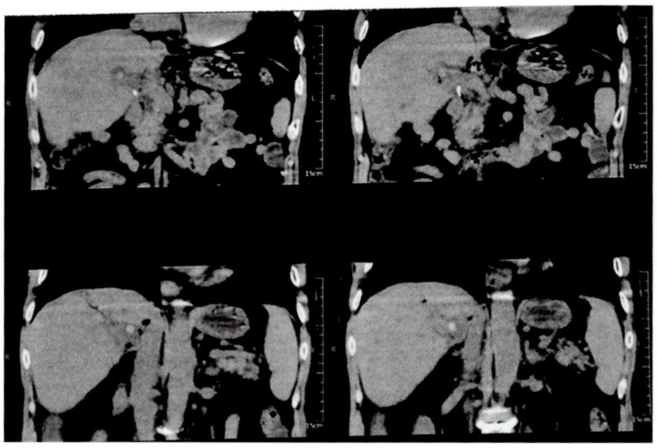

图 8-9-2　CT：显示脾不大

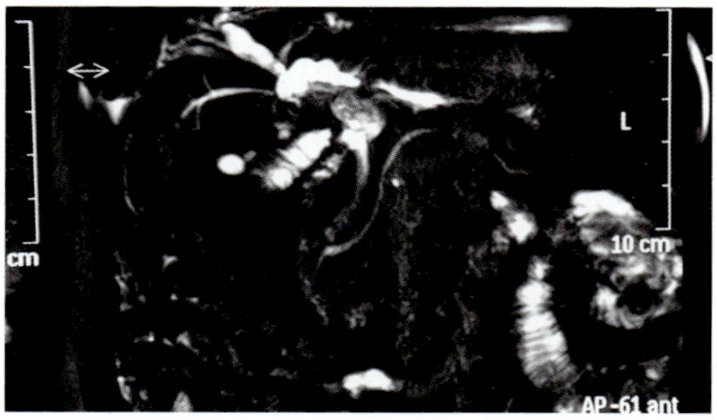

图 8-9-3　MRCP：胆肠吻合口狭窄，其上肝内胆管扩张

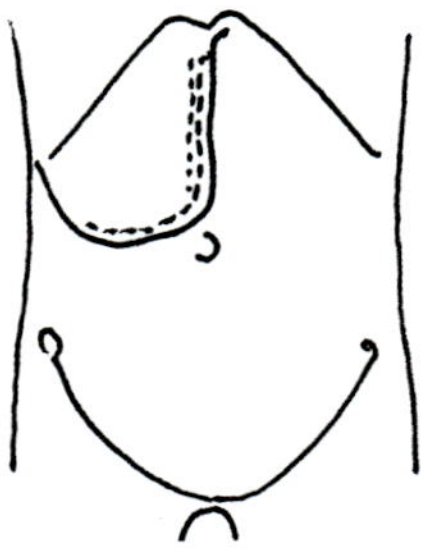

图 8-9-4　手术切口示意图

2. 离断粘连带，游离肝及桥袢空肠（图 8-9-5），横断空肠，见原胆肠吻合口狭窄，吻合口约 0.6cm，黏膜内翻（图 8-9-6），吻合口之上肝总管扩张，充填胆石。

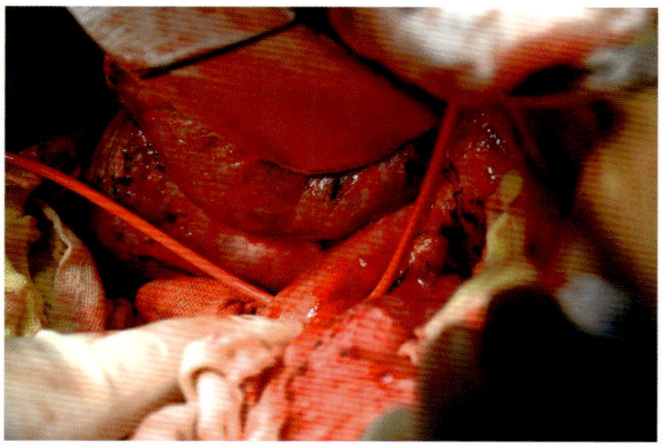

图 8-9-5　游离肝周粘连

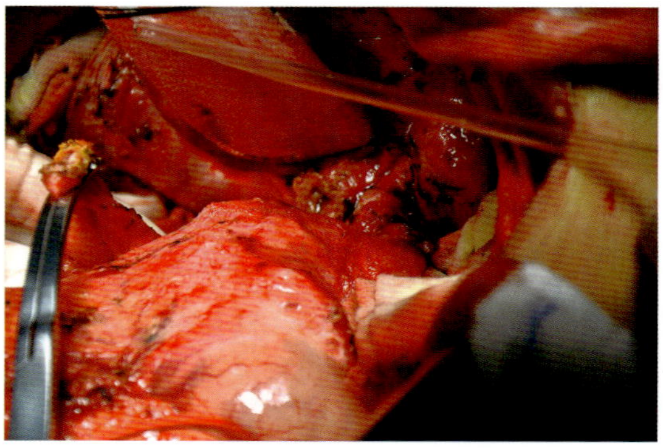

图 8-9-6　吻合口黏膜内翻

3. 于瘢痕组织中找出肝圆韧带，切除肝方叶，显现肝左管，用“四边法”切开肝总管、肝左管口及肝左管，清除其内胆石（图 8-9-7），肝左管内径约 1.5cm。

4. 拼合组成肝胆管盆（图 8-9-8）。

5. 修整原桥袢空肠，完成盆式 Roux-en-Y 术，放置 14 号 T 形管达肝胆管盆。

6. 逐层关腹。手术历时 14 小时，失血量约 150ml，取出胆石 10g，安返病房。

7. 本例手术绘图见图 8-9-9。

【术后诊断】肝胆管结石，胆肠 Roux-en-Y 术后。S：CHD、RHD、S_4；St：胆肠吻合口；A：无；C：胆汁性肝硬化、门静脉高压症、高位 AOSC。

【实施的手术】施行肝胆管盆式 Roux-en-Y 术。

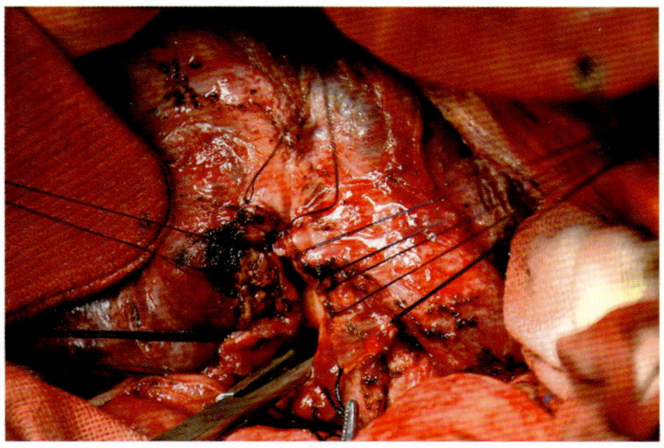

图 8-9-7　线牵引处为已切开的胆管切缘

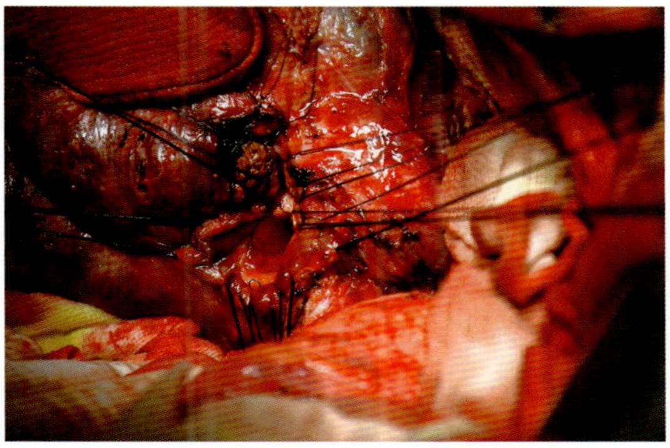

图 8-9-8　线牵引处为肝胆管盆

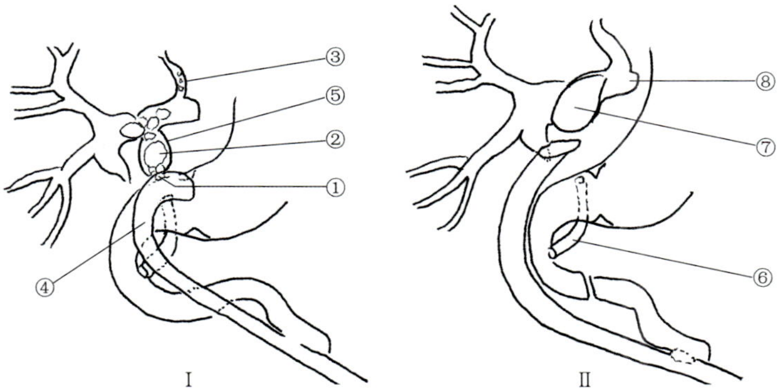

图 8-9-9　手术示意图

Ⅰ. 术前；Ⅱ. 术后

①胆肠吻合口；②胆石；③ S_4；④桥袢空肠；⑤胆总管；⑥胆总管远段；⑦肝胆管盆；⑧肝左管残端

【术后】无胆漏、出血及肝、心、肺、肾功能不全等并发症；复查无残石，恢复平顺。

【讨论】

（一）胆管狭窄

本例为胆肠吻合口壁源性、环状、良性、真性狭窄。胆肠吻合口狭窄与原胆肠吻合技术相关，如胆肠吻合口做在肝总管上，而且黏膜对膜；其次吻合口狭窄使胆汁滞留，加之胆石形成，加重了吻合口狭窄。

（二）解除狭窄的难点

1. 多次胆道手术，粘连致使局部结构紊乱。

2. 末次胆肠内引流术后，反复多次胆道梗阻、炎症。

3. 肝方叶肥大，肝圆韧带未见，经肝圆韧带途径困难。

（三）解除狭窄的方法

1. 充分、足够长大的腹部切口，安置 Pringle 止血带。

2. 游离桥袢空肠，门脉钳钳夹桥袢空肠。

3. 切除肝方叶，沿肝圆韧带途径切开肝左管、肝总管。

4. 完成盆式 Roux-en-Y 术。

（四）相关外科手术技术

1. 桥袢空肠横断。需注意：①辨清十二指肠，游离空肠近段；②辨清胆肠吻合口，以门脉钳钳夹桥袢空肠，横断桥袢空肠；③以 4 号圆针丝线临时缝扎桥袢空肠残端。

2. 建立肝胆管盆。需注意：①切开肝总管及肝左、右管，切缘用可吸收的薇乔线缝扎、牵开；②剔除肝总管切缘的残存肠袢。

3. 桥袢空肠近端的处理。需注意：①游离、松解桥袢空肠，使桥袢空肠系膜充分松弛；②切除桥袢残端血供欠佳的组织，缝闭残端；③重做桥袢空肠侧切口。

病例 10：胆肠 Roux-en-Y 术后并发桥袢结石、肝右后叶胆管狭窄，施行内吻合、改良盆式 Roux-en-Y 术

【病史】患者，男，59 岁。胆肠 Roux-en-Y 术后，间断发作右上腹痛伴寒热 16 年，复发 45 天。由于“肝胆管结石”，近 16 年先后施行“胆囊切除、T 形管引流术”“左半肝切除、胆肠 Roux-en-Y 术”。

T 36.8℃，R 20 次 / 分，P 78 次 / 分，BP 118/80mmHg。神清合作，皮肤、巩膜轻度黄疸，心、肺正常。腹平，浅静脉无曲张，见右上腹多条手术切口瘢痕；右上腹剑突下方似扪及“肿块”，质地硬，触痛；叩击右肝区心窝部疼痛，无胃振水音，腹水征（−）。双下肢无水肿。

WBC 8.1×10^9/L，N 0.79，PLT 330×10^9/L，TBIL 45μmol/L，DBIL 30μmol/L，TP 65g/L，ALB 365g/L，AST 45U/L，ALT 34U/L，ALP 225U/L，γ-Gt 185U/L，ChE 4361U/L，PA 127mg/L。

CT（2019-08-06，湖南省人民医院）：肝轮廓清，表面光整，左半肝未见，右肝、尾状叶肥大。肝右后叶胆管中度扩张，其内充填胆石。左肝断面处显示 6cm×6cm×7cm 结石影（图 8-10-1）。胰腺段胆管内径约 0.6cm，未见胆石。未见胆囊，主胰管无扩张，脾大 6 个肋单元。

【术前诊断】肝胆管结石，胆肠 Roux-en-Y 术后并发桥袢结石。

【手术过程】

1. 择期，平仰卧位，全身麻醉，取右上腹“反 L”形切口（图 8-10-2）入腹。见：无腹水，腹膜上无癌性结节，大网膜无静脉曲张。肝呈棕红色，左肝已切除，右肝质地较硬，无明显结石感。原为胆肠 Roux-en-Y 术，桥袢空肠内见 6cm×6cm×7cm 结石，桥袢空肠长约 30cm。经横结肠系膜戳孔达肝门，空肠与桥袢为端侧吻合，反流“小胃”不明显。胰头不大、稍硬，脾不大。

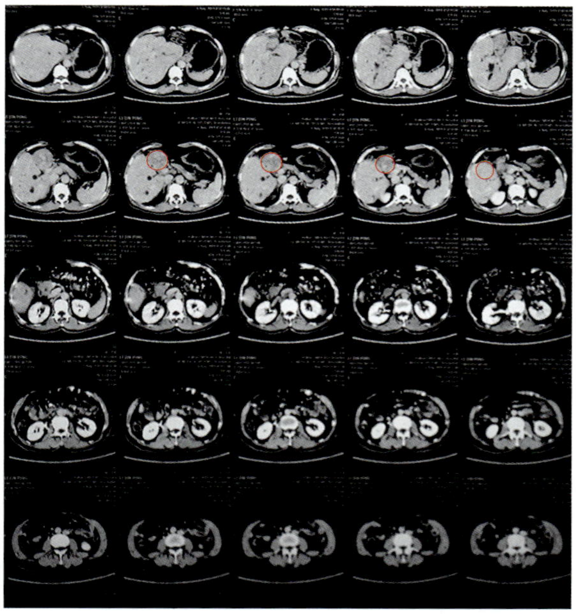

图 8-10-1　CT：显示巨大桥袢结石（标红处为桥袢结石）

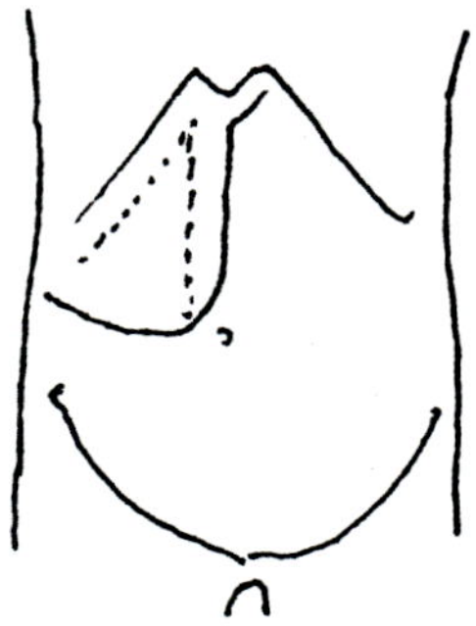

图 8-10-2　手术切口示意图

2. 离断肝周粘连，显现桥袢空肠，于桥袢空肠结石远侧横断空肠，切开结石处桥袢，清除其内胆石（图 8-10-3），安置 Pringle 止血带，沿桥袢空肠、胆管吻合处切除空肠，显现原胆管，胆总管远端能通过 8 号胆道扩张器头。空肠与肝总管前壁吻合，距肝门隆突约 1cm。

3. 切除部分肝右前叶，用“四边法”切开肝总管、肝左管口、肝左管，显现肝右后叶胆管口及肝右前叶胆管口，内径分别为 0.5cm、0.8cm，肝右后叶胆管口有胆泥涌出。用“四边法”切开肝右后叶胆管，

口径达 1cm，直视下清除其内胆泥及脓性胆汁。

4. 横断胆总管，远切端用 4-0 Prolene 线缝闭，并用 4-0 薇乔线做肝总管右切缘与肝右后叶胆管切缘间断、外翻缝合，其口径顺利通过 8 号胆道扩张器。完成肝胆管盆，内径达 3.5cm（图 8-10-4）。

5. 游离桥袢空肠，另经结肠右曲系膜戳孔达肝胆管，完成改良盆式 Roux-en-Y 术（图 8-10-5）。

6. 逐层关腹。手术历时 4 小时，失血量约 100ml，取出胆石 350g（图 8-10-6），安返病房。

7. 本例手术绘图见图 8-10-7。

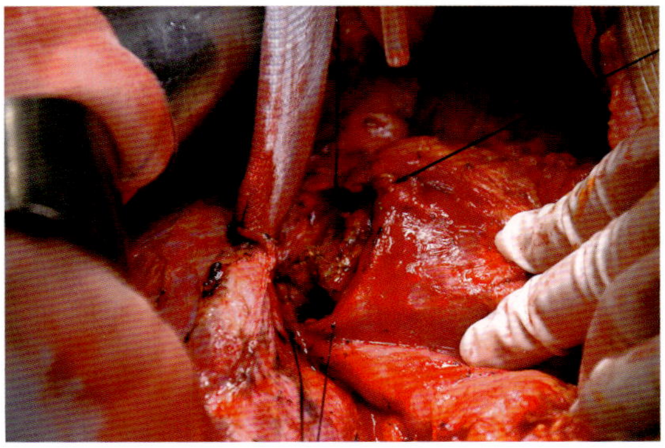

图 8-10-3　切开桥袢空肠，见胆石

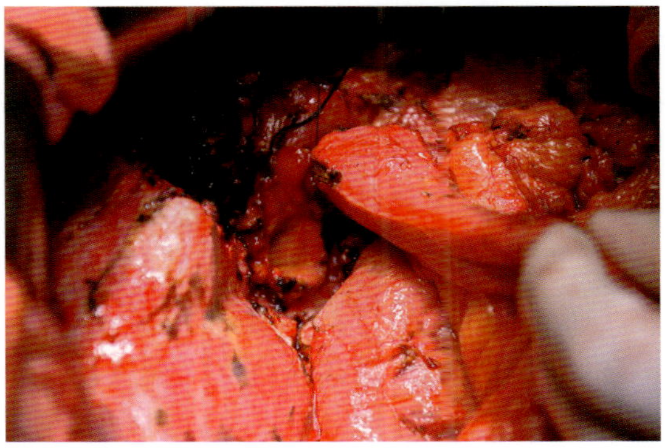

图 8-10-4　图中央为肝胆管盆

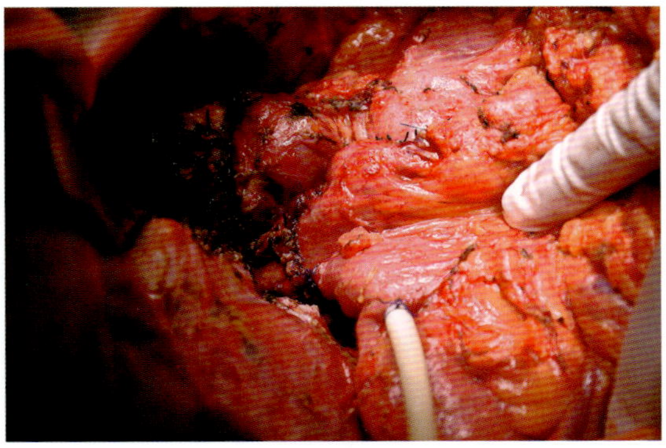

图 8-10-5　肝胆管盆与桥袢空肠吻合

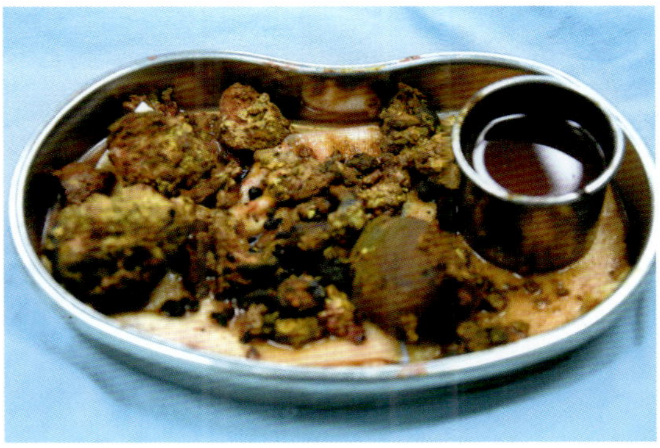

图 8-10-6　胆石

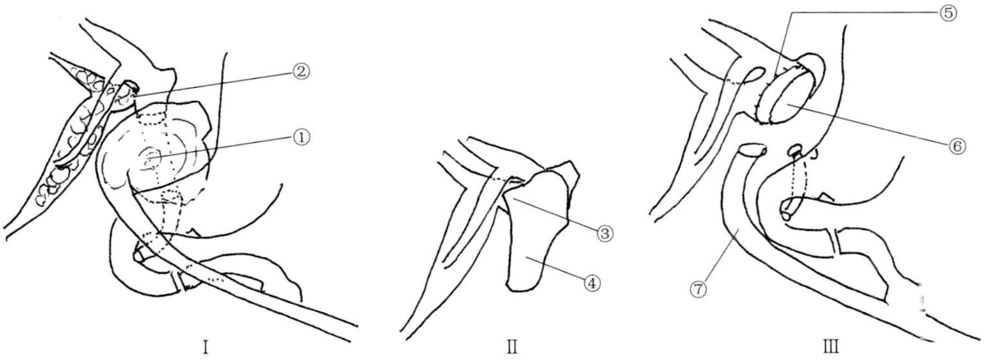

图 8-10-7　手术示意图

Ⅰ. 术前；Ⅱ. 肝右后叶胆管口切开后；Ⅲ. 术后

①桥袢空肠结石；②肝右后叶胆管口狭窄；③肝右后叶胆管口切开；④肝总管壁；⑤肝总管壁右切缘与肝右后叶胆管切缘吻合；⑥肝胆管盆；⑦桥袢空肠

【术后诊断】肝胆管结石，胆肠 Roux-en-Y 术后。S：S_6、S_7；St：CBD、胆肠吻合口、RPBD；A：无；C：桥袢空肠结石、胆汁性肝硬化。

【实施的手术】施行内吻合口改良盆式 Roux-en-Y 术。

【术后】无胆漏、出血、腹膜腔脓肿等并发症；无胆石残留，恢复平顺。

【讨论】

（一）胆管狭窄

本例显示多级胆管狭窄，肝右后叶胆管为环状、炎性、壁源性、真性狭窄；胆肠吻合口为环状、炎性、壁源性、真性狭窄；胆总管出口为低位、胆管炎性、壁源性狭窄。

（二）解除狭窄的难点

1. 既往多次肝胆道手术。

2. 多级胆管狭窄，特别是肝右后叶胆管狭窄、胆肠吻合口的狭窄解除困难。

3. 桥袢空肠巨大结石，长期胆管梗阻、炎症，致使局部解剖结构紊乱。

4. 桥袢空肠原经横结肠系膜戳孔穿越，与周围粘连严重，游离困难。

（三）解除狭窄的方法

1. 足够长的腹壁切口，托出肝。

2. 在桥袢结石的远侧离断桥袢，安置 Pringle 止血带，移除结石处桥袢空肠。

3. 经肝圆韧带途径切开肝左管，显现肝左后叶、前叶胆管口，切开肝右后叶胆管，内吻合扩大至肝右后叶胆管。

4. 完成改良盆式 Roux-en-Y 术。

（四）相关外科手术技术

本例胆管狭窄解除的难点是肝右后叶胆管口狭窄，其相关技术在于以下几点。

1. 安置 Pringle 止血带，切除内有巨大桥袢结石的桥袢空肠。

2. 切开肝左管、肝右管，显现肝右后叶胆管。

3. 切开肝右后叶胆管。

4. 横断肝总管，用其右缘与肝右后叶胆管切缘缝合，消除胆管狭窄。这种方法是肝内胆管内吻合的一种较特殊的形式，缝线用 4-0 薇乔线。

病例 11：肝胆管结石，胆肠 Roux-en-Y 术后吻合口狭窄，施行内吻合口改良盆式 Roux-en-Y 术

【病史】患者，男，50 岁。反复右上腹痛 30 余年，复发 15 天。30 年前，因“胆囊结石”施行“OC”。20 年前，因“肝胆管结石”施行“胆肠 Roux-en-Y 术”，手术历时 8 小时。

T 36.5℃，R 20 次 / 分，P 72 次 / 分，BP 118/68mmHg。神清合作，皮肤、巩膜无明显黄染。心律齐、无杂音，双肺呼吸音清。腹平，浅静脉无曲张，见多条手术切口瘢痕，无可复性“肿块”；腹壁软，剑突右下方压痛，叩击右肝区示心窝部不适，无胃振水音，腹水征（-）。双下肢无水肿。

WBC 7.8×10^9/L，N 0.71，PLT 224×10^9/L，TBIL 34μmol/L，DBIL 26μmol/L，TP 64g/L，ALB 35.6g/L，AST 56U/L，ALT 51U/L，ALP 345U/L，γ-Gt 414U/L，PA 127mg/L，ChE 431U/L。

CT（2019-06，湖南省人民医院）：肝轮廓清，表面光整，左肝肥大、右肝萎缩。肝内胆管中度扩张，右肝内各胆管充填大量胆石（图 8-11-1）；肝外胆管内径约 1.5cm，未见胆石。胆囊已切除，无腹水。增强扫描（静脉期）无门静脉海绵样变，见肝门静脉覆盖在“肝右管”前方（图 8-11-2）；肝右后叶下段胆管内结石距肝表面仅一“膜”相隔（图 8-11-3）。脾大 8 个肋单元。

【术前诊断】复发肝胆管结石，胆肠 Roux-en-Y 术后。S：S_6、S_7、S_5、S_8、CBD；St：RHD、RPBD、RABD、RAIBD、RPIBD；A：无；C：胆汁性肝硬化、门脉高压症、肝肥大 - 萎缩征（左肝肥大、右肝萎缩）及胆肠吻合口狭窄、反流性胆管炎、高位 AOSC。

【手术过程】

1. 择期，平仰卧位，全身麻醉，取上腹“倒 Y”形切口（图 8-11-4）入腹。见：无腹水，大网膜上无静脉曲张，腹膜上无癌性结节。肝色泽棕红，左肝肥大、右肝萎缩，肝质地较大，右肝结石感明显，肝右后叶下段结石感与术前 CT 所示一致。原为胆肠 Roux-en-Y 术，结肠前位，桥袢长约 60cm，吻合口位于肝圆韧带左侧，无狭窄。肠旋转不良，小肠曲广泛膜性粘连，反流“小胃”约 10cm × 15cm。胆囊已切除，左肋缘下未见脾下极。

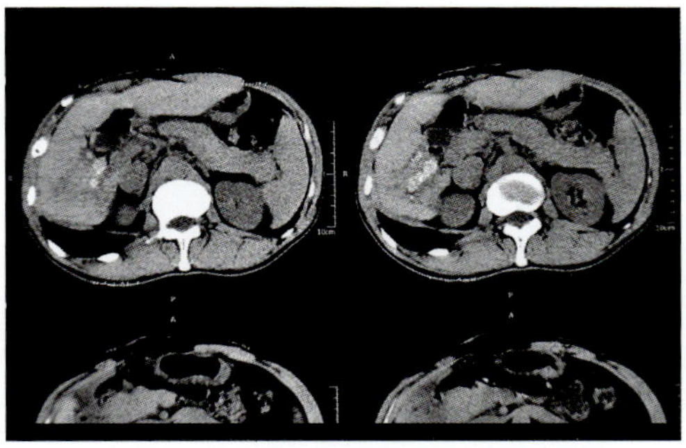

图 8-11-1　CT：显示右肝内胆管结石

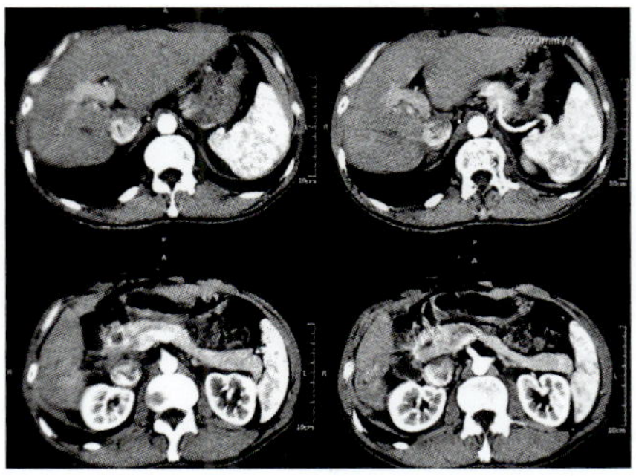

图 8-11-2　CT（增强扫描）：显示肝右管前方被肝门静脉覆盖

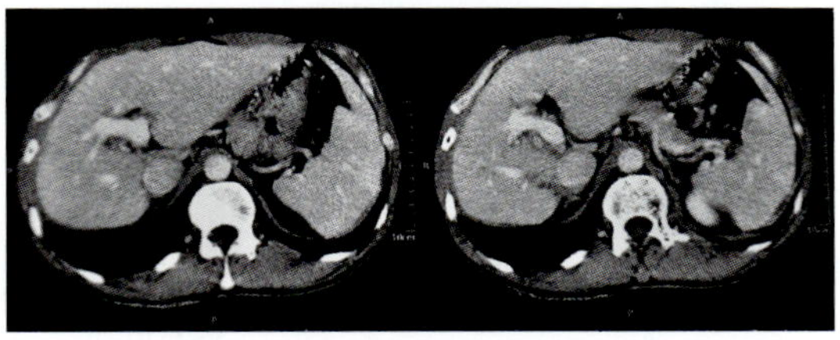

图 8-11-3　CT（增强扫描）：显示肝右后叶下段胆管内结石距肝表面仅一“膜”相隔

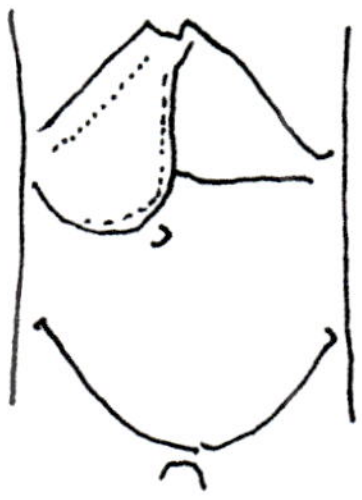

图 8-11-4　手术切口示意图

2. 离断肝周粘连、肠曲粘连，安置 Pringle 止血带，显现肝圆韧带、肝桥、左肝前纵沟、肝十二指肠韧带。桥袢空肠与肝左外叶胆管吻合，吻合口位于肝圆韧带左侧，外径约 2cm；肝门静脉、肝左动脉位于胆肠吻合口后面，肝左、右管外径分别为 1.8cm、1.6cm，其内结石感明显；离断原胆肠吻合口，显现肝左外叶上、下胆管及肝左外叶末端胆管口，其内径分别为 0.7cm、1cm、0.6cm，经肝左外叶肝胆管向右达肝左管（图 8-11-5，图 8-11-6）。

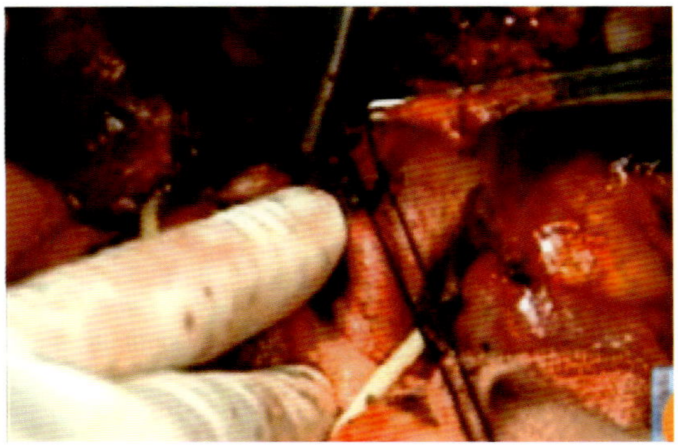

图 8-11-5　线牵拉处为已切开的胆管切缘

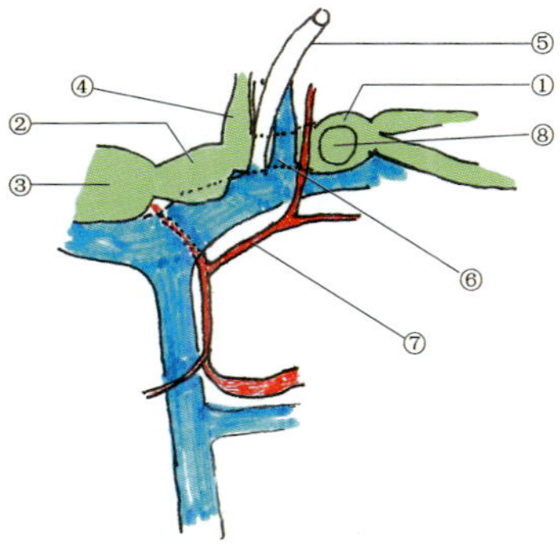

图 8-11-6　原胆肠吻合口与邻近脉管的关系

①肝左外叶胆管；②肝左管；③肝右管；④肝左内叶胆管；⑤肝圆韧带；⑥肝门静脉左支角部；⑦肝左动脉；⑧原胆肠吻合口

3. 沿肝圆韧带途径、胆囊床途径先后切开肝左管、肝右管

（1）以直角弯钳经肝左外叶胆管伸入肝左管做引导，用“四边法”切开肝左管，壁厚 0.2cm、内径约 1.5cm，清除其内胆石。显现肝右管口，内径约 0.3cm。

（2）经胆囊床途径用“四边法”切开肝右管口后，继续切开肝右前叶胆管及肝右前叶下段胆管，其内径分别为 2.5cm、1.8cm（图 8-11-7）。先后做肝右前叶下段胆管与肝右前叶胆管内吻合，内径达 2cm；肝右管与肝左管内吻合（图 8-11-8），内径达 1.5cm（图 8-11-9），直视下清除右肝内各胆管结石。

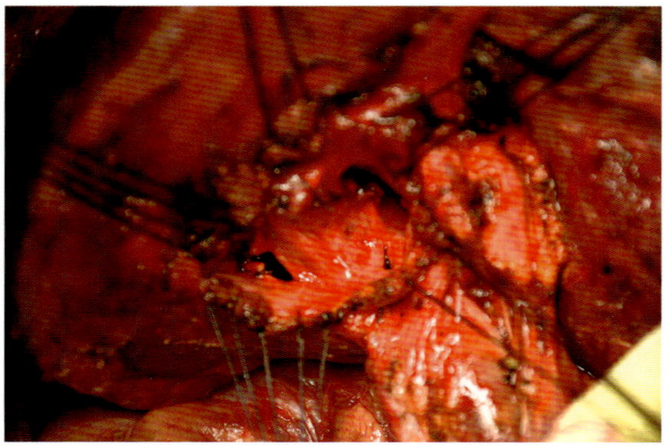

图 8-11-7　线牵拉处为已切开的肝右管

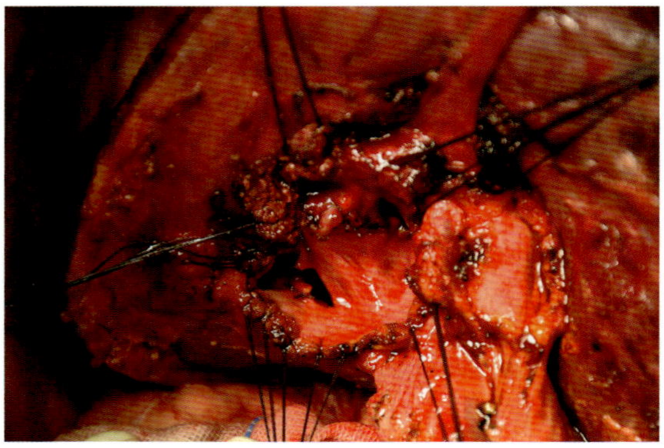

图 8-11-8　肝右管与肝左管内吻合

4. 组成肝胆管盆，内径 4.5cm，完成盆式 Roux-en-Y 术

（1）做原胆肠吻合口右缘与肝左管切缘吻合，左肝血供良好。

（2）整复右肝内胆管，使其内壁光整，形成肝胆管盆。

（3）游离原桥袢空肠，其长度约 60cm，原为空肠与桥袢空肠侧吻合，形成直径约 10cm × 15cm 反流“小胃”。切除原桥袢空肠近段 5cm，做桥袢空肠与空肠同步缝合 10cm。

（4）做肝胆管盆与桥袢吻合。

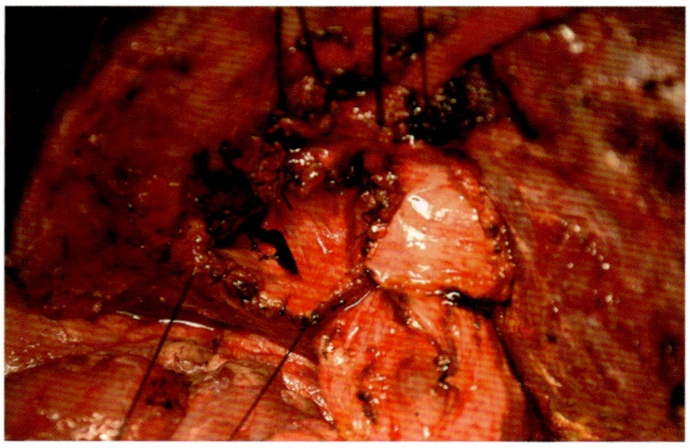

图 8-11-9　内吻合口宽大

5. 逐层关腹。手术历时 5 小时，失血量 100ml，取出胆色素结石 35g，安返病房。

6. 本例手术绘图见图 8-11-10。

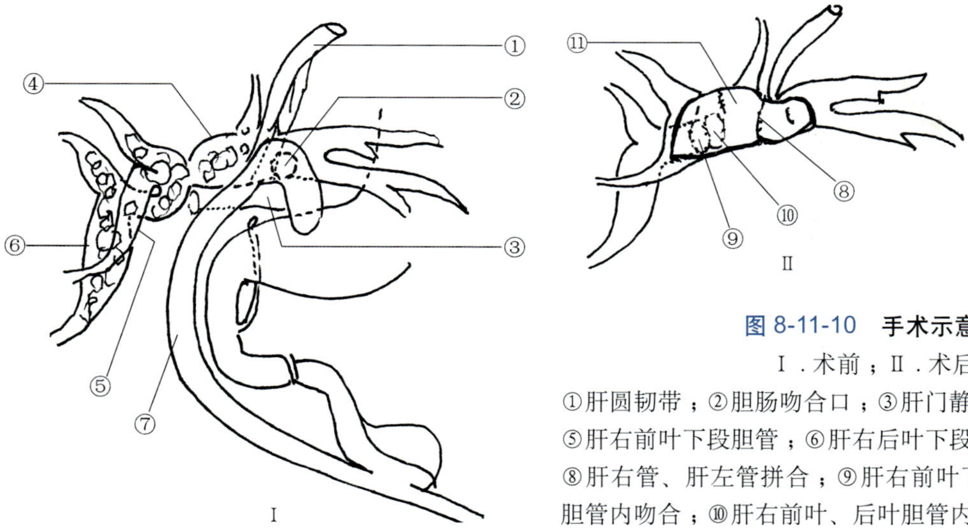

图 8-11-10　手术示意图

Ⅰ. 术前；Ⅱ. 术后

①肝圆韧带；②胆肠吻合口；③肝门静脉左支；④肝左管；⑤肝右前叶下段胆管；⑥肝右后叶下段胆管；⑦桥袢空肠；⑧肝右管、肝左管拼合；⑨肝右前叶下段胆管、肝右前叶胆管内吻合；⑩肝右前叶、后叶胆管内吻合；⑪肝胆管盆

【术后诊断】复发肝胆管结石，胆肠 Roux-en-Y 术后。S：S_5、S_8、S_6、S_7、RHD、S_9、LHD；St：RHD（真性）、RPBD、RABD、RAIBD、LHD；A：合并肠旋转不良；C：肝肥大 - 萎缩征（左肝肥大、右肝萎缩）、胆汁性肝硬化、门静脉高压症及反流性胆管炎、高位 AOSC。

【实施的手术】经胆囊床途径、肝圆韧带途径，施行右肝 1 ～ 3 级胆管内吻合、肝胆管盆式 Roux-en-Y 术。

【术后】恢复平顺，复查 CT 无胆石残留。

【讨论】

（一）胆管狭窄

1. 本例胆管狭窄为 1 ～ 3 级胆管口狭窄。肝左：肝左外叶胆管狭窄（相对），为二级胆管狭窄。右肝：一级肝管口狭窄，即肝右管口真性狭窄；二级肝管口狭窄，即肝右前叶胆管口、肝右后叶胆管狭窄；三级肝管口狭窄，即肝右前叶下段胆管口、肝右后叶下段胆管口狭窄。

2. 除肝左外叶为管状、相对狭窄外，均为环状、真性狭窄。

3. 本例胆管狭窄均为壁源性、炎性狭窄。

（二）解除狭窄的难点

1. 先后施行过肝胆道手术 2 次，而且术式不清。

2. 合并有肝形态、比例失衡及胆汁性肝硬化。

3. 原来的胆肠吻合做在肝圆韧带左侧，而且肝门静脉异位。

4. 右肝多级胆管狭窄、结石，而且不宜做右肝三联切除。

（三）解除狭窄的方法

1. 分离肝周粘连，辨清肝形态、比例的失调及肝门静脉、肝动脉异位，安置 Pringle 止血带。

2. 经肝圆韧带途径、胆囊床途径敞开一级肝门、二级肝门至三级肝门。

3. 施行一级肝门、二级肝门、三级肝门内吻合，解除胆管狭窄。

4. 组成肝胆管盆，施行盆式 Roux-en-Y 术。

（四）相关外科手术技术

1. 本例敞开右肝一级肝门是关键，难度很大，危险性很高。对此，应注意以下几点

（1）左肝肥大、右肝萎缩，右肝胆管口狭窄、胆管扩张，充满胆石；一级肝门右侧充满胆石的胆管距肝表面仅一“膜”相隔，而且肝门静脉左支覆盖肝左管前方，经肝圆韧带途径应十分小心，勿损伤肝门静脉、肝左动脉。

（2）MRCP 清楚提示肝右管口真性狭窄，肝右管扩张、充满胆石，是入肝的一条好路径，是安全之路。

2. 术中应辨别几个重要的标志，包括肝圆韧带、肝桥、肝方叶、左肝前纵沟、胆囊床、胆肠吻合口与肝圆韧带的关系及肝左动脉、肝门静脉左支的位置，以及与肝左外叶胆管的关系。

3. 术中应注意，经原胆肠吻合口，宜先插入止血钳与肝左管沟通，再观察其前壁有无肝门静脉左支、肝左动脉跨越。本例左肝肥大，肝门静脉左侧角部及肝左动脉在肝左外叶胆管前方，千万不能切开肝左外叶胆管。

4. 切开肝右管时，需注意：①止血钳经原胆肠吻合口插入达肝左管做引导，用“四边法”切开肝左管；②沿胆囊床途径逐步切开肝右管、肝右前叶胆管、肝右前叶下段胆管；③直视下完成右肝内胆管内吻合及拼合，彻底解除右肝内胆管狭窄，清除胆石。

5. 拼合组成肝胆管盆，完成肝胆管盆与桥袢空肠吻合。

6. 本例肠旋转不良，以及由于肝胆管结石，使肝形态、比例失调是很突出的，术者在术前及术中应认真辨清。

病例 12：肝胆管结石，先后施行各种肝胆道手术 14 次，效果不佳，再施改良盆式 Roux-en-Y 术

【病史】患者，女，51 岁。复发右上腹痛伴寒热 2 个月。30 年前（1989 年），因“结石性胆囊炎、胆管炎”在当地县医院施行“胆囊切除、T 形管引流术”。12 年前，因“肝胆管结石”在某省级医院做“胆总管探查、T 形管引流术”，术后先后经 T 形管瘘管胆道镜取石术 8 次。10 年前，因“肝胆管结石”在某省级医院施行“肝左外叶切除、胆肠 Roux-en-Y 术”。5 年前，因“肝胆管结石合并胆道出血”在介入科施行“肝动脉弹簧圈 + 明胶海绵止血”。3 年前（2015-06-05），因“肝胆管结石”在某省级医院再施行“胆肠内引流重建、肠粘连松解术”。

T 36.6℃，P 72 次 / 分，R 0 次 / 分，BP 124/74mmHg。神清，无黄疸，心、肺正常。腹平，浅静脉无曲张，上腹部切口瘢痕纵横交错，剑突右下方压痛，叩击右肝区示心窝部不适，肝未触及，脾在左肋缘下可触及，腹水征（−）。双下肢无水肿。

TBIL 16.2μmol/L，DBIL 3.8μmol/L，TP 62.8g/L，ALB 37.9g/L，PA 20mg/L，ChE 4500U/L，ALP 120U/L，γ-Gt 244.5U/L，WBC 3.71×10^9/L，N 0.455，PLT 83×10^9/L，Hb 135g/L，C-12 正常。

CT（2019-04-09，湖南省人民医院）：原胆肠吻合口以上胆管扩张，多发结石（图 8-12-1）。脾大 9 个肋单元（图 8-12-2）。

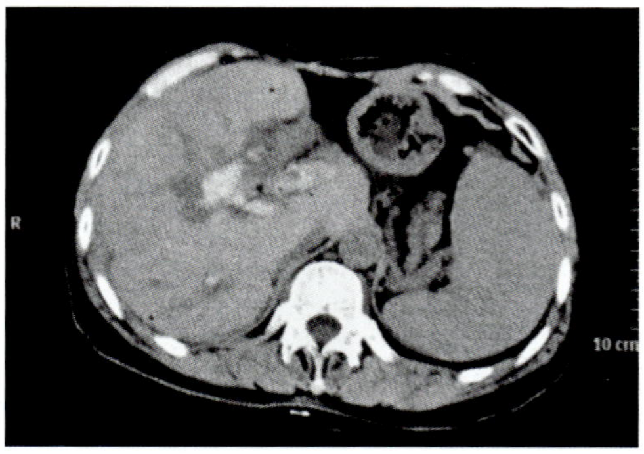

图 8-12-1　CT：显示肝内胆管结石

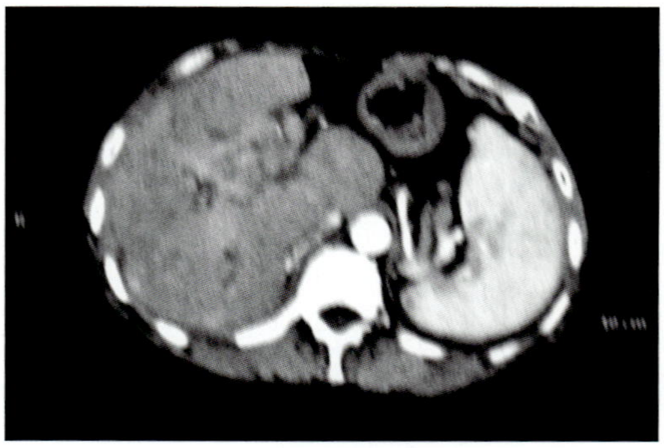

图 8-12-2　CT：显示脾大

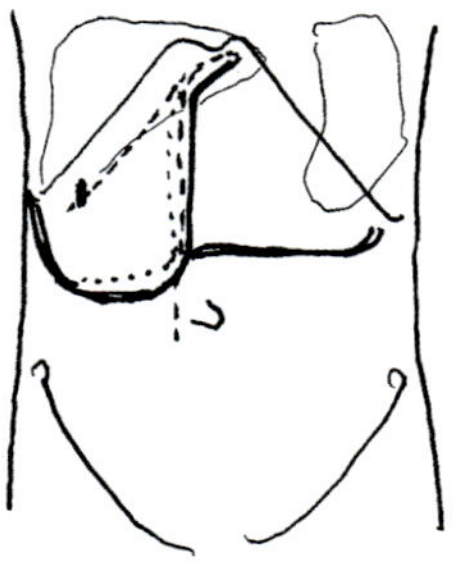

图 8-12-3　手术切口示意图
粗实线为本次手术切口

【术前诊断】肝胆管结石。S：S_1、S_5、S_6、S_7、S_8、LHD、RHD；St：吻合口；A：无；C：肝肥大 - 萎缩征（肝左外叶切除、肝左内叶萎缩，右肝及肝 S_1 肥大）、胆汁性肝硬化、反流性胆管炎。

【手术过程】

1. 择期，平仰卧位，全身麻醉，取“倒 T”形切口入腹（图 8-12-3）。见：无腹水，大网膜上无静脉曲张，无癌性结节。肝呈暗棕色，肝左外叶已切除，肝桥、肝方叶肥大。肝圆韧带未见。原为胆肠 Roux-en-Y 术（图 8-12-4），胆肠吻合口外径约 1.5cm（图 8-12-5），胆管为肝总管，其内可扪及结石。桥袢空肠长约 45cm，在结肠后与十二指肠同步平行，胆肠吻合口无反流“小胃”。胰头软、不大。脾下极达左肋缘下 3cm。

2. 离断原胆肠吻合口，清除吻合口上肝总管结石

（1）离断肝周粘连带，显现原胆肠吻合口、桥袢空肠。

（2）离断原胆肠吻合口，胆肠吻合口内径约 1.4cm，胆管壁厚约 0.2cm。胆总管已横断，显见肝左管口、肝右管口，内径分别为 0.7cm、0.6cm，肝左管被肝方叶包埋。清除肝总管及肝左、右管内少许胆石，胆石为黄色泥巴样、恶臭。

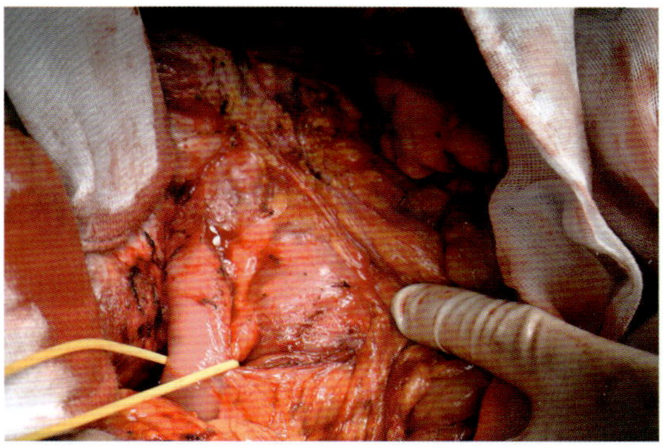
图 8-12-4　原胆肠 Roux-en-Y 术

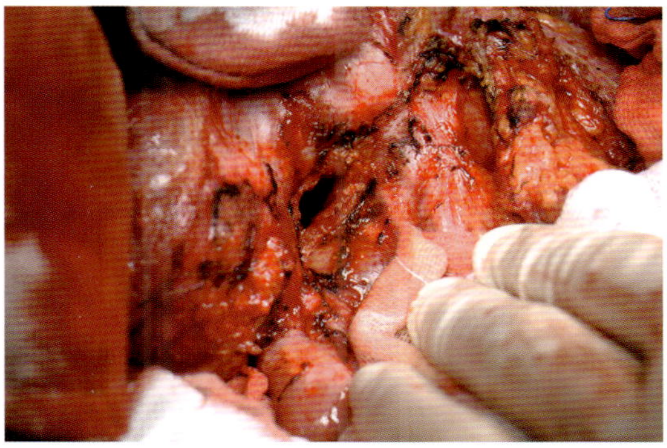
图 8-12-5　手指前方为原胆肠吻合口

3. 敞开肝左、右管，解除狭窄

（1）拟安置 Pringle 止血带，失败。

（2）横断肝桥，切除肝方叶，显现肝左管。经肝圆韧带途径切除肝方叶，用“四边法”切开肝左管口、肝左管达肝左内叶胆管，显现尾状叶左管，直视下清除肝左内叶及尾状叶左管内结石。

（3）经胆囊床途径切开肝右管口、肝左管及肝右前叶胆管，直视下清除右肝内各胆管结石。

（4）拼合组成肝胆管盆，内径约 4cm（图 8-12-6）。

4. 配合胆道镜进一步检查肝内胆管（图 8-12-7），清除少许胆石。

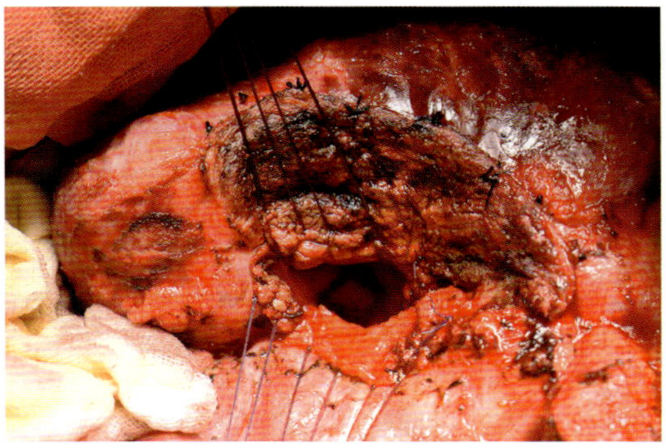
图 8-12-6　线牵拉处为肝胆管盆边缘

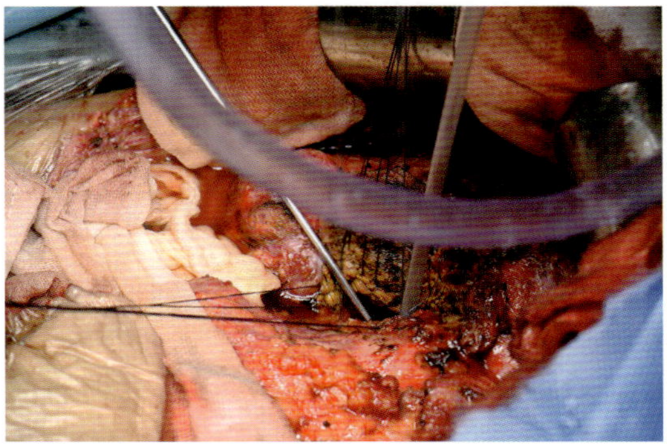
图 8-12-7　直金属杆为“胆道镜”

5. 做肝胆管盆与桥袢空肠吻合，放置导管入肝胆管盆。

6. 逐层关腹。手术历时 4.5 小时，失血量约 200ml，安返病房。

7. 本例手术绘图见图 8-12-8。

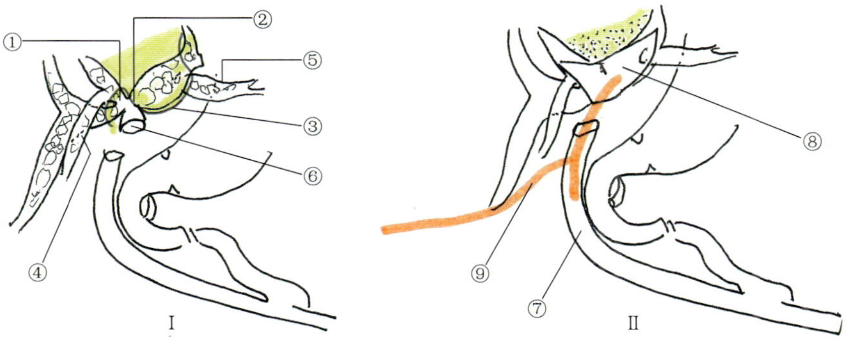

图 8-12-8　手术示意图

Ⅰ．术前；Ⅱ．术后

①肝右管口；②肝左管口；③肝方叶肥大；④肝右前叶下段胆管；⑤ S_3 胆管；⑥原胆肠吻合口；⑦桥袢空肠；⑧肝胆管盆；⑨ T 形管

【术后诊断】肝胆管残留结石。S：S_1、S_5、S_6、S_7、S_8、LHD、RHD；St：LHD、RHD；A：无；C：肝肥大 - 萎缩征（右肝肥大、左肝萎缩）、胆汁性肝硬化、高位胆管炎。

【实施的手术】经肝圆韧带途径、胆囊床途径，施行改良盆式 Roux-en-Y 术。

【术后】恢复平顺，复查 CT 无胆石残留；随访至今，健康。

【讨论】

（一）胆管狭窄

本例肝左、右管口狭窄为环状、真性、炎性、良性狭窄；属于胆管壁源性狭窄。

（二）解除狭窄的难点

1. 因肝胆管结石，既往曾先后 5 次施行开腹肝胆道手术、8 次经皮胆道镜取石术，腹部切口瘢痕交错，而且不能安置 Pringle 止血带。

2. 因肝胆管结石先后施行肝左外叶切除、胆肠 Roux-en-Y 术。

3. 既往在省级大医院施行肝胆道手术。

（三）解除狭窄的方法

1. 宽大的手术切口，托出肝。

2. 经肝圆韧带途径充分切开肝左管，显现尾状叶左管。

3. 经胆囊床途径切开肝右管。

4. 拼合组成肝胆管盆（内径达 4cm），施行改良盆式 Roux-en-Y 术。

（四）相关外科手术技术

1. 本例因肝胆管结石，做了 5 次开腹、8 次经皮胆道镜取石术，出现过胆道出血，做过介入止血治疗，其核心是没有解除胆管狭窄，致使手术后效果不佳，而且手术间隔期越来越短。说明肝胆管结石的外科手术处理应遵循“24 字原则”，其中“解除狭窄”是核心。

2. 本例解除胆管狭窄的基本途径是肝圆韧带途径、胆囊床途径。

第9章 其　他

典型病例

病例 1：巨大胰头神经纤维瘤，施行胰头十二指肠切除、右半结肠切除术

【病史】患儿，女，13 岁。右上腹胀痛 3 天。曾就诊于外院，诊断为“胰头神经内分泌瘤”，无法手术，而来我院。

T 36.9℃，R 20 次 / 分，P 75 次 / 分，BP 125/80mmHg。身高 165cm，体重 50kg。神清合作，无黄疸，心、肺正常。右上腹局限性膨隆，无浅静脉曲张；腹壁软，右上腹可扪及肿块，大小约 10cm × 6cm，表面圆钝，无触痛，活动性尚可；未触及肝、胆囊、脾，Murphy 征（－），剑突下无压痛，右肝区无叩击痛，胃水征（－），腹水征（－）。脊柱、四肢正常。

WBC 14.3×10^9/L，N 0.786，PLT 150×10^9/L，TBIL 9.1μmol/L，DBIL 3.4μmol/L，TP 71g/L，ALB 42.3g/L，AST 24U/L，ALT 41U/L，ALP 144U/L，γ-Gt 27.2U/L，PA 112mg/L，ChE 8761U/L，C-12 正常。

CT（2020-05-02，湖南省人民医院）：显示右上腹有一类圆形肿块（图 9-1-1），约 10cm × 17cm × 12cm，十二指肠紧贴肿块右缘。肝轮廓清，表面光整，形态、比例无失常。肝内胆管无扩张，无积气、无胆石。胰管无扩张，脾不大，双肾正常，无腹水。

CT 增强扫描：动脉期显示肿块呈不均匀增强（图 9-1-2）；静脉期显示肠系膜血管被推移至左侧腹部。

CTA：显示肠系膜上动脉分支进入肿瘤（图 9-1-3）。

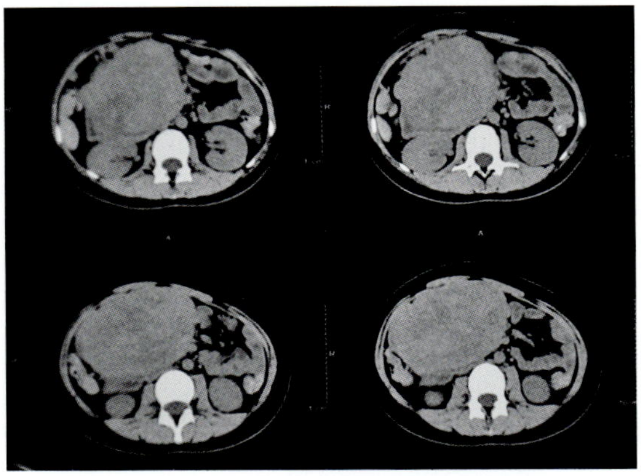

图 9-1-1　CT：显示右中上腹圆形肿块

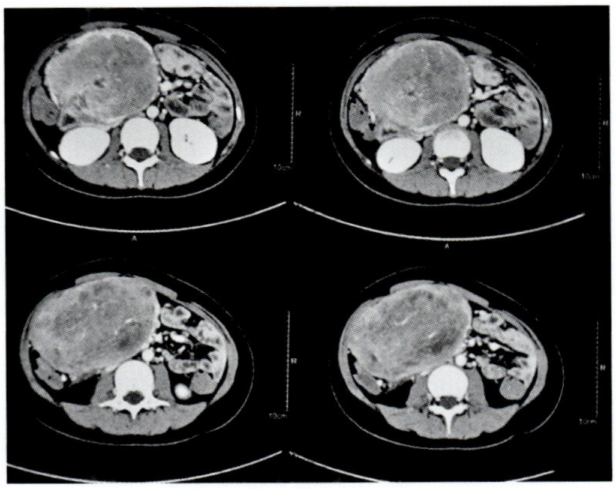

图 9-1-2　CT 增强扫描（动脉期）：显示肿块不均匀增强

【术前诊断】巨大胰头神经纤维瘤，累及肠系膜上静脉、右半结肠。

【手术过程】

1. 择期，平仰卧位，气管内插管全身麻醉，取上腹“倒 T”形切口（图 9-1--4）入腹。见：无腹水，大网膜无曲张静脉。胰头部肿块表面呈结节状，乳白色，质地硬（图 9-1-5），具有活动性。十二指肠包绕肿块右侧。升结肠、回肠末段粘连，覆盖肿瘤，形成一大小约 17cm × 15cm × 14cm 的肿块。胃色泽、大小正常。肠系膜上血管被挤压、推移至肿块左缘。胆囊不大，肝外胆管无增粗。胰体、胰尾部不大，色泽粉红色。腹腔干周围淋巴结稍大，质软；肝总动脉、肝固有动脉、胃十二指肠动脉可扪及，其周围淋巴结稍大。

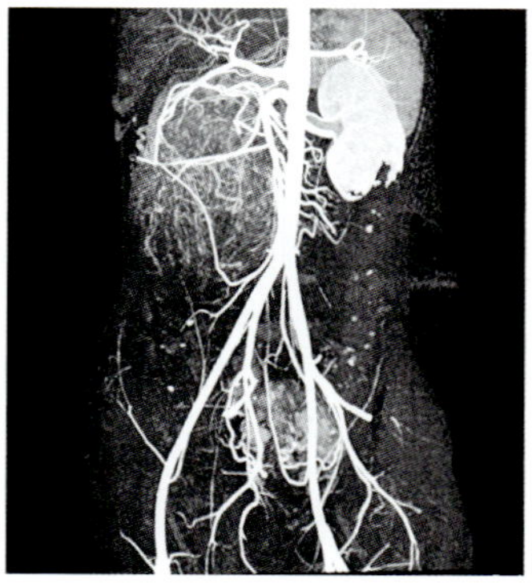

图 9-1-3 CTA：显示肠系膜上动脉分支入肿瘤

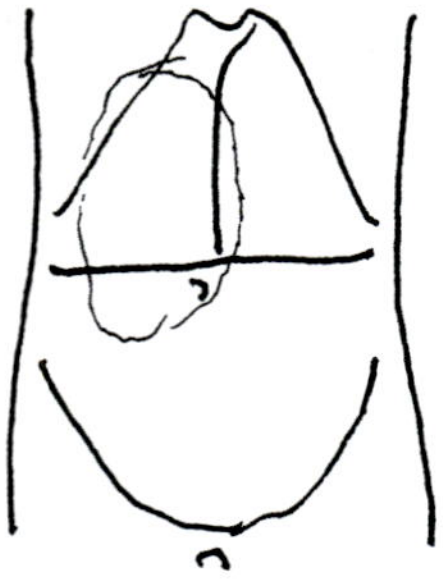

图 9-1-4 手术切口示意图

2. 离断胰头十二指肠粘连，显现腔静脉、腹主动脉，L_{16} 组淋巴结不肿大，左肾静脉可见。于肿瘤表面用“力加速”钳离断升结肠基部、结肠中静脉，游离升结肠及回肠末段（图 9-1-6），剥离胆囊（图 9-1-7），横断胆总管。游离、显现肝总动脉、肝固有动脉，结扎、横断胃十二指肠动脉；显现、游离肝门静脉，沟通胰头沟；游离胃大弯、胃小弯，切割闭合器断胃（图 9-1-8）；游离、离断空肠。通过胰头沟做胰颈套线（图 9-1-9），横断胰颈，显现肝门静脉、空肠第一静脉、脾静脉（图 9-1-10），发现肠系膜上静脉伸入肿瘤，并被栓塞。

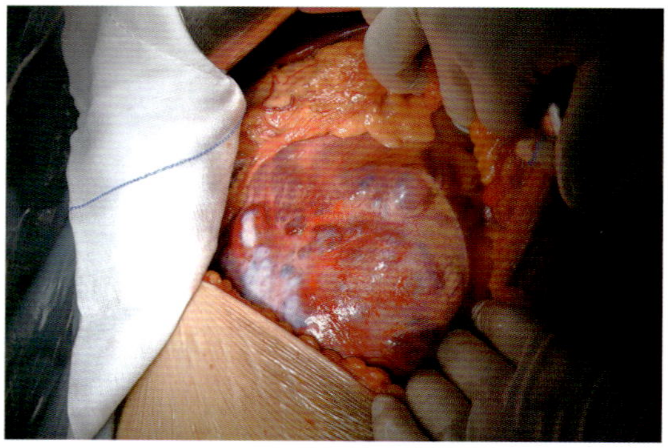

图 9-1-5 肿块呈白色

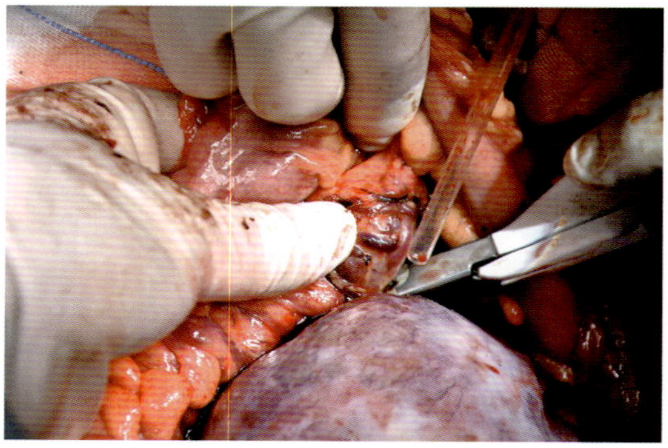

图 9-1-6 白色钳为“力加速”钳

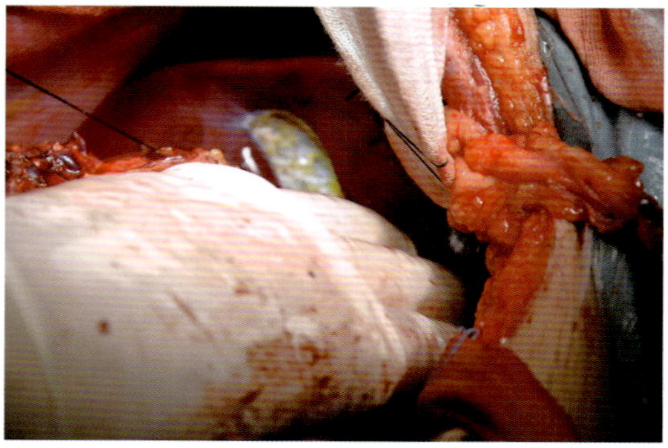

图 9-1-7 剥离胆囊

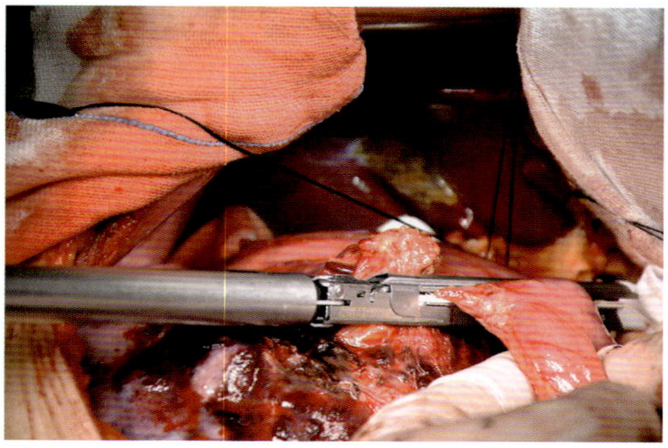

图 9-1-8 切割闭合器离断胃

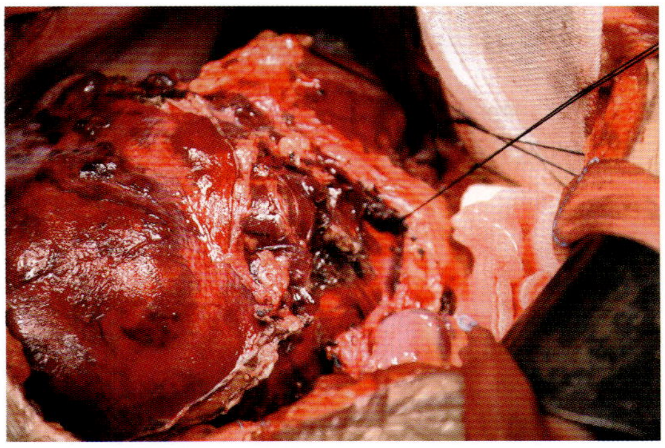

图 9-1-9　线牵拉处为胰头沟

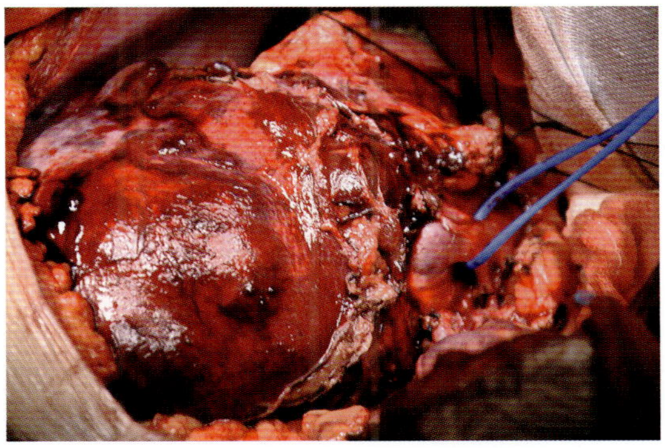

图 9-1-10　橡皮筋牵拉处为脾静脉

3. 紧贴肿瘤左侧肠系膜上动脉游离、显现并结扎入瘤动脉（图 9-1-11）。

4. 游离肝门静脉、空肠第一静脉及脾静脉（图 9-1-12）。

5. 用门脉钳先后钳夹空肠第一静脉、脾静脉下肠系膜上静脉（图 9-1-13），用“力加速”钳钳夹、切断胰钩突纤维板（图 9-1-14），移除胰头十二指肠标本重量 1100g（图 9-1-15）。

6. 用“二点法”施行肠系膜上静脉、空肠第一静脉吻合口后壁吻合（图 9-1-16），再做吻合口前壁吻合（图 9-1-17），吻合口通畅，无扭曲、折叠（图 9-1-18）。

7. 按序施行胰肠吻合、胆肠吻合、胃空肠吻合，切除右半结肠，行回结肠吻合。

8. 放置腹膜腔引流管，清点器械、敷料无误，逐层关腹。术野无出血，无胃、胆、胰、肠漏，生命体征平稳，安返病房。手术历时 7 小时，失血量约 200ml。

9. 本例手术绘图见图 9-1-19。

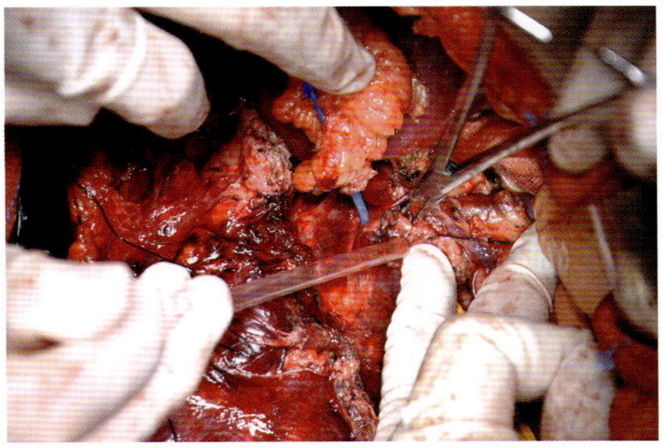

图 9-1-11　吸引器头处为入瘤动脉

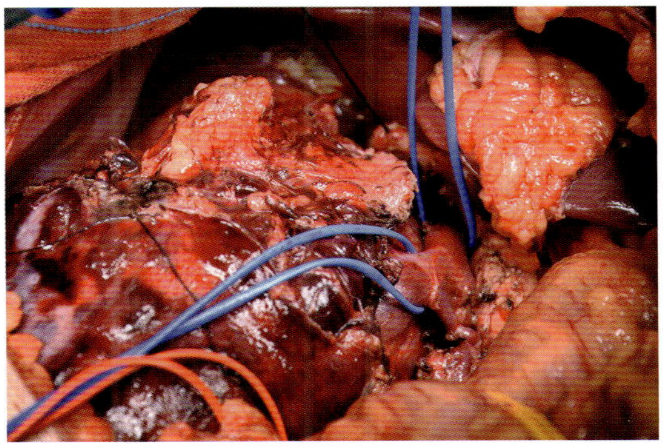

图 9-1-12　图中右侧橡皮筋牵引处为肝门静脉（上）、空肠第一静脉（下）

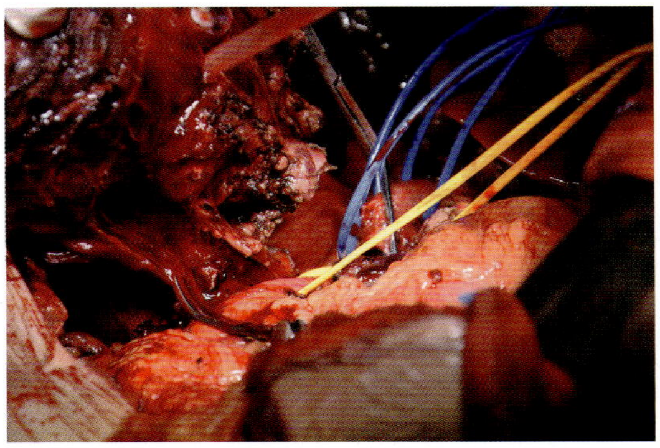

图 9-1-13　昼面正中及左下方为门脉钳

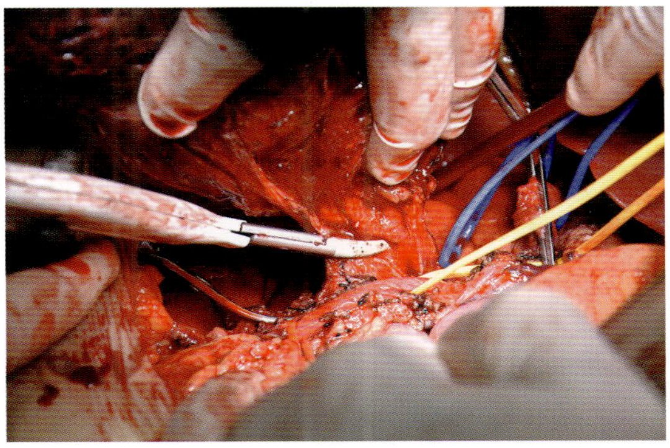

图 9-1-14　“力加速”钳钳夹、切断胰钩突纤维板

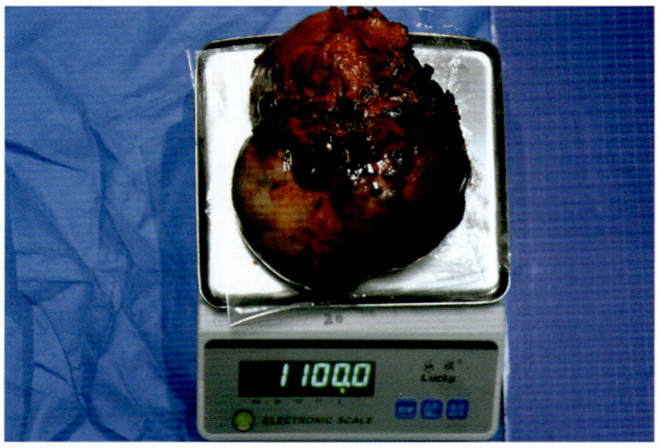

图 9-1-15　标本

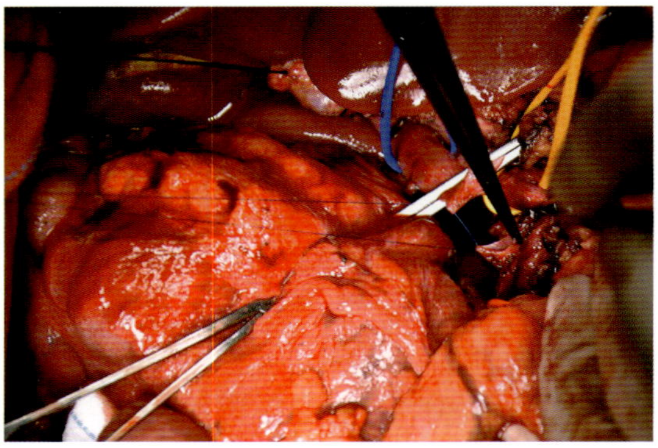

图 9-1-16　肠系膜上静脉、空肠第一静脉吻合口后壁吻合

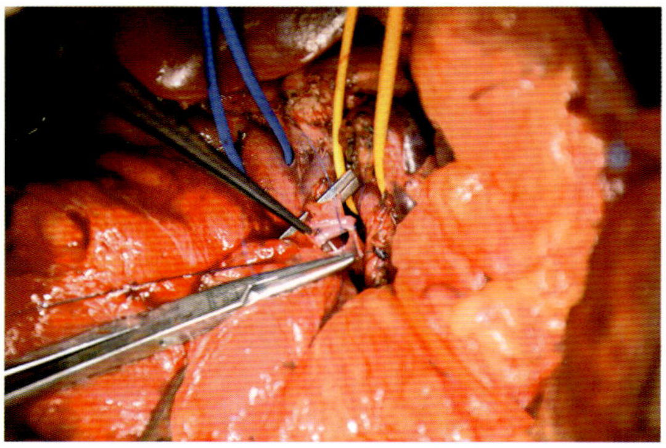

图 9-1-17　肠系膜上静脉、空肠第一静脉吻合口前壁吻合

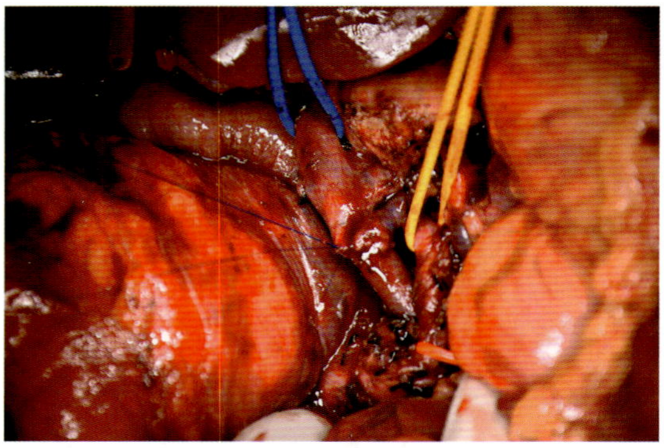

图 9-1-18　肠系膜上静脉、空肠第一静脉吻合完成

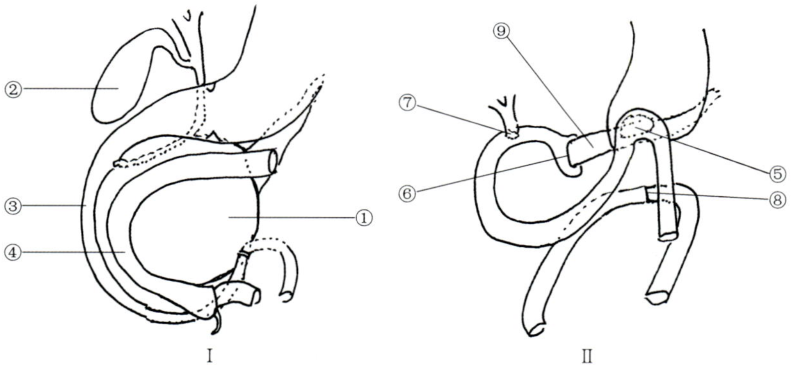

图 9-1-19　手术示意图

Ⅰ. 术前；Ⅱ. 术后

①胰头肿瘤；②胆囊；③十二指肠；④升结肠；⑤胃空肠吻合口；⑥胰肠吻合口；⑦胆肠吻合口；⑧结肠回肠吻合口；⑨胰体、胰尾

【术后诊断】巨大胰头神经纤维瘤，累及肠系膜上静脉、右半结肠。

【实施的手术】施行胰头十二指肠、右半结肠切除术。

【术后】无胰漏、胆漏、胃肠吻合口漏及肠漏，恢复平顺。病理切片提示胰头神经纤维瘤。

【讨论】

（一）本例手术的难点

1. 患儿年龄仅 13 岁，多家医院认为无法手术，对笔者而言精神压力大。

2. 肿瘤巨大（1100g），累及升结肠、回肠末段，而肠系膜上静脉伸入肿瘤，被癌栓闭塞，肠系膜上静脉、空肠第一静脉吻合非常不易。同时肠系膜上动脉、肝门静脉、脾静脉紧贴肿瘤，显露、分离肿瘤举步维艰，万分困难。

3. 笔者曾经切除过直径为 13cm 的胰头癌，但没有处理过难度如此大、如此危险的病例。

（二）攻坚克难

1. 从手术方法上来说，做胰头十二指肠及右半结肠切除，应仔细认真，步步为营。

2. 重点在于仔细控制入瘤动脉血供。

3. 只能一次完成肠系膜上静脉、空肠第一静脉吻合。

4. 按序完成消化道重建。

5. 本例还是做右半结肠切除为好，可靠。

（三）相关外科手术技术

1. 本手术不是 R0 切除，但可以延长患者生命，改善生活质量。

2. 本手术使用“力加速”钳、超声刀，有效地缩短了手术时间，确保手术安全。

3. 本例肠系膜上静脉伸入瘤体并癌栓形成，做肠系膜上静脉与空肠第一静脉吻合，以及结肠中静脉切断、结扎，对本病例是可取的。

病例 2：胆囊癌累及胆总管、十二指肠，施行胰头十二指肠切除、联合右半肝切除术

【病史】患者，女，61 岁。上腹部疼痛，伴皮肤黄染、尿黄 3 个月。在外院做 B 超、CT 检查，诊断为“胆囊占位、梗阻性黄疸”，做 PTCD。既往无“胆石症”“胰腺炎”，但患有“高血压、糖尿病”，无手术史。

T 36.8℃，R 20 次 / 分，P 86 次 / 分，BP 128/82mmHg。神清合作，皮肤、巩膜黄染。心律齐、无杂音，双肺呼吸音清。腹平，浅静脉无曲张；腹壁软，未触及肝、胆囊、脾，剑突下无压痛，Murphy 征（－），无胃振水音，腹水征（－）。双下肢无水肿。

WBC 5.59×10^9/L，N 0.666，PLT 195×10^9/L，CA19-9 3838U/ml，AFP 3.58ng/ml，TBIL 36.9μmol/L，DBIL 26.1μmol/L，TP 61g/L，ALB 38.6g/L，AST 83U/L，ALT 121U/L，ALP 315U/L，PA 252mg/L，ChE 5189U/L，γ-Gt 264U/L，GLU 10.42mmol/L。

胃镜：胃潴留，十二指肠降部黏膜病变（图 9-2-1）。

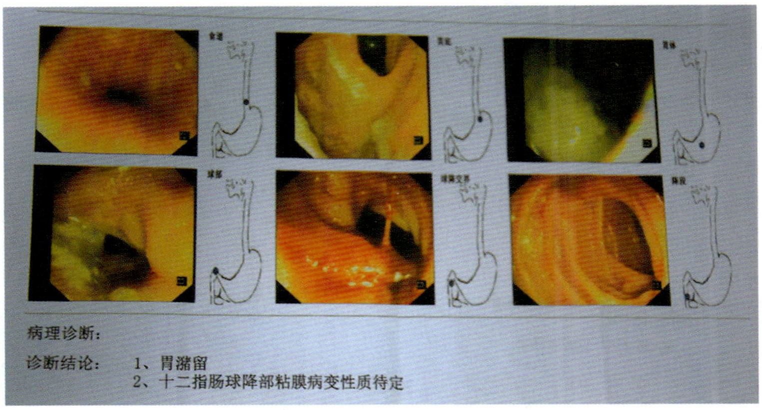

图 9-2-1　胃镜报告单

CT（2020-05-01，湖南省人民医院）：显示胆囊结构失常，内见不规则形软组织影（图 9-2-2）。增强扫描呈明显不均匀强化，病灶与肝门胆管周围实质分界不清；肝内胆管扩张，肝总管不清，十二指肠降部受压推移改变；肝门胆管内见置管影呈 PTCD 术后改变（图 9-2-3）。肝形态、大小及密度未见异常。主胰管无扩张，胰周脂肪间隙清楚。脾不大。肝门静脉、肠系膜上静脉、肝固有动脉、腹腔干及肝左、右动脉未见异常。

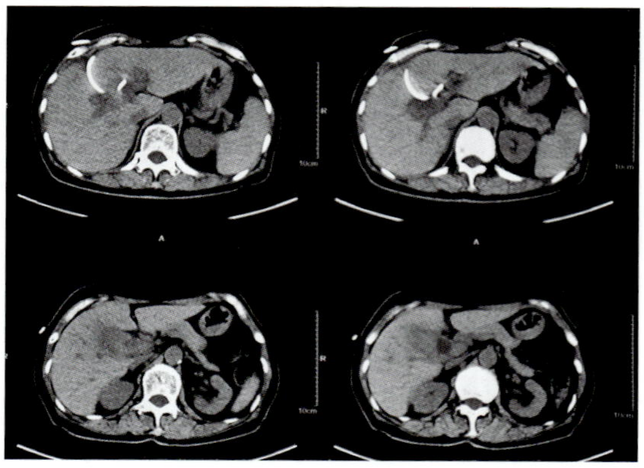

图 9-2-2 CT：显示胆囊结构失常

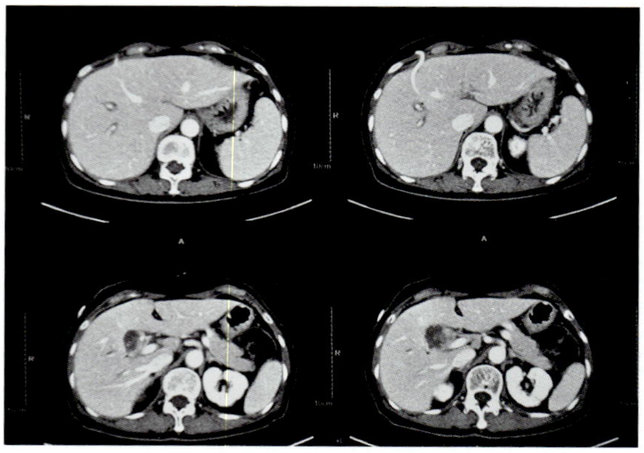

图 9-2-3 CT 增强扫描（动脉期）：显示 PTCD 导管

MRCP（2020-05-03，湖南省人民医院）：PTCD 后显示肝总管缺如，肝内胆管轻度扩张，胆总管内径约 0.6cm，未见胆石（图 9-2-4）。

【术前诊断】胆囊癌累及肝、肝总管、十二指肠球部。

【手术过程】

1. 择期，平仰卧位，气管内全身麻醉，取右上腹“反 L”形切口（图 9-2-5）入腹。见：无腹水，大网膜上无静脉曲张，腹壁、腹膜无癌性结节。胆囊约拳头大小，质坚硬，与肝十二指肠、肝总管融合成包块，约 5cm×6cm×5cm。L_7、L_8、L_{12}、L_{13}、L_5、L_6 组淋巴结肿大、质硬。肝表面光整，色泽棕红，胆囊床处肝质地坚硬。胰头软、不大。腹腔干、肝总动脉、肝固有动脉清楚，肝门静脉、肠系膜上静脉质地软。PTCD 导管经肝 S_4 插入（图 9-2-6）。

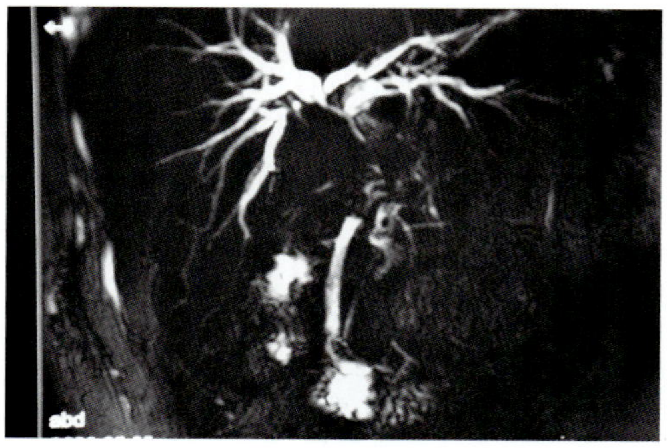

图 9-2-4 MRCP：显示肝总管缺如

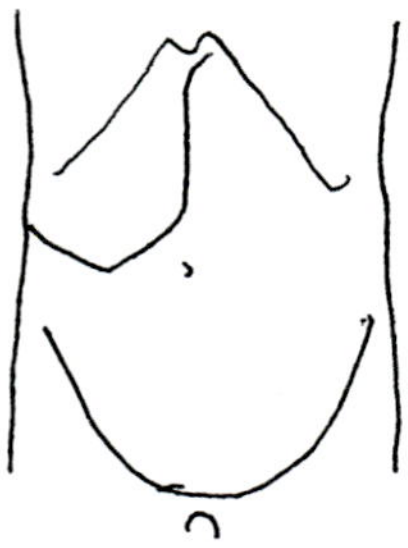

图 9-2-5 手术切口示意图

2. 游离、显现肝总动脉、肝固有动脉、肝左动脉、肝右动脉及胃十二指肠动脉，结扎、切断肝右动脉及胃十二指肠动脉。显现肝门静脉及肝门静脉左、右支，结扎、切断肝门静脉右支（图 9-2-7），进而游离、显现肝左管，显示右半肝缺血。

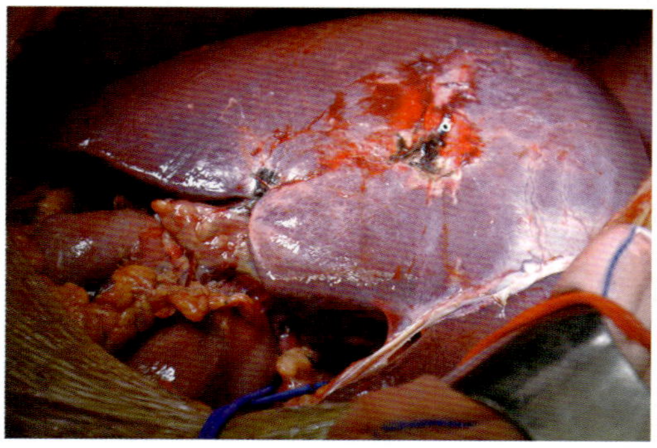

图 9-2-6 右肝

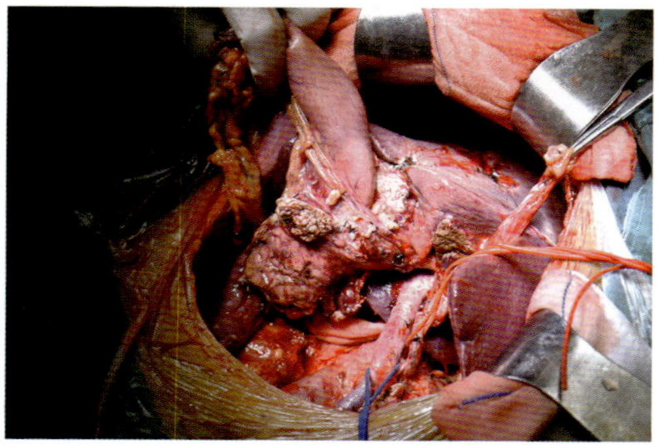

图 9-2-7 图中右下方为肝门静脉

3. 离断右肝周围粘连、韧带，解剖第二肝门、第三肝门，显现肝右静脉、肝中静脉、肝后腔静脉。

4. 游离胰头十二指肠，沟通胰头沟，先后横断空肠、胃体部及胰颈，脉络化肠系膜上静脉及肠系膜上动脉。

5. 血管钳夹持肝门静脉、肝固有动脉，于左、右肝缺血分界线上用超声刀劈离右肝（图 9-2-8），离断肝左管（图 9-2-9），拔除 PTCD 导管（图 9-2-10）。逐渐劈离右肝至肝后腔静脉、肝右静脉根部（图 9-2-11），直线切割闭合器钳夹、切断肝右静脉，移除右半肝、胰头十二指肠标本。术野清楚显现右肝断面、肝后腔静脉、肝门静脉、肠系膜上静脉、肝左动脉、肝固有动脉及肝左管断端（图 9-2-12）。

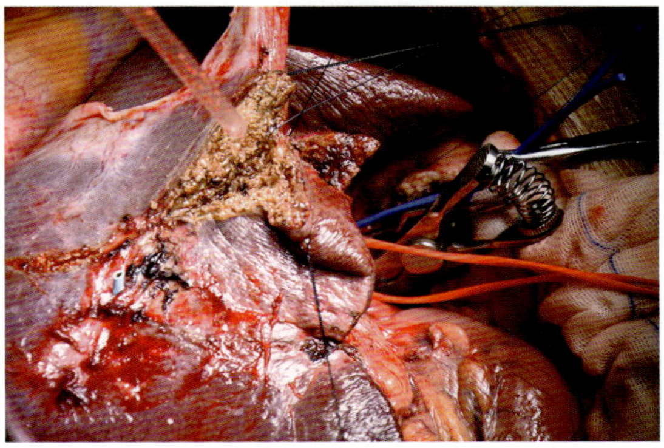

图 9-2-8　吸引器处为右肝劈离器

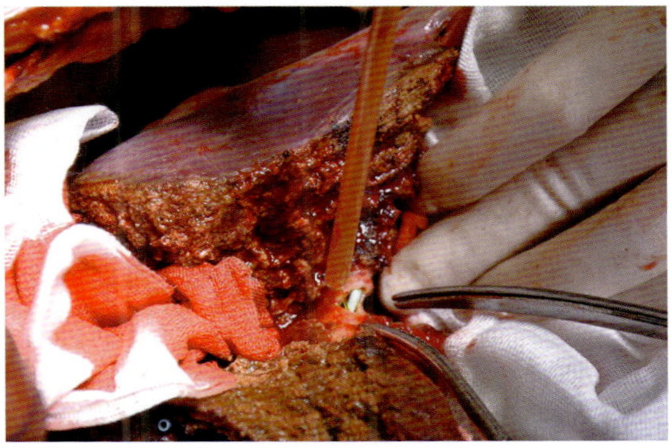

图 9-2-9　吸引器头处为肝左管

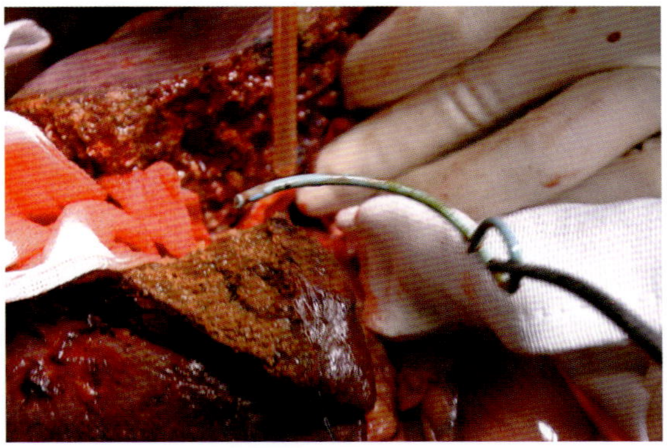

图 9-2-10　吸引器头下方为 PTCD 导管

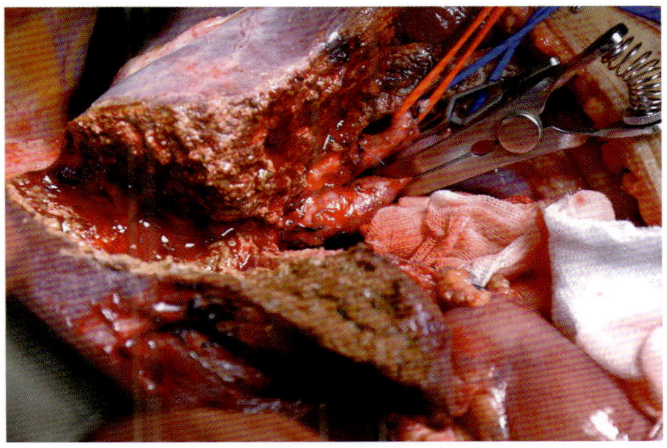

图 9-2-11　劈离右肝达肝右静脉

6. 按序施行胰肠吻合、胆肠吻合及胃肠吻合。

7. 查术野无出血、胆漏、胰漏，清点器械、敷料无误，逐层关腹。手术历时 4.5 小时，失血量 100ml，安返病房。术中送检胆管断端组织做快速切片，报告“切缘净”。标本送病理科做病理切片（图 9-2-13，图 9-2-14）。

8. 本例手术绘图见图 9-2-15。

【术后诊断】胆囊癌累及肝、肝总管、十二指肠球部。

【实施的手术】施行胆囊、右半肝、胰头十二指肠切除术。

【术后】无出血、胰漏、胆漏等并发症，恢复平顺。病理切片报告为胆囊腺癌。

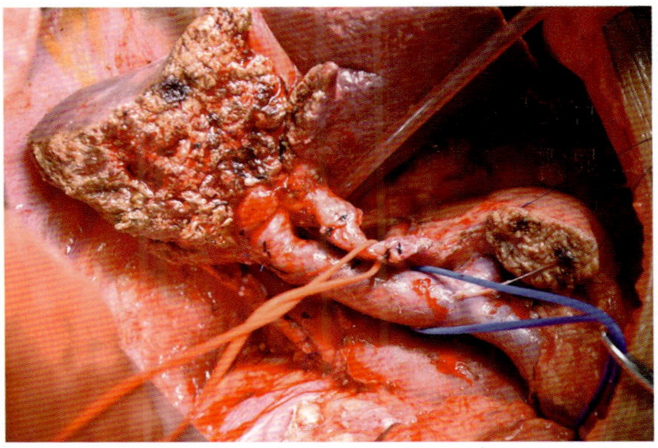

图 9-2-12　术野

【讨论】

（一）胆管狭窄

本例肝总管狭窄表现为管状、外源性、真性、恶性狭窄。

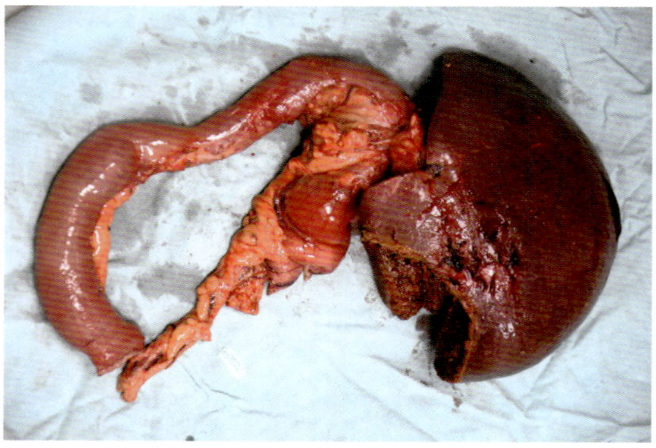

图 9-2-13 标本

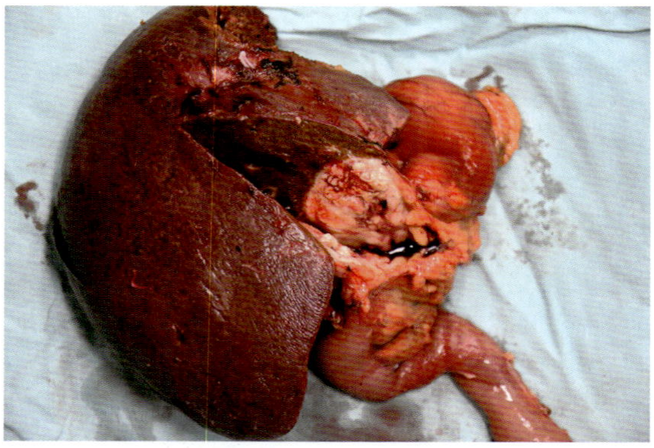

图 9-2-14 胆囊剖开

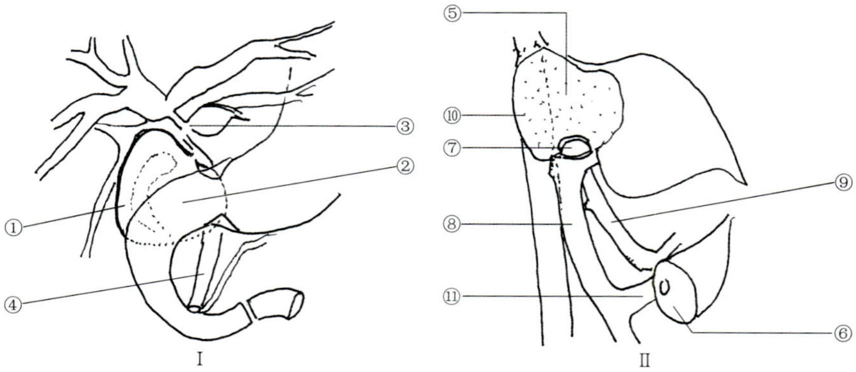

图 9-2-15 手术示意图

I. 术前；II. 术后

①胆囊；②十二指肠；③肝左管；④胆总管；⑤左肝断面；⑥胰残端；⑦肝左管；⑧肝门静脉；⑨肝固有动脉；⑩肝后腔静脉；⑪脾静脉

（二）解除狭窄的难点

1. 本例肝总管癌系原发胆囊癌直接浸润累及所致，并与肝、十二指肠融合成团，淋巴细胞转移浸润广泛，需联合器官切除。

2. 本例手术大，涉及右半肝及胰头十二指肠联合切除。

（三）解除狭窄的方法

本例手术实际是右半肝切除加胰头十二指肠切除，可以说是胆囊癌根治性切除最为复杂的方式。如何把两个复杂的手术很好地结合在一起，整块移除标本，值得进一步探索。

1. 首先显露肝门静脉、肝固有动脉，以及肝左管切断的平面。

2. 显露、游离胰头十二指肠，先后离断胃、空肠、胰颈。

3. 劈离右半肝，整块移除胰头十二指肠及右半肝。

4. 重建消化道。

（四）相关外科手术技术

1. 胆囊癌是一种恶性程度高、手术效果欠佳的疾病。近些年来，对于胆囊癌如何手术及手术方式存在争议，尚不统一。本例胆囊癌施行右半肝加胰头十二指肠切除术，对胆囊癌而言手术范围够大，近期效果尚好。不管怎样，进一步累积病例经验是十分必要的。

2. 肝固有动脉和肝门静脉的游离、显现是决定能否施行扩大根治术的根据，对此，在肝十二指肠韧带的左侧施行肝固有动脉和肝门静脉的显现、游离，较为方便、快捷。

病例 3：结石性慢性胆囊炎，合并胆囊十二指肠瘘、弥漫性胆汁性腹膜炎及胆石致空肠不完全梗阻、十二指肠球部梗阻，施行胆囊次全切、胆肠 Roux-en-Y 术及胃空肠吻合术

【病史】患者，女，66 岁。右上腹疼痛伴发热、呕吐 20 天，呕吐量约 1000ml。20 年前，因右上腹痛诊为“胆囊多发结石”，但拒绝手术。2 年前，施行脑垂体瘤切除术。

T 36.1℃，R 20 次 / 分，P 98 次 / 分，BP 90/72mmHg。神清合作，皮肤、巩膜无黄染，心、肺正常。腹稍胀满，无浅静脉曲张及胃肠型。右侧腹壁较紧张，压痛、反跳痛以剑突右下方为显著，未触及胆囊、肝、脾，叩击右肝区示心窝部不适，Murphy 征（+），胃振水音（+），腹水征不明显。双下肢无水肿。

WBC 13.65×10^9/L，N 0.796，PLT 249×10^9/L，Hb 146g/L，TP 64.3g/L，ALB 45g/L，TBIL 16μmol/L，DBIL 8.2μmol/L，AST 40U/L，ALT 32U/L，PA 176mg/L，ChE 7811U/L，ALP 116U/L，γ-Gt 44.5U/L。

CT（2020-04-25，湖南省人民医院）：肝轮廓清，表面光整。肝内、外胆管无扩张，无胆石、无积气。胆囊不大，约 4cm × 3cm，壁厚，积胆石、积气。空肠上段扩张，多个胆石（图 9-3-1）。胃腔扩大，气液平面明显（图 9-3-2）。无明显腹水。

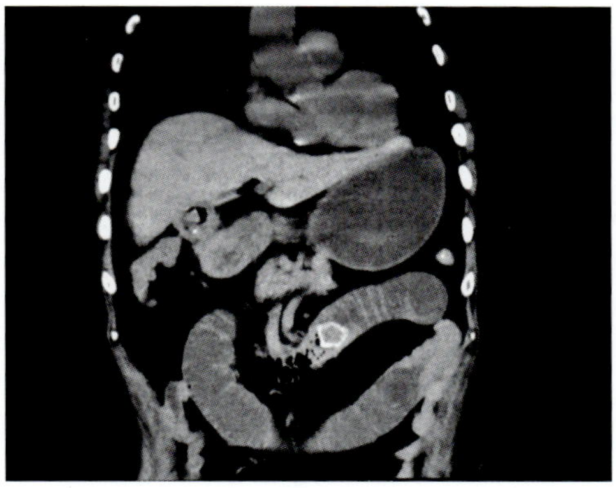

图 9-3-1 CT：空肠上段扩张、多个胆石

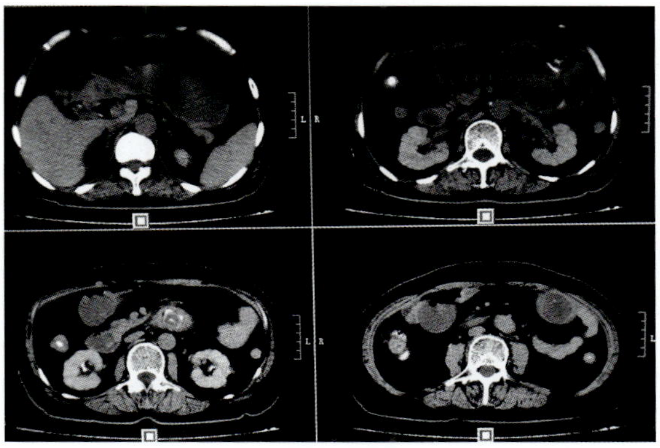

图 9-3-2 CT：显示胃腔气 - 液平面

【术前诊断】结石性慢性胆囊炎，合并胆囊十二指肠瘘、弥漫性腹膜炎及胆石致空肠不完全梗阻、十二指肠梗阻。

【手术过程】

1. 急症，平仰卧位，气管内全身麻醉，取右上腹“反 L”形切口（图 9-3-3）入腹。见：浑浊脓性腹水约 400ml，腹膜上无癌性结节。肝色泽棕红，表面光整，质地软，无结石感、结节感。肝右外叶稍肥大，肝右前叶稍萎小。肝外胆管外径约 1cm，无结石感。肝右动脉跨越肝总管，肝左管外径约 0.6cm。胆囊、十二指肠、大网膜粘连成团块，胆囊外形呈葫芦状，约 3.5cm × 5cm，壁厚，其内明显结石感。十二指肠球部呈瘢痕狭窄，胃壁厚、胃腔大。空肠近段扩张，外径约 4cm，多个大小不一的胆石，致使空肠不全梗阻。

2. 吸出腹膜腔液体，用“三合一液”冲洗、清洁腹膜腔，并将肠内胆石挤压推移至空肠近段 20cm 以内，外用橡皮筋临时束扎。

3. 辨清十二指肠、胆囊及结肠，紧贴胆囊壁剥离胆囊底部，见胆囊与十二指肠球部粘连、融合，不能分离。用“四边法”切开胆囊体部，取出其内胆石 4 枚，均约 1.5cm × 1cm × 1cm，形态不规则；见胆囊底与十二指肠形成内瘘，其瘘口内径约 2.5cm，胆囊壁厚约 0.4cm，胆囊切口直径约 2.5cm。

4. 紧贴胃大弯游离胃窦至幽门环上 1cm，以直线切割闭合器离断胃。

5. 提空肠做胃、空肠吻合。

6. 距胃、空肠吻合口以远 20cm，用直线切割闭合器横断空肠，施空肠、桥袢空肠侧侧吻合，经吻合口取出空肠内胆石（图 9-3-4），桥袢空肠长 30cm。

7. 做胆囊与桥袢空肠吻合，吻合口放置外引流导管。
8. 逐层关腹。手术历时 3 小时，失血量约 50ml。
9. 本例手术绘图见图 9-3-5。

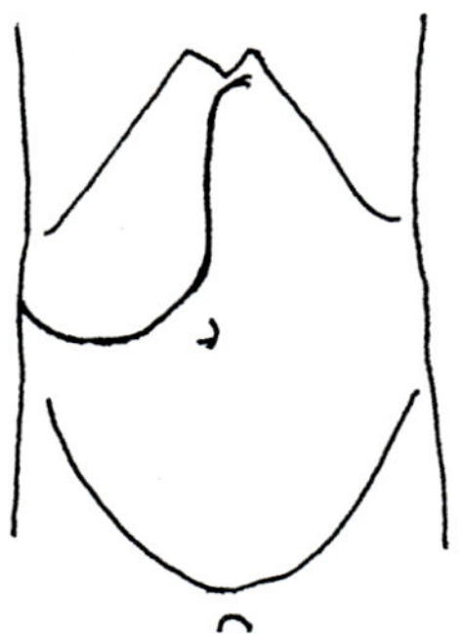

图 9-3-3 手术切口示意图

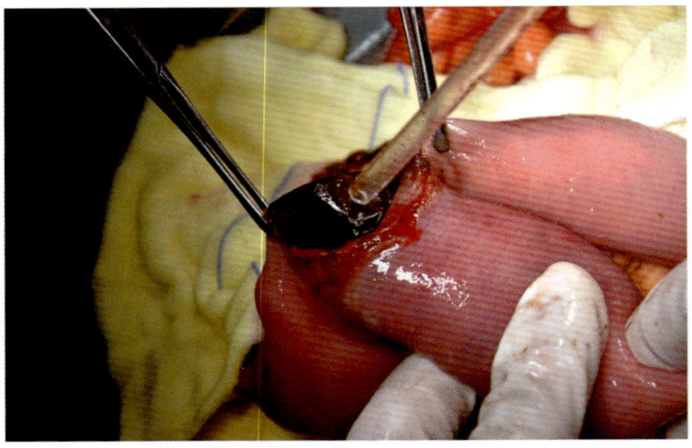

图 9-3-4 经空肠、桥袢空肠吻合口取石

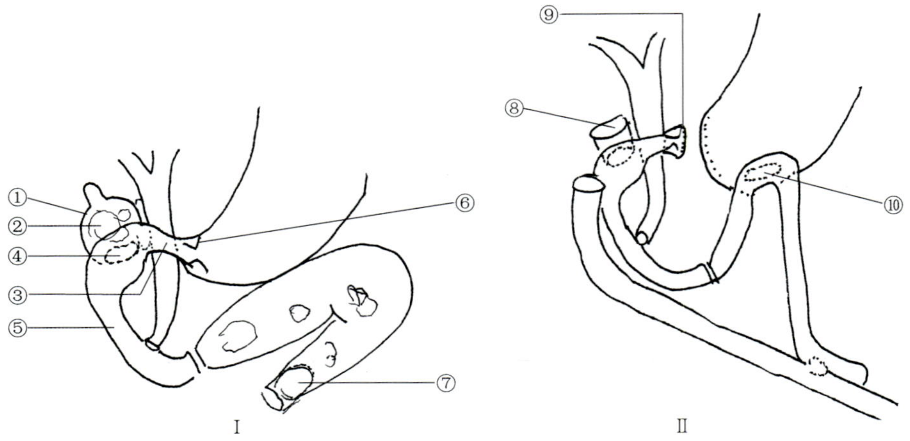

图 9-3-5 手术示意图

Ⅰ. 术前；Ⅱ. 术后

①胆囊；②胆囊结石；③十二指肠球部狭窄；④胆囊十二指肠瘘口；⑤十二指肠；⑥幽门环；⑦空肠结石；⑧胆囊残端；⑨十二指肠残端；⑩胃、空肠吻合口

【术后诊断】结石性慢性胆囊炎，合并胆囊十二指肠瘘、弥漫性腹膜炎及胆石致空肠不完全梗阻十二指肠梗阻。

【实施的手术】施行胆囊次全切、幽门横断、腹膜腔清创及胃、空肠吻合术，以及空肠切开、取石和胆肠 Roux-en-Y 术。

【术后】无胆漏、胆道出血、胃肠吻合口出血、腹膜腔脓肿等并发症，恢复平顺。病理切片报告为胆囊炎。

【讨论】

（一）本例手术的难点

1. 对笔者而言，患者的诊断不甚清楚，诊断带有很强的探查性。

2. 术中见胆囊、十二指肠球部、大网膜、横结肠粘连成致密的炎性包块；肝外胆管不大，肝右动脉跨越肝总管；肝方叶肥大、覆盖在肝左管前方，而胃壁厚、胃腔大，有幽门梗阻、空肠结石。因此，需要考虑的问题是：①如何显现、游离胆囊，是次全切还是全切，留下胆囊做何用；②肝外胆管是否有必要探查或做胆肠内引流；③肠内胆石如何清除；④幽门梗阻如何处理，幽门梗阻的原因。

（二）攻坚克难

1. 本例的核心是结石性胆囊炎，并存在胆囊十二指肠瘘，由此导致幽门梗阻、胆石致空肠不完全梗阻。

2. 千方百计紧贴胆囊壁游离、显现胆囊，次全切除胆囊，完成胆肠 Roux-en-Y 术。目前无须胆总管探查或以胆道做胆管空肠 Roux-en-Y 术。

3. 横断幽门，做胃、空肠吻合术，在完成空肠、桥袢空肠吻合过程中，清除空肠内胆石。

（三）相关外科手术技术

1. 胆囊有炎性包块，在游离、显现胆囊时注意“弃车保帅”，保护胆囊，注意紧贴胆囊壁剥离、显现胆囊。为此，可先切开胆囊，再进行胆囊的剥离。

2. 清除空肠结石时，注意将肠内胆石挤压推移至近段空肠，以直线切割闭合器完成空肠、桥袢空肠吻合后，再将胆石经肠吻合口残余处取出，然后再缝闭肠吻合口残余处。

病例 4：施行左上腹腹膜后巨大肿瘤切除术，历时 2 小时，失血量约 50ml

【病史】患者，女，64 岁。左上腹痛 1 天，无寒战、发热，无血尿、脓尿，无呕吐。否认糖尿病、胰腺炎病史，无高血压。40 年前（1980 年）施行剖宫产。20 年前，因“子宫肌瘤”在当地医院施行“子宫全切术”。

T 36.4℃，R 20 次 / 分，P 94 次 / 分，BP 138/80mmHg。神清合作，无黄疸，心、肺正常。左上腹膨隆，可扪及肿块约 10cm × 7cm，质硬，无触痛。未触及肝、胆囊，Murphy 征（－），剑突右下方无压痛，叩击右肝区无不适，无胃振水音，无腹水征。双下肢无水肿。

WBC 6.64 × 10^9/L，N 0.814，PLT 166 × 10^9/L，TP 74.1g/L，ALB 46g/L，TBIL 15.3μmol/L，DBIL 3.9μmol/L，γ-Gt 17.3U/L，ALP 73U/L，PA 245mg/L，ChE 7430U/L，AFP 4.9ng/ml，CA19-9 14U/ml。

CT（2020-04-18，湖南省人民医院）：左上腹见一软组织肿块影，内显示大片状低密度区，肿块约 12.5cm × 9.5cm × 13.1cm，CT 值为 17 ～ 37Hu，肿块与胃、左肾分界欠清（图 9-4-1）。左肾体积大，受压移位，左肾上腺显示不清（图 9-4-2）。肝大小、形态、表面正常，肝内见少许类圆形低密度影，较大的位于肝右后叶上段，直径约 1.0cm，正常肝实质 CT 值为 67Hu（图 9-4-3）。肝内、外胆管无扩张，未见胆囊。脾增大，CT 值为 48Hu。胰腺与肿块粘连。无腹水。

CTA：显示肿瘤的供血动脉为左肾动脉（图 9-4-4）；CTV：显示肿瘤回心血管为左肾静脉（图 9-4-5）。

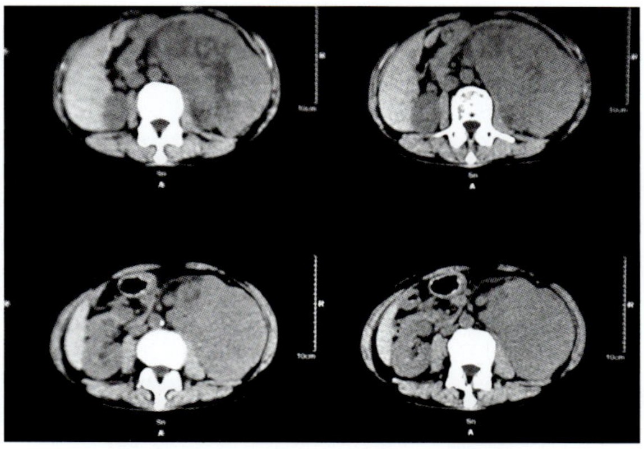

图 9-4-1 CT：显示左中上腹瘤

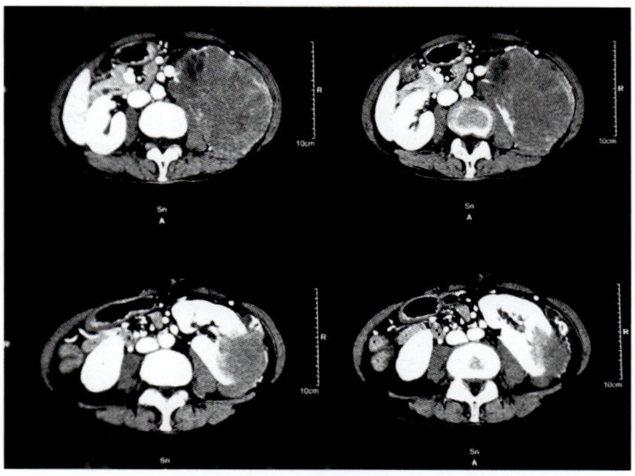

图 9-4-2 CT：显示左肾移位

【术前诊断】腹膜后脂肪肉瘤（左肾周脂肪肉瘤）。

【手术过程】

1. 择期，平仰卧位，气管内全身麻醉，取左中、上腹“├”形切口（图 9-4-6）入腹。见：无腹水，腹膜上无癌性结节。肿瘤位于左上腹腹膜后，胃、横结肠被推移前方（图 9-4-7），胰体、胰尾部亦移位于肿块前面（图 9-4-8），其间存在间隙。脾稍大。肝色泽棕红，表面光整，形态、比例无失衡。胆囊不大，肝外胆管外径约 0.8cm。

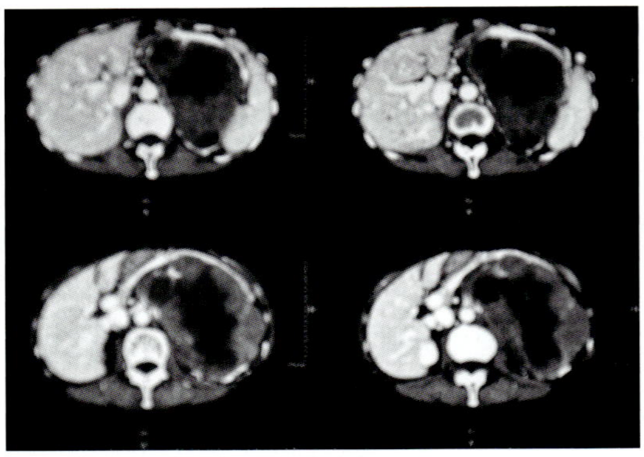

图 9-4-3　CT 增强扫描（静脉期）：显示肝形态正常

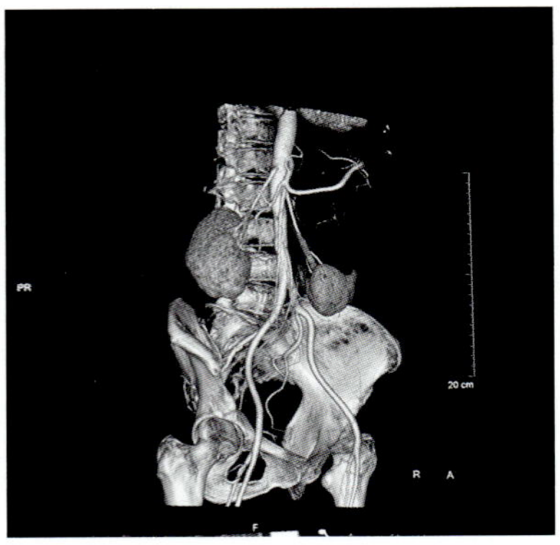

图 9-4-4　CTA：肿瘤供血动脉为左肾动脉

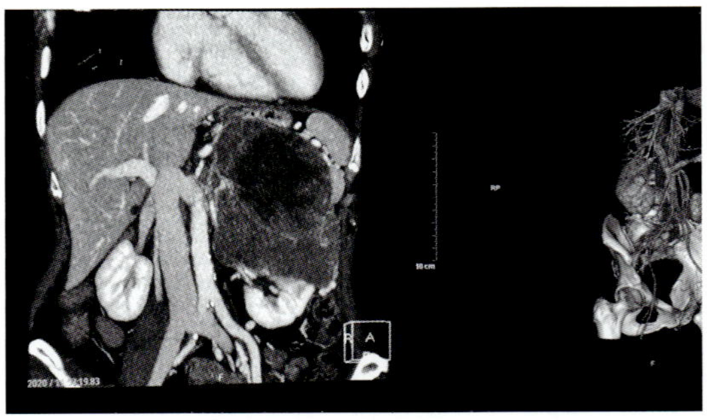

图 9-4-5　CTV：显示肿瘤回心血管为左肾静脉

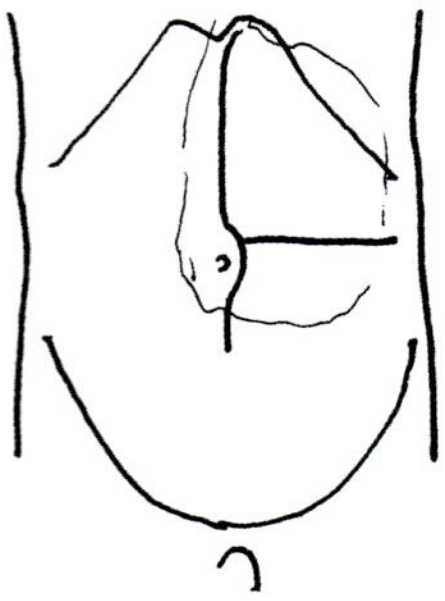

图 9-4-6　手术切口示意图

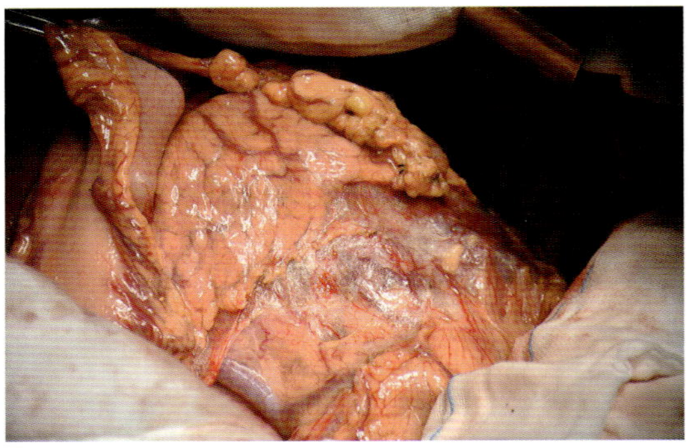

图 9-4-7　胃、结肠被推移至肿瘤前方

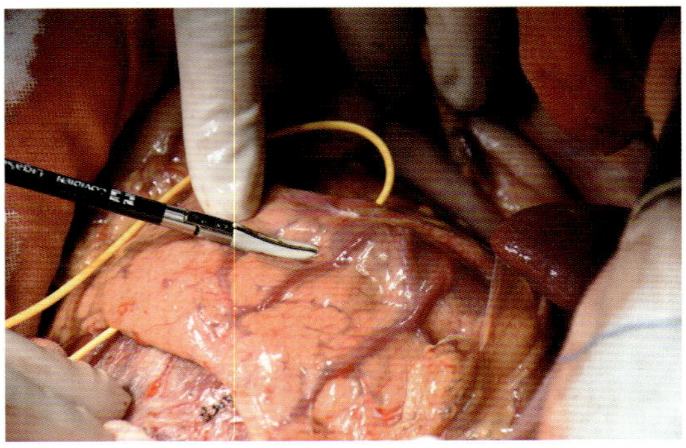

图 9-4-8　导管束扎处为胰

2. 先后离断胃结肠韧带，于胰下缘稍作分离，顺利与肿块分离（图 9-4-9）。脾与肿块无粘连，胃形态光整。

3. 于肿块内侧缘分离、显示、游离左肾动脉、左肾静脉（图 9-4-10），先后套线、结扎左肾动脉（图 9-4-11）、左肾上腺动脉、左肾静脉（图 9-4-12）。

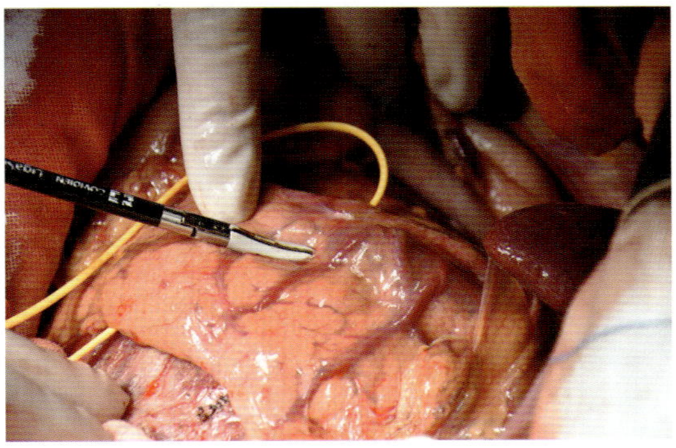

图 9-4-9　超声刀游离胰

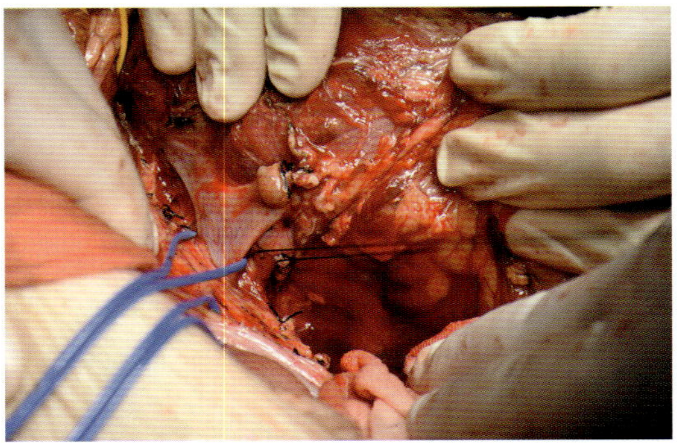

图 9-4-10　橡皮筋牵拉处为左肾静脉

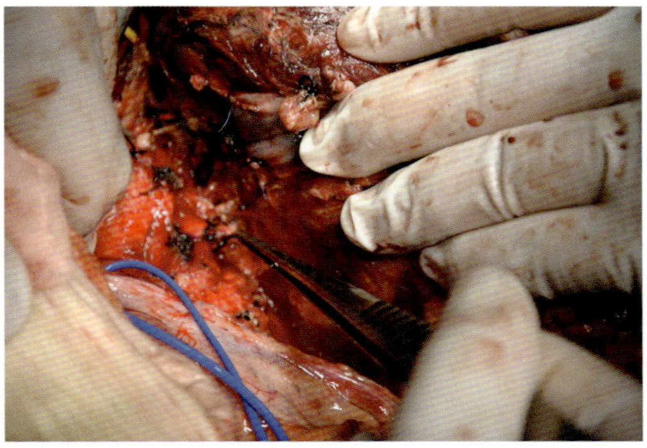

图 9-4-11　镊子尖处示左肾动脉

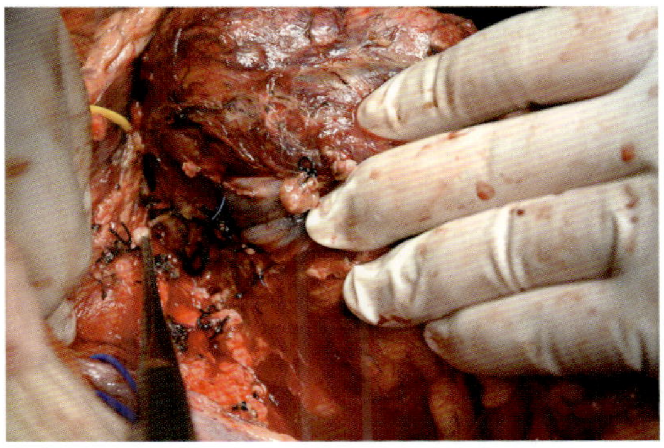

图 9-4-12　中指尖处为左肾静脉

4. 结扎、切断左输尿管，紧贴肿块迅速钝性剥离肿块（图 9-4-13），整块移除肿瘤（图 9-4-14）。术野清楚显现左肾蒂血管（图 9-4-15）、胰（图 9-4-16）、脾（图 9-4-17）、胃正常（图 9-4-18）。

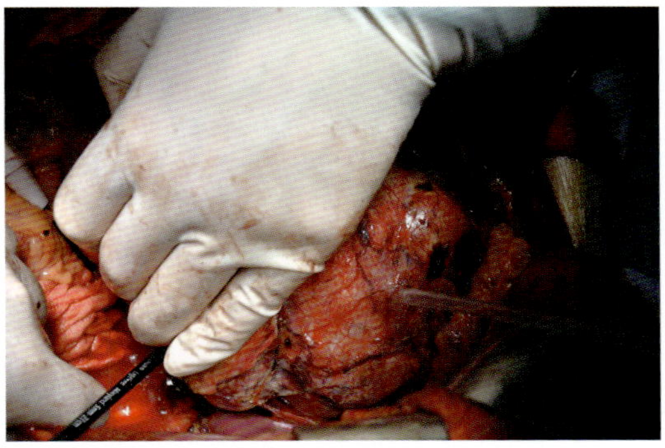

图 9-4-13　手钝性剥离肿块

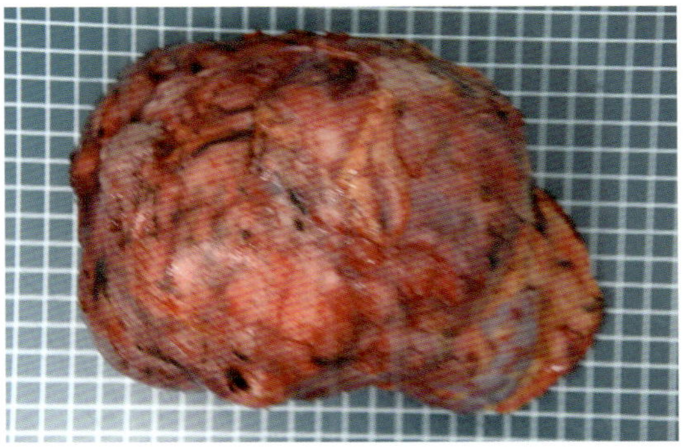

图 9-4-14　肿瘤标本

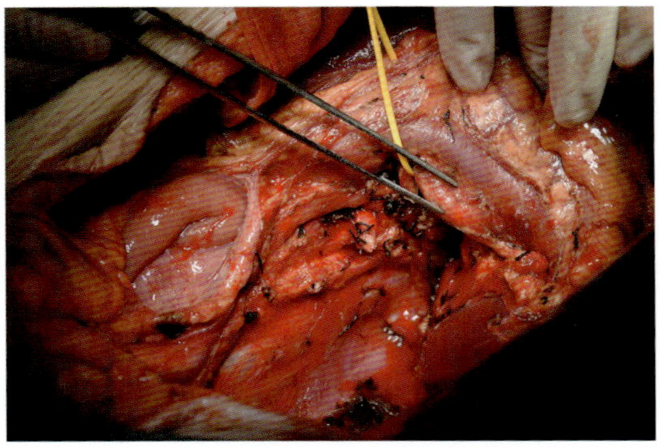

图 9-4-15　镊子尖处为左肾蒂血管

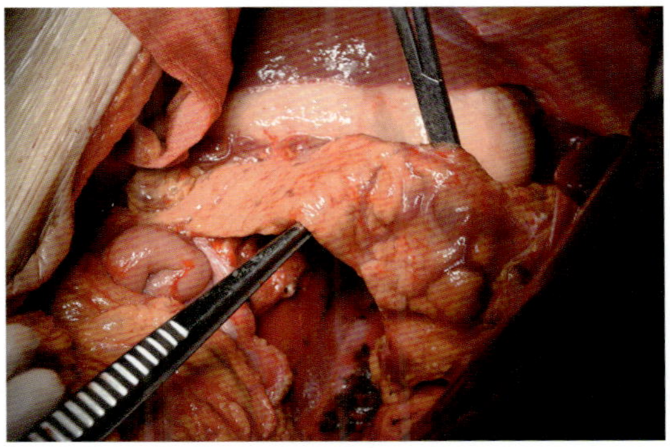

图 9-4-16　胰

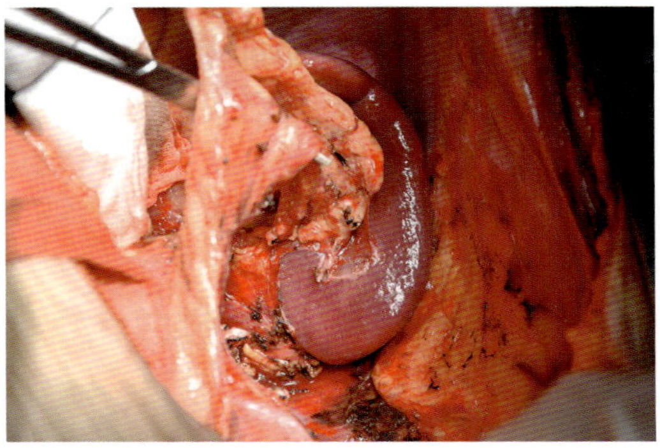

图 9-4-17　脾

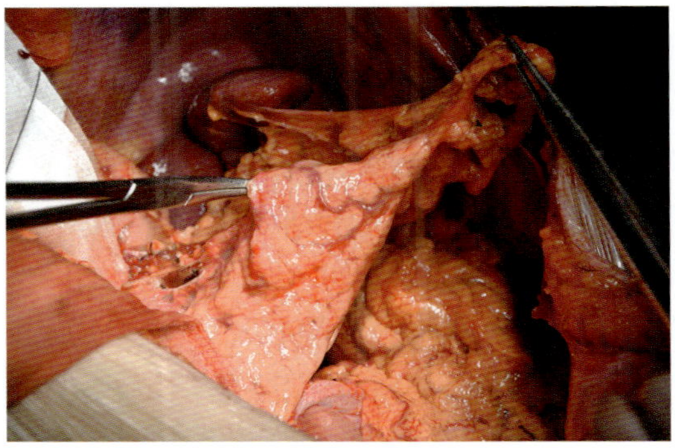

图 9-4-18　胃

5. 放置左腹膜后乳胶引流管，清点器械、敷料无误，逐层关腹。手术历时 2 小时，失血量约 50ml，肿块重量 1.3kg。

【术后诊断】腹膜后脂肪肉瘤（左肾周脂肪肉瘤）。

【实施的手术】施行左腹膜后肿瘤切除术。

【术后】无腹膜后脓肿、胰腺炎、胃肠功能不全等并发症，恢复平顺。病理切片报告为左肾周脂肪肉瘤。

【讨论】

（一）本例手术的难点

1. 腹膜后肿瘤巨大，位置深在。

2. 涉及邻近器官多，如胃、胰、结肠、左肾及左肾上腺，可能导致多器官联合切除，并且左肾动脉、左肾上腺动脉和腔静脉、左肾静脉位置深在。

3. 胰体、尾及横结肠系膜与肿瘤广泛粘连，易出血。

（二）攻坚克难

本例手术的困难在于显现、结扎、切断供给肿瘤血液的左肾动脉及血液流出的左肾静脉。对此，应注意以下几点。

1. 宽大的切口，本例取左中、上腹“├”形切口。

2. 切断胃结肠韧带，敞开小网膜囊，游离胰颈、胰体部，显现腔静脉、左肾静脉、腹主动脉及左肾动脉、左肾上腺动脉，先后结扎、离断供瘤动脉、出瘤静脉，阻断供瘤的脉管。

3. 快速剥离肿瘤，注意剥离肿瘤时一定要紧贴瘤壁。

（三）相关外科手术技术

对于腹膜后巨大肿瘤的切除，切忌先剥离肿瘤，以免造成术中大出血、多器官损伤，甚至造成多器官联合切除。本例肿瘤切除时，先阻断入瘤的动脉供血，再剥离肿瘤，仅移去肿块，很好地保护邻近器官。手术历时 2 小时，失血量仅 50ml，术后恢复平顺。

病例 5：中肝叶（S_4、S_5、S_8）肝细胞癌合并肝中静脉、腔静脉癌栓，施行中肝叶切除、腔静脉癌栓清除术

【病史】患者，女，53 岁。乏力、食欲缺乏 2 个月，伴间歇胸闷。患乙型肝炎 40 年，甲状腺功能亢进症（简称甲亢）3 年，多家医院经 CT、MRI 检查诊断为“肝细胞癌”，认为失去手术时机，并建议介入治疗。

T 36.6℃，R 20 次 / 分，P 70 次 / 分，BP 124/77mmHg。神清合作，无黄疸。心律齐，双肺呼吸音清。腹平，浅静脉无曲张；腹壁软，未扪及肝、胆囊、脾，叩击右肝区无不适，无胃振水音，腹水征（－）。脊柱、四肢无畸形。

WBC 4.96×10^9/L，N 0.665，PLT 126×10^9/L，Hb 134g/L，TBIL 20.5μmol/L，DBIL 5.1μmol/L，TP 67.6g/L，ALB 42.7g/L，AST 35U/L，ALT 19.5U/L，ALP 158U/L，γ-Gt 46U/L，PA 116mg/L，ChE 8232U/L，AFP 621ng/ml，CA19-9 21.7U/ml。ICG 15 分钟滞留率为 14.7%，乙型肝炎检测为小三阳。

CT（2020-04-20，湖南省人民医院）：肝轮廓清，肝右前叶隆起，可见一占位区约 6cm×8cm（图 9-5-1）。肝内胆管无扩张，无胆石、无积气。脾大 7 个肋单元，无腹水。增强扫描（静脉期）显示肝右前叶肿块密度不均（图 9-5-2）。

CTV：冠状面显示肝中静脉及肝上、肝后腔静脉癌栓（图 9-5-3），肠系膜上静脉曲张（图 9-5-4）。显示肝中静脉癌栓（图 9-5-5），肝门静脉无癌栓（图 9-5-6）。

CTA：显示肝动脉正常（图 9-5-7）。

【术前诊断】 乙型肝炎，合并肝硬化、肝细胞癌及肝中静脉癌栓、腔静脉癌栓。

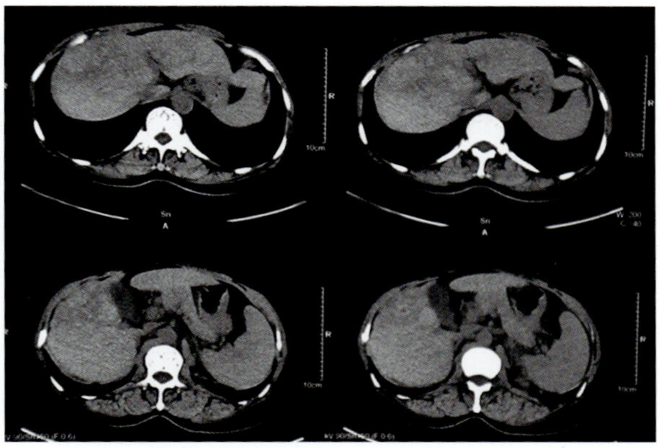

图 9-5-1　CT：显示中肝叶肝癌

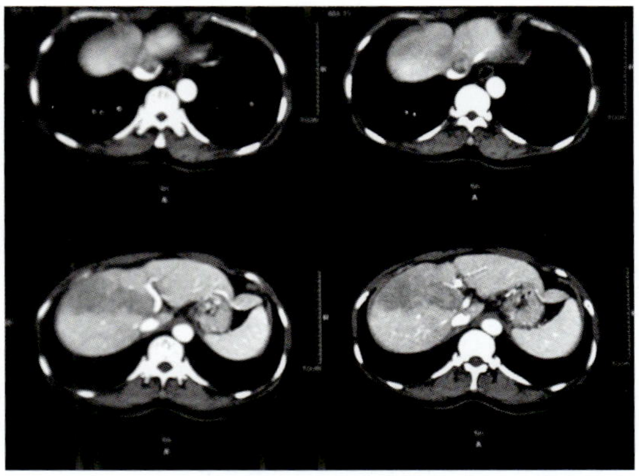

图 9-5-2　CT 增强扫描（静脉期）：显示肿块密度不均

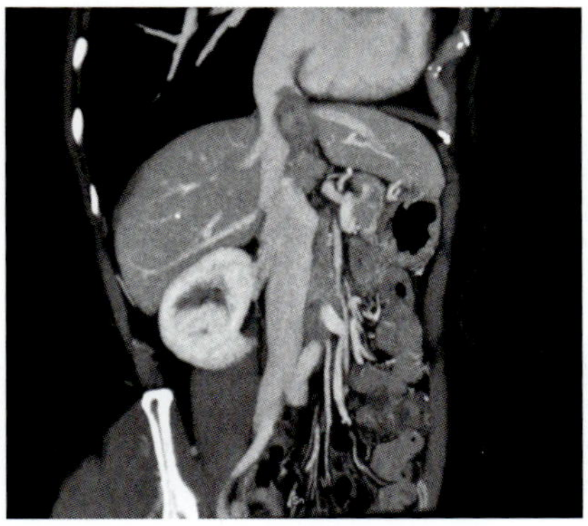

图 9-5-3　CTV：显示肝上及肝后腔静脉癌栓

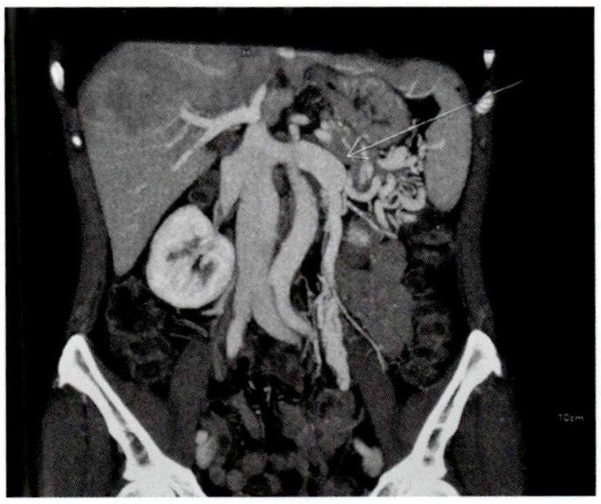

图 9-5-4　CTV：显示肠系膜上静脉曲张

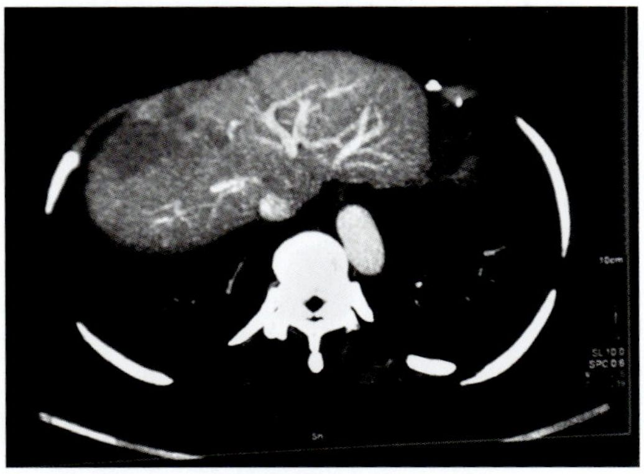

图 9-5-5　CTV：显示肝中静脉癌栓

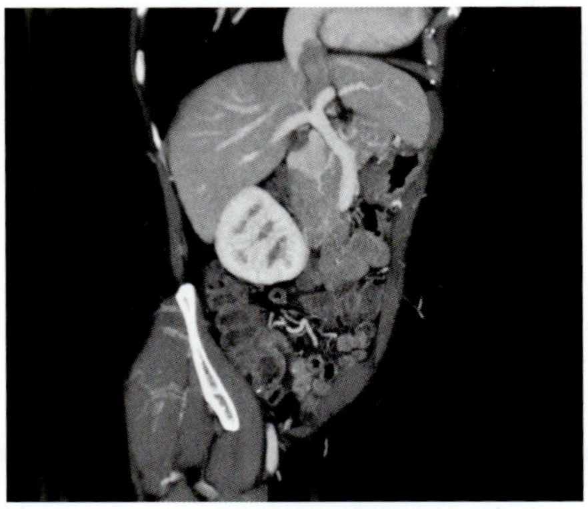

图 9-5-6　CTV：肝门静脉无癌栓

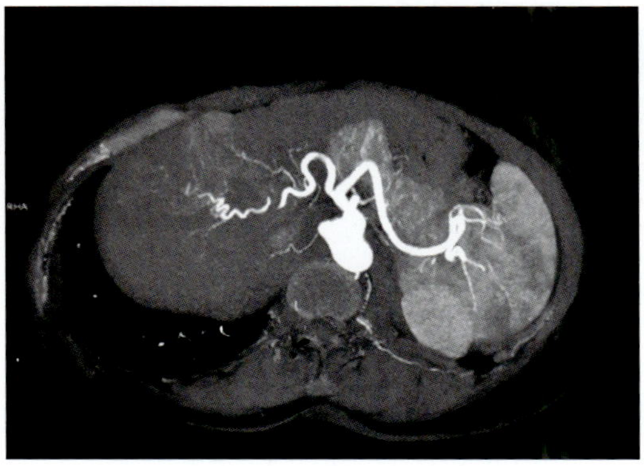

图 9-5-7　CTA：显示肝动脉正常

【手术过程】

1. 择期，平仰卧位，垫胸背部，气管内插管全身麻醉，取“屋顶”形切口（图 9-5-8），安置全腹自动牵开器入腹。见：无腹水，大网膜上无静脉曲张。肝呈暗棕红色，肝右前叶见结节状隆起包块约 15cm × 10cm × 8cm，质硬；肝左外叶、肝右后叶表面光整（图 9-5-9），活动性可。胆囊不大。肝外胆管外径约 3cm（图 9-5-10）。肝中静脉质较硬，可扪及癌栓，与肝左静脉共干。术中超声见肝中静脉、腔静脉癌栓（图 9-5-11）。

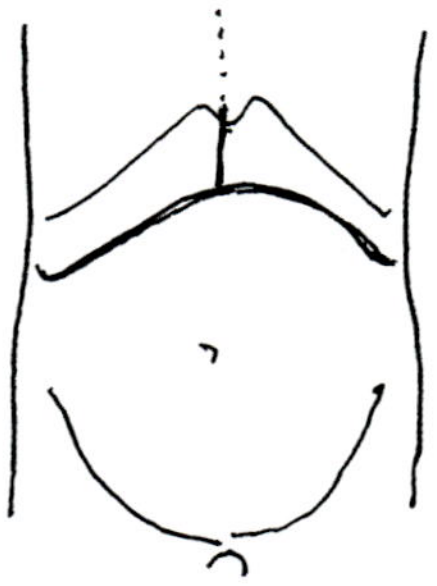

图 9-5-8　手术切口示意图

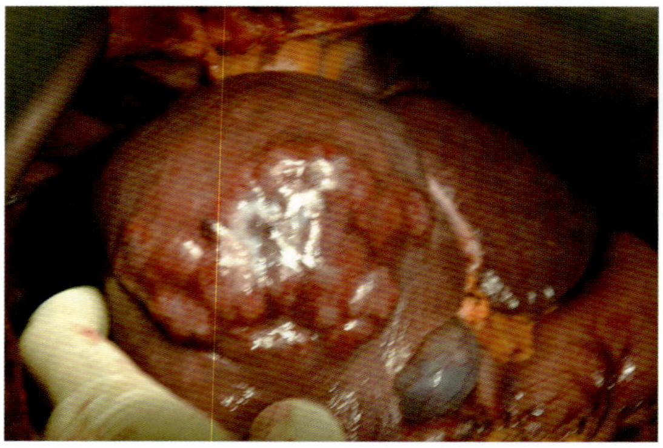

图 9-5-9　中肝叶

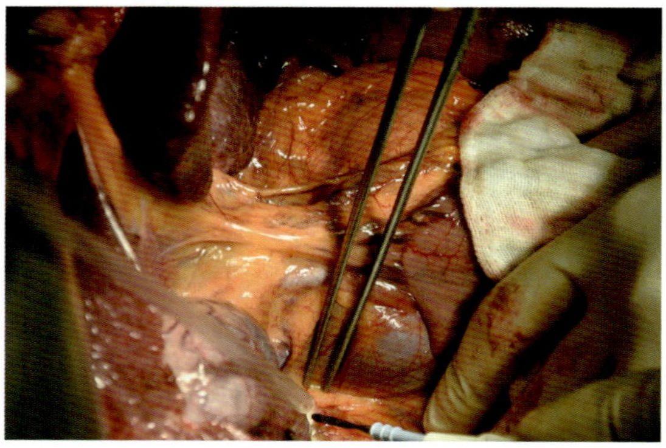

图 9-5-10　镊子尖处为肝外胆管

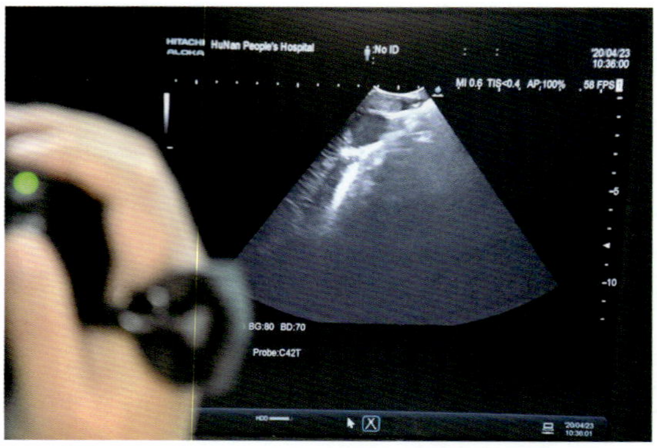

图 9-5-11　术中超声显示腔静脉癌栓

2. 移除胆囊（图 9-5-12），离断左、右冠状韧带，解剖第三、第二肝门，沟通肝上、下腔静脉，显现心包下至肝的长度约 3.5cm（图 9-5-13）。

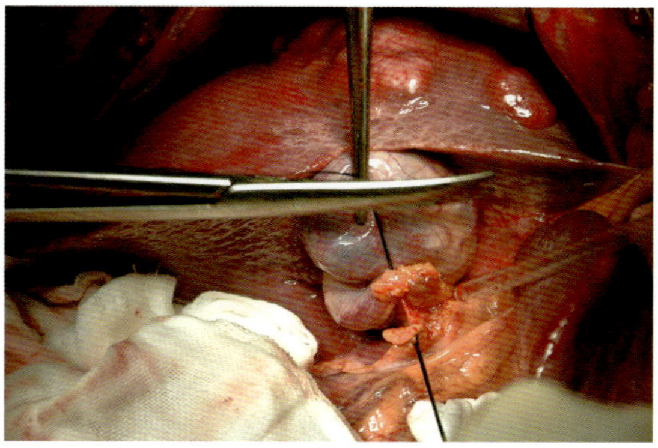

图 9-5-12　剪刀嘴处为胆囊

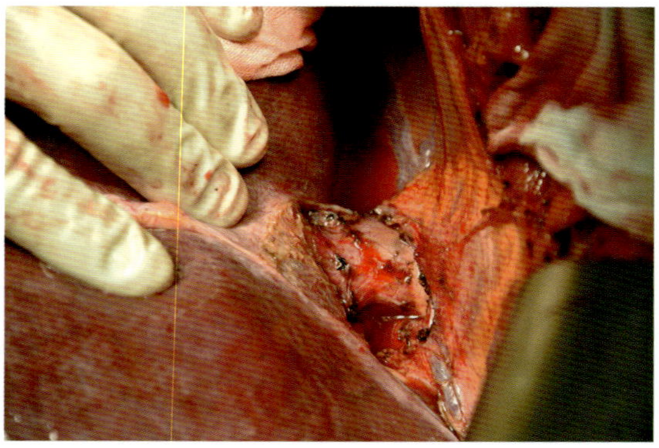

图 9-5-13　图中右下方为肝上、下腔静脉

3. 解剖第一肝门，先后放置 Pringle 止血带（图 9-5-14）、右肝蒂止血带（图 9-5-15）及右肝前蒂止血带（图 9-5-16），显示肝右前叶缺血（图 9-5-17）。于镰状韧带右侧、肝中静脉左侧“微榨法”劈离中肝叶左侧（图 9-5-18）达肝中静脉、肝左静脉共干处的根部（图 9-5-19）。

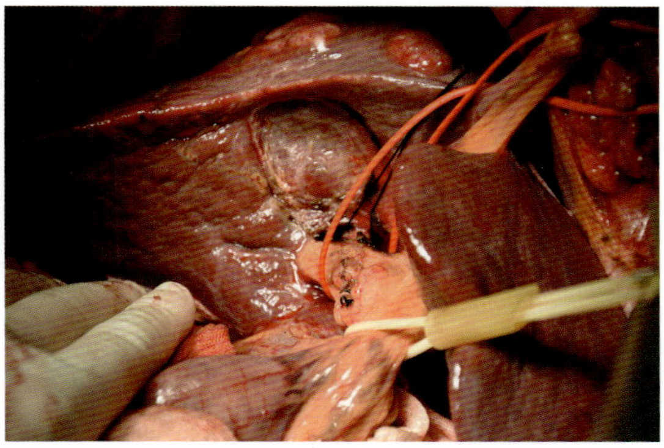

图 9-5-14　橡皮筋束扎处为 Pringle 止血带

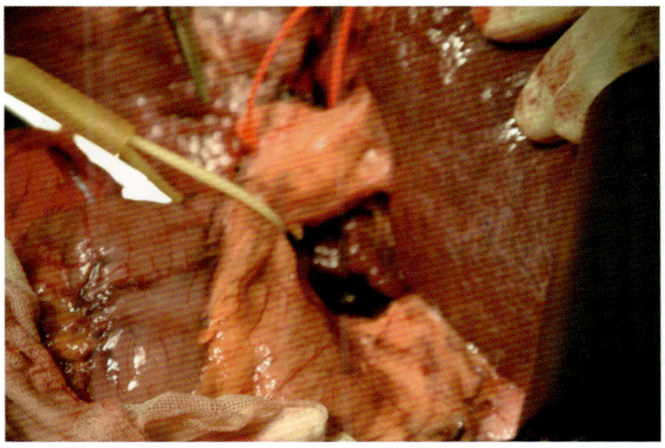

图 9-5-15　右肝蒂止血带

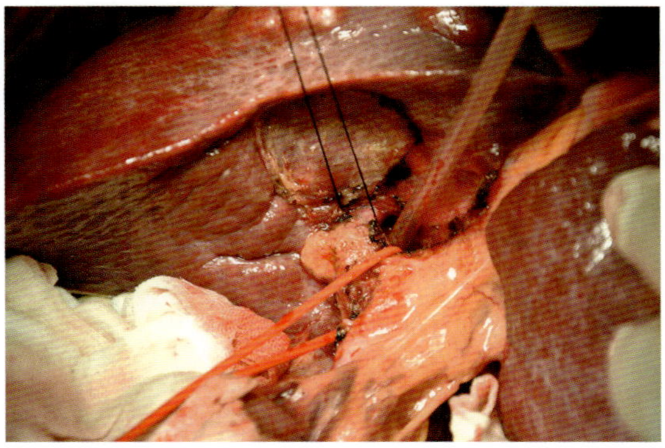

图 9-5-16　线牵引处为右肝前带

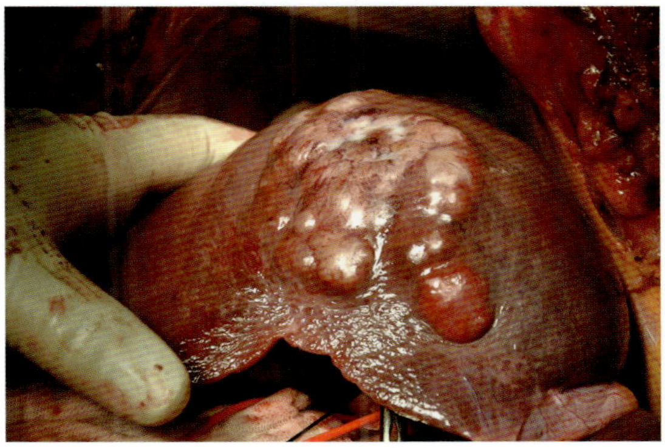

图 9-5-17　肝右前叶缺血

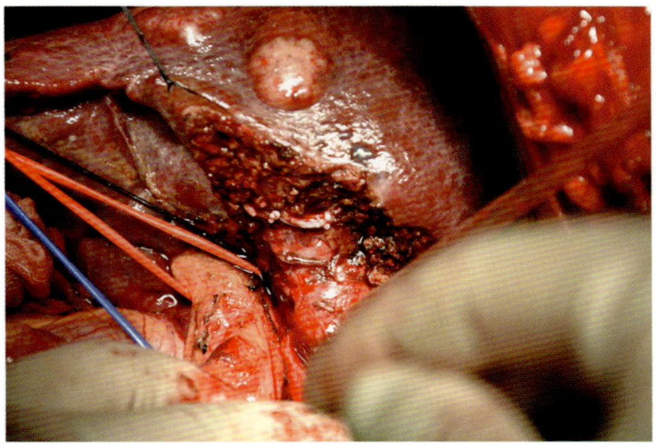

图 9-5-18　劈离中肝叶左侧

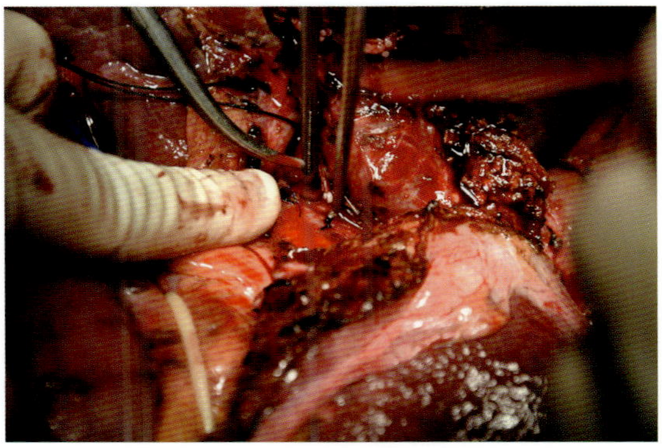

图 9-5-19　镊子尖处为肝中静脉

4. 钳夹、切断肝右前叶蒂（图 9-5-20），劈离中肝叶右侧缘（图 9-5-21）达肝中静脉、肝左静脉共干基部的右侧，见中肝叶仅此处与腔静脉相连（图 9-5-22）。

5. 离断肝中静脉，切开腔静脉，取癌栓。先后安置、扎紧 Pringle 止血带，肝下腔静脉套带，肝上、下腔静脉套带，在肝中静脉、肝左静脉共干处用下、上心耳钳钳夹（图 9-5-23），配合术中超声确定套带位置准确（图 9-5-24），立即离断肝中静脉，移除中肝叶（图 9-5-25），切开腔静脉，取出其内癌栓（图 9-5-26）。立即用肝素盐水冲洗静脉腔，用 5-0 Prolene 线缝闭肝中静脉残端（图 9-5-27）、4-0 Prolene 线缝闭腔静脉切口（图 9-5-28）。松开、移除肝上、下腔静脉套带及血管钳、Pringle 止血带（图 9-5-29）。

6. 生理盐水冲洗、清洁肝面及术野，放置腹腔引流管，清点器械、敷料无误，逐层关腹。手术历时 4 小时，失血量 200ml。

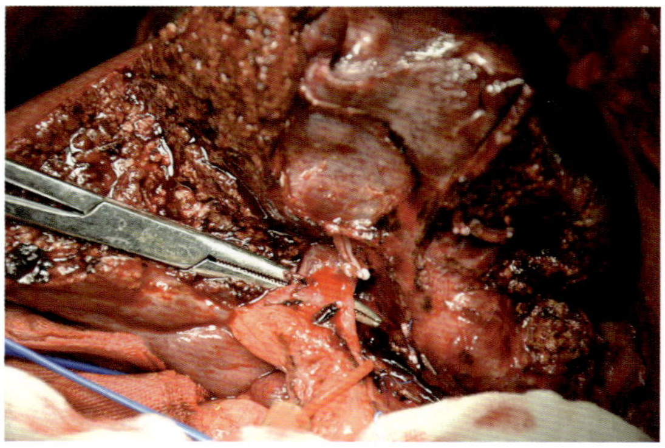

图 9-5-20 钳子尖处为右肝前叶蒂

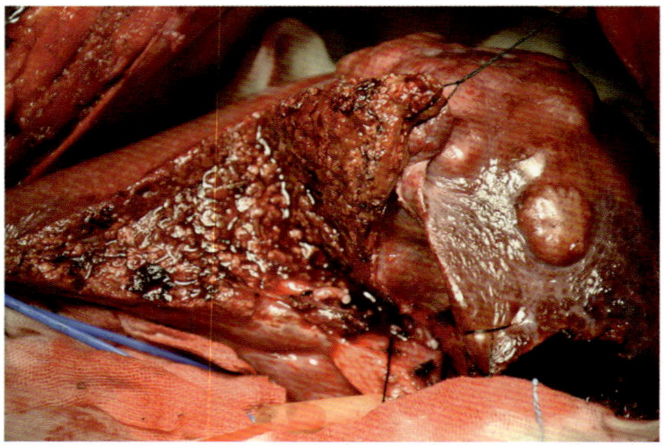

图 9-5-21 中肝叶右侧劈离

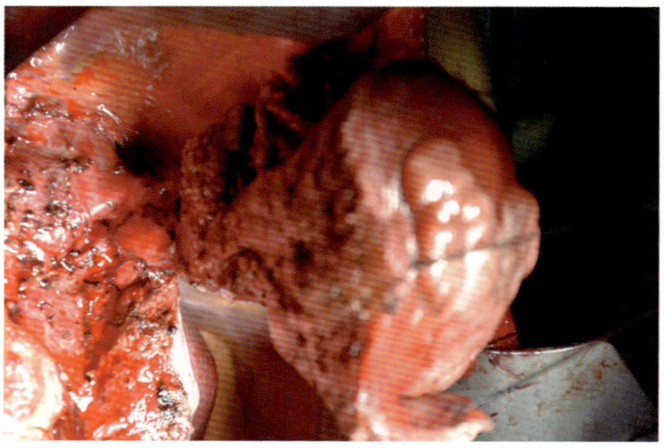

图 9-5-22 中肝叶 - 肝中静脉与腔静脉相连处

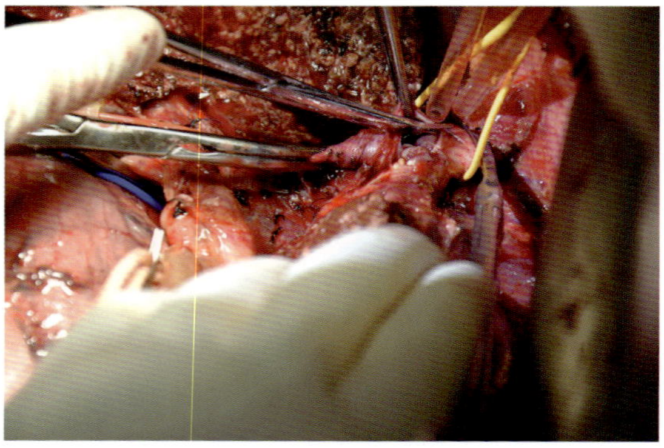

图 9-5-23 手指前方为心耳钳

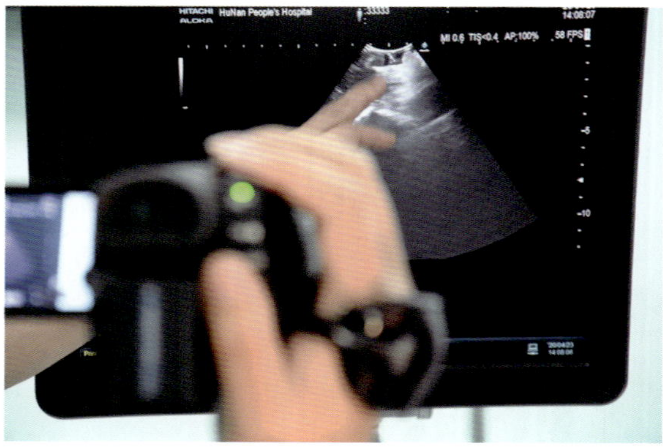

图 9-5-24 术中超声

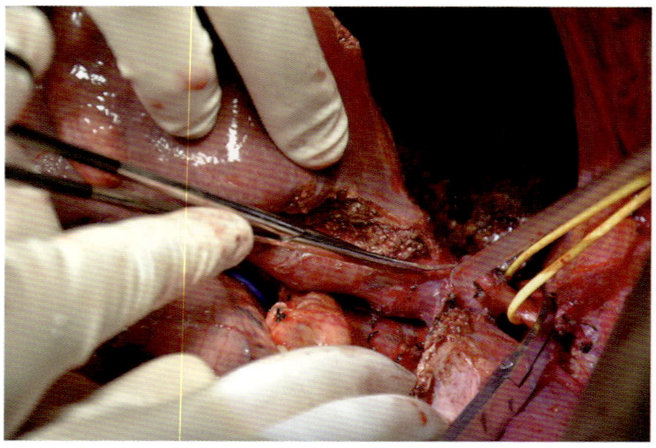

图 9-5-25 离断肝中静脉

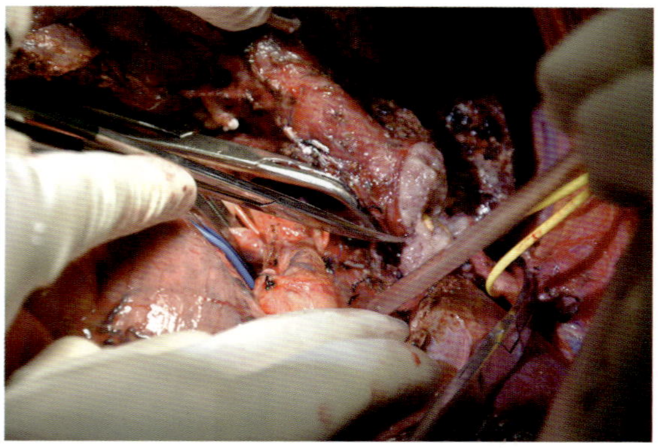

图 9-5-26 吸引器上方为腔静脉癌栓

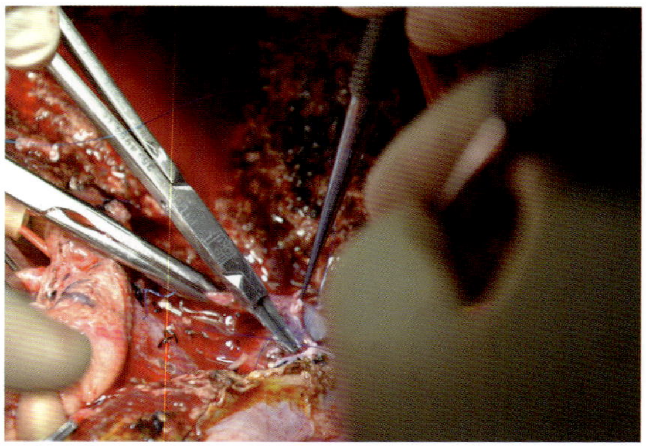

图 9-5-27 修补肝中静脉

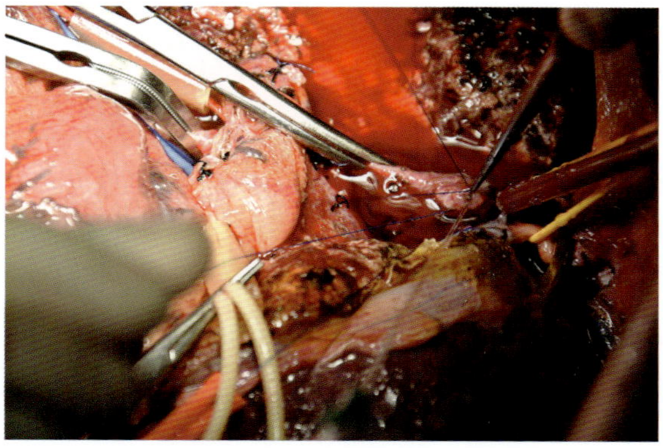

图 9-5-28　关闭腔静脉

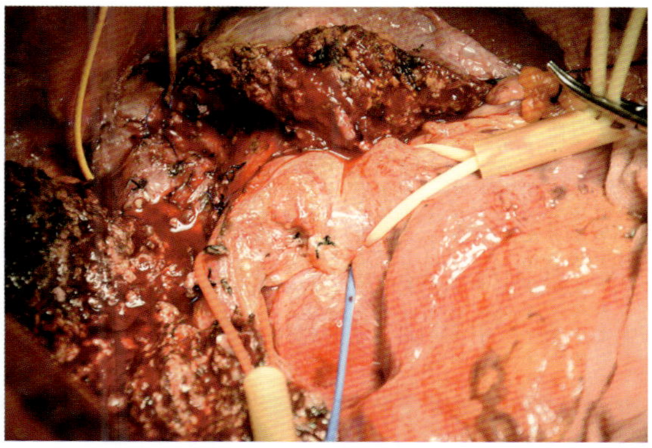

图 9-5-29　松开、移除止血带、止血钳后

【术后诊断】乙型肝炎、肝硬化，合并肝细胞癌（肝右前叶）及肝中静脉、腔静脉癌栓。

【实施的手术】施行肝右前叶、肝左内叶（中肝叶）切除及腔静脉切开取癌栓术。

【术后】无出血、肝功能不全、肺动脉栓塞等并发症，恢复平顺。病理切片报告为肝细胞癌、腔静脉癌栓。

【讨论】

（一）本例手术的难点

本例为肝右前叶及肝左内叶肝细胞癌合并肝中静脉、腔静脉癌栓，成功施行中肝叶（S_4、S_5、S_8）切除、腔静脉癌栓切除。手术历时 4 小时，失血量 200ml，术后恢复平顺。而本例手术难度大、危险性高。

1. 中肝叶肝细胞癌合并肝中静脉、腔静脉癌栓，术中容易使癌栓脱落导致肺动脉栓塞、患者骤死。
2. 中肝叶肝细胞癌切除有 2 个肝断面，比单纯的左半肝、右半肝切除难度大。
3. 肝中静脉、肝左静脉共干，处理时让肝中静脉、肝左静脉分开较难。
4. 肝左静脉、肝中静脉共干，肝静脉回流受阻，可能术中出血多。

（二）攻坚克难

1. 垫胸背部，取“屋顶”形切口。
2. 整个手术分“两步走”。第一步：劈离中肝叶，仅留肝中静脉与腔静脉相连；第二步：切开腔静脉，清除癌栓。手术实践证明这种手术战略是对的。

（三）相关外科手术技术

全肝血流阻断是有效的止血措施。

1. 放置 Pringle 止血带，肝右前叶蒂离断，肝上、下腔静脉套带，配合钳夹，另加肝左静脉、肝中静脉共干处以下心耳钳阻断。
2. 当肝静脉受阻、肝回心血流受阻时，劈离肝易出血较多，然而全肝血流阻断是减少出血的有力手段。
3. 解剖性肝切除，有效地全肝血流阻断。
4. 肝上、下腔静脉止血处与肝左静脉、肝中静脉共干处和止血处之间的距离尽量缩短，能有效减少失血。

病例 6：肝细胞癌合并腔静脉癌栓，施行左半肝切除、胃次全切除及胃空肠吻合术

【病史】患者，男，66 岁。发现左肝占位性病变 2 年。2 年前，体检发现肝左外叶占位性病变，约核桃大小。今年在多家医院 B 超、CT 检查显示左肝肿块巨大，而来院就诊。高血压 8 年，乙型肝炎 2 年，糖尿病 5 年。

T 37.5℃，R 21 次 / 分，P 99 次 / 分，BP 155/96mmHg。神清合作，无黄疸，心、肺正常。右侧中、上腹隆起，局部扪及一肿块约 15cm × 13cm，质地硬，无触痛，活动性欠佳；未触及胆囊、脾，无胃振水音，腹水征（－）。双下肢无水肿。

WBC 12.5×10^9/L，N 0.846，PLT 191×10^9/L，TBIL 12.5μmol/L，DBIL 4.7μmol/L，TP 73.4g/L，ALB 42g/L，AST 37U/L，ALT 12.7U/L，ALP 133U/L，γ-Gt 123U/L，PA 106mg/L，ChE 5082U/L，AFP 1619ng/ml，CA19-9 14.4U/ml。乙型肝炎检测为小三阳。

CT（2020-04-04，湖南省人民医院）：肝左外叶巨大软组织块影，病灶向肝外凸出，肿块最大灶面约12.4cm×11.0cm，其密度不均（图 9-6-1）。胃体部、胰腺受压，脾不大。增强扫描呈明显不均强化（图 9-6-2）。肝内外胆管不扩张，胆囊正常，胰、脾无明显强化灶。肝左静脉未见充盈，显示癌栓（图 9-6-3）；腔静脉、肝左静脉至心房下显示癌栓（图 9-6-4）；肝门静脉支充盈不佳（图 9-6-5，图 9-6-6）。

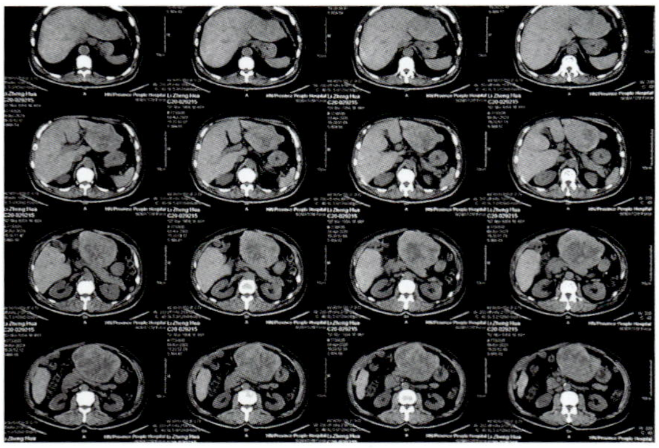
图 9-6-1　CT：显示左肝癌

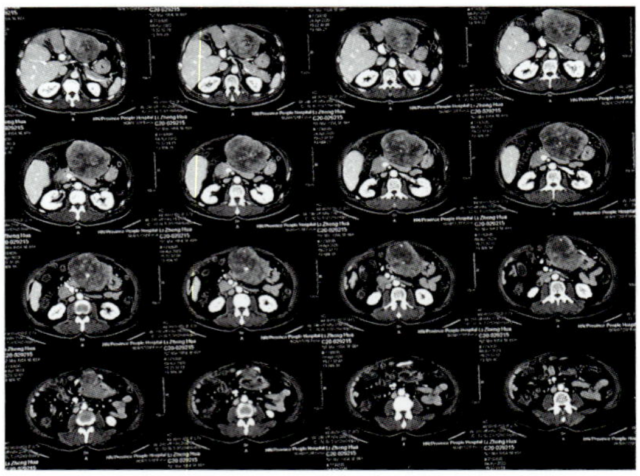
图 9-6-2　CT 增强扫描（动脉期）：显示不均匀强化

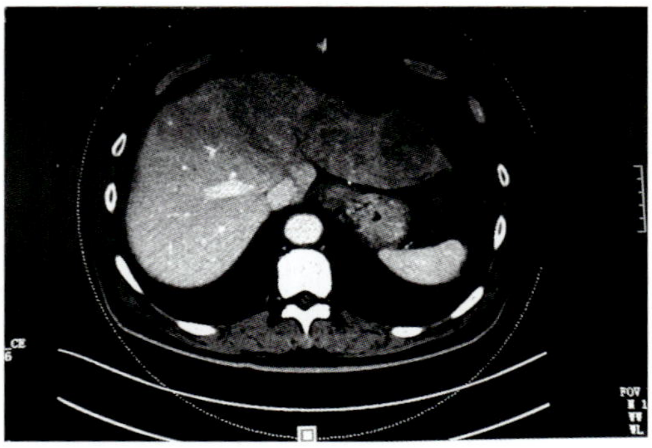
图 9-6-3　CT：肝左静脉未见充盈

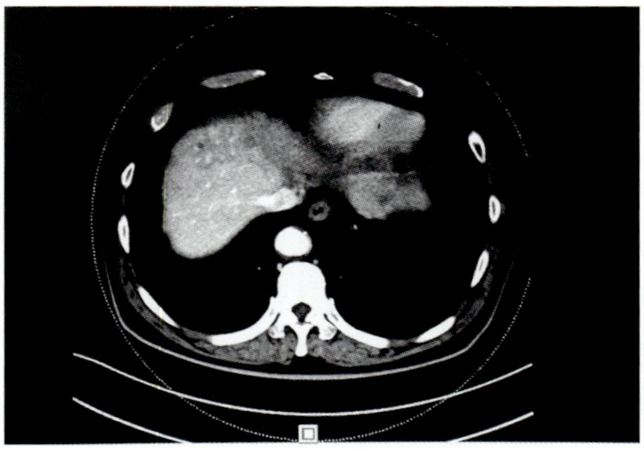
图 9-6-4　CT：显示肝左静脉、腔静脉癌栓

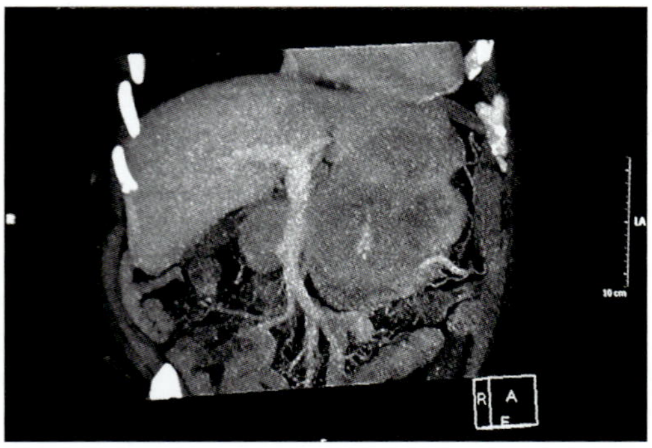
图 9-6-5　CT：显示肝门静脉左支充盈不佳

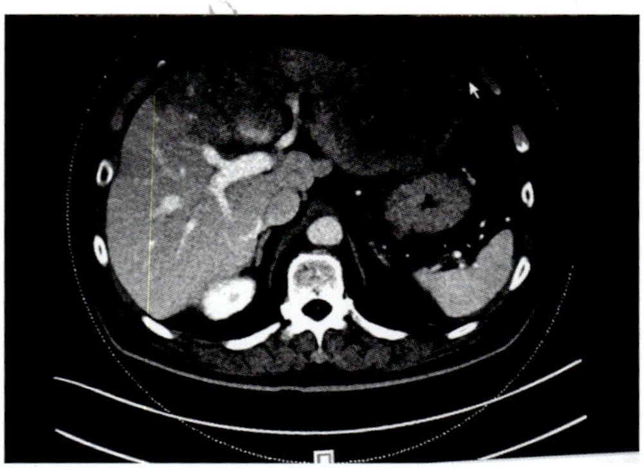
图 9-6-6　CT：显示肝门脉左支充盈缺损

【术前诊断】巨块型肝细胞癌，合并肝左静脉、腔静脉癌栓，累及胃。

【手术过程】

1. 择期，平仰卧位，气管内全身麻醉，取“屋顶”形切口（图 9-6-7）入腹。见：无腹水，腹壁、腹膜无癌性结节。右肝色泽正常；肝左外叶多个乳白色结节肿块，脏面一“肿块”向肝外赘生，与横结肠、胃体、胃窦广泛致密粘连，后方推压胰体、胰尾部，形成一肿块，约 15cm×20cm×13cm（图 9-6-8）。胆囊约 10cm×4cm，与肝脏面粘连形成脓肿，约 3cm×5cm。肝十二指肠韧带外径达 3cm。

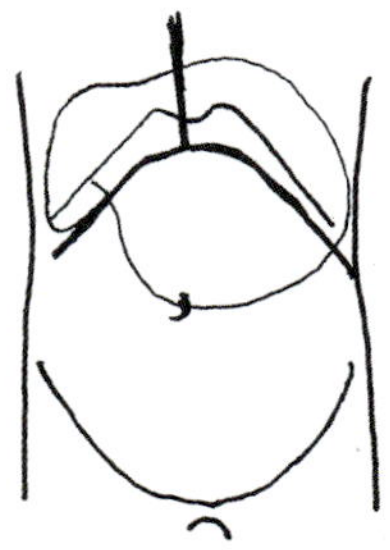

图 9-6-7　手术切口示意图

2. 拟劈离左半肝不能，只能先切除肝左外叶，再劈离肝左内叶

（1）游离、切除大网膜，分离肿块与横结肠粘连，游离结肠（图 9-6-9）。

（2）离断胃结肠韧带，显现小网膜囊，分离肿块与胰体、尾粘连，发现胃体部与肿块粘连融合，难以分离，更不能显现第二肝门。

（3）顺逆结合切除胆囊（图 9-6-10），安置 Pringle 止血带（图 9-6-11），显现第二肝门仍然困难。

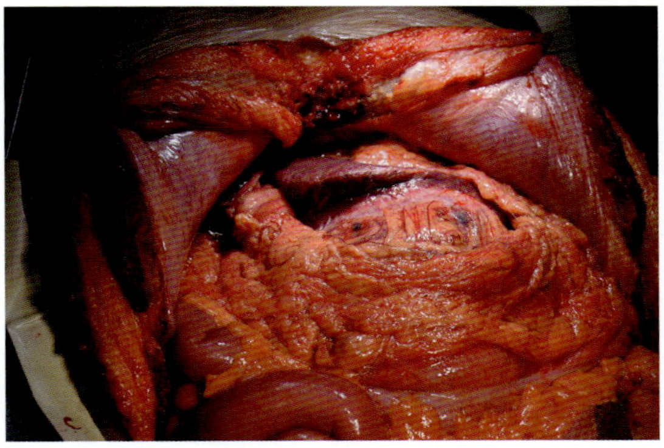

图 9-6-8　左肝肿块

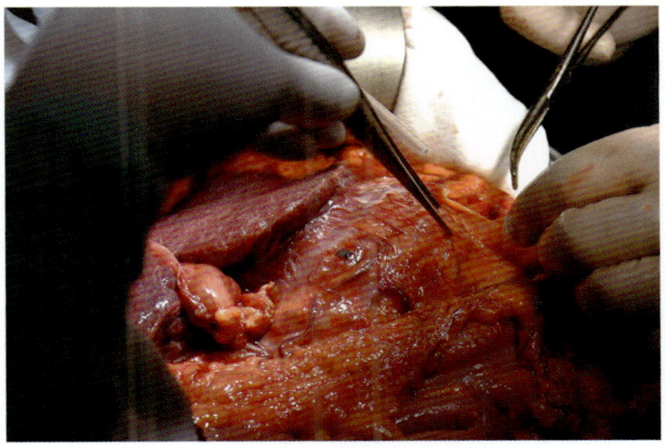

图 9-6-9　镊子尖处为横结肠

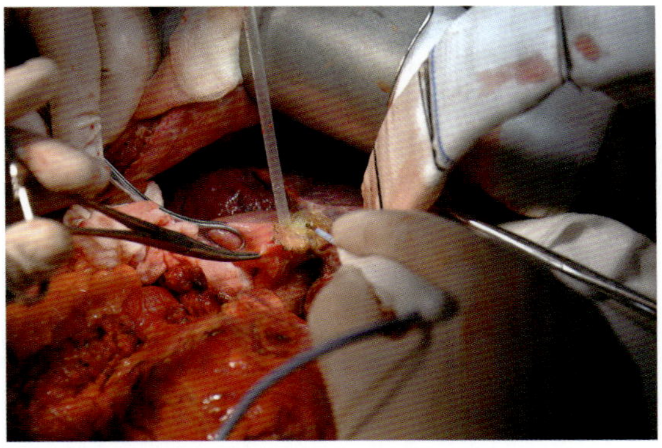

图 9-6-10　钳尖处示胆囊

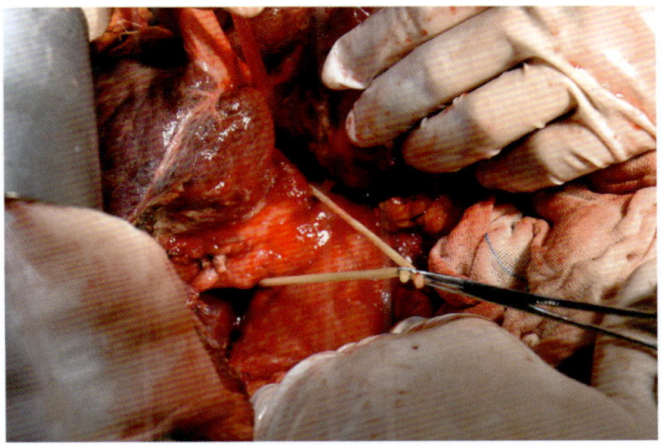

图 9-6-11　Pringle 止血带

（4）距贲门 5cm 处离断胃（图 9-6-12）。

（5）阻断入肝血流，劈离肝左外叶（图 9-6-13），钳夹肝左外叶肝蒂（图 9-6-14），移除肝左外叶及胃体部，术野开阔（图 9-6-15）。

（6）先后结扎、切断肝中动脉、肝左动脉及肝门静脉左支（图 9-6-16）。

（7）解剖第三肝门，结扎、切断肝短静脉（图 9-6-17），达肝左静脉腹面。

（8）解剖、显现第二肝门及肝上、下腔静脉及肝中静脉、肝左静脉根部，清楚扪及肝左静脉内癌栓。

（9）劈离肝左内叶，出血多（图 9-6-18），立即增加肝后腔静脉阻断（图 9-6-19），出血明显减少（图 9-6-20）。仔细剥离、显现肝右静脉、肝中静脉达其根部，见肝左静脉与腔静脉相连（图 9-6-21）。

（10）钳夹、切断肝左静脉（图 9-6-22），完成第一步。

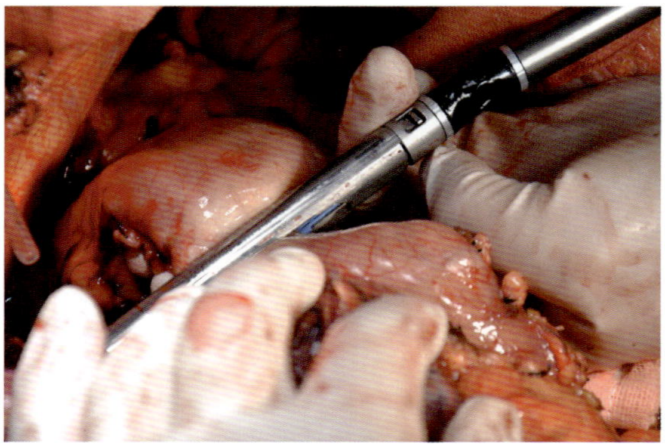

图 9-6-12　切割闭合器

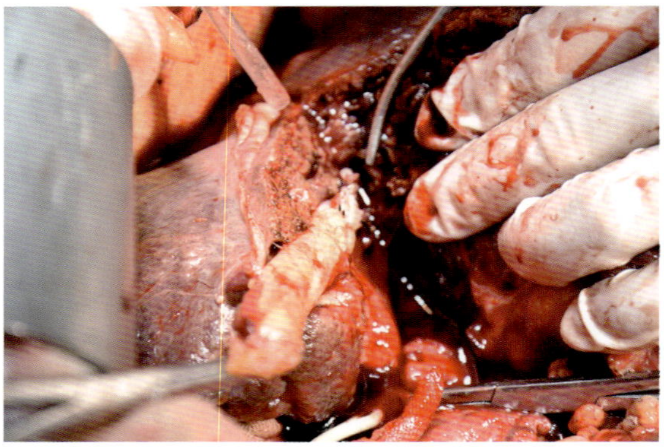

图 9-6-13　劈离肝左外叶

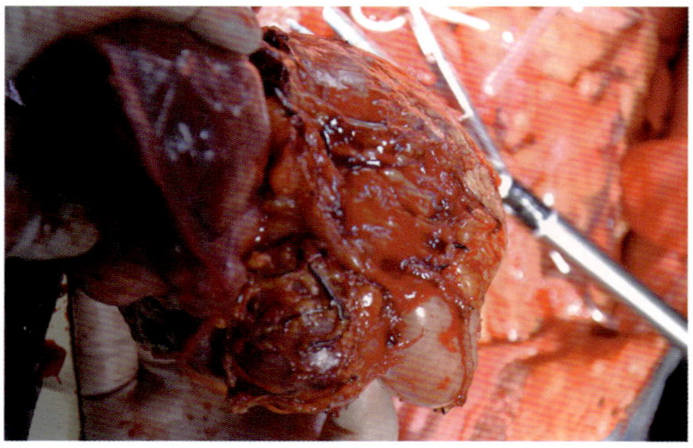

图 9-6-14　钳夹切断左肝外叶肝蒂

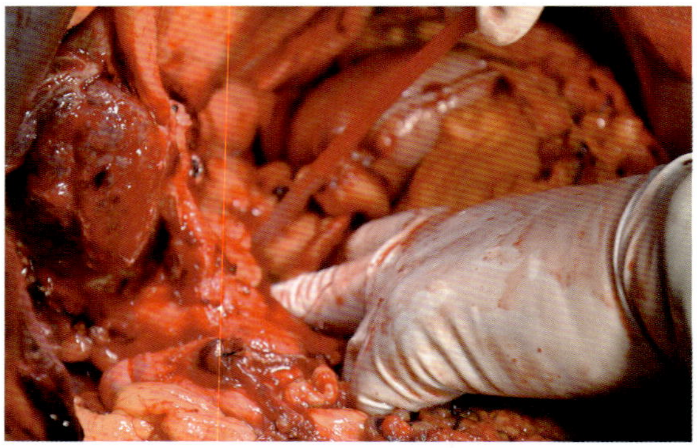

图 9-6-15　肝左外叶移除后

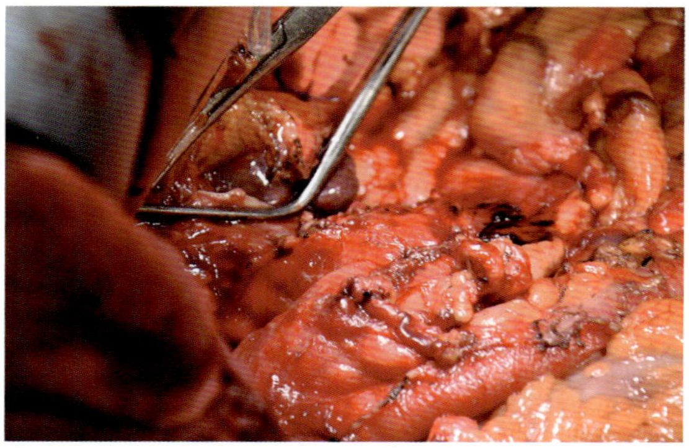

图 9-6-16　钳子夹持处为肝门静脉左支

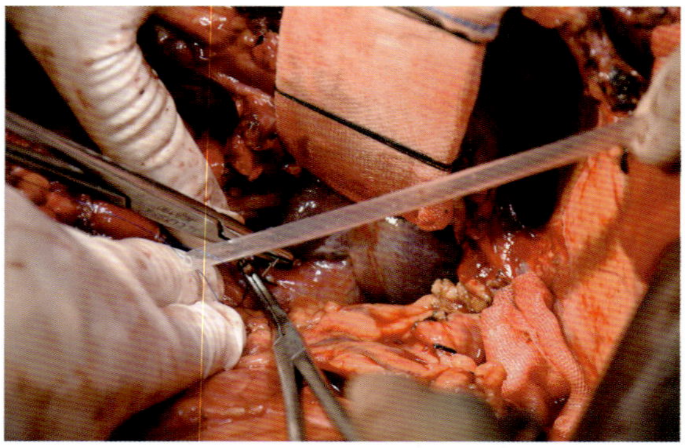

图 9-6-17　钳子夹持处为肝短静脉

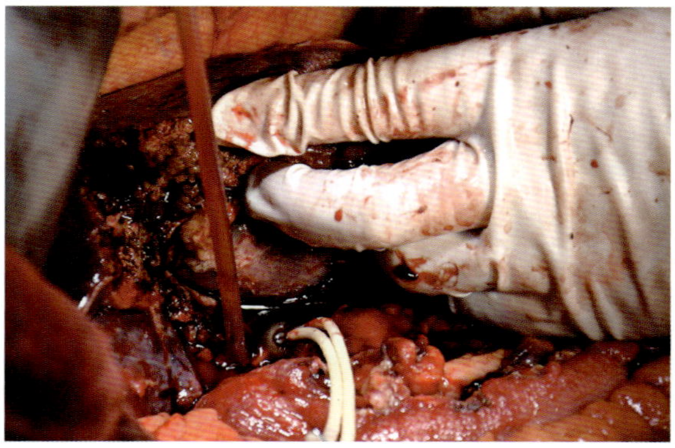

图 9-6-18　劈离肝左内叶

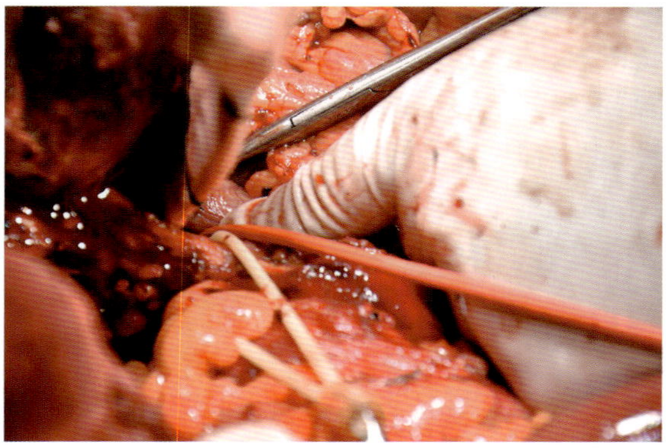

图 9-6-19　橡皮筋牵拉处为肝后腔静脉

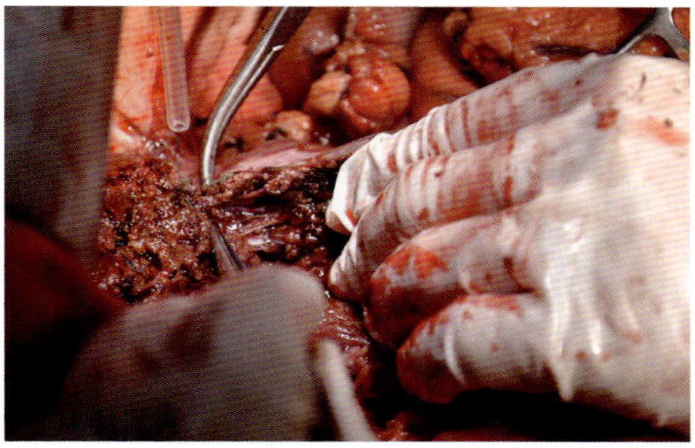

图 9-6-20　术后出血减少

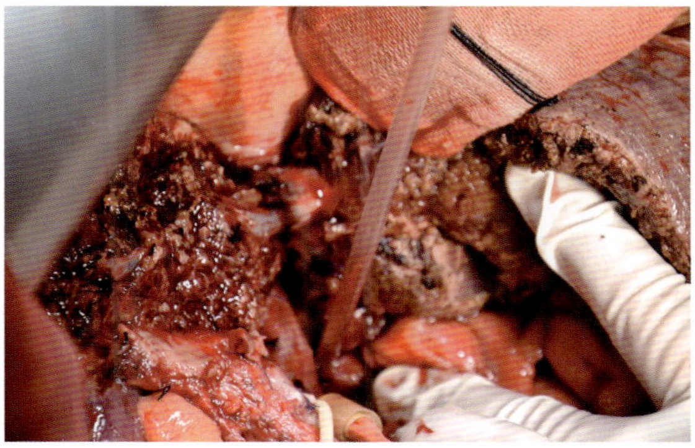

图 9-6-21　肝左静脉与腔静脉相连

3. 清除肝上腔静脉癌栓

（1）切开胸骨正中线长约 10cm，与腹部切口相连，安置胸廓自动牵开器（图 9-6-23）。

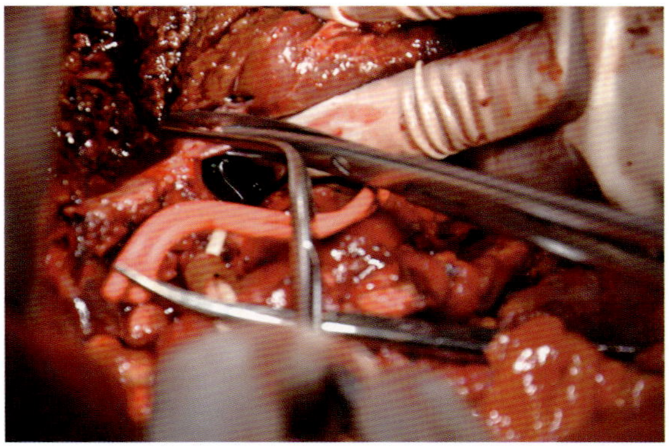

图 9-6-22　门脉钳夹持处为肝左静脉

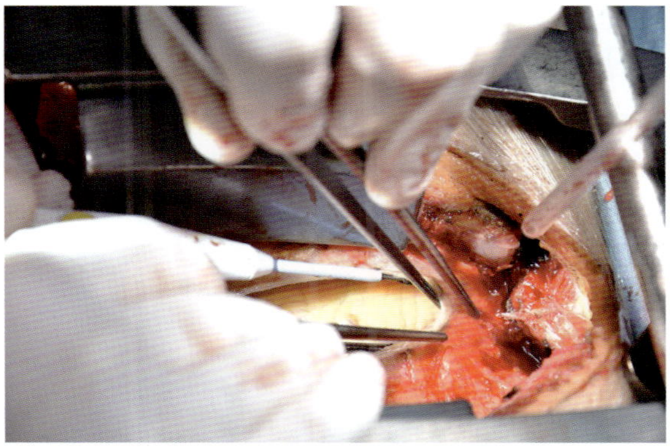

图 9-6-23　安放胸廓自动牵开器

（2）切开心包，显现心脏及心包内腔静脉，可扪及其内癌栓，并与膈下下腔静脉内癌栓相连，安置心包内腔静脉套带。

（3）先后扎紧肝后腔静脉束扎线、心包内束扎线，立即切开腔静脉前壁（图 9-6-24），移去肝左内叶，直视下清除腔静脉内癌栓（图 9-6-25）。

（4）用 4-0 PDS 线连续缝闭腔静脉切口，松开束扎线，无漏血（图 9-6-26）。

4. 施行胃、空肠吻合。

5. 逐层关腹。术野无出血、胆漏、胃肠吻合口漏。清点器械、敷料无误，放置心包引流管、左膈下引流管，逐层关腹。手术历时 6 小时，失血 1000ml，标本重 1.5kg（图 9-6-27）。

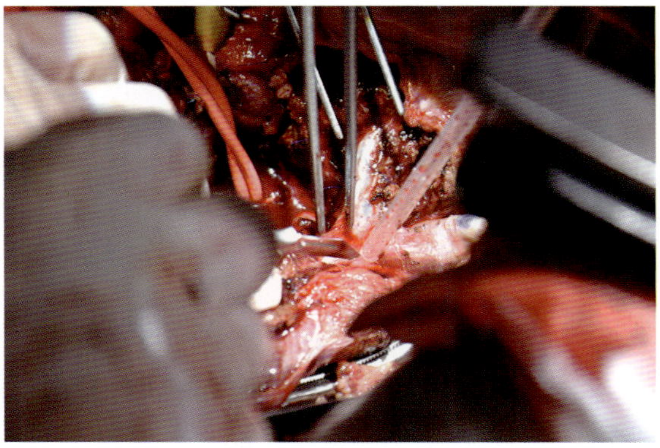

图 9-6-24　切开腔静脉

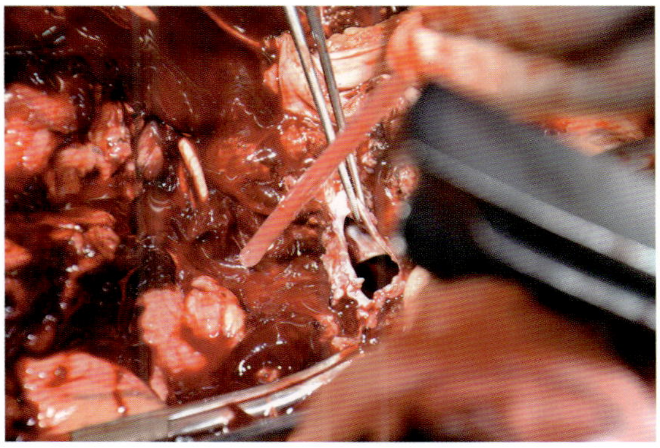

图 9-6-25　镊子夹持处为腔静脉

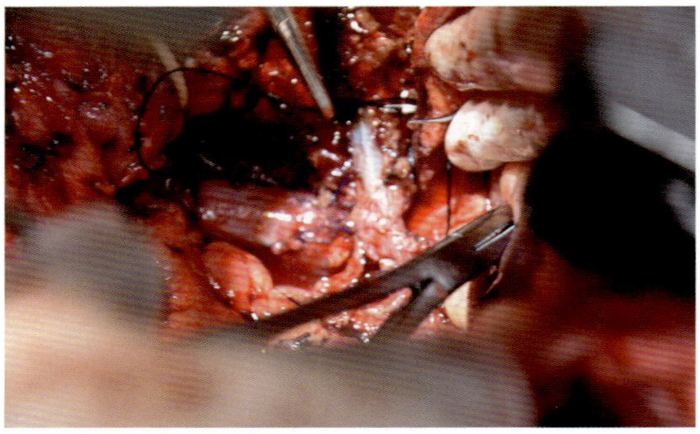

图 9-6-26　缝闭腔静脉后

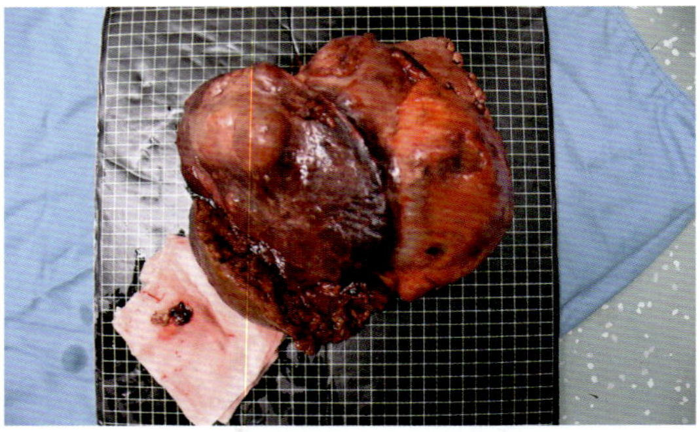

图 9-6-27　标本

【术后诊断】巨块型肝细胞癌合并肝左静脉、腔静脉癌栓，累及胃。

【实施的手术】施行左半肝及胃体部切除、腔静脉癌栓切取及胃、空肠吻合术。

【术后】无膈下脓肿、胆漏、出血及肺、肝功能不全等并发症，恢复平顺。病理切片报告为肝细胞癌及肝中静脉、腔静脉癌栓。

【讨论】

（一）本例手术的难点

本例为肝细胞癌合并肝静脉、腔静脉癌栓，癌细胞浸及胃体部，类似病例不多，笔者从事外科临床 60 年，只诊治过 2 例，这是第 3 例。2018 年 7 月曾收治过 1 例肝癌合并肝右静脉、心房癌栓患者，癌栓直径达 6cm，经施行右半肝切除、心房癌栓切取获得成功。

（二）攻坚克难

本例手术难度及危险性大，分“三步走”切除肿瘤方法正确。

1. 对于肿瘤的手术切除，原则上要求“一步走”，即整块切除，但由于种种原因分步切除，临床上也并不鲜见。

2. 本例由于肿块巨大，与邻近器官粘连、浸润，分“三步”成功切除病灶

（1）第一步：离断胃，切除肝左外叶，腾出术野空间。

（2）第二步：解剖第一肝门，结扎、切断肝中动脉、肝左动脉及肝门静脉左支，再解剖第三肝门。显现、解剖第二肝门，劈离肝左内叶，留下肝左静脉与腔静脉相连。

（3）第三步：切取腔静脉癌栓。

（三）相关外科手术技术

1. 施行腔静脉、肝十二指肠韧带双重阻断，止血效果非常好，特别是对于肝静脉梗阻、血流回流受阻的病例，止血效果肯定。

2. 本病例手术取得成功，但有几点值得今后改进

（1）腔静脉、肝十二指肠韧带套带，可以早点放置，有利于减少出血。

（2）腔静脉切开取栓操之过急，肝上腔静脉和肝后腔静脉套带距离可以近一些，可以配合 Pringle 止血带，其失血量可以明显减少。

（3）术中决定是否切开腔静脉取栓，最好配合术中超声检查。

（4）腔静脉癌栓毕竟是栓子，容易脱落，而且一旦造成肺动脉栓塞，后果十分麻烦。在此处的操作宜少或应该更轻巧些，以免发生癌栓脱落。

病例 7：胰头浆液性囊腺癌，施行肝门静脉、肠系膜上静脉切除及自体大隐静脉置换、胰头十二指肠切除术

【病史】患者，女，64 岁。上腹痛 15 天。2013 年诊为“左半结肠癌”，施行“左半结肠根治性切除术”。

2015 年施行“右股骨人造骨置入术”。

T 36℃, R 20 次 / 分, P 101 次 / 分, BP 143/67mmHg。神清合作，皮肤、巩膜无黄染。心律齐、无杂音，双肺呼吸音清。腹平，浅静脉无曲张；腹壁软，未触及肝、胆囊、脾，无胃振水音，无腹水征。脊柱、四肢无畸形。

WBC 4.67 × 10^9/L，N 0.726，PLT 178 × 10^9/L，TBIL 9.5μmol/L，DBIL 3.2μmol/L，TP 72.6g/L，ALB 46.2g/L，AST 22U/L，ALT 15.5U/L，PA 272mg/L，ChE 8803U/L，ALP 70U/L，γ-Gt 49.6U/L。

CT（2020-04-20，湖南省人民医院）：胰头区见团块状低密度灶，边缘模糊，较大截面大小约 4.1cm × 4.5cm（图 9-7-1），增强扫描呈不均匀强化；远段胰管呈囊状扩张（图 9-7-2），体、尾部萎缩，累及胆总管。肝内胆管轻度扩张。肝门静脉主干狭窄、淹没。肝脏表面光整，形态规则，肝叶比例正常，静脉期肝 S_4 段近肝裂旁见直径约 1.0cm 结节状低强化区，余肝实质未见异常密度灶及异常强化灶。肝内、外胆管及肝总管未见明显扩张。胆囊体积不大，胆囊壁无增厚，胆囊内未见异常密度灶。脾稍大，未见异常密度灶。双肾可见数个点状高密度影。腹膜后可见肿大淋巴结，未见积液。

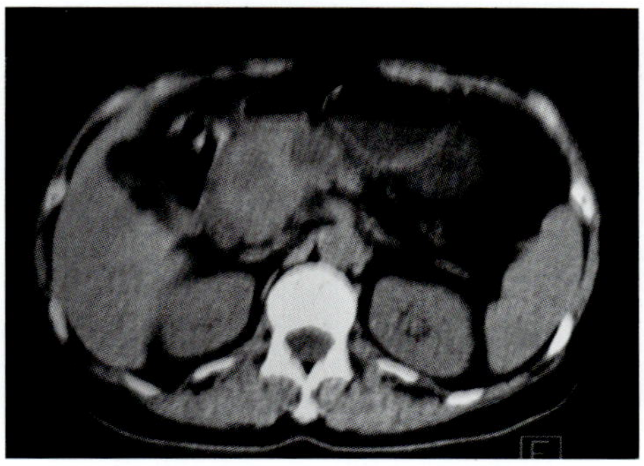

图 9-7-1 CT：显示胰头肿块

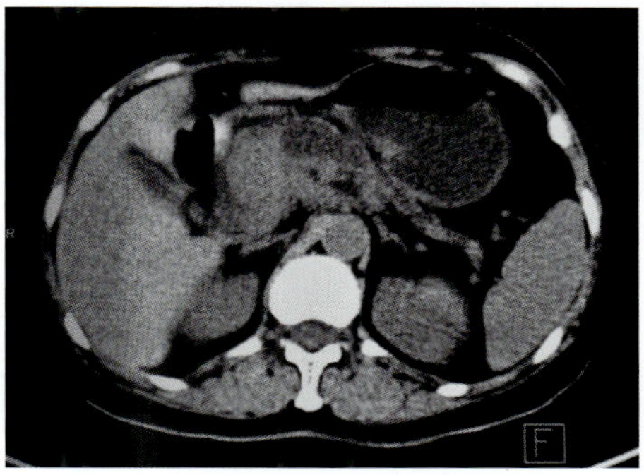

图 9-7-2 CT 增强扫描（静脉期）：显示远段胰管扩张

CTA：胰头区病灶主要由胰十二指肠动脉供血，腹主动脉、双肾动脉起始端壁见类圆形高密度影。余腹主动脉分支腹腔干、脾动脉、肝总动脉、胃左动脉走行未见异常，未见狭窄征象；胃十二指肠动脉及肝固有动脉、肝左和肝右动脉未见明显异常；肠系膜上动脉及分支未见异常；双肾动脉及其分支未见异常。

CTV：胰头病灶区肝门静脉管腔变窄、淹没。余肠系膜上静脉、脾静脉、肝门静脉及肝内左、右属支血管未见充盈缺损及异常；肝左静脉、肝中静脉、肝右静脉及下腔静脉显示通畅，未见明显狭窄和扩张，未见充盈缺损。

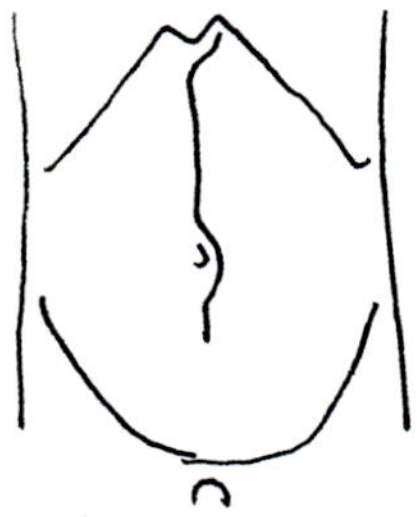

图 9-7-3 手术切口示意图

【术前诊断】胰头浆液性囊腺瘤，累及肝门静脉。

【手术过程】

1. 择期，平仰卧位，气管内全身麻醉，取中、上腹正中切口（图 9-7-3）入腹。见：无腹水，大网膜无静脉曲张，腹膜上未见癌性结节。胰头大约 5cm × 5cm × 4cm，质地硬，呈结节样，左右活动性尚可。肝门静脉、肠系膜上静脉被胰肿块包绕，其长度约 4cm。腹腔干、肝总动脉、脾动脉周围淋巴结肿大，似与肿块致密粘连融合。胰体部胰管明显囊性感，外径约 1.5cm。

2. 分离胰头与腔静脉粘连，并显现肠系膜上静脉至胰颈下缘，不能沟通胰头沟与肝门静脉、肠系膜上静脉间隙，胰颈的横径长约 5cm。

3. 用直线切割闭合器离断胃（图 9-7-4），游离肝固有动脉、肝总动脉（图 9-7-5），离断胃十二指肠动脉（图 9-7-6），显现肝门静脉。进一步显现、游离腹腔干，不慎损伤脾动脉，予以缝扎（图 9-7-7）；牵起固有动脉清除其周围淋巴结（图 9-7-8）。

4. 剥离胆囊，横断肝总管，显现、游离肝门静脉达胰颈上缘。横断、游离空肠，并将其移至肝门静脉、肠系膜上静脉右侧（图 9-7-9）。

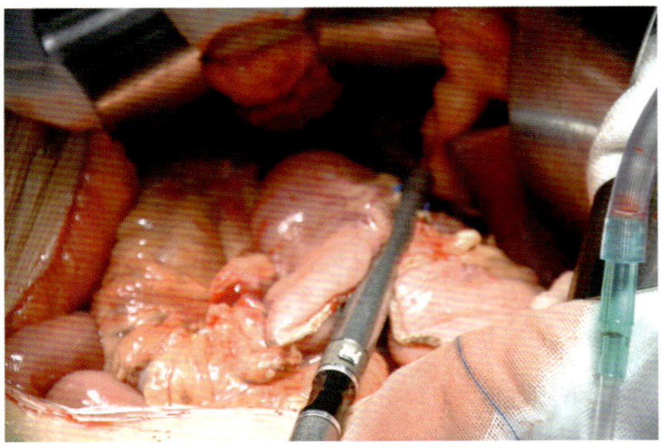

图 9-7-4　离断胃

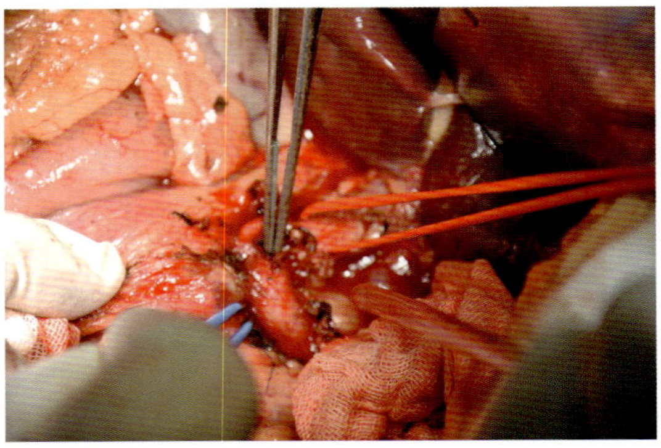

图 9-7-5　镊子夹持处为肝固有动脉

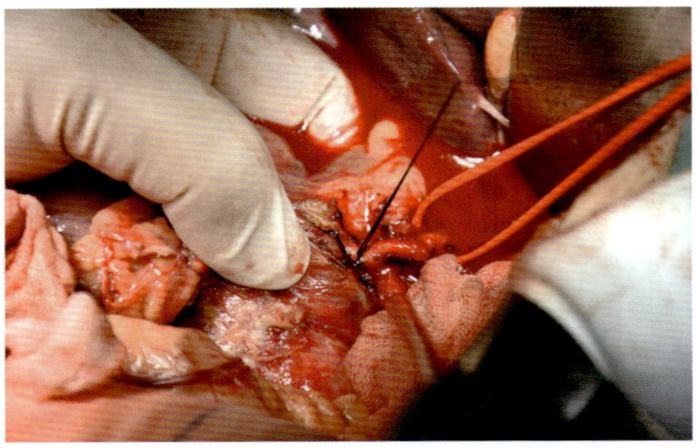

图 9-7-6　线结扎处为胃十二指肠动脉

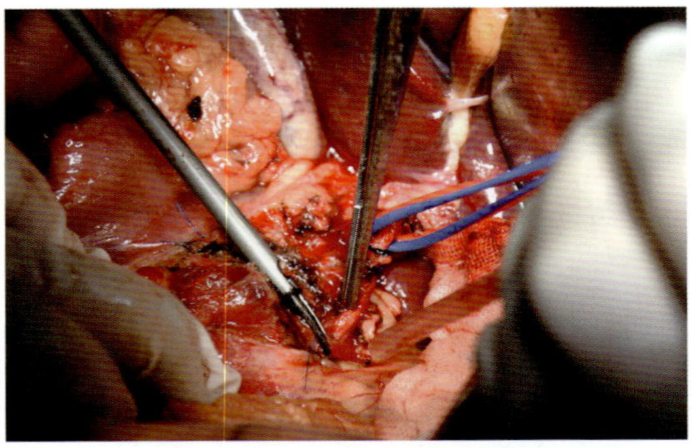

图 9-7-7　镊子尖处为腹腔干

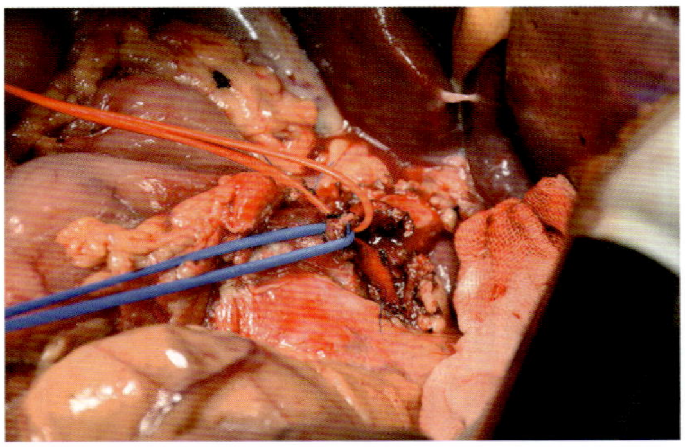

图 9-7-8　橡皮筋牵引处为肝固有动脉

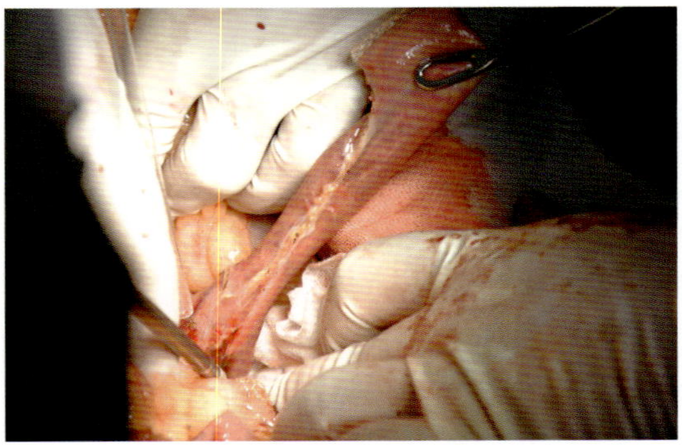

图 9-7-9　钳夹处为空肠

5. 于胰体胰管明显处横切胰管（图 9-7-10），于胰管后壁仔细横断胰管后壁（图 9-7-11），缝扎、横断脾静脉（图 9-7-12），一并清除局部淋巴结，显现肠系膜上动脉（图 9-7-13）。

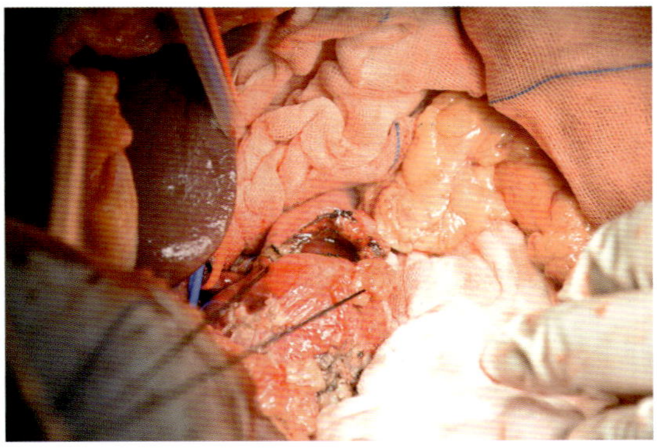

图 9-7-10　横断胰管

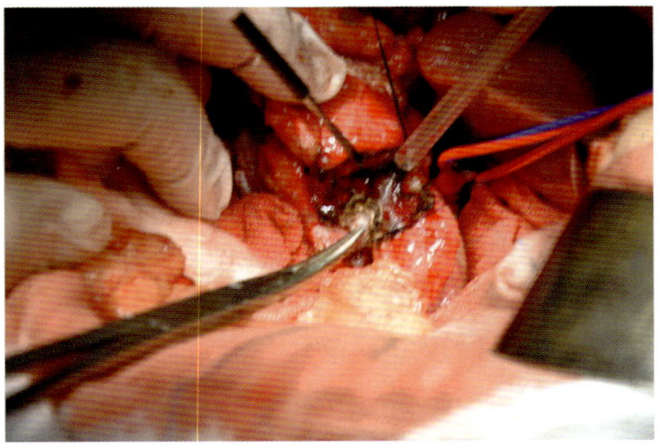

图 9-7-11　钳子尖处为胰管后壁

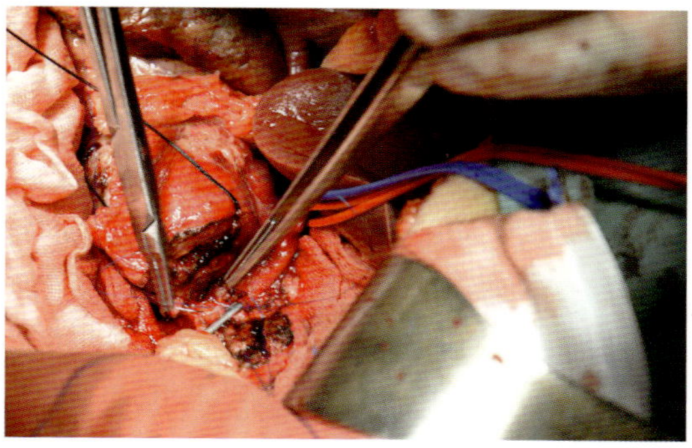

图 9-7-12 镊子尖处为脾静脉

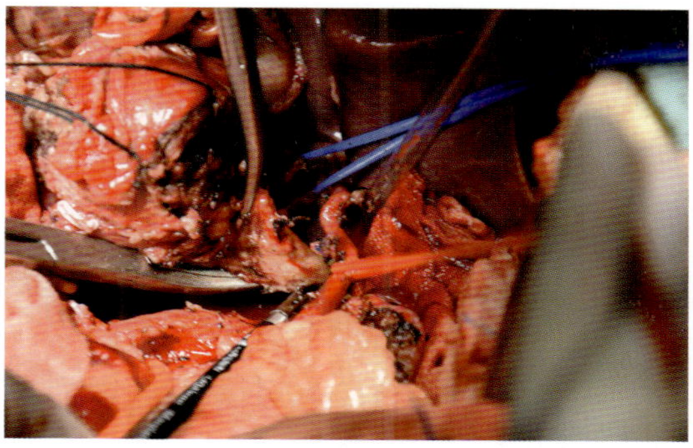

图 9-7-13 清除肠系膜上动脉周围淋巴结

6. 切取右下肢大隐静脉长约 20cm，用 5-0 PDS 线做螺旋式拼合，形成直径为 1cm 的管道（图 9-7-14）。

7. 肝门静脉、肠系膜上静脉节段性切除 5cm，移植人造血管，历时 39 分钟

（1）用门脉钳钳夹肿块上肝门静脉（图 9-7-15）及肿块下的肠系膜上静脉（图 9-7-16）。

（2）用 5-0 Prolene 线“二点法”做人造血管、肝门静脉吻合，同法做人造血管与肠系膜上静脉吻合（图 9-7-17）。

（3）松开、除去门脉钳，显示人造血管充盈完好，吻合口不漏血（图 9-7-18），肠血供良好。

8. 按序施行胰肠吻合、胆肠吻合及胃肠吻合。

9. 逐层关腹。手术历时 6 小时，失血量约 500ml，标本送病理检查（图 9-7-19）。

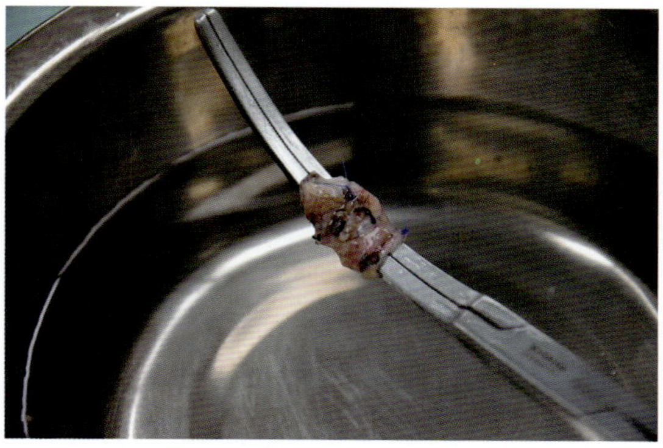

图 9-7-14 制备大隐静脉螺旋瓣血管

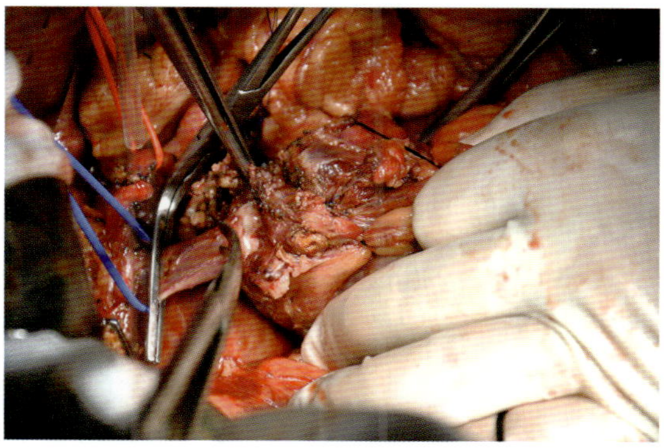

图 9-7-15 钳子尖夹持处为肿块上肝门静脉

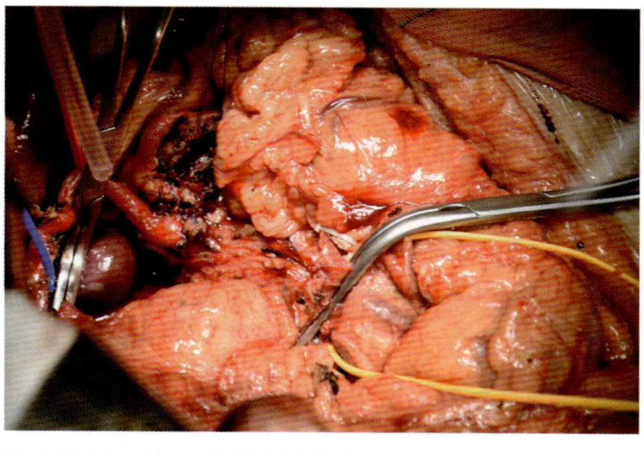

图 9-7-16 沙丁氏钳夹持处为肿块下的肠系膜上静脉

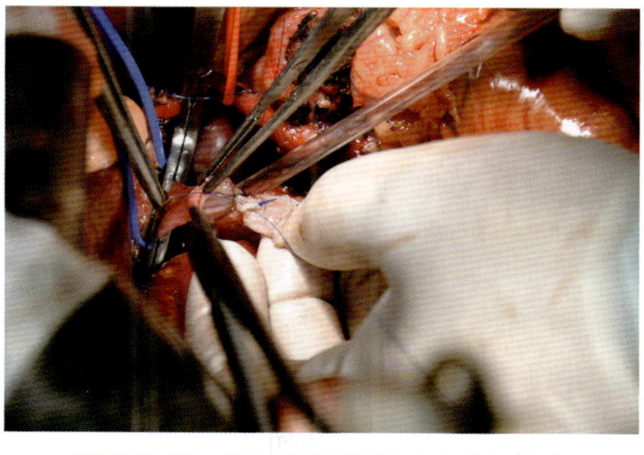

图 9-7-17 镊子夹持处为肠系膜上静脉

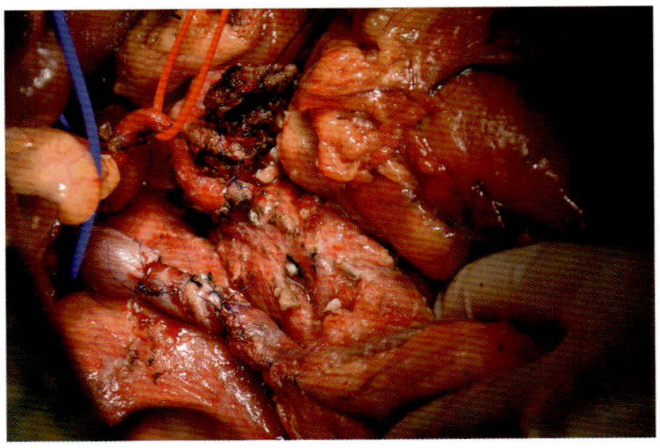

图 9-7-18　昼面左下方为血管吻合完成后

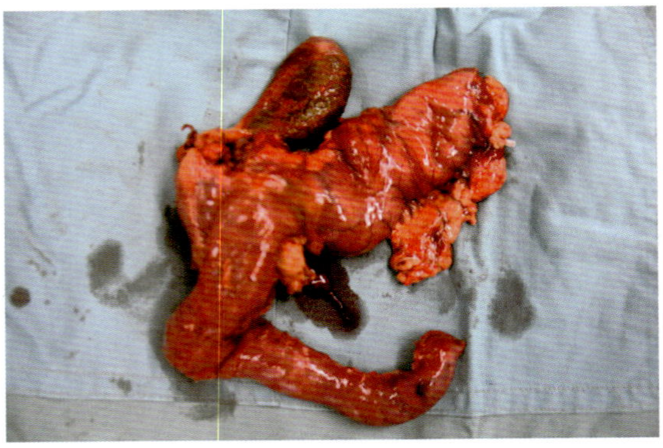

图 9-7-19　标本

【术后诊断】胰头浆液性囊腺癌，累及肝门静脉。

【实施的手术】施行胰头十二指肠切除、肝门静脉自体血管移植术。

【术后】无胰肠吻合口漏、胰腺炎、移植血管血栓、腹膜腔脓肿等并发症，恢复平顺。病理切片报告为胰头浆液性囊腺癌。

【讨论】

（一）本例手术的难点

1. 作为胰头十二指肠切除术来讲，能否通过“三关”是手术的基本条件。而本例仅能分离胰头与腔静脉、腹主动脉，不能通过胰头沟分离肠系膜上静脉、肝门静脉，而其癌性融合的长度达 4cm，因此，不适宜行胰头十二指肠切除。

2. 肝固有动脉、肝总动脉、胃十二指肠动脉、腹腔干、脾动脉完全被肿大淋巴结所包绕，尤其是胃十二指肠动脉、脾动脉与肿块粘连更加致密。

3. 脾静脉与肿块粘连十分致密，游离十分困难。

（二）攻坚克难

1. 保护好肠系膜上动脉，切断脾静脉、脾动脉，置换肝门静脉、肠系膜上静脉。

2. 在肿大的淋巴结里分离出胃十二指肠动脉。

3. 于扩张的胰管上，即胰体起始部横断胰管。

4. 于腹腔干基部显现、游离、保护肠系膜上动脉。

5. 取右下肢大隐静脉做螺旋管样成形，克服无尸体静脉及无可取的脾静脉、左肾静脉之难。

（三）相关外科手术技术

1. 这 1 例手术没有达到 R0 切除，只能说延长了患者的生存时间。肝门静脉、肠系膜上静脉切除，以大隐静脉螺旋管样成形置换肝门静脉、肠系膜上静脉，取得成功。

2. 胰头十二指肠切除术是常见手术，2019 年湖南省人民医院施行该手术达 400 例，而且腹腔镜胰头十二指肠切除的比例达 70%，这是一件好事，但腹腔镜胰头十二指肠切除效果怎样，尚需进一步研究。

3. 本例手术难度大、危险性大，开展这样的手术应十分慎重。

病例 8：巨大十二指肠憩室，施行憩室切除、长臂 T 形管置管术

【病史】患者，女，75 岁。间断发作右上腹痛 30 年，再次发现“胆石症”4 个月。11 年前诊为“胆石症”，施行“胆囊切除、肝左外叶切除术”。

T 36.5℃，R 20 次 / 分，P 76 次 / 分，BP 118/70mmHg。神清合作，无黄疸。心律齐、无杂音，双肺呼吸音清。腹平，浅静脉无曲张，见右肋缘下切口瘢痕，长 13cm；腹壁软，剑突右下方压痛，Murphy 征(+)，未触及肝、胆囊、脾，叩击右肝区示心窝部不适，无胃振水音，腹水征（－）。双侧腰背部无抬举痛，

双下肢无水肿。

WBC 7.14 × 10^9/L，N 0.499，PLT 206 × 10^9/L，Hb 123g/L，TBIL 30.4μmol/L，DBIL 23.4μmol/L，BG 6.14mmol/L，淀粉酶（AMY）96U/L，TP 69g/L，ALB 42.7g/L，PA 188mg/L，ChE 9194U/L，γ-Gt 37U/L，ALP 129U/L。

CT（2020-03-09，湖南省人民医院）：肝轮廓清，表面光整，肝左外叶已切除。肝内胆管扩张，肝左管显示胆石；胆总管内径约 2cm，似见稍高密度结石；一级肝门右侧有一囊状物，约 10cm × 4cm，囊肿内显示气 - 液平面（图 9-8-1）。胆总管胰腺段内径约 0.6cm。胃不大，全胰管无扩张。

【术前诊断】肝胆管结石，肝左外叶、胆囊切除术后。S：LHD、CHD；St：CBD；A：无；C：Ⅱ型胆管囊状扩张症。

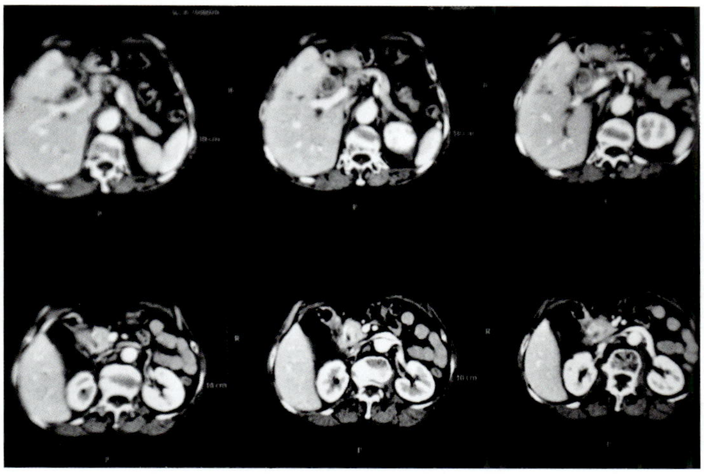

图 9-8-1　CT：显示肝左管中度扩张、积石，一级肝门右侧气 - 液平面处显示十二指肠憩室

【手术过程】

1. 择期，平仰卧位，全身麻醉，取延长原右肋缘下切口（图 9-8-2）入腹。见：无腹水，腹膜上无癌性结节。肝色泽棕红，表面光整，肝左外叶已切除，肝质地稍硬，无结石感、结节感。胆囊未见。肝十二指肠韧带粗大，外径达 4cm，似有结石感。胰头不大，脾不大。

2. 离断肝脏面粘连，显现肝脏面及肝十二指肠韧带，胆总管外径约 1.8cm、壁厚约 0.2cm。用“四边法”切开胆总管，其内径约 1.3cm，直视下清除其内胆石，胆总管远端能通过 3 号胆道扩张器。肝左、右管口内径各约 0.8cm、0.6cm，清除其内胆石，胆石量比 CT 所示量少。请笔者会诊。

3. 笔者查询病史、阅读术前 CT 片、查看了术野后，洗手上台完成以下操作。

（1）扪触肝十二指肠韧带，发现胆总管、肝总管右侧另有一囊性包块，仔细游离，发现该包块约 10cm × 4cm × 4cm（图 9-8-3），其内存在结石感，一蒂粗约 1.5cm，与十二指肠球部后壁相连。用“四边法”切开囊肿，其内存有食物残渣（图 9-8-4）。术者用示指能经囊肿腔插入十二指肠，并能扪触经胆总管插入达十二指肠的胆道扩张器头，胆总管口汇入十二指肠降部内侧，明确为十二指肠球部巨大憩室。

（2）经胆总管切口插入 3 号胆道扩张器头，经由憩室引出，用 4 号丝线结扎胆道扩张器头，再从胆总管引出。

（3）制备 12 号长臂 T 形管，借助 4 号丝线经胆总管将长臂引入十二指肠。

（4）经胆总管右侧壁另戳孔引出长臂 T 形管直臂，用 4-0 Prolene 线连续缝闭肝总管、肝总管切口。

（5）在距憩室颈 1cm 处钳夹、切断、移除憩室，用 4-0 Prolene 线缝闭憩室残端，反复注水测试无漏液、无出血。

4. 逐层关腹。手术历时 1.5 小时，失血量 20ml，取出胆石 10g（图 9-8-5），安返病房。

5. 本例手术绘图见图 9-8-6。

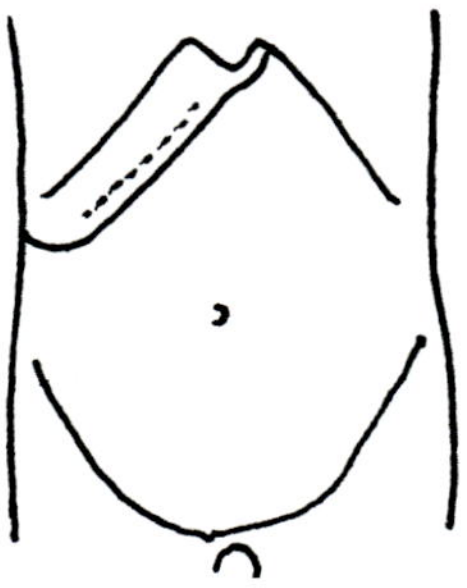

图 9-8-2　手术切口示意图

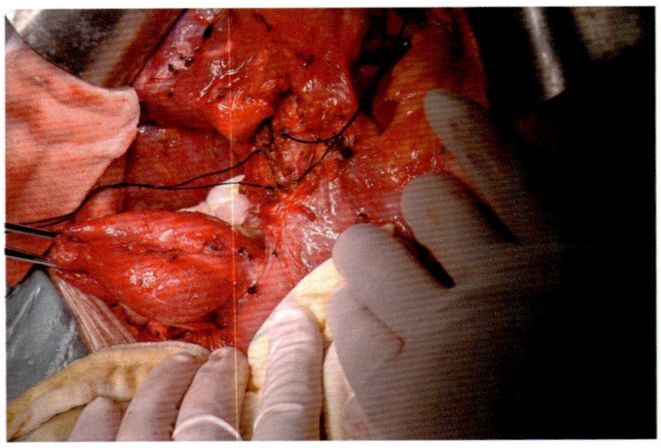

图 9-8-3　左下方示十二指肠憩室

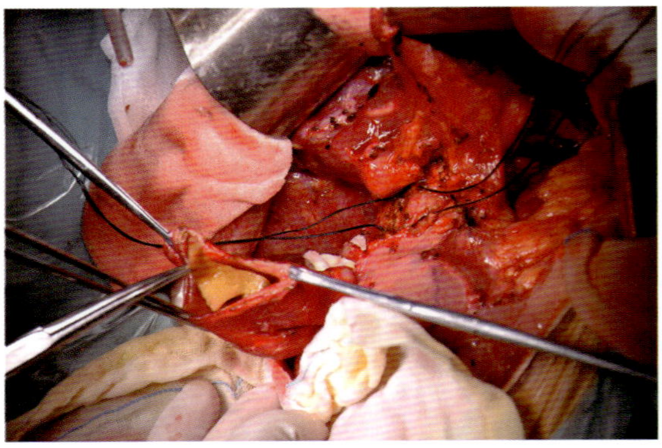

图 9-8-4　左下方钳夹处为切开的憩室

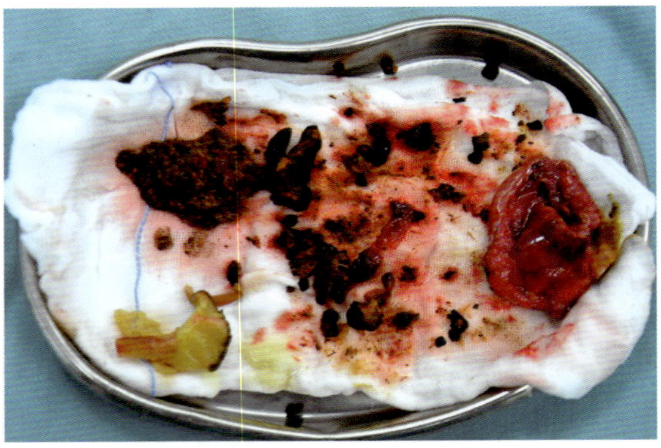

图 9-8-5　胆石

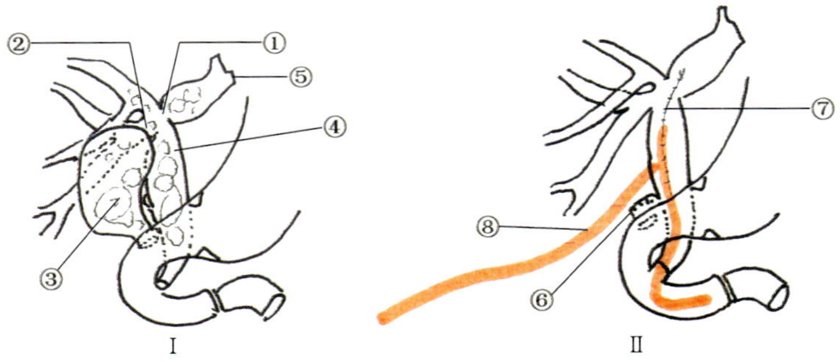

图 9-8-6　手术示意图

Ⅰ. 术前；Ⅱ. 术后

①肝左管口；②肝右管口；③十二指肠憩室；④肝总管；⑤肝左外叶残端；⑥憩室残端；⑦胆管切口缝闭；⑧长臂 T 形管

【术后诊断】十二指肠乳头旁巨大憩室、肝左外叶切除术后，合并胆管炎、胆石症、肝总管外源性狭窄。

【实施的手术】施行十二指肠乳头旁憩室切除及胆总管探查、长臂 T 形管放置术。

【术后】无胰腺炎、胆漏、十二指肠漏等并发症，恢复平顺。

【讨论】

（一）胆管狭窄

本例肝总管狭窄为十二指肠巨大憩室压迫所致的外源性、管状、良性、相对狭窄。

（二）解除狭窄的难点

十二指肠球部巨大憩室，长期反复刺激导致胆管炎症、胆管结石，而施行肝左外叶和胆囊切除术，增加了本次手术的困难。

（三）解除狭窄的方法

1. 用“四边法”切开胆总管，插入长臂 T 形管达十二指肠腔，保护好十二指肠乳头。

2. 游离憩室，确定十二指肠憩室颈的部位，予以钳夹、切除。

（四）相关外科手术技术

1. 十二指肠乳头旁憩室临床甚多，其处理的最好方法是切除憩室，但由于其部位刁钻，位于十二指肠、胰、胆汇合口，十分危险，故长期以来一直认为宜谨慎行事，但本例采用的憩室切除十分简便、易行、安全。手术时的几个问题值得注意。

（1）胆总管十二指肠内一定要放置长臂 T 形管，T 形管宜小不能大，本例用的是 12 号 T 形管。

（2）注意长臂 T 形管的剪、接（图 9-8-7）。① T 形管剪成不对称短劈；②延长 T 形管横臂，缝接时用 4-0 Prolene 线连续缝制。

2. 十二指肠乳头旁憩室的并发症较多，当其并发胰胆综合征时，其外科手术处理是切除憩室及处理并发症，而不是只处理并发症。本例 11 年前并发肝左外叶结石，只切除肝左外叶，临床的效果说明是欠周全。

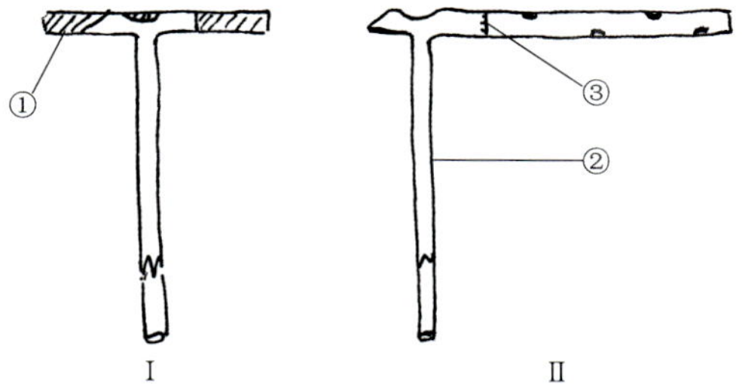

图 9-8-7　长臂 T 形管示意图

Ⅰ．T 形管剪裁；Ⅱ．长臂 T 形管

①剪去部分；②长臂 T 形管；③长臂延长缝接

病例 9：胆囊结石，2 次 EST 后合并门静脉海绵样变，施行胆囊切除、改良盆式 Roux-en-Y 术

【病史】患者，男，42 岁。间断发作右上腹痛 10 年，黑粪 20 天。于 3 年前、5 年前诊断为“胆总管结石”，先后施行“EST”，术后反复出现发热、黄疸，诊为“胆管炎”予以抗生素等处理，10 天左右症状缓解。否认“消化道溃疡”“肝炎”“肝硬化”病史。

T 36.5℃，R 20 次 / 分，P 82 次 / 分，BP 128/84mmHg。神清合作，皮肤、巩膜无黄疸。心律齐、无杂音，双肺呼吸音清。腹平，浅静脉无曲张；腹壁软，肝、胆囊及脾未触及，剑突右下方压痛，Murphy 征（－），叩击右肝区示心窝部不适，无胃振水音，腹水征（－）。双侧腰背部无抬举痛，双下肢无水肿。

WBC 2.59×10^9/L，N 0.61，PLT 86×10^9/L，Hb 128g/L，TBIL 17.5μmol/L，DBIL 7.7μmol/L，TP 71g/L，ALB 41.2g/L，AST 38.4U/L，γ-Gt 272.8U/L，ALP 104U/L，PA 300mg/L，ChE 7161U/L，ALT 43.9U/L。

CT（2020-02-14，湖南省人民医院）：肝内胆管中度扩张、积气；胆囊结石，胆囊炎。

胃镜（2020-02-15，外院）：食管静脉曲张。

MRI（2020-03-09，湖南省人民医院）：肝各叶比例失调，肝内多发类圆形长 T_2 信号灶，增强未见明显强化，余实质未见异常信号灶及强化灶。肝内、外胆管扩张，胆管壁毛糙。肝内胆管、肝总管及胆总管内见多个结节状双低信号影，较大者约 0.6cm × 0.9cm（图 9-9-1）。Glisson 鞘可见水肿。胆囊体积增大，胆囊颈部及胆囊管见多个结节状短 T_2 信号灶，较大者直径约 0.3cm，增强未见强化。脾大 10 个肋单元。增强扫描静脉期显示门静脉海绵样变，胆总管右前壁显示无血管区（图 9-9-2）。

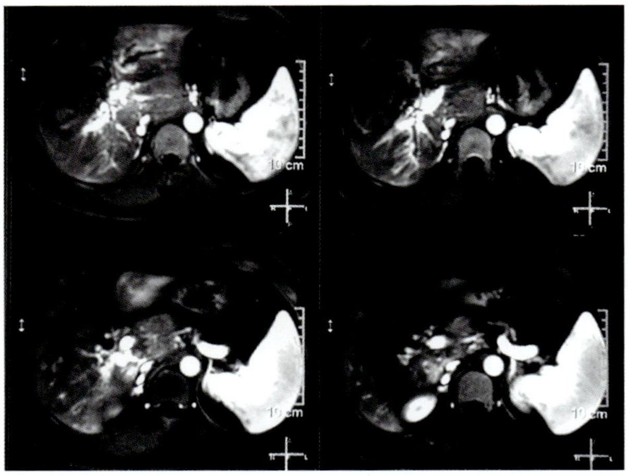

图 9-9-1　MRI：显示一级肝门、胆总管周围曲张静脉包绕

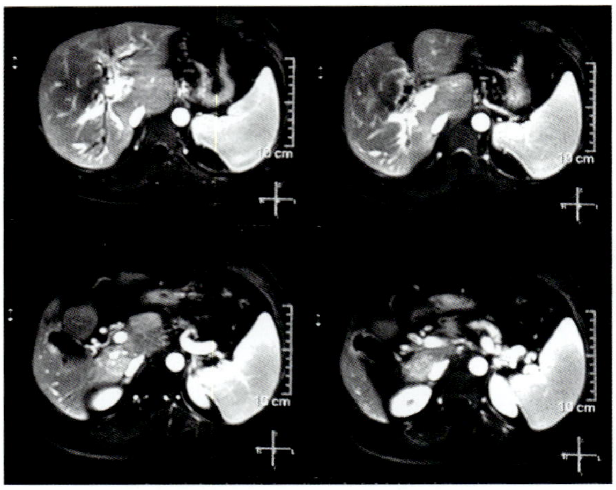

图 9-9-2　MRI 增强扫描（静脉期）：显示门静脉海绵样变，胆管前壁无静脉覆盖

【术前诊断】肝胆管结石，EST 后。S：S_5、S_8、S_7、S_3、CBD、G；St：LHD、RHD；A：无；C：反流性胆管炎、肝门静脉栓塞、门静脉海绵样变、结石性胆囊炎、胆囊管周围静脉曲张、胆汁性肝硬化，门静脉高压症（巨脾、脾功能亢进、食管静脉曲张）并发上消化道出血。

【手术过程】

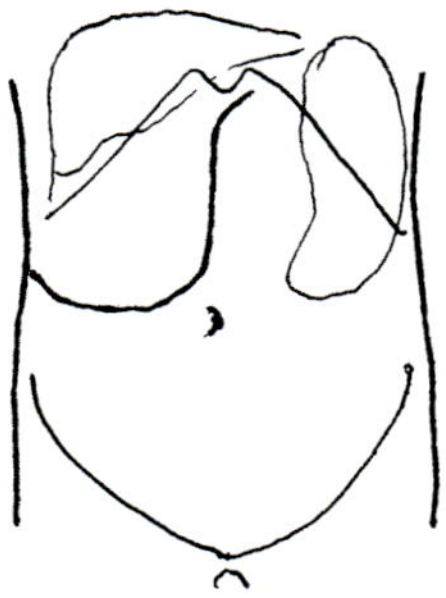

图 9-9-3　手术切口示意图

1. 择期，平仰卧位，全身麻醉，取右上腹“反 L”形切口（图 9-9-3）入腹。见：无腹水，腹膜上无癌性结节，大网膜上无静脉曲张。肝呈棕红色，表面光整，肝方叶肥大，肝质地稍硬，无结节感、结石感。胆囊大小约 8cm×4.5cm，满布曲张静脉，尤以胆囊管周围显著。肝十二指肠韧带静脉曲张，肝外胆管外径约 1.6cm，其内有结石感。胆管壁左、右侧均布满曲张静脉（图 9-9-4）。脾大，下极达左肋缘下 3cm。胃小弯侧静脉曲张。

2. 切除胆囊

（1）安置 Pringle 止血带，阻断入肝血流（图 9-9-5）。

（2）浆膜下次全游离胆囊（图 9-9-6）。

（3）心耳钳钳夹胆囊管，移除胆囊（图 9-9-7），用 4-0 Prolene 线连续缝闭胆囊管。

3. 胆总管探查

（1）阻断入肝血流。

（2）用“四边法”切开胆总管、肝总管，肝左、右管口相对狭窄，清除肝外及肝内各胆管结石（图 9-9-8），配合胆道镜检查、清除胆石。

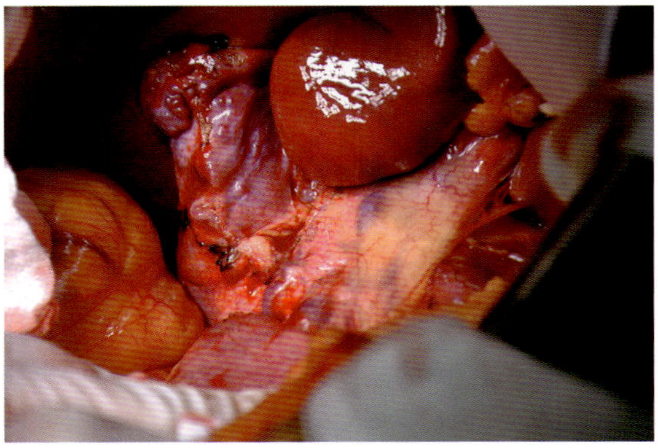

图 9-9-4　图中央为切开的肝外胆管，胆管壁切开处两侧为曲张静脉

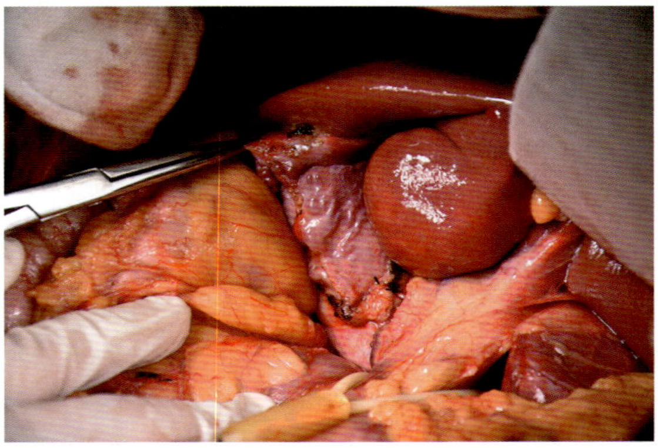

图 9-9-5　下方橡皮管为 Pringle 止血带

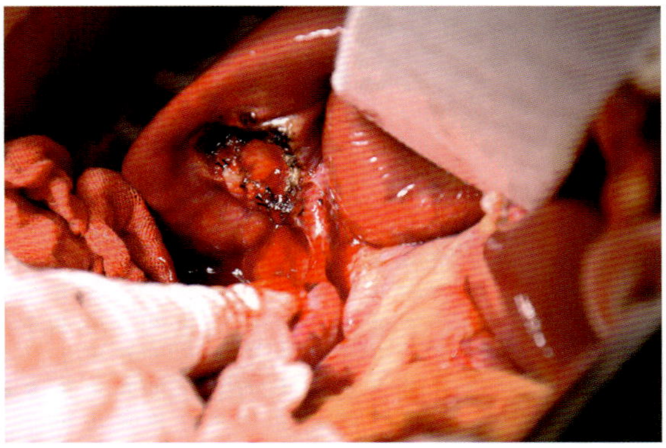

图 9-9-6 拉钩左侧为胆囊

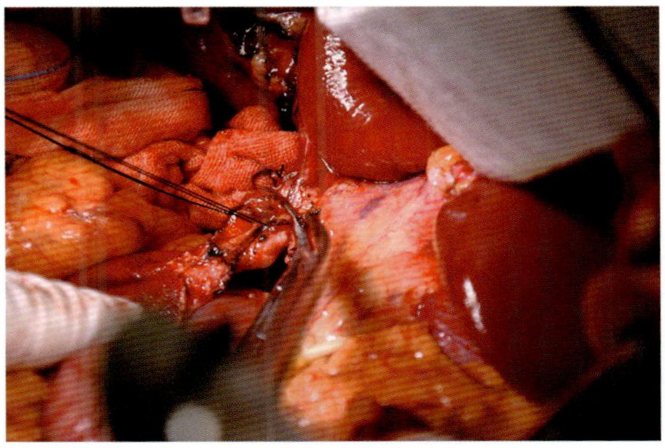

图 9-9-7 拉线根部为心耳钳

4. 施行改良盆式 Roux-en-Y 术

（1）用 4-0 Prolene 线将胆管切口下缘与胆总管后壁缝闭，组成肝胆管盆，内径约 3.5cm。

（2）提取桥袢空肠，完成改良盆式 Roux-en-Y 术（图 9-9-9）。

5. 逐层关腹。手术历时 3.5 小时，失血量约 50ml，取出胆固醇结石约 15g，安返病房。

6. 本例手术绘图见图 9-9-10。

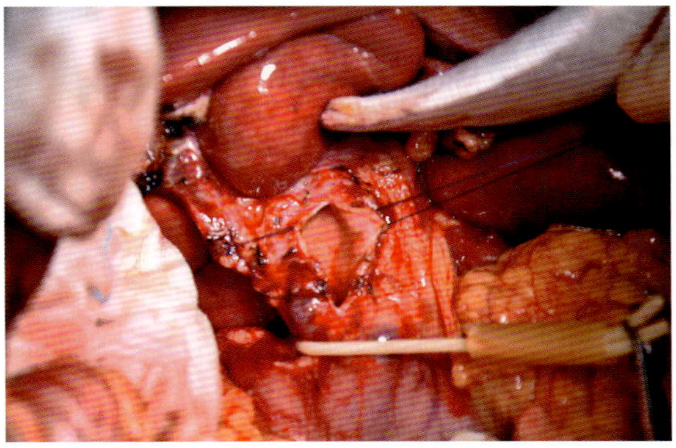

图 9-9-8 Pringle 止血带上方为切开的胆总管

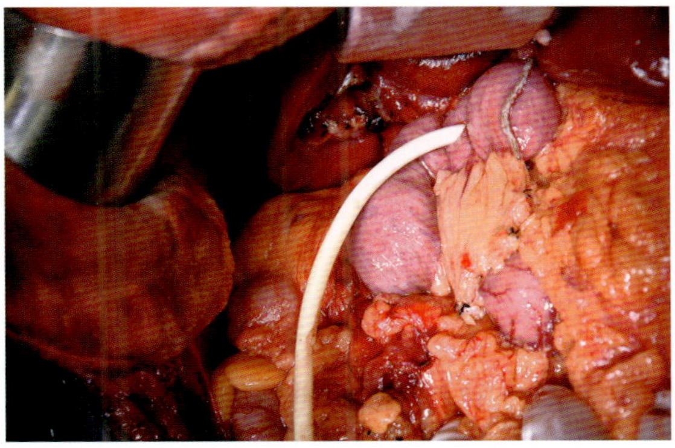

图 9-9-9 橡皮管引出处为桥袢空肠

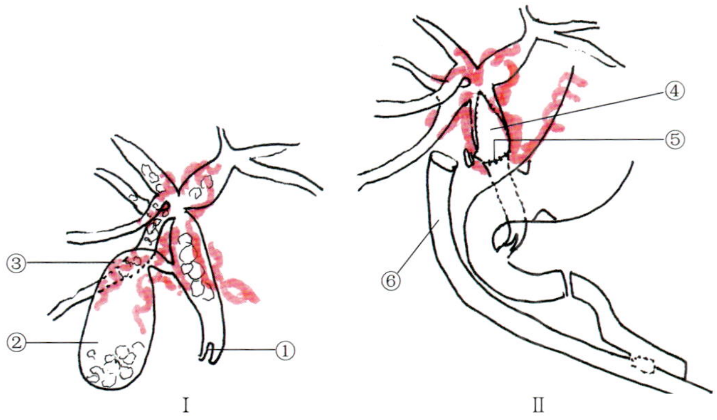

图 9-9-10 手术示意图

Ⅰ. 术前；Ⅱ术后

① EST；②胆囊；③曲张静脉；④肝胆管盆；⑤胆管缝闭；⑥桥袢空肠

【术后诊断】肝胆管结石，EST 后。S：S_5、S_8、S_7、S_3、CBD、G；St：LHD、RHD；A：无；C：反流性胆管炎、肝门静脉栓塞、门静脉海绵样变、结石性胆囊炎、胆囊管周围静脉曲张、胆汁性肝硬化，门静脉高压症（巨脾、脾功能亢进、食管静脉曲张）并发上消化道出血。

【实施的手术】施行胆囊切除、胆总管探查、改良盆式 Roux-en-Y 术。

【术后】无胆漏、出血、胆道败血症等并发症，恢复平顺。

【讨论】

（一）胆管狭窄

本例胆管狭窄表现为肝左、右管口的相对狭窄，系壁源性、环状、炎性、良性狭窄。

（二）解除狭窄的难点

1. 肝左、右管口狭窄是 EST 后反流性胆管炎所致。

2. 由于 EST 后并发反流性胆管炎、肝门静脉炎症栓塞，导致胆汁性肝硬化、门静脉高压症、门静脉海绵样变、胆囊管周围曲张静脉包绕，致使胆囊切除困难、胆总管切开困难，因此，切除胆囊、切开胆总管引起大出血甚至休克、死亡已不鲜见。

3. 肝十二指肠韧带静脉曲张、门静脉海绵样变致使不能放置 Pringle 止血带。本例一级肝门包绕曲张血管，可能不能切开肝左、右管，肝内胆石不能取除。

4. 若手术破坏了自然分流，术后易导致食管静脉破裂大出血。

（三）解除狭窄的方法

1. 轻巧放置 Pringle 止血带。

2. 钳夹、切断胆囊管，用 4-0 Prolene 线缝闭胆囊管残端。

3. 在肝总管、胆总管血管“峡谷”间无血管区用“四边法”切开胆管，配合胆道镜清除肝内胆管结石。

4. 缝闭胆总管，避免横断胆总管。

5. 施行改良盆式 Roux-en-Y 术。

（四）相关外科手术技术

胆总管结石可以原发，亦可继发，国外报道胆总管结石多继发于胆囊结石，我国胆总管结石多继发于肝内胆管结石。

本例胆总管结石源于胆囊，其治疗的关键是切除胆囊，而本例原主管医师不究其源，当患者 30 多岁时，先后 2 次 EST。其次，当患者 EST 后出现反复反流性胆管炎，主管医师不究其本，用内科方法处理胆管炎、食管静脉曲张，终至消化道出血。这种病例当前手术处理时，宜注意以下几点。

1. 胆囊切除注意先阻抗入肝血流，再切除胆囊。

2. 胆总管切开探查时，应注意：①术前仔细阅读 CT、MRI 影像片，寻找无血管覆盖的血管“峡谷”，即无血管区；②阻抗入肝血流，用“四边法”形成“围堰”；③胆总管宽大，胆管腔有胆石充填。

病例 10：酒精性肝硬化、门静脉高压症、终末期肝病合并肝细胞癌，施行经典式原位、背驮式肝移植术

【病史】患者，男，49 岁。乏力、尿黄、眼黄 1 年，加重伴呕吐 1 个月。患者嗜酒 20 年，肺结核 40 年，无乙型肝炎。

T 36.2℃，R 20 次 / 分，P 62 次 / 分，BP 105/64mmHg。慢性肝病面容，神清合作，皮肤黄染，巩膜中度黄染，散在蜘蛛痣，无肝掌。双肺呼吸音清，心律齐、无杂音。腹部膨隆，浅静脉无曲张；腹壁软，未触及肝、胆囊、脾，Murphy 征（－），右肝区无叩击痛，腹水征（－）。双下肢无水肿。

2019-03-14，外院检查。肝功能：TBIL 97.3μmol/L，DBIL 55.1μmol/L，ALT 33.5U/L，AST 99.3U/L。B 超：脂肪肝（中度），胆囊大，脾大 6 个肋单元。

2019-07，外院检查。肝功能：TBIL 140μmol/L，DBIL 57.3μmol/L，ALT 43.8U/L，AST 96.5U/L。CT：肝硬化，门静脉高压症。

201908-12，湖南省人民医院：WBC 4.86×10^9/L，N 0.61，PLT 138×10^9/L，Hb 98g/L，TP 74.14g/L，ALB 27.9g/L，TBIL 192.2μmol/L，DBIL 62.5μmol/L，CA125 160U/ml，AFP 325ng/ml。

CT：肝轮廓清，表面不光整，肝形态、比例无明显失衡；肝内、外胆管无扩张，无胆石及积气；肝左内叶显示小低密度结节（图 9-10-1）。胆囊不大，无胆石。增强扫描显示肝左内叶结节呈快进快出征象（图 9-10-2）。脾大 7 个肋单元，全胰管无扩张。少量腹水。

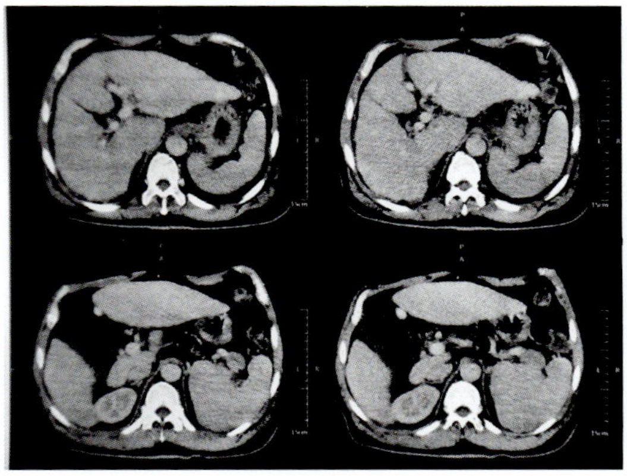

图 9-10-1　CT：显示肝表面不平，肝左外叶肥大，显示小结节，肝内胆管不扩张、无胆石，脾大

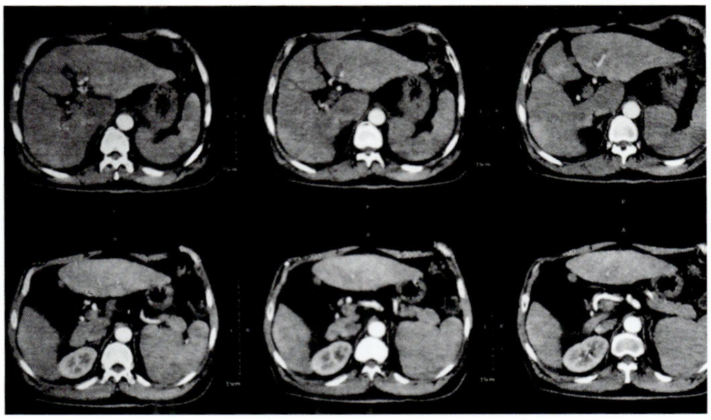

图 9-10-2　CT 增强扫描：显示肝左外叶结节呈快进快出征象

【术前诊断】酒精性肝硬化、终末期肝病，合并肝细胞性肝癌。

【手术过程】

1. 急症，平仰卧位，全身麻醉，取上腹“倒 T”形（图 9-10-3）切口入腹。见：草黄色腹水 300ml，腹膜上无癌性结节。肝大，呈棕黄色，表面多发结节，质地坚韧。胆囊 6cm × 3cm，无胆石。胆总管外径约 1.3cm，无结石感。肝十二指肠韧带无门静脉海绵样变。胰头不大，质软。胃十二指肠无明显异常。

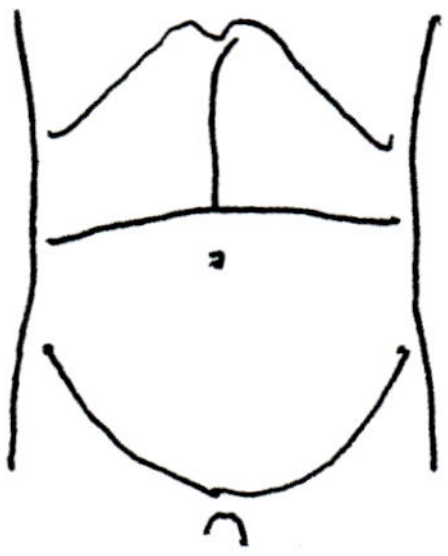

图 9-10-3　手术切口示意图

2. 切除病肝

（1）解剖肝十二指肠韧带，结扎、切断肝固有动脉、胆总管，游离、显露肝门静脉。

（2）离断肝周粘连及肝韧带，游离肝。

（3）解剖第二肝门，游离、显现肝上下腔静脉。

（4）离断肝后腔静脉的静脉回流支，游离、显现肝下下腔静脉。

（5）先后钳夹、切断肝门静脉、肝下下腔静脉及肝上下腔静脉，移除病肝（图 9-10-4），出血量 800ml。

3. 修肝。

4. 肝移植

（1）肝上下腔静脉端端吻合，用 4-0 Prolene 线“二点法”做连续外翻缝合。

（2）同法做肝下下腔静脉吻合（图 9-10-5）。

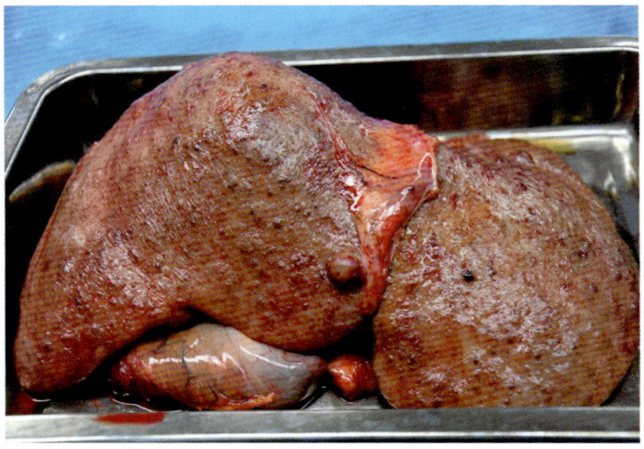

图 9-10-4　移除肝标本

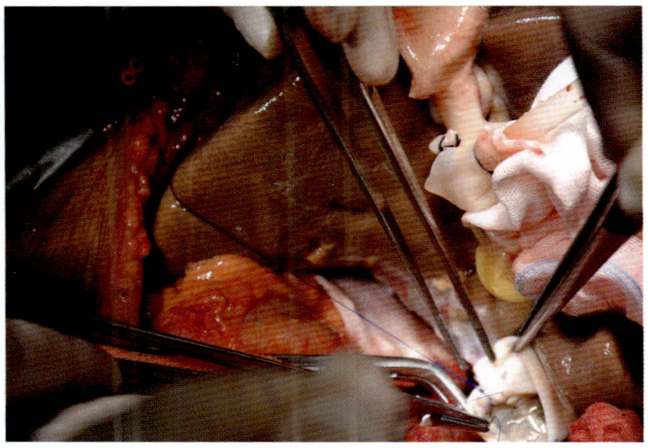

图 9-10-5　肝下下腔静脉吻合

（3）用 5-0 Prolene 线做肝门静脉端端吻合（图 9-10-6）。

5. 至此，历时（无肝期）42 分钟。先后松开、除去肝下下腔静脉钳及肝上下腔静脉钳及肝门静脉钳，无漏血。同时用热盐水浸泡肝，肝血供迅速、红润（图 9-10-7）。

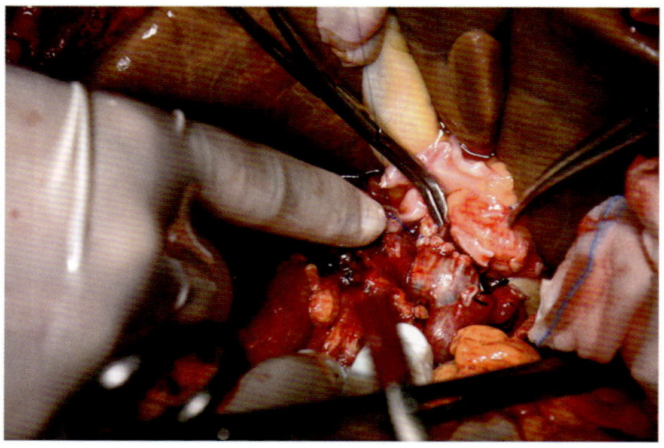

图 9-10-6　肝门静脉吻合

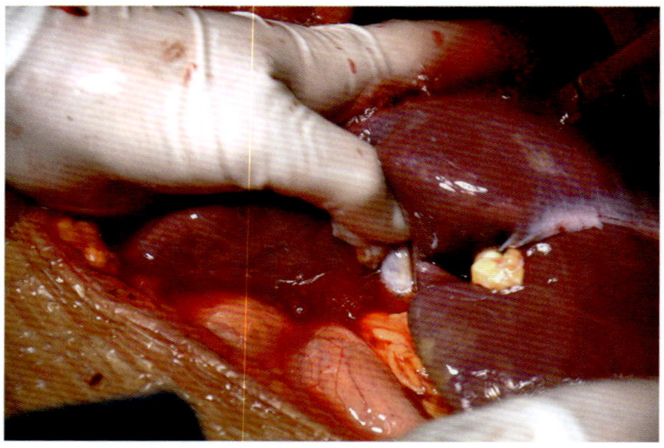

图 9-10-7　肝血供良好

（1）用 7-0 Prolene 线做肝固有动脉连续外翻缝合（图 9-10-8）。

（2）用 7-0 Prolene 线做胆管之端端吻合，间断缝合（图 9-10-9）。

6. 逐层关腹。手术历时 4 小时 20 分钟，失血量 200ml，术中生命体征平稳，送回 ICU。术中输血 18 个单位。

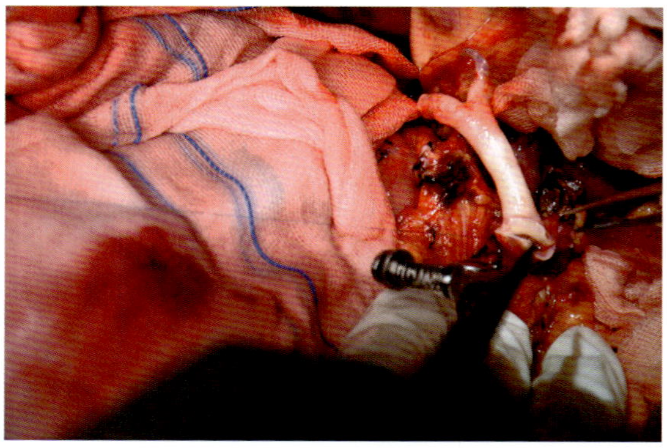

图 9-10-8　肝固有动脉吻合

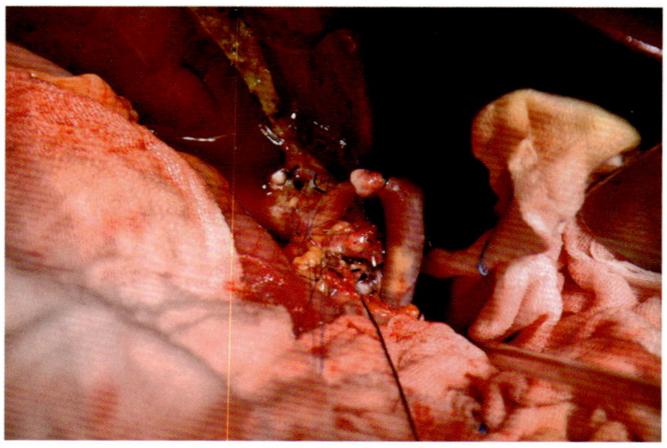

图 9-10-9　胆管重建

【术后诊断】酒精性肝硬化、门静脉高压症及终末期肝病，合并胆管细胞癌。

【实施的手术】施行经典式原位、背驼式全肝原位移植术。

【术后】无排异反应，无感染败血症，无肝肾功能不全，恢复平顺。

【讨论】

（一）肝移植是一种成功的治疗肝癌的手术

我院经过 19 年的努力，发展进步是肯定的，本例手术的几个方面有说服力，即手术历时 4 小时 20 分钟，手术失血量 1200ml，无肝期 42 分钟，胆道未放置引流管，术中、术后恢复十分平顺。

（二）肝移植手术的几个技术问题

1. 肝移植的指征。各个国家、各个医院肝移植的指征不尽相同，目前我们认为肝癌肿瘤的大小不一定作为肝移植的指征标准，肿瘤较大，但周身情况好，无腹内淋巴转移、无静脉癌栓，仍可施行肝移植。

2. 胆道重建。虽不放置 T 形管，但仍然是很安全的。

病例 11：胰头潴留性囊肿、胰头囊肿，胆管、胰头囊肿与空肠吻合后 2 年，施行惠普尔（Whipple）手术

【病史】患者，女，52 岁。复发上腹痛 1 年。4 年前（2015-12）诊为“胆管囊状扩张症”，施行“胆总管切除、胆肠 Roux-en-Y 术”。术后症状依旧，发现囊肿依旧存在，诊为“胰腺潴留性囊肿”，于 2016-04 施行“桥袢空肠胰腺囊肿吻合术”。2 年前，施行“肺癌根治术”。

T 36.5℃，R 22 次 / 分，P 71 次 / 分，BP 95/50mmHg。神清合作，无黄疸，左肺呼吸音清，心律齐、无杂音。腹平、软，右上腹陈旧性“反 L”形切口瘢痕，剑突右下方压痛，未触及肝、胆囊、脾，无胃振水音，叩击右肝区无上腹部疼痛，腹水征（－）。双下肢无水肿。

WBC 2.42×10^9/L，N 0.404，PLT 194×10^9/L，TP 57.3g/L，ALB 39.7g/L，TBIL 10.7μmol/L，DBIL 3.6μmol/L，AST 22.4U/L，ALT 18.7U/L，ALP 194U/L，γ-Gt 298U/L，PA 169mg/L，ChE 7473U/L，C-12 正常。

CT（2015-11）：报告为胆管囊状扩张症（图 9-11-1）。

CT（2015-12）：报告为胆总管囊肿仍然存在（图 9-11-2）。

CT（2016-06）：报告为胰头仍有囊肿存在（图 9-11-3）。

【术前诊断】胰头潴留性囊肿，胆管、胰头囊肿与空肠 Roux-en-Y 术后，合并胆肠吻合口狭窄、慢性胰腺炎。

【手术过程】

1. 择期，平仰卧位，全身麻醉，依原右上腹“鱼钩”形切口（图 9-11-4）入腹。见：无腹水，腹膜无癌性结节，大网膜上无静脉曲张。肝色泽棕红，表面光整，肝叶（段）比例无失衡，肝质地软。原手术为肝总管、胰头囊肿与空肠 Roux-en-y 吻合（图 9-11-5，图 9-11-6），桥袢空肠长约 35cm，空肠近段长约 15cm。胰头较大，质地较硬。脾不大，L_7、L_8、L_{12} 组淋巴结稍大。

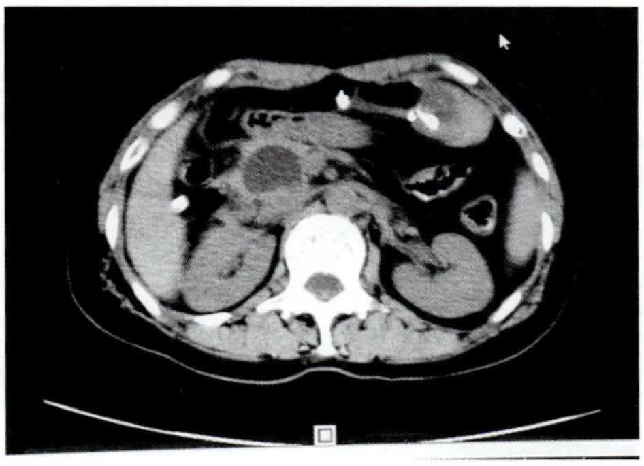

图 9-11-1 CT：显示胰头部囊肿（2015-11）

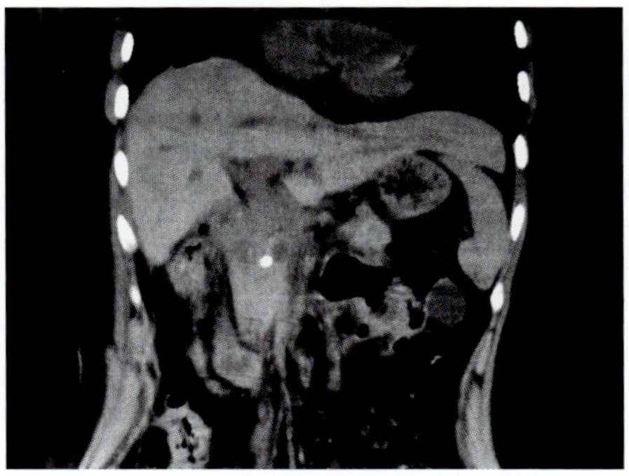

图 9-11-2 CT（冠状面）：显示胰头部囊肿及结石（2015-12）

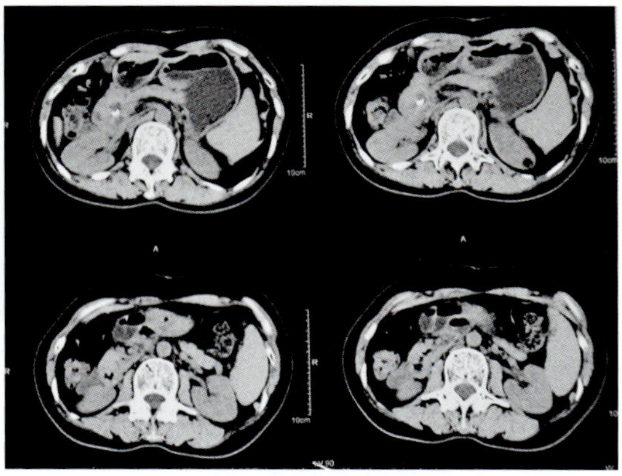

图 9-11-3 CT：显示胰头部囊肿、结石（2016-06）

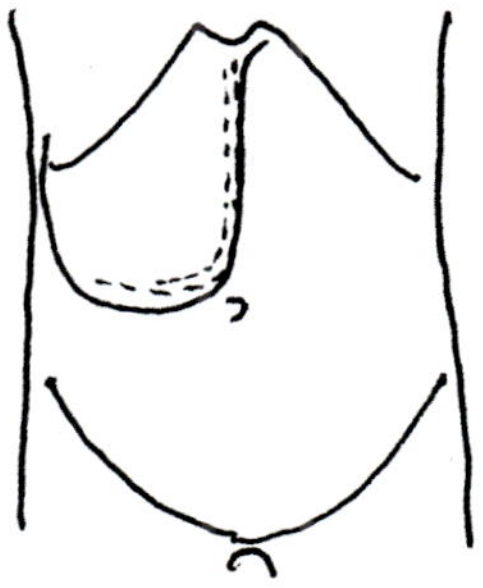

图 9-11-4 手术切口示意图

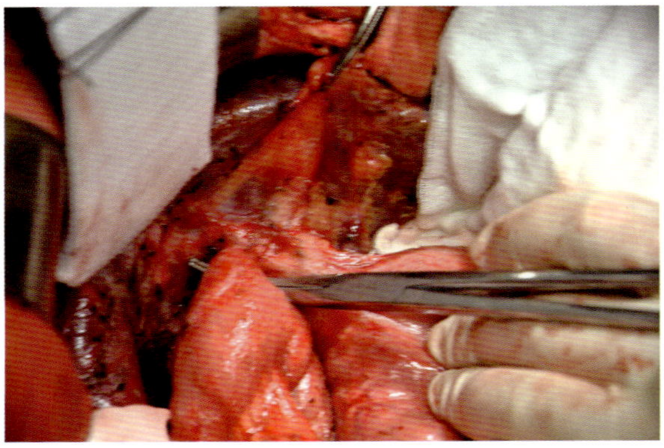

图 9-11-5 钳尖穿越处为囊肿与空肠吻合口

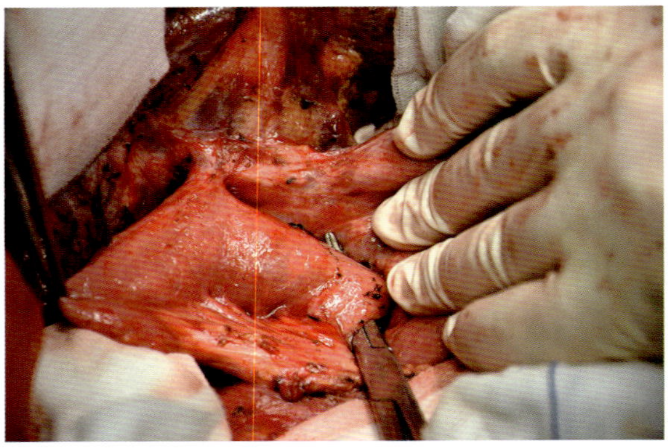

图 9-11-6 钳尖穿越处为胰头囊肿与空肠吻合处

2. 过“三关”

（1）离断桥袢周围粘连，横断胆管、胰头囊肿与空肠吻合口，胆肠吻合口内径为 0.3cm。

（2）分离胰头十二指肠与腔静脉、腹主动脉间粘连。

（3）沟通胰头沟与肠系膜上静脉、肝门静脉间隙。

（4）剥离胃十二指肠动脉，并予以切断、缝扎，显现肝门静脉。

3. 先后离断胃、空肠、胰颈，胰管内径约 0.5cm，显现全程肝门静脉、肠系膜上静脉（图 9-11-7）。

4. 于肠系膜上动脉右侧离断胰腺钩突纤维板，整体移除胰头十二指肠标本。

5. 用“四边法”切开肝总管及肝左、右管（图 9-11-8），组成肝胆管盆，内径达 2.5cm（图 9-11-9），先完成胆肠吻合（图 9-11-10）。

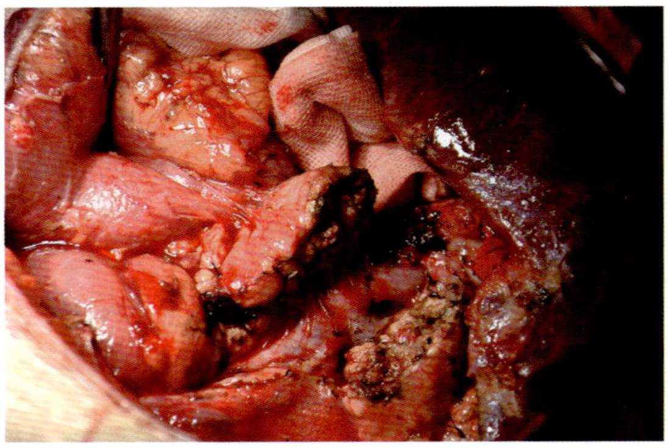

图 9-11-7 中央为胰颈断面，其下为肝门静脉

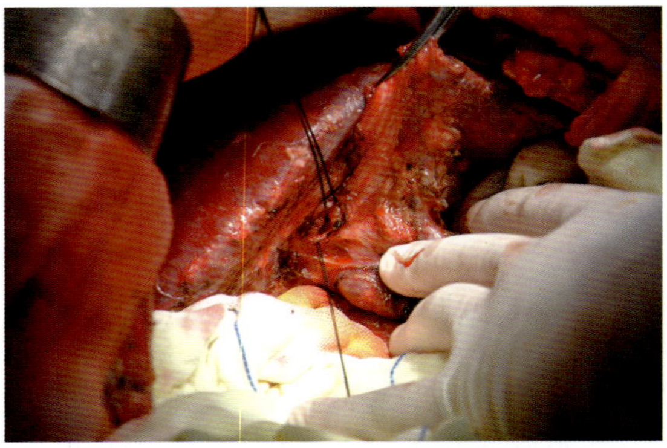

图 9-11-8 线牵引处为肝胆管边缘

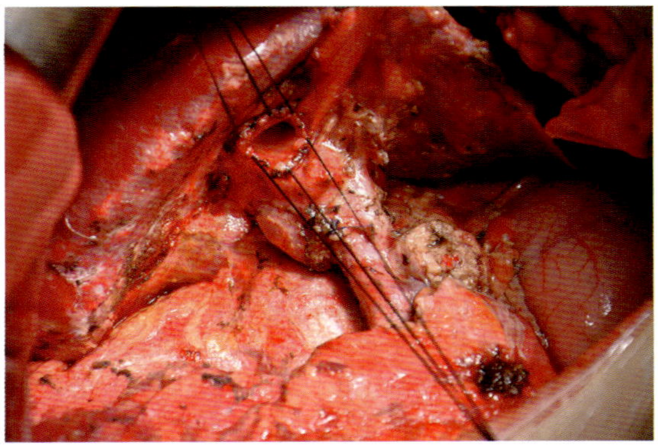

图 9-11-9 线牵开处为肝胆管盆

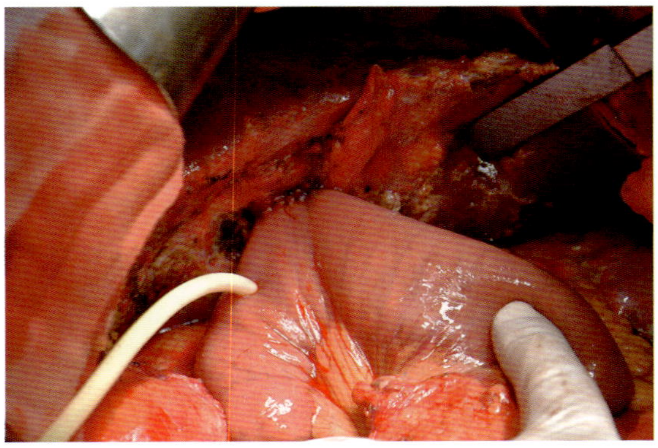

图 9-11-10 乳胶管为 14 号 T 形管，放于肝胆管盆

6. 先后完成胰肠、胃空肠吻合。

7. 逐层关腹。手术历时 4 小时，失血量约 100ml，安返病房。标本送病理检查。

8. 本例手术绘图见图 9-11-11。

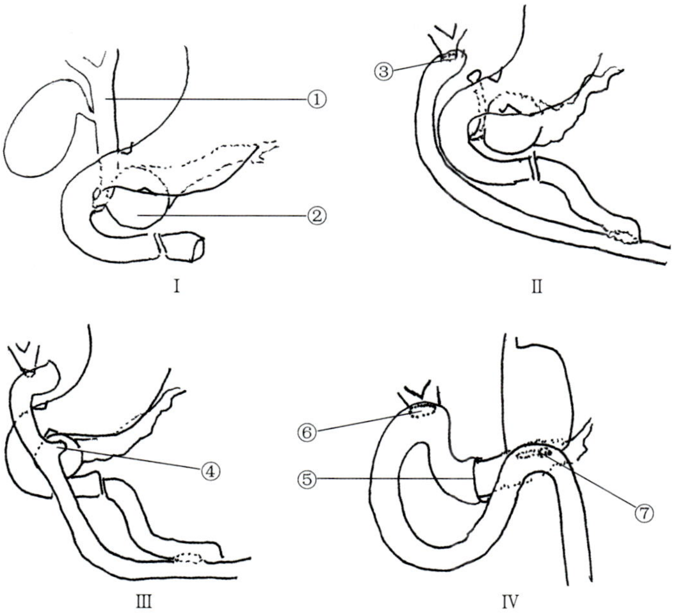

图 9-11-11　手术示意图

Ⅰ. 术前，胰头潴留性囊肿；Ⅱ. 胆总管切除、胆肠 Roux-en-Y 术（2015-12）；Ⅲ. 桥袢空肠与胰囊肿吻合（2016-11）；Ⅳ. Whipple 术

①肝外胆管；②胰头潴留性囊肿；③肝总管与桥袢空肠吻合；④ 胰头囊肿与桥袢空肠吻合；⑤胰肠吻合；⑥胆肠吻合；⑦胃肠吻合

【术后诊断】胰头潴留性囊肿，胆管、胰头囊肿与空肠 Roux-en-Y 术后，合并胆肠吻合口狭窄、慢性胰腺炎。

【实施的手术】施行胰头十二指肠切除术。

【术后】无胰漏、胆漏、肠漏，恢复平顺。病理切片报告为胰头潴留性囊肿（浆液性囊肿，不典型增生、中度），合并慢性胰腺炎。

【讨论】

（一）胆管狭窄

本例胆肠吻合口狭窄为环形、炎性、壁源性、真性、良性狭窄；囊肿、桥袢空肠吻合口为相对狭窄。

（二）解除狭窄的难点

1. 本例因胰头浆液性囊肿，误施胆管、桥袢空肠 Roux-en-Y 术及囊肿、桥袢空肠吻合术。

2. 胆管、囊肿与桥袢空肠吻合并发囊肿不典型增生、慢性胰腺炎，增加了手术的难度。

3. 施行本例胰头十二指肠切除术比囊肿施行 Whipple 术难度与危险大。

（三）解除狭窄的方法

1. 经肝圆韧带途径完成肝胆管盆，解除胆管空肠吻合口狭窄。

2. 施行胰头十二指肠切除，彻底解除空肠与囊肿吻合口相对狭窄，又彻底解决了胰头囊肿、慢性胰腺炎的病变。

（四）相关外科手术技术

1. 胃十二指肠动脉离断

（1）循肝总动脉、肝固有动脉游离，显现胃十二指肠动脉。

（2）沟通胰头沟，显现肝门静脉，离断胃十二指肠动脉。

2. 离断胰钩突纤维板

（1）离断胰头沟，全程显现肝门静脉、肠系膜上静脉。

（2）离断钩突静脉，扪触清楚肠系膜上动脉右侧缘。

（3）钳夹、切断胰钩突纤维板。

3. 本例残留的桥袢空肠扭曲折叠，有些部位扩张，有些部位纤细，宜整块切除。

4. 胰头潴留性囊肿宜切除为妥。

病例 12：巨大肝血管内皮瘤破溃、出血，施行自体离体左肝三联切除、原位肝移植术

【病史】患儿，女，5 岁。间歇发热 20 天，发现腹部肿块、面色苍白 14 天，就诊于多家医院，诊断为“肝血管内皮瘤、出血，无手术价值”。

T 37.5℃，R 28 次 / 分，P 134 次 / 分，BP 90/41mmHg。神清，面色苍白，心律齐，无明显杂音，双肺呼吸音清。腹部膨隆呈球形腹，腹壁浅静脉轻度曲张，未见胃、肠型；腹壁稍紧张，肝于脐下 3 指可触及，质硬；剑突右下方压痛，右肝区拒按，胆囊、脾未触及，腹水征（+）。双下肢无水肿。

WBC 19.82 × 10^9/L，N 0.84，PLT 125 × 10^9/L，Hb 43g/L，TBIL 26.5μmol/L，DBIL 15.4μmol/L，TP 48g/L，ALB 24g/L，AST 634U/L，ALT 485U/L，PA 79mg/L，ChE 2447U/L，ALP 239U/L，γ-Gt 109U/L，CA19-9 76U/ml，AFP 49ng/ml。

CT（2019-08-30，湖南省人民医院）：除肝右后叶下段外，余肝被多个肿瘤占据，约 20cm × 30cm，肿瘤中央坏死、出血、破溃，腹膜腔内见液体积聚。冠状位显示肝肿瘤占据中上腹（图 9-12-1），脾不大。

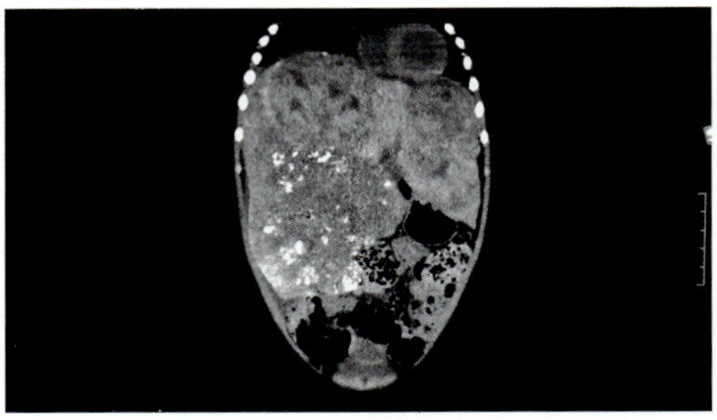

图 9-12-1　CT：显示肿瘤占据左肝及肝右前叶

【术前诊断】巨大肝血管内皮瘤，合并出血、失血性贫血、血性腹膜炎及低蛋白血症。

【手术过程】

1. 急症，平仰卧位，全身麻醉，取“倒 T”形切口（图 9-12-2）入腹。见：腹腔内积血约 300ml，腹膜上无癌性结节，大网膜无静脉曲张。肝色泽棕红色，肝右后叶下段表面光整，余肝多发大小不等结节，质地硬。最大肿块位于肝右前叶，直径约 10cm，肝下缘平髂前上棘，肝右前叶肿块破溃，有活动性出血（图 9-12-3）。胆囊不大，胆总管外径约 0.5cm，一级肝门被肿块压迫封闭、狭小。据上述所见，施行原位左三联切除不能，而施行离体肝肿瘤切除，并立即结扎肝左动脉，肿瘤出血明显减弱，接近“停止”。

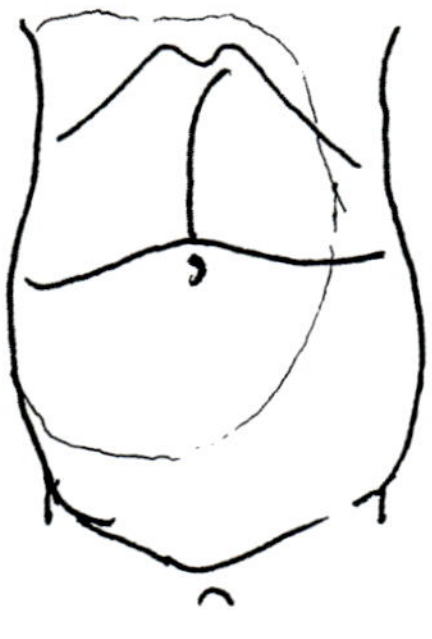

图 9-12-2　手术切口示意图

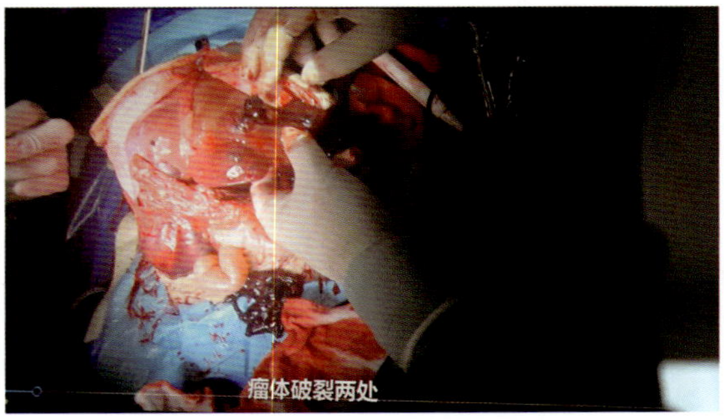

图 9-12-3　瘤体破溃处

2. 移除肝

（1）解剖、游离胆囊，于胆囊管汇入肝总管处横断胆总管；解剖、游离肝右动脉、肝固有动脉，近肝处离断肝动脉，充分游离肝门静脉主干（图 9-12-4）。

（2）离断肝周韧带，解剖第二肝门，游离肝后下腔静脉（图 9-12-5）。

（3）分别用血管钳钳夹肝门静脉及肝下下腔静脉，紧贴肝离断上述血管，移去肝。

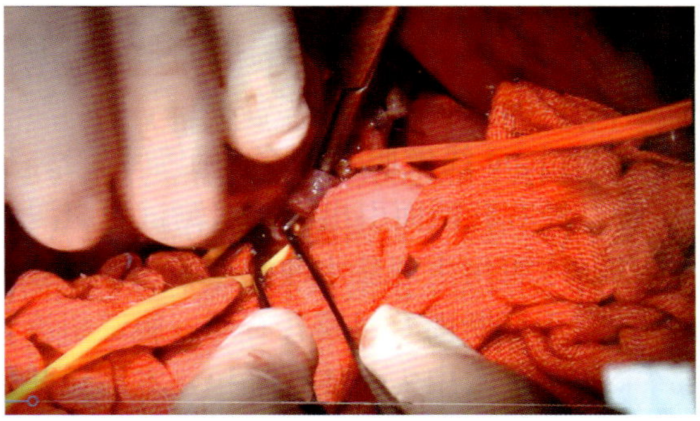

图 9-12-4　分离肝门静脉

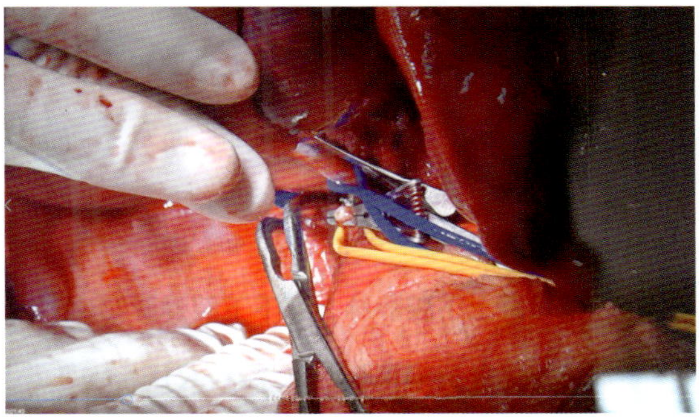

图 9-12-5　阻断入肝血流及下腔静脉

3. 做肝上下腔静脉、肝门静脉与人造血管的临时分流（图 9-12-6，图 9-12-7），缝线为 5-0 Prolene 线。

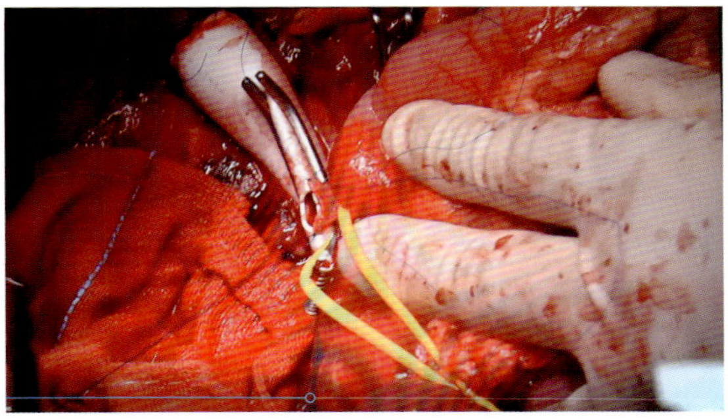

图 9-12-6　做肝上下腔静脉、人造血管分流

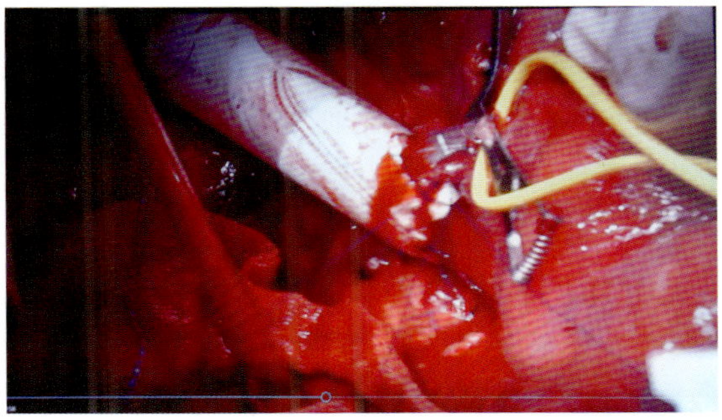

图 9-12-7　做肝门静脉、人造血管分流

4. 离体肝左三联切除

（1）离体肝置入 4℃冰盐水中，并用器官保存液、蛋白盐水灌注。

（2）显露右后叶肝蒂，保留其脉管。由于肿块压迫致使肝右静脉纡曲，于其左侧劈离肝实质达第二肝门，显现肝后下腔静脉。保留尾状叶及肝短静脉，移除左肝三联（图 9-12-8）。

5. 自体肝右后叶、尾状叶肝原位植入

（1）拆除临时腔静脉、肝门静脉与人造血管吻合口（图 9-12-9）。

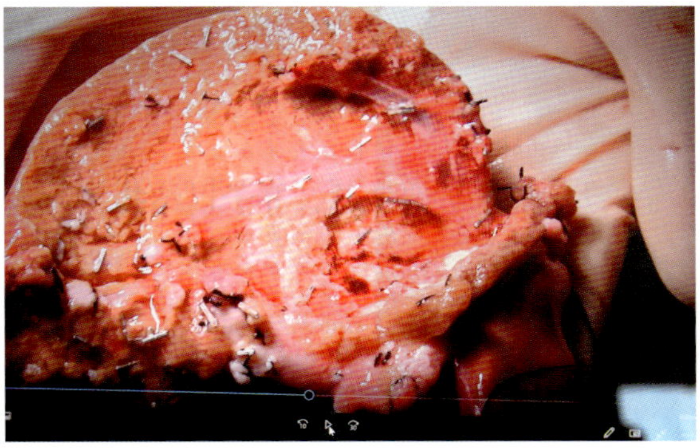

图 9-12-8　体外移除左肝三联后

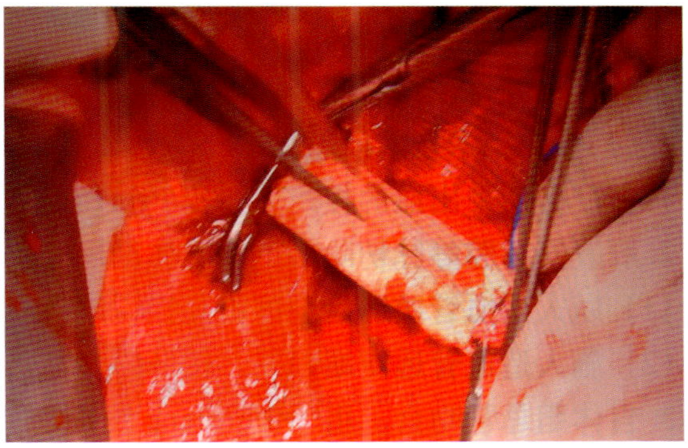

图 9-12-9　拆除临时做的肝上下腔静脉、肝下下腔静脉、肝门静脉与人造血管吻合口

（2）用 4-0 PDS 线先后做肝上下腔静脉、肝下下腔静脉“二点法”吻合（图 9-12-10）。同时用 4℃含 25g 白蛋白的生理盐水 1000ml 做肝门静脉灌注，以清除肝内器官保存液及空气。

（3）肿瘤侧支循环建立，有静脉曲张，不能破坏自然分流。
（4）肿瘤上界在肝静脉根部的腹面，下界位于肾静脉平面，局部结构紊乱。
（5）涉及胰头十二指肠翻转及肾上腺静脉、肝短静脉切断、腔静脉剥离。
（6）涉及肝十二指肠韧带的临时阻断、肝静脉的保护及血流的通畅。
3. 整个手术以游离肝后平滑肌肿瘤为中心，以保护左肾上腺静脉、侧支自然分流为重点
（1）游离胰头十二指肠向左翻转，显现肝下腔静脉、左肾静脉、左肾动脉，安置 Pringle 止血带。
（2）断离肝周韧带，将肝向左侧翻转，逐一离断右肾上腺静脉、肝短静脉。
（3）解剖第二肝门，显现、保护好肝静脉，沟通剥离好肝后腔静脉瘤。
（4）离断肝后腔静脉，移除肝后腔静脉平滑肌肉瘤，进行人造血管移植。

病例 14：肝 S_8、S_7 细胞癌合并肝右静脉癌栓，施行离肝 S_8、S_7 切除及肝右静脉血管转换术

【病史】患者，女，50 岁。右上腹痛 10 多天。患有乙型肝炎 20 年。3 年前因输尿管结石在我院施行“钬激光碎石”。

T 36.7℃，R 20 次 / 分，P 76 次 / 分，BP 142/93mmHg。神清合作，无黄疸。心律齐、无杂音，双肺呼吸音清。腹平，浅静脉无曲张；腹壁软，无压痛，未触及肝、胆囊、脾，叩击右肝区腹部无不适，无胃振水音，腹水征（–）。双下肢无凹陷性水肿，腰背部无抬举痛。

WBC 4.35×10^9/L，N 0.561，PLT 170×10^9/L，TBIL 10μmol/L，DBIL 2.3μmol/L，TP 64.2g/L，ALB 39.6g/L，PA 175mg/L，ChE 6125U/L，AST 39U/L，ALT 16U/L，AFP 807.5ng/ml。

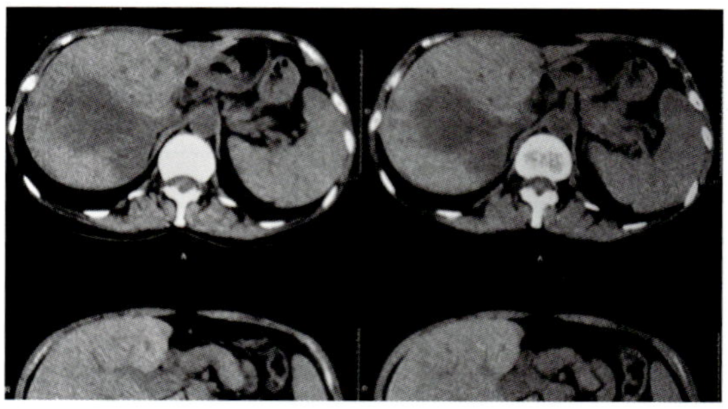

图 9-14-1　CT：显示肝 S8 低密度肿块

CT（2019-07-11，湖南省人民医院）：肝轮廓清，表面光整，肝叶（段）比例无失衡，肝 S_8 显示圆形低密度区，约 10cm × 8cm（图 9-14-1），增强扫描显示与肝右静脉融合（图 9-14-2）。脾大 8 个肋单元。冠状面显示肝 S_8 肿块与第二肝门紧贴，肝右静脉癌栓（图 9-14-3）。

CTA：肿瘤供血动脉为肝右动脉，纤细（图 9-14-4），膈动脉较粗大。

CTV：肿瘤压迫肝右静脉，融合、纤细（图 9-14-5）。

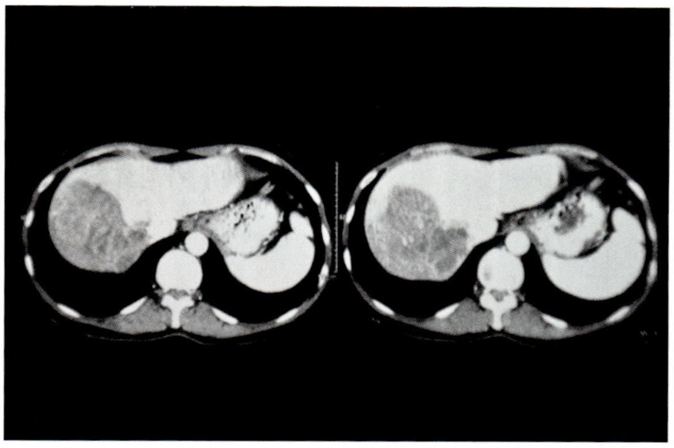

图 9-14-2　CT（增强扫描）：显示肿瘤与肝右静脉融合

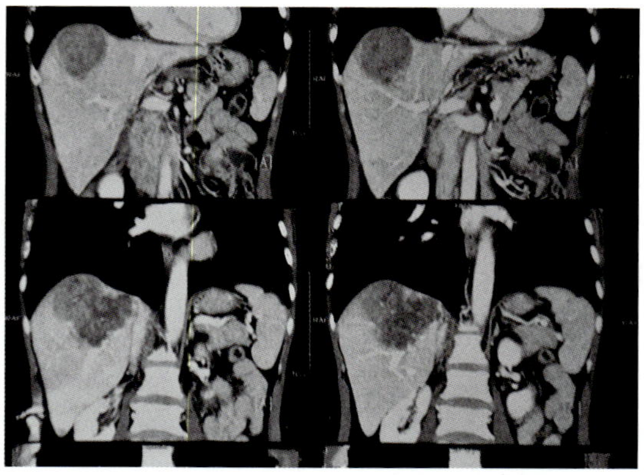

图 9-14-3　CT（冠状面）：显示肿瘤癌栓进入肝右静脉

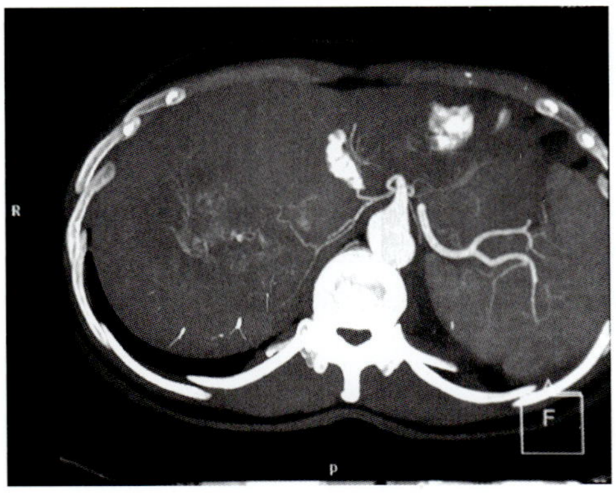

图 9-14-4 CTA：显示肿瘤供血动脉纤细

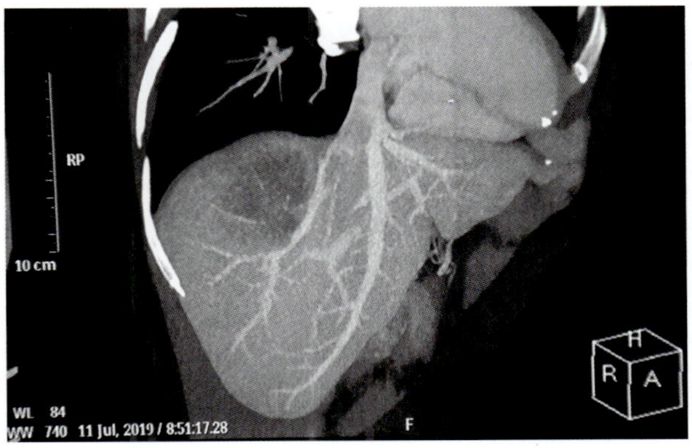

图 9-14-5 CTV：显示肿瘤压迫肝右静脉

【术前诊断】 肝细胞癌（S_8），合并肝右静脉癌栓。

【手术过程】

1. 择期，平仰卧位，全身麻醉，取右上腹“反 L”形（图 9-14-6）切口入腹。见：无腹水，腹膜上无癌性结节。肝呈暗棕红色，肝 S_8 肿瘤凸出（图 9-14-7），局部可扪及硬块。右肝 S_6、S_5 及左肝质地软，未触及肝内硬块。肝右静脉宽大，外径达 2cm，质地硬。肝外胆管外径约 1.0cm。胆囊不大，脾不大。L_8、L_7、L_{12}、L_{13} 组淋巴结不大，质软。

2. 安置 Pringle 止血带及右肝 Glisson 鞘前上、后上止血带（图 9-14-8），显示肝 S_7、S_8 缺血分界线（图 9-14-9），延长切口至第 9 肋间（图 9-14-10）。

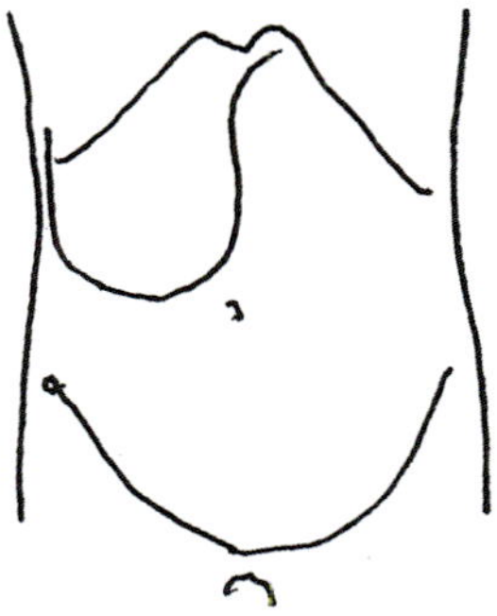

图 9-14-6 手术切口示意图

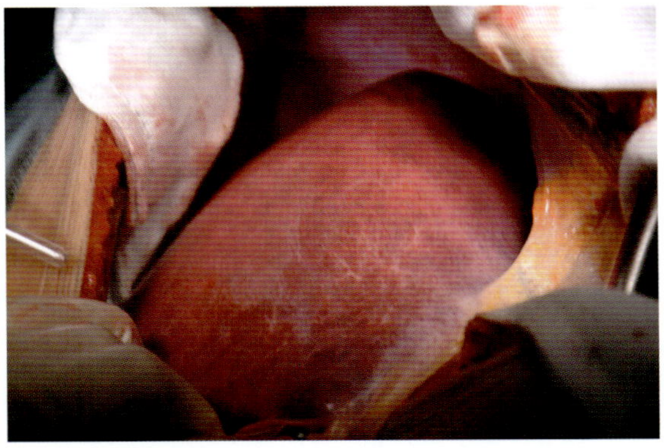

图 9-14-7 肝 S_8 肿瘤凸出

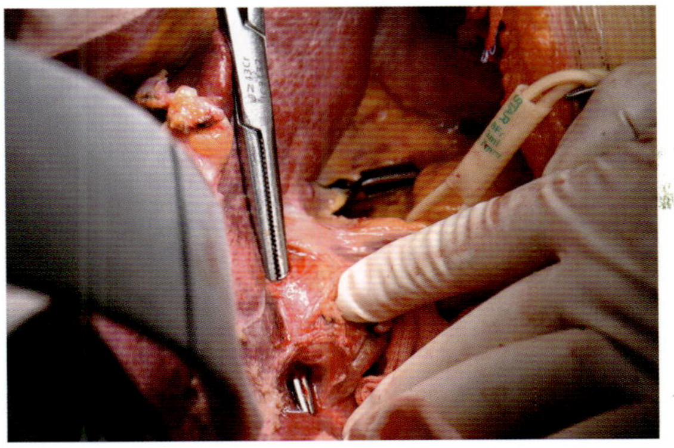

图 9-14-8 钳尖前方为右肝 Glisson 鞘

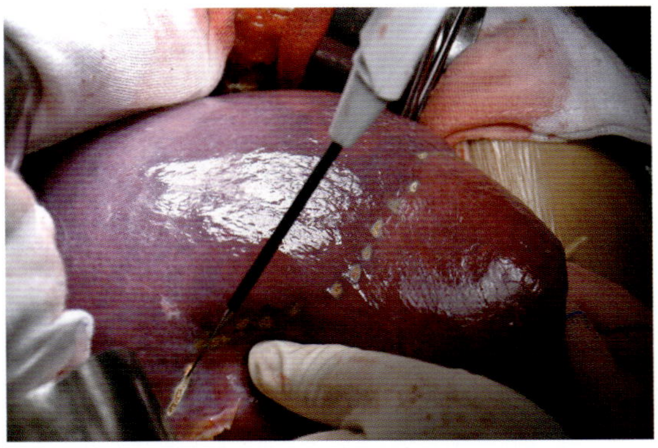

图 9-14-9 划定缺血分界线

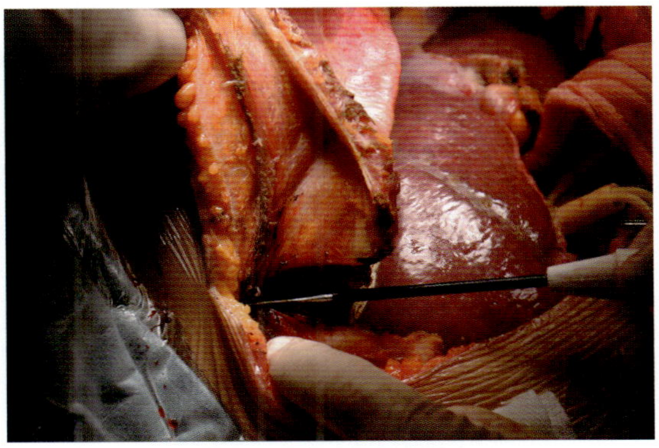

图 9-14-10 延长腹部切口

3. 沿肝中静脉左侧劈离肝（图 9-14-11），显现肝右静脉（图 9-14-12），离断肝 S_6、S_5（图 9-14-13），显露肝右静脉（图 9-14-14），切断肝右静脉（图 9-14-15），移除肝 S_7、S_8（图 9-14-16）。

4. 整形尸肝静脉（图 9-14-17）。

5. 做尸肝静脉与右肝静脉吻合。缝线用 5-0 Prolene 线，先连续外翻，再做尸肝静脉与肝右静脉吻合，术野显示移植肝右静脉充盈、血流通畅（图 9-14-18），肝 S_5、S_6 色泽正常，无胆漏、无出血。

6. 关腹。余肝色泽棕红。放置右膈下引流管，清点器械、敷料无误，逐层关腹。手术历时 5 小时，失血量约 300ml，安返病房。

【术后诊断】肝细胞癌（S_8），合并肝右静脉癌栓。

【实施的手术】施行右肝 S_7、S_8 切除及肝右静脉移植（尸肝静脉）术。

【术后】无膈脓肿、胆漏、肝功能不全等并发症，恢复平顺。

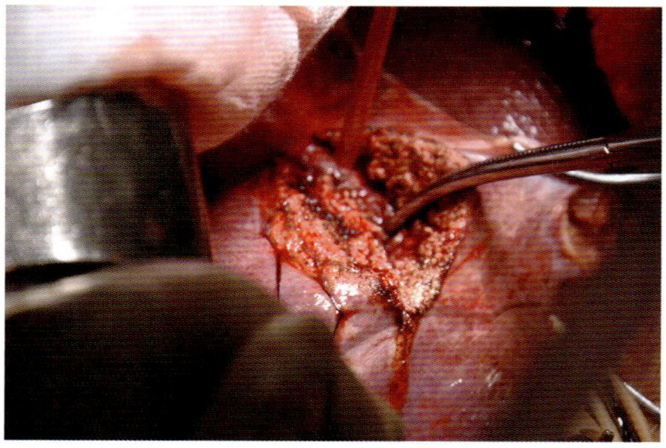

图 9-14-11　劈离肝

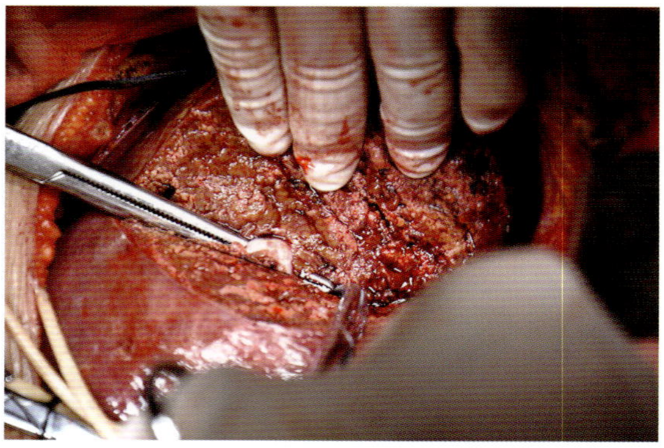

图 9-14-12　钳尖处为肝右静脉

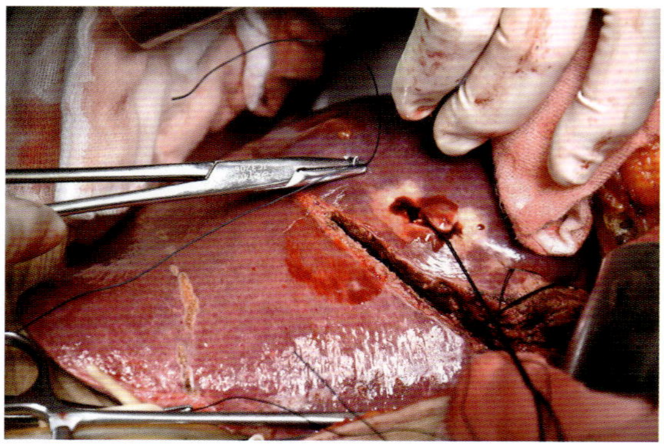

图 9-14-13　离断肝 S_6、S_5

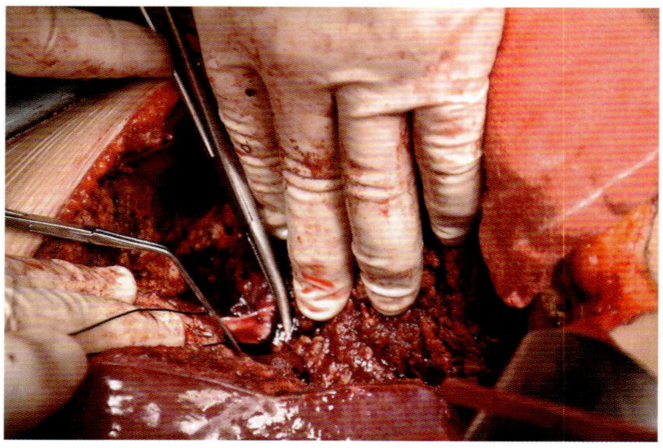

图 9-14-14　钳尖处为肝右静脉

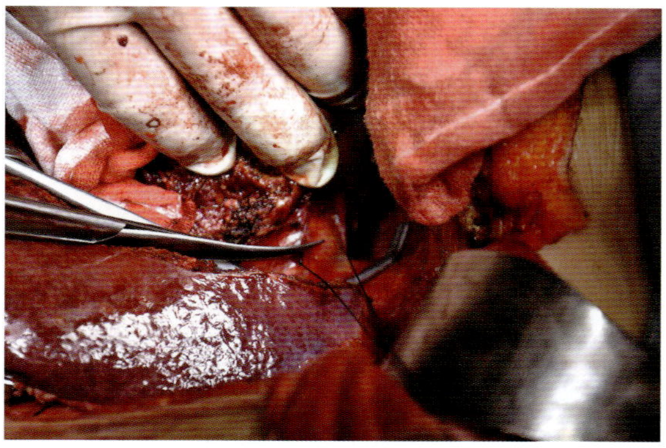

图 9-14-15　切断肝右静脉

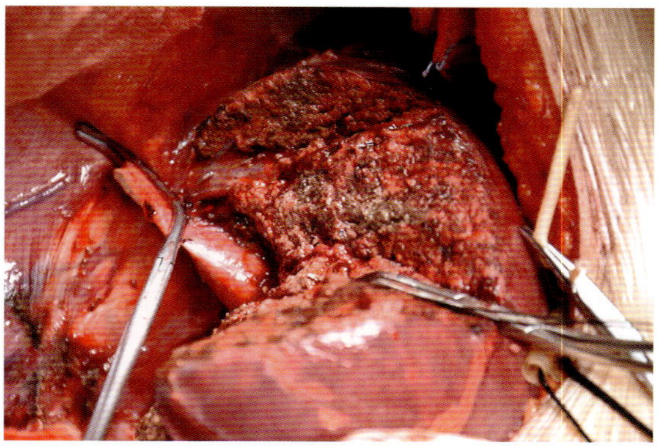

图 9-14-16　移除肝 S_7、S_8

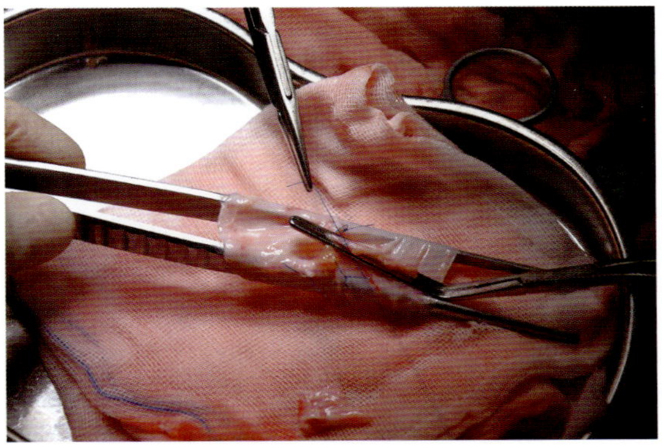

图 9-14-17 整形尸肝静脉

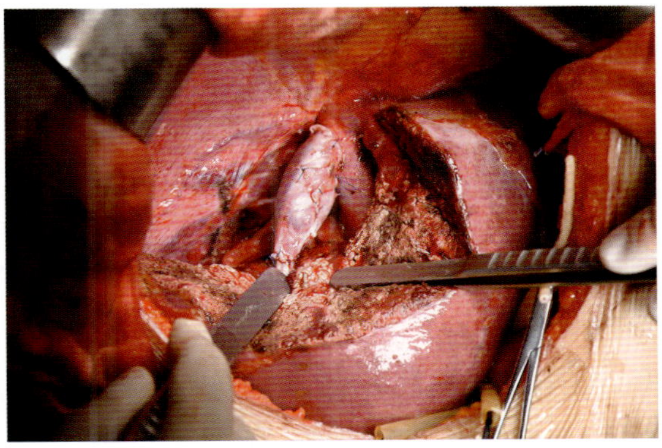

图 9-14-18 图中央为植入的肝右静脉

【讨论】肝细胞癌并发肝静脉癌栓为常见的病症，切除肝癌病灶及被癌累及的肝静脉是常见的手术方式，但本例难以承受右半肝切除。实践证明，切除肝 S_7、S_8，并做肝右静脉的移植，是本例的理想选择。

（一）手术的难点

1. 确定肝 S_7、S_8 区域。
2. 解剖性切除肝 S_7、S_8，保护好肝 S_6、S_5。
3. 患者自身没有供移植的静脉可取，做尸肝静脉移植是较为实际的选择。

（二）克难攻坚

1. 先后结扎肝右前叶、后叶的上段 Glisson 鞘，缺血分界区，即为切肝的解剖学范围。
2. 游离、显现肝右静脉正常的末段，劈离右肝 S_8、S_7。
3. 选择尸肝静脉进行修补、整形，做肝右静脉的移植静脉。

（三）相关外科手术技术

1. 器官移植，如肝移植、肾移植等已是定型的成熟的手术，尸体血管移植已为同道们常用，是安全的手术。
2. 划定肝解剖性切除的方法很多，本例取用拟定切除肝的 Glisson 鞘结扎，很快显示缺血分界线，实用、快捷、准确。
3. 沿肝右静脉途径找见肝右静脉正常末段，迅速、准确。
4. 尸肝静脉的整形、修剪，根据所切除肝右静脉形状进行，最好在病灶肝切除前进行备用为妥。

病例 15：肝移植术后胆管吻合口狭窄，合并胆总管结石，施行肝胆管盆式 Roux-en-Y 术

【病史】患者，男，25 岁。肝移植术后发现胆总管结石 2 年。3 年前，发现肺结核，服用抗结核药后出现肝衰竭，而在外院施行“肝移植术”，出现右上腹痛、寒战、发热、黄疸，经 B 超、磁共振检查发现胆总管结石。先后就诊于多家医院，均认为手术困难，而来院。2 个月前诊为“胆道结石、AOSC”而施行 ENBD，每日胆汁引流量 350 ～ 600ml。

T 36.6℃，R 20 次 / 分，P 87 次 / 分，BP 144/60mmHg，WG 45kg。神清合作，皮肤、巩膜无黄染，心、肺正常。腹平，无静脉曲张，见“奔驰车标”形切口瘢痕（图 9-15-1）；腹壁软，未触及肝、脾，剑突右下方压痛，叩击右肝区示心窝部疼痛，无腹水。双侧腰背部无抬举痛。ENBD 引流出墨绿色胆汁，无特殊臭味。

WBC 6.04×10^9/L，N 0.339，PLT 228×10^9/L，Hb 143g/L，TBIL 14.2μmol/L，DBIL 6.4μmol/L，TP 60.4g/L，ALB 42g/L，AST 101U/L，ALT 40U/L，ALP 127U/L，ChE 4594U/L，PA 221mg/L，γ-Gt 390.4U/L。

MRCP（2019-06-17）：肝总管长约 2cm，内径为 1.8cm，其内充填胆石。肝内胆管中度扩张，无胆石、无积气（图 9-15-2）。胆总管内径约 0.3cm。胰管无扩张。

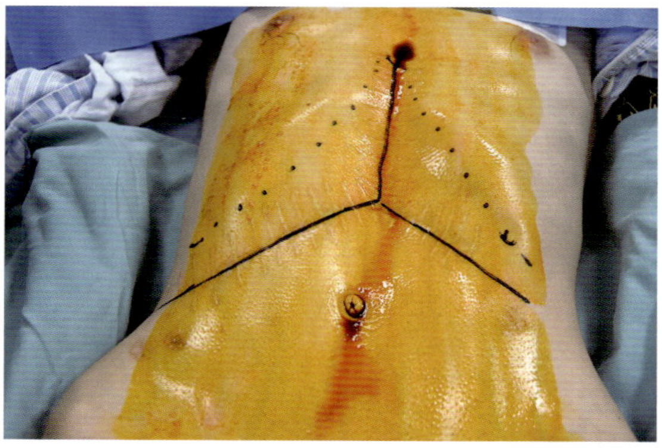

图 9-15-1　手术切口

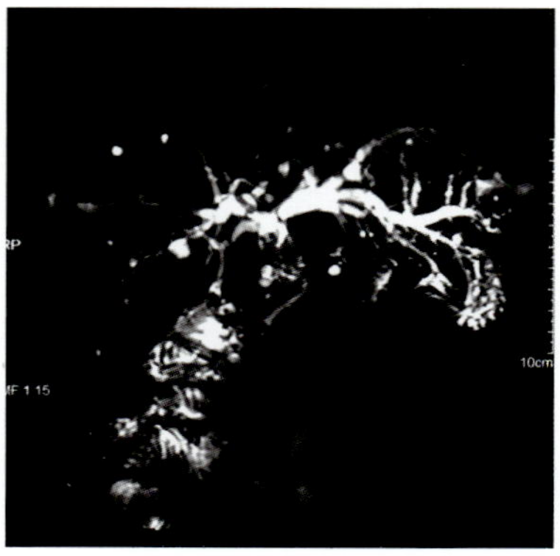

图 9-15-2　MRCP：显示肝内胆管中度扩张

【术前诊断】肝移植术及 ENBD 后，胆管吻合口狭窄，合并高位 AOSC、肝总管结石。

【手术过程】

1. 择期，平仰卧位，全身麻醉，取延长原“奔驰车标”形切口（图 9-15-1）入腹。见：无腹水，腹膜上无癌性结节，大网膜上无静脉曲张。肝周广泛粘连，肝膈“融合”，肝十二指肠韧带被十二指肠粘连、盖被。十二指肠水平部位于腔静脉左侧未穿越肠系膜血管后，盲肠位于胃下。脾不大，胰头质软。

2. 锐性加手指钝性分离肝周粘连，显现肝前缘。安置全腹自动牵开器，显现肝呈棕红色，表面光整，形态、比例无失衡，肝质地软，无结石感、结节感。肝总管外径达 2cm、长约 2.5cm，明显结石感，可扪及 ENBD 导管。原胆管吻合口处瘢痕狭窄，质地硬，局部外径约 1.0cm、长约 2cm。肝十二指肠韧带左侧可扪及肝固有动脉，肝门静脉未扪及。胆管、肝动脉、肝门静脉粘连成索。肝方叶肥大，左肝前纵沟封闭。

3. 组成肝胆管盆

（1）穿刺肝总管获得胆汁，用“四边法”切开胆总管、肝左管，长度约 4cm。肝总管壁厚约 0.2cm，内径约 2cm，取出肝总管内胆石，拔除 ENBD 导管（图 9-15-3）。肝右管口内径约 1.2cm，肝右管内无胆石。

（2）原胆管吻合口内径仅 0.2cm、壁厚 0.5cm、长约 2cm，在其上端注射去甲肾上腺素盐水后，予以横断，缝闭远切端。近切端拼合组成肝胆管盆，内径为 3cm（图 9-15-4）。

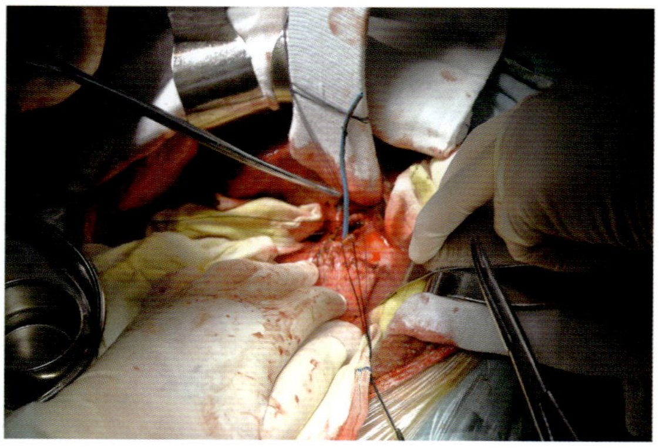

图 9-15-3　导管为 ENBD

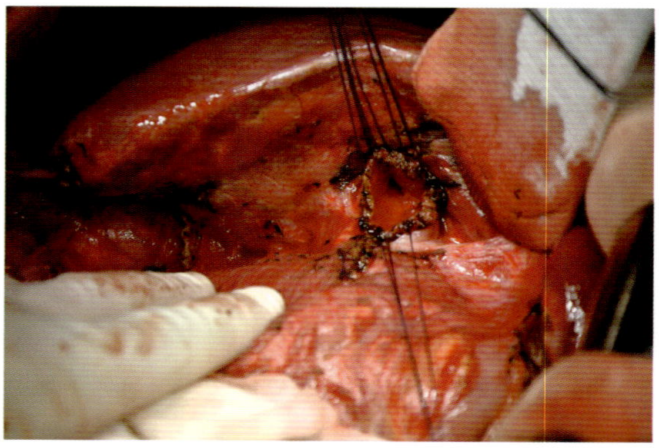

图 9-15-4　线牵引处为肝胆管盆

4. 离断结肠、小肠粘连，提取桥袢空肠，完成肝胆管盆式 Roux-en-Y 术，把 14 号 T 形管置于肝胆管盆。

5. 本例手术绘图见图 9-15-5。

【术后诊断】肝移植术及 EBND 后，合并吻合口狭窄、AOSC、胆总管结石；肠旋转不良、肠粘连。

【实施的手术】施行肠粘连松解、肝胆管盆式 Roux-en-Y 术。

【术后】无胆瘘、出血、粘连性肠梗阻等并发症，恢复平顺。

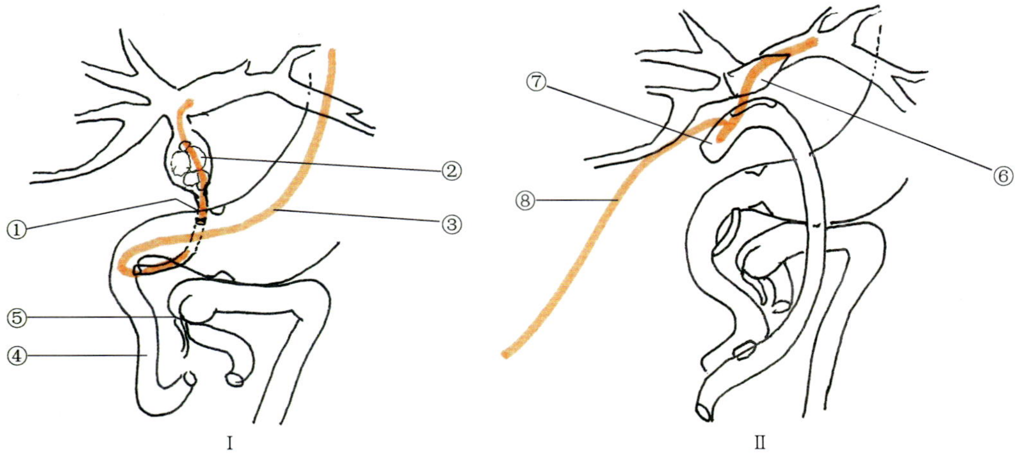

图 9-15-5　**手术示意图**

Ⅰ. 术前；Ⅱ. 术后

①胆肠吻合口狭窄；②胆石；③ ENBD；④十二指肠旋转不良；⑤回肠、盲肠旋转不良；⑥肝胆管盆；⑦桥袢空肠；⑧肝胆管盆引流管

【讨论】

（一）胆管狭窄

本例肝移植出现胆管与胆管吻合口狭窄，属于胆管壁源性、环状、良性狭窄；为炎性、真性狭窄。

（二）解除狭窄的难点

1. 肝移植后有长达 2 年的胆管梗阻、炎症，使胆管周围粘连严重。

2. 合并有肠旋转不良、肠粘连。

3. 笔者虽施行肝胆管盆式 Roux-en-Y 术达 2 万例，但本例情况却是笔者施治的首例，缺乏经验。

（三）解除狭窄的方法

1. 经肝圆韧带途径切开肝左管，经肝总管途径切开肝总管。

2. 于原胆管与胆管吻合口以上横断肝总管，组成肝胆管盆。

3. 离断肠管粘连，提出桥袢空肠，完成盆式 Roux-en-Y 术。

（四）相关外科手术技术

1. 肝周粘连松解。本例肝移植后出现胆管与胆管吻合口狭窄，合并胆总管结石，需要再次手术，分离好肝周粘连至关重要。笔者采取手指钝性分离，2 分钟分离开肝膈粘连，没有出血，应该是成功的。

2. 组成肝胆管盆。本例组成肝胆管盆时，注意：①肝胆管切开到正常的肝左、右管；②在吻合口瘢痕以上横断肝总管；③肝胆管盆建立在正常的胆管上。

3. 肠旋转不良、肠粘连松解。肠管广泛粘连，松解粘连须从屈氏韧带开始，或以回盲瓣开始，本例从回盲瓣开始，效果较好。

病例 16：十二指肠乳头旁憩室、胰胆综合征，先后 6 次胆道探查，最终施行横断胆总管改良盆式 Roux-en-Y 术

【病史】患者，男，84 岁。反复右上腹痛伴寒热 30 年，多次胆道术后复发 1 个月。20 年前（1997 年），因“结石性胆囊炎”在当地医院施行“OC”。此后因胆石症复发，先后 5 次施行胆总管探查、T 形管引流术，每次手术历时 2 小时左右，未输血、未切肝、未做内引流。日常生活能自理，进食好，二便正常。否认“高血压”“心脏病”“气管炎”等病史。

T 36.7℃，R 20 次 / 分，P 70 次 / 分，BP 118/75mmHg。神清合作，皮肤、巩膜无明显黄疸。心律齐、

无杂音，双肺呼吸音正常。腹平坦，右上腹部见多条切口瘢痕（图 9-16-1），切口上无可复性肿块，未见肠型，无静脉曲张。腹壁软，未触及肝、胆囊、脾，剑突右下方无压痛，叩击右肝区无心窝部疼痛，无胃振水音，腹水征（－）。双下肢无水肿。

WBC 5.97×10^9/L，N 0.749，PLT 227×10^9/L，TBIL 37.1μmol/L，DBIL 15μmol/L，TP 61g/L，ALB 37.4g/L，AST 20U/L，ALT 11.4U/L，ALP 49U/L，γ-Gt 18U/L，GLU 7.2mmol/L，AFP 3.11ng/ml，CEA 1.66ng/ml。

MRCP（2019-06-01，当地医院）：肝内胆管中度扩张，未见积气、胆石；胆总管内径 1.5cm，多发胆石（图 9-16-2）。胆囊未见。

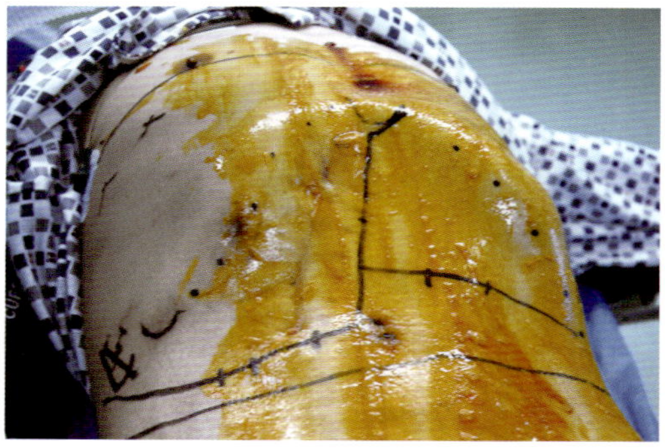

图 9-16-1　手术切口

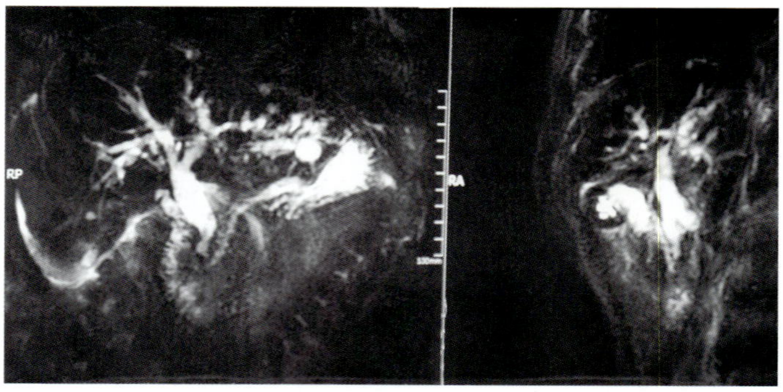

图 9-16-2　MRCP：显示肝内胆管中度扩张，胆总管结石

CT（2019-06-03，当地医院）：肝轮廓清，形态、比例无明显失衡。肝内胆管中度扩张，无胆石，无积气；肝外胆管内径约 1.5cm，见多发胆石；见十二指肠乳头旁憩室（图 9-16-3）。增强扫描（静脉期）显示无门静脉海绵样变（图 9-16-4）。

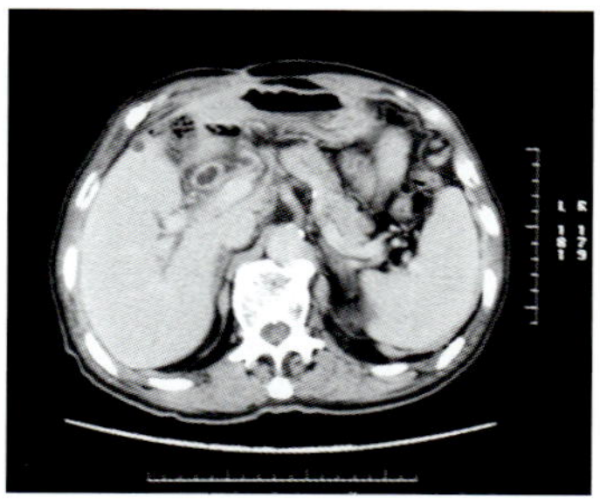

图 9-16-3　CT：显示十二指肠乳头旁憩室

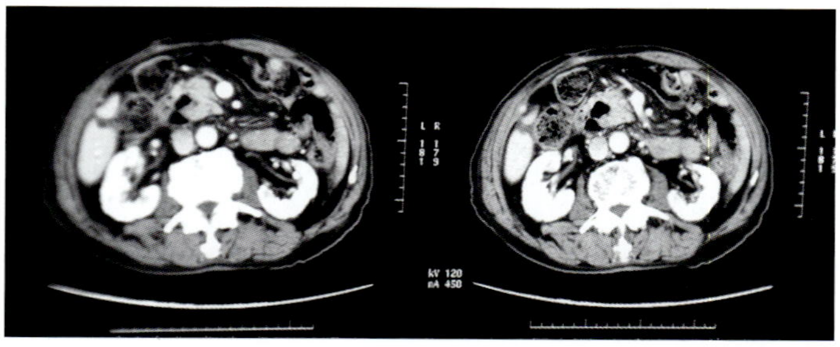

图 9-16-4　CT 增强扫描（静脉期）：显示肝十二指肠韧带无门静脉海绵样变

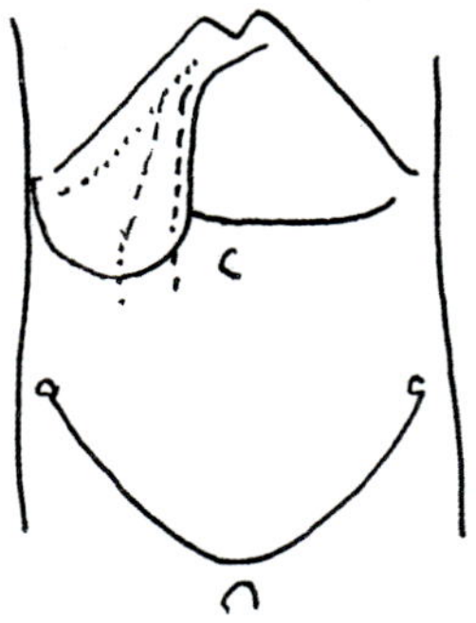

图 9-16-5　手术切口示意图

【术前诊断】肝胆管结石，多次胆道术后。S：CBD；St：无；A：无；C：反流性胆管炎、AOSC、十二指肠乳头旁憩室及糖尿病。

【手术过程】

1. 择期，平仰卧位，全身麻醉，取上腹“倒 Y”形切口（图 9-16-5）入腹。见：无腹水，大网膜无静脉曲张，腹膜上无癌性淋巴结。肝呈棕红色，与膈致密粘连；大网膜、胃十二指肠与肝脏面致密粘连，特别是胃、肝方叶几乎融合成块（图 9-16-6）；肝质地软，未扪及结石感。胆囊未见。胆总管外径达 2.5cm，可扪及结石感。胰头稍大，质地稍硬。脾不大。

2. 离断左肝周粘连，显现肝圆韧带、肝左管及肝外胆管，安置肝十二指肠 Pringle 止血带。

3. 用“四边法”切开肝外胆管，经肝圆韧带途径切开肝左管，经胆囊床途径切开肝右管，其内径分别为 1.3cm、1.2cm，壁厚约 0.2cm。探查肝内胆管，未见胆石。

4. 延长切开肝总管、胆总管，壁厚 0.2cm，管腔约 1.8cm，清除其胆石，胆总管远端可通过 3 号胆道扩张器。

5. 横断胆总管，近段组成肝胆管盆，内径达 3.5cm（图 9-16-7）。

6. 提取桥袢空肠约 40cm，经结肠右曲系膜戳孔引至肝胆管盆，完成改良盆式 Roux-en-Y 术。放置导管入肝胆管盆，注水测试无胆漏。

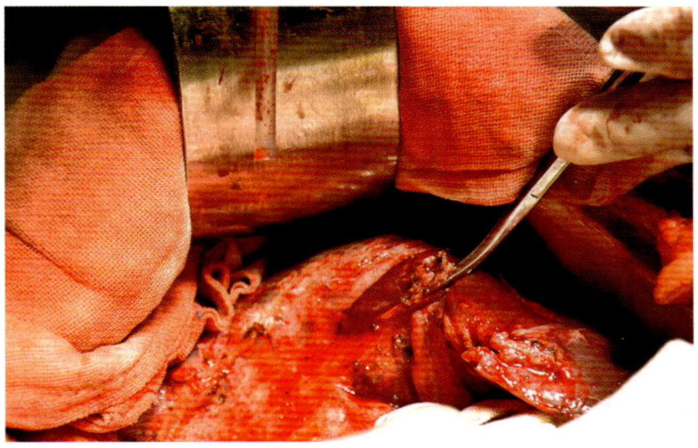

图 9-16-6　胃、肝方叶致密粘连成块

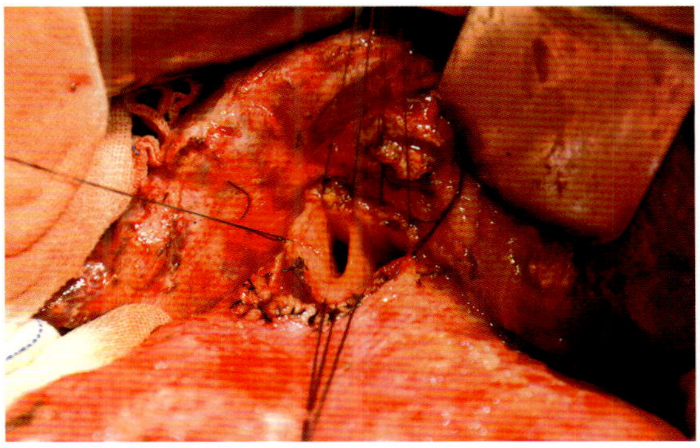

图 9-16-7　中央为肝胆管盆

7. 逐层关腹。手术历时 3.5 小时，失血量约 50ml，安返病房。

8. 本例手术绘图见图 9-16-8。

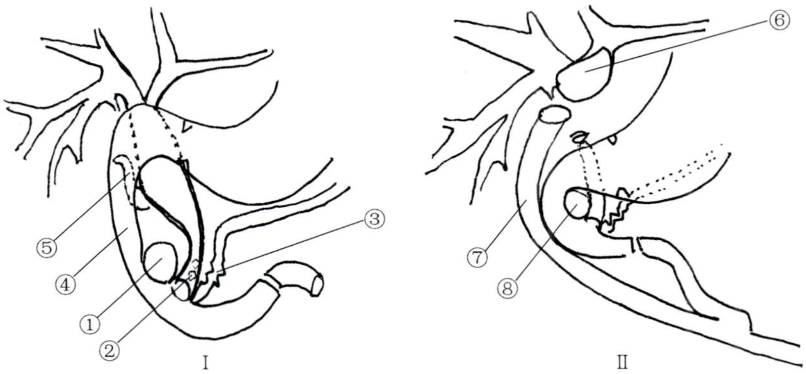

图 9-16-8　手术示意图

Ⅰ. 术前；Ⅱ. 术后

①十二指肠乳头旁憩室；②胆总管壶腹结石；③胰管；④十二指肠；⑤胆囊管残端过长；⑥肝胆管盆；⑦桥袢空肠；⑧胆总管远段

【术后诊断】十二指肠乳头旁憩室，合并有胰胆综合征，即胆总管结石、胆管炎、多次胆道手术后，以及慢性胰腺炎、糖尿病。

【实施的手术】施行胆总管横断及改良盆式 Roux-en-Y 术。

【术后】无胆漏、出血、坠积性肺炎等发生，血糖较术前无变化，恢复平顺。

【讨论】

（一）胆管狭窄

本例为十二指肠乳头旁憩室致胰胆综合征，即胆管结石、胆管炎和慢性胰腺炎、糖尿病，其胆管末端狭窄，与憩室相关。其狭窄的部位不属于高位胆管狭窄，因此，施多次胆道手术（6 次），甚至既往 3 次在省城大医院、2 次在地区中心医院施行手术，有很强的教学价值，特别放在这里讨论。

1. 十二指肠乳头旁憩室的诊断依据

（1）20 多次出现反复右上腹痛、胆道结石，先后 6 次施行胆管探查、T 形管引流术，同时患糖尿病。

（2）CT 片提示胆总管扩张、胆总管结石、十二指肠旁憩室、胰管呈串珠状。

（3）胆总管出口真性狭窄，胰质地硬。

2. 胆管狭窄是因憩室导致胆管受压、反复胆管炎性梗阻所致，因此，本例胆总管远端狭窄是憩室压迫和胆管炎两个因素造成，本例胆管狭窄是良性狭窄。

（二）解除狭窄的难点

1. 对十二指肠乳头旁憩室的特点缺乏认识、了解。

2. 由于长期胆总管结石、胆管炎症，胆管周围新生侧支血管较多，断离胆管易出血。

3. 多次胆道探查，肝门粘连较重。

（三）解除狭窄的方法

1. 适当的腹部切口，安置 Pringle 止血带。

2. 胆管周围注射去甲肾上腺素盐水，减少出血。

3. 横断胆总管，施行改良盆式 Roux-en-Y 术。

（四）相关外科手术技术

1. 胆总管横断。胆总管横断对胆道外科医师而言并非难事，但下述情况应注意胆总管难以横断

（1）胆汁性肝硬化、门静脉高压症、门静脉海绵样变。

（2）多次胆道手术，网膜孔闭塞。

（3）胆道术后胆漏、胆汁性腹膜炎。

（4）肝十二指肠韧带巨大肿瘤。

2. 去甲肾上腺素盐水注入胆管周围。生理盐水 100ml、去甲肾上腺素 2 ～ 3 滴混合，用 10ml 空芯针抽吸上述去甲肾上腺素盐水，注入横断处胆总管壁周围，边回抽边注射，防止注入肝门静脉内。

3. 电凝或超声刀离断胆总管。

病例 17：左肝、胃炎性肿块及肝左管、肝外胆管管状狭窄，施行全胃、左半肝切除，以及 P 形空肠代胃、肝右管空肠 Roux-en-Y 术

【病史】患者，男，16 岁。右上腹痛、黄疸、进食后呕吐 15 天。10 天前，在当地县医院诊为“黄疸查因”，做肝肿块穿刺活检，未见“癌细胞”。

T 37℃，P 92 次 / 分，R 20 次 / 分，BP 106/55mmHg。神清，皮肤、巩膜中度黄染，心、肺正常。腹平，浅静脉无曲张，无局限性隆起区。腹壁软，肝、胆囊、脾未触及，无胃振水音，剑突右下方无压痛，Murphy 征（－），腹水征（－）。双下肢无水肿。

WBC 7.4×10^9/L，N 0.637，PLT 89×10^9/L，TP 78.2g/L，ALB 38.4g/L，TBIL 165μmol/L，DBIL 118μmol/L，AST 176.3U/L，ALT 168.4U/L，AFP 1.09ng/ml，CEA 1.32ng/ml，CA19-9 5.74U/ml，IgG_4 3.734g/L。C-12 正常，乙型肝炎（小三阳）。

左肝肿块穿刺：大部分为炎性纤维组织，部分淋巴细胞，未见癌细胞。

CT（2019-04-11，湖南省人民医院）：右肝表面光整，肝左外叶轮廓不清，与胃小弯分界不清，肝左外叶有一骨质样密度块影约 1cm、十字形。右肝内胆管轻度扩张，无胆石、无积气（图 9-17-1）；左肝胆管不清，肝外胆管不清，脾大 11 个肋单元。增强扫描（动脉期）显示肝左外叶密度不均增强，云雾状（图 9-17-2）；增强扫描（静脉期）显示左肝密度呈云雾状不均增强，左肝与胃、肾分界不清（图 9-17-3）。

MRCP（2019-04-13，湖南省人民医院）：肝右管口狭窄，右肝内胆管轻度扩张（图 9-17-4），无胆石、无积气。左肝及肝外胆管显示欠清。胆囊未见。

PTCD（2019-04-30，湖南省人民医院）：黄疸迅速下降，8 天后（2019-05-08）TBIL 38.3μmol/L、DBIL 25.1μmol/L。

【术前诊断】左肝内占位性病变，性质待查；累及全胃、左肝及肝外胆管，肝右管口狭窄。

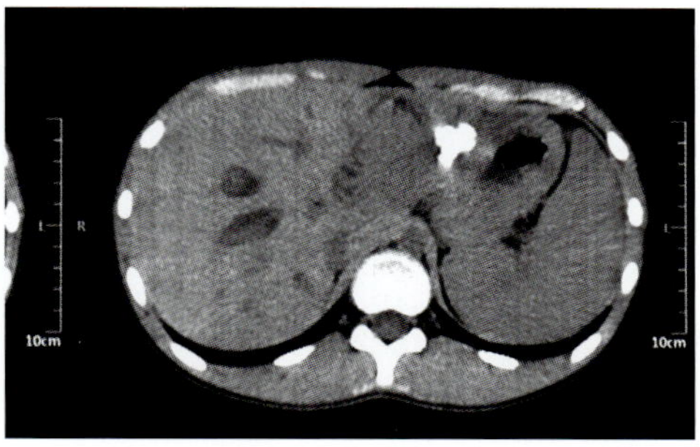

图 9-17-1 CT：显示右肝内胆管扩张

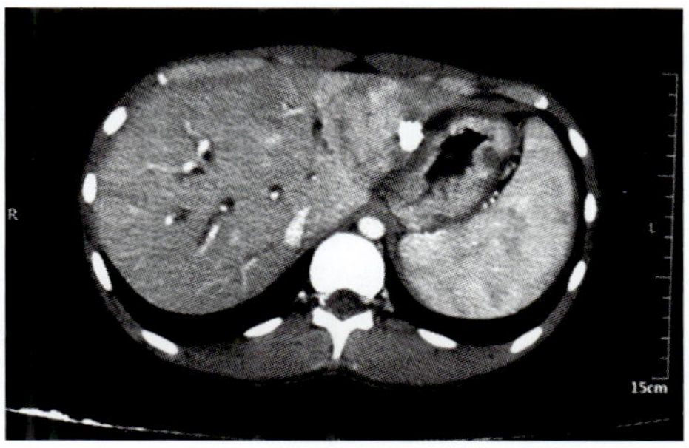

图 9-17-2 CT 增强扫描（动脉期）：显示肝左外叶密度不均

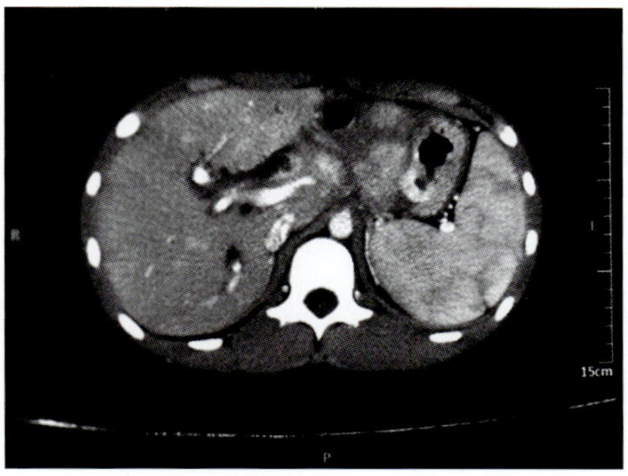

图 9-17-3 CT 增强扫描（静脉期）：显示肝左外叶与胃分界不清

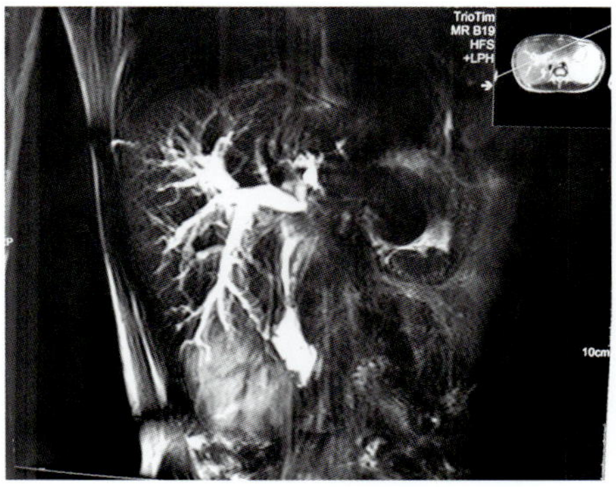

图 9-17-4 MRCP：显示右肝内胆管扩张

【手术过程】

1. 择期，平仰卧位，全身麻醉，取右上腹“反 L”形切口入腹（图 9-17-5）。见：无腹水，大网膜无静脉曲张。右肝表面光润，色泽棕红，质地软，无结石感、结节感；左肝色泽暗紫（图 9-17-6），肝左外叶有局限隆起“肿块”，大小约 3cm × 5cm × 5cm，质地硬，左侧与食管、胃小弯融合，难以分离。肝十二指肠韧带呈硬索样，外径约 3.5cm。肝胃韧带均有肿大淋巴结，并与腹腔干淋巴结融合，分界不清。胆囊塌陷，无胆石。肝总管、胆总管呈韧带样，外径约 1.5cm，质地稍硬。胃壁厚，似呈胃肿瘤。幽门环可见，十二指肠球部可见，壁厚薄、色泽如常。胰头软。脾大，下级平左肋缘。3 次肝、胃病理检查报告均未见癌细胞。

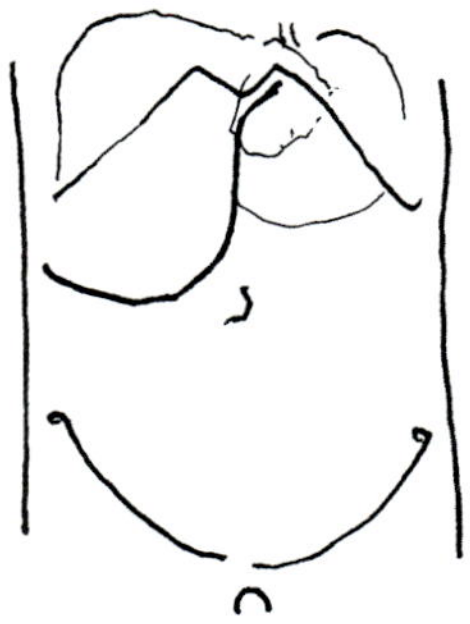

图 9-17-5 手术切口示意图

2. 先切除全胃

（1）离断胃结肠韧带，于幽门环远端横断十二指肠。

（2）游离胃大弯，电刀离断肝胃粘连、肝胃韧带，于贲门环横断食管，移去全胃（图 9-17-7）。

3. 切除左半肝

（1）游离左肝，安置 Pringle 止血带。

（2）于左肝自然缺血分界线上、肝中静脉左侧，钳夹、劈离左肝。

（3）离断左肝蒂 Glisson 鞘，移去左半肝（图 9-17-8）。

4. 切除胆囊，切开肝右管

（1）游离胆囊，顺胆囊管找见肝总管，壁厚约 0.5cm，腔近闭塞。

（2）穿刺肝右管获得胆汁，用“四边法”切开肝右管长度达 1.5cm，壁厚 0.2cm，经此取出 PTCD 导管（图 9-17-9）。

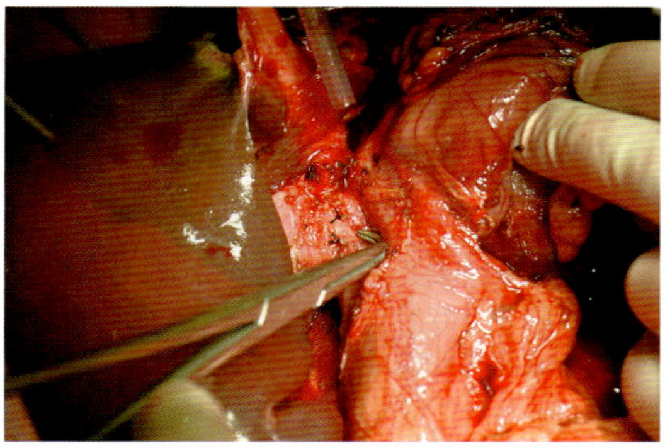

图 9-17-6 钳的左侧为左肝

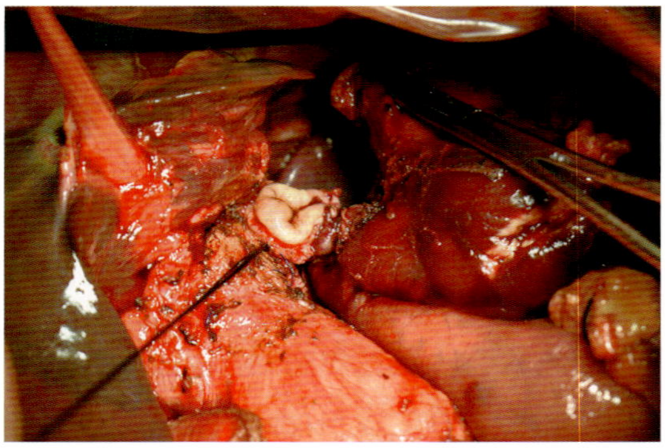

图 9-17-7 中央线牵引处为食管残端

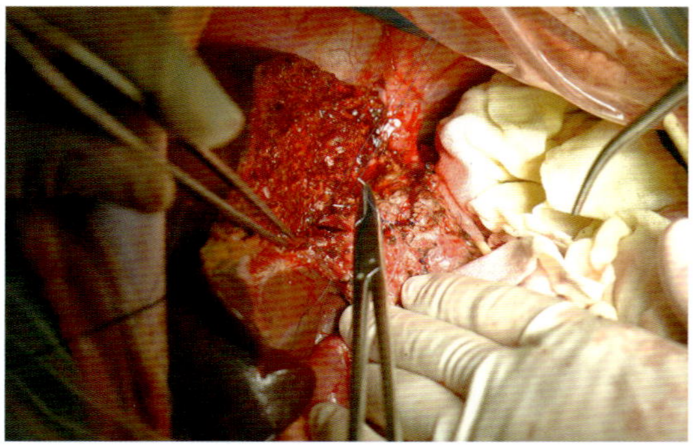

图 9-17-8 针持下为左肝

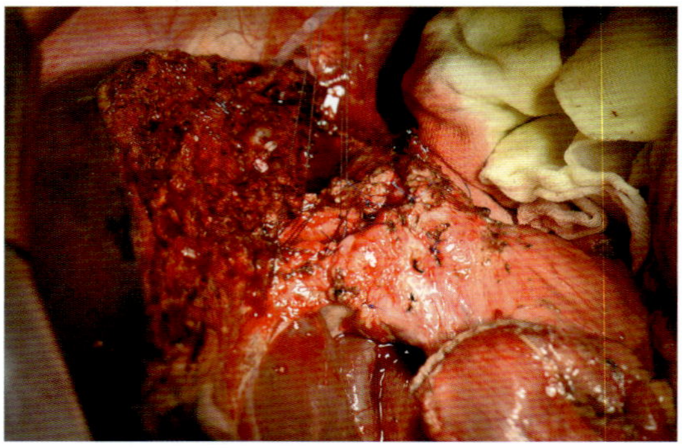

图 9-17-9 导管为 PTCD 导管

5. 重建消化道

(1) 食管 P 型空肠袢吻合，空肠 P 型空肠袢吻合（图 9-17-10）。

(2) 距空肠 P 型空肠袢吻合口 10cm 处切断空肠，做胆管桥袢空肠 Roux-en-y 吻合。

6. 逐层关腹。手术历时 4.5 小时，失血量约 150ml，安返病房。

7. 本例手术绘图见图 9-17-10。

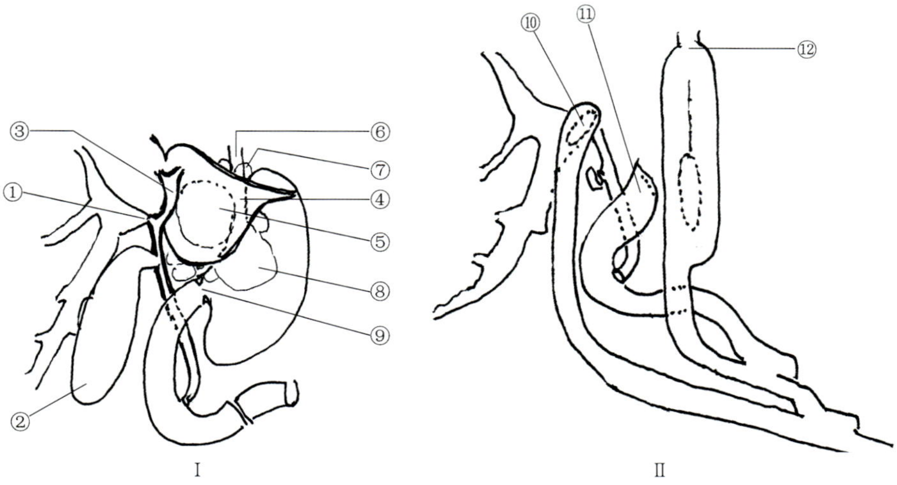

图 9-17-10 手术示意图

Ⅰ. 术前；Ⅱ. 术后

①肝右管；②胆囊；③肝左管；④肝左外叶；⑤肝左外叶内肿块；⑥食管；⑦食管周淋巴结；⑧胃“肿瘤”；⑨幽门环；⑩肝右管桥袢吻合口；⑪ 十二指肠残端；⑫食管 P 型空肠吻合

【术后诊断】肝及胃炎性肿块合并胃梗阻及肝总管、肝左管闭塞，以及肝右管狭窄、梗阻。

【实施的手术】施行全胃切除、左半肝切除、食管与 P 型空肠袢吻合及胆肠 Roux-en-Y 术。

【术后】无管道空肠吻合口漏、胆肠吻合口漏、出血等并发症；恢复平顺，随访至今健康。

【讨论】

（一）胆管狭窄

1. 本例肝右管口为真性、炎性狭窄。

2. 肝外胆管、肝左管为管状、炎性狭窄。

3. 均为胆管壁源性狭窄。

4. 胆管狭窄合并左肝、胃小弯侧炎性肿块，并有胃梗阻、胆道梗阻，而且 PTCD 后黄疸迅速消退。

（二）解除狭窄的难点

1. 左肝、胃及胆管病变融合成块，肝胃韧带、腹腔干周围淋巴结肿大，分离及切除困难。食管下段被肿块包裹，难以分离。

2. 肝外胆管、肝左管为管状狭窄，寻找肝右管困难。

（三）解除狭窄的方法

1. 保留食管做全胃切除，完成食管 P 型空肠吻合。

2. 左半肝切除，显现肝右管及肝外胆管。

3. 切开肝右管，完成胆肠 Roux-en-Y 术。

（四）相关外科手术技术

1. 全胃切除

（1）打开小网膜囊，从胃后壁找到幽门环，直线切割闭合器离断十二指肠。

（2）电刀强行分离肝与胃小弯粘连，显现胃小弯。

（3）以胃管为引导，分离食管下段，于贲门处离断食管，移去全胃。

2. 左半肝切除

（1）安置 Pringle 止血带，阻断入肝血流。

（2）于肝门静脉左支角部离断肝蒂，保留尾状叶左段脉管。

（3）于肝中静脉左侧劈离左肝，移除左半肝。

3. 食管 P 型空肠袢吻合

（1）距屈氏韧带 15cm 处离断空肠，结扎、切断数支二级血管弓，延长系膜，经横结肠系膜戳孔，牵空肠至食管残端，空肠无张力。

（2）用 4-0 Prolene 线做食管与空肠袢间断、内翻缝合，胃管安置于空肠袢。

（3）将空肠食管吻合口近段反折，间断缝合包埋吻合口前壁。

（4）做空肠远、近端侧侧吻合，空肠近段长度约 15cm。

4. 胆管、桥袢空肠 Roux-en-Y 吻合

（1）距食管空肠吻合处约 20cm 处，横断桥袢空肠。

（2）桥袢空肠长度 40cm，做右肝管桥袢吻合。

（3）做空肠桥袢空肠侧侧吻合。

5. 本例手术指征问题。本例患者年龄仅 16 岁，影像检查似胆管癌肝转移，但肿瘤标志物正常，多次肿块穿刺未有癌的依据，IgG_4 稍高，因此，虽就诊过多家省级医院，但诊断不明确。由于肿块、胆道梗阻，患者出现中度黄疸，由于胃受累已不能进食，而且 PTCD 后黄疸下降，肝右管扩张。加之先后 5 次病理切片检查均未见癌细胞，而且术后恢复平顺，说明手术时机恰当。因此，手术指征明确，必须手术。

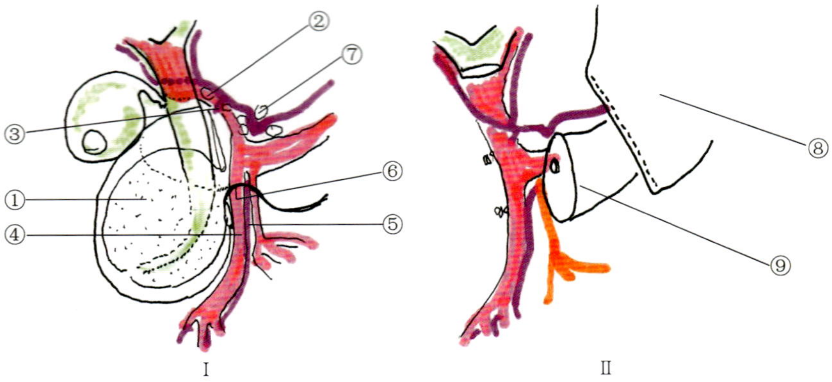

图 9-18-10　手术示意图

Ⅰ．术前；Ⅱ．术后

①胰浆液性囊腺瘤；②肝门静脉受压、拉长；③胰十二指肠动脉；④肠系膜上静脉；⑤肠系膜上动脉；⑥胰头沟下缘；⑦肿大淋巴结；⑧胃；⑨胰残端

【术后诊断】胰头巨大浆液性囊腺瘤。

【实施的手术】施行胰头十二指肠切除术。

【术后】无胰漏、胆漏、胃肠吻合口漏、出血等并发症，恢复平顺。病理切片报告为胰囊腺瘤（浆液性）。

【讨论】

（一）本例手术难点

本例为胰头巨大囊腺瘤，手术切除指征明确，手术方法恰当，但手术难度大。难度在于以下几点。

1. 胰头囊腺瘤肿块巨大，达 16cm×8cm×8cm，一般来说，胰头肿块直径＞ 6cm 则不宜切除。

2. 胰头肿瘤致使胆管梗阻，内径达 3cm，肝门静脉受压呈管状狭窄，肠系膜上静脉曲张、移位，难以分离，致沟通胰头沟困难。

3. 胰腺炎症较重，腹腔干周围淋巴结肿大，致使显现胰十二指肠动脉困难。

4. 胰纤维板肿胀、肥厚，空肠第一静脉曲张，胰纤维板静脉曲张，致使离断胰纤维板困难。

5. 脾静脉周围粘连严重，离断脾静脉困难，致使从左向右翻转胰困难。

（二）克服切除胰头十二指肠的重重困难

1. 首先从粘连少处下手，通过“第一关”。

2. 仔细游离肠系膜上静脉，达胰头沟下缘，游离腹腔干，显现、结扎、切断胰十二指肠动脉，显现肝门静脉。

3. 戳通左侧囊腺瘤，放出液体 400ml，沟通胰头沟，通过“第二、三关”。

4. 离断胰颈，显现肝门静脉、肠系膜上静脉及其右侧缘。

5. 离断胆管、胃、空肠，钳夹、切断胰头纤维板，移除胰头十二指肠标本。

（三）相关外科手术技术

1. 沟通胰头沟，通过“第二、三关”。宜注意：①先通过“第一关”；②结扎、切断胰十二指肠动脉，显现肝门静脉；③戳通右侧囊腺瘤，腾出胰头沟空间，沟通胰头沟，通过“第二、三关”。

2. 离断胰纤维板时，宜注意：①横断胰颈，显现肝门静脉、肠系膜上静脉；②尽量剥离显现肝门静脉、肠系膜上静脉的右侧缘，这样即算是显现肠系膜上动脉困难，亦可距肝门静脉、肠系膜上静脉右侧缘 1cm 处离断胰纤维板，移除大体标本；③沿肝门静脉、肠系膜上静脉右侧仔细、耐心钳夹切除胰纤维板。